Repetitorium Anästhesiologie

Dr. med. Michael Heck • Dr. med. Michael Fresenius
PD Dr. med. Cornelius Busch
Hrsg.

Repetitorium Anästhesiologie

Für die Facharztprüfung und das Europäische Diplom

9., komplett überarbeitete Auflage

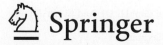 Springer

Hrsg.
Dr. med. Michael Heck
Anästhesie-praxis
Heidelberg, Deutschland

PD Dr. med. Cornelius Busch
Klinik für Anästhesiologie
Universitätsklinikum Heidelberg
Heidelberg, Deutschland

Dr. med. Michael Fresenius
Klinik für Anästhesiologie
Intensivmedizin und Notfallmedizin
Marienhaus Klinikum St. Elisabeth Neuwied
Neuwied, Deutschland

ISBN 978-3-662-64068-5   ISBN 978-3-662-64069-2   (eBook)
https://doi.org/10.1007/978-3-662-64069-2

Die Deutsche Nationalbibliothek verzeichnet diese Publikation in der Deutschen Nationalbibliografie;
detaillierte bibliografische Daten sind im Internet über http://dnb.d-nb.de abrufbar.

Umschlaggestaltung: deblik berlin
Grafiken (Neuzeichnungen): Angelika Kramer, Stuttgart

Springer ist ein Imprint der eingetragenen Gesellschaft Springer-Verlag GmbH, DE und ist ein Teil von
Springer Nature.
Die Anschrift der Gesellschaft ist: Heidelberger Platz 3, 14197 Berlin, Germany

Vorwort zur 9. Auflage

Das Repetitorium Anästhesiologie geht nun in die 9. Auflage. Die beständig hohe Nachfrage nach diesem Buch hat uns auch diesmal wieder motiviert, den Anforderungen unserer Leser nach aktuellem Wissen nachzukommen.

Wie immer haben wir uns bemüht, das Fach- und Prüfungswissen aus dem Bereich der Anästhesiologie knapp und in tabellarischer Form übersichtlich darzustellen.

Wir hoffen hiermit den Erwartungen unserer Leser weiterhin zu entsprechen. Für die konstruktiven Hinweise zur Verbesserung der vorangegangenen Auflagen möchten wir uns bei den Lesern vielmals bedanken und würden uns auch weiterhin über Anregungen und konstruktive Kritik sehr freuen.

Für ihre engagierte Mitarbeit auch an der 9. Auflage möchten wir ganz besonders unserem redaktionellen Team vom Springer-Verlag Heidelberg, namentlich Frau Dr. med. Anna Krätz und Herrn Axel Treiber danken. Auch unseren Ko-Autoren Dr. med. Martin Reuber, Dr. med. Pia Reuber und Prof. Dr. med. Wolfgang Zink sei an dieser Stelle herzlichst gedankt.

Nur durch ihre stete Unterstützung haben wir eine Überarbeitung der 9. Auflage dieses Werks geschafft.

Michael Heck
Michael Fresenius
Cornelius J. Busch
Heidelberg/Neuwied am Rhein
Frühjahr 2023

Inhaltsverzeichnis

I   Grundlagen

1   Physiologie der Atmung 3

Michael Fresenius, Michael Heck und Cornelius Busch

1.1   Anatomie 5
1.2   Äußere und innere Atmung 6
1.3   Lungenvolumina und Lungenkapazitäten 9
1.4   Ventilationsstörungen (VS) 14
1.5   Berechnungen 15
1.6 O_2-Bindungskurve 20
1.7   Apnoische Oxygenierung (AO) 22
      Weiterführende Literatur 23

2   Wasser-Elektrolyt- und Säure-Basen-Haushalt 25

Michael Fresenius, Michael Heck und Cornelius Busch

2.1   Wasserhaushalt 26
2.2   Flüssigkeitsersatzmittel 27
2.3   Störungen des Elektrolythaushalts 35
2.4   Säure-Basen-Haushalt 39

3   Blutgerinnung 43

Michael Fresenius, Michael Heck und Cornelius Busch

3.1   Hämostase (Gerinnung, Gerinnungshemmung und Fibrinolyse) 44
3.2   Hämorrhagische Diathesen 71
      Weiterführende Literatur 88

4   Blut und Blutprodukte 89

Oliver Kunitz, Michael Fresenius, Michael Heck und Cornelius Busch

4.1   Blutgruppen 90
4.2   Blutprodukte 91
4.3   Anämie 99
4.4   Patient-Blood-Management (PBM) 100
4.5   Transfusion 103
      Weiterführende Literatur 112

5   Monitoring 113

Michael Fresenius, Michael Heck und Cornelius Busch

5.1   Vorbetrachtungen 114
5.2   Basis -/Sicherheitsmonitoring 114
5.3   Erweitertes (hämodynamisches) Monitoring 126
5.4   Neuromonitoring 159
5.5   Neuromuskuläres Monitoring 165
      Weiterführende Literatur 168

6   Kardiovaskulär wirksame Medikamente 169

Cornelius Busch, Michael Heck und Michael Fresenius

6.1   Katecholamine 170
6.2   Phosphodiesterase-III-Hemmer bzw. Inodilatoren 178
6.3   Kalzium-Sensitizer (Inoprotektoren) 179
6.4   Kontrollierte Hypotension 180
        Weiterführende Literatur.. 189

7   Medikamenten- bzw. Arzneimittelinteraktionen (AMI) 191

Michael Fresenius, Michael Heck und Cornelius Busch

7.1   Grundlagen 192
7.2   Vermeidungsstrategie einer Arzneimittelinteraktion 195
        Literatur und weiterführende Literatur............................. 198

8   Physik für Anästhesisten... 199

Martin Reuber

8.1   Ohm-Gesetz 200
8.2   Gasgesetze 201
8.3   Strömungen 202
8.4   Wärmelehre und Wärmehaushalt.................................... 204
        Weiterführende Literatur.. 205

II   Anästhetika

9   Inhalationsanästhetika... 209

Martin Reuber

9.1   Pharmakologie der Inhalationsanästhetika...................... 210
9.2   Narkosetheorien bei Inhalationsanästhetika 213
9.3   Anforderungen an ein ideales Inhalationsanästhetikum.... 213
9.4   Phänomene der Inhalationsanästhetika........................... 214
9.5   Einzelne Inhalationsanästhetika...................................... 215
9.6   Atemkalk... 224
9.7   Gefahren durch Inhalationsanästhetika 225
9.8   Narkosestadien nach Guedel 226
9.9   Umweltaspekte der Inhalationsanästhetika..................... 227
        Literatur und weiterführende Literatur............................. 230

10   Injektionsanästhetika.. 231

Pia Reuber

10.1   Das ideale Injektionsanästhetikum 232
10.2   Einzelne Injektionsanästhetika 232
10.3   Überblick über die Injektionsanästhetika 260
10.4   TIVA und TCI 261
         Literatur und weiterführende Literatur............................ 266

11	**Opioide**	267
	Pia Reuber	
11.1	Allgemeines	269
11.2	Einzelsubstanzen: Agonisten	278
11.3	Partialagonisten bzw. Antagonist-Agonisten	292
11.4	Antagonisten: Opioide	295
11.5	Betäubungsmittelgesetz (BtMG) und Betäubungsmittelverschreibungsverordnung (BtMVV)	296
11.6	Opioide in der Schwangerschaft	297
11.7	Ausblick	297
	Literatur und weiterführende Literatur	298

12	**Muskelrelaxanzien**	299
	Pia Reuber	
12.1	Allgemeines	301
12.2	Depolarisierende Muskelrelaxanzien	305
12.3	Nichtdepolarisierende Muskelrelaxanzien (ndMR)	310
12.4	Antagonisierung von Muskelrelaxanzien	317
12.5	Versuch, die Anschlagzeit eines ndMR zu verkürzen	323
12.6	Typische und atypische Plasmacholinesterase und Dibucain-Test	323
12.7	Interaktionen zwischen Muskelrelaxanzien und …	324
12.8	Parasympatholytika (Anticholinergika)	326
	Weiterführende Literatur	329

13	**Lokalanästhetika**	331
	Martin Reuber	
13.1	Pharmakologie der Lokalanästhetika	332
13.2	Spezielle Pharmakologie der Lokalanästhetika	339
13.3	Besonderheiten der einzelnen Lokalanästhetika	342
13.4	Intoxikation mit Lokalanästhetika	346
	Literatur und weiterführende Literatur	354

III Allgemeines zur Anästhesie

14	**Narkosetheorien**	357
	Michael Fresenius	
	Weiterführende Literatur	360

15	**Präoperative Evaluation und Narkoserisiko**	361
	Michael Heck, Michael Fresenius und Cornelius Busch	
15.1	Anamnese und körperliche Untersuchung	362
15.2	Aufklärung/Einwilligung	370
15.3	Präoperative Dauermedikation	372
15.4	Medikamentöse Prämedikation	377
15.5	Spezielle Situationen oder Vorerkrankungen	381
15.6	Anästhesierisiko	383
	Literatur und weiterführende Literatur	384

16   Narkosesysteme 385

Michael Fresenius, Michael Heck und Cornelius Busch

16.1   Klassifizierung der Narkosesysteme 386
16.2   Einteilung der Rückatmungssysteme 389
16.3   Niedrigflusstechniken (Low-flow, Minimal-flow) 393
        Literatur und weiterführende Literatur 399

17   Atemwegsmanagement 401

Cornelius Busch, Michael Heck und Michael Fresenius

17.1   Intubation 403
17.2   Schwierige Intubation 409
17.3   Management bei Misslingen von Ventilation und Intubation (cannot intubate,
        cannot ventilate!) 418
17.4   Management bei erwarteter schwieriger Intubation 419
17.5   Detaillierte Erläuterung bestimmter Maßnahmen 420
17.6   Videolaryngoskopie 421
17.7   Bronchoskopie 423
17.8   Beurteilung von Behandlungsverfahren beim Atemwegsmanagement 426
        Literatur und weiterführende Literatur 429

18   Intraoperative Beatmung 431

Michael Fresenius, Michael Heck und Cornelius Busch

18.1   Einführung 432
18.2   Intraoperative, lungenprotektive Beatmung 432
        Literatur und weiterführende Literatur 434

19   Regionalanästhesie 435

Michael Fresenius, Michael Heck und Cornelius Busch

19.1   Einteilung der RA-Verfahren 438
19.2   Rückenmarknahe Regionalanästhesie, Spinal-, Periduralanästhesie
        (SPA/PDA) und Kaudalanästhesie 438
19.3   Plexusblockaden am Hals 458
19.4   Übersicht der Plexusblockaden und periphere Nervenblockaden an
        der oberen Extremität 460
19.5   Übersicht der Plexusblockaden und periphere Nervenblockaden an
        der unteren Extremität 471
19.6   Faszienblöcke 475
19.7   Intravenöse Regionalanästhesie 478
19.8   Periphere Nervenblockaden 479
19.9   Lokalanalgesie 480
        Weiterführende Literatur 481

20   Lagerung 483

Cornelius Busch, Michael Heck und Michael Fresenius

20.1   Einzelne Lagerungen 484
        Literatur 486

IV Spezielle Anästhesie

21 **Anästhesie in der Allgemein- und Abdominalchirurgie** 489
Cornelius Busch, Michael Heck und Michael Fresenius
21.1 Vorbemerkungen/Grundsätze 490
21.2 Besonderheiten bei speziellen Eingriffen 491
Weiterführende Literatur 492

22 **Anästhesie in der Gefäßchirurgie** 493
Cornelius Busch, Michael Heck und Michael Fresenius
22.1 Vorbemerkungen/Grundsätze 494
22.2 Besonderheiten bei der Prämedikationsvisite 494
22.3 Karotischirurgie (Karotis-TEA) 495
22.4 Aortenchirurgie 497
22.5 Periphere Gefäßchirurgie 504
Weiterführende Literatur 505

23 **Anästhesie in der Urologie** 507
Cornelius Busch, Michael Heck und Michael Fresenius
23.1 Vorbemerkungen/Grundsätze 508
23.2 Besonderheiten bei speziellen Eingriffen 508
Weiterführende Literatur 512

24 **Anästhesie in der Gynäkologie und Geburtshilfe** 513
Michael Fresenius, Michael Heck und Cornelius Busch
24.1 Physiologische Veränderungen in der Schwangerschaft 515
24.2 Anästhesie und Uterusaktivität 516
24.3 Wirkung von Pharmaka auf den Fetus 519
24.4 Maternale Sterblichkeit in den Industriestaaten 521
24.5 Aufklärung in der Geburtshilfe 523
24.6 Der normale Geburtsverlauf 524
24.7 Sectio caesarea 524
24.8 Analgesie im Kreißsaal 533
24.9 Anästhesie während der Schwangerschaft 536
24.10 Hypertensive Schwangerschaftserkrankungen und peripartale Komplikationen 538
24.11 Präeklampsie 540
24.12 Postpartale Blutung (PPH) 543
Weiterführende Literatur 548

25 **Erstversorgung und Anästhesie bei Neugeborenen** 551
Michael Heck, Michael Fresenius und Cornelius Busch
25.1 Erstversorgung des Neugeborenen 552
25.2 Anästhesie bei Neugeborenen 557
Weiterführende Literatur 558

26   Anästhesie bei Kindern 559

Michael Heck, Michael Fresenius und Cornelius Busch

26.1   Anatomische und physiologische Besonderheiten 560

26.2   Anästhesiologisches Management 568

26.3   Regionalanästhesie bei Kindern 588

Literatur und weiterführende Literatur 595

27   Anästhesie in der Hals-Nasen-Ohren-Heilkunde 597

Cornelius Busch, Michael Heck und Michael Fresenius

27.1   Vorbemerkungen/Grundsätze 598

27.2   Besonderheiten bei speziellen Eingriffen 598

28   Anästhesie in der Mund-Kiefer-Gesichtschirurgie 603

Cornelius Busch, Michael Heck und Michael Fresenius

28.1   Vorbemerkungen/Grundsätze 604

28.2   Besonderheiten bei speziellen Eingriffen 604

29   Anästhesie in der Augenheilkunde 607

Cornelius Busch, Michael Heck und Michael Fresenius

29.1   Vorbemerkungen/Grundsätze 608

29.2   Besonderheiten bei speziellen Eingriffen 609

30   Anästhesie in der Traumatologie und Orthopädie 611

Cornelius Busch, Michael Heck und Michael Fresenius

30.1   Vorbemerkungen/Grundsätze 612

30.2   Besonderheiten bei speziellen Eingriffen 612

31   Anästhesie in der Neurochirurgie 615

Cornelius Busch, Michael Heck und Michael Fresenius

31.1   Hirndruck (ICP) und Hirndurchblutung (CBF) 616

31.2   Neuromonitoring 618

31.3   Therapie bei erhöhtem intrakraniellem Druck 618

31.4   Durchführung der Anästhesie bei Kraniotomie 622

31.5   Besonderheiten bei speziellen Eingriffen 624

Weiterführende Literatur 630

32   Anästhesie in der Thoraxchirurgie 631

Cornelius Busch, Michael Heck und Michael Fresenius

32.1   Prämedikationsvisite 632

32.2   Intraoperatives Monitoring 636

32.3   Einlungenventilation 639

32.4   Anästhesie für spezielle Situationen 643

32.5   Postoperatives Management und Komplikationen 643

33   Anästhesie in der Kardiochirurgie.. 645
Cornelius Busch, Michael Heck und Michael Fresenius
33.1   Besonderheiten bei der Prämedikationsvisite.. 647
33.2   Narkoseführung... 648
33.3   Operationsablauf mit Herz-Lungen-Maschine (HLM)... 650
33.4   Besonderheiten bei speziellen Eingriffen.. 660
       Literatur... 665

34   Anästhesie zur Lebertransplantation.. 667
Cornelius Busch, Michael Heck und Michael Fresenius
34.1   Pathophysiologische Besonderheiten.. 668
34.2   Anästhesiologisches Management... 668
34.3   Chirurgische Technik... 669
34.4   Anästhesiologische Besonderheiten.. 671

35   Anästhesie bei geriatrischen und hochbetagten Patienten....................... 675
Michael Fresenius, Michael Heck und Cornelius Busch
35.1   Physiologische Veränderungen.. 676
       Weiterführende Literatur... 681

36   Anästhesie bei minimal-invasiver Chirurgie... 683
Michael Fresenius, Michael Heck und Cornelius Busch
36.1   Auswirkungen eines Pneumoperitoneum... 684
36.2   Komplikationen des Pneumoperitoneums.. 686
       Weiterführende Literatur... 687

**37   Anästhesie bei Patienten mit implantierten Herzschrittmachern
       und/oder Defibrillatoren**... 689
Michael Fresenius, Michael Heck und Cornelius Busch
37.1   Herzschrittmacher.. 690
37.2   Implantierbare antitachykarde Schrittmachersysteme (Defibrillator)................. 694
       Weiterführende Literatur... 696

38   Anästhesie bei ambulanten Operationen.. 697
Michael Fresenius, Michael Heck und Cornelius Busch
38.1   Einführung.. 698
38.2   Praktisches Vorgehen... 699
       Literatur und weiterführende Literatur.. 707

39   Akute perioperative Schmerztherapie... 709
Michael Fresenius, Michael Heck und Cornelius Busch
39.1   Allgemeines.. 711
39.2   Medikamentöse postoperative Schmerztherapie... 718
39.3   Koanalgetika in der akuten postoperativen Schmerztherapie............................ 726
39.4   Therapie von Nebenwirkungen der akuten postoperativen Schmerztherapie...... 728
39.5   Lokal- und Regionalanalgesie des Erwachsenen.. 728
39.6   Spezielle Patienten in der postoperativen Schmerztherapie.............................. 729

39.7   Notfälle in der Schmerztherapie 738
39.8   Nichtmedikamentöse Therapiemöglichkeiten bei postoperativen Schmerz 740
        Literatur und weiterführende Literatur 740

V   Anästhesierelevante Krankheitsbilder

40   **Anästhesie bei neuromuskulären Erkrankungen** 743
        Cornelius Busch, Michael Heck und Michael Fresenius
40.1   Myasthenia gravis 744
40.2   Lambert-Eaton-Syndrom (paraneoplastische Myasthenie) 747
40.3   Myotonien und Muskeldystrophien 747
40.4   Multiple Sklerose 748
40.5   Neuromuskuläre Erkrankungen und Muskelrelaxanzien 749
        Literatur und weiterführende Literatur 750

41   **Anästhesie bei endokrinologischen Erkrankungen** 751
        Cornelius Busch, Michael Heck und Michael Fresenius
41.1   Diabetes mellitus (DM) 752
41.2   Hyper- und Hypothyreose 753
41.3   Phäochromozytom 755
41.4   Karzinoid 756
41.5   Patienten mit Glukokortikoiddauermedikation 757
        Weiterführende Literatur 759

42   **Anästhesie bei chronisch obstruktiven Atemwegserkrankungen** 761
        Cornelius Busch, Michael Heck und Michael Fresenius
42.1   Grundlagen 762
42.2   Asthma bronchiale 763
42.3   Anästhesiologisches Management bei CAO 766
        Literatur und weiterführende Literatur 769

43   **Anästhesie bei Niereninsuffizienz** 771
        Cornelius Busch, Michael Heck und Michael Fresenius
43.1   Vorbemerkungen/Grundsätze 772
43.2   Niereninsuffizienz und Anästhetika 772
43.3   Anästhesie zur Nierentransplantation (NTPL) 773
        Weiterführende Literatur 773

44   **Anästhesie bei Leberinsuffizienz** 775
        Cornelius Busch, Michael Heck und Michael Fresenius
44.1   Vorbemerkungen/Grundsätze 776
44.2   Leberinsuffizienz und Anästhetika 776
        Weiterführende Literatur 777

45 **Anästhesie bei Adipositas und bariatrischer Chirurgie** 779
Michael Fresenius, Michael Heck und Cornelius Busch
45.1 Klinische Relevanz der Adipositas 781
45.2 Veränderungen der Physiologie bei Adipositas 781
45.3 Anästhesiemanagement 782
Weiterführende Literatur 785

46 **Anästhesie bei Schlaf-Apnoe-Syndrom** 787
Michael Fresenius, Michael Heck und Cornelius Busch
Literatur und weiterführende Literatur 793

47 **Anästhesie bei Rauchern** 795
Martin Reuber, Michael Heck, Michael Fresenius und Cornelius Busch
Literatur und weiterführende Literatur 798

48 **Anästhesie bei opioidgewöhnten Patienten** 799
Pia Reuber, Michael Heck, Michael Fresenius und Cornelius Busch
48.1 Anästhesie bei opioidgewöhnten Patienten 800
Literatur und weiterführende Literatur 804

49 **Anästhesie bei Patienten mit maligner Hyperthermie (MH)** 805
Michael Fresenius, Michael Heck und Cornelius Busch
49.1 Grundlagen 806
49.2 Auslöser der malignen Hyperthermie 808
49.3 Symptome 809
49.4 Therapie 811
49.5 Differenzialdiagnosen 814
49.6 Screeningverfahren 815
49.7 Diagnose/Testung 815
49.8 Anästhesiologisches Vorgehen bei Verdacht auf maligne Hyperthermie 818
49.9 Adressen 819
Literatur und weiterführende Literatur 820

50 **Anästhesie bei Patienten mit Porphyrie** 821
Martin Reuber, Michael Fresenius, Michael Heck und Cornelius Busch
50.1 Akuter Schub der akuten hepatischen Porphyrien 822
50.2 Anästhesiologisches Management 828

51 **Anästhesie bei Patienten mit Demenz** 831
Michael Fresenius, Michael Heck und Cornelius Busch
Weiterführende Literatur 834

52 **Anästhesie in Außenbereichen** 835
Cornelius Busch, Michael Heck und Michael Fresenius
52.1 Anforderungen 836
52.2 Analgosedierung 836
52.3 Spezielle Anforderungen einzelner Prozeduren 837
Weiterführende Literatur 838

VI   Komplikationen

53   Anaphylaktische Reaktion... 841

Martin Reuber, Michael Heck, Michael Fresenius und Cornelius Busch

53.1   Pathophysiologie 842

53.2   Diagnostik.. 844

53.3   Symptome und Einteilung des Schweregrads 844

53.4   Therapie.. 844

53.5   Spezielle Krankheitsbilder (mit Anaphylaxieassoziation)................... 850

         Literatur und weiterführende Literatur.. 852

54   Aspiration... 853

Martin Reuber, Michael Heck, Michael Fresenius und Cornelius Busch

54.1   Grundlagen 854

54.2   Therapie.. 855

54.3   Prophylaktische Maßnahmen.. 856

         Literatur und weiterführende Literatur.. 859

55   Herzrhythmusstörungen 861

Michael Heck, Michael Fresenius und Cornelius Busch

55.1   Arten von Herzrhythmusstörungen 862

55.2   Ursachen von Herzrhythmusstörungen... 862

55.3   Differenzialdiagnose und Therapie.. 862

55.4   Arrhythmien... 866

         Weiterführende Literatur.. 868

56   Unbeabsichtigte perioperative Hypothermie 869

Michael Fresenius, Michael Heck und Cornelius Busch

56.1   Hypothermie... 870

56.2   Maßnahmen zur Vermeidung von perioperativer Hypothermie......... 872

56.3   Kältezittern (Shivering) 873

         Weiterführende Literatur.. 874

57   TUR-Syndrom... 875

Michael Fresenius, Michael Heck und Cornelius Busch

58   Übelkeit und Erbrechen.. 879

Michael Heck, Michael Fresenius und Cornelius Busch

58.1   Grundlagen 880

58.2   Beeinflussende Faktoren für Inzidenz und Ausmaß von PONV 880

58.3   Komplikationen von schwerer PONV 881

58.4   Risikoscores und prognostizierte PONV-Inzidenz 881

58.5   Prophylaxestrategie 882

58.6   Therapie bei PONV.. 883

         Weiterführende Literatur.. 887

59 **Postoperatives Delir und postoperatives kognitives Defizit (POCD)** 889

Michael Fresenius

59.1 Delir und Delirmanagement 890
59.2 Postoperative kognitive Dysfunktion (POCD) 898
Literatur und weiterführende Literatur 901

60 **Intraoperative Wachzustände (Awareness)** 903

Cornelius Busch, Michael Heck und Michael Fresenius

Literatur und weiterführende Literatur 906

61 **Lungenembolie** 907

Cornelius Busch, Michael Heck und Michael Fresenius

61.1 Thrombembolie 908
61.2 Luftembolie 913
61.3 Fettembolie 914
Literatur und weiterführende Literatur 914

62 **Negative pressure pulmonary edema (NPPE)** 915

Martin Reuber

Weiterführende Literatur 917

63 **Nadelstichverletzung** 919

Cornelius Busch, Michael Heck und Michael Fresenius

63.1 Therapie 920
63.2 Vermeidung von Nadelstichverletzungen 921
Literatur 921

VII **Notfallmedizin**

64 **Kardiopulmonale Reanimation (CPR)** 925

Michael Fresenius, Michael Heck und Cornelius Busch

64.1 Reanimationsempfehlungen für Erwachsene 927
64.2 Reanimationsempfehlungen für Neugeborene und Kinder 936
Literatur und weiterführende Literatur 939

65 **Schock** 941

Cornelius Busch, Michael Heck und Michael Fresenius

Weiterführende Literatur 943

66 **Polytrauma** 945

Cornelius Busch, Michael Heck und Michael Fresenius

66.1 Grundlagen 946
66.2 Allgemeine Therapierichtlinien der Primärversorgung 946
66.3 Therapie bei speziellen Verletzungen 948
Weiterführende Literatur 949

67   Anästhesie bei Verbrennungen 951

Cornelius Busch, Michael Heck und Michael Fresenius

67.1   Schätzung des Verbrennungsausmaßes 952

67.2   Phasen der Verbrennungskrankheit 953

67.3   Elektrounfall 955

67.4   Inhalationstrauma 955

Weiterführende Literatur 955

68   Endokarditisprophylaxe 957

Martin Reuber, Michael Heck, Michael Fresenius und Cornelius Busch

68.1   Empfehlungen zur Endokarditisprophylaxe 958

Literatur 961

69   Historie auf einen Blick 963

Michael Heck, Michael Fresenius und Cornelius Busch

70   Praktische Hinweise 967

Michael Heck, Michael Fresenius und Cornelius Busch

70.1   Organspende 968

70.2   Sauerstoffkonzentration bei verschiedenen Applikationsformen 969

70.3   Umrechnungstabellen für Laborwerte → Normalwerte (SI-Einheiten) 969

70.4   „Umrechnung" INR und Quick 969

70.5   Umrechnungstabellen für sonstige Einheiten 969

Serviceteil

Stichwortverzeichnis 979

Herausgeber- und Autorenverzeichnis

Über die Herausgeber

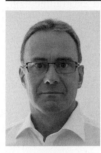

Dr. med. Michael Heck

- Studium der Humanmedizin an der Ruprecht-Karls-Universität Heidelberg
- 1988 Promotion an der Ruprecht-Karls-Universität Heidelberg
- 1989–1999 Assistenzarzt an der Universität Heidelberg
- Seit 1994 Facharzt für Anästhesiologie
- Seit 1999 niedergelassener Anästhesist in Heidelberg
- Zusatzqualifikationen: „Intensivmedizin", „Notfallmedizin"

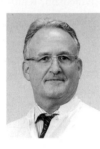

Dr. med. Michael Fresenius

- Studium der Humanmedizin an der Julius-Maximilians-Universität Würzburg
- 1991–2000 Assistenzarzt an der Ruprecht-Karls-Universität Heidelberg
- 1994 Promotion an der Philipps-Universität Marburg
- Seit 1997 Facharzt für Anästhesiologie
- 2000/01 Oberarzt am Kreiskrankenhaus Sinsheim
- 2001–2009 Oberarzt am Evangelischen Krankenhaus Düsseldorf
- Seit 2009 Chefarzt der Klinik für Anästhesiologie, Intensivmedizin und Notfallmedizin, Marienhaus Klinikum Bendorf-Neuwied-Waldbreitbach
- Zusatzqualifikationen: „Intensivmedizin", „Notfallmedizin", „Spezielle Schmerztherapie", „Palliativmedizin"

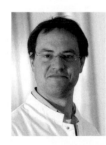

PD Dr. med. Cornelius Busch

- Studium der Humanmedizin an der Universität des Saarlandes, Universität Pierre et Marie Curie, Paris, und an der Universität Zürich
- 2002 Promotion an der Universität des Saarlandes
- 2002–2004 Research Fellow am Department of Anesthesia and Critical Care Medicine und am Cardiovascular Research Center des Massachusetts General Hospital, Harvard University in Boston
- 1999–2008 Assistenzarzt an der Ruprecht-Karls-Universität Heidelberg
- Seit 2006 Facharzt für Anästhesiologie, Habilitation 2010
- Seit 2008 Oberarzt in der Klinik für Anästhesiologie, Universitätsklinikum Heidelberg
- Zusatzqualifikationen: „Intensivmedizin", „Notfallmedizin"

Autorenverzeichnis

PD Dr. Cornelius Busch   Klinik für Anästhesiologie, Universitätsklinikum Heidelberg, Heidelberg, Deutschland

Dr. Michael Fresenius   Klinik für Anästhesiologie, Intensivmedizin und Notfallmedizin, Marienhaus Klinikum St. Elisabeth Neuwied, Neuwied, Deutschland

Dr. Michael Heck   Anästhesie-praxis, Heidelberg, Deutschland

Dr. Martin Reuber   Klinik für Anästhesiologie, Intensivmedizin und Notfallmedizin, Marienhaus Klinikum St. Elisabeth Neuwied, Neuwied, Deutschland

Dr. Pia Reuber   Klinik für Anästhesiologie, Intensivmedizin und Notfallmedizin, Marienhaus-Klinikum St. Elisabeth, Neuwied, Deutschland

Prof. Dr. Wolfgang Zink   Klinik für Anästhesiologie und Operative Intensivmedizin, Klinikum Ludwigshafen, Ludwigshafen, Deutschland

Abkürzungen

AAA	abdominelles Aortenaneurysma	ATC	„automatic tube compensation" (automatische Tubuskompensation)
AaDO$_2$	alveoloarterielle Sauerstoffpartialdruckdifferenz	avDO$_2$	arteriovenöse Sauerstoffdifferenz
Ach	Acetylcholin		
ACT	„activated clotting time" (aktivierte Gerinnungszeit)	BE	„base excess" (Basenüberschuss)
ADH	antidiuretisches Hormon	BEL	Beckenendlage
AEP	akustisch evozierte Potenziale	BGA	Blutgasanalyse oder Bundesgesundheitsamt (aus Kontext ersichtlich)
AGW	Atemgrenzwert	BIPAP	„biphasic positive airway pressure" (biphasisch positiver Atemwegsdruck)
AHA	American Heart Association		
AK	Antikörper		
ALAT	Alanin-Aminotransferase	BtMVV	Betäubungsmittelverschreibungsverordnung
ALI	„acute lung injury" (akutes Lungenversagen)	BLS	Basic Life Support
ALS	Advanced Life Support	BZ	Blutzucker
ALT	Alanin-Transaminase	C	Compliance
AMV	Atemminutenvolumen	CAO	„chronic airflow obstruction" (chronische Atemwegsobstruktion)
Anm	Anmerkung		
ANV	akutes Nierenversagen		
AP	arterieller Systemdruck	c$_a$O$_2$	arterieller Sauerstoffgehalt
ARDS	„acute respiratory distress syndrome" (früher: „adult respiratory distress syndrome")	CARS	„compensatory antiinflammatoric response syndrome" (kompensatorisches antiinflammatorisches Reaktionssyndrom)
AS	Aminosäuren		
ASA	American Society of Anesthesiologists	CAVHD	kontinuierliche arteriovenöse Hämodialyse
ASAT	Aspartat-Aminotransferase	CAVHF	kontinuierliche arteriovenöse Hämofiltration bzw. Spontanfiltration
ASB	„assisted spontaneous breathing" (assistierte Spontanatmung)		
ASS	Acetylsalicylsäure	CBF	zerebraler Blutfluss (Hirndurchblutung)
AST	Alanin-Aminotransferase	CBV	zerebrales Blutvolumen
AT	Antithrombin	CC	„closing capacity" (Verschlusskapazität)

CHE	Cholinesterase	CVVHF	kontinuierliche venovenöse Hämofiltration
CI	„cardiac index" (Herzindex)	DBS	Double-burst-Stimulation
CIED	cardiac implantable electronic device	DD	Differenzialdiagnose
CIP	„critical illness polyneuropathy"	DIC	disseminierte intravasale Koagulopathie (Verbrauchskoagulopathie)
C_{LA}	Konzentration des Lokalanästhetikums	DK	Blasendauerkatheter
C_m	minimale Konzentration	DLCO	Diffusionskapazität der Lunge für CO
$CMRO_2$	„cerebral metabolic rate for oxygen" (zerebraler Metabolismus)	DLV	„different lung ventilation" (seitendifferente Beatmung)
CO	„cardiac output" (Herzzeitvolumen)	DO_2	Sauerstoffangebot
CO_2	Kohlendioxid	$ECCO_2R$	extrakorporale CO_2-Elimination
COLD	„chronic obstructive lung disease" (chronisch obstruktive Lungenerkrankung)	ECMO	extrakorporale Membranoxygenierung
COPD	„chronic obstructive pulmonary disease" (chronisch obstruktive Lungenerkrankung)	eCPR	„extracorporeal cardio-pulmonal resuscitation"
		ECT	„ecarin clotting time"
COT	„clot observation time"	ED	Einzeldosis
CPAP	„continuous positive airway pressure"	EDCF	„endothelium-derived contracting factor"
CPP	cerebral perfusion pressure (zerebraler Perfusionsdruck)	EDRF	„endothelium-derived relaxing factor"
CPPV	„continuous positive pressure ventilation"	EDV	enddiastolisches Volumen
		EF	Ejektionsfraktion (Auswurffraktion)
CPR	„cardio-pulmonal resuscitation"	EK	Erythrozytenkonzentrat
CSE	kombinierte Spinal- und Epiduralanästhesie	EKK	extrakorporaler Kreislauf
		EKZ	extrakorporale Zirkulation
CSF	Liquor cerebrospinalis	EMLA	eutektische Mixtur von Lokalanästhetika
CV	„closing volume" (Verschlussvolumen)	ERV	exspiratorisches Reservevolumen
c_vO_2	venöser Sauerstoffgehalt	ESV	endsystolisches Volumen
CVVHD	kontinuierliche venovenöse Hämodialyse	ESWL	extrakorporale Stoßwellenlithotripsie
CVVHDF	kontinuierliche venovenöse Hämodiafiltration	$etCO_2$	endexspiratorische CO_2-Konzentration (in Vol.-%)

EVD	externe Ventrikeldrainage	**HLM**	Herz-Lungen-Maschine
F$_A$O$_2$	alveoläre Sauerstoffkonzentration	**HMV**	Herzminutenvolumen
FCKW	fluorierte Chlorkohlenwasserstoffverbindungen	**HPV**	hypoxische pulmonale Vasokonstriktion
FDA	Food and Drug Administration	**HTPL**	Herztransplantation
FEV$_1$	Ein-Sekunden-Kapazität	**HWZ**	Halbwertszeit
FEV$_1$/FVC	relative Ein-Sekunden-Kapazität in %	**HZV**	Herzzeitvolumen (Herzminutenvolumen)
F$_{ex}$CO$_2$	exspiratorische CO$_2$-Konzentration	**IAP**	intraabdomineller Druck
		ICP	intrazerebraler Druck
FFP	Fresh-frozen-Plasma	**ICR**	Interkostalraum
FFS	freie Fettsäuren	**ID**	Innendurchmesser
FG	Frühgeborene	**IHCA**	in-hospital cardiac arrest"
F$_i$O$_2$	inspiratorische Sauerstoffkonzentration	**IHSS**	idiopathische hypertrophe Subaortenstenose
FKW	fluorierte Kohlenwasserstoffe	**iKG**	ideales Körpergewicht
FRC	funktionelle Residualkapazität	**Ind**	Indikation
FS	Fettsäuren	**IPPV**	„intermittent positive pressure ventilation"
FSP	Fibrin(ogen)spaltprodukte	**IRDS**	„infant respiratory distress syndrome"
FVC	forcierte Vitalkapazität	**IRV**	inspiratorisches Reservevolumen
GABA	γ-Aminobuttersäure	**ITN**	Intubationsnarkose
γ-GT	γ-Glutamyltransferase	**KG**	Körpergewicht
GCS	Glasgow Coma Scale	**KH**	Kohlenhydrate
GFR	glomeruläre Filtrationsrate	**KI**	Kontraindikation bzw. Kurzinfusion (je nach Zusammenhang)
GHB	γ-Hydroxybuttersäure		
GI	gastrointestinal		
GISA	Glykopeptid-intermediär empfindlicher Staphylococcus	**KOD**	kolloidosmotischer Druck
		KOF	Körperoberfläche
GOT	Glutamat-Oxalacetat-Transaminase	**LA**	Lokalanästhetikum (Lokalanästhetika)
GPT	Glutamat-Pyruvat-Transaminase	**LAP**	linker Vorhofdruck
		LCT	„long chain triglycerides" (langkettige Triglyzeride)
HDL	„high density lipoprotein"	**LDH**	Laktatdehydrogenase
HDM	Herzdruckmassage	**LDL**	„low density lipoprotein"
HF	Herzfrequenz	**LE**	Lungenembolie
HFV	„high frequency ventilation" (Hochfrequenzbeatmung)	**LJ**	Lebensjahr
		LTPL	Lebertransplantation

LVEDP	linksventrikulärer enddiastolischer Druck	**N₂O**	Stickoxydul (Lachgas)
LVEDV	linksventrikuläres enddiastolisches Volumen	**ndMR**	nichtdepolarisierende Muskelrelaxanzien
LVEF	linksventrikuläre Ejektionsfraktion (Auswurffraktion)	**NLA**	Neuroleptanästhesie
		NMB	neuromuskuläre Blockade
LVF	linksventrikuläre Pumpfunktion	**NMDA**	N-Methyl-D-Aspartat
LVP	linker Ventrikeldruck	**NMH**	niedermolekulares Heparin
LVSWI	linksventrikulärer Schlagarbeitsindex	**NMM**	neuromuskuläres Monitoring
		NO	Stickstoffmonoxid
MAC	minimale alveoläre Konzentration	**NRS**	numerische Rating-Skala
MAK	maximale Arbeitsplatzkonzentration	**NSAID**	„nonsteroidal anti-inflammatory drugs" (nichtsteroidale Antiphlogistika)
MAP	mittlerer arterieller Druck	**NTPL**	Nierentransplantation
MCT	„middle chain triglycerides" (mittelkettige Triglyzeride)	**NW**	Nebenwirkung
		NYHA	New York Heart Association
MEP	motorisch evozierte Potenziale	**O₂**	Sauerstoff
		OHCA	„out-of-hospital cardiac arrest"
MER	Muskeleigenreflex	**P**	Druck
MG	Molekulargewicht	**P**	Partialdruck
MH	maligne Hyperthermie	**PAK**	Pulmonalarterienkatheter
MIV	maximal inspiratory flow	**p$_A$O₂**	alveolärer O_2-Partialdruck
MM	Muttermund	**p$_a$O₂**	arterieller O_2-Partialdruck
MMEF	maximaler mittlerer exspiratorischer Flow	**PAP**	Pulmonalarteriendruck *oder* perioperative Prophylaxe *(je nach Zusammenhang)*
MODS	„multiple organ dysfunction syndrome"		
		pAVK	periphere arterielle Verschlusskrankheit
MOV	Multiorganversagen		
MPAP	mittlerer Pulmonalarteriendruck	**PAW**	„pressure airway" (Atemwegsdruck)
MR	Muskelrelaxanzien	**PCA**	patientenkontrollierte Analgesie
MRSA	Methicillin-resistenter Staphylococcus aureus	**PCEA**	patientenkontrollierte Epiduralanalgesie
MRSE	Methicilin-resistenter Staphylococcus epidermidis	**PCI**	perkutane Koronarintervention
MS	Magensonde		
MSSA	Methicillin-empfindlicher Staphylococcus aureus	**PCIA**	patientenkontrollierte intravenöse Analgesie
N₂	Stickstoff	**pCO₂**	CO_2-Partialdruck

PCWP	Pulmonalkapillardruck = Wedgemitteldruck	**RKI**	Robert Koch-Institut
PDA	Periduralanästhesie	**ROSC**	„return of spontanous circulation"
PDK	Periduralkatheter	**RQ**	respiratorischer Quotient
PE	Probeexzision	**RR**	systemarterieller Blutdruck (nach Riva-Rocci)
PEA	pulslose elektrische Aktivität		
PEEP	„positive endexpiratory pressure" (positiver endexspiratorischer Druck)	**RT**	„resuscitative thoracotomy"
		RV	Residualvolumen
PEG	perkutane endoskopische Gastrostomie	**RVEF**	rechtsventrikuläre Ejektionsfraktion (Auswurffraktion)
		RVP	rechter Ventrikeldruck
$p_{et}CO_2$	endexspiratorischer CO_2-Partialdruck	**RVSWI**	rechtsventrikulärer Schlagarbeitsindex
Pha	Pharmakologie	**RWBS**	regionale Wandbewegungsstörungen
pH_i	intramukosaler pH-Wert		
POCD	postoperatives kognitives Defizit	**RZ**	Reptilasezeit
		S_aO_2	fraktionelle arterielle Sauerstoffsättigung
POCUS	„point of care ultrasound"		
POD	postoperative Dysfunktion	**SHT**	Schädel-Hirn-Trauma
PONV	„postoperative nausea and vomiting" (postoperative Übelkeit und Erbrechen)	**SI**	Schlagvolumenindex *oder* Système International d'Unités/Internationales Einheitensystem *(je nach Zusammenhang)*
Ppm	parts per million = ml/m³		
p_sO_2	partielle oder funktionelle Sauerstoffsättigung	**SIRS**	„systemic inflammatoric response syndrome"
PTC	„post tetanic count" (posttetanische Zahl)	SO_2	fraktionelle Sauerstoffsättigung
PTT	partielle Thromboplastinzeit	**SPA**	Spinalanästhesie
PTZ	Thrombinzeit	**SSEP**	somatosensorisch evozierte Potenziale
p_vO_2	gemischtvenöser Sauerstoffpartialdruck		
		SSW	Schwangerschaftswoche
PVR	pulmonaler Gefäßwiderstand	**SV**	Schlagvolumen
pVT	pulslose ventrikuläre Tachykardie	**SVES**	supraventrikuläre Extrasystole(n)
Q_L	Lungenperfusion		
Q_s/Q_t	intrapulmonaler Shunt	$S_{vj}O_2$	jugularvenöse Sauerstoffsättigung
R	Resistance (Atemwegswiderstand)	**SVR**	systemischer Gefäßwiderstand
RAP	rechter Vorhofdruck		
RBF	renaler Blutfluss	**SVT**	supraventrikuläre Tachykardie
		TAA	thorakales Aortenaneurysma

TAAA	thorakoabdominelles Aortenaneurysma	V_A	alveoläre Ventilation
TAT	Thrombin-Antithromin-III-Komplex	V_A/Q	Ventilations-Perfusions-Verhältnis
TEE	transösophageale Echo(kardio)grafie	VAS	visuelle Analogskala
		VC	Vitalkapazität
TEG	Thrombelastogramm	VCO_2	CO_2-Produktion
TFA	Trifluoressigsäure	V_D	Totraumvolumen
TG	Triglyzeride	VES	ventrikuläre Extrasystole(n)
THAM	Tris-Hydroxy-Aminomethan	VK	Verteilungskoeffizient
TIVA	totale intravenöse Anästhesie	VO_2	Sauerstoffaufnahme (Sauerstoffverbrauch)
TK	Thrombozytenkonzentrat	V_T	Tidalvolumen (Atemzugvolumen)
		VRS	verbale Rating-Skala
TLC	totale Lungenkapazität	VT	ventrikuläre Tachykardie
TOF	„train-of-four"	VVBP	venovenöse Biopumpe (Bypass)
TRALI	„transfusion-related acute lung injury"	vWF	von-Willebrand-Faktor
Trp	Tropfen		
TTM	„targeted temperature management"	vWJS	von-Willebrand-Jürgens-Syndrom
TUR-Blase	transurethrale Elektroresektion der Blase	WM	Wirkmechanismus
		WW	Wechselwirkung
TUR-Prostata	transurethrale Elektroresektion der Prostata	ZAS	zentrales anticholinerges Syndrom
UBF	uteriner Blutfluss	ZVD	zentraler Venendruck
UFH	normales (unfraktioniertes) Heparin	ZVK	zentraler Venenkatheter
URS	Ureterorenoskopie		

Grundlagen

Inhaltsverzeichnis

Kapitel 1   **Physiologie der Atmung – 3**
Michael Fresenius, Michael Heck und Cornelius Busch

Kapitel 2   **Wasser-Elektrolyt- und Säure-Basen-Haushalt – 25**
Michael Fresenius, Michael Heck und Cornelius Busch

Kapitel 3   **Blutgerinnung – 43**
Michael Fresenius, Michael Heck und Cornelius Busch

Kapitel 4   **Blut und Blutprodukte – 89**
Oliver Kunitz, Michael Fresenius, Michael Heck und Cornelius Busch

Kapitel 5   **Monitoring – 113**
Michael Fresenius, Michael Heck und Cornelius Busch

Kapitel 6   **Kardiovaskulär wirksame Medikamente – 169**
Cornelius Busch, Michael Heck und Michael Fresenius

Kapitel 7   **Medikamenten- bzw. Arzneimittelinteraktionen (AMI) – 191**
Michael Fresenius, Michael Heck und Cornelius Busch

Kapitel 8   **Physik für Anästhesisten – 199**
Martin Reuber

Physiologie der Atmung

Michael Fresenius, Michael Heck und Cornelius Busch

Inhaltsverzeichnis

1.1   **Anatomie – 5**
1.1.1   Topographie der Lunge (◖ Abb. 1.1) – 5
1.1.2   Muskeln der Ventilation – 5

1.2   **Äußere und innere Atmung – 6**
1.2.1   Ventilation – 6
1.2.2   Lungenperfusion – 7
1.2.3   Atemarbeit – 8
1.2.4   Wirkungsgrad der Ventilation – 9

1.3   **Lungenvolumina und Lungenkapazitäten – 9**
1.3.1   Veränderungen unter Anästhesie bzw.
              Analgosedierung – 12
1.3.2   Messung der Atemmechanik – 12

1.4   **Ventilationsstörungen (VS) – 14**
1.4.1   Flow-Volumen-Kurven – 14

1.5   **Berechnungen – 15**
1.5.1 O_2-Bindungskapazität – 16
1.5.2   Sauerstoffgehalt (cO2) – 16
1.5.3   Arteriovenöse Sauerstoffgehaltsdifferenz (avDO2) – 16
1.5.4 O_2-Ausschöpfung (%) – 16
1.5.5 O_2-Partialdruck (pO$_2$) – 17
1.5.6   Alveolärer Sauerstoffpartialdruck (p$_A$O$_2$) – 17
1.5.7   Beurteilung des transpulmonalen O_2-Austauschs – 18

© Springer-Verlag GmbH Deutschland, ein Teil von Springer Nature 2023
M. Heck et al. (Hrsg.), *Repetitorium Anästhesiologie*, https://doi.org/10.1007/978-3-662-64069-2_1

1.6   **O_2-Bindungskurve – 20**

1.7   **Apnoische Oxygenierung (AO) – 22**

1.7.1   Sauerstoffvorrat – 22

1.7.2   Verlauf der O_2– und CO_2– Partialdrücke unter Apnoe beim Erwachsenen – 22

1.7.3   Intrapulmonale O_2-Speicher (◨ Tab. 1.8) – 22

        Weiterführende Literatur – 23

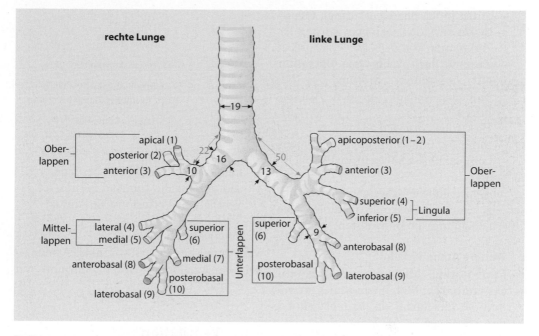

Abb. 1.1 Trachea, Haupt-, Lappen-, Segmentbronchien. (Angabe der Segmentnummern sowie Längen- und Durchmesserangaben in Millimeter)

1.1 Anatomie

1.1.1 Topographie der Lunge (Abb. 1.1)

- **rechte Lunge:** 3 Lappen und 10 Segmente
- **linke Lunge:** 2 Lappen und 9 Segmente (Segment **7** fehlt!)
- **linker Hauptbronchus:** 4–5 cm lang, ⌀ 12,2 mm, Abgangswinkel: >35°
- **rechter Hauptbronchus:** 1–2,5 cm lang, ⌀ 14 mm, Abgangswinkel: ≈22°, Abgang des rechten Oberlappenbronchus relativ kurz nach der Carina (extrapulmonal)
- Lungenoberfläche von ca. **150 m²** und ca. **300 Millionen Alveolen** mit einem Durchmesser von durchschnittlich 0,1 mm

- **Einteilung der oberen und unteren Luftwege**
- obere Luftwege: Nasopharynx und Larynx
- untere Luftwege:
  - Trachea (Generation: 0)

- Haupt-, Lappen- und Segmentbronchien (Generation: 1–4)
- kleine Bronchien (Generation: 5–11)
- Bronchiolen (Generation: 12–16)
- respiratorische Bronchiolen (Generation: 17–19)
- Ductus alveolaris bis Alveolen (Generation: 20–23)

1.1.2 Muskeln der Ventilation

Das **Diaphragma** leistet mit 75 % den Hauptanteil an der Gesamtventilation → die Höhenveränderung zwischen In- und Exspiration beträgt ca. 10–12 cm.

- Innervation des Diaphragmas: N. phrenicus (C3-4-5-Innervation)
- Innervationsstörung durch:
  - Regionalanästhesieverfahren wie z. B. interskalenäre Plexusblockade (oft!), daher nie beidseitige Punktion!
  - hohe Spinalanästhesie (höher als C5/4-Blockade)

1

- „frost bitten phrenicus" durch Hypothermieschaden nach extrakorporaler Zirkulation (EKZ)
- Zustand nach Aneurysma-Operation mit linksseitiger Störung → N.-phrenicus-Verlauf um den Aortenbogen
- Elektrolytstörungen
- tumoröse Infiltration des N. phrenicus
- „critical illness polyneuropathy"

→ zur Beurteilung der Zwerchfellbeweglichkeit ist eine Fluoroskopie (radiologische Durchleuchtung) am sinnvollsten!

■ **Weitere Atemmuskeln**
- inspiratorisch: Mm. intercostales externi
- exspiratorisch: Mm. intercostales interni und die Bauchmuskeln bei Obstruktion der Atemwege
- Atemhilfsmuskeln: Mm. scaleni, Mm. sternocleidomastoidei, Mm. pectorales (major et minor)

❯ Normalerweise erfolgt die Exspiration aufgrund der elastischen Retraktionseigenschaft der Lunge passiv!

1.2 Äußere und innere Atmung

■ **Äußere Atmung (Gasaustausch in der Lunge :)**
Abhängig von:
- **Ventilation** (Belüftung der Alveole mit Frischgas)
- **alveolokapillärem Gasaustausch** (Diffusion der Alveolargase ins Blut und umgekehrt aufgrund einer Partialdruckdifferenz → Diffusionsgeschwindigkeit wird durch das Fick-Gesetz beschrieben:

$$V_{Gas} = \frac{(p_1 - p_2) \times k \times F}{D}$$

V_{Gas}	Austauschrate
F	Austauschfläche
k	Diffusionskonstante
D	Diffusionsstrecke bzw. Dicke der alveolokapillären Membran
$(p_1 - p_2)$	Partialdruckdifferenz

■ **Lungenperfusion** (→ von besonderer Bedeutung für die Lungenfunktion ist das Ventilations-Perfusions-Verhältnis)

■ **Innere Atmung**
Verwertung des Sauerstoffs in der Atmungskette innerhalb des Mitochondriums mit ATP- und CO_2-Bildung.

1.2.1 Ventilation

- entscheidende Regelgrößen des Atemantriebs sind pCO_2 und pO_2
- Chemorezeptoren in Medulla oblongata induzieren bei metabolischer oder respiratorischer Azidose **im Liquor** eine Ventilationssteigerung (**CO_2-Antwortkurve**)
- CO_2-Antwortkurve ist, außer an den Extremwerten, linear von pCO_2 abhängig
- COPD-Patient mit chronischer Hyperkapnie: Atemantrieb größtenteils über den p_aO_2 geregelt → O_2-Gabe kann bei COPD zu Brady- oder Apnoe mit ausgeprägter Hyperkapnie und Hypoxie führen (obligates Monitoring der Respiration → angestrebter p_aO_2 von 60–70 mmHg)

■ **Alveoläre Ventilation**
Als alveoläre Ventilation wird das eingeatmete Volumen bezeichnet, das am intrapulmonalen Gasaustausch teilnimmt:

$$AMV_{alv} = f \times (V_T - V_D)$$

f	Atemfrequenz
V_T	Atemzugvolumen
V_D	Totraumvolumen

- $\rightarrow AMV_{alv}\downarrow$ bei sinkendem V_T oder zunehmender Atemfrequenz (AMV_{ex} konstant)

- **Totraumventilation**

Die Totraumventilation ist das eingeatmete Volumen, das **nicht** am intrapulmonalen Gasaustausch teilnimmt:

- $Totraumventilation =$
  $Totraumvolumen(V_D) \times$
  $Atemfrequenz(f)$

- $V_D \oplus 2-3\,ml\,/\,kg\,KG\,oder\,20-$
  $35\%\,des\,Atemzugvolumens$

- Bestimmung des Totraumanteils (V_D/V_T) nach der **Bohr-Gleichung** (mod. nach Enghoff) unter der Annahme, dass der p_aCO_2 gleich dem p_aCO_2 ist:

$$\frac{V_D}{V_T} = \frac{p_aCO_2 - p_{ex}CO_2}{p_aCO_2}$$

p_aCO_2	arterieller CO_2-Partialdruck
$p_{ex}CO_2$	gemischt-exspiratorischer CO_2-Partialdruck

$$p_{ex}CO_2 = (p_B - p_{H_2O}) \times F_{ex}CO_2$$

$p_{ex}CO_2$	gemischt-exspiratorischer CO_2-Partialdruck
F_{ex}	gemischt-exspiratorische CO_2-Konzentration

p_B	Barometerdruck
p_{H_2O}	Wasserdampfdruck

Rechenbeispiel bei extrem hohem Totraumanteil:

- $p_B = 760$ mmHg, $F_{ex}CO_2 = 2$ Vol% = 0,02 und $p_aCO_2 = 60$ mmHg
- $p_{ex}CO_2 = (760 - 47) \times 0,02 = 14,26$ mmHg

$$\frac{60\,mmHg - 14,3\,mmHg}{60\,mmHg} = 0,76$$

funktioneller Totraum (T_{funkt}) = anatomischer Totraum und alveolärer Totraum
→ Bestimmung des funktionellen Totraums:

$$T_{funkt} = V_T \times \left(1 - \frac{p_{ex}CO_2}{p_aCO_2}\right)$$

1.2.2 Lungenperfusion

- die Lungenperfusion (Q) ist beim stehenden Menschen nicht gleichmäßig über die Lunge verteilt, sondern nimmt, wie aus ◘ Abb. 1.2 entnommen werden kann, von **apikal (+ 30 cm)** nach **basal (± 0 cm)** zu
- dasselbe gilt für die Ventilation, die ebenfalls, jedoch in einem etwas geringerem Ausmaß als die Perfusion (Q), von apikal nach basal ansteigt
- → hieraus ergibt sich ein **Ventilations-Perfusions-Verhältnis** (V_A/Q) an der Lungenspitze von 1,6–3,0 und basal von 0,4–0,6 (durchschnittliches (V_A/Q)-Verhältnis von 0,8; ◘ Abb. 1.2)
- der **pulmonale Perfusionsdruck** ergibt sich aus der Differenz von MPAP–LAP (normal: ≈10 mmHg) → der pulmonale Gefäßwiderstand ist äußerst gering und beträgt

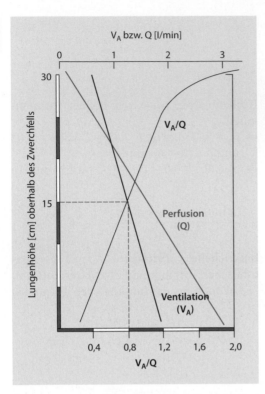

◘ Abb. 1.2 Ventilations-Perfusions-Verhältnis (V_A/Q)

nur $^1/_{10}$ des systemvaskulären Widerstandes → um 500 ml Blut durch die pulmonale Gefäßbahn zu treiben, ist nur ein Druckgefälle von 1 mmHg notwendig!

— bei Steigerung des HZV (z. B. unter Belastung) bleibt normalerweise trotz erhöhtem transpulmonalem Blutstrom der **pulmonale Widerstand** infolge der Eröffnung von weiteren, bis dahin nicht durchbluteten Kapillaren konstant

— **akute Druckerhöhung** in der Pulmonalarterie (z. B. unter Hypoxie, erniedrigtem pH-Wert, Hypoventilation mit Hyperkapnie oder thrombembolischer Verschluss der Gefäßstrombahn) wird vom rechten Ventrikel nur schlecht toleriert

— der **Pulmonalarteriendruck** nimmt beim stehenden Menschen von der Lungenspitze bis zur Basis zu (MPAP apikal ≈6 mmHg und basal ≈24 mmHg)

1.2.3 Atemarbeit

Arbeit der Atemmuskulatur zur Überwindung folgender Widerstände:
— elastische Widerstände von Lunge und Thorax
— visköse Widerstände infolge der Luftströmung
— Gewebewiderstände

$$W = \int_{0}^{T} \left(p_{AW} - p_{Oes} \right) \times V \times dt$$

$(p_{AW} - p_{Oes})$ = transpulmonaler Druck → Registrierung des p_{Oes} mit einer speziellen Sonde am sitzenden Patienten, dessen Spitze im unteren Ösophagusdrittel platziert sein muss!

V: Volumenänderung, die der transpulmonale Druck erzeugt. Normalwert: 0,25 J pro Atemzug bzw. 2,5–4,0 J/min bzw. 0,5 J/l (kritische Grenze: 10–15 J/min)

— **75 %** der Atemarbeit entfällt auf die Überwindung der **elastischen Widerstände** und **25** % auf die *Strömungswiderstände → AMV ↑→ elastische Widerstände ↑*

— die Atemarbeit ist u. a. von der Art der **Ernährung** abhängig:
 – 1 g Kohlenhydrate [KH] (4 kcal/g) erzeugt 0,829 Liter CO_2
 – 1 g Fett (9,3 kcal/g) erzeugt 1,427 Liter CO_2
 – → 1000 kcal in Form von 250 g Kohlenhydrate erzeugen über 8 h 207 Liter CO_2; 1000 kcal in Form von 107 g Fett jedoch nur 153 Liter CO_2! → dies ist bei der Spontanisierung des beatmeten Patienten von Bedeutung!

1.2.4 Wirkungsgrad der Ventilation

$$Wirkungsgrad\,(\%) = \frac{Atemarbeit}{Energieverbrauch} \times 100$$

Normalwert: 5–10 % (d. h. für die mechanische Arbeit der Atemmuskulatur wird 10- bis 20-mal mehr Sauerstoff verbraucht als zur Produktion einer gleichen Menge von Wärmeenergie).

1.3 Lungenvolumina und Lungenkapazitäten

Lungenvolumina sind die Summe mehrerer spirometrisch abgrenzbarer Teilvolumina ⬦ Abb. 1.3; ⬦ Tab. 1.1 und 1.2).

- **Closing Volume und Closing Capacity**
- als **Verschlussvolumen** (**Closing Volume, CV**) wird das Lungenvolumen bezeichnet, bei dem ein Kollaps der kleinen Luftwege beginnt

- das CV ist abhängig von
  - Lebensalter $\left(\begin{array}{c}\text{mit zunehmendem}\\ \text{Lebensalter} \to \text{CV}\uparrow\end{array}\right)$
  - Körperlage $\left(\begin{array}{c}\text{Wechsel vom Stehen}\\ \text{zum Liegen : CV}\uparrow\end{array}\right)$
  - Adipositas $\left(\begin{array}{c}\text{FRC meist} < \text{CC, da bei}\\ \text{Übergewicht ERV}\downarrow\end{array}\right)$
  - Rauchen
- Normalwerte für CV:
  - gesunder Jugendlicher: ≈10 % der Vitalkapazität
  - 65-jährige, gesunde Person: ≈40 % der Vitalkapazität
- die **Verschlusskapazität** (**Closing Capacity, CC**) ist die Summe aus Closing Volume (CV) und Residualvolumen (RV)
- aus ⬦ Abb. 1.4 ist zu entnehmen, dass das Closing Volume und das Residualvolumen (Summe = CC) im Laufe des Lebens kontinuierlich an Größe zunehmen, während die totale Lungenkapazität (TLC) abnimmt!
- die CV liegt beim Lungengesunden oberhalb des Residualvolumens (RV) und ist in der ersten Lebenshälfte normalerweise

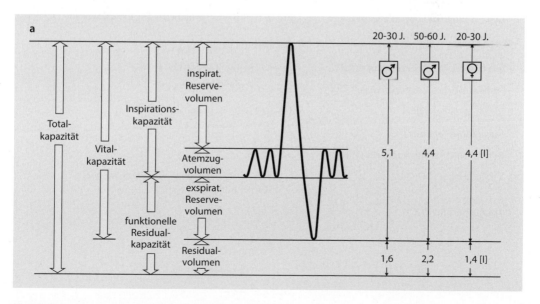

⬦ **Abb. 1.3** **a** Lungenvolumina, **b** Altersabhängigkeit der Vitalkapazität

1

b

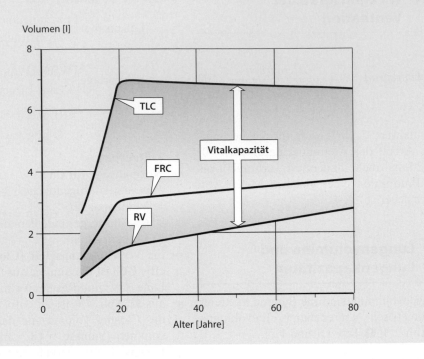

■ **Abb. 1.3** (fortsetzen)

■ **Tab. 1.1** Lungenvolumina und Lungenkapazitäten

Lungenvolumina/Lungenkapazitäten	Durchschnittliche Normalwerte für Erwachsenen
Atemzug − l(Tidal)volumen (V_T)	500 ml (≈7 ml/kg)
inspiratorisches Reservevolumen (IRV)	3,0–4,5 l (≈45–50 % der TLC)
exspiratorisches Reservevolumen (ERV)	1,0–1,2 l (≈15–20 % der TLC)
Residualvolumen (RV)	1,2–1,8 l (≈20–25 % der TLC)
Inspirationskapazität (IC)	≈3,5 l
funktionelle Residualkapazität (FRC)	≈2,4–3,0 l
Vitalkapazität (VC)	≈4,4–5,1 l (≈75 % der TLC) (60–70 ml/kg oder 7 × [Körpergröße (m) – 1] in l)
Totalkapazität (TLC)	≈5,8–6,7 l

▣ Tab. 1.2 Lungenkapazitäten und Atemgrenzwert

	Definition	Abkürzung	Normalwerte
1-Sekunden-Kapazität	forciertes exspiratorisches Volumen, das in der 1. Sekunde nach maximaler Inspiration ausgeatmet werden kann	FEV_1	altersabhängig, absolute Volumina (mindestens >2,5 l)
relative 1-Sekunden-Kapazität		FEV_1/FVC	normal: 80 % der VC bzw. FVC
Atemgrenz-wert	Atemzeitvolumen nach maximaler forcierter willkürlicher Hyperventilation für die Dauer von 10 s mit einer Frequenz von 60–70 Atemzüge pro min	AGW	normal: 100–170 l

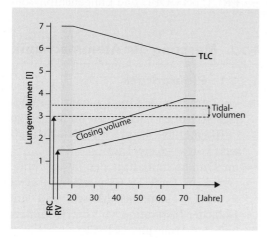

▣ Abb. 1.4 Closing Volume (CV) und Closing Capacity (CC)

kleiner als die funktionelle Residual-kapazität (FRC) → Grenzschwelle: 45.–50. Lebensjahr
– von Bedeutung ist das Verhältnis CC/FRC → bei immer größer werdendem Quotienten (>1) besteht die Gefahr des Air trapping → Folge: intrapulmonale Shuntzunahme, Ventilations-Perfusions-Störungen, Resorptionsatelektasen

▪ **Bestimmung des Closing Volume (▣ Abb. 1.5)**
– Fremd-Gas-Bolus-Test (FGB) → der Patient atmet ein Inertgas (He, Ar, Xe) als Bolus ein

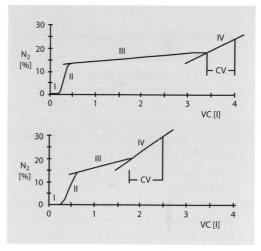

▣ Abb. 1.5 Bestimmung des Closing-Volumens anhand der N_2-Auswaschkurve. a gesunder junger Mann: Phase I = Totraum 190 ml, Phase II = Mischluftanteil 250 ml, Phase III = Alveolarplateau 3,0 l, Phase IV = Verschlussvolumen 0,6 l; VC = 4,0 l, CV/VC = 15 %. b 50-jähriger Mann mit COPD. Phase I = Totraum 300 ml, Phase II = Mischluftanteil 350 ml, Phase III = Alveolarplateau 1,1 l, Phase IV = Verschlussvolumen 0,75 l; VC = 2,5 l, CV/VC = 30 %. Je steiler die Phase III verläuft, desto wahrscheinlicher ist eine obstruktive Ventilationsstörung

– **Single-breath-O_2-Methode** (SBM) → der Patient atmet 100 % O_2 ein

Exkurs: Bestimmung des Verschlussvolumens
Beide Methoden beruhen darauf, dass nach maximaler Ausatmung (= Residualvolumenniveau) der Patient bei

1

der anschließenden Inspiration reinen O_2 oder ein Inertgas einatmet, das sich aufgrund des größeren Ventilationsanteils **basaler** Lungenbezirke zuerst dort anreichert und im weiteren Verlauf in die apikalen Alveolen gelangt → Aufbau eines apikobasalen Konzentrationsgradienten mit höheren O_2-Konzentrationen in den unteren Lungenanteilen. Bei der unmittelbar folgenden langsamen Ausatmung wird zuerst der anatomische Totraum (Phase I), dann ein Mischluftanteil (Phase II) und anschließend das Alveolarvolumen (Phase III) entleert. Die exhalierte Luft wird ständig aus den apikalen und basalen Lungenpartien zusammengemischt. Kollabieren die basalen Alveolen, wird die exhalierte Luft bei der SBM nicht mehr durch den erhöhten O_2-Gehalt der basalen Alveolen verdünnt, und die exhalierte Luft enthält einen größeren N_2-Anteil.

1.3.1 Veränderungen unter Anästhesie bzw. Analgosedierung

Unter **Beatmung** kommt es auch beim Lungengesunden intraoperativ:
- zu einer **Abnahme der FRC** um ca. 450 ml ($\approx$20 %), unabhängig von der Anwendung nichtdepolarisierender Muskelrelaxanzien
- zu einer **Zunahme des intrapulmonalen R-L-Shunts** → Vermeidung durch PEEP-Beatmung; ggf. intermittierendes Blähen der Lunge
- zu einer **Abnahme der Compliance** (normale Compliance: 100 ml/cmH$_2$O)
- zum **Anstieg von V_D/V_T und AaDO$_2$**

Postoperativ kommt es gerade bei Oberbaucheingriffen, bei Patienten mit Adipositas oder höherem Lebensalter zwischen dem **2.** und **5.** postoperativen Tag zu einem deutlichen Abfall der **FRC** und Lungenvolumina (→ Gefahr der respiratorischen Dekompensation und Reintubation bei Patienten mit präoperativ grenzwertiger Lungenfunktion!) (■ Tab. 1.3).
- **FRC↓**: bei Adipositas und Schwangerschaft, im Liegen kleiner als im Stehen, infolge Alveolarkollaps, Atelektasenbildung, bei Pneumonie, durch Zunahme des Lungenwassers
- **FRC↑**: bei COPD und Lungenemphysem

■ **Tab. 1.3** Abnahme der Lungenvolumina gegenüber präoperativem Befund (in % vom Ausgangswert)

IRV	$\approx$60
ERV	$\approx$60
VC	$\approx$50
TLC	$\approx$40
FRC	$\approx$30

1.3.2 Messung der Atemmechanik

1.3.2.1 Pleuradruck
- der intrapleurale Druck **nimmt** in Ruhelage von oben nach unten im Stehen **zu** (−10 cmH$_2$O auf −2 cmH$_2$O → Mittelwert von $\approx$ −6 cmH$_2$O)
- im Durchschnitt liegt der intrapleurale Druck am Ende der Exspiration bei etwa 5 cmH$_2$O **subatmosphärisch** und am Ende der Inspiration bei 8 cmH$_2$O **unterhalb des Atmosphärendrucks**
- → unter **Spontanatmung** ist normalerweise der intrapleurale Druck während des kompletten Atemzyklus **negativ!** Unter kontrollierter Überdruckbeatmung kann der intrapleurale Druck positiv werden

1.3.2.2 Compliance
- die Compliance ist ein Maß für die Dehnbarkeit (Lunge, Thorax)
- die Bestimmung erfolgt mit Hilfe der Ruhedehnungskurve

$$C_{Lunge} = \frac{\Delta V}{\Delta\left(p_{pul} - p_{pleu}\right)}$$

$$C_{Thorax} = \frac{\Delta V}{\Delta p_{pleu}}$$

$$C_{Th+L} = \frac{\Delta V}{\Delta p_{pul}}$$

Δp_{pul}	intrapulmonaler Druck
Δp_{pleu}	intrapleuraler Druck
ΔV	Lungenvolumenänderung
C_{Lunge}	Compliance der Lunge
C_{Th}	Compliance des Thorax
C_{Th+L}	Compliance von Thorax und Lunge

– wie ◻ Abb. 1.6 verdeutlicht, ist die statische Compliance vom intrapulmonalen Volumen abhängig

1.3.2.3 Elastance
– Elastance gibt den Druckunterschied wieder, der eine bestimmte Volumenänderung bewirkt (reziproker Wert der Compliance)

$$E = \frac{\Delta P}{\Delta V}$$

– Elastance des respiratorischen Systems(E_{RS}) = Lungenelastance(E_{Lunge}) + Thoraxelastance(E_{Th})

1.3.2.4 Resistance bzw. Atemwegswiderstand (◻ Abb. 1.7)
Bei laminarer Strömung wird der Widerstand vom Hagen-Poiseuille-Gesetz bestimmt:

$$R = Viskosit\,a\,t\,(\varphi)\frac{8 \times L}{r^4}$$

r	Radius der Röhre
L	Länge der Röhre

– → der Großteil des Atemwegswiderstands ($\approx$80 %) ist in den oberen Luftwegen und den **ersten 6** Generationen des Tracheobronchialbaums bzw. in den Atemwegen mit einem Durchmesser >2 mm lokalisiert; bei Nasenatmung entfällt wiederum der größte Anteil auf den Nasen-Epipharynx-Bereich
– Halbierung des Durchmessers → 16-fache Erhöhung des Atemwegwiderstandes
– → der Atemwegswiderstand ist auch vom Lungenvolumen abhängig!

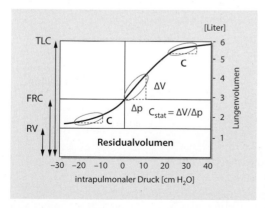

◻ **Abb. 1.6** Statisches Druck-Volumen-Diagramm

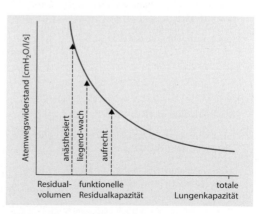

◻ **Abb. 1.7** Atemwegswiderstand in Abhängigkeit vom Lungenvolumen

1.4 Ventilationsstörungen (VS)

1.4.1 Flow-Volumen-Kurven

Die Durchführung eines vollständigen Atemmanövers umfasst vollständige Exspiration, anschließende Inspiration und Beginn des Messmanövers nach maximaler Inspiration (auf dem Niveau der TLC).

Mit Hilfe der Flow-Volumen-Kurven lassen sich:

- die verschiedenen Ventilationsstörungen unterscheiden (◘ Tab. 1.4; Beispiele für Kurvenverläufe sind in ◘ Abb. 1.8, 1.9, 1.10, und 1.11 gezeigt)
- obstruktive Atemwegsveränderungen durch Bestimmung des mittleren exspiratorischen Flusses frühzeitig er-

kennen (MEF_{50} = *Fluss nach Ausatmung von 50 % der FVC*; *Normalwert* : 4,5 – 5,5 *l/s*)

- → sensibler Parameter für den Nachweis einer **„small airway disease"**, v. a. bei symptomfreien Rauchern bei noch normaler FEV_1!
- → ist der Quotient PEF/MEF_{50} > 2, besteht eine obstruktive Ventilationsstörung mit Verdacht auf **exspiratorischen Bronchiolenkollaps**
- ähnliche Ventilationsstörungen noch weiter differenzieren → der inspiratorische Spitzenfluss (MIF) dient zur Differenzierung zwischen Lungenemphysem (MIF normal) und Asthma bronchiale bzw. chronisch-obstruktiver Bronchitis (MIF vermindert)

◘ **Tab. 1.4**   Obstruktive und restriktive Ventilationsstörung (VS)

	Obstruktive VS	Restriktive VS
Atemwegswiderstand (R)	↑*bis* ↑ ↑ (*R* > 3,5 *cmH₂O/l/s*)	normal
statische Compliance (C)		↓($C_{ST.}$ < 0,1 *l/cmH₂O*)
Vitalkapazität (→ unspezifischer Lungenparameter)	↓	↓ ↓ (<80 % *Soll*)
1-Sekunden-Kapazität (FEV_1)	↓↓	↓
relative 1-Sekunden-Kapazität (FEV_1/FVC)	↓ ↓ (<70%)	*meist* ↑ (>85%)
totale Lungenkapazität (TLC)	↑*Asthma* ↑ ↑ *Lungenemphysem*	↓ bis ↓↓ leicht: <80–65 % der Norm mittel: 65–50 % der Norm schwer: <50 % der Norm
Residualvolumen (RV)	↑	↓
maximaler exspiratorischer Flow (PEF) [normal: 8–10 l/s]	↓*bis* ↓ ↓	normal
maximaler mittlerer exspiratorischer Flow (MMEF) [normal: 4,5–5,5 l/s]	↓ *Früherfassung einer Obstruktion peripherer Atemwege* $\left(\begin{array}{c} kooperationsunabhängiger \\ Parameter! \end{array}\right)$	normal

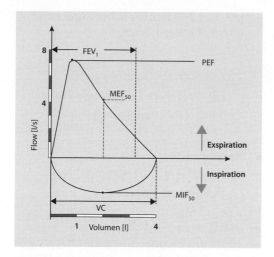

● **Abb. 1.8**   Normale Flow-Volumen-Kurve

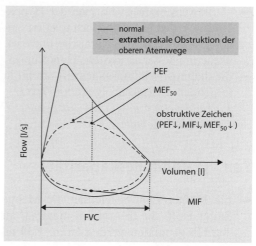

● **Abb. 1.10**   Flow-Volumen-Kurve bei Trachea-kompression

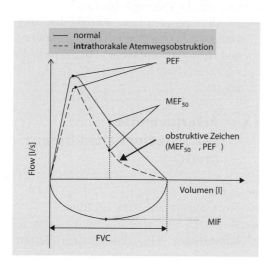

● **Abb. 1.9**   Flow-Volumen-Kurve bei Obstruktion

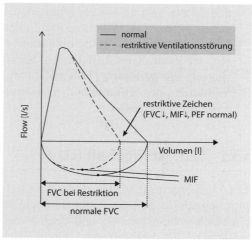

● **Abb. 1.11**   Flow-Volumen-Kurve bei Restriktion

1.5   Berechnungen

■ **Definitionen**
- **O$_2$-Status** des Blutes ist gekennzeichnet durch den p_aO_2, S_aO_2, Hb – Gehalt und c_aO_2
- **Hypoxie**: p_aO_2↓
- **Hypooxygenation**: S_aO_2↓
- **Hypoxämie** : c_aO_2 ↓
  $\left(= O_2 - \text{Gehalt des Bluts } ↓\right)$

- hypoxische Hypoxämie: p_aO_2↓ und S_aO_2↓, normaler Hb-Wert → Störung der Lungenfunktion oder Ventilation
- anämische Hypoxämie:tHb↓, normaler p_aO_2 und normale S_aO_2 → Blutung → Anämie
- toxische Hypoxämie: fraktionierte S_aO_2 ↓ → $COHb$ ↑ oder $MetHb$↑
- **Ischämie** : HZV oder $Perfusion$ ↓, normaler c_aO_2

1

- → die verschiedenen Formen der Hypoxämien werden unterschiedlich toleriert: anämische besser als hypoxämische, und diese wiederum besser als toxische Hypoxämien
- die diagnostische Aussagekraft nimmt in folgender Reihenfolge zu: p_aO_2 (O_2 – Partialdruck) < p_sO_2 (O_2 – Sättigung) < c_aO_2 (O_2 – Gehalt)

1.5.1 O₂-Bindungskapazität

- die **Hüfner-Zahl** bezeichnet die Menge Sauerstoff, die theoretisch maximal an 1 g Hb gebunden werden kann: **1,39 ml O₂ pro 1 g Hb**
- der Wert wird in den Lehrbüchern nicht einheitlich angegeben → bei neueren Bestimmungen mittels Blutgasanalyse wurden Werte von 1,34–1,36 ermittelt, da neben Desoxy-/Oxyhämoglobin auch Met- und Carboxyhämoglobin existieren, die kaum Sauerstoff binden. Somit spiegelt die geringere Hüfner-Zahl das Verhalten des zirkulierenden Hämoglobins exakter wider

1.5.2 Sauerstoffgehalt (cO₂)

Die O₂-Konzentration des Blutes (cO₂) ergibt sich aus der Summe des an Hämoglobin chemisch gebundenen O₂ und dem in den wässrigen Blutbestandteilen physikalisch gelösten O₂

- **chemisch gebundener O₂ (ml/dl)** = sO_2(%) × cHb (g/dl) × 1,39 (ml/g)
- **physikalisch gelöster O₂ (ml / dl)** = pO_2 (mmHg) × O_2 – Löslichkeit (0,0031)
- nach dem **Henry-Gesetz** ist das im Plasma gelöste Gasvolumen direkt proportional dem Partialdruck des Gases → 100 ml Blutplasma enthalten bei einem

pO₂ von 100 mmHg 0,3 ml Sauerstoff in physikalischer Lösung

$$c_aO_2 = S_aO_2\,(\%) \times cHb\,(g\,/\,dl) \times 1,39\,(ml\,/\,g\,Hb) + p_aO_2\,(mmHg) \times 0,0031(ml\,/\,mmHg\,/\,dl)$$

- **Normalwerte**
- $c_aO_2 = 20,4\,ml\,/\,dl$ (männlich) und $18,6\,ml\,/\,dl$ (weiblich)
- $c_vO_2 = 15\,ml/dl$
- $avDO_2 = ca.\ 5\,ml/dl$
- → die fraktionelle Sättigung (sO_2) gibt den **Anteil des oxygenierten Hämoglobins (HbO₂) am Gesamthämoglobin** (einschl. Dyshämoglobin) an
- → der prozentuale **Anteil des oxygenierten Hämoglobins (HbO₂) am Oxy- und Desoxyhämoglobin** wird als partielle oder funktionelle Sättigung (p_sO_2) bezeichnet

1.5.3 Arteriovenöse Sauerstoffgehaltsdifferenz (avDO₂)

- $avDO_2 = c_aO_2 - c_vO_2$
- Normalwert: 5 ml/100 ml Blut
- → $avDO_2$-Veränderung >6 % weist bei konstantem Hb, konstantem Shuntvolumen und konstantem VO_2 auf ein vermindertes HZV hin!

1.5.4 O₂-Ausschöpfung (%)

$$O_2 - Ratio = \frac{c_aO_2 - c_vO_2}{c_aO_2} \times 100$$

- Normalwert: 20–25 %

1.5.5 O₂-Partialdruck (pO₂)

- der arterielle O_2-Partialdruck: p_aO_2 in mmHg
- der p_aO_2 bestimmt über die sog. O_2-Bindungskurve die zugehörige Sättigung des Hämoglobins (S_aO_2 in %)
- der p_aO_2-Wert unterliegt einer Altersabhängigkeit und kann nach folgenden Formeln berechnet werden:
  - **Formel von Murray**: $p_aO_2 = 100,1 - (0,323 \times$ Alter [Jahre])
  - **Formel von Reichel und Ulmer**:
  - für Männer: $p_aO_2 = 109,4 - 0,26 \times$ Alter $- 0,098 \times I_B$; unterster Grenzwert: berechneter Wert minus 14,1 mmHg
  - für Frauen: $p_aO_2 = 108,86 - 0,26 \times$ Alter $- 0,073 \times I_B$; unterster Grenzwert: berechneter Wert minus 15,1 mmHg, wobei I_B dem Broca-Index entspricht: I_B = Gewicht $\times 100 /$ Länge $- 100$
- ◘ Tab. 1.5 gibt die zu erwartenden p_aO_2-Werte bei Lungengesunden ($AaDO_2 = 10$ mmHg) **mittleren** Alters unter verschiedenen F_iO_2-Größen an
- → der p_aO_2 des Neugeborenen beträgt unter Raumluft ≈ 40–60 mmHg

◘ **Tab. 1.5** Zu erwartender p_aO_2 bei Lungengesunden mittleren Alters

F_iO_2	$\approx p_aO_2 (mmHg)$
0,21	100
0,4	235
0,6	378
0,8	520
1,0	663

1.5.6 Alveolärer Sauerstoffpartialdruck (p_AO_2)

Der alveoläre Sauerstoffpartialdruck (p_AO_2) wird von folgenden Faktoren beeinflusst:
- Barometerdruck
- O_2-Verbrauch
- inspiratorische O_2-Konzentration → eine Erhöhung der inspiratorischen O_2-Konzentration um 10 % führt bei Konstanz aller anderen Parameter zu einer Steigerung des p_AO_2 um ≈ 62 mmHg (vereinfachte Formel)
- *Herzzeitminutenvolumen → plötzlicher Abfall der Lungendurchblutung → primär geringere pulmonale O_2 – Aufnahme → $p_AO_2 \uparrow$*
- ggf. von Konzentrationseffekten (N_2O!)

Berechnung des p_AO_2:

$$p_AO_2 = \left(p_a - p_{H_2O}\right) \times F_iO_2 - \frac{p_aCO_2}{\dfrac{VCO_2}{VO_2}}$$

- vereinfacht: $p_AO_2 = p_iO_2 - (1,25 \times p_aCO_2)$
  - *bei Raumluft* ($F_iO_2 = 0,21$) : $p_AO_2 = (760 - 47 \ mmHg) \times 0,21 - (40 \ mmHg/0,85) \approx 104 \ mmHg$
  - *bei $F_iO_2 = 0,31$: $p_AO_2 = (760 - 47 \ mmHg) \times 0,31 - (40 \ mmHg/0,85) \approx 166 \ mmHg → p_{Gas} = p_B \times Gasanteil, z. B. O_2(trocken) : Barometerdruck von 760 \ mmHg \times 0,21 = 159,6 \ mmHg*
  - fraktionierter Gasanteil
- →$FA_{Gas} = Gaspartialdruck/(p_B - p_{H2O}) \times Vol. - \%$
- ◘ Tab. 1.6 gibt die Partialdrücke der Atemgase wider

1

◘ Tab. 1.6 Partialdrücke der Atemgase auf Meereshöhe (Atmosphären- bzw. Barometerdruck; p_a bzw. p_B: 760 mmHg)

Atemgas	Einatemluft (mmHg)	Alveolarluft (mmHg)	Ausatemluft (mmHg)
Sauerstoff (O_2)	159 (149 im Nasopharynx)	104 ($\approx$13,3 Vol.-%)	120
CO_2	0,3	40 ($\approx$5,5 Vol.-%)	27
Stickstoff (N_2)	597	569 ($\approx$75 Vol.-%)	566
H_2O	3,7	47 ($\approx$6,2 Vol.-%)	47

1.5.7 Beurteilung des transpulmonalen O_2-Austauschs

1.5.7.1 Oxygenierungsindex (Horovitz)

$$Oxygenierungsindex = \frac{P_aO_2}{F_iO_2}$$

- wobei eine F_iO_2 von 100 % O_2 = 1,0
- Normwerte: >450 mmHg
- Quotient von 201–300 mmHg: mildes ARDS
- Quotient <200 mmHg: moderates ARDS
- Quotient <100 mmHg: schweres ARDS

1.5.7.2 Alveolo-arterielle Sauerstoff-partialdruckdifferenz (AaDO$_2$)

- $AaDO_2 (mmHg) = p_AO_2 - p_aO_2$
- bei der Beurteilung der muss die inspiratorische $O_2 - Konzentration$ (F_iO_2) berücksichtigt werden!
- Normalwert: 10–20 mmHg bei Raumluft, 25–65 mmHg bei 100 % O_2

- neuere Untersuchungen geben auch unter reinen Sauerstoffbedingungen einen korrigierten $AaDO_2$-Normalwert von 10–13 mmHg an (Korrektur der Liegezeit der Blutgasanalyse, des Spritzentyps und der Punktionstechnik [Aspiration von Luftblasen])

Vereinfachte Formel für die bei **Lungengesunden** unter Raumluftbedingungen:

$$AaDO_2 = 145 - \left(p_AO_2 + p_aCO_2 \right)$$

- Zunahme der $AaDO_2$ infolge alveolokapillärer Diffusionsstörung, Anstieg des intrapulmonalen venoarteriellen R-L-Shunts bzw. Ventilations-/Perfusionsstörungen, intrakardiale anatomische Shunts, langandauernde hohe F_iO_2-Konzentrationen (Resorptionsatelektasen!) → im Rahmen einer **alveolären Hypoventilation** (respiratorisches Pumpversagen) ist der p_aO_2 meist erniedrigt, der p_aCO_2 erhöht und die $AaDO_2$ jedoch **normal**

1.5.7.3 Quotient nach Benzer
- von der F_iO_2 unabhängiger Index

$$Benzer - Quotient : \frac{AaDO_2}{p_aO_2}$$

- Normalwert: 0,1–0,25; >0,3 pathologisch

1.5.7.4 Intrapulmonaler Rechts-links-Shunt (Q_s/Q_T)

- Normalwert: 3–5 % des HZV (bedingt durch den Zufluss von nichtoxygeniertem Blut über die bronchialen Venen und Vv. thebesii des Herzens)
- p_aO_2: **>150 mmHg**, dann

$$\frac{Q_s}{Q_T} = \frac{AaDO_2 \times 0,0031}{AaDO_2 \times 0,0031 + avDO_2}$$

wobei $avDO_2 = c_aO_2 - c_vO_2$
oder:

$$\frac{Q_s}{Q_T} = \frac{(p_AO_2 - p_aO_2) \times 0,0031}{(c_aO_2 - c_vO_2) + (p_AO_2 - p_aO_2) \times 0,0031}$$

- p_aO_2: **<150 mmHg**, dann

$$\frac{Q_s}{Q_T} = \frac{(C_cO_2 - C_aO_2)}{(C_cO_2 - C_vO_2)} \left(Formel\ nach\ Berggren\right)$$

wobei C_vO_2 der O_2-Gehalt der Pulmonalarterie (gemischtvenös) und C_cO_2 der O_2-Gehalt der Pulmonalkapillare (Abnahme bei geblocktem Ballon)

1.5.7.5 Schätzung der pulmonalen Shuntfraktion

- nach **Hessel**:

$$Shunt\,(\%) = \frac{AaDO_2\,(mmHg)}{20}$$

- bei $F_iO_2 = 1,0$ und $p_aO_2 > 150\ mmHg$
- Bestimmung des Shuntanteils aus einem Nomogramm (◘ Abb. 1.12)

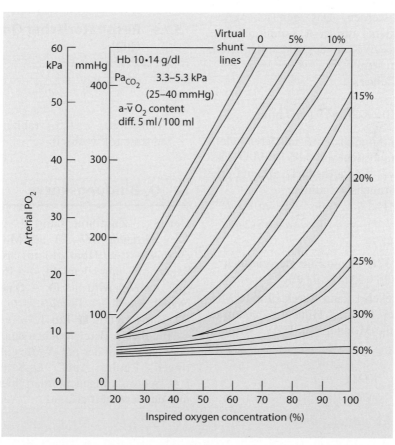

◘ **Abb. 1.12**   Iso-Shunt-Diagramm. (Mod. nach Nunn)

1

- ab 25–30 % Shuntanteil des HZV bewirkt eine F_iO_2-Erhöhung fast keine Zunahme des p_aO_2 mehr!

1.5.7.6 Sauerstoffangebot (DO₂)

- $DO_2 = c_aO_2(ml/dl) \times HZV\,(l/min)$
- *Normalwert* : 800 – 1000 *ml/ min oder* 600 ± 50 *ml/ min /m²KOF*

1.5.7.7 Sauerstoffaufnahme/-verbrauch (VO₂)

Nach dem **inversen Fick-Prinzip**:
- Normalwert: ≈250 ml/min

Mittels Pulmonalarterienkatheter (PAK) kann durch Bestimmung der arteriovenösen O_2-Differenz (*avDO₂*) und des Herzzeitminutenvolumens der $O_2 - Verbrauch(VO_2)$ berechnet werden. Das gemischt-venöse Blut muss dabei aus der A. pulmonalis und nicht mittels ZVK aus der oberen Hohlvene entnommen sein!

Nach **Kleiber**:

$$VO_2 = 10 \times KG\,(kg)^{3/4}\,(ml\,/\min)$$

- → unter Annahme eines **mittleren kalorischen Äquivalent** von **4,85 kcal/l O₂** lässt sich der **Energiebedarf** anhand des O_2-Verbrauchsbestimmen:
- $z.B. HZV = 6,4\,l\,/\min, = 8\,ml\,/100\,ml$ $(= 80\,ml\,/\,l) \rightarrow O_2 - Verbrauch\,512\,ml\,/$ $\min = 30,72$

  $l\,/\,h = 737\,l\,/\,Tag \rightarrow$ **Energieverbrauch** : $737 \times 4,85 = 3574\,kcal\,/\,Tag$
- → umgekehrt kann durch direkte Messung der VO_2 mit Hilfe des Deltatrac-Metabolic-Monitor das HZV bestimmt werden:

$$HZV = \frac{VO_2}{svDO_2}$$

und

$$VO_2 = AMV \times \left(F_iO_2 - F_{ex}O_2\right)$$

F_iO_2	inspiratorische O_2-Konzentration
$F_{ex}O_2$	exspiratorische O_2-Konzentration
AMV	Atemminutenvolumen

1.5.7.8 CO₂-Produktion (VCO₂)

- $VCO_2 = V_{ex} \times F_{ex}CO_2$
- Normalwert: ≈200 ml/min
- $VCO_2 = Kohlendioxidproduktion$
- $F_{ex}CO_2$ = exspiratorische CO_2 – *Konzentration* (inspiratorische CO_2 – *Konzentration* wird als Null angenommen!)
- V_{ex} = *exspiratorisches Atemminutenvolumen*

1.5.7.9 Respiratorischer Quotient (RQ)

$$RQ = \frac{VCO_2}{VO_2}$$

- Normalwert: ≈0,8 (abhängig von Substratstoffwechsel)

1.6 O₂-Bindungskurve

Der Zusammenhang zwischen $O_2 - Sättigung\,(SO_2,\%)$ als Maß für den chemisch (an Hämoglobin) gebundenen Sauerstoff und dem $O_2 -$ **Partialdruck** ($pO_2, mmHg$) wird als $O_2 -$ **Bindungskurve** (*sigmoidaler Verlauf*) bezeichnet (◘ Abb. 1.13 und ◘ Tab. 1.7).

Im oberen Bereich haben eine Zunahme oder ein Abfall der pO_2-Werte einen nur geringen Einfluss auf O_2-Sättigung → p_aO_2-Schwankungen werden hier schlecht und nur verzögert erfasst!

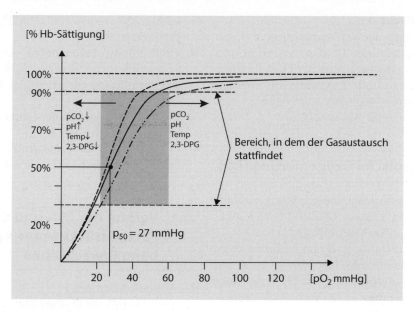

Abb. 1.13 O_2-Bindungskurve

Tab. 1.7   Ursachen der Lageveränderung der O_2-Bindungskurve

← Linksverschiebung	Rechtsverschiebung →
Erhöhte Affinität bzw. schlechtere O_2-Abgabe, p_{50}[a] erniedrigt	Verringerte Affinität bzw. leichtere O_2-Abgabe, p_{50}[a] erhöht
Alkalose (pH↑)	*Azidose (pH↓)*
Hypokapnie (pCO$_2$↓)	*Hyperkapnie (pCO$_2$↑)*
Temperatur↓	*Temperatur↑*
2,3-DPG ↓ (z. B. bei Austausch bzw. Massivtransfusion → Neusynthese benötigt 12–24 h)	*2,3 – DPG↑*
fetales Hämoglobin (HbF) und abnorme Hämoglobine	volatile Anästhetika (2–3 mmHg) Anämie (um ca. 3,8 mmHg)
Sepsis und Schwangerschaft	Hbs
Hexokinasemangel	Pyruvatkinasemangel
COHb und MetHb↑	
Hypokaliämie	Hyperkaliämie, Hypernatriämie

[a] p_{50}-Normalwert bei einer Temperatur von 37 °C, einem pH von 7,4 und einem BE von ±0 beträgt 27 mmHg.

1

■ **Bohr-Effekt**

Verschiebung der O_2-Bindungskurve durch Veränderungen der H^+-Konzentration und des $pCO_2 \rightarrow$ Begünstigung der O_2-Aufnahme in der Lunge und O_2-Abgabe ans Gewebe bzw. Azidose reduziert die Affinität des Hämoglobins für **Sauerstoff**.

1.7   Apnoische Oxygenierung (AO)

— unter apnoischer Oxygenierung versteht man die passive O_2-Zufuhr und Aufnahme trotz Atemstillstand

— Atemstillstand, z. B. im Rahmen einer längerdauernden Intubation, führt zu einer Unterbrechung der O_2-Versorgung des Patienten $\rightarrow$ O_2-Verbrauch des Erwachsenen von 200–250 ml/min läuft unvermindert weiter

Exkurs: Langer Atemstillstand

Frumin et al. zeigte bereits im Jahr 1959, dass ein Atemstillstand von bis zu 55 min Dauer überlebt werden kann, wenn zuvor die intrapulmonalen Speicher (= FRC von ca. 3000 ml beim Erwachsenen) mit reinem Sauerstoff aufgefüllt (**Präoxygenierung**) und **gleichzeitig** der Stickstoff aus der Alveole ausgewaschen worden war (**Denitrogenisierung**) und ein weiteres Eindringen von exogenem Stickstoff in die Lunge verhindert wurde $\rightarrow$ simultaner p_aCO_2-Anstieg (bis auf 250 mmHg!). Im klinischen Alltag wird durch die Anwendung des THRIVE-Systems (Fisher & Paykel) mit einer speziellen O_2-Nasenkanüle die Apnoezeit bis zur Entsättigung verlängert!

1.7.1   Sauerstoffvorrat

Unter physiologischen Bedingungen (21 % Sauerstoff) beträgt der **gesamte O_2-Vorrat** bei einem $\approx$65 kg schweren Menschen ca. **1500** ml, aufgegliedert in

— $\approx$**300** ml physikalisch und an **Myoglobin** gebundener Sauerstoff

— $\approx$**800** ml an **Hämoglobin** gebundener Sauerstoff (bei 750 g Hb, 1,39 O_2/gHb, p_sO_2 von 100 % für arterielles Blut und 85 % für venöses Blut)

— $\approx$**400** ml **intrapulmonaler Sauerstoff** (bei 3000 ml FRC $\times$ 0,135 F_AO_2)

— $\rightarrow$ unter reiner O_2-Gabe erhöht sich der Gesamtsauerstoffvorrat auf $\approx$**4.200**ml

1.7.2   Verlauf der O_2– und CO_2– Partialdrücke unter Apnoe beim Erwachsenen

Bei Apnoe kommt es zu

— einem **Abfall des O_2-Partialdrucks**:
  – ca. 45–55 mmHg/min. Bei wiedereinsetzender (Be)atmung erfolgt ein weiterer Abfall des p_aO_2 in den ersten 35 s um 30 mmHg durch CO_2- und N_2-Diffusion in die Alveole
  – bei Schwangeren p_aO_2-Abfall von 150 mmHg pro Minute!

— einem **Anstieg des CO_2-Partialdrucks**:
  – in den ersten 35–60 s p_aCO_2-Anstieg um ca. 15 mmHg; anschließend $\approx$4 mmHg/min, je nach Stoffwechselaktivität
  – bei Kindern kommt es infolge einer erhöhten CO_2-Produktion zu schnelleren Veränderungen pro Zeiteinheit

1.7.3   Intrapulmonale O_2-Speicher (❑ Tab. 1.8)

Wichtiger als die Präoxygenierung ist die **Denitrogenisierung** des Patienten und die Erhöhung der FRC, die durch Faktoren wie Adipositas oder Schwangerschaft reduziert sein kann oder altersentsprechend sehr gering ist.

Bei Säuglingen und Kleinkindern FRC grundsätzlich ↓ und gewichtsbezogener $O_2 - Verbrauch\uparrow(\approx$7 ml/kg/min). Hieraus ergeben sich dann unterschiedliche Apnoe-To-

◻ **Tab. 1.8** Intrapulmonale O_2-Speicher

				Erwachsene	Schwangere	Kleinkinder
	Funktionelle Residualkapazität (FRC) (ml)			3000	2400	200
	$F_A O_2 in$ [%]	$p_a O_2$ (mmHg)	$S_p O_2$ in (%)	$O_2 - Pool\ in\ [ml] = FRC \times F_A O_2$		
Hyperoxie	0,886	670	98	2650	2100	175
Normoxie	0,131	100	98	400	320	26
Hypoxie	0,053	40	75	160	130	10
effektiver $O_2 - Pool$[ml] unter Hyperoxie bis $p_a O_2$ von 98 → 75 % (= Hypoxie) abgefallen ist				2250	1780	149
effektiver $O_2 - Pool$ unter Normoxie [ml] bis $p_a O_2$ von 98 → 75 % (= Hypoxie) abgefallen ist				240	190	16

leranzen → die intrapulmonalen Speicher sind unter Apnoe erschöpft, wenn die partielle O_2-Sättigung von 98 % auf 75 % abgefallen ist! Ohne Präoxygenierung ist dies bei Kleinkindern nach 20 s, bei Schwangeren nach 35 s und bei Erwachsenen nach 60 s erreicht. Durch eine optimale Präoxygenierung bleibt die partielle O_2-Sättigung für die Dauer von 3,5 min beim Kleinkind, 6 min bei der schwangeren Patientin und 9 min beim Erwachsenen konstant.

❯ Eine Präoxygenierung (und damit auch Denitrogenisierung) wird bei zu erwartender schwieriger Intubation empfohlen und ist im Rahmen der Anästhesie bei Schwangeren obligat!

Weiterführende Literatur

Brandes R, Lang F, Schmidt RF (2019) Physiologie des Menschen, 32. Aufl. Springer, Springer-Verlag, Heidelberg

Wasser-Elektrolyt- und Säure-Basen-Haushalt

Michael Fresenius, Michael Heck und Cornelius Busch

Inhaltsverzeichnis

2.1   Wasserhaushalt – 26
2.1.1   Verteilung der Körperflüssigkeiten – 26
2.1.2   Tägliche Wasserabgabe und Flüssigkeitsbedarf – 27

2.2   Flüssigkeitsersatzmittel – 27
2.2.1   Kristalloide – 27
2.2.2   Kolloide (Plasmaersatzmittel, -expander) – 29
2.2.3   Störungen des Wasserhaushaltes – 35

2.3   Störungen des Elektrolythaushalts – 35
2.3.1   Kalium (◼ Tab. 2.8) – 35
2.3.2   Kalzium – 37
2.3.3   Natrium – 38

2.4   Säure-Basen-Haushalt – 39
2.4.1   Blutgasanalyse – 39
2.4.2   Azidoseausgleich – 40
2.4.3   Alkaloseausgleich – 41
2.4.4   Anionenlücke – 41

© Springer-Verlag GmbH Deutschland, ein Teil von Springer Nature 2023
M. Heck et al. (Hrsg.), *Repetitorium Anästhesiologie*, https://doi.org/10.1007/978-3-662-64069-2_2

2.1 Wasserhaushalt

2.1.1 Verteilung der Körperflüssigkeiten

- Neugeborene bestehen zu 70–80 % des Körpergewichts (KG) aus Wasser
- Erwachsene: ◘ Tab. 2.1
- Extrazellulärflüssigkeit (ECF)≈20 % des KG
    - interstitielle Flüssigkeit ≈15 %
    - Plasmavolumen ≈5 % (inkl. Intravasalflüssigkeit der Zellen 7,5 %)
- Intrazellulärflüssigkeit (ICF) ≈30–40 % des KG

2.1.1.1 Osmolarität

Osmolarität beschreibt das Verhältnis von Wasser zu den darin gelösten Teilchen. Sie ist ein Maß für die **Anzahl der osmotisch aktiven Teilchen** in einem Lösungsmittel:

- 1 mol = 6,022 × 10^{23} Teilchen (Avogadro-Konstante)
- 1 osmol = 1 mol nichtdissozierter Substanz in 1 Liter Lösungsmittel
- Serumosmolarität beträgt etwa 290–300(–320) mosmol/l

Annäherungsformel: Osmolarität (mosmol/l) = (Serumnatrium in mval/l + 5) × 2 oder Bestimmung mit dem Osmometer anhand der Gefrierpunkterniedrigung.

◘ **Tab. 2.1**   Totales Körperwasser

Alter in Jahren	Männer (Anteil in %)	Frauen (Anteil in %)
18–40	61	51
40–60	55	47
>60	52	46

Des Weiteren unter Berücksichtigung der Serumharnstoff- und Glukosekonzentration:

$$2 \times Na^+ \left(in \frac{mmol}{l} \right) + \frac{Glukose \left(in \frac{mg}{dl} \right)}{18} + \frac{Harnstoff \left(in \frac{mg}{dl} \right)}{6}$$

2.1.1.2 Osmolalität

Die Osmolalität ist die molare Konzentration aller **osmotisch aktiven Teilchen** pro kg Wasser. Extra- und Intrazellularraum werden hauptsächlich durch das osmotische Gleichgewicht extrazellulärer Natrium- und intrazellulärer Kaliumionen konstant gehalten.

> Bei der Osmolarität ist die Bezugsgröße das Volumen (osmol/l), bei der Osmolalität ist es die Masse (osmol/kg). Da ein Liter (1 l) Wasser (Blut) näherungsweise 1 kg wiegt, kann man die beiden Einheiten gleichsetzen.

2.1.1.3 Kolloidosmotischer Druck

- der kolloidosmotische Druck (KOD) ist ein Sonderfall des osmotischen Drucks; er wird durch Makromoleküle an einer für diese undurchlässigen Membran, der Kapillarwand, hervorgerufen
- Kapillarwand = semipermeable Membran (Permeabilitätsgrenze ca. 30 kDa)
- der **KOD** des Plasmas beträgt 25–28 mmHg (Albuminmoleküle tragen zum KOD ca. 80 % bei)
- ein KOD von 18–20 mmHg bzw. eine Gesamteiweißkonzentration von 4–5 g/dl oder ein Albumingehalt von 2–2,5 g/dl werden als Ödemschwelle angesehen!
- Näherungsformel: KOD = 4 × Gesamteiweiß (g/dl) 0,8
- veraltet wird der KOD auch als „onkotischer Druck" bezeichnet

2.1.2 Tägliche Wasserabgabe und Flüssigkeitsbedarf

- Perspiratio insensibilis: 900 ml/Tag (200–400 ml Haut, 400–600 ml Lunge)
- Urinausscheidung: 600–1600 ml/Tag
- täglicher Flüssigkeitsbedarf: ◘ Tab. 2.2 (4-2-1-Regel für Kinder)

2.1.2.1 Flüssigkeitsbedarf bei Operationen

- Basisbedarf (◘ Tab. 2.2)
- + 4 ml/kg/h: z. B. Operationen an den Extremitäten, Leistenhernien-Operation
- + 6 ml/kg/h: Operationen mittleren Ausmaßes
- + 8 ml/kg/h: offenes Peritoneum, z. B. bei Hemikolektomien
- **Anmerkung**: in den letzten Jahren wird zunehmend ein restriktives, intraoperatives Flüssigkeitsmanagement empfohlen. Evtl. Einsatz eines Noradrenalinperfusors in niedriger Konzentration!

2.2 Flüssigkeitsersatzmittel

- kolloidale Lösungen → Plasmavolumen nimmt zu
- kristalloide Lösungen → Extrazellulärflüssigkeit nimmt zu
- Blutvolumina sind ◘ Tab. 2.3 zu entnehmen

2.2.1 Kristalloide

Unterscheidung in:
- Vollelektrolytlösungen: Na^+ >120 mmol/l
- 2/3-Elektrolytlösungen: Na^+ 91–120 mmol/l
- Halbelektrolytlösungen: Na^+ 61–90 mmol/l
- 1/3-Elektrolytlösungen: Na^+ <60 mmol/l

2.2.1.1 Vollelektrolytlösungen
Isotone Kochsalzlösungen (NaCl 0,9 %)
- Na^+ = 154 mmol/l, Cl^- = 154 mmol/l (**nicht physiologisch**)
- Osmolarität: 308 mosmol/l

◘ **Tab. 2.2** Basisflüssigkeitsbedarf

Gewicht in kg	ml/kg/h	ml/kg/Tag
1–10 kg	4	100
11–20 kg	2	50
>20 kg	1	20
Beispiel 1 für 20 kgKG	**ml/20 kg/h**	**ml/20 kg/Tag**
1–10 kg	10 × 4	10 × 100
11–20 kg	10 × 2	10 × 50
>20 kg	0 × 1	0 × 20
20 kg	*60 ml/h*	*1500 ml/Tag*
Beispiel 2 für 70 kgKG	**ml/70 kg/h**	**ml/70 kg/Tag**
1–10 kg	10 × 4	10 × 100
11–20 kg	10 × 2	10 × 50
>20 kg	50 × 1	50 × 20
70 kg	*110 ml/h*	*2500 ml/Tag*

◘ **Tab. 2.3** Blutvolumina

Männer	7,5 % des Körpergewichts	≈75 ml/kg
Frauen	6,5 % des Körpergewichts	≈65 ml/kg
Neugeborene	8,5 % des Körpergewichts	≈80–85 ml/kg

■ **Indikationen**
- Flüssigkeitsersatz bei Niereninsuffizienz/ Hyperkaliämie (wird kontrovers diskutiert)
- Trägersubstanz zur Medikamentenverdünnung
- plasmaisotoner Flüssigkeitsersatz

Dosis

- Basisflüssigkeitsbedarf und Ersatz von geringen Volumenverlusten
- Cave: Durch den hohen Chloridanteil kann es – bei höheren Infusionsmengen – zu einer hyperchlorämischen (metabolischen) Azidose kommen → Anstieg des intravasalen Kaliumspiegels! Somit sehr kritischer Einsatz bei niereninsuffizienten (hyperkaliämischen, azidotischen) Patienten.

■ **Kontraindikationen**
- Hypervolämie
- Hyperchlorämie
- Hypernatriämie

■ **Nebenwirkungen**
- Gefahr der hyperchlorämischen Azidose Ringer-Lösungen (z. B. von Fresenius)
- $Na^+ \approx 147,2$ mmol/l, $Cl^- \approx 155,7$ mmol/l, $K^+ \approx 4$ mmol/l, $Ca^{2+} \approx 2,25$ mmol/l

■ **Pharmakologie**
- HWZ: 20–30 min
- Abwanderung ins Interstitium
- Volumeneffekt: 0,2–0,25
- theoretische Osmolarität: ≈309 mosmol/l
- pH: 5–7,5

■ **Indikationen**
- Flüssigkeitsersatz bei isotoner und hypotoner Dehydratation
- Verlust extrazellulärer Flüssigkeit
- plasmaisotoner Flüssigkeitsersatz

Dosis

- Basisflüssigkeitsbedarf und Ersatz von geringeren Volumenverlusten

■ **Kontraindikationen**
- Hypervolämie
- Hyperkaliämie
- Hyperkalzämie

Ringer-Laktat-Lösungen (z. B. von Fresenius)
- $Na^+ \approx 131$ mmol/l, $Cl^- \approx 112$ mmol/l, $K^+ \approx$ **5,6** mmol/l, $Ca^{2+} \approx 1,84$ mmol/l, Laktat ≈ 28,3 mmol/l

■ **Pharmakologie**
- HWZ 20–30 min
- Abwanderung ins Interstitium
- Volumenffekt: 0,2–0,25
- Osmolarität: 262–277 mosmol/l
- pH: 5–7,0

■ **Indikationen**
- Flüssigkeitsersatz bei isotoner und hypotoner Dehydratation
- Verlust extrazellulärer Flüssigkeit
- plasmaisotoner Flüssigkeitsersatz

Dosis

- Basisflüssigkeitsbedarf und Ersatz von geringeren Volumenverlusten

■ **Kontraindikationen**
- Hypervolämie
- Hyperkaliämie
- Hyperkalzämie
- Hyperlaktatämie/Leberinsuffizienz
- erhöhter Hirndruck → hypoosmolare Lösung → Hirnödem ↑

◘ Tab. 2.4 Pädiatrische Fertiglösungen. (Mod. nach Osthaus et al. Pädiatrie update 2013)

mmol/l	Na$^+$	K$^+$	Ca^{2+}	Mg^{2+}	Cl$^-$	HCO$_3^-$	Ace-tat	Lak-tat	Glu-kose	Osmo-larität
EZF	142	4,5	2,5	1,25	103	24	-	1,5	2,5–5	291
NaCl 0,9 %	154				154					308
VELG, z. B. EL 148 mit Glukose 1 PÄD → Empfehlung des WAKKA	140	4	1	1	118	0	30	0	55,5	351 (296[1])
RL	130	5	1	1	112	0	0	27	0	277
½-ELG	70	2	1,3	0,5	55	0	22,5	0	227,5	151

VELG Vollelektrolytlösung mit 1 % Glukosezusatz; *RL* Ringerlaktat; *½-ELG* hypotone Elektrolytlösung mit 5 % Glukoseersatz; *WAKKA* Wissenschaftlicher Arbeitskreis Kinderanästhesie
[1] nach Metabolisierung der Glukose

Pädiatrische Fertiglösungen
◘ Tab. 2.4

Balancierte Elektrolytlösungen
▬ Zusammensetzung von Infusionslösungen spielt für den Erhalt eines physiologischen extrazellulären Milieus eine entscheidende Rolle
▬ „ideale" Elektrolytlösung: iso-ionisch, iso-tonisch, iso-hydrisch und iso-onkotisch, mit Plasmabestandteilen in physiologischer Konzentration
▬ balancierte Lösungen:
  – entsprechen weitgehend der Zusammensetzung menschlichen Plasmas.
  – physiologische Elektrolytkonzentrationen (v. a. Na$^+$, K$^+$ und Cl$^-$)
  – Isotonie mit Osmolalität von etwa 280–300 mosmol/kg bzw. Osmolarität von etwa 280–300 mosmol/l
  – Laktat, Malat bzw. Azetat als Ersatz für das sonst galenisch problematische HCO$_3^-$
  – Azetat: schnelle, weitgehend leberunabhängige Umwandlung in Bikarbonat unter verbessertem unter verbessertem respiratorischem Quotienten und geringerem O$_2$-Verbrauch
▬ keine iatrogenen Störungen des Elektrolyt-, Osmolalitäts- und Säure-Basen-Status durch balancierte Elektrolytlösungen → (theoretische) physiologische Vorteile, allerdings Ergebnisse großer prospektiver, randomisierter Studien noch ausstehend!

2.2.2 Kolloide (Plasmaersatzmittel, -expander)

Unterscheidungsmöglichkeiten bezüglich
▬ Volumeneffekt
  – Plasmaersatzmittel: (Volumeneffekt = zugeführte Menge)
  – Plasmaexpander: (Volumeneffekt > als zugeführte Menge) → onkotischer Effekt
▬ künstliche und natürliche Kolloide
▬ Substitutionsgrade bei Hydroxyethylstärke
▬ Molekülgröße und Konzentration der Lösung

◘ Tab. 2.5 Historischer Überblick

1915	erster klinischer Einsatz von nativer Gelatinelösung aus tierischem Kollagen durch Hogan
1944/45	erster klinischer Einsatz von Dextranen aus Glukosepolymere pflanzlichen Ursprungs durch Grönwall und Ingelmann
1951	Anwendung der Oxypolygelatine beim Menschen durch Campbell
1962	erste Anwendung von harnstoffvernetzter Gelatine am Menschen durch Schmidt-Thome
seit 1973	in den USA, Japan und Deutschland Hydroxyethylstärke-Lösungen im Handel
seit 2008	zunehmende Diskussion über die Nebenwirkungen von HES (Nierenfunktionsstörungen und Mortalitätsanstieg nach Applikation von HES)
2018	**Rote-Hand-Brief für HES haltige Produkte, Belieferung der Kliniken nur nach spezieller Akkreditierung möglich (Umsatzeinbruch innerhalb eines Jahres um >85 %)**
2022	Ruheanordnung der Zulassung zum 24. November 2023

2.2.2.1 Künstliche Kolloide
■ Historie (◘ Tab. 2.5)

Dextrane
— Polysacharid aus Glukosemolekülen, die über 1–6-glykosidische Bindungen verknüpft sind
— leicht hyperosmotisch
— 6- bis 10 %ige Lösungen
— hohe allergene Potenz bei präformierten IgG-AK (Bakterien, spezielle Nahrungsmittel)
— in Deutschland nicht mehr im Handel

■ Pharmakologie
— MG: 40.000–70.000
— intravasale Verweildauer: MG 40.000: 2–4 h bzw. MG 70.000: 4–6 h

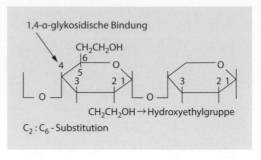

◘ Abb. 2.1 Molekularer Aufbau der Hydroxyethylstärke

— Aufspaltung und renale Ausscheidung, keine Speicherung
— initialer Volumeneffekt: 100–130 % der applizierten Menge, wobei die 10 %ige Lösung einen größeren Volumeneffekt zeigt als die 6 %ige Lösung

Hydroxyethylstärke
— von Amylopektin abgeleitetes Polysaccharid (Hauptkette 1,4-α-glykosidisch vernetzt; ◘ Abb. 2.1), gewonnen aus Kartoffel- oder Getreidestärke
— **Substitutionsgrad:** Anteil der Glukoseeinheiten, die mit Hydroxyethylgruppen besetzt sind: ca. 50–70 % (0,5–0,7)
— **Substitutionsmuster:** Verhältnis der in C_2- und C_6-Position substituierten Glukoseeinheiten; das C_2-C_6-Verhältnis ist für die Metabolisierungsrate von Bedeutung → C_6-Verbindungen werden durch die α-Amylase schneller gespalten als C_2-Verbindungen
— die **intravasale Verweildauer** und somit die klinische **Wirkdauer** ist abhängig von der **Molekülgröße** und zusätzlich noch vom **Substitutionsgrad** und dem **Substitutionsmuster**. Das Molekulargewicht ist für den kolloidosmotischen Druck und die Pharmakokinetik von Bedeutung!
— die **initiale Volumenwirkung** der Kolloide ist im Wesentlichen proportional der zugeführten **Kolloidkonzentration** (6 % HES 130/0,5: 100 % und 10 % HES 130/0,5 bis zu 145 %)

- die Hydroxyethylstärke ist entweder in 0,9 % NaCl oder in einer balancierten/plasmaadaptierten Trägerlösung suspendiert
- **Rote-Hand-Brief zu HES haltigen Produkten 2018: HES-haltige Infusionslösungen dürfen nur nach strenger Indikationsstellung bei akuter Hypovolämie aufgrund eines Blutverlustes eingesetzt werden, wenn kristalloide Infusionslösungen alleinig als nicht ausreichend erachtet werden**

- **es werden nur noch akkreditierte Apotheken und Krankenhäuser (seit 2019) von den Herstellern beliefert. Anwender müssen einen Qualifikationsnachweis (meist Online-Schulung der Hersteller) erbringen (Tab. 2.6).**
- **Ab dem 24. November 2023 ruht die Zulassung für HES-haltige Infusionslösungen, auch in Deutschland**

Tab. 2.6 Übersicht der wichtigsten Studien zum Entscheidungsprozess des Rote-Hand-Briefes für HES-haltige Medikamente

Studie	Mortalität	Inzidenz extrakorporaler Nierenersatzverfahren (CVVH u. a.) in der HES-Gruppe	Studiendesign/Bemerkungen
VISEP-Studie (Brunkhorst et al. 2008)	↔	↑ (dosisabhängig)	Einschluss 12–24 h nach Diagnose, kochsalzbasierte 10 % HES 200/0,5 vs. Ringerlaktat; bei Studieneinschluss 80 % hämodynamisch stabilisiert; 60 % erhielten auch in der Kontrollgruppe vor Studienbeginn 500–1000 ml HES; Überschreiten der Maximaldosis (bis 50 ml/kg)! Fazit: Veraltete HES-Lösung (2. Generation) bringen Patienten um, wenn man sie überdosiert! → Wichtigste Anschubstudie zur „Marktverdrängung" des HES
6S-Trial (Perner et al. 2012)	↑ 90 d (51 % vs. 43 %)	↑ innerhalb 90 d (22 % vs. 16 %)	HES 130/0,42 (balanciert) vs. Ringeracetat n=804; Patientenkollektiv mit schwerer Sepsis!
CHEST-Trial (Myburgh et al. 2012)	↔ (18 % vs. 17 % 28 d/90 d)	↑ (7,0 vs. 5,8 %)	Multicenter-RCT; n = 7000; 0,9 %NaCl vs. 6 % HES 130/0,4 (unbalanciert!); Indikation für Volumenbolus MAP<75 mmHg; ZVD <10 mmHg, HF>90/min, Urin <0,5 ml/kg/h ICU-und KH-Verweildauer gleich heterogene Population!
CRYSTMAS-Study (Guidet et al. 2012)	↔ 28 d (31 % vs. 25,3 %) ↑ 90 d (40,4 vs. 33,6)	↑ (24,5 % vs. 20 %)	doppelblinde RCT; Patienten mit schwerer Sepsis (n = 174); 0,9 %NaCl vs. 6 %HES 130/0,4; keine Beeinflussung der Gerinnung; geringerer Volumenbedarf und längerer Stabilisierung in der HES-Gruppe 90-Tage-Mortalität in der Kristalloidgruppe höher!

(Fortsetzen)

◘ Tab. 2.6   (Fortsetzen)

Studie	Mortali-tät	Inzidenz extra-korporaler Nierenersatz-verfahren (CVVH u. a.) in der HES-Gruppe	Studiendesign/Bemerkungen
CRYSTAL (2013/2014)	↔ 28 d ↓ 90 d (30,7 % vs. 34,2 %)	↔ (5,8 % vs. 7,0 %)	multinationale RCT, Patienten mit schwerer Sepsis + Hypovolämie (n = 2,857) freie Gabe von Kristalloiden und Kolloiden; Kristalloide = 0,9 %NaCl oder Ringerlaktat/acetat Kolloide = Albumin, Dextrane, Gelantine und HES >50 % der Studienpatienten hatten 6 % HES 130 erhalten! keine doppelblinde Studie!
BASES-Studie (2013)		↑ (23,9 % vs. 18,5 %)	0,9 % NaCl vs. 6 % HES 130/0,4; Patienten mit schwerer Sepsis und septischen Schock; n = 241

■ **Pharmakologie**
— künstliche Kolloide besitzen unterschiedliche Molekülgrößen (≈ polydisoperse Lösungen). Es werden die mittleren Molekülgrößen der Präparate angegeben. Die Präparate können in 3 verschiedene MG-Klassen eingeteilt werden (1. und 2. Generation = historisch)
  – ca. 450.000–480.000 (1. Generation)
  – ca. 200.000 (2. Generation)
  – ca. 130.000 (3. Generation)
— renale Ausscheidung bis MG 50.000–70.000 nach Spaltung durch die Serumamylase, größere Moleküle werden primär gespalten und renal ausgeschieden, hochmolekulare Substanzen werden im RES für Monate bis Jahre gespeichert! (Nebenwirkungen: Juckreiz bei HNO-Patienten mit Tinnitus nach größeren HES-Mengen)

■ **Indikationen**
— Hypovolämie bei akutem Blutverlust
— Hämodilution

Dosis

— maximal 33 ml/kg/Tag

■ **Kontraindikationen**
— Sepsis (höhere Mortalität und Inzidenzen an Nierenversagen und extrakorporalen Nierenersatzverfahren)
— eingeschränkte Nierenfunktion oder Nierenersatztherapie
— Verbrennung
— intrakranielle oder zerebrale Blutung
— Hyperhydratation
— Lungenödem
— schwere Gerinnungsstörung
— schwere Leberfunktionsstörung
— bekannte Allergie auf HES
— Nierentransplantierte
— Hyperkaliämie

■ **Nebenwirkungen**
— unspezifischer Dilutionseffekt

— Thrombozytenfunktionsstörung nur nach höheren Mengen (>1,5 l)

— Verminderung des Faktor-VIII-Komplexes sowie verstärkte Fibrinolyse nach größeren, **hochmolekularen** HES-Mengen

— allergische Reaktionen (sehr selten, <0,1 %) und Juckreiz bei längerer Anwendung

— Anstieg der α-Amylase im Serum um bis zum 5-fachen (für maximal 7 Tage)

— falsch erhöhte, indirekte Fibrinogenbestimmung

— fragliche Beeinflussung der Funktion der Spenderniere nach Transplantation (höhere Dialyserate post transplantationem)

— Zunahme der Viskosität bei Präparaten mit einem MG $\geq$200.000

> Präparate mit MG nicht größer als 200.000 und Substitutionsgrad von 0,5 beeinflussen die Gerinnung nur wenig!

■ **HES-Lösung der 3. Generation**

— 6 % HES 130/0,4 aus Wachsmaisstärke; Substitutionsmuster C_2: C_6 = 9:1, um 20 % reduzierter Substitutionsgrad

— Volumenwirksamkeit bis 4–6 h, intravasale Halbwertszeit bis 3 h; verminderte Gewebseinlagerung (minus 75 % im Vergleich zu HES 200/05), erhöhte renale Ausscheidung

— geringere Beeinflussung des Ristocetin- und vW-Faktors bzw. der Gerinnung

— geringerer Verbrauch an Erythrozytenkonzentraten im Vergleich zu 6 % HES 200/05

— balancierte HES-Lösungen

— Hydroxyethylstärke (HES) in plasmaadaptierten Lösungen

— je nach Präparat und Hersteller anderer Schwerpunkt bei der Kompromissfindung aus Tonizität, physiologischer Ionenkonzentration und potenziellem Bikarbonatersatz aus verstoffwechselbaren Anionen

— Tetraspan der Firma Braun: 24 mmol/l Azetat, kombiniert mit dem nur langsam verstoffwechselbaren **Malat**; Chloridkonzentration erhöht gegenüber Plasma

— Volulyte der Firma Fresenius: physiologische Chlorid- und Natriumkonzentrationen, gering höhere **Acetat**konzentration (im Vergleich zu Tetraspan), ohne Malatzusatz

— ◘ Tab. 2.7 gibt einen Überblick über die balancierten HES-Lösungen

Gelatine

— Polypeptid aus dem Kollagenabbau stammend

— 3 Arten:

— succinylierte Gelatine (Gelafundin)

— Oxypolygelatine (außer Handel)

◘ **Tab. 2.7** Balancierte HES-Lösungen und zum Vergleich die Zusammensetzung des Blutplasma

Handelsname	Rohstoff	Na$^+$	K$^+$	Ca^{2+}	Mg^{2+}	Cl$^-$	Acetat/Malat	Theoret. Osmolarität (mosmol/l)
Volulyte (Fresenius)	Mais	137,0	4,0	–	1,5	116,0	34,0/–	286,5
Tetraspan (Braun)	Kartoffel	140,0	4,0	2,5	1,0	118,0	24,0/5,0	296
Vitafusal (Bernburg)	Kartoffel	130,0	5,5	1,0	1,0	112,5	27,0/–	277
Blutplasma		135–145	3,5–5	2,1–2,6	0,7–1,2	98–112	–	280–295

- harnstoffvernetzte Gelatine (Haemaccel)
- 3- bis 5,5 %ige Lösungen
- auch in balanzierter Lösung erhältlich, z. B. Gelatrans ISO 40 (Na$^+$ 151, Cl$^-$ 103; K$^+$ 4,0; Ca^{2+} 1,0; Mg^{2+} 1,0; Acetat 24 jeweils in mmol/l)
- einige Studien deuten auf ein HES-ähnliches Nebenwirkungsprofil auch hinsichtlich eines Nierenversagens hin. In den internationalen Leitlinien (SSC, ESICM) zur Sepsis wird Gelatine, als sekundärer Volumenersatz, nicht empfohlen. Differenz zur deutschen S3-Leitline von 2020!

■ **Pharmakologie**
- MG: 30–35.000
- intravasale Verweildauer: 2–3 h
- initialer Volumeneffekt: 70–80 % der applizierten Menge

■ **Indikationen**
- Volumenersatz
- Hämodilution

Dosis

- keine Dosislimitierung

■ **Kontraindikationen**
- Hypervolämie
- Hyperkaliämie
- dekompensierte Herzinsuffizienz
- bekannte Allergie

■ **Nebenwirkungen**
- allergische Reaktionen
- hoher Ca^{2+}-Anteil bei einigen Präparaten (**Cave:** bei Digitalis!)
- steigert Diurese

■ **Wechselwirkungen**
- kaum Beeinflussung der Gerinnung (PTT)
- fragliche Beeinflussung der Immunkompetenz durch Erniedrigung des Fibronektinspiegels (= Opsonin, das die Phagozytose von Abwehrzellen moduliert)

2.2.2.2 Natürliche Kolloide Humanalbumin

- 580 Aminosäuren, als Präalbumin von der Leber synthetisiert
- 25–40 % intravasal, der Großteil im Interstitium, besonders in der **Haut** gespeichert
- Funktion: intravasales Transportprotein, Aufrechterhaltung des kolloidosmotischen Drucks (23–25 mmHg)
- tägliche Syntheseleistung: 120–200 mg/kg → 10–15 g Albumin am Tag, Gesamtbestand: 300–375 g (4–5 g/kg)
- Humanalbuminlösungen: isoonkotisch 5 % oder hyperonkotisch 20–25 %
- sehr teuer!

■ **Pharmakologie**
- MG: 66.000
- HWZ: 19 Tage

■ **Indikationen**
- Hypoproteinämie mit generalisierter Ödembildung
- ggf. Volumenersatz bei Früh- und Neugeborenen (NaCl-freies Humanalbumin)

■ **Kontraindikationen**
- Nierenfunktionsstörungen
- dekompensierte Herzinsuffizienz

■ **Nebenwirkungen**
- allergische Reaktionen seltener

❯ Die Gabe von Humanalbumin bei septischen Patienten führt, wie die ALBIOS-Studie von Ciaroni P. et al. 2014 zeigen konnte, zu keiner Erhöhung der Mortalität. Patienten mit septischen Schock profitieren sogar von der Albumingabe (besseres Outcome nach 90-Tagen)! In den Leitlinien der Surviving Sepsis Campain (SSC) und ESICM-Taskforce wird dem Albumin ein hoher Stellenwert („second line“) eingeräumt. In der 2020 veröffentlichten deutschen S3-Leitlinie wird hiervon abweichend Albumin **und** Gelantinelösungen als gleichwertiger Volumenersatz („second line“) beschrieben.

2.2.3 Störungen des Wasserhaushaltes

- **hypertone Dehydratation:** Hyperosmolarität (>320 mosmol/l), Hypernatriämie
- Therapie: Glukose 5 % über 48 h

benötigte Glukoselösung =

$$\frac{S-Na^{+}\left(\frac{mmol}{l}\right)-142\left(\frac{mmol}{l}\right)\times kgKG\times 0,2}{142}$$

  - mit der Konstante 0,2 vorsichtig kalkuliert. Einige Publikationen geben die Konstante mit 0,6 an
- **hypotone Dehydratation:** Hypoosmolarität (<270 mosmol/l), Hyponatriämie
  - Therapie: mval Na^+ - Defizit = 142 (mmol/l) – Na^+-Ist (mmol/l) × kg KG × 0,1

Cave
Hyponatriämie mit normaler Plasmaosmolarität: kein Natrium applizieren!

- **hypotone Hyperhydratation**: Hypoosmolarität (<270 mosmol/l), Hyponatriämie
  - Therapie:
    - Diuretika
    - Natrium, wenn Natrium <130 mmol/l (ab 130 mmol/l kein Natrium mehr)
    - evtl. Dialyse
- **hypertone Hyperhydratation**: Hyperosmolarität (>320 mmol/l), Hypernatriämie
  - Therapie:
    - Glukose 5 % + Diuretika
    - evtl. Dialyse

2.3 Störungen des Elektrolythaushalts

2.3.1 Kalium (Tab. 2.8)

- Normalwert: 3,5–5,5 mmol/l
- 98 % intrazellulär, 2 % extrazellulär

Die Stimulation von β-Rezeptoren führt zu einer Verschiebung des Kaliums von extra- nach intrazellulär!

2.3.1.1 Hypokaliämie (<3,5 mval/l)

- leichte Hypokaliämie: 2,5–3,5 mmol/l
- schwere Hypokaliämie: <2,5 mmol/l

- **Ursachen**
- **intrazellulärer Transport**:
  - extrazelluläre Alkalose (hypokaliämische Alkalose) oder intrazelluläre Azidose
  - Kaliumverschiebung durch Glukose-Insulin-Gaben
  - β-adrenerge Substanzen (Adrenalin, Bronchodilatoren)
  - Tokolyse mit β-Rezeptor**agonisten**

Tab. 2.8 Differenzialdiagnose Hypo- und Hyperkaliämie

Serum-K^+ ↑	Serum-K^+ ↓
metabolische Azidose	metabolische Alkalose
Katabolie, Hypoxie, Oligurie, Anurie, Hämolyse etc.	Anabolie, Glukose-Insulin-Therapie, Tokolyse, Katecholamintherapie, bronchodilatatorische Therapie, Stress, Operation, Schleifendiuretika etc.
Na^+-Mangel → H_2O ↓	Na^+-Überschuss → H_2O ↑
→ Serum-K^+↑	→ Serum-K^+ ↓

2

- Anabolismus in der Rekonvaleszenzphase
- **gastrointestinale Verluste**:
  - Diarrhö, präoperative anterograde Darmspülungen
  - Polyposis intestinalis, Morbus Ménétrier (Riesenfaltengastritis), Darmfisteln bei Morbus Crohn
  - Drainagenverluste und Erbrechen → Kalium im 24-h-Urin meist normal (30–80 mmol/l) und begleitende Hypochlorämie, ein chloridfreier Urin und metabolische Alkalose
- **alimentäre Hypokaliämie** bei Alkoholismus oder geriatrischen Patienten (→ Kalium im 24-h-Urin meist <10–15 mmol/l)
- **renale Verluste:**
  - Schleifendiuretika (→ Hypokaliämie und milde Hypochlorämie und chloridreicher Urin, Hypomagnesiämie)
  - Hyperaldosteronismus
  - Glukokortikoidwirkung
  - osmotische Diurese im Rahmen eines Diabetes mellitus, einer Mannitbehandlung, hochdosierter Penicillintherapie oder renal-tubulärer Azidose
  - Gitelman-Syndrom (renale Tubulusstörung mit gestörter Fähigkeit zur Kaliumretention und Hypokalziurie)
- Pseudohypokaliämie bei extremer Leukozytose (intrazelluläre K^+-Aufnahme)
- weitere seltene Ursachen:
  - Conn-Syndrom (primärer Hyperaldosteronismus)
  - familiäre Hypomagnesiämie

- **Klinik akuter Hypokaliämien**
- ggf. Muskelschwäche, Muskelkrämpfe, paralytischer Ileus, verlängerte Wirkdauer von ndMR, orthostatische Hypotension, Tetanie
- kardiale Störungen: Kammerflimmern, Asystolie

- **EKG**
- flache ST-Senkung, flache T-Welle, ggf. U-Welle
- → erhöhte Empfindlichkeit für supraventrikuläre Herzrhythmusstörungen (auch ventrikuläre Arrhythmien, Digitalistoxizität)

- **Therapie**
- Kaliumsubstitution (p.o. z. B. als Kalinor-Brause oder als Infusion)
- kaliumreiche Kost (Bananen, Trockenobst etc.)
- bei Diuretikatherapie: Schleifendiuretika auf kaliumsparende Diuretika umsetzen!
- Kalium-Defizit in mmol = (4,5 mmol/l – Serum-K^+) × ECF (l) × 2 = (4,5 mmol/l – Serum-K^+) × 0,4 × kg KG

❯ - möglichst nicht mehr als 2–3 mmol/kg/Tag
  - nicht mehr als 20 mmol K^+/h (im Notfall 0,5 mmol/kg/h vor Narkoseeinleitung über ZVK)
  - max. 40 mmol K^+ in eine Infusion geben, wegen Gefahr versehentlich zu rascher Infusion
  - Abfall des Serumkaliums um 1 mval/l bedeutet ein Gesamtdefizit von 200 mmol!

2.3.1.2 Hyperkaliämie (>5,5 mmol/l)
- Definition nach ERC:
  - leicht = 5,5–5,9 mmol/l
  - mittelschwer 6,0–6,4 mmol/l
  - schwere Hyperkaliämie: >6,5 mmol/l
  - tödliche Hyperkaliämie: >10–12 mmol/l

- **Ursachen**
- **exzessive Freisetzung** aus intrazellulären Kaliumspeichern: Myolyse, Hämolyse, Katabolie, Thrombozytose, Leukozytose, depolarisierende Muskelrelaxanzien

- Kaliumausscheidungsstörung:
  - Nierenversagen
  - Aldosteronmangel
- erhöhte Kaliumzufuhr:
  - transfusionsbedingter Kaliumanstieg bei alten EK (25–30 mmol/l)
  - Überkorrektur einer Hypokaliämie
- medikamentenbedingt:
  - Gabe von depolarisierendem Muskelrelaxans
  - Aldosteronhemmende Diuretika wie Spironolacton
  - kaliumsparende Diuretika
  - selten nach der Gabe von Heparin (Hemmung der Aldosteronsynthese → Kaliurese ↓), nichtsteroidalen Antiphlogistika, Pentamidin, Trimethoprim/Sulfamethoxazol (Bactrim) sowie Ciclosporin A (Sandimmun)
- Pseudohyperkaliämie bei hämolytischer Blutabnahme

- **Klinik akuter Hyperkaliämien**
- neuromuskuläre Veränderungen wie Gliederschmerzen, allgemeine Muskelschwäche
- atonische Paralyse
- kardiale Störungen: Kammerflimmern, Asystolie

- **EKG**
- hohe, spitze T-Welle
- QRS breit durch S-Verbreiterung
- AV-Block
- Verlust der P-Welle

- **Therapie**
- Diurese steigern (Diuretika, Osmotherapeutika)
- 100 ml 20 % Glukose + 10 IE Altinsulin (1 IE/2 g) → Wirkung beginnt nach 30 min und hält für circa 4–6 h an
- 20–30 ml Kalziumglukonat 10 % → Soforteffekt mit der Dauer von 30 min
- 20–50 ml 7,5 % $NaHCO_3$ (1 mmol/ml) → Wirkung beginnt nach 5–10 min und hält für ca. 2 h an

- Kationenaustauscher (Aluminium- oder Kalziumserdolit) mehrmals täglich (nicht bei Ileus, Subileus oder Darmatonie)
- Dialyse
- ggf. bei kardialen Problemen Einsatz eines passageren Herzschrittmachers (transvenös oder transkutan [bei Anwendung Sedierung notwendig!])

2.3.2 Kalzium

- Gesamtkalzium (Normalwert: 2,2–2,6 mmol/l)
- ionisiertes Kalzium (Normalwert 1,1–1,4 mmol/l)
- Gesamtkalzium besteht aus 3 Fraktionen:
  - ionisiertes Kalzium ($\approx$50 %), diffundierbar
  - nichtionisiertes, eiweißgebundenes Kalzium ($\approx$45 %), nichtdiffundierbar
  - an organische Säuren gebundenes Kalzium ($\approx$5 %), diffundierbar

❯ Nur Ca^{2+}-Ionen sind biologisch aktiv: Azidose → Ionisation ↑, Alkalose → Ionisation ↓

2.3.2.1 Hypokalzämie (<2,2 mmol/l) bzw. ionisierter Anteil <0,9 mmol/l

- **Ursachen**
- Massivtransfusion mit fresh frozen plasma
- Operation mit Herz-Lungen-Maschine
- Hypoparathyreoidismus, Nierenerkrankungen, enterale Absorptionsstörungen (bei Pankreasinsuffizienz), Vitamin-D-Mangel, akute Pankreatitis, Magnesiummangel
- die Leber ist normalerweise in der Lage, das 100-fache der normalen Serumcitratkonzentration während einer einzelnen Passage zu metabolisieren. Bei einer Citratüberschwemmung kommt es auch

zu einer Hypokalzämie, da Citrat ionisiertes Kalzium bindet
- Hypothermie, verminderte Leberdurchblutung und Hyperventilation erhöhen zusätzlich die Gefahr der Hypokalzämie
- Gesamtkalziumwerte (im Labor gemessen) können irreführend sein
- kardiale Phänomene wie Inotropieverlust können schon bei Werten <0,75 mmol/l Ca^{2+} auftreten
- Effekte auf die Gerinnung erst ab <0,5 mmol/l
- Tetanie
- epileptische Anfälle
- chronisch: extrapyramidale Störungen, Augenerkrankungen, Skelett- und Zahnveränderungen

■ Therapie
- Ca^{2+}-Substitution nicht routinemäßig, sondern nur bei erniedrigtem ionisiertem Kalziumspiegel
- Ca^{2+}-Substitution durch Ca-Glukonat oder $CaCl_2$
  - 10 ml Ca-Glukonat 10 % (**0,225 mmol/ml**)
  - 10 ml Ca-Glukonat 20 % (0,45 mmol/ml)
  - 10 ml $CaCl_2$ (**0,5 mmol/ml**)

❶ Cave
Ca-Glukonat und $CaCl_2$ haben verschiedene Molarität, bei $CaCl_2$ wird mehr ionisiertes Ca^{2+} freigesetzt (nicht an den Lebermetabolismus gebunden)!

2.3.2.2 Hyperkalzämie (>2,6 mmol/l bzw. ionisierter Anteil >1,6 mmol/l)

■ Ursachen
- primärer HPT, Vitamin-D-Intoxitation, erhöhter Knochenabbau
- paraneoplastisches Syndrom, Sarkoidose, osteolytische Metastasen
- Hyperthyreose
- iatrogene Hyperkalzämie

■ EKG
- kardial QT-Zeitverkürzungen

❶ Cave
Bei Serumkalziumwerten >9 mmol/l wurden Todesfälle infolge Kammerflimmern beschrieben!

- renal: Diabetes insipidus (erniedrigte Aquaporin-2-Wirkung), Nephrolithiasis, ANV
- gastrointestinale Veränderungen wie Obstipation, Anorexia und Nausea
- neuropsychiatrische Veränderungen

■ Therapie
- Glukose 5 %
- hochdosierte Diuretikagabe (Furosemid)
- isotone Natrium-Sulfat-Lösung (1 l alle 3–6 h mit 20–40 mval K^+)
- EDTA bei bedrohlichen Herzrhythmusstörungen
- evtl. Hämodialyse

2.3.3 Natrium

2.3.3.1 Hyponatriämie (<135 mval/l)

- Serumnatrium: <135 mmol/l

■ Ursachen
- TUR-Syndrom (s. ► Kap. 57)
- postoperativ (v. a. bei Kindern nach großen Wirbelsäulen-Operationen)
- kontinuierliche oder intermittierende Erhöhung der ADH-Spiegel bei Patienten mit malignen Tumoren (paraneoplastische Erscheinung) oder Syndrom der inadäquaten ADH-Sekretion (SIADH)
- Ursache des SIADH: perioperativer Stress, Schmerzen oder Pharmaka, sowie Erbrechen
- Lungenentzündungen
- Herzinsuffizienz → atriale Vordehnung ↑= BNP („brain natriuretic peptide")↑

- ZNS-Schäden → Cerebral-Salt-Wasting-Syndrom (CSWS) → Ätiologie noch unklar, vermutlich hohe BNP-Spiegel durch substanzielle Hirnschäden (Beispiel: SHT) → hohe Na-Verluste über Urin

■ **Klinik**
- Verwirrtheit, Unruhe, Desorientiertheit, Bewusstseinsstörungen
- Ödeme

■ **Therapie**
- Gabe von Furosemid (insbesondere bei Überwässerung)
- Absetzen von Opioiden (v. a. Morphinsulfat), Carbamazepin oder Pentamidin
- Wasserrestriktion
- ggf. Natriumgabe, wenn Natrium <130 mmol/l (ab 130 mmol/l kein Natrium mehr)
- evtl. Dialyse

2.3.3.2 Hypernatriämie (>145 mmol/l)

- Osmolarität erhöht (>320–330 mosmol/l), intrazelluläres Volumen vermindert

■ **Ursachen**
- häufigster Grund für eine Hypernatriämie auf der Intensivstation ist der intravasale Volumenmangel
- Verlust an freiem Wasser > Zufuhr
- exzessive Wasserdiurese
- nach Hyperalimentation
- nach Gabe von natriumhaltigen Medikamenten (Penicillin, Bikarbonatlösungen, Sedierung mit γ-Hydroxybuttersäure)
- Diabetes insipidus → Cave: Schädel-Hirn-Trauma, SAB etc.
- polyurisches Nierenversagen
- ausgeprägte Perspiratio insensibilis
- nach Verbrennungen

■ **Klinik**
- neurologische Störungen wie Unruhe, Schwäche, Verwirrtheit, gelegentlich Athetosen und choreiforme Bewegungen
- trockene Schleimhäute, ggf. Durstgefühl

■ **Therapie**
- Zufuhr von freiem Wasser in Form von Glukose-5 %-Lösungen → langsame und nicht vollständige Korrektur

2.4 Säure-Basen-Haushalt

2.4.1 Blutgasanalyse

2.4.1.1 Normalwerte
- ◘ Tab. 2.9

2.4.1.2 Respiratorische Azidose
- pH ↓, pCO_2 ↑, BE normal, HCO_3^- normal oder ↑
- Ursachen: Hypoventilation (Verlegung der Atemwege, zentrale/periphere Atemdepression, ZNS-Schädigung)
- Therapie: primär respiratorisch
- **metabolisch kompensierte respiratorische Azidose:** pH normal, pCO_2 ↑, BE >+3, HCO_3^- >25 mmol/l

2.4.1.3 Respiratorische Alkalose
- pH ↑, pCO_2 ↓, BE normal, HCO_3^- ↓
- Ursachen: Hyperventilation (SHT, Angst, kontrollierte Beatmung)
- Therapie: primär Ursache
- **metabolisch kompensierte respiratorische Alkalose:** pH normal, pCO_2 ↓, BE <–3, HCO_3^- <21 mmol/l

2.4.1.4 Metabolische Azidose
- pH ↓, pCO_2 normal, BE <–3, HCO_3^- ↓
- Ursachen: Säurenanhäufung (z. B. bei Diabetes mellitus, renale Bikarbonatver-

2

◘ **Tab. 2.9** Normalwerte der Blutgasanalyse

	Arteriell	Venös	Kapillär	Maßeinheit
pO_2	70–100	35–40	>80	mmHg
O_2sat	95–97	55–70	95–97	%
pCO_2	36–44	41–51	40	mmHg
Standard-HCO_3^-	22–26	22–26	22–26	mmol/l
HCO_3^-	22–26	22–26	22–26	mmol/l
Pufferbasen	44–48	44–48	44–48	mmol/l
BE	± 2,5	± 2,5	± 2,5	mmol/l
pH	7,35–7,45	7,31–7,41	7,35–7,45	

luste, Laktatazidose [anaerober Metabolismus bei Hypoxie])
- Therapie: Puffersubstanzen
- **durch Hyperventilation kompensierte metabolische Azidose:** pH normal, pCO_2 ↓, BE <–3, HCO_3^- ↓

2.4.1.5 Metabolische Alkalose
- pH ↑, pCO_2 normal, BE >+3, HCO_3^- ↑
- Ursachen: H^+-Verlust (Magensaft, Diuretika, schwerer K^+-Mangel, Kortisontherapie)
- Therapie: erst bei schweren Alkalosen
- **durch Hypoventilation kompensierte metabolische Alkalose:** pH normal, pCO_2 ↑, BE >+3, HCO_3^- ↑

2.4.2 Azidoseausgleich

2.4.2.1 Natriumbikarbonat (NaHCO₃)
- NaHCO₃ 8,4 % (1 ml = 1 mmol)

Dosis

- NaHCO₃ in ml = (-BE) × kg KG × 0,3

- → zunächst nur die Hälfte der errechneten Puffermenge infundieren, danach BGA und Neuorientierung

- zuerst kausale Therapie der Grunderkrankung
- chronische Azidosen langsam, akute Azidosen schnell ausgleichen
- meistens ist auch bei normalem Serumkalium eine gleichzeitige Kaliumsubstitution erforderlich (intrazellulärer Kaliumeinstrom bei Korrektur)
- Blindpufferung nur mit Zurückhaltung: evtl. 1–2 mmol/kg nach längerer außerklinischer Reanimation (zunächst max. 100 mmol)
- leichte Azidosen erleichtern die Sauerstoffabgabe des Hämoglobins im Gewebe → Rechtsverschiebung der Sauerstoffbindungskurve

■ **Nebenwirkungen**
- Na^+ ↑
- CO_2 ↑ mit konsekutiver Erhöhung der Atemarbeit

2.4.2.2 Tris-Puffer
- wirkt **intra-** und **extrazellulär**
- inotroper Effekt

■ **Indikationen**
— metabolische Azidosen bei gleichzeitiger Hypernatriämie und Hyperkapnie

Dosis

— **bei 3-molarer Lösung:** ml
   TRIS = (-BE) × 0,1 kg
— **bei 0,3-molarer Lösung:** ml
   TRIS = (-BE) × kg
— → zunächst nur die Hälfte der errechneten Puffermenge infundieren, danach BGA und Neuorientierung

■ **Nebenwirkungen**
— Atemdepression
— arteriell vasodilatierend → Abfall des mittleren aortalen und koronaren Perfusiondrucks → nicht geeignet für Pufferung unter CPR

2.4.3 Alkaloseausgleich

2.4.3.1 Salzsäure 7,25 % (HCl)

— 1 ml = 2 mmol (mval) H^+ + 2 mmol (mval) Cl^-
— HCl erst ab BE von + 10–12 mmol/l
— strenge Indikationsstellung!

Dosis

Benötigte Dosis:

$$ml\ HCl\ (2\ molar) = \frac{(BE) \times kg \times 0,3}{2}$$

— **Infusionsgeschwindigkeit** max. 0,2 mmol H^+ pro kg/h
— Trägerlösung: Glukose 5 %

— nur über korrekt liegenden ZVK
— Die Verdünnung richtet sich nach der dem Patienten zumutbaren Wasserbelastung (in der Regel 0,2 molare Lösung)

Beispiel:
BE = 12, Patient 70 kg

$$\frac{12 \times 70 \times 0,3}{2} = 126\ ml\ HCl\ 2\ molar$$

$$0,2\ mmol\ /\ kg\ /\ h = 14\ mmol\ /\ h$$

— **0,2 molar:** 2 Gaben von 60 ml HCl 2 molar in 540 ml Glukose 5 % mit 70 ml/h
— **0,5 molar:** 120 ml HCl 2 molar in 380 ml Glukose 5 % mit 28 ml/h
— **Perfusor: 1 molar:** (2 Amp. HCl 2 molar à 10 ml + 20 ml NaCl 0,9 % oder Glukose 5 %) mit 0,1–0,2 ml/kg/h unter BGA-Kontrolle

2.4.4 Anionenlücke

Die Überproduktion von Säuren führt zu einem Anstieg der Anionenlücke → metabolische Azidosen mit normaler Anionenlücke sprechen für einen Alkaliverlust!
— Anionenlücke: $Na^+ - (Cl^- + HCO_3^-)$
— Normalwert: 8–16 mmol/l

■ **Azidose mit erhöhter Anionenlücke**
— Ketoazidosen (Diabetes mellitus, exzessiver Alkoholkonsum, Hunger)
— Laktatazidose (O_2-Mangel, Leberversagen, Biguanide)
— Vergiftungen (Salizylate, Methanol, Äthylenglykol)

■ **Azidose mit normaler Anionenlücke**
— tubuläre Nierenfunktionsstörung (tubuläre Azidose, Hypoaldosteronismus, Diuretika)

- Bikarbonatverluste (Durchfall, Enterostomien, Medikamente wie Azetazolamid, Polyposis coli, Morbus Ménétrier, Pankreasfisteln)
- exzessive NaCl-Zufuhr (hyperchlorämische Azidose)

Exkurs: Rapid-BGA – Interpretation:
1. **pH Wert** → Azidose oder Alkalose?
2. **BE Wert** → <2 oder >2 → metabolisch?
3. **CO_2 Wert** → respiratorisch (Hypo-/Normo-/Hyperventilation)?

4. **Klinik/Anamnese** des Patienten → respiratorische Kompensation (schnell) oder metabolische Kompensation (träge)?
5. **Fazit**: Beispielsweise: „metabolische Azidose mit respiratorischer Kompensation"

Faustregel: Eine Veränderung von ± 6 mmol BE oder ± 12 mmHg CO_2 von der Norm bewirkt eine pH-Änderung von 0,1!

Blutgerinnung

Michael Fresenius, Michael Heck und Cornelius Busch

Inhaltsverzeichnis

3.1 **Hämostase (Gerinnung, Gerinnungshemmung und Fibrinolyse) – 44**

3.1.1 Vaskuläre Reaktion – 44

3.1.2 Gerinnung (Koagulation) – 44

3.1.3 Natürliche Gerinnungshemmung – 49

3.1.4 Medikamentöse Gerinnungshemmung (Antikoagulation) – 49

3.1.5 Fibrinolyse – 62

3.1.6 Monitoring der Blutgerinnung – 62

3.1.7 Point-of-Care-Analyse der Gerinnung mittels Thrombelastometrie – 67

3.1.8 Thrombozytenfunktionstests – 69

3.2 **Hämorrhagische Diathesen – 71**

3.2.1 Störungen der Blutgerinnung (Koagulopathien) – 71

3.2.2 Traumainduzierte Koagulopathie (TIC) – 73

3.2.3 Akute perioperative Blutung – 74

3.2.4 Erworbene Hemmkörperhämophilie – 78

3.2.5 Von-Willebrand-Jürgens-Syndrom (vWJS) – 78

3.2.6 Heparininduzierte Thrombozytopenie (HIT) – 81

Weiterführende Literatur – 88

© Springer-Verlag GmbH Deutschland, ein Teil von Springer Nature 2023
M. Heck et al. (Hrsg.), *Repetitorium Anästhesiologie*, https://doi.org/10.1007/978-3-662-64069-2_3

3.1 Hämostase (Gerinnung, Gerinnungshemmung und Fibrinolyse)

Die Hämostase umfasst die Blutstillung bei gleichzeitiger Erhaltung der rheologischen Eigenschaften des Blutes (Gleichgewicht der Systeme).

Die Hämostase kann unterteilt werden in:

— vaskuläre Reaktion
— Gerinnung (Koagulation)
  – primäre Hämostase
  – sekundäre Hämostase
— Fibrinolyse und Fibrinolysehemmung
— Gerinnungshemmung (Antikoagulation)

3.1.1 Vaskuläre Reaktion

Lokale Kontraktion der Blutgefäße durch Sympathikusstimulation und aus Thrombozyten freigesetztem Thromboxan A_2.

3.1.2 Gerinnung (Koagulation)

▪ **Primäre Hämostase**
— Thrombozytenadhäsion
— Thrombozytenaktivierung
— nach Aktivierung setzen die Thrombozyten folgende Substanzen frei:
  – Plättchenfaktor 3, 4 (PF3, PF4) und Plasminogen-Aktivator-Inhibitor (PAI)
  – von Willebrand-Faktor, FV, FXIII, Fibrinogen (FI)
  – Serotonin, ADP, Ca^{2+} und Thromboxan A_2, was die vaskuläre Reaktion unterstützt
— Thrombozytenaggregation

▪ **Sekundäre Hämostase**
Die frühere Gliederung in ein extrinsisches und ein intrinsisches System, wie es die ältere ▪ Abb. 3.1 darstellt, ist vor einiger Zeit verlassen worden. Vielmehr ist das neue Gerinnungsmodell zellorientiert (Subendothel und Thrombozyten) und greift auf die Gerinnungsfaktoren beider Systeme simultan zu, sodass das neue Gerinnungsmodell nur noch auf einem einzigen Reaktionsweg beruht.

Das neue Modell startet analog zum traditionellen extrinsischen Aktivierungsweg mit dem Faktor VII. Die Faktoren VIII, IX und XI der „endogenen" Gerinnungskaskade werden dann in dieses Reaktionsmodell integriert.

Die Subendothelialzellen und die Aktivierung der Thrombozyten im Wundbereich spielen als Proteinbindungsstellen und Reaktionskatalysatoren eine wesentliche Rolle.

Bei einer Verletzung kommen Plasma und Thrombozyten in Kontakt mit extravaskulärem Gewebe. „Tissue factor" (TF), ein integrales Membranprotein, bindet und aktiviert Faktor VII (▪ Abb. 3.2, Nr. 1+2). Der TF-/VIIa-Komplex aktiviert Faktor IX und Faktor X (Nr. 3.), welcher wiederum Faktor V (Nr. 4) bindet und aktiviert.

Das **neue Gerinnungsmodell** gliedert sich in 3 Phasen:

— **Initiationsphase**: die bereits beschriebene Anfangsreaktion (▪ Abb. 3.2)
— **Amplifikationsphase**: durch den Faktor-Va/Xa-Komplex wird Prothrombin in Thrombin umgewandelt (▪ Abb. 3.3, Nr. 5). Die gebildeten relativ kleinen Thrombinmengen aktivieren die Faktoren V und VIII sowie Thrombozyten (Nr. 6). An diesen aktivierten Thrombozyten binden nun die Faktoren Va, VIIIa und IXa (Nr. 7)
— **Propagationsphase**: der Faktor-VIIIa/IXa-Komplex aktiviert und bindet den Faktor X am Thrombozyten (▪ Abb. 3.4, Nr. 8). Es lagert sich der Faktor V an den Faktor X an. Der Faktor-Va/Xa-Komplex katalysiert den „Thrombin-Burst" (Nr. 9). Es entsteht ein stabiles Fibringerinnsel

Faktor VIIa kann in supraphysiologischer Konzentration den Reaktionsweg „abkürzen", indem er direkt an aktivierte

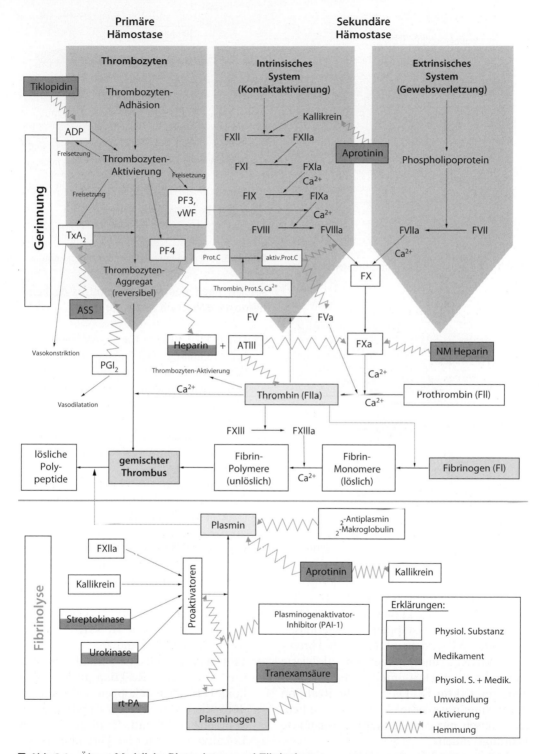

⬛ Abb. 3.1   Älteres Modell der Blutgerinnung und Fibrinolyse

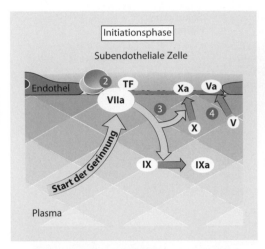

Initiationsphase der Blutgerinnung

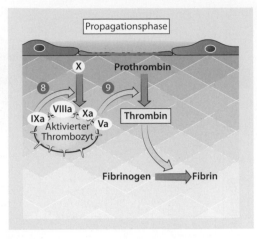

Propagationsphase der Blutgerinnung

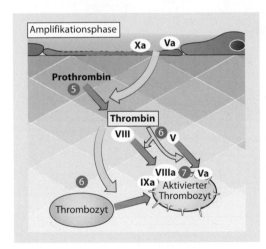

Amplifikationsphase der Blutgerinnung

Thrombozyten bindet und die Bildung des **Faktor-Va/Xa-Komplexes** bewirkt. Der daraus resultierende „**Thrombin-Burst**" führt zu einem besonders stabilen Fibringerinnsel.

Faktor **XI** wird ebenfalls durch Thrombin aktiviert und bindet an aktivierte Thrombozyten. Dort unterstützt er die **Bindung von Faktor IX**. Da er für die Reaktion nur bedingt notwendig ist, bewirkt sein Fehlen klinisch nur eine geringfügig verstärkte Blutungstendenz.

Der Faktor XII, das HMW-Kininogen (HMK) und das Plasmapräkallikrein (PK)

spielen nach neuesten Erkenntnissen keine hämostaseologisch relevante Rolle.

❯ Der Faktor VIIa ist für die Aktivierung der Gerinnung unabdingbar. Er greift konzentrationsabhängig an zwei verschiedenen Punkten in den Reaktionsweg ein.

An der normalen Gerinnung ist eine Vielzahl von Gerinnungsfaktoren beteiligt (■ Tab. 3.1):

— **Serinproteasen** sind Faktoren, die nur aktiviert, aber nicht verbraucht werden (**Faktor II, IX, X, XI, XII**)
— im Gegensatz dazu werden **Substratfaktoren (Faktor I, V, VIII)** verbraucht!
— die Faktoren V und VIII sind in die Thrombozytenmembran integriert und daher bei Lagerung sehr instabil
— Vitamin-K-abhängige Gerinnungsfaktoren sind **Faktor II, VII, IX** und **X** sowie **Protein C, S** und **Z**
— **Protein Z** bewirkt, dass Thrombin in einer Ca^{2+}-abhängigen Reaktion an Phospholipidoberflächen ankoppelt und nicht abdiffundiert. Ohne Protein Z findet die Ankopplung nicht statt. Es dient somit als Lokalisationsfaktor für Thrombin, um es am Ort der Gefäßverletzung zu halten. Protein-Z-Mangel begünstigt eine

◘ Tab. 3.1 Plasmatische Gerinnungsfaktoren

Faktor	Synonym	Plasmakon-zentration (mg/dl)	Kritische Schwelle (mg/dl)	Halb-wertszeit	Bemerkungen
I	Fibrinogen	200–450 (Schwan-gerschaft >400)	50–75	4–5 Tage	Akut-Phase-Protein
II	Prothrombin	5–10	2–4	2–3 Tage	
(III)	Gewebefaktor („tissue factor"), Thromboplastin				
IV	Kalziumionen (Ca^{2+})				
V	Proaccelerin	1,5	0,2–0,4	12–15 h	sehr instabil
(VI)	aktivierter Faktor V				
VII	Prokonvertin	≈0,1	0,01	1,5–6 h	
VIII	antihämophiles Globulin A	≈0,5–1	0,1–0,4	8–12 h	sehr instabil Akut-Phase-Protein Mangel: Hämophilie A
IX	antihämophiles Globulin B, Christmas-Faktor	0,5–0,7	0,1–0,2	20–24 h	Mangel: Hämophilie B
X	Stuart-Prower-Faktor	1	0,2–0,25	1–2 Tage	
XI	Plasma-Thromboplas-tin-Antecedent Rosenthal-Faktor	≈0,6	0,1–0,2	2,5–3 Tage	instabil
XII	Hagemann-Faktor	1,5–4,7	0,15–0,4	2–3 Tage	
XIII	fibrinstabilisierender Faktor, Fibrinase	1,0–4,0	0,1–0,4	4–6 Tage	Mangel: Blutungen ab dem 3. postop. Tag

Blutungsneigung, allerdings ist auch eine Thromboseneigung oder Gerinnungs-aktivierung denkbar, da Thrombin nicht am verletzten Endothel gehalten wird, sondern in die Peripherie abdiffundiert
— weitere Faktoren der Hämostase finden sich in ◘ Tab. 3.2.

■ **Gerinnungsdiagnostik**
Wichtig für die **Eruierung von Blut-gerinnungsstörungen** ist **nicht** das Labor-screening (der positive prädiktive Wert pathologischer Testergebnisse in Bezug auf Blutungskomplikationen liegt nur bei ca. 3 %!), sondern die **gezielte Anamnese-erhebung** bzw. **Befragung nach Gerinnungs-störungen** und die daraus resultierende, wei-tere differenzierte Gerinnungsanalyse. Bei unauffälliger Gerinnungsanamnese können rückenmarksnahe Verfahren auch ohne vorausgehende laborchemische Gerinnungs-diagnostik durchgeführt werden.

3

▢ Tab. 3.2 Weitere Komponenten der Hämostase

Weitere Komponenten		Plasma-konzentration (mg/dl)	Kritische Schwelle	Halb-wertszeit	Bemerkungen
PF3	Plättchenfaktor 3 partielles Thromboplastin				
PF4	Plättchenfaktor 4 Antiheparin				inaktiviert endogenes Heparin
AT III	Antithrombin, Heparinkofaktor	22–39	15	1,5–2 Tage	
Plasminogen		11		1,5–2 Tage	
α_2-Antiplasmin		7		1,5–2 Tage	
Protein C		6		1,5–6 h	
Protein S		8		1–2 Tage	
Protein Z		0,2–0,4		2–3 Tage	Vitamin-K-ab-hängig, Lokalisations-faktor für Thrombin
Thrombozyten		150.000–400.000/µl	20.000–50.000/µl	4–5 Tage	

12 Fragen bezüglich der Gerinnung (nach Strauß et al. 2006)

1. Haben Sie bei sich selbst vermehrt Nasenbluten ohne erkennbaren Grund festgestellt?
2. Bekommen Sie leicht „blaue Flecken", ohne sich anzustoßen?
3. Haben Sie bei sich selbst Zahnfleischbluten ohne erkennbaren Grund festgestellt?
4. Treten Blutungen oder blaue Flecken mehr als 1- bis 2-mal pro Woche auf?
5. Haben Sie den Eindruck, bei Schnitt- oder Schürfwunden (z. B. beim Rasieren) länger nachzubluten?
6. Trat bei Ihnen bereits einmal eine verlängerte oder verstärkte Nachblutung nach oder während Operationen auf (z. B. Mandeloperationen, Blinddarmoperationen, Geburten)?
7. Trat bei Ihnen eine längere und verstärkte Nachblutung nach dem Ziehen von Zähnen auf?
8. Wurden Ihnen bei Operationen bereits einmal Blutkonserven oder Blutprodukte gegeben? Bitte geben Sie die Art der Operation(en) an!
9. Gab oder gibt es in der Familie Fälle von vermehrter Blutungsneigung?
10. Nehmen Sie Schmerz- oder Rheumamittel ein? Wenn ja, bitte Namen der Medikamente eintragen!
11. Nehmen Sie weitere Medikamente ein? Wenn ja, bitte Namen der Medikamente eintragen!

12. Nur für Frauen bzw. Mädchen zu be-
antworten: Haben Sie den Eindruck,
dass Ihre Monatsblutung verlängert
(>7 Tage) und/oder verstärkt (häufiger Tamponwechsel) ist?

3.1.3 Natürliche Gerinnungshemmung

Die Hemmung der Gerinnung erfolgt durch
eine Vielzahl von Substanzen auf verschiedenen Ebenen, u. a. durch:

- **Hemmung der primären Hämostase durch die Endothelzellenfunktion**: intakte Endothelzellen begrenzen die
Hämostase durch Abgabe von
    - EDRF („endothelium-derived rela-
xing factor"), chemisch dem NO entsprechend. EDRF führt nach Diffusion in die Gefäßmuskelzelle zur
Vasodilatation
    - Prostazyklin (PGI$_2$), gebildet aus Ara-
chidonsäure, hemmt die Thrombozytenaggregation und erweitert die
Blutgefäße
    - Thrombomodulin (auf der Oberfläche
der Endothelzelle) aktiviert gemeinsam mit Thrombin das Protein C
    - t-PA („tissue plasminogen activator")
aktiviert die Fibrinolyse
- **Antithrombin** (früher als Antithrombin
III bezeichnet)
    - Antithrombin inaktiviert freies
Thrombin durch Bildung eines
Thrombin-Antithrombin-Komplexes
(TAT), außer Thrombin werden noch
weitere aktivierte Proteasen wie Faktor IIa und Xa inhibiert, in geringe-
rem Maße die Faktoren IXa, XIa und
XIIa, Trypsin, Plasmin und Kallikrein
    - die inhibierende Wirkung wird durch
Heparin um das Vielfache gesteigert
(>1000-fach)
    - Heparin ist ein AT-abhängiger
Thrombininhibitor

- **Protein C und S**
    - Protein C wird durch den Thrombin-
Thrombomodulin-Komplex aktiviert.
Aktiviertes Protein C inaktiviert zu-
sammen mit Protein S die **Faktoren
Va** und **VIIIa**. Dadurch verhindert es,
dass weiteres Thrombin entsteht

3.1.4 Medikamentöse Gerinnungshemmung (Antikoagulation)

3.1.4.1 Plasmatische Gerinnungshemmung

Aktuell kommen zur Hemmung der plasmatischen Gerinnung folgende Substanzen
zum Einsatz:

- **nieder- und hochmolekulare bzw. unfraktionierte Heparine** (NMH, UFH),
beide subkutane oder auch intravenöse
Applikationsmöglichkeit; die NMH hemmen den Faktor Xa und F II im Verhältnis
zu 4:1. Unfraktionierte Heparine besitzen
ein mittleres Molekulargewicht (MMG)
von 12.000–15.000 Dalton niedermolekulare Heparine haben 3000–7000
Dalton. Je geringer das Molekulargewicht
des NMH, desto größer ist die Gefahr der
Kumulation bei Niereninsuffizienz (v. a.
bei Kreatininclearance <30 ml/min). Je geringer das Molekulargewicht des NMH,
desto größer die Anti-Xa/Anti-IIa-Ratio.
Daher blockiert das Pentasaccharid Fondaparinux (Arixtra) nur den Faktor Xa
(Antithrombin-abhängig)
- ☑ Tab. 3.3 und ☑ 3.4 geben eine Übersicht der zugelassenen Indikationen bezüglich der Thromboseprophylaxe sowie die
Therapieempfehlungen zur Therapie der
TVT ohne und mit Lungenembolie und
zur Therapie des akuten Koronarsyndroms
- **Kumarine** (Warfarin, Phenprocoumon)
oral, Hemmung der Vitamin-K-
abhängigen Gerinnungsfaktoren II, VII,
IX und X

3

◻ Tab. 3.3 Übersicht der zugelassenen Indikationen (Thromboseprophylaxe) der niedermolekularen Heparine

Substanz	Handelsname	Konzentration	Zugelassene Thromboseprophylaxe bei folgenden Risiken bzw. Patientenklientel			
			niedriges bis mittleres thromboembolisches Risiko	hohes thromboembolisches Risiko	internistische Patienten	Hämodialyse
Reviparin-Natrium	Clivarin 1750	0,25 ml = 13,8 mg	+	Ø	Ø	Ø
Dalteparin-Natrium	Fragmin D	1 oder 4 ml = 10.000 IE	+ 1-mal 2500 IE	+ 1-mal 5000 IE	+ 1-mal 5000 IE	Ø
Dalteparin-Natrium	Fragmin 4 ml/–10 ml Multidose	1 ml = 25.000/10.000 IE	+ 1-mal 5000 IE	+ 1-mal 5000 IE	+ 1-mal 5000 IE	.
Certoparin-Natrium	Mono-Embolex	0,3 ml = 18 mg	+ 1-mal 3000 IE	+ 1-mal 3000 IE	nur bei akutem ischämischem Schlaganfall	.
Nadroparin-Calcium	Fraxiparin 0,2/0,3/0,4/0,6/0,8/1,0	1 ml = 1900 IE	+	+	Ø	.
Tinzaparin	Innohep 3-500 Anti-Xa-IE Multi 10.000 Anti-Xa-IE	1 ml = 3500 oder 10.000 Anti-Xa-IE	+	+	Ø	.
Enoxaparin	Clexane 20/40	0,2/0,4 ml = 20/40 mg	1-mal 20 mg	+ 1-mal 40 mg	+ 1-mal 40 mg	+
Fondaparinux	Arixtra	1,5/2,5 mg	Ø	+	+	Ø

+ = zugelassene Indikation

Ø = fehlende Indikation

TVT: tiefe Beinvenenthrombose; AP: Angina pectoris; MI: Myokardinfarkt

□ Tab. 3.4 Übersicht der zugelassenen therapeutischen Indikationen der niedermolekularen Heparine, bei TVT ohne und mit Lungenembolie sowie bei akutem Koronarsyndrom

Substanz	Handelsname	Konzentration	Zugelassene Therapie bei folgenden Risiken bzw. Patientenklientel		
			TVT	TVT mit Lungen-embolie	instabile AP und MI
Reviparin-Natrium	Clivarin 1750	0,25 ml = 13,8 mg	Ø	Ø	Ø
Dalteparin-Natrium	Fragmin P	0,2 ml = 15 mg	Ø	Ø	Ø
Certoparin-Natrium	Mono-Embolex 8000 IE	0,8 ml = 8000 IE Anti-Xa	+ 2-mal 8000 IE	Ø	Ø
Nadroparin-Calcium	Fraxiparin 0,3	0,3 ml = 28,5 mg	+ 2-mal tgl. gewichtsadaptiert	Ø	Ø
Tinzaparin	Innohep 20.000 Anti-Fxa IE/ml	1 ml = 20.000 Anti-F Xa-IE	+ 1-mal 175 Anti-F Xa-IE/kg	+ 1-mal 175 Anti-F Xa-IE/kg	Ø
Enoxaparin	Clexane 60/80/100	0,2/0,4 ml = 20/40 mg	+ 2-mal 1 mg/kg	+ 2-mal 1 mg/kg	+ (NSTEMI) 2-mal 1 mg/kg
Fonda-parinux	Arixtra (5)-7,5-(10)	5/7,5/10 mg	+ durchschnittlich 1-mal 7,5 mg	+ durchschnittlich 1-mal 7,5 mg	+ durchschnittlich 1-mal 7,5 mg

+ = zugelassene Indikation
Ø = fehlende Indikation
TVT: tiefe Beinvenenthrombose; AP: Angina pectoris; MI: Myokardinfarkt

3

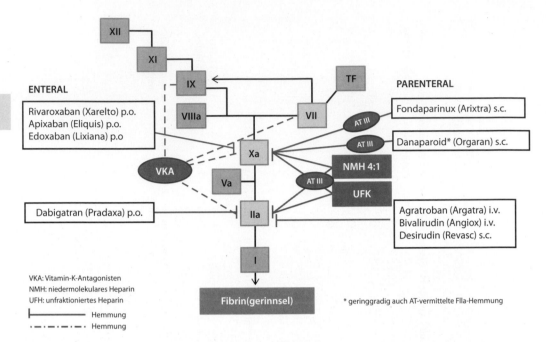

XII

XI

IX

TF

ENTERAL

PARENTERAL

Rivaroxaban (Xarelto) p.o.
Apixaban (Eliquis) p.o.
Edoxaban (Lixiana) p.o

VIIIa

VII

AT III

Fondaparinux (Arixtra) s.c.

AT III

Danaparoid* (Orgaran) s.c.

Xa

VKA

Va

NMH 4:1

AT III

UFK

Dabigatran (Pradaxa) p.o.

IIa

Agratroban (Argatra) i.v.
Bivalirudin (Angiox) i.v.
Desirudin (Revasc) s.c.

I

VKA: Vitamin-K-Antagonisten
NMH: niedermolekulares Heparin
UFH: unfraktioniertes Heparin

Fibrin(gerinnsel)   * geringgradig auch AT-vermittelte FIIa-Hemmung

——— Hemmung
– · – · – · – Hemmung

◘ Abb. 3.5   Übersicht der aktuellen Thrombin- und Faktor-X-Inhibitoren. (Mod. nach Loew und Riess 2012)

- **direkte Thrombininhibitoren** (Pradaxa) oral, Argatroban (Argatra) kontinuierlich i.v., Desirudin (Revasc) s.c. und Bivalirudin (Angiox) i.v.
- **direkte**, Antithrombin-**un**abhängige **Faktor-X-Inhibitoren**: Rivaroxaban (Xarelto), Apixaban (Eliquis), Edoxaban (Lixiana), alle p.o.
- **antithrombinabhängige Faktor-X-Inhibitoren**: Fondaparinux (Arixtra) und Danaparoid-Natrium (Orgaran) s.c.; auch geringgradige, AT-vermittelte FII-Inhibition

◘ Abb. 3.5 gibt eine Übersicht über medikamentöse Möglichkeiten der plasmatischen Gerinnungshemmung, gegliedert nach parenteraler und enteraler Anwendungsform.

◘ Tab. 3.5 und ◘ 3.6 geben den Wirkmechanismus, die pharmakokinetischen Daten sowie Indikation und Zulassungsstudien der aktuell in Deutschland zur Hemmung der plasmatischen Gerinnung zugelassenen Substanzen wieder.

◨ **Tab. 3.5** Thrombininhibitoren

Gruppe Substanz	Thrombininhibitoren			
	Dabigatranexetilat (Pradaxa)	Bivalirudin (Angiox)	Argatroban (Argatra)	Desirudin (Revasc)
Wirkmechanis- mus	selektive, direkte F IIa-Inhibition	selektive, direkte F IIa-Inhibition	reversible, direkte F IIa-Inhibition	direkte F IIa-Inhibition
Prodrug	ja	nein		
orale Biover- fügbarkeit	6,5 %[a]	nur i.v.-Gabe	nur i.v.-Gabe	nur s.c.-Gabe
T_{max} (h)	0,5–2 (nüchtern) 4–6			1–3
Proteinbindung	35 %			<10 %
renale Elimination	ca. 85 %	20 %		>90 %
hepatischer Metabolismus	gering ~15 % fäkal/biliär	~80 % proteolytisch	~65 % hepatisch	
HWZ (h)	12–16	0,5–0,7	ca. 0,8	2–3
P-gp-Substrat	ja[b]			
CYP-3A4- Substrat	nein			
Besonderheit	10 % Dyspepsie			
Monitoring	Thrombinzeit ↑, PTT-Wert		aPTT, TZ, ECT	
Dosis	Beginn 1–4 h post- operativ mit 110 mg p.o. ab 2 Tag 220 mg p.o. für 10 Tage (Knieoperation) oder 28–35 Tage (Hüftoperation)	0,1 mg/kg Bolus + 0,25 mg/kg/**h** bis zu 72 h	0,5–2 µg/kg/**min** i.v. nach aPTT 1,5- bis 3-fach bzw. <100 s	2 × 15 mg s.c.
Indikation	TP bei elektiven Hüft- und Kniegelenkersatz, zur Prävention des Apoplexes und der Embolie bei VHF	Antikoagulation bei ACS mit PCI + ASS + Clopidogrel nicht zur HIT-The- rapie zugelassen	Antikoagulation bei anamnesti- scher HIT II und Krea- tinin-Clearance <20 ml/min	Prophylaxe tiefer Beinvenen- thrombosen
Kontra- indikationen	Kreatininclearance: <30 ml/min, geplante rückenmarknahe Anästhesie, >2-fache Erhöhung der Leber- werte		schwere Leberfunktions- störung	Kreatinin- clearance <30 ml/min

3

Gruppe	Thrombininhibitoren			
Substanz	Dabigatranexetilat (Pradaxa)	Bivalirudin (Angiox)	Argatroban (Argatra)	Desirudin (Revasc)
Anmerkung	bei erhöhtem Blutungs-risiko und normaler GFR 2 Tage vor Operation absetzen; sonst >3 Tage vor Operation absetzen! im Notfall ist Dabiga-tran dialysierbar (62 % Elimination nach 2 h Hämodialyse!)			Überwachung mit aPTT; maximale Erhöhung auf das Doppelte des Ausgangs-werts

P-gp = Effluxtransporter-P-Glykoprotein, der sich in der Plasmamembran des Enterozyten befindet und die Substanz aktiv wieder ins Darmlumen befördert. Hierdurch sinkt die Resorptionsrate und somit der Wirkspiegel! *ACS*: akutes Koronarsyndrom, *PCI*: perkutane Koronarintervention, *TP*: Thromboseprophylaxe, *VHF*: Vorhofflimmern

[a] PPI vermindert die Resorption von Dabigatran

[b] Beeinflussung der Dabigatranresorption durch den Effluxtransporter-P-Glykoprotein (P-gp), der wiederum durch Verapamil, Amiodaron, Clarithromycin, Chinidin sowie Ketoconazol gehemmt wird (Wirkspiegel im Blut erhöht sich!) und durch Rifampicin induziert wird (Wirkspiegel im Blut sinkt!)

Exkurs: Antagonisierung von NOAKS

- gegen Dabigatran (Pradaxa) gibt es seit 11/2015 ein humanisiertes, monoklonales Antikörperfragment (Fab), das die gerinnungshemmende Wirkung innerhalb von Minuten aufhebt: **Idarucizumab (Praxbind)** 5 g i.v. (2 × 2,5 g in jeweils 50 ml Injektionslösung); sehr teuer, Normalisierung der diluierten Thrombinzeit (dTT), Thrombinzeit (TT), Ecarin Clotting Time (ECT) und der aktivierten Thromboplastinzeit (aPTT)
- die Wirkung von **Rivaroxaban (Xarelto)** und **Apixaban (Eliquis)** kann mit **Andexanet alpha (Ondexxya)** aufgehoben werden. In der niedrigen Dosierung werden 400 mg als Bolus (15 min) und 4 mg/min für die nächsten 2 h appliziert, in der hohen Dosierung 800 mg als Bolus (30 min) und 8 mg/min über 2 h. Die Wahl der Dosierung hängt von der vom Patienten eingenommenen Dosis des Antikoagulans ab sowie vom Zeitpunkt der letztmaligen Einnahme. Andexanet alpha ist ein rekombinantes Faktor-Xa-Molekül, welches keine katalytische Aktivität besitzt, an dem aber Rivaroxaban und Apixaban binden. Andexanet alpha ist ebenfalls sehr, sehr teuer
- für die simultane Antagonisierung der Wirkung von Thrombin- **und** Faktor-Xa-Inhibitoren ist ebenfalls eine neue Substanz in Entwicklung: **Ciraparantag (PER977)**; sehr teuer, Ciraparantag bindet über Ladungsbeziehungen und Wasserstoffbrückenbindungen alle NOAKs sowie niedermolekulare Heparine, **Fondaparinux** und **Argatroban**

□ Tab. 3.6 Faktor-Xa-Inhibitoren

Gruppe		Faktor-X-Inhibitoren				
Substanz	Fondaparinux (Arixtra)	Rivaroxaban (Xarelto)	Apixaban (Eliquis)	Edoxaban (Lixiana)	Natriumpentosanpolysulfat (Fibrezym)	Danaparoidnatrium (Organ)
Wirkmechanismus	indirekte Anti-F Xa-Inhibition (AT III-abhängig)	reversibler, direkte Anti-F Xa-Inhibition	direkte Anti-F Xa-Inhibition	reversibler, direkte Anti-F Xa-Inhibition	direkte Faktor Xa-Inhibition	indirekte Anti-F xa-Inhibition (AT III-abhängig; schwach auch F II-Inhibition (22:1)
orale Bioverfügbarkeit	0 %; nur s.c.-Gabe (100 %)	>80 %	ca. 50 %	ca. 62 %	nur s.c.	
T_{max} (h)		2–4	3			4–5
Proteinbindung (%)		92–95	87	55		
renale Elimination		ca. 35 % unverändert, aktiv	ca. 25 %	ca. 50 %		vorwiegend renal
hepatischer Metabolismus		65 % über CYP-450-3A4, davon 50 % über Fäzes, 50 % über Galle	75 % (CYP-450-3A4)	Konjugation und Oxidation		
HWZ (h)	17	9–13	8–15	10–14	Ca. 24	25 bei s.c.- und 7,5 bei i.v.-Gabe (Anti-F X-Aktivität)
P-gp-Substrat		ja	ja	ja		

(fortsetzung)

▢ Tab. 3.6 (Fortsetzung)

Gruppe	Faktor-X-Inhibitoren					
Substanz	**Fondaparinux (Arixtra)**	**Rivaroxaban (Xarelto)**	**Apixaban (Eliquis)**	**Edoxaban (Lixiana)**	**Natriumpentosanpolysulfat (Fibrezym)**	**Danaparoidnatrium (Orgaran)**
CYP-3A4-Substrat	nein	ja Interaktion mit Azol-Antimykotika	ja	ja (<10 %)		
Monitoring	Anti-Xa-Aktivität, aPTT	Prothrombinzeit ↓ (Neoplastinreagenz), aPTT, Anti-Xa-Aktivität	kalibrierte Anti-Xa-Aktivität, (aPTT, Quick)			
Besonderheit	AT III-vermittelt kein HIT-Risiko hohe Stentthromboserate nach PCI				Steigerung der eigenen Fibrinolyse (Gewebsplasminogenaktivator ↑, t-PA aus Endothel ↑, Hemmung des PA-Inhibitors); Senkung der Blutviskosität	
Dosis	Prophylaxe: 2,5 mg s.c. 6 h postoperativ bis Tag 33 Therapie der NSTEMI bzw. STEMI: 2,5 mg s.c.	1 × 10 mg/d zur Thromboseprophylaxe n. Hüft- u. Knie-TEP (6–8 h postoperativer Beginn); 2 × 15 mg/d zur Therapie der tiefen Venenthrombose und Lungenembolie für 21 Tage, dann 1 × 20 mg; 1 × 20 mg/d bei VHF; 2 × 2,5 mg zur Sekundärprophylaxe des ACS **Zulassung**	2 × 2,5 mg/d zur vTE-Prophylaxe 2 × 5 mg bei VHF	1 × 60 mg bei VHF mit Risikofaktor(en) (kongestive Herzinsuffizienz, arterieller Hypertonus, Alter ≥75 Jahre, Diabetes mellitus, Apoplex, z. n. TIA) zur Therapie der TVT und LE	1–2 h präoperativ 50 mg s.c. und 50 mg beginnend ab 6 h postop. s.c.; dann 2 × 50 mg/Tag s.c.; Claudicatio intermittens: 4 × 50 mg s.c. Hinweis für neuroaxiale Verfahren: mindestens 48 h präoperativ absetzen	2- bis (3)-mal 750 IE

orthopädische venöse Thromboembolieprophylaxe	+	+ bei elektivem Hüft- und Kniegelenkersatz	+	–	+ Thromboseprohylaxe vor und nach Operationen sowie zur Behandlung von pAVK IIb	+ wenn Heparin kontraindiziert ist
internistische Thromboembolieprophylaxe	+	–	–	–	–	+ wenn Heparin kontraindiziert ist
Therapie der Thrombose	+	+	–	+	–	+ wenn Heparin kontraindiziert ist
Vorhofflimmern	–	+	+	+	–	–
ACS	+	+ (Sekundärprophylaxe seit 2013)	–	–	–	–
mechanische Herzklappe	–	–	–	–	–	–

P-gp = Effluxtransporter, der sich in der Plasmamembran des Enterozyten befindet und die Substanz aktiv wieder ins Darmlumen befördert. Hierdurch sinkt die Resorptionsrate und somit der Wirkspiegel!

3.1.4.2 Perioperatives Management von Marcumar und NOAKs („Bridgen oder Switchen")

Anmerkung: das Blutungsrisiko scheint unter NOAKs insgesamt sehr gering zu sein! HAS-BLED-Score ≥ 3 Punkte: ca. 3–5 % Blutungsrisiko/Jahr

1. **Bridging** von **Marcumar** auf **Heparin**: Marcumar absetzen, tägliche Kontrolle des INR, ab einem INR von <2,0 Gabe von Low-dose-Heparin, z. B. Clexane 2' 60–80 mg s.c.

2. **Switchen** von **NOAKs** auf niedermolekularem **Heparin**: NOAK absetzen und zum Zeitpunkt der **nächsten** oralen NOAK-Gabe normale niedermolekulare Heparindosis geben. Beim umgekehrten Switchen ähnliches Vorgehen! Niedermolekulares Heparin absetzen und zum Zeitpunkt der nächsten Heparingabe einfach auf NOAK umsteigen!

3. **Switchen** von **NOAKs** auf **Heparinperfusor**: bei der letzten NOAK-Gabe den Heparinperfusor ansetzen und anschließend nach 4 h erste PTT-Kontrolle, beim Zurückswitchen einfach Heparinperfusor absetzen und gleichzeitig NOAK geben!

Unmittelbares präoperatives Management unter NOAKs für elektive Eingriffe bei Patienten mit **normaler** Nierenfunktion (nach Empfehlung von Lai et al. 2014):

– minimales, operatives Blutungsrisiko: **Stopp** der NOAK-Einnahme **18–24 h präoperativ**

– geringes, operatives Blutungsrisiko: **Stopp** der NOAK-Einnahme **≥24 h präoperativ**

– hohes, operatives Blutungsrisiko: **Stopp** der NOAK-Einnahme **≥48 h präoperativ**

Unmittelbares präoperatives Management unter NOAKs für elektive Eingriffe bei Patienten mit **eingeschränkter** Nierenfunktion:

Empfohlener Abstand zwischen letzter NOAK-Einnahme und OP

Kreatininclearance (ml/min)	Blutungsrisiko	Rivaroxaban (Xarelto)	Apixaban (Eliquis)	Dabigatran (Pradaxa)
≥80	gering	≥24 h	≥24 h	≥24 h
	hoch	≥48 h	≥48 h	≥48 h
50–79	gering	≥24 h	≥24 h	≥36 h
	hoch	≥48 h	≥48 h	≥72 h
30–49	gering	≥24 h	≥24 h	≥48 h
	hoch	≥48 h	≥48 h	≥96 h
15–29	gering	≥36 h	≥36 h	nicht indiziert
	hoch	≥48 h	≥48 h	nicht indiziert
<15	für keine Substanz zugelassen			

3.1.4.3 Blutungsmanagement unter NOAKs (nach Empfehlung von Siegel et al. 2014)

A. milde Blutung: NOAK absetzen und zuwarten

B. mittelschwere Blutung:
  – Aktivkohle bei kurz zuvor oral eingenommenen NOAKs (gastrale Bindung von noch nicht resorbierter Substanz)
  – **Fresh frozen Plasma** (FFP) 1,5–2 l (6–10 FFP)
  – Hämodialyse (nur bei Dabigatran und ANV), alle anderen NOAKs haben eine höhere Proteinbindung (> 90 %) und können nicht dialysiert werden
  – **PPSB/FEIBA-Gabe** (30–50 IE/kg KG i.v.)

A. bei massiver Blutung:
  – Transfusion von EK und FFP im Verhältnis 1:1
  – bei lebensbedrohlicher Blutung: Gabe von spezifischen Antikörpern:

1. monoklonaler Antikörper Idarucizumab (Praxbind) gegen Dabigatran
2. F Xa-Antikörper (Andexanet-Apha)
3. F IIa+F Xa-Antikörper Aripazine (PER977)

3.1.4.4 Thrombozytäre Gerinnungshemmung

Thrombozytenaggregationshemmer werden eingesetzt

- zur Thromboseprophylaxe bei Risikopatienten
- nach Splenektomie mit reaktiver Thrombozytose
- in der Therapie des akuten Koronarsyndroms, zur Vermeidung der häufig letal verlaufenden Stentthrombose
- zur Vermeidung thrombembolischer Komplikationen bei VHF
- zur Vermeidung des Shunt- bzw. Gefäßinterponatverschlusses in der Gefäßchirurgie
- zur Prävention des Apoplex

◘ Abb. 3.6 zeigt einen Überblick über die thrombozytären Rezeptoren.

Zur Hemmung der **Thrombozytenaggregation** kommen folgende Substanzen zum Einsatz:

- **COX$_2$-Inbibitoren** wie Acetylsalicylsäure (ASS 100)
- **P2Y$_{12}$-ADP-Rezeptorantagonisten** wie Clopidogrel (Plavix), Prasugrel (Efient) und Ticagrelor (Brilique)
- **Glykopeptidrezeptor-IIb/IIIa-Antagonisten** wie Abciximab (Reopro), Tirofiban (Aggrastat), Eptifibatid (Integrilin)

◘ Abb. 3.7 zeigt einen schematischen Überblick über Möglichkeiten der medikamentösen, thrombozytären Gerinnungshemmung.

◘ Tab. 3.7 gibt den Wirkmechanismus, die pharmakokinetischen Daten sowie die Indikation der Thrombozytenaggregationshemmer wieder.

- **Anmerkung**: 10–14 %ige Erholung der Thrombozytenfunktion pro Tag nach der Beendigung der Medikamenteneinnahme; nach 7–10 Tagen haben die meisten Patienten wieder eine volle Thrombozytenfunktion

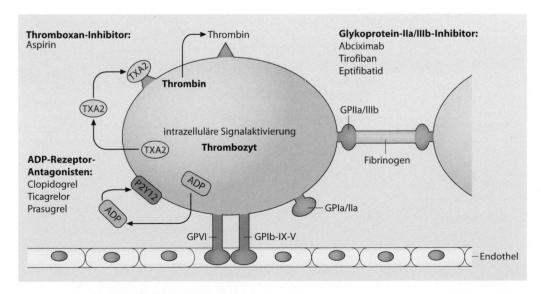

◘ **Abb. 3.6** Thrombozytäre Rezeptoren

3

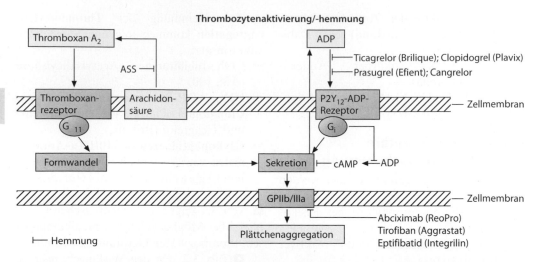

○ **Abb. 3.7** Medikamentöse Thrombozytenaggregationshemmung. (Mod. nach Schör 2012)

○ **Tab. 3.7** Thrombozytenaggregationshemmer

Gruppe	Thrombozytenhemmer				
Substanz	Acetyl-salicylsäure (ASS)	Clopidogrel (Plavix, Iscover), Cangrelor (Kengrexal)	Prasugrel (Efient)	Ticagrelor (Brilique)	Cilostazol (Pletal)
Wirk-mechanis-mus	irreversible Blockade der Cyclooxy-genase-1 → Thrombo-xan A2 ↓	ADP-Blockade	irreversible ADP-Blockade	reversible ADP-Blockade (bis zu 5 Tagen Wirkung wegen aktiven Meta-boliten)	
Prodrug	nein	ja verschiedene CYP-Enzyme, besonders CYP2C19; bis zu 20 Low-re-sponder	ja nur ein CYP-Enzym ($P_{450}3A4$)	nein	nein
orale Bioverfüg-barkeit			ca. 80 %	40 %	
T_{max} (h) der Plättchen-hemmung	4–6		1–2	1,5	
Protein-bindung			98 %	>99 %	

◘ **Tab. 3.7** (Fortsetzung)

Gruppe	Thrombozytenhemmer				
Substanz	Acetyl-salicylsäure (ASS)	Clopidogrel (Plavix, Iscover), Cangrelor (Kengrexal)	Prasugrel (Efient)	Ticagrelor (Brilique)	Cilostazol (Pletal)
renale Elimination			ca. 68 % als inaktive Metabolite	<1 %	
hepatischer Metabolismus			27 % über Fäzes	CYP 450-3A4 Aktiver Metabolit (30 %)	
HWZ (h)		12	ca. 7,4 (2–15 h)	7 (6–13)	
CYP-3A4-Substrat			ja (+2B6)		ja (3A4 und 2C19)
Besonderheiten		Interaktion mit PPI (Omeprazol) Clopidogrel-Resistenz	hohe Blutungsrate bei koronaren Bypass-Operationen	NW: Dyspnoe Interaktion mit Simvastatin und Clarithromycin (Inhibition)	
Dosis		300–600 mg LD 1 × 75 mg ED	60 mg LD 1 × 10 mg ED	180 mg LD 2 × 90 mg ED	2 × 100 mg p.o.
Darreichungsform		75-mg-Tabletten	10/5-mg-Filmtabletten	90-mg-Filmtablette	
Indikation			in Kombination mit ASS beim ACS (instabile AP/NSTEMI/STEMI mit primärer oder verzögerter PCI)	in Kombination mit ASS beim ACS (instabile AP/NSTEMI/STEMI mit primärer oder ohne PCI, wie auch bei aortokoronarer Bypass-Operation)	Claudicatio intermittierens bis Stadium pAVK II
Kontraindikation			Alter ≥75 Jahre, dann 5 mg ED/Tag, schwere Leberfunktionsstörung (Child C), Apoplex oder TIA in der Anamnese		Kreatininclearance <25 ml/min 5 Tage vor der Operation absetzen!

p-gp: Effluxtransporter, *LD*: Loadingdosis, *ED*: Erhaltungsdosis

3.1.5 Fibrinolyse

- die Fibrinolyse verhindert ein übermäßiges Anwachsen des Blutgerinnsels und verursacht seine Auflösung
- Plasminogen wird unter der Einwirkung von Plasminogenaktivatoren zu Plasmin, dem zentralen proteolytischen Enzym der Fibrinolyse umgewandelt

3.1.5.1 Plasminogenaktivatoren

- t-PA (Gewebsplasminogenaktivator) aus der Endothelzelle
- physiologische Substanzen und Medikamente (Urokinase, Streptokinase, rt-PA) u. a.

3.1.5.2 Fibrinolysehemmung

Die Hemmung der natürliche Fibrinolyse erfolgt durch folgende Komponenten:
- α_2-Antiplasmin
- α_2-Makroglobulin
- Plasminogen-Aktivator-Inhibitor (PAI-1)

3.1.5.3 Hyperfibrinolyse

🛇 Cave

Bei diffuser postoperativer Blutungsneigung nach einer vorausgegangenen kurzen, guten Gerinnungsphase bei sonst normalen plasmatischen Gerinnungstests und normwertigen Thrombozytenzahlen und Funktion, sollte an eine Hyperfibrinolyse gedacht werden!

■ **Laborwerte**
- Fibrinogen niedrig
- D-Dimere hoch (postoperativ und bei Lungenembolie immer hoch)
- sekundärer Abfall des Plasminogens
- Hyperfibrinolysenachweis im ROTEM: Abfall des MCF_{EXTEM}-Wertes innerhalb von 60 min um >15 % oder Verkürzung der CFT im APTEM-Test gegenüber EXTEM-Test

■ **Therapie**
- Gabe von Antifibrinolytika: Tranexamsäure (Cyklokapron) 15–30 mg/kg i.v. (1–2 g i.v.)

3.1.6 Monitoring der Blutgerinnung

- mittels bestimmter laborchemischer Tests sowie Point-of-care-Verfahren wird versucht, Rückschlüsse auf den aktuelle Gerinnungsstatus zu ziehen
- Normwerte und Bewertungen der einzelnen, in der Klinik angewandten Gerinnungstests sind in ◻ Tab. 3.8 zusammengestellt.

Exkurs: Quick und INR

Quick wird auch Prothrombinzeit (PT) oder Thromboplastinzeit (TPZ) genannt. Die Thromboplastinzeit wird in Sekunden gemessen und in Prozent umgerechnet (die Gerinnungszeit eines Normalplasmas entspricht 100 %). Sie beschreibt die Zeit von der Reagenzzugabe (Gewebethromboplastin und Kalzium) bis zur Fibrinpolymerisation. Die Thromboplastinzeit umfasst die Aktivitäten der Gerinnungsfaktoren I (Fibrinogen), II, V, VII und X. Der Quick-Wert wird gegen eine Plasmaverdünnungsreihe aus Referenzplasma der WHO ermittelt. Ein Quick-Wert von 50 % entspricht der Gerinnungsfähigkeit einer 1:1 mit isotoner Kochsalzlösung versetzten Plasmaprobe

INR = International Normalized Ratio; von der Weltgesundheitsorganisation (WHO) empfohlene Ergebniseinheit, zur Bestimmung des extrinsischen Systems der

Blutgerinnung. Die INR wird anhand der Thromboplastinzeit (TPZ) bestimmt. Bei der INR wird die Gerinnungszeit in Relation zu der eines Normalplasmas gesetzt. Die INR errechnet sich aus der Thromboplastinzeit (TPZ) des Patientenplasmas geteilt durch die TPZ eines Normalplasmas potenziert mit dem „International Sensitivity Index" (ISI). **ISI** = Internationaler Sensitivitätsindex, der die Empfindlichkeit eines Reagenzes erfasst. Ermöglicht rechnerisch den Vergleich von unterschiedlichen Thromboplastin-Reagenzien

$$INR = \left(\frac{PT_{test}}{PT_{normal}} \right)^{ISI}$$

Der INR-Wert bezieht sich in der Standardisierung nicht nur auf Normalpersonen, sondern nivelliert auch die unterschiedlichen Thromboplastinreagenzien, die bei verschiedenen Methoden eingesetzt werden. Daher ist der INR-Wert von den verwendeten Reagenzien weitgehend **unabhängig**. Eine Abhängigkeit von den verwendeten Messgeräten ist jedoch auch weiterhin zu beachten. **Der INR-Wert wurde zur Standardisierung der Antikoagulanzientherapie eingeführt**, weil unterschiedliche Thromboplastine verwendet werden und **sollte nur bei Patienten Verwendung finden, die mit Vitamin-K-Antagonisten behandelt werden**, weil er nur für diese Behandlungsgruppe definiert wurde.

◘ Tab. 3.8 Normwerte und Bewertung einiger Gerinnungstests

Test	Beschreibung	Normwerte	Bewertung
PTT (partielle Thromboplastinzeit)	Erfassung der **endogenen Gerinnungsfaktoren (Faktor VIII, IX, XI, XII)** geringer empfindlich: (Faktor I, II, V, X) Globaltest der plasmatischen Gerinnung: erfasste Faktoren: I, II, V, X, VIII, IX, XI, XII Zugabe von Plättchenfaktor III	30–45 s (Neugeborene: 40–60 s) therapeutischer Antikoagulationsbereich: 1,5- bis 3-fach ↑	**verkürzt bei:** – Hyperkoagulabilität **verlängert bei:** – Heparintherapie (>0,2 IE/ml Plasma) – Verbrauchskoagulopathie (DIC) – Hypofibrinogenämie – Faktorenmangel: Faktor VIII (Hämophilie A), Faktor IX (Hämophilie B) – Fibrinogenspaltprodukte >0,05 g/l Plasma – Therapie mit Dabigatran
Quick (Prothrombinzeit, PT oder Thromboplastinzeit, TPZ)	Erfassung der **exogenen Gerinnungsfaktoren (Faktor I, II, V, VII, X)** Globaltest der plasmatischen Gerinnung; erfasste Faktoren: I, II, V, X, VII Zugabe von Gewebefaktor III + Ca^{2+}	70–130 % (Neugeborene: >60 %) therapeutischer Antikoagulationsbereich: ≈20–30 %	**erniedrigt bei:** – Verminderung des Prothrombinkomplexes – Vitamin-K-Mangel – Leberzellschaden – Cumarintherapie – Verbrauchskoagulopathie (DIC) – hochdosierte Heparintherapie (>1 IE/ml Plasma) – Fibrinogenspaltprodukte >0,05 g/l Plasma

(Fortsetzung)

◘ Tab. 3.8 (Fortsetzung)

Test	Beschreibung	Normwerte	Bewertung
Thrombinzeit (PTZ)	Erfassung von **Störungen der Fibrinbildung** (3. Phase der Gerinnung) (Heparin-, Fibrinolysetherapie) erfasster Faktor: I Zugabe von Thrombin	17–24 s (Neugeborene: 10–15 s)	**verlängert durch**: – Heparintherapie – Hyperfibrinolyse (FSP) – schwerer Fibrinogenmangel (Hypo-, Afibrinogenämie) – zur Differenzierung Reptilasezeit und Fibrinogen bestimmen
Fibrinogen (I)	Erfassung des Substrats der plasmatischen Blutgerinnung	150–450 mg/dl (Neugeborene: >160 mg/dl)	**erniedrigt bei**: – Leberparenchymschaden angeboren – Hyperfibrinolyse – Verbrauchskoagulopathie (DIC) – Blutung infolge isolierter Hypofibrinogenämie erst <50 mg/dl
Faktor XIII	Aktivität des fibrinstabilisierenden Faktors	1–4 mg/dl (70–140 %)	**erniedrigt bei**: – Verbrauchskoagulopathie (DIC) – Leberparenchymschaden – gestörte Wund- und Knochenheilung – Leukämie – Verbrennung und Polytrauma – entzündliche Darmerkrankungen
„activated clotting time" (ACT)	(ACT bei Hemochron) Heparintherapie	110 ± 15 s therapeutischer Antikoagulationsbereich: 2–3 ml Nativblut	**verlängert durch**: – Heparintherapie – Aktivator zur ACT-Bestimmung ist Kaolin oder Kieselerde (Hemochron)
„ecarin clotting time" (ECT)	Hirudin therapie	bis 35 s 2–3 ml Nativblut	**verlängert durch**: – Hirudintherapie
Antithrombin III (AT III)	Erfassung des wichtigsten Inhibitors der plasmatischen Gerinnung	20 ± 6 mg/dl (75–125 %)	**erniedrigt bei**: – Verbrauch (große Wundfläche, DIC) – Leberschaden – Dilution – Sepsis – Hämodialyse; Hämofiltration
Reptilasezeit (RZ)		18–22 s (NG: bis 24 s)	**verlängert durch**: – Hyperfibrinolyse (bzw. ↑ FSP) – Hypo-, Dysfibrinogenämie – heparinunabhängig

◘ **Tab. 3.8** (Fortsetzung)

Test	Beschreibung	Normwerte	Bewertung
Fibrinmono-mere	Erfassung einer systemischen Gerinnungsaktivierung Abgrenzung einer DIC gegen Verdünnungskoagulopathie	<15 mg/l	**erhöht bei:** – Verbrauchskoagulopat-hie (DIC)
Thrombin-Anti-thrombin-III-Komplex (TAT)	Erfassung einer systemischen Gerinnungsaktivierung Abgrenzung einer DIC gegen Verdünnungskoagulopathie	1–4 µg/l	**erhöht bei:** – Verbrauchskoagulopat-hie (DIC) mit reaktiver Hyperfibrinolyse – Thrombembolie
Fibrin(ogen)-Spaltprodukte (FSP)	Nachweis einer Hyperfibrino-lyse Abgrenzung einer DIC gegen Verdünnungskoagulopathie	<300 µg/l	**erhöht bei:** – Hyperfibrinolyse – Verbrauchskoagulopat-hie (DIC) mit reaktiver Hyperfibrinolyse – fibrinolytischer Therapie – Thrombembolie – hämolytisch-urämisches Syndrom
D-Dimere	Nachweis einer Hyperfibrino-lyse, Nachweis von Fibrinspalt-produkten Abgrenzung einer DIC gegen Verdünnungskoagulopathie	4–78 µg/l	**erhöht bei:** – Verbrauchskoagulopat-hie (DIC) mit reaktiver Hyperfibrinolyse – Hyperfibrinolyse – fibrinolytischer Therapie – Thrombembolie – hämolytisch-urämisches Syndrom
„clot observation time" (COT)		Gerinnung nach 8–12 min (bei 22 °C); keine Gerinnselauf-lösung 3 ml Nativblut Glasröhrchen	**verlängert/keine Auf-lösung:** – Prothrombin-komplex-Mangel – niedrig dosiert Heparin **normal bis verlangert/ Auflösung in 1 h:** – Hyperfibrinolyse/DIC – Ungerinnbarkeit >1 h – Heparineffekt – extreme Hyperfibrinolyse – Verbrauchskoagulopat-hie (DIC) – Hämophilie **normale Gerinnselbildung/ gestörte Retraktion:** – Thrombopenie/ Thrombopathie

(Fortsetzung)

3

◻ **Tab. 3.8**   (Fortsetzung)

Test	Beschreibung	Normwerte	Bewertung
Thrombelast-ogramm (TEG) (◻ Abb. 3.8 und ◻ Abb. 3.9)	Globaltest über Thrombo-zytenzahl-, -funktion, endogene Gerinnung und Fibrinolyse **r-Zeit**: Zeit vom Start bis zur ersten Bewegung **k-Zeit**: Bewegungsbeginn bis zur Amplitudenhöhe 20 mm m_a: maximale Amplituden-höhe	**r-Zeit**: 7–15 min **k-Zeit**: 2,5–5 min (bis 2 cm-Amplitude) m_a: 45–60 mm Abgangswinkel: 60° **Beachte**: TEG und ROTEM haben unterschiedliche Norm-werte	**r-Zeit verlängert:** – Faktorenmangel – Heparinämie – Fibrinogenspalt-produkte **k-Zeit verlängert:** – Faktorenmangel – Heparinämie – Fibrinogenspalt-produkte m_a **verringert:** – Faktorenmangel (FVa, FXIII) – Fibrinogenmangel – Heparinämie – Fibrinogenspalt-produkte – Thrombopenie/-pathie **r-Zeit + k-Zeit verkürzt, m_a erhöht:** – Hyperkoagulabilität
Blutungszeit	Globaltest für das gesamte Gerinnungssystem		**verlängert:** – globale Störung der Gesamtgerinnung – Thrombozytopenie/ Thrombozytopathie – hohe Heparin-konzentration
	nach **Duke**: Stich am unteren Ohrläppchenrand + Absaugen des Bluts mit Tupfer	1–5 min	
	nach **Ivy**: Stauung des Oberarms, 2 mm langer und 2 mm tiefer Schnitt an der Innenseite des Unterarms	≈4 min	
	2 Modifikationen: – nach **Mielke** (standardisierte Schnittführung mittels speziellen Geräts) – nach **Simplate** (kürzerer Schnitt als bei Ivy)	2–9 min	
	subaquale Blutungszeit nach **Marx**	1,5–6 min	
Rumpel-Leede		keine Petechien bei $RR_{Manschette}$ 15 mmHg über dem RR_{syst} über 5 min	**Petechien bei:** – Angiopathie – Thrombozytopenie/-pat-hie

Eine normale Blutungszeit schließt eine Plättchenfunktionsstörung nicht sicher aus!

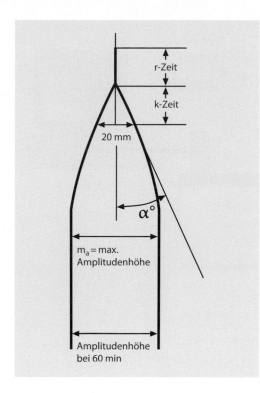

❯ Eine feste Formel zur generellen Umrechnung des Quick-Werts in den INR-Wert ist auch näherungsweise nicht möglich (Ausnahme: gleiche Methode, gleiche Reagenziencharge, gleiches Labor)! Quick und INR verhalten sich gegenläufig, ein „niedriger" Quick-Wert entspricht einer „hohen" INR.

3.1.7 Point-of-Care-Analyse der Gerinnung mittels Thrombelastometrie

Eine besondere Form des Thrombelastometers ist das sog. **Rotationsthrombelastometer (ROTEM-Analyzer)**, bei dem u. a. gezielt die Auswirkungen einer Heparintherapie oder eine Hyperfibrinolyse untersucht werden können. Einen Aufbau gibt ◘ Abb. 3.10 wieder. Es können maximal 4 Tests parallel durchgeführt werden. Testbezeichnungen und Normalwerte können ◘ Tab. 3.9 und ◘ 3.10 entnommen werden.

◘ Abb. 3.11 gibt schematisch eine ROTEM-Messung wieder.

◘ **Abb. 3.8** Thrombelastogramm (TEG) r-Zeit: Zeit vom Start bis zur ersten Bewegung (normal: 7–15 min), k-Zeit: Bewegungsbeginn bis zur Amplitudenhöhe 20 mm (normal: 2,5–5 min), ma: maximale Amplitudenhöhe (normal: 45–60 mm), α: Abgangswinkel (normal: 60°)

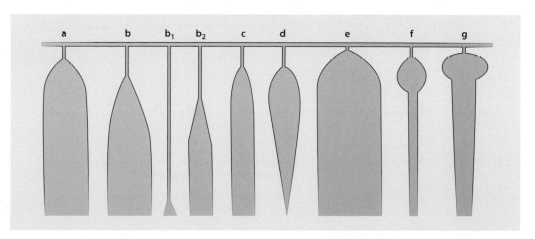

◘ **Abb. 3.9** Thrombelastogramme. **a** normal, **b** Hämophilie, **b₁** schwere Hämophilie, **b₂** leichte Hämophilie, **c** Thrombozytopenie, **d** Fibrinolyse, **e** Hyperkoagulabilität, **f** erhöhte Fibrinolyse, **g** erhöhte Gerinnung mit erhöhter Fibrinolyse

3

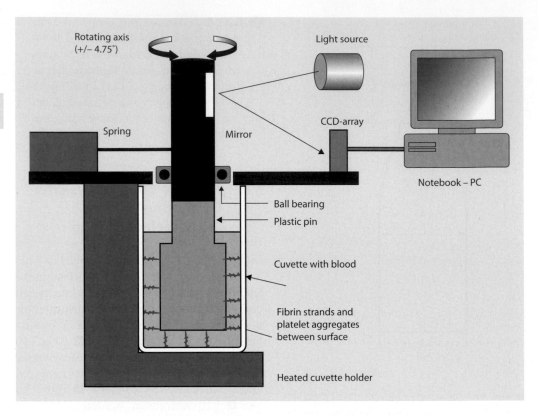

Rotating axis
(+/− 4.75°)

Light source

Spring

CCD-array

Mirror

Notebook – PC

Ball bearing

Plastic pin

Cuvette with blood

Fibrin strands and
platelet aggregates
between surface

Heated cuvette holder

Abb. 3.10   Geräteaufbau des Rotationsthrombelastometers (ROTEM-Analyzer)

Tab. 3.9   Mit dem Rotationsthrombelastometer (ROTEM-Analyzer) mögliche Testansätze

Test	Kontrollbereich	Bemerkung
INTEM	intrinsisches Gerinnungssystem	
EXTEM	extrinsisches Gerinnungssystem	
FIBTEM	Fibrinogenkonzentration	Zugabe von Cytochalacin zur Thrombozytenhemmung → Gerinnselfestigkeit ist im Testansatz nur von der Fibrinogenwirkung abhängig!
HEPTEM	Heparineffekt	Zugabe von Heparinase → Detektion von Heparin als Ursache einer Hypokoagulabilität!
APTEM	Hyperfibrinolyse	Zugabe von Aprotinin zur Hemmung der Fibrinolyse

◘ **Tab. 3.10**   ROTEM-Normalwerte

Test	INTEM	EXTEM	FIB-TEM	Bemerkungen
„Coagulation time" (CT) [s]	110–173	38–79		entspricht der initialen Thrombin- und Fibrinbildung abhängig von der Konzentration der Gerinnungsfaktoren und Inhibitoren
„Clot formation time"(CFT) [s]	34–108	34–159		Zeit, die notwendig ist, um eine Gerinnselfestigkeit von 20 mm zu erreichen abhängig von der Konzentration der Gerinnungsfaktoren/Inhibitoren, aber auch von der Fibrinogenwirkung
maximale „clot firmness" (MCF) [mm]	50–72	50–72	≥ 8	physiologischerweise kann die Gerinnselfestigkeit nach >45 min wieder geringfügig abnehmen (<15 % der MCF) abhängig von der Funktion und der Zahl der Thrombozyten, von der Konzentration des Fibrinogens und des Faktor XIII MCF <40 mm: verstärkte Blutungsneigung MCF <35 mm: Gefahr der diffusen intraoperativen Blutungsneigung **Cave**: Ist die MCF sowohl im INTEM als auch EXTEM erniedrig und der FIBTEM >10 mm (ausreichende Fibrinogenkonzentration), so sollten Thrombozyten substituiert werden!
α-Winkelgrad (°)	66–86	66–86		

Eine zu späte Korrektur von hämostaseologischen Störungen geht mit einem gesteigerten Blutverlust und Transfusionsbedarf einher → Ziel ist daher eine frühe Diagnostik und eine zeitgerechte und bedarfsgezielte Substitution mit Gerinnungsfaktoren!

❯ Unterschiedliche Messergebnisse für arterielles und venöses Blut! Am besten immer arterielles Citratblut verwenden!

ROTEM erfasst **nicht**:

- Thrombozytenaggregationshemmer (ASS, Plavix, Iscover, …)
- NMH, Fondaparinux, Danaparoid, …

3.1.8 Thrombozyten-funktionstests

Die Funktion der Thrombozyten kann z. B. mit Hilfe einiger Tests beurteilt werden, z. B.
- PF100-Test
- Multiplate

3

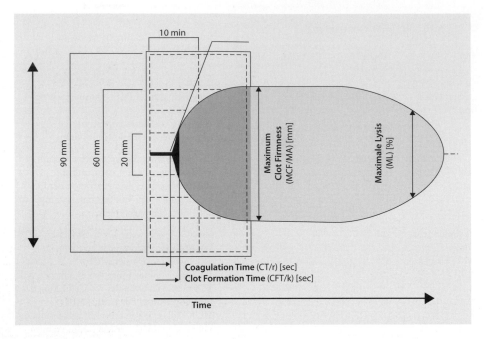

Abb. 3.11 Schematische Darstellung der Messung mit dem Rotationsthrombelastometer (ROTEM-Analyzer)

Exkurs: Multiplate ("multiple platelet function analyzer")

- Vollblutimpedanzaggregometrie zur Beurteilung der Thrombozytenfunktion
- kurze Verarbeitungszeit
- fünf Kanäle für verschiedene Aktivatoren
  - **ASPItest**: Aktivierung mittels Arachidonsäure, Substrat der Cyclooxygenase (COX). COX bildet den potenten Thrombozytenaktivator Thromboxan A_2
  - **ADPtest**: ADP stimuliert die ADP-Rezeptoren. Der wichtigste ADP-Rezeptor (P2Y12) wird durch Thienopyridine wie Clopidogrel, Prasugrel and Ticlopidin blockiert
  - **ADPtest HS**: Die Zugabe des endogenen Inhibitors PGE_1 erhöht die Sensitivität von ADPtest HS gegenüber den Effekten von Clopidogrel und verwandten Medikamenten im Vergleich zum ADPtest
  - **TRAPtest**: TRAP-6 bindet direkt am Thrombinrezeptor des Thrombozyten und führt zu einer sehr starken Thrombozytenaktivierung. Der

TRAPtest erlaubt somit die Messung der Wirkung von GPIIb/IIIa-Antagonisten auch in Patienten unter ASS- und Clopidogreltherapie
  - **COLtest**: Kollagen stimuliert die Thrombozyten über den Kollagenrezeptor. Es kommt zur Freisetzung von Arachidonsäure, welche durch die COX zu Thromboxan A_2 umgewandelt wird
- das Multiplate erlaubt in wenigen Minuten eine schnelle Differenzialdiagnose eines Teils der Thrombozytopathien sowie ein Therapiemonitoring
- Diagnose genereller Thrombozytenfunktionsstörungen nach pumpengetriebenen Geräten (HLM, Nierenersatz etc.)
- Antikoagulanzien (wie z. B. Citrat) beeinflussen die Empfindlichkeit der Analytik
- scheint geeignet „non-responder" bzw. „fast metabolizers" zu erkennen und „therapeutic drug monitoring" zu betreiben, allerdings wenige prospektive Daten

3.2 Hämorrhagische Diathesen

- Koagulopathien (Störungen der plasmatischen Blutgerinnung)
- Angiopathien (Störungen der Gefäße, z. B. M. Osler, allergische oder rheumatische Purpura)
- Thrombopathien (Störungen der Thrombozyten)
    - Thrombozytopenien (Bildungsstörungen, gesteigerter Abbau, z. B. M. Werlhof)
    - Thrombozytopathien
        - angeboren: z. B. von-Willebrand-Jürgens-Syndrom
        - erworben: z. B. Medikamente (ASS, andere NSAID etc.), Urämie, Leberzirrhose
- Kombination: von-Willebrand-Jürgens-Syndrom (leichter Faktor-VIII-Mangel und Thrombopathie und Angiopathie)

3.2.1 Störungen der Blutgerinnung (Koagulopathien)

3.2.1.1 Qualitative/quantitative Synthesestörung von Gerinnungsfaktoren

- angeborene Defektkoagulopathien
    - Hämophilie A (Faktor-VIII-Mangel), Inzidenz 1:10.000–20.000; präoperative Zielwert der FVIII-Konzentration ist 80 % → Gabe von Faktor VIII-Präparat → 1 IE F VIII/kg führt zu einem F VIII-Anstieg von 1–2 %
    - Hämophilie B (Faktor-IX-Mangel), Inzidenz 1:100.000
    - Angiohämophilie von-Willebrand-Jürgens-Syndrom, Inzidenz 1:100 bis 1:200, häufig milde Verlaufsform
- erworbene Defektkoagulopathien
    - Verminderung des Prothrombinkomplexes (FII, VII, IX, X) durch Synthesestörung in der Leber, Vitamin-K-Mangel

- Immunkoagulopathien/Hemmkörperhämophilien
    - Autoantikörper (Kollagenosen, Leberererkrankungen)
    - Isoantikörper (Rh-Inkompatibilität)

3.2.1.2 Verlust- und Verdünnungskoagulopathie

- **Verlustkoagulopathie**: Verlust der zellulären und plasmatischen Blutbestandteile durch Blutung
- **Verdünnungskoagulopathie**: Verdünnung aller plasmatischen Bestandteile des Blutes mit kristalloiden oder kolloidalen Volumenersatzmitteln oder EK

3.2.1.3 Verbrauchskoagulopathie, disseminierte intravasale Koagulopathie (DIC)

- beide Begriffe werden synonym verwendet
- DIC bedeutet den Zusammenbruch des hämostaseologischen Systems. Es besteht eine Imbalance zwischen Neusynthese und Verbrauch von Thrombozyten und Gerinnungsfaktoren. Das Gerinnungssystem kann durch verschiedene Ursachen generalisiert aktiviert werden. Es kommt zu einer Hyperkoagulabilität. Eine Störung der Mikrozirkulation ist die Folge. Kompensatorisch versucht der Körper, die Mikrothromben wieder aufzulösen, und reagiert mit einer gesteigerten Fibrinolyse. Da aber weiterhin Gerinnungsfaktoren in höherem Maße verbraucht als neusynthetisiert werden, gelingt es schließlich nicht mehr, ein normales Gerinnungspotenzial aufrecht zu erhalten
- chronische DIC ist meist kompensiert, kann aber sowohl zu Thrombosen als auch zu Blutungen führen
- ◘ Tab. 3.11 gibt einen Vergleich zwischen den verschiedenen Stadien der Verbrauchskoagulopathie und der Verlustkoagulopathie

◻ Tab. 3.11 Stadien der Verbrauchskoagulopathie (DIC)/Verlustkoagulopathie

	Stadium I (Hyperkoagulabilität)	Stadium II (kompensierte DIC)	Stadium III (Hyperfibrinolyse, subakute DIC)	Stadium IV (akute DIC)	Verlustkoagulopathie
Gerinnung	↑	↑	↓	↓↓	↑
Verbrauch	↔	↑	↑	↑↑	↑
Fibrinolyse	↔	↔	↑	↑↑	↔
Quick	↔	↔	↓	↓↓	↓↓–↓↓
PTT	↓	↔	↑	↑↑	↑–↑↑
PTZ	↔	↔–↑	↑	↑↑	↔
Fibrinogen	↑	↔	↓↓	↓↓	↓–↓↓
Thrombozyten	↔	↔↓	↓	↓↓	↓–↓↓
AT III	↔	↓	↓↓	↓↓	↓–↓↓
FSP	↔	↔–↑	↑	↑↑	↔
Faktor XIII	↑↑	↔	↓	↓↓	↔–↓
TAT	↔–↑	↑	↑↑	↑↑	↔
D-Dimere	↔–↑	↑	↑	↑↑	↔

↔ = normal, ↑ = erhöht bzw. verlängert, ↑↑ = stark erhöht bzw. verlängert, ↓= erniedrigt bzw. verkürzt, ↓↓= stark erniedrigt bzw. verkürzt

Ursachen einer DIC
- **akute DIC**
  - schweres Trauma
  - Schock
  - Sepsis
  - Verbrennungen
  - geburtshilfliche Komplikationen
  - akute Pankreatitis
  - Hämolyse (Massiv- oder Fehltransfusion)
  - Intoxikationen
  - Schlangenbiss
- **chronische DIC**
  - Lebererkrankungen
  - maligne Tumoren, Leukämie
  - schwere Systemerkrankungen

Therapie
- Therapie der Grunderkrankung
- Beseitigung der Hyperkoagulabilität
- Unterbrechung der Umsatzsteigerung
- Verhinderung der Mikrothrombosierungen
- Beseitigung der Mikrothromben im Gefäßsystem

Therapiehinweise bei Verbrauchskoagulopathie
- Substitutionstherapie zielt v. a. auf das Erhalten eines hohen Niveaus an Inhibitoren der Blutgerinnung ab. Daher werden Faktorenkonzentrate (mit überwiegend prokoagulatori-

schen Substanzen) nur herangezogen, wenn ein ausreichender Hämostaseausgleich durch FFP nicht möglich ist
- kein Heparin bei blutenden Patienten
- Thrombozytensubstitution, wenn Thrombozytenzahl <10.000–30.000/μl
- evtl. Antithrombinsubstitution (AT III), wenn <70 %
- PPSB enthält aktivierte Faktoren, daher erst dann, wenn AT III normalisiert bzw. ausreichend substituiert worden ist
- Fibrinogen führt zur weiteren Gerinnungsaktivierung
- eine antifibrinolytische Therapie ist bei der DIC grundsätzlich kontraindiziert (Ausnahme: Überwiegen der reaktiven Fibrinolyse und Blutung)

Die Therapieansätze der DIC sind in ◘ Tab. 3.12 dargestellt.

3.2.1.4 Therapie von Gerinnungsstörungen

Früher eher das „Gießkannenprinzip" (Gabe von einem Cocktail an Gerinnungsfaktoren z. B. FFP oder PPSP und Fibrinogen sowie physiologischen Gegenspieler wie z. B. Antithrombin). Heute primär Durchführung einer zeitnahen, zum Teil bettseitigen Gerinnungsdiagnostik (Point-of-care-Diagnostik) und anschließend gezielte Substitution von Gerinnungsfaktoren.

3.2.2 Traumainduzierte Koagulopathie (TIC)

- **Ursachen**
- Verletzung von Endothel mit Aktivierung des zellulär vermittelten Gerinnungssystems
- systemische Hypoperfusion
- systemische Inflammation durch das Trauma/Gewebetrauma mit Freisetzung von intrazellulären Mitochondrienstrukturen, die eine generalisierte Inflammation hervorrufen mit Vasodilatation und „capillary leak"

Es kann klinisch zur tödlichen Trias mit **Azidose** (pH ≤7,2), **Hypothermie** (Körperkerntemperatur <36 °C) und **Hypokoagulopathie** durch Verdünnung und einen erhöhten Verbrauch von Gerinnungsfaktoren kommen.

◘ **Tab. 3.12** Therapie der Verbrauchskoagulopathie (DIC)/Verlustkoagulopathie

	Stadium I (Hyperkoagulabilität)	Stadium II (kompensierte DIC)	Stadium III (Hyperfibrinolyse, subakute DIC)	Stadium IV (akute DIC)	Verlustkoagulopathie
Heparin	+	+	(+)?	–?	
FFP		+	+	+	+
Thrombozyten		(+)	+	+	+
AT III		(+)	+	+	(+)
PPSB			(+)	+	(+)
Fibrinogen			–?	(+)	
Plasminogen				?	
Fibrinolytika (rt-PA)				?	

+ = indiziert, (+) = bedingt indiziert, –? = fraglich kontraindiziert, +? = fraglich indiziert

3

Hämostaseologisch kommt es zu einem Anstieg von zellulärem Thrombomodulin → Bildung eines Thrombin/Thrombomodulinkomplex → Aktivierung von Protein C → FVa und FVIIIa ↓ → Plasminogenaktivatorinhibitor (PAI) ↓ → Hyperfibrinolyse

■ **Therapie**
— „damage control resuscitation" mit **permissiver Hypotension** (MAP von 60–65 mmHg bzw. systolischer RR <90 mmHg) und chirurgische Blutstillung oder packing
— restriktive Volumentherapie zur Vermeidung einer Verdünnungskoagulopathie
— Ausgleich der Azidose (Ziel-pH >7,3) und Hypokalzämie (ionisiertes Ca^{2+} >1,1 mmol/l)
— Beseitigung der Hypothermie und Aufrechterhaltung einer Normothermie mit Temperatur >36,0 °C (angewärmte Infusionslösungen bzw. Infusionswärmer, Einsatz des Level-1- oder Rapid-Infusion-Systems (RIS), Wärmedecken/-gebläse, …)
— Transfusion von Blutprodukten mit Ziel-Hb von (7)–8–9 g/dl während der Blutung bzw. Hkt >25 % → Erythrozyten drängen die kleinen Thrombozyten an den Blutgefäßrand und stellen u. a. Phospholipide, Adenosindiphosphat (ADP) und Thromboxan-A_2 zur Verfügung und sind Katalysatoren der Clotbildung!
— Gabe von gerinnungsaktiven Präparaten zum Ausgleich eines Gerinnungsfaktorenmangels (Fibrinogensubstitution (Haemocomplettan)) nach Ergebnis des FIBTEM-Tests im ROTEM oder kalkuliert bei bestehender Blutung und Fibrinogenwerten <150 mg/dl; PPSB (Beriplex) zur Therapie und Prophylaxe von Blutungen durch hereditäre oder erworbenes Faktorendefizit (25 IE/kg). Die noch vor einigen Jahren regelmäßig durchgeführte Kombination von PPSB mit Antithrombin wird nicht mehr empfohlen! Bei massivem Blutverlust kann allerdings ein Defizit der Faktoren V, VIII und XI vorliegen, welches

nicht mit Konzentraten therapierbar ist. In diesen Fällen ist eine FFP-Transfusion indiziert und häufig unausweichlich
— Hemmung einer Hyperfibrinolyse mit Tranexamsäure (1–2 g Cyclokapron) i.v. und 1 g über 8 h, kalkuliert bei Polytrauma oder nach Rotationselastogramm (ROTEM); **Cave:** Patienten mit Niereninsuffizienz; Gefahr des zerebralen Krampfanfalls aufgrund GABA-antagonistischer Wirkung
— als Ultima ratio gilt die Gabe von aktivierten Faktor VII (Novoseven)

Prädiktoren für eine erhöhte Mortalität sind:
— Temperatur <35 °C
— Basenexzess <–6
— INR >2,5
— RR_{syst} <110 mmHg
— Hb <6,2 g/dl
— Thrombozyten <100.000/µl
— Fibrinogen <100 mg/dl

❯ Eine „damage control resuscitation" beinhaltet die Gabe von Erythrozyten, Fresh-frozen-Plasma und Thrombozytengaben im Verhältnis von 5 EK/5 FFP/1–2 TK.

3.2.3   Akute perioperative Blutung

■ **Ursachen**
— gastrointestinale (Stress-)Blutungen
— intraoperative, chirurgische Blutungen
— Blutungen aufgrund von einer Verdünnungskoagulopathie z. B. nach Trauma
— Traumaassoziierte Gerinnungsstörungen, ▶ Abschn. 3.2.2
— postpartale, atonische Nachblutungen, ▶ Kap. 24
— durch eine Hypothermie bedingte Blutungen
— Blutungen bedingt durch gerinnungshemmende Medikamente, z. B. unfraktionierte Heparine, Thrombozytenaggregationshemmer oder neue orale

Antikoagulanzien · (NOAK);
▶ Abschn. 3.1.3
━ Blutungen bei Gerinnungsstörungen
z. B. bei Leberzirrhose, …

■ **Diagnostik**
━ klassische Gerinnungsanalyse mit
Quick-, PTT-, Fibrinogen- und
Thrombinzeitmessung
━ ROTEM-Analyse (▶ Abschn. 3.1.7)
━ orientierende Messung der Blutungszeit
n. Duke, …

■ **Therapie**
Therapiemöglichkeiten sind:

■ ■ **Allgemeine und Interventionelle
Therapiemaßnahmen**
━ Unterspritzung einer gastrointestinalen
Blutung, chirurgische Intervention mittels
vaskulärer Unterbindung, Fibrinkleber,
hämostypisches Flies (z. B. Tambotamp),
radiologisches Gefäß-Coiling, etc.
━ Wärmezufuhr bei Hypothermie
━ Ausgleich des derangierten Säure-Basen-
Haushalts, Therapie einer Hypokalziämie, …
━ Gabe von Konakion 10 mg i.v. bei be-
gleitender Marcumartherapie

■ ■ **Gezielte Therapie mit Gerinnungsfaktoren**
Gabe von **Gerinnungsfaktoren** (kalkuliert
oder nach ROTEM-Analyse) in Form von
Fresh-frozen-Plasma oder einzelnen Gerinnungspräparaten z. B. PPSB-Präparat
(Beriplex), Fibrinogen (Haemocomplettan)
oder Faktor-VIIa-Konzentrat (Novoseven):
━ **PPSB**:
━ Präparate sind nur auf den Gehalt an
Faktor **IX** standardisiert, die Faktoren II, VII (teils <20 %), X, sowie Protein C, S und Z unterliegen großen
Schwankungen (1 IE ist die Aktivität
von 1 ml Plasma beim Gesunden)
━ da beim Isolierungsverfahren die Gerinnungsfaktoren teilweise aktiviert

werden, sind den Präparaten Heparin
(250 IE) und AT III (15–30 IE) zugesetzt (**Cave**: heparininduzierte
Thrombozytopathie Typ II!)
━ **Indikationen**
━ Blutungen und Blutungsneigung bei
Faktor-II-, VII-, IX- und -X-Mangel
(angeboren oder erworben)
━ orale Antikoagulanzientherapie (Kumarine)
━ schwerer Leberparenchymschaden
(wenn Quick im kritischen Bereich,
z. B. vor Leberbiopsie)
━ Vitamin-K-Mangel, der gerinnungs-
wirksam ist (Resorptionsstörungen,
lange parenterale Ernährung)
━ Protein-C-, -S-, -Z-Mangel
━ Verbrauchskoagulopathie Stadium IV
━ **Anmerkung**: Substitution der Gerinnungsfaktoren erst bei systemischer
Blutungsneigung, nicht nur nach Labor-
parametern

Dosis

Faustregel:
━ Initialdosis (IE) = gewünschter Faktoren-
anstieg (%) × Körpergewicht (kg)

oder:
━ 1 IE/kg → Quick-Wert ↑ um 0,8 %
(0,5–1,0 %)
━ 1 IE/kg → Aktivitätsanstieg von Faktor IX um 0,8 % (0,5–1,0 %)
━ 1 IE/kg → Aktivitätsanstieg der Faktoren II, VII und X um 1,6 % (1–2 %)

━ **Nebenwirkungen**:
━ allergische Reaktion
━ thromboembolische Komplikationen
wie Thrombophlebitis, akuter Myokardinfarkt, Thrombose, Embolie oder
DIC
━ Hemmkörperreaktion (Hämophilie B)

Hinweise zur PPSB -Gabe

- bei heparininduzierter Thrombopathie (HIT) erfolgt die Gabe von PPSB *ohne* Heparinzusatz (z. B. Cofact®)
- Schwangerschaft und Stillzeit: strenge Indikationsstellung
- Substitution der Gerinnungsfaktoren bei Synthesestörung der Leber:
    - Gerinnungsfaktorensubstitution → Gefahr einer Verbrauchskoagulopathie
    - Gerinnungsfaktoren und AT III-Substitution → Gleichgewicht auf höherem Niveau → Laborwertekorrektur? → Blutungsneigung nur fraglich verbessert
- in klinischen Studien wurde bisher aufgrund neuerer Herstellungsverfahren keine Übertragung einer Virusinfektion (Hepatitis, HIV) beobachtet

- **Faktor-VII-Konzentrat** (Novoseven):
    - rekombiniertes, aktiviertes Eptacog alfa = Blutgerinnungsfaktor VII
    - NovoSeven 1 mg (50 kIE), 2 mg (100 kIE), 5 mg (250 kIE), 8 mg (400 kIE)
    - HWZ: 35–54 min
- **gesicherte Indikationen**
    - angeborene Hemmkörperhämophilie A und B
    - erworbene Hemmkörper gegen Faktor VIII und IX
    - kongenitaler Faktor-VII-Mangel
    - Thrombasthenie Glanzmann → 3 Dosen von 80–120 µg/kg im Abstand von 2 h
- weitere **klinische Indikationen** (Off-label-Indikationen):
    - persistierende lebensbedrohliche Blutungen nach stumpfen/penetrierenden Traumata trotz chirurgischer Versorgung
    - vital gefährdende intra- und postoperative Blutungen
    - vital gefährdende peripartale Blutungen
    - intrazerebrale Blutungen
    - lebensbedrohliche Lungenblutungen (z. B. invasive Aspergillome, TBC)
    - lebensbedrohliche gastrointestinale Blutungen nach erfolgloser hämostatischer Behandlung
- **Kontraindikationen**
    - etablierte disseminierte intravasale Gerinnung (DIC)
    - frische venöse und arterielle thrombembolische Ereignisse
    - akuter ischämischer zerebrovaskulärer Insult
    - akuter Myokardinfarkt
    - Sepsis
    - Marcumarblutung (besser PPSB und Vitamin K geben!)
    - Blutung bei Fibrinogen- oder Faktor-XIII-Mangel
    - Allergie auf Maus-, Hamster- oder bovine Proteine
- **Nebenwirkungen**
    - Thrombenbildungen
    - Gefäßverschlüsse (Ischämien)
    - Myokardinfarkte, zerebrovaskulärer Insult
    - Fieber
    - allergische Hautreaktionen
- **Voraussetzungen** für eine Faktor-VII-Gabe:
    - Normothermie bzw. Therapie einer Hypothermie
    - ausgeglichener Säure-Base-Haushalt (pH-Wert >7,2)
    - Thrombozyten >50.000 × 10^9/l (besser 100.000 × 10^9/l)
    - Fibrinogen >50 mg/l (besser 100 mg/l)
    - Ausschluss von chirurgischen Blutungen, Antikoagulanzienblutung, therapeutischen induzierten Gerinnungsstörungen, disseminierter intravasaler Gerinnung, Sepsis, thrombembolischem Ereignis (LAE, Myokardinfarkt, zerebrovaskulärer Insult, TVT), infauster Prognose des Grundleidens

— vor Gabe von Faktor VIIa evtl. empiri-
sche Gabe von:
- 4–6 Fresh-frozen-Plasma (10–15 ml/
kg)
- 1–2 Thrombozytenkonzentrate
- 1–2 IE/kg PPSB
- evtl. Fibrinogen 2–(4) g
- evtl. Tranexamsäure (Cyclokapron)

Dosis

— **Initialbolus**: 90 µg/kg i.v. als Bolusinjektion über 2–5 min in das proximale Lumen! Die zubereitete Lösung nicht in den Infusionsschlauch
injizieren (haftet an Plastik), mit
Infusionslösungen mischen oder in
einer Tropfinfusion verabreichen
(◯ Tab. 3.13)
— **Repetitionsbolus**:
- bei leichten bis mittelschweren
Blutungen: 1–2 Repetitionen
im 3-h-Intervall mit ED von
90 µg/kg i.v.
- bei schweren Blutungen: Repetitionen im 3-h-Intervall für
1–2 Tage, wobei sich die Dosierung nach der Schwere der
Blutung richtet
— Falls die Blutung dann nur wenig
oder keine Regredienz zeigt bzw.
bevor weitere Repetitionsboli verabreicht werden, ist die Indikation
zur Gabe von rFVII a grundsätzlich zu überdenken!

◯ **Tab. 3.13** Dosierungstabelle von NovoSeven

Gewicht (kg)	50	60	70	80	90	100
Dosis (mg)	4,5	5,4	6,3	7,2	8,1	9

— **Fibrinogen** (Faktor I, Haemocomplettan
HS)
— **Indikationen**:
- angeborener Fibrinogenmangel
(Hypo-, Dys-, Afibrinogenämie)
- erworbener Fibrinogenmangel bei
Synthesestörungen (schwerer Leber-
parenchymschaden), Verbrauchs-/
Verdünnungskoagulopathie, ggf.
Hyperfibrinolyse

Dosis

— initial 1–2 g i.v.
— bei schweren Blutungen initial 4–8 g
— bei Traumapatienten nach initialem Bolus noch 2 g über 24 h
— **Faustregel**: erforderliche Fibrinogen-
dosis (g) = gewünschter Fibrinogen-
anstieg (g/l) × Plasmavolumen (l)
- wobei Plasmavolumen
(l) = 0,041 × kg
- z. B. Anstieg um 100 mg/dl bzw.
1 g/l bei einem 70-kg-Patienten
- 1 g/l × 70 kg × 0,041 = 2,9 g

— **Nebenwirkungen**
- allergische Reaktion
- kritische Grenze des Plasmafibrinogens
bei Werten <**50** 100 (75) mg/dl
- Fibrinogen führt zur Gerinnungs-
aktivierung
- Fibrinogen >500 mg/dl erhöht das Risiko
thromboembolischer Komplikationen
- in klinischen Studien wurde bisher
aufgrund neuerer Herstellungsverfahren keine Übertragung einer Virusinfektion (Hepatitis, HIV) beobachtet
— **Gabe von Antifibrinolytika**, kalkuliert
oder nach ROTEM-Diagnostik
- z. B. Tranexamsäure (Cyclokapron)
- 1 Amp. à 5 ml = 500/1.000 mg
— **Wirkmechanismus**: Hemmung der Umwandlung von Plasminogen zu Plasmin

3

— **Indikationen**
  – Prophylaxe und Therapie von Blutungen infolge primär gesteigerter Fibrinolyse
  – Antidot bei medikamentös induzierter Fibrinolyse

> **Dosis**
>
> — 2- bis 3-mal/Tag 500–1000 mg langsam i.v. (Kinder 10 mg/kg)
> — 3- bis 4-mal/Tag 1–2 Filmtablette p.o.

— **Kontraindikationen:** Hämaturien aus den oberen Harnwegen, da die Gefahr einer Gerinnselretention in der Niere oder im Ureter mit nachfolgender Obstruktion der Harnwege besteht
— **Nebenwirkungen**
  – Übelkeit, Erbrechen
  – Krampfanfälle
  – bei Langzeitbehandlung ist auf Störung des Farbsinns zu achten
— **Gezielte Therapie mit Antagonisten**
  – z. B. **Heparinantagonisierung mit Protamin** (1–1,3 ml Protamin 1000 inaktiviert 1000 IE Heparin). Auch niedermolekulares Heparin kann zu 50–70 % durch Protamin antagonisiert werden

3.2.4 Erworbene Hemmkörperhämophilie

▪ **Ursache**
— immunologisches Krankheitsbild, bei dem kreuzreaktive IgG-Antikörper gegen F VIII oder F IX ausgebildet werden

▪ **Letalität**
— je nach Inhibitorspiegel beträgt die Letalitätsrate bis zu 22 %

▪ **Klinik**
— Weichteil-, Muskel- und urogenitale Einblutungen
— Laborchemisch: verlängerte aPTT bei normalem INR

▪ **Therapie**
— schwere Blutung und Inhibitortiter <5 Bethesda (BU)-Einheiten[1] („low responder"): hochdosiertes F VIII-Konzentrat FEIBA (75–100 IU/kg) oder rFVIIa (90–120 µg/kg, Wiederholung nach 2 h)
— schwere Blutung und Inhibitortiter >5 Bethesda-Einheiten („high responder"): Inhibitorspiegel zu hoch, um befriedigende FVIII-Spiegel zu generieren, sodass aktivierter Prothrombinkomplex oder rFVIIa die primären Therapieoptionen sind
— bei Therapieversagen ist die Plasmapherese mit folgender FVIII-Konzentratsubstitution indiziert
— Blutgerinnungsfaktor IX (Octanine, AlphaNine) geben; erforderliche Einheiten = Körpergewicht (kg) × gewünschter Anstieg der Faktor-IX-Aktivität (%) (I.E./dl) × 0,8

3.2.5 Von-Willebrand-Jürgens-Syndrom (vWJS)

— Erstbeschreibung von Erik von Willebrand aus Helsinki

▪ **Inzidenz**
— 1 % der Bevölkerung; damit ist die Krankheit die häufigste, angeborene Gerinnungsstörung

---

1 Bu/ml: 1 Bethesda-Einheit entspricht der Menge an Antikörper, die in einer Mischung von Normal- und Patientenplasma zu einer 50%igen Aktivierung von normaler F VIII-Aktivität führt.

3.2.5.1 Pathophysiologie

Der vW-Faktor (vWF) spielt bei der Blutgerinnung eine entscheidende Rolle. An der Stelle der Gefäßverletzung vermittelt er die Thrombozytenadhäsion und -aggregation. Da der vWF auch Trägerprotein für Faktor VIIIc ist, kommt es auch zu einer verminderten Aktivität von Faktor VIIIc → gestörte plasmatische Gerinnung. Das klinische Bild ist nicht einheitlich. Es treten sowohl Störungen des thrombozytären Systems (petechiale Blutungen, verlängerte Blutungszeit) als auch Störungen des intrinsischen Gerinnungssystems (hämophiler Blutungstyp, verlängerte aPTT) auf Typeneinteilung des vWJS. Typeneinteilung des vWJS: ◘ Tab. 3.14 und ◘ 3.15.

- **Klassifikation (2002)**
- **angeborenes vWJS**: anhand von laborchemischen Untersuchungen, Einteilung in 3 Typen:
  - **Typ I** (Häufigkeit: 80 %, vWF und Faktor VIIIc vermindert)
  - **Typ II** (2A/2B/2 M/2 N, Häufigkeit: 15 %, strukturelle und funktionelle Defekte des vWF; vW-Faktor und Faktor VIIIc können vermindert oder normal sein)
  - **Typ III** (Häufigkeit: ca. 1 %; vWF fehlt, und Faktor VIIIc ist stark vermindert)
- **erworbenes vWJS** (z. B. bei lymphoproliferativem Syndrom, monoklonalen proliferativen Erkrankungen, malignen Lymphomen, autoimmunologischen Erkrankungen, Hypothyreose, Valproinsäuretherapie, Herzklappenerkrankungen)

- **Diagnostik**
- positive Familienanamnese und Klinik
- Bestimmung von Faktor VIIIc, Ristocetin-Kofaktor (Rcof), vWF, von-Willebrand-Antigen, Multimerenanalyse

◘ **Tab. 3.14** Von-Willebrand-Jürgens-Syndrom – Typeneinteilung. (Adaptiert nach Kleinschmidt 2002)

Test	Typ 1	Typ 2A	Typ 2B	Typ 2 N	Typ 3
VWF-Antigen	vermindert	normal bis vermindert	normal bis vermindert	normal	fehlt
Ristocetin-Kofaktor	vermindert	vermindert	vermindert	normal	fehlt
Kollagenbindungs-aktivität	vermindert	vermindert	vermindert	normal	fehlt
Multimere	vermindert	große und/oder mittelgroße fehlen	groß-molekulare fehlen	normal	fehlen
Faktor VIII	normal bis vermindert	normal bis vermindert	normal bis vermindert	vermindert	stark vermindert
RIPA	normal bis vermindert	normal bis vermindert	gesteigert [a]	normal	vermindert
Thrombozytenzahl	normal	normal	normal vermindert[a]	normal	normal

VWF: Von-Willebrand-Faktor-Antigen; *RIPA*: ristocetininduzierte Plättchenaggregation
[a] Kontraindikation für DDAVP-Gabe!

◘ Tab. 3.15 Typeneinteilung: Klassifikation des von-Willebrand-Jürgens-Syndroms. (Adaptiert nach Kleinschmidt 2002)

Typ	Häufig-keit	Charakteristik	Verteilungs-muster der vWF-Multimere	Genetische Übertragung	Klinische Symptomatik	Therapie
1	70–80 %	quantitative Verminderung des vWF	normale Verteilung	autosomal-dominant mit variabler Penetranz und Expressivität	oft keine oder nur milde Blutungs-neigung; oft erst bei operativen Eingriffen	DDAVP, insbesondere bei normaler Thrombo-zytenzahl
2A	ca. 10 %	qualitative Verminderung des vWF	ver-minderte oder fehlende hoch-molekulare und mittel molekulare Multimere	autosomal-dominant und rezessiv mit vielfältigen Mutationen	variabel, meist mittelschwere Blutungsneigung	Konzent-rate mit vWF und F VIII, DDAVP kaum wirksam
2B	ca. 3–5 %	abnormer vWF mit erhöhter Affinität zum GP-Ib-Rezeptor	hoch-molekulare Anteile fehlen, da verstärkt abgebaut (Proteolyse)	autosomal-rezessiv mit multiplen Mutationen	variabel, schwere Blutungs-neigungen sind möglich	Konzent-rate mit vWF und F VIII, DDAVP kontra-indiziert!
2M	ca. 3 %	verminderte vWF-Throm-bozyten-Interaktion	normal, bei Typ Vicenza „supra-moleku-lare" Multi-mere vorhanden		variable, schwere Blutungs-neigungen sind möglich	Konzent-rate mit vWF und F VIII, DDAVP kaum wirksam
2N	ca. 3 %	verminderte vWF-Affinität zu F VIII	normal, Faktor-VIII-Aktivität <25 %		oft klinische Ähnlichkeit mit der Hämo-philie A	Konzent-rate mit vWF und F VIII
3	ca. 1 %	nahezu komplettes Fehlen des vWF	normal, sofern vWF überhaupt nachweis-bar		schwere Blutungsneigung mit Faktor-VIII-Erniedrigung	Konzent-rate mit vWF und F VIII Alloanti-körper-bildung in 10–15 %

- in nur 60 % der Fälle verlängerte Blutungszeit (bei Hämophilie normal) und aPTT-Verlängerung bzw. in 40 % normale Blutungszeit im Screening-Test
- in 90 % der Fälle Nachweis eines verminderten Ristocetin -Kofaktors (vWF: Rcof, Ausnahme Typ 2N) und verlängerte Plättchenhaftungszeit im „platelets function analyzer" (PFA) → PFA-Test hat eine hohe Sensitivität (95 %) beim vWJ-Syndrom

- **Von-Willebrand-Faktor**
- HWZ: erste HWZ beträgt 3 h, die anschließende zweite HWZ 12–20 h
- Konzentration ca. 10 mg/l bzw. 40–240 % (hohe inter- und intraindividuelle Variabilität)
- veränderte Spiegel bei: Blutgruppe 0 ↓, Farbige ↑, Entzündung ↑, Frauen > Männer, Schwangerschaft ↓

Erhöhte Spiegel im Rahmen der entzündlichen Akutphase!
- Synthese in den Endothelzellen und den Megakaryozyten, Speicherung in den Thrombozyten (α-Granula) sowie den Weible-Palade-Körperchen der Endothelzellen

- **Therapieoptionen**
- ◘ Tab. 3.16
- Desmopressin bei Typ 2B kontraindiziert
- Östrogenpräparate können bei Frauen mit vWS die Synthese des vWF in den Endothelzellen steigern!

3.2.6 Heparininduzierte Thrombozytopenie (HIT)

- Synonym: heparinassoziierte Thrombozytopenie, -pathie (HAT)
- Einteilung nach Chong in Typ I und Typ II
- Inzidenz: ca. 10 % für Typ I und 0,5–5 % für Typ II

3.2.6.1 HIT-Typ I (nichtimmunologisch)

- **Beginn**
- unmittelbar nach Heparingabe

- **Thrombozytenzahl**
- Abfall meist nicht <100.000/µl

- **Pathomechanismus**
- Heparinbindung an Rezeptoren auf den Thrombozyten (Hemmung der Adenylatcyclase → cAMP ↓ → Thrombozytenaggregation).

- **Komplikationen**
- keine

- **Labordiagnostik**
- keine

- **Therapie**
- keine spezielle Therapie notwendig

3.2.6.2 HIT-Typ II (immunologisch)

- 1969 Erstbeschreibung der HIT II durch Natelson
- bei der HIT wird das Antikoagulans plötzlich zum Prokoagulans und es treten trotz Heparingabe in 30–50 % der Fälle arterielle und/oder venöse Thromben (70 % aller Fälle) auf

- **Inzidenz**
- bei UFH: 0,3–5 % und bei NMH: 0,1–1,0 %

- **Letalität**
- unbehandelt bis 30 %; unter alternativer Antikoagulation immer noch hoch: 8–20 %

- **Beginn**
- frühestens 5 Tage nach der primären Heparingabe. Bei bekannter HIT kann innerhalb der ersten 3 Monate nach Diagnosestellung mit positiven Antikörpern die HIT innerhalb der ersten 4 Tage erneut auftreten

◘ Tab. 3.16 Therapieoptionen beim Von-Willebrand-Syndrom. (Adaptiert nach Kleinschmidt 2002)

Präparat	Charakteristik	Wirkmechanismus	Pharmakodynamik und -kinetik	Dosierung
DDAVP (1-Desamino-8-D-Arginin-Vasopressin), Minirin (Ferring)	synthetisches Nonapeptid mit starker anti-diuretischer und geringer vaso-konstriktorischer Wirkung	Freisetzung von vWF aus Endothelzellen (V2-Rezeptoren-vermittelt)	Halbwertszeit 5–8 hvWF: Erhöhung des vWF:Ag um den Faktor 2–5 nach 60–120 min über 8–10 h Faktor VIII: Erhöhung um den Faktor 2–5 nach 30–60 min für 5–8 h	i.v. und s.c.: 0,3–0,4 µg/kg über 30 min intranasal: 2–4 µg/kg
Haemate HS (Aventis-Behring)	virusinaktiviertes Faktorenkonzentrat mit vWF und Faktor VIII (Verhältnis 2,2:1)	hoher Substitutions-effekt für vWF und Faktor VIII	Halbwertszeit VWF und Faktor VIII etwa 8–16 h. Recovery von vWF und Faktor VIII ca. 80–90 % (1 h nach Gabe)	20–60 IE Faktor VIII+ 44–132 IE vWF:RCo/kg (bei Kindern 20 % mehr) in Abhängigkeit von der Klink
Immunate (Baxter)	doppelt inaktiviertes Faktor-VIII-Konzentrat	Substitution primär von Faktor VIII	mittlere Halbwerts-zeiten Faktor VIII, vWF:AG, vWF:RcoF 23, 19, 11 h bei hoher In-vivo-recovery (>80 %)	30–80 IE Faktor VIII/kg im Intervall von 12 h (Phase-III-Studie)
vWF-Konzentrat (LFB, Les Ulis, Frankreich)	virusinaktiviertes Präparat, Fraktio-nierung aus Kryopräzipitat mit nur geringen Mengen an Faktor VIII	Substitution von vWF mit normaler Multimervertei-lung	biologische Halbwertszeit 9–13 h bei Patienten mit vWS Typ 3, Halbwertszeit der hochmolekularen Multimere ca. 14 h	50 IE/kg bei leichten Blutungen, bei operativen Eingriffen zusätzlich 30–50 IE/kg alle 12–24 h

■ **Thrombozytenzahl**

— Thrombozytenzahl <100.000/µl oder schneller Abfall <50 % des Ausgangs-werts. Meistens zwischen 30–80.000 Thrombozyten/µl. Thrombozytenwerte <20.000/µl haben meist eine andere Ätiologie. Selten: Koinzidenz von Sepsis und nicht therapierte HIT II

■ **Pathomechanismus**

— **Antikörper gegen Heparin-PF4-Komplex** (zu 95 %): aktivierte Thrombozyten setzen multiple Sekretionsprodukte aus α-Granula und „dense bodies" frei → u. a den heparinneutralisierenden Plättchenfaktor 4 (PF4) mit hoher Affinität zu Heparin (Heparin-PF4-Komplex) →

antikoagulatorischer Effekt von Heparin ↑. Der Heparin-PF4-Komplex wird von neusynthetisierten Antikörpern der IgG-Klasse gebunden, welche sich an die Thrombozytenmembran binden → Thrombozytopenie

- weder die Art des Heparins (unfraktioniertes oder fraktioniertes Heparin) noch die Menge oder der Applikationsweg (i.v. oder s.c.) spielen bei HIT II eine Rolle!
- Heparin als Bestandteil in arteriellen Spülsystemen und Gerinnungspräparaten (z. B. PPSB), daher kein PPSB mit Heparinzusatz verabreichen
- bei Anwendung eines Pulmonaliskatheters müssen spezielle heparinfreie Katheter verwendet werden
- HIT II ist auch bei Anwendung von niedermolekularem Heparin (NMH) beobachtet worden! → jedoch geringere Inzidenz unter NMH

■ **Komplikationen**
- Thrombenbildung (weißer Thrombus) im venösen und arteriellen System
- schwere Veränderungen der Mikro- und Makrozirkulation ("White-clot-Syndrom")

- Gerinnungsaktivierung (Verbrauchskoagulopathie)
- Hautnekrosen und erythematöse Plaques an der Heparininjektionsstelle

■ **Scores für die klinische Diagnose**
Bevor mittels teurer Tests auf HIT „gescreent" wird, sollte mit Hilfe des Scores der vier „T's" die Wahrscheinlichkeit ermittelt werden (◘ Tab. 3.17). Ein weiterer Score zum „Screenen" auf HIT II ist der Score nach Magnani (◘ Tab. 3.18).

■ **Labordiagnostik**
- Kontrolle der Thrombozytenzahl im **Citratblut** (kein EDTA-Blut). Thrombozytenaggregationstest mit Heparin vs. Puffer mit Hilfe eines Aggregometers; Nachteil: geringe Spezifität (25–50 % werden nicht erfasst)
- D-Dimer-Spiegel meist als Hinweis einer ablaufenden Gerinnung erhöht
- **Funktionelle Tests**
  - **Serotoninfreisetzungstest**: Markierung der Thrombozyten mit radioaktivem Serotonin und Messung der Lyse nach Heparingabe (>20 % ist für HIT II signifikant)

◘ **Tab. 3.17** „Vier T"-Test (Modifiziert nach Lo et al. 2006)

Punkte	2	1	0
Thrombozytopenie (akut)	20–100/nl oder Abfall >50 %	10–19/nl oder Abfall um 30–50 %	<10/nl oder Abfall <30 %
Timing des Thrombozytenabfalls	Beginn Tag 5–10 oder ≤1 Tag (Reexposition 100 Tage)	Beginn >10 Tage	Beginn ≤4 Tage ohne kürzliche Exposition
Thrombose oder andere Manifestationen (z. B. dermatologische Erscheinungen)	neue Thrombose, Hautnekrose akute systemische Reaktionen nach i.v. UFH-Bolus	zunehmende oder wiederholte Thrombose Erythem im Bereich der Einstichstelle	keine
andere Gründe für Thrombozytopenie	keine alternative Erklärung für Thrombozytenabfall	mögliche andere Ursache	definitive andere Ursache

Wahrscheinlichkeit für eine HIT abhängig von der Gesamtpunktzahl: 6–8: hoch; 4–5: mittel; 0–3: gering

3

■ Tab. 3.18   Score nach Magnani. (Mod. nach Magnani 1993)

Kriterium	Score
Thrombozytenabfall von 30–40 %	+1
Thrombozytenabfall >50 % des Ausgangswerts	+2
Intervall zwischen Therapiebeginn mit Heparin und Thrombozytenabfall >4 Tage	+2
bei Reexposition Thrombozytenabfall nach 5 Tagen	+3
thrombembolische Komplikationen bei Heparinexposition	+1
arterielle und venöse Thrombosen	+2
entzündlich-nekrotische Hautreaktionen	+2
White-clot-Syndrom	+1
zunehmende Heparinresistenz	+1
septische Komplikationen bei Diagnosestellung	−1
gleichzeitige Gabe von Medikamenten mit Thrombozytenabfall als Begleitreaktion (z. B. Phosphodiesterase-III-Hemmer etc.)	−1
zurückliegende Zytostatikatherapie	−1
andere Ursachen für einen Thrombozytensturz (mögliche Sepsis etc.)	−1
Blutungen (ohne Überdosierung eines Antithrombotikums)	−1
Gesamtpunktzahl	

maximal +15 Punkte, minimal −4 Punkte
HIT-Wahrscheinlichkeit: ≥7: sicher; 4–6: wahrscheinlich; 1–3: möglich; 0 bis −4: unwahrscheinlich

- **HIPA-Test** (heparininduzierter Plättchenaggregationstest): Inkubation von Thrombozyten und Heparin auf Mikrotiterplatten → Aggregation bei geringen Heparinkonzentrationen (0,1 U/ml) ist für HIT II beweisend! Dauer: 3–4 h
- **HIPAA-Test** (heparininduzierter Plättchen-Aktivierungs-Assay)
- **Antikörpernachweis** im ELISA-Test: Nachweis von HIT-Antikörpern mit Hilfe Heparin-PF4-beschichteter Plat-

ten. **Cave**: geringe Spezifität des Tests, d. h. obwohl Antikörper vom IgG-Typ nachgewiesen werden, liegt klinisch keine HIT vor!

❗ Cave
Keiner der genannten Assays eignet sich zur Notfallanalytik!

Nachweis von venösen Thrombosen mit Hilfe der **Kompressionssonographie** (Positivität in 23–52 % der Fälle) ist möglich!

- **Therapie**
- Patienten mit HIT II in der Vorgeschichte dürfen nicht mit Heparin behandelt werden (weder therapeutisch noch prophylaktisch)
- bei begründetem Verdacht auf HIT II muss Heparin sofort abgesetzt werden; dies gilt für alle Applikationsformen des Heparins (unfraktioniertes und niedermolekulares), für Durchspülen von Zugängen und Kathetern mit heparinhaltigen Lösungen, für heparinbeschichtete Katheter und heparinhaltige Blutersatzpräparate (**Cave**: Gerinnungsfaktoren).
- eine therapeutische oder prophylaktische Antikoagulation sollte, wenn die Indikation zur Antikoagulation nach wie vor besteht, entweder mit demHeparinoid Danaparoid-Natrium (Orgaran) oder mit dem direkten Thrombininhibitor Argatroban (Argatra) fortgeführt werden
- Patienten mit HIT II und einer Thrombose müssen mit Orgaran oder Argatra in therapeutischer Dosierung behandelt werden. Mit der Behandlung muss sofort begonnen werden, auch wenn noch keine Ergebnisse der Bestätigungsanalytik vorliegen
- Patienten mit HIT II ohne Thrombose bei hohem Thromboserisiko müssen ebenfalls nach Absetzen des Heparins mit Orgaran oder Argatra in therapeutischer Dosierung behandelt werden
- in der akuten Phase des HIT II ist eine alleinige orale Antikoagulation wegen einer möglichen Verschlechterung der Symptomatik kontraindiziert. Wie bei den Marcumarnekrosen unter Protein-C-Mangel führt die Einleitung der oralen Antikoagulation zu einer vorübergehenden

Steigerung des prokoagulatorischen Potenzials. Eine Marcumarisierung kommt erst als Langzeittherapie nach Normalisierung der Thrombozyten in Frage
- eine prophylaktische Thrombozytensubstitution wird nicht empfohlen. Sie provoziert neue thrombotische Ereignisse. Allenfalls bei schwerster Thrombozytopenie mit gleichzeitigen schweren hämorrhagischen Komplikationen kann die Gabe von Thrombozyten gerechtfertigt sein

3.2.6.3 Antikoagulation bei HIT II
- **Argatroban (Argatra)**
- Argininderivat mit einem MG von 527
- direkter Thrombininhibitor
- zurzeit nur **intravenöse, kontinuierliche** Applikationsform vorhanden!

- **Wirkmechanismus**
- reversible Bindung an die „active site" des Thrombins → Hemmung der Bildung von Fibrin
- keine Aktivierung von Faktor V, VIII und XIII
- keine Aktivierung von Protein C und keine Thrombozytenaktivierung

- **Indikationen**
- HIT II, insbesondere bei Niereninsuffizienz

- **Pharmakologie**
- Elimination: 65 % hepatisch über Cytochrom P_{450}-3A4/5 und Ausscheidung über die Galle (!)
- HWZ: 40 min
- Proteinbindung: 54 % (20 % Albumin und 34 % an α_1-saures Glykoprotein)

3

- kontinuierliche i.v.-Gabe von 1–2 µg/kg/min (bei mäßiger Leberinsuffizienz: 0,5 µg/kg/min)
- Koronarintervention bei HIT II: 350 µg/kg Bolus über 3–5 min und anschließend 25 µg/kg/min kontinuierlich → ACT-Kontrolle mit Hemochron oder HemoTec mit Ziel-ACT >300 s; bei ACT <300 s zusätzlicher Bolus von 150 µg/kg und anschließend 30 µg/kg/min kontinuierlich; bei ACT >450 s kein Bolus und nur 15 µg/kg/min kontinuierlich
- Nierenersatzverfahren: 125 µg/kg Bolus und anschließend 2 µg/kg/min kontinuierlich
- maximale Anwendungsdauer: 14 Tage

> Generell Beginn mit einer Dosierung von 0,5 µg/kg/min (Dosisanpassung nach partieller Thromboplastinzeit; PTT), insbesondere Intensivpatienten zeigen häufig eine Akkumulation des Medikaments.

- **Kontraindikationen**
- ausgeprägte Leberinsuffizienz

- **Danaparoid-Natrium (Orgaran)**
- Heparinoid
- wirkt vorwiegend durch AT-vermittelte Hemmung des Faktors Xa und zu einem geringen Prozentsatz auch des Faktors IIa im Verhältnis von 22:1

- zu ca. 10 % Kreuzreaktion mit Heparin bei HIT II
- nicht nur zugelassen für die akute HIT, sondern auch für Zustand nach HIT II

- **Pharmakologie**
- lange HWZ: 24 h
- MG: 4000–10.000
- nicht hämofiltrierbar, kein Antagonist verfügbar, Blutungsrisiko: 3 %
- Elimination zu 50 % unverändert über die Niere (**Cave:** Niereninsuffizienz!)
- Dosis: ◘ Tab. 3.19

- **Indikationen**
- Antikoagulation, insbesondere bei HIT II
- **Überwachung der Therapie** mit Hilfe der Anti-Faktor-Xa-Aktivität, da PTT- und Thrombintests noch nicht evaluiert sind
- **therapeutischer Bereich** der Anti-Faktor-Xa-Aktivität:
  - Thromboseprophylaxe
  - 1. Tag ab 0,1 U/ml, Ratio: 3,0–4,0
  - 4.–5. Tag: 0,15–0,35 U/ml, Ratio: 4,0–6,0
  - therapeutische Antikoagulation: 4–0,8 U/ml; Ratio: 6,5–8,5
- Blutabnahme in Na-Citrat-Röhrchen 6 h nach der Morgendosis bzw. bei therapeutischer Antikoagulation 1- bis 3-mal täglich (Empfehlungen der „Fourth ACCP Consensus Conference on Antithrombotic Therapy")

◩ Tab. 3.19 Dosis für Danaparoid-Natrium: bei HIT-Patienten zur parenteralen Antikoagulation

Klinik	Initialer i.v. Bolus Anti-Xa-Einheiten	Dosierung Anti-Xa-Einheiten	Anti-Xa-Aktvität (U/ml)
HIT mit isolierter Thrombozytopenie für die Thromboseprophylaxe[a]	–	2-mal 750 IE/d s.c. bei <= 90 kg KG, sonst 3 x /Tag; für maximal 14 Tage	0,2–0,4
HIT und Thrombose[a]	1250 IE (<55 kg)	400 IE/h i.v. über 4 h, dann 150–400 IE/h i.v. Erhaltungsdosis	<= 1,0 10 min nach Bonus und 0,5–0,8 während der Infusion
	2500 IE (55–90 kg) 3750 IE (>90 kg)	400 IE/h i.v. über 4 h, dann 300 IE/h i.v. über 4 h, dann 150–200 IE/h i.v. Erhaltungsdosis	
Thromboseprophylaxe	–	2- bis 3-mal 1250 IE/d s.c.	Tag 5: 0,4
bei HIT in der Anamnese [a]			
Hämodialyse jeden 2. Tag	2500 IE (<55 kg) ab 3. Dialyse 2000 IE		während Dialyse: 0,5–0,8
	3750 IE (>55 kg) ab 3. Dialyse 3000 IE		
Hämodialyse täglich	2500 IE (<55 kg) ab 2. Dialyse 2000 IE		während Dialyse: 0,5–0,8
	3700 IE (>55 kg) ab 2. Dialyse 2500 IE		
Hämofiltration	2000 IE (<55 kg) 2500 IE (>55 kg)	600 IE/h i.v. über 4 h, dann 400 IE/h i.v. über 4 h, dann 200–600 IE/h i.v. Erhaltungsdosis	unter der Erhaltungsdosis 0,5–1,0
Operationen an der Herz-Lungen-Maschine (EKZ)	Bolus 125 IE/kg nach Thorakotomie	7 IF/kg/h i.v. bei Start der EKZ	während Operation 1,5–2,0
	Priming-Flüssigkeit der HML: 3 IE/ml	im Fall von Clotting: 750–1250 IE i.v. als Bolus, dann postoperativ	nach Operation: 1,0
	Primer-Flüssigkeit	Beginn frühestens nach 6 h: – 150–200 IE/h i.v. oder – 3 × 750 IE s.c. oder – 2 × 1,250 IE s.c.	

[a] In Deutschland zugelassene Behandlungsindikationen (Quelle: Orgaran Fachinformation 28.07.2021)

Weiterführende Literatur

Bekanntmachung der Querschnitts-Leitlinien (BÄK) zur Therapie mit Blutkomponenten und Plasmaderivaten – Gesamtnovelle 2020 (2020) Dtsch Ärztebl 117(40):1603

Kleinschmidt S et al. (2002) Die perioperative Therapie des Von-Willebrand-Syndroms. Anaesthesist 51:825–834

Loew A, Riess H (2012) Perioperative Thromboseprophylaxe/Medikamentöse Thromboseprophylaxe in der Intensivmedizin. Anästhesiologie, Intensivmedizin, Notfallmedizin und Schmerztherapie 47: 254–262

Schör K (2012) Neue Plättchenhemmstoffe und die Frage der dualen Hemmung. Internist 53: 351–356

Strauss J et al. (2006). Gesinnungsstörungen - Auf die Anamnese könnt es an. Dtsch Aerztbl 103; A-1948 / B-1670 / C-1614

3

Blut und Blutprodukte

Oliver Kunitz, Michael Fresenius, Michael Heck und Cornelius Busch

Inhaltsverzeichnis

4.1   Blutgruppen – 90
4.1.1   AB0-System – 90
4.1.2   Rhesus-Faktor – 90
4.1.3   WeitereBlutgruppenanti gene – 90

4.2   Blutprodukte – 91
4.2.1   Stabilisatoren und Additivlösungen für Erythrozytenkonzentrate – 92
4.2.2   Erythrozytenkonzentrat (EK)
(■ Tab. 4.3) und ■ Tab. 4.4) – 92
4.2.3   Fresh frozen Plasma (FFP) (■ Tab. 4.6) – 96
4.2.4   Thrombozytenkonzentrat (TK) (■ Tab. 4.7) – 97

4.3   Anämie – 99

4.4   Patient-Blood-Management (PBM) – 100

4.5   Transfusion – 103
4.5.1   Indikationen zur Transfusion – 103
4.5.2   Maximal tolerabler Blutverlust (MTBV) – 104
4.5.3   Verträglichkeitstests (Prophylaxe hämolytischer Transfusionsreaktion) – 105
4.5.4   Auswahl von Erythrozytenkonzentraten:
Auswahl (■ Tab. 4.15) – 106
4.5.5   Nebenwirkungen und Komplikationen
von Bluttransfusionen – 107

Weiterführende Literatur – 112

© Springer-Verlag GmbH Deutschland, ein Teil von Springer Nature 2023
M. Heck et al. (Hrsg.), *Repetitorium Anästhesiologie*, https://doi.org/10.1007/978-3-662-64069-2_4

4.1 Blutgruppen

4.1.1 AB0-System

- die Blutgruppe richtet sich nach der Antigeneigenschaft der Erythrozyten
- dieBlutgruppenantigene A und B des AB0-Systems befinden sich an der Erythrozytenoberfläche. Das Antigen 0 gibt es nicht, man spricht allenfalls vom Merkmal H. Verteilung der einzelnen Blutgruppen: ◘ Tab. 4.1
- Blutgruppe A lässt sich in A_1 und A_2 unterteilen. Der Hauptunterschied zwischen den Untergruppen besteht darin, dass die Agglutination von A_1-Erythrozyten bei Kontakt mit Anti-A-Serum wesentlich stärker und rascher verläuft. Für die Transfusion ist diese Unterteilung nicht von Bedeutung, da Antigen-Antikörper-Reaktionen zwischen A_1 und A_2 sehr selten auftreten und nur sehr schwach sind (Verteilung: A_1 $\approx$20 %, A_2 $\approx$80 %)

4.1.2 Rhesus-Faktor

- der Rhesus-Faktor der Erythrozyten wird durch mehrere Antigene (Partialantigene) bestimmt (C, c, D, d, E, e)
- das **Rhesusantigen D** ist wegen seiner starken Immunität das wichtigste und bei Transfusionen stets zu berücksichtigen

◘ Tab. 4.1 Blutgruppenhäufigkeiten

Blutgruppe	Häufigkeit in Deutschland
A	43 %
0	40 %
B	12 %
AB	5 %
Rh-positiv	85 %
Rh-negativ	15 %

- Blut, das **Erythrozyten mit dem Antigen D** besitzt, wird als **Rhesus-positiv (Rh-pos)** bezeichnet. Fehlt dieses Antigen, wird es als Rhesus-negativ (Rh-neg) bezeichnet

4.1.3 WeitereBlutgruppenantigene

- Antigene: Kell (drittwichtigstes System), Duffy, Lewis, Kidd, Lutheran, P und MNSs
- Antikörper gegen diese Antigene werden erst nach Sensibilisierung gebildet
- Patienten, die Antikörper eines dieser Systeme besitzen, dürfen kein Blut mit dem entsprechenden Antigen erhalten

- **Serumantikörper**
- Antikörper sind Immunoglobuline und werden in reguläre und irreguläre Antikörper unterteilt

- **Reguläre Antikörper (Iso-Antikörper)**
- **kommen regelmäßig** im AB0-System, d. h. ohne Sensibilisierung vor (z. B. Anti-A, Anti-B). Sie werden jedoch erst im Lauf des ersten Lebensjahres entwickelt, d. h. Neugeborene besitzen in der Regel noch keine Iso-Antikörper des AB0-Systems
- gehören zu der Klasse der **IgM-Antikörper** und sind wegen ihrer Größe nicht plazentagängig
- sind fast immer komplementbindend und somit hämolytisch wirksam

- **Irreguläre Antikörper**
- **entstehen erst nach Sensibilisierung** (z. B. nach vorangegangener Transfusion oder nach Schwangerschaft gebildete Antikörper)
- gehören zu der Klasse **der IgM- oder IgG-Antikörper**
- können gegen Untergruppen im AB0-System (A_2, H) oder anderen Systemen (Rhesus, Kell, Duffy, Lewis etc.) gerichtet sein

- wichtig sind **irreguläre Antikörper der IgG-Klasse:** Sie bleiben jahrelang nach Sensibilisierung erhalten und können eine lebensbedrohliche Transfusionsreaktion auslösen, außerdem sind sie plazentagängig, z. B. Rhesus (Anti-D, Anti-C, etc.), Kell (Anti-K), Duffy (Anti-Fya), Lewis (Anti-Lea Anti-Leb).
- **irreguläre AK gegen die Untergruppen im AB0-System** (Anti-A$_1$, Anti-H) besitzen sehr selten hämolytische Eigenschaften und sind somit klinisch nicht bedeutsam
- **irreguläre Antikörper der IgM-Klasse** sind z. B. Kälteagglutinine. Sie sind außer bei tiefer Hypothermie (z. B. in der Kardiochirurgie) ohne klinische Bedeutung, da ihr Temperaturoptimum bei ca. 20 °C liegt.

4.2 Blutprodukte

❯ Entsprechend den aktuellen Querschnittsleitlinien zur Therapie mit Blutkomponenten und Plasmaderivaten der Bundesärztekammer von 2020 werden nur noch Eigen- und Fremderythrozytenkonzentrate, Fresh frozen Plasma (FFP) sowie gepoolte oder durch Plasmapherese gewonnene Thrombozytenkonzentrate (TK) transfundiert!

Historie der Bluttransfusion	
1628	William Harvey entdeckt den Blutkreislauf
1666	erste Bluttransfusion zwischen Hunden durch den englischen Arzt Richard Lowen
1667	Jean-Baptiste Denis führt die erste dokumentierte, erfolgreiche Blutübertragung von Lammblut auf den Menschen durch
1818	erste Bluttransfusion von Mensch zu Mensch wurde im Londoner St. Guy's Hospital durchgeführt (0,5 l Blut von verschiedenen Spendern). Er stirbt an diesem Eingriff.

Historie der Bluttransfusion	
1884	Salzlösung wird aufgrund der gehäuften Abwehrreaktionen gegen Milch als Blutersatz verwendet
1901	Karl Landsteiner, ein Wiener Pathologe, entdeckt das AB0-Blutgruppensystem (Nobelpreis für Medizin 1930)
1902	Alfred von Decastello und Adriano Sturli entdecken die vierte Bluthauptgruppe AB
1915	Richard Lewisohn vom Mount Sinai Hospital in New York verwendet erfolgreich erstmals Natriumcitrat als Gerinnungshemmer. Damit kann Blut erstmals gelagert werden und muss nicht direkt vom Spender zum Empfänger übertragen werden
1925	Karl Landsteiner entdeckt zusammen mit Phillip Levine 3 weitere Blutgruppen: N, M und P
1939/1940	Rhesus(Rh)-Blutgruppensystem wird von Landsteiner, Wiener, Levine und Stetson entdeckt und als Ursache für die meisten negativen Reaktionen bestimmt
1940	Edwin Cohen zerlegt erstmals mittels seiner neuen Methode, das Blutplasma in Fraktionen (Albumin, Gammaglobulin und Fibrinogen), die in den klinischen Einsatz kommen
1985	HIV-Tests für Blutkonserven werden in den USA eingeführt
1990	erster Test für Hepatitis C wurde eingeführt
1992	Spenderblut wird routinemäßig auf HIV-1- und HIV-2-Antikörper getestet
1996	Start der Tests auf das HIV-Antigen p24 (Nachweis eines speziellen Virus-Proteins)
2001	verbindliche Einführung der Leukozytendepletion
Seit 2005	Verbreitung des Patient-Blood-Management

4

4.2.1 Stabilisatoren und Additivlösungen für Erythrozytenkonzentrate

- **Stabilisatoren**

Stabilisatoren dienen der Antikoagulation und Membranstabilität von Erythrozyten zur Lagerung ◘ Tab. 4.2.
- **ACD-Stabilisator**
  - Aqua destillata, Citrat (Acidum citricum, Natrium citricum), Dextrose
  - Lagerung bei 2–6 °C (erschütterungsfrei) bis 21 Tage
- **CPD-A-1-Stabilisator**
  - Citrat, Natriumdihydrogen-Phosphat, Dextrose, Adenin
  - Lagerung bei 2–6 °C (erschütterungsfrei) bis 35 Tage

- **Additive Lösungen**

Additive Lösungen dienen der Aufrechterhaltung des Energiehaushalts und der Membranstabilität von Erythrozyten während der Lagerung und **verlängern die Verwendbarkeit um 10–14 Tage** gegenüber Stabilisatoren.
- **SAG-M-Additivlösung**
  - Sodiumchlorid (NaCl), Adenin, Glukose, Aqua ad inject., Mannitol
  - Lagerung bei 2–6 °C (erschütterungsfrei) bis 42 Tage
- **PAGGS-M-Additivlösung**
  - Natrium-mono- und -di-hydrogen-Phosphat, Adenin, Glukose, Guanosin, Sodiumchlorid (NaCl), Aqua ad inject., Mannitol
  - Lagerung bei 2–6 °C (erschütterungsfrei) bis **49 Tage**

- **Lagerung**

EKs müssen bei 2–6 °C in geeigneten Kühlschränken oder -räumen mit fortlaufender Temperaturregistrierung gelagert werden. Die Kühlkette darf auch während des Transports nicht unterbrochen werden, sofern die Produkte nicht unmittelbar danach verwendet werden.

4.2.2 Erythrozytenkonzentrat (EK) (◘ Tab. 4.3) und ◘ Tab. 4.4)

- alle verfügbaren EK enthalten in Abhängigkeit vom Herstellungsverfahren den größten Teil der Erythrozyten einer Vollbluteinheit
- sie unterscheiden sich im Wesentlichen durch den Gehalt an noch verbleibenden Leukozyten und Thrombozyten („buffy coat"), Plasma (inkl. Gerinnungsfaktoren) und Zusatz additiver Lösung zur Haltbarkeitsverlängerung

❱ 680 µg Ammoniak pro EK! Seit 2001 dürfen nur noch leukozytendepletierte zelluläre Blutkomponenten in den Verkehr gebracht werden.

Lagerung der EKs: bei +4 °C für 28–49 Tage je nach Verfahren und Additivlösung

4.2.2.1 Buffy-coat-haltiges EK
- **Herstellung:** nach Zentrifugation des **Vollbluts** wird das **Plasma** durch einfache physikalische Verfahren im geschlossenen System teilweise oder weitgehend von den Erythrozyten **getrennt**

◘ **Tab. 4.2**   Stabilisatoren

Citrat	Antikoagulation (fällt ionisiertes Kalzium aus und hemmt somit die Gerinnung)
Phosphat	Unterstützung der Erythrozytenglykolyse; hebt pH leicht an → mehr 2,3-Diphosphoglycerat bleibt erhalten (bis zu 1 Woche 2,3-DPG normal) 2,3-DPG ↓→ Linksverschiebung der O_2-Bindungskurve → schlechtere O_2-Abgabe ans Gewebe (analog: pH ↑, CO_2 ↓, Temperatur ↓)
Adenin	Lagerungsfähigkeitsverlängerung
Dextrose, Glukose	Erythrozytenglykolyse → die energiereichen Phosphate bleiben erhalten

◘ **Tab. 4.3**   Übersicht Erythrozytenkonzentrate

Präparat	Volumen (ml)	Hämatokrit (%)	Restanteil des Vollbluts (%)		
			Erythrozytenmasse	Leuko-zyten	Plasma
buffy-coat-haltiges EK	280–320	60–80	≈90	≈90	20–30
buffy-coat-freies EK	250–300	60–80	≈90	<50	20–30
buffy-coat-freies EK in additiver Lösung	250–350	50–70	>80	<20	<5
leukozytendepletiertes EK	200–350	50–80	>80	<1	<20
gewaschenes EK	200–300	50–75	>80	<1	<1
kryokonserviertes EK	200–300	50–75	≈50	<1	<1

◘ **Tab. 4.4**   Blutgruppenkompatible Gabe von EKs

Patient (Empfänger)	Kompatible EKs
A	A, 0
B	B, 0
AB	AB, A, B, 0
0	0

- Volumen: 280–320 ml (40–70 ml Plasma und 10 ml Stabilisator)
- Hämatokrit: >80 %
- Leukozyten: ≈90 %, Plasma: 20–30 % (vom Vollblut)

4.2.2.2 Buffy-coat-freies EK

- **Herstellung**: nach Zentrifugation des Vollbluts wird das Plasma und der buffy-coat (Leukozyten und Thrombozyten) durch physikalische Verfahren im geschlossenen System teilweise oder weitgehend von den Erythrozyten getrennt. Zur Verbesserung der Konservierung wird das EK anschließend mit 40–70 ml Plasma resuspendiert
- Volumen: 250–300 ml (40–70 ml Plasma und 10 ml Stabilisator)

- Hämatokrit: >80 %
- Leukozyten: <50 %, Plasma 20–30 % (vom Vollblut)

4.2.2.3 Buffy-coat-freies EK in additiver Lösung

- **Herstellung**: das buffy-coat-freie EK wird in 80–100 ml Additivlösung aufgeschwemmt
- Volumen: 280–350 ml (10–25 ml Plasma)
- Leukozyten: <20 %, Plasma: <15 % (vom Vollblut)

4.2.2.4 Leukozyten-depletiertes EK (gefiltertes EK)

- **Herstellung:** mittels spezieller Tiefenfilter (Leukozytendepletionsfilter) wird die **Anzahl der Leukozyten weiter reduziert**. Die Anzahl der Restleukozyten darf 1×10^6 Zellen pro EK nicht übersteigen. Leukozytendepletierte EK können sowohl aus buffy-coat-freien EK als auch aus buffy-coat-freien EK in additiver Lösung hergestellt werden
- **Nachteile:** Kontaminationsgefahr und fehlende Lagerungsfähigkeit bei Eröffnung des geschlossenen Systems
- Leukozyten: <1 %, Plasma: <20 % (vom Vollblut)

❯ in Deutschland werden nur noch Buffy-coat-freie EK hergestellt, die stets Leukozyten-depletiert sind!

4.2.2.5 Gewaschenes EK

— **Herstellung:** durch mehrmaliges Aufschwemmen und Zentrifugieren leukozytendepletierter Erythrozyten wird der **größte Teil des Plasmas, der Leukozyten und Thrombozyten entfernt**
— Leukozyten: <1 %, Plasma: <1 % (vom Vollblut)
— **Nachteile:** Kontaminationsgefahr und fehlende Lagerungsfähigkeit bei Eröffnung des geschlossenen Systems sowie waschbedingte Zellschäden

▪ **Indikationen**
— Unverträglichkeit gegen Plasmaproteine, trotz Verwendung von leukozytendepletierten EK in additiver Lösung oder bei Nachweis von Antikörpern gegen IgA oder andere Plasmaproteine

4.2.2.6 Kryokonserviertes EK

— **Herstellung:** gewaschene EK werden unter Zusatz eines Gefrierschutzmittels (Glycerin) tiefgefroren und bei mindestens –80 °C gelagert. Kryokonservierte EK sind **praktisch frei von Plasma sowie intakten Leukozyten und Thrombozyten.** Nach dem Auftauen muss das Glycerin wieder ausgewaschen und die EK müssen umgehend verwendet werden
— Leukozyten: <1 %, Thrombozyten: <1 %, Plasma: <1 % (vom Vollblut)

▪ **Indikationen**
— nur bei Patienten mit komplexen Antikörpergemischen oder mit Antikörpern gegen ubiquitäre Antigene, die nicht anders versorgt werden können

4.2.2.7 Bestrahltes EK

— **Herstellung:** Bestrahlung mit 30 Gy kurz vor der vorgesehenen Transfusion. Zerstörung immunkompetenter Lymphozyten

— **Nachteil:** der lagerungsbedingte Kaliumaustritt aus den Erythrozyten wird durch Bestrahlung zusätzlich verstärkt

▪ **Absolute Indikationen**
— intrauterine Transfusion
— Neugeborene (<37. SSW)
— Stammzell- oder Knochenmarktransplantation
— autologe Stammzellenentnahme
— lymphoproliferative Erkrankungen
— Immundefizitsyndrom
— alle gerichteten Blutspenden aus der engen Familie

▪ **Relative Indikationen**
— Patienten mit Malignom unter Hochdosischemotherapie
— Autoimmunerkrankungen
— Morbus Hodgkin
— Transplantation solider Organe (Immunsuppression)
— Austauschtransfusion

❯ Für Kinder und Patienten vor/nach Transplantation sollten nur CMV-freie und bestrahlte Konserven verwendet werden!
— **Anmmerkung:** Die Gabe von Fremdblut führt zu einer klinisch fassbaren Immunsuppression bei reduzierter „natural killer cell activity" und reduzierter T-Zell-Entwicklung → verminderte Abstoßungsreaktion nach Nierentransplantation, günstige Beeinflussung des posttransfusionellen/postoperativen Verlaufs von Autoimmunerkrankungen wie z. B. Morbus Crohn
— Gabe von Fremdblut führt zur Erhöhung der Infektionsrate, Erhöhung von Tumorrezidivraten bei Karzinompatienten, der Krankenhausmortalität, der Verlängerung der Krankenhausliegezeit! Des Weiteren existiert der Verdacht auf eine erhöhte Leukämierate nach Fremdblutgabe → restriktive Transfusions-

◘ Tab. 4.5 Transfusions-Checkliste (gemäß der Querschnittsleitlinie der Bundesärztekammer 2020)

Hämoglobinwert und Empfehlungs-grad	Trans-fusion	Empfehlungs-grad	Voraussetzung/Besonderheit
Hb <7,0 g/dl	ja[a]	1A, soll	unabhängig von der Kompensationsfähigkeit
Hb > 7 und < 8 g/dl	nein	2C+, kann	keine Risikofaktoren, adäquate Kompensation
	ja	1A, soll	Risikofaktoren vorhanden **oder** eingeschränkte Kompensation mit Hinweis auf physiologische Transfusionstrigger (Übersicht: Physiologische Transfusionstrigger)
	ja	1C+, kann	Hinweis auf anämische Hypoxie im Sinne von physiologischen Transfusionstrigger
Hb >8 g/dl und <10 g/dl	ja	2C, könnte	abhängig vom individuellen Krankheitsfall und gleichzeitigem Auftreten von physiologischen Transfusionstriggern. Die Transfusion könnte bei Hinweisen auf eine anämische Hypoxie angezeigt sein
Hb >10 g/dl	nein[a]	1A, soll	**Keine Transfusion!**

[a]in Einzelfällen kann ein niedriger Hb-Wert toleriert bzw. ein höherer Hb-Wert indiziert sein!

politik und Maßnahmen zur Vermeidung von Fremdblutgaben wie z. B. „patient blood management", das Anheben der Transfusionsschwelle sowie das Führen einer **Transfusiontrigger-Checkliste** (◘ Tab. 4.5), die Gabe von intravenösen Eisen (z. B. Ferinjekt) und/oder Erythropoetin bei präoperativer Eisenmangelanämie (zurzeit für diese Indikation keine offizielle Zulassung!), die präoperative Therapie von Anämien bei chronischen Erkrankungen, die maschinelle Autotransfusion (MAT), die Wiederaufbereitung von Drainagenblut sowie schonende Operationstechniken.

▬ Weitere spezifische Nebenwirkungen einer Erythrozytentransfusion können sein:
  – **TRALI** (transfusion-related acute lung injury)
  – **TACO** (transfusion-associated circulatory overload)
  – **TRIM** (transfusion-related assoziierte Immunmodulation)
  – **Übertragung von Bakterien und Viren**

Physiologische Transfusionstrigger
▬ kardiopulmonale Symptome
  – Tachykardie
  – Hypotension
  – Blutdruckabfall unklarer Genese
  – Dyspnoe
▬ ischämietypische EKG-Veränderungen
  – neue ST-Streckensenkungen >0,1 mV oder ST-Hebungen >0,2 mV für eine Dauer von mindestens 1 min in den Ableitungen II und V_5
  – neu auftretende Rhythmusstörungen
▬ neu aufgetretene regionale myokardiale Kontraktilitätsstörungen im Echokardiogramm
▬ globale Indizes einer unzureichenden Sauerstoffversorgung

4

- Anstieg der globalen O_2-Extraktion >50 %
- Abfall der O_2-Aufnahme >10 % vom Ausgangswert
- Abfall der gemischtvenösen O_2-Sättigung auf <50 %
- Abfall der zentralvenösen O_2-Sättigung auf <65–70 %
- Abfall des gemischtvenösen pO_2 auf <32 mmHg
- Laktatazidose (Laktat >2 mmol/l + Azidose)

4.2.3 Fresh frozen Plasma (FFP) (■ Tab. 4.6)

- **Herstellung:** innerhalb von 6 h (maximal 24 h) tiefgefrorenes Plasma, welches aus einer Vollblutspende ($\approx$270 ml) oder durch Plasmapharese ($\approx$600 ml) gewonnen worden ist
- Antikoagulanzien: Citrat-Phosphat-Dextrose-Adenin (CPDA)
- physiologische Zusammensetzung prokoagulatorischer und profibrinolytischer Faktoren
- **gerinnungsaktive Qualität von Frischplasmen** abhängig von
  - Konzentration beim Spender (große interindividuelle Schwankungen bei Spendern von 0,6–1,4 U/ml jedes Gerinnungsfaktors, dabei entspricht 1 U/ml 100 % Aktivität eines Plasmapools)
  - Lagerung (Temperatur)

■ **Tab. 4.6** Blutgruppenkompatible Gabe von FFP

Patient (Empfänger)	Kompatible FFP
A	A (AB)
B	B (AB)
AB	AB
0	0 (A, B, AB)

- Herstellungsverfahren (Virusinaktivierung durch Methylenblau, Hitze etc.)
- **Auftauen** (Temperatur und Geschwindigkeit): Soll: 25 min bei 37 °C
- die Aktivität des Gerinnungsfaktors VIII im aufgetauten Plasma soll mindestens 70 % der individuellen Ausgangsaktivität sein (also mindestens 0,7 U/ml, von BGA vorgeschrieben)
- nach dem Auftauen verlieren sie jedoch rasch an Aktivität: 60–70 % der Ausgangsaktivität außer Faktor V ($\approx$40–50 %), da sehr labil

❯ FFP innerhalb einer ½ h nach dem Auftauen geben! Nach 4 h nur noch 40–50 % der Ausgangsaktivität vorhanden, nach 6 h 0 %!

- zulässiger Restzellgehalt:
  - Erythrozyten: <1000/µl
  - Leukozyten: <500/µl
  - Thrombozyten: <20.000/µl
- Proteinkonzentration: 60 g/l
- **Lagerung:** bei –30 °C: bis 1 Jahr, bei –40 °C: bis 2 Jahre, bei –70 °C: bis 3 Jahre

■ **Indikationen**
- angeborener Faktor-V- und -XI-Mangel (es gibt keine Einzelfaktorenpräparate hierfür)
- Lebererkrankungen mit aktiver klinischer Blutung
- Plasmaaustausch bei Moschkowitz-Syndrom, thrombotisch-thrombozytopenischer Purpura (wird derzeit als Therapie der Wahl angesehen) → ca. 8–10 FFP pro Plasmapharesesitzung
- Guillain-Barré-Syndrom → der mehrfache Plasmaaustausch ist einer rein supportiven Therapie nachweislich überlegen
- Austauschtransfusionen (von mehr als dem errechneten Blutvolumen des Patienten) bei Kindern und Erwachsenen
- evtl. Verdünnungskoagulopathie infolge Massivtransfusion

- evtl. Notfallindikation beim Hämophiliepatienten
- evtl. Verbrauchskoagulopathie
- Gabe von **FFP bei Kindern**:
  - bei Quick <40 %, PTT >150 % der Norm und Fibrinogen <0,75 g/l bzw.
  - spätestens bei 1- bis 1,5-fachen Verlust des geschätzten Blutvolumens

---

Dosis

- **Faustregel**: 1 ml/kg FFP → Erhöhung des Faktorengehalts um ≈1 %
- **Massivtransfusion**: EK: FFP = 2:1 bis notfalls 1:1
- **Leberausfall**: keine prophylaktische Plasmagabe, lediglich zur Therapie relevanter Blutungen

---

- **Kontraindikationen**
- Plasmaeiweißallergie
- Mangel einzelner Gerinnungsfaktoren
- Volumenmangel ohne Gerinnungsstörungen
- Hypervolämie, Hyperhydratation, Lungenödem

- **Nebenwirkungen**
- Überempfindlichkeitsreaktionen
- Herz-Kreislauf-Reaktionen infolge von Citratreaktionen bei Leberfunktionsstörungen sowie bei Neugeborenen, besonders bei schneller Transfusion
- Immunisierung des Empfängers gegen Plasmaproteine
- **transfusionsinduzierte akute Lungeninsuffizienz** (TRALI-Syndrom): sehr selten und tritt fast ausschließlich durch Übertragung größerer Mengen Plasma, das **granulozytenspezifische Antikörper** enthält, auf
- mit nichtinaktiviertem Plasma können Erreger von Infektionskrankheiten (z. B. HBV, HCV, CMV, HIV, Parvovirus B19) oder andere Mikroorganismen übertragen werden
- **Virusinaktivierung** des Plasmas durch

- Hitzebehandlung
- Alkoholfraktionierung
- photodynamische Einzelplasmabehandlung mit Methylenblau und Lichtexposition
- Behandlung von Poolplasma mit Solvent/Detergent-Verfahren (S/D): Tri-N-butylphosphat → hoher Verlust der Aktivität von Faktor V und VIII
- seit 01.07.1995: Lagerung von 4 Monaten vorgeschrieben → Quarantäneplasma
- Plasma der Blutgruppe **AB** kann im Notfall für Patienten aller Blutgruppen verwendet werden
- das Rhesus-System braucht nicht berücksichtigt zu werden

4.2.4 Thrombozytenkonzentrat (TK) (◘ Tab. 4.7)

- **Herstellung**
- **Poolthrombozyten** bestehen in der Regel aus 4x Einzelspender-TK
- **Hochkonzentrat** (**Thrombozytapherese**) wird von einem Spender hergestellt **leukozytendepletiertes TK** kann sowohl aus Pool-TK als auch aus Thrombozytapherese-TK hergestellt werden. Die aktuelle Hämotherapierichtlinie schreibt eine

◘ **Tab. 4.7** Blutgruppenkompatible Transfusion von TK

Patient (Empfänger)	Kompatible TK
A	A (0)
B	B (0)
AB	AB (A, B, 0)
0	0
Rh-positiv	Rh-positiv (Rh-negativ)
Rh-negativ	Rh-negativ (evtl. Rh-positiv)

Leukozytenzahl <1 x 106 sowie eine Erythrozytenzahl <3 x 10^9 vor. Die Thrombozytenzahl muss mindestens 2 x 10^{11} betragen

■ **Lagerung**
– unter ständiger Bewegung (auf Rüttelmaschine) bei Raumtemperatur (>22 ± 2 °C) für maximal 4 Tage haltbar (nicht im Kühlschrank, dies führt zur Plättchenaggregation)

■ **Indikationen**
– >100.000/µl nur bei Thrombopathie
– 80.000–90.000/µl bei großen oder risikobehafteten Operationen (besonders Kardiochirurgie, Neurochirurgie, Augen)
– 50.000–60.000/µl bei Massivtransfusion
– 50.000/µl peri- und postoperativ bis 4. Tag
– 20.000–50.000/µl bei Blutung
– 30.000/µl postoperativ 4.–7. Tag
– 10.000/µl Prävention einer Spontanblutung ohne chirurgischen Eingriff (nach Lebertransplantation evtl. erst bei <10.000/µl wegen möglicher Sensibilisierung)

❶ Cave
Nicht bei Pseudothrombopenien (fälschlich zu niedrig gemessene Werte durch antikörperinduzierte Verklumpung, z. B. EDTA-abhängige Thrombozytopenie → Bestimmung der Thrombozyten im Citratblut)!

Dosis

– **Faustregel minimaler Thrombozytenbedarf**: Thrombozytenanzahl = gewünschter Thrombozytenanstieg (/µl) × Blutvolumen (ml) (≈70 ml/kg) × 1,5
  – z. B. Anstieg um 50.000/µl, Patient 70 kg: 50 × 10^3/µl × 70 kg × 70 ml/kg × 1,5 = 50 × 10^3/µl ×

4900 × 10^3 µl × 1,5 = 367 × 10^9
≈3,6 × 10^{11}
– erfahrungsgemäß führen
  – 4–6 Einheiten Einzelspenderthrombozytenkonzentrat oder
  – 1 Einheit Poolthrombozyten oder
  – 1 Einheit Thrombozytenhochkonzentrat
– zu einem Thrombozytenanstieg von ≈20.000–30.000/µl
– **TK-Gabe bei Kindern:** ≈10 ml/kg Einzelspender-TK mit 5–8 × 10^{10} Thrombozyten → 20.000–50.000/µl Thrombozytenanstieg

■ **Besonderheiten**
– nur 60–70 % finden sich in der Blutzirkulation wieder, der Rest wird bei Erstpassage in der Milz abgefangen (daher × 1,5)
– seit 2001 dürfen nur noch leukozytendepletierte zelluläre Blutkomponenten in den Verkehr gebracht werden
– Übertragung nach Kompatibilität im AB0- und Rh-System wie bei EK, wegen der geringen, aber immer vorhandenen Kontamination mit Erythrozyten. Weitere wichtige Alloantigene sind die HLA-Antigene der Klasse I sowie plättchenspezifische Antigene
– einem Rh-neg-Empfänger dürfen Rh-pos-Thrombozyten nur im Notfall transfundiert werden, da der Empfänger Antikörper bildet, die oft lebenslang erhalten bleiben. Wird einem solchen Patienten erneut Rh-positives-Blut übertragen, kann eine schwere hämolytische Transfusionsreaktion ausgelöst werden. Wenn die Gabe von Rh-pos-Thrombozyten unvermeidlich ist, sollte bei Rh-neg-Frauen im gebärfähigen Alter eine Prophylaxe mit Anti-D-Immunoglobulin (250–300 µg Anti-D i. v.) durchgeführt werden (**Cave**: keine i. m.-Injektion)
– Gabe über ein spezielles Thrombozytenbesteck (Filter 170–200 µm), das einen

geringeren Thrombozytenverlust im System verursacht
- Therapiekontrolle: Thrombozytenzahl und Thrombozytenfunktion
- bei immunsupprimierten Patienten muss vor TK-Transfusion zur Vermeidung einer GvH-Reaktion eine Bestrahlung mit ca. 30 Gy durchgeführt werden

4.3 Anämie

- **Definition und Prävalenz**
- eine Anämie ist definiert als Verminderung des absoluten Erythrozytenvolumens mit eingeschränkter Gewebsoxygenierung
- Hb-Grenzwert für eine Anämie bei Frauen **<12,0** g/dl; bei Männern **<13,0** g/dl → gilt für Personen älter als 14 Jahre auf Höhe des Meeresspiegels!
- Prävalenz der Anämie nach Schätzungen der WHO mit ca. 2,0 Milliarden betroffene Menschen sehr hoch bzw. die Anämieprävalenz in Europa beträgt präoperativ **31 %** bei Männern und **27 %** bei Frauen
- **60–70 %** aller Intensivpatienten haben bei Aufnahme auf die Intensivstation einen Hb-Wert **<12 g/dl** und **20–30 %** einen Hb-Wert **<9 g/dl**. Nach einer Woche intensivmedizinischer Behandlung sind 97 % der Patienten anämisch!

- **Letalität und Mortalität**
- die **perioperative Letalität** steigt mit dem Ausmaß der präoperativen Anämie:
  - keine Anämie: 0,78 % Letalität
  - milde Anämie (9–12 g/dl): 3,52 % Letalität
  - schwere Anämie (<9 g/dl): 10,17 % Letalität
  - findet bei anämischen Patienten eine elektive Operation statt, führt die Anämie zu vermehrten Bluttransfusionen, die wiederum die Morbitität

und Mortalität sowie das Risiko eines Aufenthaltes auf einer Intensivstation erhöhen → strenge Indikationsstellung zur Bluttransfusion → Festlegung des patientenspezifischen Transfusionstrigger (▶ Übersicht: Physiologische Transfusionstrigger)
- **Anmerkung**: bei Sepsis wird aktuell ebenfalls ein geringerer Hb-Wert (7,0 g/dl) toleriert!

- **Ursachen**
- häufigster Grund einer Anämie: **Eisenmangel** (v. a. bei älteren Menschen und Kindern <5 Jahre) sowie Anämie bei chronischen Erkrankungen (ACD)
- selten Anämien aufgrund
  - eines Vitamin-B_{12}- oder Folsäuremangels (17,7 %/10,0 %) → Gabe von 2×1 mg Vitamin B_{12}/Woche i. v. bzw. 5 mg Folsäure/Tag p.o.
  - einer renalen Funktionsstörung oder chronischen Blutungen (Hypermenorrhö oder gastralen Ursachen)

Exkurs: Eisenstoffwechsel
- Gesamteisen des Körpers: 4,0 g
- gespeichert zu 70 % in den roten Blutzellen und zu 30 % in Leber, Milz und Muskelzellen
- täglicher Austausch von 20 mg Eisen
- Aufnahme über den Heptacidin-gesteuerten Ferroport der Enterocyten, Leber- und Muskelzellen; bei Entzündung wird vermehrt hepatisches Heptacidin ausgeschüttet, das Ferroportin hemmt, welches für die Ausschleusung von Eisen aus der Zelle verantwortlich ist

- **Diagnostik (◘ Tab. 4.8)**
- Nebenwirkungen für Eisen: 20–60 pg/ml; Nebenwirkungen für Ferritin >100 μg/ml; Nebenwirkungen für Transferrin 200–400 μg/dl; Nebenwirkungen für Transferrinsättigung 20–50 %
- **Anmerkung**: Ferritin und Transferrin sind sog. Akut-Phase-Proteine und bei allen Entzündungen erhöht! Die Konzentration des löslichen Transferrinrezeptors (sTfR) im Serum wird von Akut-Phase-Reaktionen nicht beeinflusst!

◘ Tab. 4.8 Laborkonstellationen bei Eisenmangelanämie und Anämie bei chronischer Erkrankung

	Eisen-mangel	Anämie bei chronischer Erkrankung (ACD)[a]
Serumeisen	↓	normal oder ↓
Ferritin	↓	normal bis ↑
Transferrin	↓	normal oder ↑
löslicher Transferrin-rezeptor	↑	normal
MCV	↓	-
Transferin-sättigung	<20 %	normal oder ↑
CRP und BSG	normal	↑

[a]z. B. Infektion, Autoimmunerkrankung oder Tumorleiden

▪ **Anämiescreening: Screening**
▬ bei Patienten für Eingriffe mit einer abteilungsindividuellen Transfusionswahrscheinlichkeit von >10 % → frühzeitige präoperative Vorstellung dieser Patienten in der Prämedikationssprechstunde
▬ Bei Indikationsstellung einer der in ◘ Tab. 4.9 genannten Operationen sollte der Patienten von den Operateuren Blut abgenommen und gleichentags in der Anästhesie-/PBM-Sprechstunde vorgestellt werden
▬ hämoglobinwertabhängiges Vorgehen in der Anästhesie-/PBM-Sprechstunde: ◘ Tab. 4.10

▪ **Detaillierter Ablauf bei Vorliegen einer Eisenmangelanämie**
▬ **Analyse der Laborparameter**
   – Hb erniedrigt?
   – Eisenstatus?
   – Ferritin ≤100 µg/l

   – Transferrinsättigung <20 %
   – Kreatinin ≤1,6 g/dl
   – keine erhöhten Infektparameter (Leukozyten und CRP)
   – wenn alle Fragen mit „ja" beantwortet werden → weiter zu Anamnese
▬ **Anamnese**
   – Frage nach der Einnahme von Eisenpräparaten
   – wenn eine Niereninsuffizienz besteht und bereits der Patient in Behandlung mit i. v.-Eisen und/oder Erythropoetin ist → KEINE Behandlung, Behandlung bleibt bei bereits behandelnden Kollegen
   – orale Einnahme eines Eisenpräparats? → Einnahme stoppen
   – Allergien bekannt?
   – keine absolute und relative Kontraindikationen zur intravenösen Eisengabe nach Angaben der Herstellerinformation ausgeschlossen?
   – wenn alle Fragen mit „nein" beantwortet, weiter zur Vorbereitung der Therapie (Eiseninfusion)
▬ **Eiseninfusion**
   – Patienteneinwilligung und Aufklärung
   – einmalige Eiseninfusion von 500 mg Eisencarboxymaltose (Ferinject®) unter Monitorkontrolle über mindestens 20 Minuten
   – Medikamente zur Behandlung der Anaphylaxie werden bereitgehalten
   – Dokumentation auf Anästhesieprotokoll

4.4 Patient-Blood-Management (PBM)

▪ **Definition**
▬ evidenzbasierter, multidisziplinärer Ansatz, um die perioperative Behandlung von Patienten zu optimieren, die ggf. eine Bluttransfusion benötigen

◘ Tab. 4.9 Allgemeine Liste elektiver Eingriffe mit einer Transfusionswahrscheinlichkeit von >10 %, für die Patienten präoperativ der Anästhesie-/PBM-Sprechstunde zugewiesen werden (sollten)

Klinik	Eingriffe
Orthopädie	Hüft- und Knie-TEP-Revision Tumorendoprothetik Becken- und Weichteilsarkome
Wirbelsäulenchirurgie	Wirbelsäulenoperation Spondylodesen
Klinik für Allgemein- und Viszeralchirurgie	elektive Operation an – Magen – Dünndarm – Kolon – Rektum – Pankreas
Unfallchirurgie	Endoprothetik Revisionsendoprothetik
Gefäßchirurgie	elektive offene Aortenchirurgie
Gynäkologie und Geburtshilfe	alle geplanten Laparotomien alle elektiven Laparoskopien, bei denen der Operateur ein Risiko >30 % sieht, dass die OP zu einer Laparotomie konvertiert
Mund-, Kiefer- und Gesichtschirurgie	große Tumor-OPs mit Lappenplastik
Urologie	Zystektomie mit Conduit und/oder Neoblase

◘ Tab. 4.10 Algorithmus für den hämoglobinwertabhängigen Ablauf in der Anästhesie-/PBM-Sprechstunde

Hämoglobinwert	Diagnostik	Maßnahmen
<12 g/dl (Frauen) <13 g/dl (Männer)	zusätzlich zum kleinen Blutbild: Eisenstatus	Ausschluss Kontraindikationen einmalig 500 mg Eisen-Typ-I-Komplex i. v. OP in 4–28 Tagen
≥9 und ≤11 g/dl	zusätzlich zum kleinen Blutbild: Eisenstatus	Ausschluss Kontraindikationen einmalig 500 mg Eisen-Typ-I-Komplex i. v. OP in 4–28 Tagen Anschreiben mit Empfehlung, dass 2 Monate postoperativ der Hämoglobinwert kontrolliert werden sollte!
<9 g/dl und mindestens ein anderer Wert des kleinen Blutbilds pathologisch	internistisches Konsil zur Anämieabklärung	elektive Operation muss vorerst verschoben werden!

■ Komponenten bzw. Säulen des PBM

Die 3 Säulen des PBM sind:

1. Optimierung des Erythrozytenvolumens, näherungsweise gemessen am Hämoglobinwert
2. Minimierung des Blutverlustes und fremdblutsparende Maßnahmen (MAT, Drainagenblutrückgewinnung, …)
3. Optimieren und Nutzen physiologischer Ressourcen.

■ Zu 1. Optimierung des Erythrozytenvolu men

- **Stimulation der Erythropoese** durch **Eisengabe** zum Ausgleich des Gesamteisendefizits (TID)[1] und/oder **Erythropoetin** (EPO): 300–700 U/kg 2-mal wöchentlich über 3 Wochen
- **Anmerkung:** das benötigte Eisen bzw. das **Gesamteisendefizit** kann mit Hilfe der Formel nach **Ganzoni** (1970) berechnet werden[2],[3]:

$$Gesamteisendefizit\,(mg)$$
$$= \left[Soll\text{-}Hb - Patienten\text{-}Hb\,(g/dl) \right]$$
$$\times K\"orpergewicht\,(kg) \times 2,42$$
$$+ Reserveeisen\,(mg)$$

- Berücksichtigung von anämiebegünstigenden Medikamenteninteraktionen

Exkurs: Erythrozytenvolumen

- zirkulierendes Erythrozytenvolumen (zEV in ml nach Mercurali) = Blutvolumen (BV im ml) × Hämatoktit (1/1) × 0,91
- das patientenspezifische Blutvolumen (BV) wird aus der Körpergröße (KGr in [m]) und dem Körpergewicht (KGw in [kg]) nach Nadler et al. mit folgender geschlechtsspezifischen Formel errechnet:
  - Frauen: BV [ml] = (0,3561 × KGr [m]) + 0,03308 × KGw [kg] + 0,1833) × 1000
  - Männer: BV [ml] = (0,3669 × KGr [m]) + 0,03219 × KGw [kg] + 0,6041) × 1000

■ Zu 2. Minimierung von Blutungen und Blutverlusten

- **optimales** Hämostase-/Gerinnungsmanagement
- Einsatz von Point-of-Care-Systemen wie z. B. ROTEM oder Multiplate → bei Anzeichen einer Hyperfibrinolyse frühzeitige Gabe von Tranexamsäure (1–2 g i. v.)
- rechtzeitiges **Absetzen von Thrombozytenaggregationshemmer** (Clopidogrel/Prasugrel 7–10 Tage und Ticagrelor 5 Tage) unter Berücksichtigung der Begleiterkrankungen des Patienten
- rechtzeitiges **Absetzen von Vitamin-K-Antagonisten** (evtl. Gabe von Vitamin K (10 mg p.o./Tag)) und **neuer oraler Antikoagulanzien** (Dabigatran (Pradaxa) 2–4 Tage je nach Nierenfunktion und Rivaroxaban (Xarelto) 1–2 Tage präoperativ
- Einhaltung physiologischer Bedingungen (pH >7,3; ion. Kalzium >1,2 mmol/l, …)
- sorgfältige **chirurgische Blutstillung**, minimalinvasive OP-Technik, … ggf. kontrollierte Hypotension, intraoperative Blutsperre, Pringle-Manöver in der Leberchirurgie
- Vermeidung einer (metabolischen) Azidose und Hypokalzämie bzw. deren Therapie
- Aufrechterhaltung einer **Normothermie** bzw. schnelle Wiedererwärmung durch Warm-Touch-Gerät
- **Fremdblutsparende Maßnahmen** (MAT, ggf. akute normovolämische Hämodilution (ANH), Aufbereitung des Drainageblutes, …)
- prophylaktischer Einsatz von hämostasewirksamen Medikamenten bei bestimmten Operationen wie Eingriffe an der Prostata oder Uterus → 1–2 g Tranexamsäure i.v.
- Vermeidung bzw. zeitnahe Behandlung von Infektionen → Vermeidung einer Infektanämie

---

1 · 2,4 = Eisengehalt des Hämoglobins (3,49 mg/g) × Blutvolumen pro kg (0,07 l/kg).
2 2,4 = Eisengehalt des Hämoglobins (3,49 mg/g) × Blutvolumen pro kg (0,07 l/kg).
3 das Reserveeisen wird mit 500 mg angesetzt.

- **Zu 3. Erhöhung und Ausschöpfung der Anämietoleranz**
- **Optimierung der Anämiereserve** → Aufrechterhaltung einer Normovolämie und normales Herzminutenvolumen
- **Maximierung der O_2-Versorgung** → Gabe von O_2, Optimierung der Beatmung (Hyperoxie) und der Hämodynamik, evtl. Gabe von Katecholaminen, PEEP-Beatmung, …
- **Reduktion des O_2-Bedarfs** → Einhaltung der Normothermie (Antipyretika bei Fieber), evtl. milde Hypothermie, Thyreostatika bei Hyperthyreose, adäquate Analgosedierung evtl. mit Muskelrelaxation im Einzelfall, Therapie des unbehandelten arteriellen Hypertonus, …

Cave

Ab einer Körperkern-Temperatur von 34 °C kommt es zu einer deutlichen Verschlechterung der plasmatischen **und** thrombozytären Gerinnung!

4.5 Transfusion

- Deutschland hat im EU-Vergleich eine sehr hohe Transfusionsrate: **57,3** EK pro 1000 Einwohner und Jahr vs. 36,1 in England und 34,4 in Frankreich, EU-Durchschnitt **40** EK pro 1000 Einwohner pro Jahr (Zahlen aus dem Jahr 2008). Im Jahr 2019 wurden 4,3 Mio Erythrozytenkonzentrate in Deutschland transfundiert! Der EK-Verbrauch ist in den vergangenen Jahren stagnierend, was als Erfolg des PBM zu werten ist, während der Spenderpool aufgrund der veränderten Alterspyramide jedoch immer kleiner wird!

4.5.1 Indikationen zur Transfusion

- Indikation zur Transfusion von Erythrozytenkonzentraten: die Tranfusionscheckliste gibt eine gute Hilfestellung (■ Tab. 4.5)

■ **Tab. 4.11** Normalwerte des Bluts gemäß der Querschnittleitlinie der Bundesärztekammer 2008 für Erwachsene

Para-meter	Normalwerte (konventionelle Einheit)	
Häma-tokrit	♂: 41–50 %	♀: 46 %
Eryth-rozyten	♂: 4,5–5,9 mio/ml	♀: 4,0–5,2 mio/ml
Hämo-globin	♂: 14–18 g/dl (8,7–11,2 mmol/l)	♀: 12–16 g/dl (7,5–9,9 mmol/l)
MCH	27–34 pg	
MCHC	30–36 g/dl	
MCV	85–98 fl	

- Normalwerte für die Erythrozyten beim Erwachsenen gibt ■ Tab. 4.11 wieder
- ■ Tab. 4.12 und ■ Tab. 4.13 zeigen die altersabhängigen Transfusionsgrenzen und Normalwerte sowie die Therapieempfehlung bei einer Hämorrhagie auf
- nach neueren Empfehlungen wird bei bestehenden kardialen Kompensationsmechanismen die **minimale Hb-Konzentration bei 6,0 g/dl** angegeben, dem sog. **kritischen Hb-Wert**, bei dem bei Normovolämie und Normoxie die O_2-Versorgung des Gewebes noch gewährleistet ist

- **Aktuelle Indikationen (■ Tab. 4.5)**
Die restriktive Gabe von Erythrozytenkonzentraten (Hb-Transfusionswert <7,0 g/dl vs. <10 g/dl) führte zu keiner Zunahme der 30-Tage- und der Krankenhausmortalität.

> Mehr als 14 Tage lang gelagerte Erythrozytenkonzentrate scheinen ungeeignet zu sein, die globale und lokale O_2-Versorgung beim kritisch-kranken Patienten zu verbessern!

◘ Tab. 4.12 Altersabhängige Hb – und Hkt-Normalwerte und kritische Grenzwerte

Alter	Transfusionsgrenzen		Normalwerte	
	Hb (g/dl)	Hkt (%)	Hb (g/dl)	Hkt (%)
Frühgeborene	12–14	40–50		
Frühgeborene bis 2 Monate	11–12	36–42		
Neugeborene	10	30–40	15–25	45–65
Säuglinge in der Trimenonreduktion	8	25–28	9–12	30–42
1 Jahr	6–7	20–25	10–15	35–45
6 Jahre	6–7	20–25	10–15	35–45
gesunder Erwachsener	6	18–20	12–18	40–50
KHK-Patient	8	25		

Grenzwerte werden gegenwärtig nicht einheitlich beurteilt

◘ Tab. 4.13 Therapievorschlag zur Infusion und Transfusion bei akutem Blutverlust

Volumenverlust	Therapie
Blutverlust bis 20 % des Blutvolumens	Ersatz mit Kristalloiden und Kolloiden
Blutverlust ab 30 % des Blutvolumens	EK-Einsatz nach Hb-Wert FFP-Gabe im Verhältnis 4:1–2:1 (EK:FFP)
ab Verlust des einfachen Blutvolumens	EK-Einsatz nach Hb-Wert FFP-Gabe im Verhältnis 1:1 (EK:FFP)
ab Verlust des 1,5-fachen Blutvolumens	EK-Einsatz nach Hb-Wert FFP-Gabe im Verhältnis 1:1 (EK:FFP) TK-Gabe im Verhältnis 1:1 (EK:TK) bzw. ab 50.000 Thrombozyten/µl

4.5.2 Maximal tolerabler Blutverlust (MTBV)

Hkt_0	Ausgangshämatokrit
Hkt_{min}	minimaler Hämatokrit

❯ Für das Überleben von (Myokard)gewebe ist ein unterer O_2-Gehalt von 6 ml/dl, was einem Hb-Wert von 4,4 g/dl unter Raumluft entspricht, notwendig.

Es liegen einzelne Berichte vor, dass **Zeugen-Jehovas-Patienten** Hb-Werte von 2,4 g/dl und Hkt-Werte von bis zu 4 % ohne Organschäden überlebten → das Recht auf Selbstbestimmung (Art. 2 GG) ist bei erwachsenen bewusstseinsklaren Patienten zu respektieren (gegenüber dem Grundsatz der ärztlichen Behandlungsfreiheit). Anders hingegen bei Minderjährigen, deren Eltern eine Bluttransfusion verweigern. Hier muss über das Vormundschaftsgericht eine Einwilligung zur Transfusion gegen den Willen der Eltern eingeholt werden (§ 1666 BGB). Im Notfall muss die Transfusion erfolgen, da sonst der Tatbestand der unterlassenen Hilfeleistung zugrunde liegen kann.

Unter extremer Hämodilution sind Gelatinelösungen aufgrund eines erhöhten Transportvermögens von CO_2 und keiner über das Maß des Hämodilutionseffektes hinausgehenden Beeinflussung der Gerinnung zu bevorzugen.

Dosis

Faustregel
- 3–4 ml/kg EK → Erhöhung des Hb um ≈1 g/dl

oder:
- erforderliches Volumen = Blutvolumen (≈70 ml/kg) × Hkt_{Wunsch} – $Hkt_{Aktuell}$
- Hkt_{Wunsch}: gewünschter Hämatokrit
- $Hkt_{Aktuell}$: aktueller Hämatokrit

4.5.3 Verträglichkeitstests (Prophylaxe hämolytischer Transfusionsreaktion)

Vor jeder Transfusion müssen folgende Untersuchungen bzw. Tests durchgeführt werden:
- Bestimmung der Blutgruppe und des Rh-Faktors (◘ Tab. 4.14)
- Antikörpersuchtest (indirekter Coombs-Test) beim Empfänger und Spender
- Kreuzprobe
- Überprüfung des Blutgruppenbefunds, der Kreuzprobe und der Konserve
- Bedside-Test am Patienten vor Transfusion

4.5.3.1 Bestimmung der Blutgruppe und des Rh-Faktors (Kreuzprobe)

Mit der 3-stufigen Kreuzprobe soll festgestellt werden, ob sich Antikörper beim Spender oder Empfänger befinden und eine hämolytische Transfusionsreaktion auslösen können.
- **Stufe 1** = Kochsalztest (eigentliche Kreuzprobe)
- die Erythrozyten des Spenders werden mit dem Serum des Empfängers (**Majorteil**) und umgekehrt (**Minorteil**) zusammengebracht
  - Majortest: das Empfängerserum wird auf Antikörper gegen **Spendererythrozyten** untersucht
  - Minortest: Spenderserum wird auf Antikörper gegen **Empfängererythrozyten** untersucht
- besonders wichtig bei Neugeborenen und Kleinkindern mit noch nicht ausgereiftem Immunsystem

> Tritt beim Major- oder Minortest nach Inkubation von 5 min bei Raumtemperatur und anschließender Zentrifugation schon eine Agglutination auf, besteht eine Unverträglichkeit und die weiteren Tests können weggelassen werden.

- **Stufe 2** = Albumintest
  - Suche nach kompletten Antikörpern oder Antikörpern, die in Kochsalz keine Agglutination hervorrufen
  - Zugabe von 30 %igem Rinderalbumin und Inkubation von 30–45 min bei 37 °C
  - nach Zentrifugation wird auf Agglutination untersucht
- **Stufe 3** = **Coombs-Test** (direkter Coombs-Test)

◘ Tab. 4.14 Bestimmung der Blutgruppe

Blutgruppe	Erythrozytenreaktion mit Testserum (Bedsidetest)		Serumreaktion mit Testerythrozyten	
	Anti-A	Anti-B	A-Zellen	B-Zellen
A	+	–	–	+
B	–	+	+	–
AB	+	+	–	–
0	–	–	+	+

– Suche nach inkompletten Antikörpern, die erst durch Zugabe von Coombs-Serum (Antihumanglobulin) eine sichtbare Agglutination bewirken. Die im Coombs-Serum enthaltenen Antikörper bilden eine „Verbindungsbrücke" zwischen inkompletten Antikörpern

4.5.3.2 Antikörpersuchtest (indirekter Coombs-Test)

- bei Empfänger und Spender!
- im Unterschied zur Kreuzprobe werden gepoolte Testerythrozyten mit einer optimalen Anzahl von Antigenen mit Empfänger- bzw. Spenderserum vermischt
- Aufdeckung der meisten irregulären bzw. inkompletten Antikörper wie z. B. Rhesus, Kell, Duffy, Lewis, Kidd etc.
- eine weitere Identifizierung von irregulären Antikörpern erfolgt dann ggf. mit speziellen Testerythrozyten

4.5.3.3 Bedside-Test

- mit dem Bedside-Test sollen Vertauschungen und Verwechslungen bei der Blutabnahme, bei der Kreuzprobe oder bei der Zuordnung der Blutpräparate zum Patienten entdeckt werden
- der Bedside-Test ist unmittelbar vor der Transfusion vom transfundierenden Arzt oder unter seiner Aufsicht durchzuführen, um die AB0-Blutgruppe des Empfängers zu bestätigen. Das Ergebnis ist schriftlich zu dokumentieren. Eine Testung der Konserve ist nicht vorgeschrieben!
- Bestimmung des Rhesus-Faktors oder eine Blutgruppenkontrolle des EK („Inhaltskontrolle") ist nicht vorgeschrieben
- bei Eigenblut muss der Bedside-Test vom Empfänger und von der Eigenblutkonserve („Inhaltskontrolle") durchgeführt werden, um Vertauschungen zu vermeiden, da hier keine Kreuzprobe erfolgt

Maßnahmen vor Transfusion

Vor Beginn der Transfusion hat der transfundierende Arzt persönlich zu überprüfen:
1. den **Blutgruppenbefund** des Empfängers und evtl. vorliegende irreguläre Antikörper
2. ob die Konserve für den entsprechenden Empfänger bestimmt ist
3. ob die **Blutgruppe der Konserve** (Konservenetikett) dem Blutgruppenbefund des Empfängers entspricht
4. ob Verträglichkeit besteht (**negative Kreuzprobe**) und die Kreuzprobe noch Gültigkeit besitzt (in der Regel 72 h)
5. ob die angegebene **Konservennummer** mit dem Begleitschein übereinstimmt
6. ob die **Konserve unversehrt** und das **Verfallsdatum** nicht überschritten ist
7. Durchführung des **Bedside-Tests** (oder unter seiner Aufsicht)

4.5.4 Auswahl von Erythrozytenkonzentraten: Auswahl (◨ Tab. 4.15)

> Nach Möglichkeit sollte immer AB0- und Rh-blutgruppengleich transfundiert werden.

- Einem Rh-neg-Empfänger darf Rh-pos-Blut nur im Notfall transfundiert werden, da der Empfänger Antikörper bildet, die oft lebenslang erhalten bleiben. Wird einem solchen Patienten erneut Rh-pos-Blut übertragen, kann eine schwere hämolytische Transfusionsreaktion ausgelöst werden.

❗ **Cave**

Die Gabe von Rh-positivem EK sollte bei Rh-neg-Kindern und Rh-neg-Frauen im gebärfähigen Alter unbedingt vermieden werden!

- „Universalspenderblut 0"
  – Erythrozyten der Blutgruppe 0 lassen sich praktisch reaktionslos auf blut-

◘ Tab. 4.15 Blutgruppenkompatible Transfusion von EK

Patient (Empfänger)	Kompatible EK
A	A (0)
B	B (0)
AB	AB (A, B, 0)
0	0
Rh-positiv	Rh-positiv (Rh-negativ)
Rh-negativ	Rh-negativ (notffals Rh-positiv)

gruppenungleiche Empfänger übertragen. Da jedoch in EK der Blutgruppe 0 immer noch ein Plasmaanteil mit Anti-A- und Anti-B-Antikörpern vorhanden ist, ist die Menge der übertragbaren EK begrenzt. Bei größeren Transfusionsmengen werden die Empfängererythrozyten geschädigt, da dann die Verdünnung der Antikörper nicht mehr ausreichend hoch ist
- bei EK mit geringem Plasmaanteil (gewaschene EK) brauchen die Isoantikörper des AB0-Systems im Spenderplasma nicht berücksichtigt zu werden. Solche EK können im Bedarfsfall unter Berücksichtigung der Majorkompatibilität im AB0-System unbedenklich übertragen werden
▬ bei **Austauschtransfusionen an Neugeborenen**: Austauschtransfusion muss das für den Austausch herangezogene EK mit der AB0-Blutgruppe der Mutter und des Kindes kompatibel sein

4.5.5 Nebenwirkungen und Komplikationen von Bluttransfusionen

▬ „**Infectious serious hazard of transfusion**" (ISHOT):

- Übertragung von Hepatitis-B-, -C- und HIV-Infektionen sowie Creutzfeldt-Jakob-Erkrankung
  - Anstieg der Mortalität infolge Infektion und Ischämie
  - Anstieg des Infektionsrisiko (3-fach höher) durch transfusionsassoziierte Immunmodulation (TRIM)
▬ „**Non infectious serious hazard of transfusion**" (NISHOT)
  - febril-hämolytische und febrile nicht-hämolytische Reaktionen
  - erhöhtes Risiko für Non-Hodgkin-Lymphome 10–20 Jahre nach Transfusion
  - Anstieg des allergischen Risikos bzw. Alloimmunisierung
  - unspezifische Fieberreaktion infolge „storage damage" durch zulange Lagerung („aged blood") mit konsekutiver Freisetzung von Zytokinen (IgG- und TNFα-Freisetzung) → Vermeidung durch kürzere Lagerungszeiten, Leukozytendepletion und Einsatz von Antipyretika

❶ Cave
Induktion einer akuten Herzinsuffizienz (TACO = transfusions-associated circulatory overload) mit BNP-Anstieg und LVF-Einschränkung → Liegedauer ↑.

Anmerkung:
▬ altes" Blut (ab >14 Tage Lagerungszeit) hat eine höhere Mortalität (2- bis 3-fach ↑)
▬ Kosten für ein EK in der Schweiz: ca. 450 €
▬ Häufigkeit von Transfusionszwischenfällen: ca. 1:5000 (!)

Man kann zwischen immunologisch und nichtimmunologisch bedingten Komplikationen unterscheiden (◘ Tab. 4.16).

4

◘ Tab. 4.16 Häufigkeiten, Pathophysiologie und Behandlung unerwünschter Arzneimittelwirkungen von Blutpräparaten sowie deren Prophylaxe

Unerwünschte Wirkung	Risiko je transfundierte Einheit	Pathophysiologie und Behandlung	Prophylaxe
allergische Transfusionsreaktion	milder Verlauf: bis 1:200 Anwendungen	Hautreaktionen, Rötungen, Urtikaria oder Flush: Differenzialdiagnostisch abzugrenzen von schwerwiegender Komplikation. Wenn ja, dann Transfusion stoppen. Nach Ausschluss schwerwiegender Komplikationen (z. B. hämolytische Reaktion) und erneuter Identitätskontrolle kann die Transfusion ggf. unter Antihistaminikagabe fortgesetzt werden.	transfusionsmedizinische Anamnese; evtl. Antihistaminika vor Transfusion
	schwerer Verlauf: 1:10.000 bis 1:100.000	meist sofortiger Abbruch der Transfusion und intensivmedizinische Betreuung nötig	wiederholt schwere allergische Reaktionen: Plasmaeiweißmangel (IgA, Haptoglobin etc.) abklären
febrile, nichthämolytische Transfusionsreaktion (FNHTR)	<1:1000 Anwendungen	Fieber oder Temperaturanstieg >1 °C, Kältegefühl, Frösteln/ Schüttelfrost während bzw. bis 4 h nach EK-Gabe; wichtige Differenzialdiagnose zu FNHTR ist die hämolytische Transfusionsreaktion bzw. Reaktion auf bakterielle Kontamination	seit Einführung der Leukozytendepletion viel seltener
		nach Ausschluss einer Verwechslung kann die Transfusion fortgesetzt werden; bei Zweifel an der Qualität des Blutpräparats muss die Transfusion beendet und das EK zurück an Blutbank geschickt werden	

hämolytische Transfusionsreaktion vom Sofort-Typ	ohne tödlichen Ausgang: 1:10.000 bis 1:100.000 tödlicher Ausgang: 1:500.000 bis 1:1.000.000	Fieber, Schüttelfrost, Tachypnoe, Tachykardie bis Schocksymptomatik; meist innerhalb von 24 h; inadäquater Hb-Anstieg/Hb-Abfall nach Transfusion ohne anderweitige Erklärung (z. B. Blutung), LDH- und Bilirubinanstieg bei intravasaler Hämolyse: freies Hämoglobin im Serum (rot) und Hämoglobinurie; häufigste Ursache ist die **AB0-Inkompatibilität durch Verwechslung!** Fehltransfusion sofort beenden, intensivmedizinische Betreuung und Nierenschutz (Volumen, Furosemid, Mannitol, Alkalisierung, frühzeitige Hämodialyse) durchführen. Blutproben vor und nach Transfusion plus EK ins Labor schicken. Frühzeitige Erkennung und konsequente intensivmedizinische Behandlung senken die Letalität. Heparinisierung bei DIC (FSP ↑)	Identitätskontrolle von Blutentnahme bis Transfusion, keine Entnahme von Blut in unbeschriftete Röhrchen, AB0-Identitätstest (= Bedsidetest) vor jeder EK-Gabe, auch im Notfall! Kreuzprobe
hämolytische Transfusionsreaktion vom verzögerten Typ	ohne tödlichen Ausgang: 1:10.000 bis 1:100.000 tödlicher Ausgang: etwa 1:1.000.000	Tage bis Wocen nach Transfusion durch „Boosterung" eines vorbestehenden Antikörpers. Dieser war zum Zeitpunkt der Transfusion nicht nachweisbar. Nach Krankenhausentlassung kommt es oft zu einem LDH- und Bilirubinanstieg bzw. Hb-Abfall und dadurch zu einer verzögerten Diagnosestellung meist ist keine akute Behandlung notwendig, jedoch oft eine erneute EK-Gabe	transfusionsmedizinische Anamnese, Notfallausweise beachten! deshalb ist u. a. die Kreuzprobe nur 3 Tage gültig
transfusionsassoziierte Volumenüberladung (TACO)	bei Gabe vom mehreren Blutprodukten in Risikokollektiven 1:12 oder geringer	(zu) große Transfusionsmengen bei bestimmten Patienten (Herzinsuffizienz, Niereninsuffizienz etc.)	Transfusionsmenge pro Zeiteinheit sollte bei prädestinierten Patienten individuell anpasst werden
Transfusionshämosiderose	bei Gabe von mehr als 100 EK (Lebenszeit) bzw. mehr als 20 EK/Jahr besteht ein hohes individuelles Risiko	bei mehr als 20 EK/Jahr sollte eine regelmäßige Ferritinbestimmung erfolgen. bei Ferritin >1000 ng/ml bzw. Symptomatik sollten Chelatoren eingesetzt werden	Prophylaxe durch Gabe von Eisenchelatoren bei chronischer EK-Gabe muss der Ferritinanstieg überwacht werden

(Fortsetzung)

□ Tab. 4.16 (Fortsetzung)

Unerwünschte Wirkung	Risiko je transfundierte Einheit	Pathophysiologie und Behandlung	Prophylaxe
transfusionsassoziierte Lungeninsuffizienz nach EK-Gabe (TRALI)	<1:1.000.000	innerhalb von 6 h nach Transfusion auftretende plötzliche Dyspnoe bzw. Hypoxämie mit bilateralen Infiltraten im Thoraxröntgenbild und ohne Anhalt auf eine Herzinsuffizienz und begleitendem kardiogenem Lungenödem infolge Volumenüberladung (meist normales BNP mit Werten <100 pg/ml im Gegensatz zum kardial bedingten Lungenödem) evtl. Fieber und arterielle Hypotonie, evtl. dramatischer Abfall der Leukozyten Therapie: O_2-Applikation, notfalls frühzeitige invasive Beatmung, Hochdosisglukokortikoidtherapie (z. B. 500 mg Methylprednisolon), Vermeidung von Diuretika, evtl. Volumengabe	bedingt durch leukozytäre Antikörper (AlloAK antiHLA-AKII-A2) im Blutpräparat (Frischplasmen und Thrombozytenkonzentrate) des Blutspenders (oft Frauen nach Schwangerschaft). Hierdurch Aktivierung und Agglutination von Granulozyten mit konsekutiver Freisetzung von Sauerstoffradikalen und Enzymen im Bereich der Lunge das hatte zur Folge, dass Spenderinnen nicht mehr zur Spende von plasmahaltigen Präparaten (TK, FFP) zugelassen werden
bakterielle Kontamination von EK	<1:100.000 bis <1:1.000.000	nach EK-Gabe extrem selten (Einzelfälle)	Ausschluss von Spendern mit Bakteriämie, GMP-Herstellung, Bakterientestung von Blutpräparaten

transfusionsassoziierte Virusinfektionen (n. Angaben des DRK-Blutspendedienstes in Deutschland 1997–2005)	HBV: 1:360.000		Blutspenderauswahl, serologische (Antikörper) und NAT aller Blutspenden
	HCV: 1:10.900.000		
	HIV-1: 1:4.300.000		
	Parvovirus B19	kann bei Schwangeren (fetale Infektion), Personen mit Immundefekt oder gesteigerter Erythropoese (z. B. hämolytische Anämie) zu schweren Erkrankungen führen	
	HTLV-II-Virus	neue Variante der Creutzfeldt-Jakob-Erkrankung	sicherheitshalber werden alle Spender, die sich länger als 6 Monate in England aufgehalten haben, von der Blutspende ausgeschlossen
	Zytomegalieviren", Epstein-Barr-Viren	intraleukozytären Erregern	
transfusionsassoziierte, bakterielle Infektionen und Parasiten	Yersinien, Lues (selten), Plasmodie malariae), Trypanosomen, Babesien, Leishmanien, Mikrofilarien und Toxoplasmen		
Posttransfusionspurpura	1:600.000, besonders Frauen >50 Jahre betroffen	akute, isolierte Thrombozytopenie mit oder ohne Blutungsneigung etwa 1 Woche nach Transfusion aufgrund der Bildung spezifischer Antikörper gegen Thrombozyten; Gabe von Immunglobulinen	
transfusionsassoziierte Graft-versus-Host-Reaktion	sehr selten	wird bei immunsupprimierten Patienten und bei Blutsverwandten nach Übertragung von proliferationsfähigen Lymphozyten beobachtet	Bestrahlung der Blutprodukte (30 Gy) vor der Transfusion

EK: Erythrozytenkonzentrat; *NAT*, „nucleic acid testing" = Nachweis der viralen Nukleinsäuren mittels molekular biologischer Methoden wie der PCR (Polymerasekettenreaktion), *HBV*: Hepatitis-B-Virus; *HCV*: Hepatitis-C-Virus; *HIV*: humanes Immundefizienz-Virus; *GMP*: Good manufacturing practice

Weiterführende Literatur

Querschnitts-Leitlinien zur Therapie mit Blut-komponenten und Plasmaderivaten Gesamt-novelle 2020

Richtlinie zur Gewinnung von Blut und Blutbestand-teilen und zur Anwendung von Blutprodukten (aufgestellt gemäß §§ 12a und 18 Transfusions-gesetz von der Bundesärztekammer im Einver-nehmen mit dem Paul-Ehrlich-Institut 2017)

4

Monitoring

Michael Fresenius, Michael Heck und Cornelius Busch

Inhaltsverzeichnis

5.1   Vorbetrachtungen – 114

5.2   Basis -/Sicherheitsmonitoring – 114
5.2.1   EKG-Monitoring – 114
5.2.2   Pulsoxymetrie – 116
5.2.3   Blutdruckmessung – 117
5.2.4   In- und exspiratorisches Gasmonitoring – 122
5.2.5   Messung der Körpertemperatur – 125
5.2.6   Urinausscheidung (Blasenkatheter) – 125

5.3   Erweitertes (hämodynamisches) Monitoring – 126
5.3.1   Zentraler Venenkatheter (ZVK) und Messung des zentralen
         Venendrucks (ZVD) – 126
5.3.2   Messung des Herzzeitvolumens (HZV) – 131
5.3.3   Echokardiographie – 151
5.3.4   Blutgasanalyse (BGA) – 156

5.4   Neuromonitoring – 159
5.4.1   Messung des intrakraniellen Drucks (ICP) – 159
5.4.2   Messung der jugularvenösen O_2-Sättigung ($S_{vj}O_2$) – 160
5.4.3   Intraparenchymatöser Gewebssauerstoffpartialdruck ($p_{ti}O_2$) – 160
5.4.4   Transkranielle Dopplersonographie (TCD) – 161
5.4.5   Nahinfrarotspektroskopie (NIRS) – 161
5.4.6   EEG -Registrierung – 163
5.4.7   Evozierte Potenziale (SSEP, MEP, AEP) – 164

5.5   Neuromuskuläres Monitoring – 165
5.5.1   Pharmakologische Vorbetrachtungen – 165
5.5.2   Relaxometrie (Nervenstimulation) – 165

Weiterführende Literatur – 168

© Springer-Verlag GmbH Deutschland, ein Teil von Springer Nature 2023
M. Heck et al. (Hrsg.), *Repetitorium Anästhesiologie*, https://doi.org/10.1007/978-3-662-64069-2_5

5

5.1 Vorbetrachtungen

- Basis-/Sicherheitsmonitoring:
  - Definition von Mindestanforderungen an den anästhesiologischen Arbeitsplatz durch DGAI und BDA im Jahr 2013 mit konkreter Festlegung des Mindestumfangs des intraoperativen Monitorings (Basis-/Sicherheitsmonitoring; ◘ Tab. 5.1):
    - EKG
    - Pulsoxymetrie (S_aO_2)
    - (nichtinvasive) Blutdruckmessung
    - Kapnometrie und -grafie ($etCO_2$)
    - Temperatur
    - → Erkennen einer hämodynamischen Instabilität
- erweitertes hämodynamisches Monitoring:
  - Erfassung von fluss-, volumen- oder stoffwechselbezogenen Determinanten der Hämodynamik, z. B.
    - Herz-Zeit-Volumem (HZV), Schlagvolumen (SV)
    - kardiale Vorlast (Volumenreagibilität) anhand der Schlagvolumenvariabilität (SVV)
    - abhängige Variablen der Relation zwischen O_2-Angebot und O_2-Verbrauch (S_vO_2, $S_{cv}O_2$)
    - indirekte Parameter der regionalen Gewebedurchblutung und -oxygenierung
  - → Diagnostik: frühzeitiges Erkennen von Störungen der Homöostase, bevor es zu Störungen der Vitalfunktion kommt
  - → Therapiesteuerung: frühe zielgerichtete (protokollgestützte) Optimierung der Hämodynamik
- Neuromonitoring (BIS- oder Narcotrend-Monitoring)
- Neuromuskuläres Monitoring (visuell oder quantitativ akzelerometrisch)

5.2 Basis -/Sicherheitsmonitoring

- klinisch:
  - Inspektion
  - Palpation
  - Auskultation
  - Perkussion

❯ Trotz umfassender apparativer Überwachungsmethoden darf die fortwährende **intraoperative klinische Beurteilung des Patienten** („klinischer Blick") unter keinen Umständen vergessen bzw. vernachlässigt werden!

- apparativ
  - EKG-Monitoring
  - Pulsoxymetrie
  - Blutdruckmessung
  - Kapnometrie/Anästhesiegasmessung
  - Temperaturmessung
  - Urinausscheidung

5.2.1 EKG-Monitoring

- Überwachung von Herzfrequenz und Herzrhythmus
- Detektion von Myokardischämien (ST-Streckenanalyse)
- Die American Heart Association empfiehlt die Analyse von mindestens 2, bevorzugt aber 3 Ableitungen für die kontinuierliche Überwachung des EKG:
  - Erkennung von P-Wellen
  - Beurteilbarkeit der Herzachse
  - Unterscheidung zwischen ventrikulären und supraventrikulären Rhythmusstörungen oder Extrasystolen
  - bessere Charakterisierung von ST-Segment-Veränderungen
  - Erkennen von Blockbildern
  - Hinweise auf Medikamentenwechselwirkungen und Elektrolytstörungen

◘ **Tab. 5.1** Empfehlungen der Deutschen Gesellschaft für Anästhesiologie und Intensivmedizin (DGAI) und des Berufsverbandes Deutscher Anästhesisten (BDA) zu den Mindestanforderungen an die apparative Ausstattung eines Anästhesiearbeitsplatzes

	Gerät	Am Arbeits-platz	Verfüg-bar	Anmerkung
essen-ziell	Anästhesie-system	×		Anästhesieatemsystem samt dazugehörigen Überwachungsgeräten, Alarmsystemen und Schutzvorrichtungen nach DIN EN 60601-2-13. Dazu zählen u. a. immer Druckbegrenzung, Kapnometrie, O_2-Überwachungsgerät, Über-wachung des Exspirationsvolumens, Diskonnekti-ons- sowie Apnoealarm. Dazu zählen bei Betrieb eines Anästhesiemittelverdampfers u. a. zusätzlich ein Anästhesiegasfortleitungssystem sowie ein Anästhesiemittelüberwachungsgerät.
	Patientennahe Atemgas-messung	×		„Atemgase": Konzentrationen von Sauerstoff, Kohlendioxid und Inhalationsanästhetikum; „patientennah" = Gasprobenentnahme so nah wie möglich an die Trachea des Patienten heran, mindestens aber an der Übergangsstelle zwischen Luftweg (z. B. Tubuskonnektor) und Anästhesie-system
	Pulsoxymeter	×		Digitalanzeige von S_pO_2 und Herzfrequenz, akustisches Signal bei Unterschreiten einstellbarer Alarmgrenzen für S_pO_2 und Herzfrequenz
	EKG-Monitor	×		akustisches Signal bei Unterschreiten einstellbarer Alarmgrenzen für die Herzfrequenz
	Blutdruck-messung	×		Herzfrequenz und Blutdruck müssen mindestens in 5-minütigen Intervallen dokumentiert werden
	Körper-temperatur-messung		×	
	Defibrillator		×	das Gerät muss es ermöglichen, dass der Arzt einen Stromstoß manuell auslösen kann
	Relaxometer		×	Relaxometrie, wenn Muskelrelaxanzien eingesetzt werden.
	Blutzucker-messgerät		×	bei Kindern bis zum vollendeten 1. Lebensjahr sowie Diabetikern
emp-fohlen	Anästhesie-beatmungsgerät	×		nach DIN EN ISO 8835 Teil 5
	Oszillometri-sche Blutdruck-messung	×		das Gerät muss über einen Automatikmodus verfügen (automatische Messung in festgelegten Zeitintervallen)

– Differenzialdiagnose des Herzstillstandes (Asystolie, Kammerflimmern, pulslose elektrische Aktivität [PEA])

5.2.1.1 Herzfrequenz und Herzrhythmus

— kontinuierliche Überwachung
— bei herzgesunden Patienten Standardableitungen nach Einthoven (I, II, III) mittels 3-Kanal-EKG in der Regel ausreichend
— bei kardial vorgeschädigten Patienten 5-Kanal-EKG, besser 6-Kanal-EKG

5.2.1.2 Myokardischämien (ischämische ST-Streckenveränderungen)

— **ST-Strecke:** Beginn nach dem J-Punkt am Ende des QRS-Komplexes; Dauer 60–80 ms
— eine pathologische ST-Senkung liegt vor bei Veränderungen >0,05 mV in Extremitätenableitungen bzw. >0,1 mV in Brustwandableitungen
— häufig automatisierte ST-Streckenanalyse in wählbaren Ableitungen über Multifunktionsmonitor möglich
— präkordiales EKG mit den **Ableitungen II bzw. V_5** reicht aus, um **transmurale Ischämien im antero-lateralen bzw. inferioren Bereich** zu erkennen (80 % der Myokardischämien), ist aber ungeeignet, um eine subendokardiale Ischämie im Bereich der **Hinterwand** des linken Ventrikels zu erfassen. Da der linke Ventrikel für subendokardiale Ischämien am anfälligsten ist, lässt sich durch die üblichen EKG-Ableitungen eine Ischämie in diesem Bereich nur schwer erkennen
— Überwachung der **Hinterwand** mittels
  – Ableitungen II, V_5 + V_4 oder
  – „Poor man's V_5"-EKG-Modifikation nach Kaplan (◘ Abb. 5.1; Ableitung I und Elektrode in V_5-Position und Elektrode am Manubrium rechts oder unter rechtem Schulterblatt);

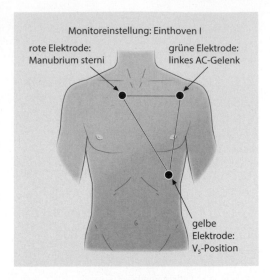

◘ Abb. 5.1 Poor man's V_5-EKG-Modifikation nach Kaplan

Nachweis von ca. 96 % der Myokardischämien anhand ischämischer ST-Streckenveränderungen
— von einigen Autoren wird eine kontinuierliche EKG-Überwachung mit 12 Ableitungen (I, II, III, aVF, aVR, aVL, V_1–V_6) empfohlen, um perioperative Myokardischämien zu entdecken

5.2.2 Pulsoxymetrie

— 1972 von Takuo Aoyagi entwickelt
— nichtinvasives Messverfahren zur kontinuierlichen Bestimmung der **partiellen Sauerstoffsättigung (S_pO_2)**, mit einer Fehlerbreite von ca. 2 % bei S_pO_2-Werten >70 %
— Kombination von **Plethysmographie** (Registrierung einer peripheren Pulswelle) und **spektrometrischer Oxymetrie**
— Pulsoxymeter messen die Absorption von Licht mit **nur 2 Wellenlängen** (Rotlicht: 660 nm und Infrarotlicht: 940 nm)
— gemessen wird die **Differenz zwischen Absorption während der Diastole** (venöses Blut, Gewebe, Knochen, Pigmente)

und dem Spitzenwert während der Systole. Es wird dabei postuliert, dass der Absorptionsanstieg während der Systole nur durch arterielles Blut verursacht wird

- Einsatz als Transmissions- oder Reflexionspulsoxymeter (Fingerclip- vs. (Stirn)klebeelektrode)
- **Messprinzip** beruht darauf, dass
  - desoxygeniertes Hämoglobin (Hb) im Infrarotbereich ($\approx$940 nm) weniger Licht absorbiert als oxygeniertes Hb bzw.
  - oxygeniertes Hämoglobin im Rotbereich ($\approx$660 nm) weniger Licht absorbiert als desoxygeniertes (= reduziertes) Hb

⟩ Bei einer Wellenlänge von 506 nm absorbiert oxygeniertes und desoxygeniertes Hämoglobin das emittierte Licht gleich!
- HbO_2 (Oxyhämoglobin): Absorptionsmaximum bei 560 und 590 nm
- Bilirubin: Absorptionsmaximum bei 460 nm (350–550 nm)

5.2.2.1 Partielle bzw. funktionelle Sättigung (S_pO_2)

- Der prozentuale Anteil des oxygenierten Hämoglobins (HbO_2) zur Summe von Oxy- und Desoxyhämoglobin wird als **partielle bzw. funktionelle** Sättigung (S_pO_2) bezeichnet:

$$S_pO_2 = \frac{HbO_2}{Hb + HBO_2}$$

- ◘ Tab. 5.2 beschreibt die Korrelation zwischen p_aO_2 und pulsoxymetrischer O_2-Sättigung
- Dyshämoglobine und fetales Hb werden nicht berücksichtigt und in der Berechnung der Sättigung vernachlässigt!
- normale O_2-Sättigung im arteriellen Blut: 96–98 %
- normale O_2-Sättigung im gemischtvenösen Blut: 70–75 %

◘ **Tab. 5.2** Korrelation zwischen p_aO_2 und pulsoxymetrischer O_2-Sättigung beim Gesunden

p_aO_2 (mmHg) (pCO_2 = 40 mmHg; pH = 7,4; 37 °C Körpertemp.)	26	35	40	60	90	150
S_pO_2 (%)	50	66	75	90	95	100

- **Einflussfaktoren auf die pulsoxymetrische Messung**
- ◘ Tab. 5.3 gibt Faktoren wieder, die die Messung der pulsoxymetrischen O_2-Sättigung beeinflussen
- keine Werte messbar:
  - unkoordinierter Bewegung (Shivering)
  - ausgeprägter Zentralisation (Hypothermie, Hypovolämie, α-adrenerge Substanzen, …)

5.2.3 Blutdruckmessung

Die Blutdruckmessung stellt das **Basismonitoring zur Überwachung der Kreislauffunktion** dar.

5.2.3.1 Nichtinvasive Blutdruckmessung

- Manschettenbreite ca. 40 % des Oberarmumfangs (bei Kindern: breiteste Manschette, die die Platzierung des Stethoskops in der Ellenbeuge noch erlaubt)
- die Blutdruckmanschette sollte 70 % des Oberarms umschließen
- bei Oberarmumfang >40 cm Messung am Unterarm oder am Unterschenkel

5

◘ **Tab. 5.3**   Faktoren, welche die Messung der pulsoxymetrischen O$_2$-Sättigung beeinflussen

Keine Beeinflussung der pulsoxymetrischen Sättigungswerte	Falsch hohe Werte → tatsächliche Sättigung (S$_p$O$_2$) ist niedriger!	Falsch niedrige Werte → tatsächliche Sättigung (S$_p$O$_2$) ist höher!
roter und purpurfarbener Nagellack Hautfarbe HbF erhöhte COHb-Werte bis 14,5 % weder in Hypoxie noch in Normoxie Hyperbilirubinämie (Bilirubin-Absorptionsmaximum bei 460 nm) (Bilirubinabsorptionsbereich von 350–550 nm)	Xenon- und Fluoreszenzlicht MetHb bei Hypoxie (bei 5 % MetHb + 1 % COHb → deutliche Überschätzung); unter Hypoxiebedingungen wird eine 87,6 % O$_2$ Sättigung am Gerät angezeigt, obwohl die tatsächliche partielle Sättigung nur 80 % und die mit dem CO-Oxymeter gemessene aktuelle fraktionelle Sättigung[a] (SO$_2$) nur 72,5 % beträgt	farbiger Nagellack (blau, grün, schwarz) und Fingerabdruck-Tinte Infrarot-Wärmelampen infundierte Lipidlösungen und erhöhte Chylomikronenkonzentrationen Methylenblau (Absorptionsmaximum bei 660 nm) Indocyaningrün, Indigocarmin (Effekt hält nur wenige Minuten an!) MetHb-Werte (0,4–8,4 %) in Normoxie (geringfügige Unterschätzung) Onychomykose führt zu einem zu niedrig (3–5 %) gemessenen Wert

[a] fraktionelle Sättigung ▶ Abschn. 5.3.4

■ **Fehlermöglichkeiten**
– zu **schmale** Manschette/Manschette zu locker angelegt → **falsch-hohe** Werte
– zu **breite** Manschette → tendenziell **falsch-niedrige** Werte
– zu schnelles Ablassen des Manschettendrucks (>3 mmHg/s) → falsch-niedrige Werte
– Hypotension, periphere Vasokonstriktion, Schock
– Herzrhythmusstörungen

■ **Blutdruckmessung nach Riva-Rocci (RR)**
– **Korotkoff-Geräusche**
  – systolischer Wert: beim Hören des Gefäßtones
  – diastolischer Wert: beim Verschwinden oder deutlichem Leiserwerden des Gefäßtones
– Berechnung des **mittleren arteriellen Druckes** (MAP)

$$\text{MAP} = p_{dia} + \frac{1}{3} \times \left(p_{sys} - p_{dia} \right)$$

p$_{sys}$	systolischer arterieller Druck
p$_{dia}$	diastolischer arterieller Druck

■ **Palpatorische Blutdruckmessung**
– Aufpumpen der Manschette, bis Puls nicht mehr tastbar
– systolischer Wert: wenn Puls wieder tastbar, ca. 10–20 mmHg tiefer als bei der Riva-Rocci-Methode
– diastolischer Wert nicht zu messen

■ **Blutdruckautomaten**
– Geräte mit **oszillometrischen** Messverfahren
– Aufpumpen der Manschette bis zum Verschwinden der Oszillationen bei kompletter Kompression der Arterie
– Bildung von Hüllkurven nach Erreichen der maximalen Oszillationen und Berechnung des systolischen wie auch des diastolischen Blutdrucks; der Mitteldruck wird direkt gemessen

— automatische Messung in vorgegebenen Intervallen

▶ Die **nichtinvasive Blutdruckmessung** kann bei allen **hämodynamisch stabilen Patienten**, bei denen nicht mit schweren Störungen der Herz-Kreislauf-Funktion gerechnet werden muss, eingesetzt werden. Bei **instabiler Herz-Kreislauf-Funktion** jedoch sollte die **invasive Messung** wegen ihrer größeren Genauigkeit und der kontinuierlichen Erfassung der Blutdruckwerte bevorzugt werden.

5.2.3.2 Invasive (blutige) Blutdruckmessung („Arterie")

■ **Indikationen**
— **hämodynamische Instabilität** mit Notwendigkeit der kontinuierlichen Blutdruckmessung
— mehrfache arterielle Blutentnahmen notwendig (z. B. Thorax- und Kardiochirurgie)
— nichtinvasive Blutdruckmessung technisch nicht durchführbar (z. B. bei Adipositas permagna)

■ **Kontraindikationen**
— Gerinnungsstörungen (relativ)
— Z. n. Gefäßoperationen an der Punktionsstelle (z. B. Gefäßprothese bei A.-femoralis-Zugang)
— geplante ipsilaterale Shuntanlage bei terminaler Niereninsuffizienz (relativ!)
— bei **vitaler Indikation** gibt es nur **relative Kontraindikationen**!

■ **Vorteile gegenüber der nichtinvasiven Messung**
— **kontinuierliche, „beat-to-beat" Messung** des Blutdrucks
— Druckkurvenverlauf kann zusätzliche Hinweise auf die Volumensituation des Patienten geben und zur Steuerung der Volumentherapie verwendet werden (**„cardiac cycling"** = systolische RR-

Schwankungen bei In- und Exspiration; ◘ Abb. 5.2)
— wiederholte arterielle Blutentnahmen möglich (BGA- und BZ-Verlaufskontrollen)
— Aufrüstung zu erweitertem hämodynamischen Monitoringsystem möglich (▶ Abschn. 5.3)

■ **Allgemeine Komplikationen**
— Blutung und Hämatome
— Ischämie von Extremitäten
— Thrombose
— Gefäßläsionen: Dissektion, Aneurysma, arteriovenöse Fistel
— Verletzung umliegender Strukturen (Nervenschäden)
— Infektion (selten!)
— passagerer Vasospasmus bei Fehlpunktion (sofortige weitere Punktionsversuche oft erfolglos)
— sekundäre Katheterfehllage, -dislokation, -diskonnektion mit Blutung
— versehentliche intraarterielle Injektion mit Gefahr von Nekrosen

■ **Probleme und Messfehler**
— Durch **Unter- bzw. Überdämpfung** des Systems kommt es zu bedeutsamen Abweichungen der gemessenen Druckwerte
— bei **Unterdämpfung** des Katheter-Druckaufnehmersystems → Überschätzung des systolischen Blutdrucks und Unterschätzung des diastolischen Drucks
— die **Resonanz** eines Systems wird erniedrigt bzw. die **Dämpfung** verstärkt, wenn **die Compliance** des Schlauchsystems groß oder der Katheter sehr lang ist bzw. einen zu kleinen Innendurchmesser aufweist
— der Nachweis von Resonanz und Dämpfung des Systems erfolgt durch den sog. **„Fast-flush-Test "** zur Überprüfung der dynamischen Eigenschaften eines Kathetersystems

5

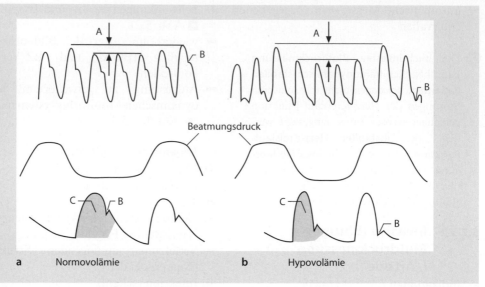

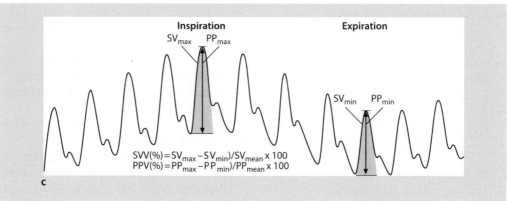

◘ Abb. 5.2 Arterielle Druckkurve. **a** Normale arterielle Druckkurve. *A* geringer Effekt der Beatmung auf die Druckamplitude; *B* hoher dikroter Umschlagspunkt; *C* große Fläche unter der Kurve. **b** Arterielle Druckkurve bei Hypovolämie. *A* Starker Effekt der Beatmung auf die Druckamplitude (paradox); *B* niedriger dikroter Umschlagspunkt; *C* Kleine Fläche unter der Kurve. **c** Zyklische Schwankungen der LV-Vorlast infolge intrathorakaler Volumenverschiebung bei kontrollierter Beatmung. *SVV* stroke volume variation; *PPV* pulse pressure variation. PPV bzw. SVV <10 % bei Normovolämie

— durch das Spülen des Katheters werden der Fluss und der Druck im System abrupt angehoben und der Druckkurvenverlauf nach abruptem Spülstopp beobachtet. Eine gedämpfte Oszillation mit einem negativen Ausschlag gefolgt von einem einzigen positiven Ausschlag mit einer etwas schwächeren Amplitude zeigt eine optimale Dämpfung des Systems an (◘ Abb. 5.3b). Links davon der typische Druckkurvenverlauf bei einer Unterdämpfung (◘ Abb. 5.3a), rechts bei einer Überdämpfung des Systems (◘ Abb. 5.3c)

⊙ Wiederholte **Überprüfung der Konnektionsstellen** des Systems zur Vermeidung eines akzidentellen Blutverlusts!

— Achte auf **deutliche Kennzeichnung** des arteriellen Zugangs zur Vermeidung akzidenteller intraarterieller Injektionen!

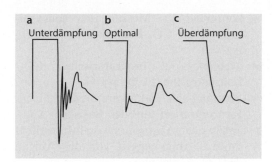

a	b	c
Unterdämpfung	Optimal	Überdämpfung

⊡ **Abb. 5.3** Dämpfungskurven. (Mod. nach Perret et al. 1996)

- **Cave**: Heparininduzierte Thrombozytopenie (HIT-II-Syndrom) und „standardmäßige" Spülung des arteriellen Druckmesssystems mit Heparin!

■ **Praktisches Vorgehen**
- aseptisches Vorgehen
- je nach Punktionsort spezielle Lagerung (leicht überstreckte Hand bei Punktion der A. radialis, leichte Unterpolsterung des Beckens bei Punktion der A. femoralis)
- wann immer möglich: Punktion unter **Ultraschallkontrolle** (direkt bzw. indirekt nach orientierender Voruntersuchung)
- Kontrolle der intraarteriellen Lage
- evtl. Seldinger-Technik mit Einführen eines Führungsdrahts
- nach Einlegen der Kanüle Verbindung mit einem Spülsystem (3 ml/h mit 500 ml 0,9 % NaCl) und einem Drucksensor, bei Säuglingen und Kleinkindern: Perfusor mit 50 ml NaCl (G5 %) mit 1,2 ml/h

Zugangswege
■ **A. radialis**
- 20-(22-)G-Kanüle nach vorheriger Lagerung der Hand (leichte Überstreckung)
- Punktion im Winkel von 30–45°
- Vorteile: einfach zugänglich, kollaterale Blutversorgung über A. ulnaris
- Nachteile: selten Ischämiegefahr der Hand bei mangelnder Kollateralisation

- evtl. Einsatz von Ultraschall zur Auffindung der A. radialis

❶ **Cave**
- A. radialis → Punktionsort der 1. Wahl; bei Rechtshändern sollte bevorzugt die linke Seite kanüliert werden und umgekehrt.

■ **A. brachialis, A. axillaris**
- 18-(20-)G-Kanüle mit ausreichender Länge (Seldinger-Set)
- A. brachialis: medial der Bizepssehne in der Ellenbeuge (**Cave:** Gefahr der Plexusläsion bei Hämatombildung)
- A. axillaris: in Achselhöhle, Klick bei Penetration der Gefäß-Nerven-Scheide

■ **A. femoralis**
- 18-(20-)G-Kanüle mit ausreichender Länge notwendig! (Seldinger-Set)
- evtl. leichte Unterpolsterung des Beckens
- Punktion unterhalb des Leistenbandes
- Merkhilfe IVAN: **I**nnen – **V**ene – **A**rterie – **N**erv
- Vorteile: gut zugänglicher Punktionsort, oft erfolgreicher Zugang bei Hypotonie und instabiler Hämodynamik
- Nachteile: retro-/intraperitoneale Hämatome oder Darmperforation bei zu hoher Punktion, nicht geeignet bei Patienten mit AVK und nach Gefäßprothese der A. femoralis

■ **Sonstige Zugangswege (z. B. A. dorsalis pedis, A. temporalis superficialis)**
- Einsatz einer 22-(24-)G-Kanüle
- Nachteile: oftmals schwer lokalisierbar (A. dorsalis pedis) bzw. schwer punktierbar (A. temporalis superficialis mit muskelstarker Wand und geschlängeltem Verlauf)

❶ **Cave**
- Höherer systolischer Blutdruck im Vergleich zum Radialisblutdruck (**MAP ist jedoch annähernd identisch!**)

5.2.4 In- und exspiratorisches Gasmonitoring

5.2.4.1 Messung der inspiratorischen O_2-Konzentration (F_iO_2)

- Messprinzipien
- **elektrochemisch:**
  - galvanische Zelle (Bleianode und Goldkathode in basischer Elektrolytlösung)
  - Brennstoffzelle:
  - $O_2 + 4e^- + 2\,H_2O \rightarrow 4\,OH^-$
  - $Pb + 2\,OH^- \rightarrow PbO + H_2O + 2e^-$
  - Polarografischer Sensor (Clark-Zelle: Platin- und Silber(chlorid)-Elektroden), umhüllt mit einer O_2-durchlässigen Membran; die angelegte äußere Spannung erfährt abhängig von der O_2-Konzentration eine Veränderung
- **paramagnetisch:**
  - in einem inhomogenen Magnetfeld befindet sich eine Hantel mit Spiegel, welche beim Umströmen mit Sauerstoff ausgelenkt wird (gelegentliche Überschätzung der inspiratorischen O_2-Konzentration bis zu 15 %)

- Indikationen
- intraoperatives Basismonitoring bei beatmeten Patienten
- Detektion eines ungenügenden O_2-Anteils im Inspirationsschenkel
- unverzichtbares Monitoring bei Niedrigflussnarkosen („low-flow", „minimal-flow")

> Die Messung der inspiratorischen O_2-Konzentration gewährleistet, dass dem Patienten **keine hypoxische O2-Konzentration** zugeführt wird, garantiert jedoch keine ausreichende arterielle Oxygenation!

5.2.4.2 Kapnometrie (etCO$_2$, p$_{et}$CO$_2$)

- Messprinzipien
- Messung als **Partialdruckeinheit** $p_{et}CO_2$ (mmHg) oder in **Konzentrationseinheiten** **etCO$_2$**(Vol.-%)

- kontinuierliche Messung der **endexspiratorischen CO_2-Konzentration** (etCO$_2$, p$_{et}$CO$_2$)
- Messung der **inspiratorischen CO_2-Konzentration** (itCO$_2$, p$_{it}$CO$_2$)
- Messung der endexspiratorischen CO_2-Konzentration auf der Basis der CO_2-abhängigen Absorption von **Infrarotlicht** (lineare Abhängigkeit von der Anzahl der CO_2-Moleküle)
- Massenspektrometrie
- Raman-Spektrometrie
- Messung im **Hauptstrom** (Sensorkopf wird auf 39 °C zur Vermeidung von Wasserdampfbildung aufgeheizt) bzw. im **Nebenstrom** (Absaugen einer tubusnahen Gasprobe von 60 oder 200 ml/min und Rückführung)
- Messgenauigkeit: ±2 mmHg im Bereich von 40–60 mmHg
- Normwerte:
  - $p_{et}CO_2$ = 35–45 mmHg oder etCO$_2$ = 4,5–6 Vol.-%
  - $_{Aa}DCO_2$ = alveoloarterielle CO_2-Differenz 2–5 mmHg

- Indikationen
- Basismonitoring bei sämtlichen beatmeten Patienten perioperativ, insbesondere
  - bei Patienten mit Hirndruck und pulmonalem Hypertonus
  - zur Tubuslagekontrolle nach schwieriger Intubation
  - bei Patienten mit Hyperthermie
- ggf. qualitativ bei Patienten zur Analgosedierung

- Ursachen von $p_{et}CO_2$-Veränderungen
- **metabolisch** (erhöhte bzw. erniedrigte CO_2-Produktion, z. B. ↑ O_2-Verbrauch → ↑ CO_2-Produktion)
- **respiratorisch** (verminderte bzw. erhöhte CO_2-Abatmung)
- **zirkulatorisch** (pulmonale Hypo- bzw. Hyperperfusion)
- **gerätebedingt**
- Kombination von verschiedenen Ursachen (◘ Tab. 5.4)

◘ **Tab. 5.4**   Ursachen von $p_{et}CO_2$-Veränderungen

	erhöhtes $p_{et}CO_2$	erniedrigtes $p_{et}CO_2$
metabolisch	inadäquate Analgosedierung, Hyperthermie, Sepsis, postoperatives Shivern, **Natriumbikarbonatgabe**, maligne Hyperthermie	tiefe Analgosedierung, (Schmerzen, Stress etc.), Hypothermie
respiratorisch	Hypoventilation (z. B. Leckage, Atemdepression, respiratorische Insuffizienz), obstruktive Lungenerkrankung, Bronchospasmus, Tubusknick	Hyperventilation, Bronchospasmus, Sekret, Schleimpfropf, **Fehlintubation** (primär, sekundär) **Tubusverlegung** (Tubusknick, Cuff-Hernie), PEEP-Beatmung
zirkulatorisch	erhöhtes HZV, Sepsis, erhöhte CO_2-Aufnahme (z. B. bei Laparoskopie)	erniedrigtes HZV (akute Hypotension, Hypovolämie) Lungenembolie, Herzstillstand
gerätebedingt	Rückatmung (z. B. verbrauchter CO_2-Adsorber, defektes Exspirationsventil), Fehlmessung (N_2O-Kompensation), Patient presst gegen Beatmungsgerät	Leckage, Diskonnektion, Ausfall des Beatmungsgeräts, Fehlmessung (O_2-Kompensation)

Fettdruck = plötzliche Veränderungen

❯ $p_{et}CO_2$-Veränderungen können plötzlich oder allmählich auftreten, aber auch permanent vorhanden sein.

5.2.4.3 Kapnographie
– graphische Darstellung der gemessenen Werte über dem Atemzyklus (◘ Abb. 5.4)

5.2.4.4 Anästhesiegasmessung
■ **Messprinzip**
– Messung im **Haupt- oder Nebenstromverfahren**
– Messung von **volatilen Anästhetika** und ggf. Lachgas (N_2O) im Narkosesystem erfolgt wie bei der CO_2-Messung auf der Basis **Infrarotlicht-Absorption**
– Verwendung **jeweils unterschiedlicher Wellenlängen** für CO_2, N_2O und die verschiedenen Inhalationsanästhetika

– monochromatisch (bei 3,3 µm Wellenlänge) → keine Unterscheidung der diversen volatilen Anästhetika möglich
– polychromatisch (>10 µm Wellenlänge) → Differenzierung möglich

■ **Indikationen**
– Messung der **Anästhetikakonzentration** ist ein unverzichtbares Monitoring bei allen Inhalationsnarkosen, insbesondere bei Niedrigflussnarkosen
– Messung **direkt am Verdampfer oder patientennah** (v. a. bei Rückatmungssystemen sinnvoll, da auch der Rückatmungsanteil mitgemessen wird)
– bei Flow <1,0 l/min in- und exspiratorische Messung!

5

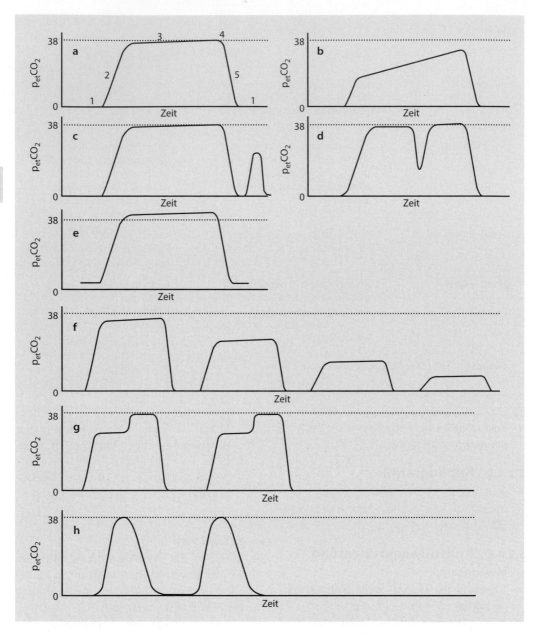

■ **Abb. 5.4** Kapnographiekurven. **a** normale Kapnographiekurve: *1* Inspirationsphase (Totraumphase), *2* beginnende Exspiration, *3* Plateau während der Exspiration, *4* endexspiratorisches CO_2, *5* beginnende Inspiration; **b** Atemwegsobstruktion; **c** Patient presst gegen Beatmungsgerät; **d** Patient atmet während Exspiration ein; **e** Rückatmung von CO_2; **f** Magenbeatmung ($p_{et}CO_2$-Abfall bis auf 0) bei intragastralem CO_2 (z. B. nach Cola-Trinken); **g** Leckage oder partielle Diskonnektion des Ansaugschlauchs; **h** zu geringes Ansaugvolumen (Kindereinstellung) beim Erwachsenen eingestellt (60 ml anstatt 200 ml/min)

5.2.5 Messung der Körpertemperatur

— siehe auch ▶ Kap. 56.

■ **Indikationen**
— perioperativ bei allen Patienten
— Patienten mit erhöhtem Risiko zur Hypothermie (Säuglinge, Neugeborene, Verbrennungspatienten, ältere Patienten, Rückenmarktrauma)
— als Infektionsmonitoring
— kontrollierte Hypothermie
— Verdacht auf maligne Hyperthermie

■ **Messorte**
— **Blut** (über Pulmonaliskatheter, entspricht der zentralen Kerntemperatur, Goldstandard der Körperkerntemperaturmessung; **Cave:** Zufuhr kalter Infusionslösungen)
— **ösophageal** (unteres Viertel, korreliert gut mit der Kerntemperatur, außer bei Thorakotomie)
— **nasopharyngeal** (Messwerte etwas unter der Kerntemperatur)
— **tympanisch** (stimmt am besten mit der zerebralen Kerntemperatur überein; Gefahr der Trommelfellperforation, daher kontaktfreie Messung)
— **rektal** (entspricht nicht exakt der Kerntemperatur, ist abhängig von Wärmebedingungen im Darm und reagiert sehr träge. Unter kontrollierter Hypothermie gleicht sie eher der peripheren Temperatur)
— **Blase** (über Temperatursonde eines speziellen Blasenkatheters)

5.2.6 Urinausscheidung (Blasenkatheter)

■ **Indikationen für einen Blasenkatheter**
— Überwachung der Nierenfunktion

— notwendige Bilanzierung z. B. bei Herzinsuffizienz
— strenge Indikationsstellung aufgrund der Gefahr von Harnröhrenstrikturen und nosokonialen Harnwegsinfektionen (evtl. bei operativen Eingriffen mit OP-Dauer >2 h)

5.2.6.1 Transurethraler Blasenkatheter

— Einmalkatheterisierung (postoperativ bei Blasenentleerungsstörungen)
— Dauerkatheter (DK)

■ **Kontraindikationen**
— bestehende Infektionen (Urethritis, Prostatitis, Epididymitis)
— bestehende Via falsa
— relativ: bestehende Enge (Striktur, Prostatavergrößerung)

■ **Komplikationen**
— Via falsa
— Harnröheneinriss
— Infektion
— Strikturbildung
— beim traumatisierten Patienten oder anamnestischen Problemen → Einführung des DK durch den Urologen, ggf. Cystofix-Anlage

❯ Messung des intraabdominellen Drucks über transurethralen Blasenkatheter nach Füllung der Blase und Konnektion eines Drucktransducers möglich.

5.2.6.2 Suprapubischer Blasenkatheter ("Cystofix ")
— präoperativ
— intraoperativ

■ **Komplikationen**
— Blutung
— Verletzung von Darmanteilen
— Infektion (lokal, Peritonitis)

5.3 Erweitertes (hämodynamisches) Monitoring

5.3.1 Zentraler Venenkatheter (ZVK) und Messung des zentralen Venendrucks (ZVD)

▪ **Indikationen**
- Messung des zentralen Venendrucks (ZVD) → Beurteilung der **rechtsventrikulären Funktion** (nur bei guter LVF mit EF >40 %)
- zentralvenöse **Applikation von Medikamenten** (Katecholamine etc.)
- Gabe **hyperosmolarer Lösungen** (>800 mosmol/kg)
- zentralvenöse **Blutentnahme** ($S_{cv}O_2$)
- Notfallzugang, wenn peripher kein Zugang möglich ist
- großlumiger ZVK („Schockkatheter") bei großem Blutverlust
- Mehrlumenkatheter (von 2 bis zu 7 Lumen)
  - kontinuierliche ZVD-Messung und freier Weg zur Applikation von Medikamenten
  - parallele Applikation von miteinander unverträglichen Medikamenten

❯ Der ZVD ist ein zur Abschätzung der Volumenreagibilität und Steuerung des Volumenstatus ungeeigneter Parameter!

▪ **Kontraindikationen**
- **relativ (abhängig von Zugangsweg)**
  - erhöhte Blutungsneigung
  - ausgeprägte Hyperkoagulabilität
- **absolut**
  - keine

▪ **Allgemeine Komplikationen**
- Blutung und Hämatome

- arterielle Punktion (Hämatom, Gefäßläsionen: Dissektion, Aneurysma, arteriovenöse Fistel)
- Luftembolie, Führungsdrahtembolie
- Verletzung umliegender Strukturen (Nervenschäden)
- Perforation der Vene, besonders V. subclavia oder des rechten Ventrikels
- Pneumo-, Hämato-, Infusionsthorax
- Chylothorax bei Punktion der V. subclavia **links** mit Verletzung des Ductus thoracicus
- katheterassoziierte Infektion
- Venenthrombose
- Katheterfehllage
- Herzrhythmusstörungen

▪ **Praktisches Vorgehen bei der Anlage**
- aseptisches Vorgehen
- Kopftieflage bei Punktion der zentralen Venen
- wann immer verfügbar: Venenpunktion unter **Ultraschallkontrolle** (indirekt orientierend vor Punktion bzw. „online" während der Punktion mit steril verpacktem Schallkopf)
- Kontrolle der intravasalen (intravenösen) Lage
- Einführen eines Führungsdrahtes nach der Seldinger-Technik

▪ **Kontrolle der intravenösen Lage**
- **unsichere** Methoden
  - Blutfarbe
  - Druck/Fluss an der Punktionskanüle
  - Blutvergleich: arteriell-venös
  - Blutgaskontrolle
- **am sichersten**
  - Druckmessung über Kanüle mit Druckkurve! (besonders bei Shuntkindern)

❯ Je großlumiger der einzuführende Katheter (z. B. „Schockkatheter"), desto wichtiger die vorausgehende Verifikation der intravenösen Lage mittels sonographischer Kontrolle.

▪ Kontrolle der Katheterlage

Wichtig ist die richtige Lage in der V. cava superior (≈2 cm vor rechtem Vorhof)

– **intrakardiale Elektrokardiographie** (α-card-System ; ◘ Abb. 5.5): EKG-Kurvenverlauf beim Vorschieben: normale p-Welle bei Lage in V. cava superior → hohe p-Welle bei Lage in Vorhof, danach wieder ≈2 cm zurückziehen bis normale p-Welle im EKG

– Thoraxröntgen (Lagekontrolle, Ausschluss von Komplikationen)

> ❯ Bis zur Bestätigung der korrekten Lage ausschließlich isotone Lösungen infundieren!

5.3.1.1 **Zugangswege**
V. jugularis interna

▪▪ Vorgehen

Möglichst Punktion unter Ultraschallkontrolle (zumindestens orientierende Voruntersuchung). Vorpunktion mit kleiner Kanüle (22 G) wird empfohlen (◘ Abb. 5.6); ggf. mittlerer Zugang: Punktion in Höhe des Schildknorpels, lateral der A. carotis; Kanüle parallel der A. carotis nach kaudal vorschieben.

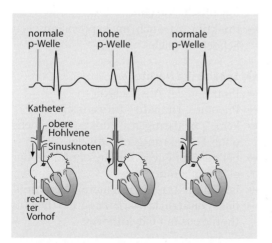

◘ **Abb. 5.5** Kontrolle der korrekten Katheterlage mit Hilfe des α-card-Systems

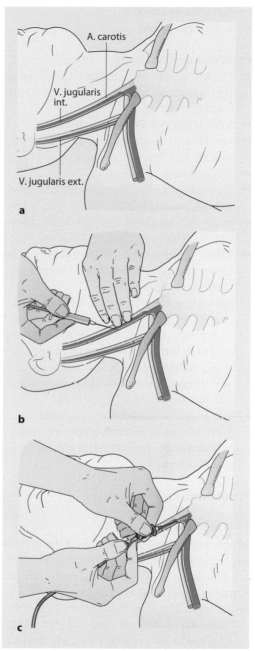

◘ **Abb. 5.6** Katheterisierung der V. jugularis interna. **a** Verlauf der V. jugularis interna, **b** Punktion der Vene mit der Kanüle, **c** Vorschieben des Katheters durch die Kunststoffkanüle in die obere Hohlvene

■■ **Spezifische Vorteile**
- hohe Erfolgsrate

■■ **Spezifische Nachteile**
- Punktion der A. carotis: Gefäßläsion (Hämatom mit Kompression der Atemwege)
- Verletzung des Plexus brachialis
- zervikale Nervenschäden (Horner-Syndrom, Phrenikusparese)
- Vagusläsion
- Pleurakuppenverletzung mit Pneumothorax
- nicht bei Verdacht auf erhöhten Hirndruck (Abflussstörung)
- keine beidseitigen Punktionsversuche ohne Thoraxröntgen- oder lungensonographische Kontrolle
- bei linksseitiger Punktion zusätzlich:
  - schwierigere Katheterplatzierung und erhöhte Gefahr der Gefäßverletzung durch Introducer wegen rechtwinkliger Einmündung der V. subclavia
  - Verletzung des Ductus thoracicus

> Die rechte V. jugularis interna sollte im Rahmen einer Herztransplantation zur posttransplantationären Myokardbiopsie geschont werden!

V. anonyma

■■ **Vorgehen**
Möglichst Punktion unter Ultraschallkontrolle (zumindestens orientierende Voruntersuchung). Vorpunktion mit kleiner Kanüle (22 G) wird empfohlen.
- lateraler Zugang: Punktion ≈2 cm oberhalb der Klavikula und ≈2 cm lateral des medialen Ansatzes des M. sternocleidomastoideus (durch lat. Anteil) und lateral der V. jugularis externa. Kanüle in Richtung Jugulum vorschieben. Nach 1,5 bis max. 4 cm Punktion der V. an-

onyma, danach zum Einbringen des Führungsdrahts Kanüle evtl. in einen steileren Winkel bringen
- zentraler Zugang: Notfallzugang für Erfahrene. Punktion ≈1 cm oberhalb des Sternoklavikulargelenks. Kanüle in 45°-Winkel nach medial und kaudal vorschieben. Punktion der V. anonyma nach 1,5 bis max. 4 cm

■■ **Spezifische Vorteile**
- Zugang auch ohne spezielle Lagerung möglich
- Punktion auch im hypovolämischen Schock möglich

■■ **Spezifische Nachteile**
- die Katheterplatzierung ist oft schwieriger

V. subclavia

■■ **Vorgehen**
Infraklavikulärer Zugang: Punktion ≈1–2 cm unterhalb der Klavikula am Übergang laterales 1/3 zu mittlerem 1/3 oder Medioklavikularlinie. Kanüle direkt unter Klavikula (Knochenkontakt) in Richtung Jugulum vorschieben (■ Abb. 5.7); ggf. Ultraschallkontrolle.

■■ **Spezifische Vorteile**
- Punktion ist auch im hypovolämischen Schock möglich

■■ **Spezifische Nachteile**
- Punktion der A. subclavia
- Pneumo-, Hämato-, Infusionsthorax
- keine beidseitigen Punktionsversuche ohne Thoraxröntgenkontrolle
- bei ausgeprägtem Emphysemthorax nur als Ultima ratio
- bei Thoraxtrauma ipsilaterale Punktion
- **links zusätzlich:** Verletzung des Ductus thoracicus mit Chylothorax

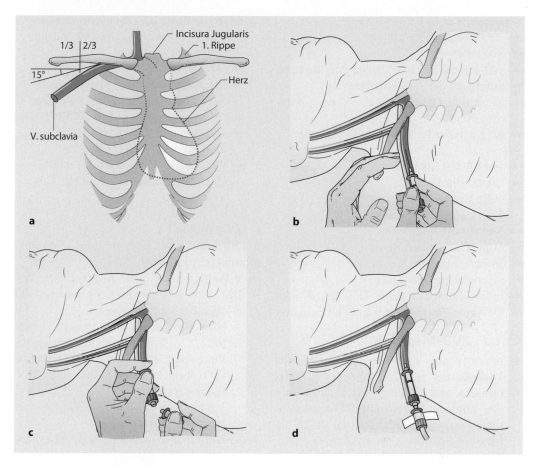

Abb. 5.7 Katheterisierung der V. subclavia. **a** Anatomische Fixpunkte zur Punktion der V. subclavia, **b** Punktion der V. subclavia mit der Kunststoffkanüle, **c** Vorschieben des Katheters durch die Kunststoffkanüle in die obere Hohlvene, **d** Fixierung des Katheters auf der Haut

V. jugularis externa

■■ **Spezifische Vorteile**
— im Allgemeinen technisch einfach und komplikationsarme Punktion (wenn gut gefüllt)

■■ **Spezifische Nachteile**
— oft schwierigere Katheterplatzierung über Einmündung in die V. subclavia und erhöhte Gefahr der Gefäßverletzung durch Introducer
— häufig Fehllagen (→ ipsilateraler Arm)

V. basilica , V. cephalica

■■ **Spezifische Vorteile**
— die Punktion ist technisch einfach und komplikationsarm

■■ **Spezifische Nachteile**
— höhere Infektions-, Thrombosegefahr (Thrombophlebitis)
— starke Beweglichkeit
— V. cephalica zusätzlich hohe Versagerquote wegen rechtwinkliger Einmündung in die V. axillaris

V. femoralis :

■■ **Vorgehen**
- evtl. leichte Unterpolsterung des Beckens
- unterhalb des Leistenbandes
- Merkhilfe IVAN: **I**nnen – **V**ene – **A**rterie – **N**erv
- möglichst unter Ultraschallkontrolle

■■ **Spezifische Vorteile**
- leichte Punktion
- hohe Erfolgsrate

■■ **Spezifische Nachteile**
- hohe Thromboserate
- Infektionsgefahr
- arterielle Fehlpunktion
- retro-, intraperitoneale Hämatome oder Darmperforation, wenn zu hohe Punktion

5.3.1.2 ZVD-Messung
- bezogen auf das **Niveau des rechten Vorhofs**, der sich in Höhe des Schnittpunktes von vorderer Axillarlinie (3/5 des anterior-posterioren Thoraxdurchmessers) und der Senkrechten durch die Mamille befindet

❯ Es wird empfohlen, bei ZVD-Messung über Druckdom diesen ca. 5 cm unter der Höhe des linken Sternumrands zu platzieren!
- Normwerte: 5   (0–10)   mmHg (1 mmHg = 1,36 cmH$_2$O)
- wichtiger als die Messung von Absolutwerten ist die Verlaufskontrolle

- Beurteilung der rechtsventrikulären Funktion (nur bei guter LVF mit EF >40 %)
- **ZVD erhöht**, z. B. bei Hypervolämie, Rechtsherzversagen, Globalherzversagen, niedriges HZV, Perikarderguss, Spannungspneumothorax, PEEP
- **ZVD erniedrigt**, z. B. bei Hypovolämie, Schock, hohes HZV
- beachte: ZVD dennoch als Marker des Volumenstatus denkbar ungeeignet

■ **ZVD-Wellen**
3 Druckmaxima (a, c, v) und 2 Druckminima (x, y) (❑ Abb. 5.8)
- **a-Welle:** rechtsatriale Kontraktion (Verlust der a-Welle und Prominenz der c-Welle bei Vorhofflimmern)
  - **hohe a-Welle** bei pulmonalem Hypertonus, Trikuspidalklappenstenose, Pulmonalklappenstenose, ↓ rechtsventrikuläre Compliance und AV-Block Grad III;
  - Fusion von a- und c-Welle bei verkürzter PQ-Zeit;
  - Kanonen-a-Welle bei AV-Dissoziation oder junktionalem Rhythmus
- **c-Welle:** durch Kontraktion der rechten Kammer kommt es zur Trikuspidalklappenvorwölbung und zum kurzfristigen Druckanstieg
- **x-Welle:** Vorhofdiastole (-erschlaffung) und Abwärtsbewegung der Klappenebene

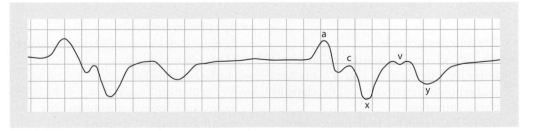

❑ **Abb. 5.8**   Zentrale Venendruckkurve mit a-, c-, v- und x-, y-Wellen

- **v-Welle:** rechtsatriale Füllung über die Hohlvenen und ventrikuläre Systole
  - **hohe v-Welle** bei Trikuspidalklappeninsuffizienz, Rechtsherzversagen, Pericarditis constrictiva, Herztamponade
- **v-Maximum** nach dem II. Herzton (Schluss der Aorten- und Pulmonalklappe)
- **y-Welle:** Öffnung der Trikuspidalklappe, Relaxation des rechten Ventrikels und Ansaugen des Blutes aus den Vorhöfen mit konsekutivem Abfall des Vorhofdruckes
- → W- oder M-Form der ZVD-Kurve (a-v: neuer Plateaupunkt) bei Pericarditis constrictiva

5.3.2 Messung des Herzzeitvolumens (HZV)

- **Physiologische Grundlagen**

Inadäquates O_2-Angebot und daraus resultierende **O_2-Schuld** (◘ Abb. 5.9) → eine der Hauptursachen für erhöhte perioperative Morbidität und Mortalität:

- relevante **Gewebshypoperfusion** auch bei adäquatem mittlerem Blutdruck möglich → Monitoring des HZV zur Abschätzung des **globalen O_2-Angebots**
- **HZV als wesentliche Determinante des O_2-Angebots** → therapeutisch in höherem Umfang modifizierbar als Hb bzw. S_aO_2 (◘ Abb. 5.10)

- Pulmonaliskatheter (PAK) wird nach wie vor weltweit am häufigsten zur Bestimmung des HZV eingesetzt, dennoch zunehmende Verbreitung weniger invasiver Methoden zur HVZ-Bestimmung (◘ Tab. 5.5)

❯ Das **Basismonitoring** ist zur Optimierung des O2-Angebots **ungeeignet**:
- keine validen Aussagen über **HZV** → keine Korrelation zwischen **arteriellem Blutdruck** und **HZV**!

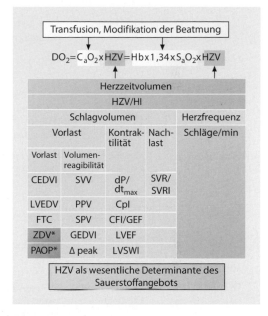

◘ **Abb. 5.10** Zentrale Bedeutung des HZV zur Sicherstellung eines adäquaten O_2-Angebotes

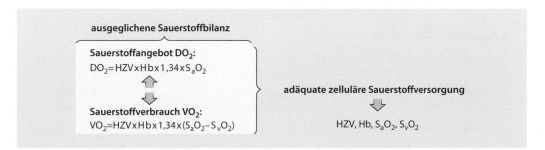

◘ **Abb. 5.9** Beziehung zwischen Herzzeitvolumen (HZV) und globaler O_2-Versorgung. Das HZV stellt eine wichtige Determinante einer adäquaten zellulären O_2-Versorgung des Organismus dar

5

◘ **Tab. 5.5** Übersicht über aktuelle minimalinvasive Techniken zur HZV-Messung. (Adaptiert nach Hofer et al. 2012)

Technik	Geräte (Beispiele)	Annahmen Algorithmus	Kontinuier- liche Messung	Material
Pulswellenanalyse				
Kalibriert	PiCCO-Tech-nologie	SC = Fläche unter der systolischen arteriellen Druckkurve (Wesse-ling)	3-Sekunden-Intervall	Femoralarterien-katheter mit Thermistor + ZVK
	EV1000/ VolumeView	SV ≈ FloTrac + Wesseling	20-Sekunden-Intervall	Femoralarterien-katheter mit Thermistor + ZVK
	LiDCOplus	SV ≈ Netto-Energie (Energieerhaltung)	Beat-to-beat	Lithiuminjektion/ Detektionsset
Nicht kalibriert	ProAQT-Tech-nologie	SV ≈ nach Wesseling?	3-Sekunden-Intervall?	Spezieller Druck-sensor
	FloTrac/Vigileo spezieller Drucksensor	SV ≈ Pulsdruck/Zeit × Kalibrationsfaktor (Patient- und Wellenanalyse)	20-Sekunden-Intervall	Spezieller Druck-sensor
Nichtinvasiv	ClearSight-System	SV ≈ arterieller Druck/Zeit (3-Ele-ment-Impedanz-Mo-dell = Modellflow)	Beat-to-beat	Zeit-Chip-Karte
	CNAP/CNCO	Fingercuff-/ VolumeClamp-Technologie	Beat-to-beat	Fingermanschette
Doppler				
Ösophageal	Deltex CardioQ	SV ≈ aortaler Blutfluss × aortale Quer-schnittsfläche	Eingeschränkt (Platzierungs-probleme)	Spezielle Doppler-sonden
Transthorakal	USCOM	SV ≈ Fluss über Aorten-/Pulmonalis-klappe × Klappen-öffnungsfläche	Möglich	Spezielle Sonden
Bioimpedanz und Bioreaktanz				
Bioimpedanz	BioZ	SV ≈ thorakale Impedanzänderung	Kontinuierlich	Thorakale Elektro-den
Bioreaktanz	NICOM	SV ≈ Frequenz der Impedanzänderung	Kontinuierlich	Thorakale Elektro-den
Anwendung Fick-Prinzip				
Partielle CO_2-Rückatmung	NICO	SV ≈ Fick'sches-Prin-zip auf CO_2 an-gewendet	3-Minuten-Zyklus	Rückatmungsschleife CO_2 + Flusssensor

- keine validen Aussagen über **O2-Angebot**
- keine validen Aussagen über **O2-Verbrauch**
- keine validen Aussagen über **periphere O2-Verwertung**
- keine validen Aussagen über **Organperfusion**

5.3.2.1 Nichtkalibrierte Pulskonturanalyse

- z. B. FloTrac-Sensor mit Vigileo- bzw. EV1000-Monitor (Fa. Edwards Lifesciences) oder ProAQT-Technologie (Fa. Getinge)
- Pulskonturanalysesystem ohne externe Kalibration

- **Messprinzip**
- Berechnung des Schlagvolumens aus dem Pulsdruck (Differenz zwischen systolischem und diastolischem Blutdruck) und einer mathematischen Analyse der arteriellen Druckkurve (zur Bestimmung der mechanischen Eigenschaften der arteriellen Gefäße):
    - $HZV = HF \times \sigma AP \times \chi$
    - HF: Herzfrequenz
    - σAP: Standardabweichung des arteriellen Blutdrucks, gemessen mit 100 Hz über 20 s
    - χ: Konstante zur Quantifizierung von arteriellem Widerstand und Compliance
- in Konstante χ fließen Patienteninformationen (Alter, Geschlecht, Größe, Gewicht) und arterielle Kurvencharakteristika ein (mathematische Analyse u. a. von Schiefe und Wölbung)
- nach Überarbeitung der zugrunde liegenden Software-Algorithmen mittlerweile gute Genauigkeit in der CO-Bestimmung
- ◘ Tab. 5.6 zeigt eine Übersicht der Normalwerte

◘ **Tab. 5.6** Normalwerte der FloTrac-Messung

Messparameter	Normalwerte
Herzfrequenz, HF	60–80/min
Blutdruck, RR	100–140 mmHg (syst.)
	60–90 mmHg (diast.)
	70–105 (mitt.)
Schlagvolumen, SV	60–100 ml
Schlagvolumenindex, SVI	33–47 ml/m²
Herzzeitvolumen, HZV	4,0–8,0 l/min
Herzindex, CI	2,5–4,0 l/min/m²
systemvaskulärer Widerstand, SVR	900–1400 dyn × s × cm⁻⁵
systemvaskulärer Widerstandindex, SVRI	1700–2400 dyn × s × cm⁻⁵/m²
Schlagvolumenvariation, SVV	<10–15 %

- **Vorteile**
- geringe Invasivität; nur arterieller Zugang und kein ZVK notwendig
- keine externe Kalibrierung notwendig (minütliche mathematische Autokalibration)
- FloTrac-Sensor kann an jeden beliebigen arteriellen Zugang konnektiert werden

- **Nachteile**
- Artefakte in der Pulskurve beeinflussen Messung
- eingeschränkte Interpretierbarkeit bei Arrhythmien
- frühe Softwareversionen ungeeignet zur Messung niedriger HZV-Werte bei niedrigem SVR

ProAQT-Technologie

- ProAQT-Sensor als Komponente des PulsioFlex-Monitorings (Fa. Getinge)
- Messung basierend auf dem **PiCCO-Pulskonturalgorithmus**
- integrierter Signalindikator im Sensor zur Vermeidung von Fehlmessungen bzw. inkorrektem Nullabgleich
- automatische Startwertbestimmung: Ausgehend von Patientendaten und Details der arteriellen Druckkurve wird ein Startwert für das Herzindex-Trend-Monitoring bestimmt
- kontinuierliche Herzindexmessung: Die Pulskontur der arteriellen Druckkurve wird kontinuierlich analysiert und daraus der HI-Trend ermittelt
- manuelle Kalibrierung: Um die Genauigkeit des Herzindexmonitorings zu erhöhen, kann ein z. B. mittels TEE gemessener Wert für eine manuelle Kalibrierung eingegeben werden
- verfügbare Parameter:
  - CI_{Trend}, CI_{cal}, SVI
  - SVV, PPV (Volumenreagibilität)
  - SVRI, MAP
  - dPmax, CPI
  - DO_2, VO_2, O_2-ER (in Kombination mit kontinuierlicher Messung der S_vO_2)

5.3.2.2 Kalibrierte Pulskonturanalyse

PiCCO-System (Pulse Contour Cardiac Output, Fa. Getinge)

- **Messprinzip**
- das PiCCO-System vereint die transpulmonale Thermodilution (Kalibrierung!) mit der Pulskonturanalyse
- benötigte Ausstattung: ZVK sowie spezieller arterieller Katheter mit Thermistor (A. femoralis bzw. A. axillaris/A. brachialis) → weniger invasiv als PAK!

- **Transpulmonale Thermodilution**
- Berechnung des HZV nach Injektion von 20 ml eiskalter Kochsalzlösung in den rechten Vorhof mit Hilfe des **Stewart-Hamilton-Prinzips** (Extrapolation von Rezirkulationsphänomenen; Mittelwert aus 3 Messungen):

$$HZV = \frac{\left(T_B - T_{by}\right) \times V_{byj} \times k}{\sum_0^\infty \Delta T_B \left(t\right) dt}$$

T_B	Bluttemperatur (Thermistor)
T_{inj}	Injektattemperatur („Inline-Temperaturfühler" am ZVK)
V_{inj}	Injektatvolumen
K	Berechnungskonstante

$$\sum_0^\infty \Delta T_B \left(t\right) dt$$

- Fläche unter der arteriellen Thermodilutionskurve (Integral des Temperaturverlaufs über die Zeit)
- Validität und Reliabilität der transpulmonalen Thermodilution vergleichbar mit pulmonalarterieller Thermodilution (klinischer Goldstandard, s. u.)
- zusätzlich Erfassung zahlreicher volumetrischer Parameter möglich (◘ Abb. 5.11)
- die mittlere Transitzeit wird anhand der Kety-Schmid-Formel (mtt: Zeit bis zu der 50 % des Indikators den Messort erreicht hat) wird folgendermaßen bestimmt:

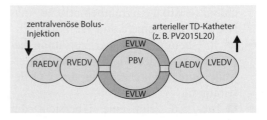

◘ **Abb. 5.11**   Schematische Darstellung der Mischkammern im kardiopulmonalen System

$$mtt = \frac{Vd}{V}$$

mtt	mittlere Transitzeit
V_d	Verteilungsvolumen
V	Durchfluss

— Die Umformung der obigen Gleichung ergibt:

Vd = mtt × HZV bzw. ITBV = mtt × HZV

Vd = EVLW = ITTV − ITBV

EVLW	extravaskuläres Lungenwasser
ITTV	intrathorakales Thermovolumen
ITBV	intrathorakales Blutvolumen

PTV = HZV × dst

PTV	pulmonales Thermovolumen
dst	Abklingrate

ITTV − PTV = GEDV

GEDV	globales enddiastolisches Volumen

$$ITBV^* = 1,25 \times GEDV \left(428,4\right)$$

ITBV	ist die Summe von extravaskulärem Lungenwasser und intravasalem Blutvolumen und wird von Gerät berechnet

■ **Pulskonturanalyse**
— Bestimmung des Schlagvolumens „**beat-to-beat**" aus der arteriellen Druck-kurve (mod. Wesseling-Algorithmus). ◘ Abb. 5.12 gibt den Druckkurvenver-lauf wieder
— Fläche unter dem systolischen Abschnitt der arteriellen Druckkurve direkt pro-

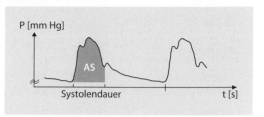

◘ **Abb. 5.12** Zeitlicher Verlauf der Druckkurve. *AS* systolische Fläche; diese ist dem Schlagvolumen proportional

portional zum ausgeworfenen **Schlagvolumen**
— Schlagvolumen ebenfalls abhängig von aortaler **Compliance** → Kalibration **mittels transpulmonaler Thermodilution** notwendig
— Kalibration initial bei Messbeginn und bei jeder Änderung des vaskulären Tonus (z. B. nach veränderter Katechol-amintherapie oder Volumengabe), da sonst unzureichende Genauigkeit der Pulskonturanalyse
— Änderungen des vaskulären Tonus er-folgen im intensivmedizinischen Bereich häufig unbemerkt → Rekalibrations-intervalle von 1 h empfehlenswert
— ◘ Tab. 5.7 zeigt die verschiedenen PiCCO-Messwerte mit ihren Referenz-bereichen

■ **Bedeutung der PICCO-Messwerte**
— ITBVI bzw. GEDVI als Maß der globalen **kardialen Vorlast**; korrelieren signifikant besser mit dem aktuellen Volumenstatus als der ZVD bzw. der PAOP
— EVLWI als Maß für die „**Feuchtigkeit**" der Lunge. Der pulmonale Wasser-gehalt steigt bei Herzinsuffizienz, Sepsis, Pneumonie, Intoxikation, Verbrennung etc. Berücksichtigung dieses Para-meters bei der Therapie des Intensiv-patienten verringert das Lungenödem, die Beatmungstage und letztendlich auch die Therapiekosten!

Tab. 5.7 PiCCO-Messwerte	
Messparameter	**Messwerte**
transpulmonaler Herzindex, CI	3,0–5,0 l/min/m²
pulmonaler Blut-volumenindex, PBV	150–200 ml/m²
globaler enddiastolischer Volumenindex, GEDVI	680–800 ml/m²
intrathorakaler Blutvolumenindex, ITBVI	850–1000 ml/m²
totaler Blutvolumen-index, TBV	2500–3200 ml/m²
extravaskulärer Lungenwasserindex, EVLWI	3,0–7,0 ml/kg
pulmonalvaskulärer Permeabilitätsindex, PVPI	1,0–3,0
kardialer Funktions-index, CFI	4,5–6,5 l/min
globale Auswurffraktion, GEF	25–35 %
Pulskontur-Herzindex, PCCI	3,0–5,0 l/min/m²
Schlagvolumenindex, SVI	40–60 ml/m²
Schlagvolumenvariation, SVV	<10–15 %
Pulsdruckvariation, PPV	<10–15 %
systemvaskulärer Widerstandsindex, SVRI	1700–2400 dyn × s × cm⁻⁵

— CFI als Maß der **kardialen Kontraktilität** in Abhängigkeit von der Nachlast (CFI = CI/GEDVI)
— PVPI zur Differenzierung eines hydrostatischen von einem Permeabilitätslungenödem (PVPI = EVLWI/PBV)

▪ **Limitationen der PiCCO-Anwendung**
— signifikante Aorteninsuffizienz
— intrakardiale Shunts

— periphere Gefäßerkrankung
— Patienten mit IABP oder laufender Nierenersatztherapie
— ausgeprägte kardiale Herzrhythmusstörungen
— SVV und PPV-Messung nur unter kontrollierter mechanischer Ventilation (mit normalen/erniedrigten Tidalvolumina!) verwertbar
— SVV und PPV-Messung nur unter kontrollierter mechanischer Ventilation (mit Tidalvolumina ≥7 ml/kgKG PBW) bei Sinusrhythmus verwertbar
— relativ hohe Katheterkosten
— Fehlmessung bei Z. n. Pneumektomie (ITBV überschätzt, EVLW unterschätzt) bzw. bei aortalem Aneurysma (ITBV und GEDV überschätzt)

▪ **Therapieplanung und -entscheidung mittels PiCCO**
— ◻ Abb. 5.13 gibt orientierende Therapieempfehlungen auf Grundlage gemessener PiCCO-Werte wieder

▪ **LiDCO (Lithium Dilutions Cardiac Output)-Messung**
— Kombination aus Lithiumverdünnung und Analyse des arteriellen Blutdrucksignals (LiDCOplus- Monitor mit arteriellem Li-Sensor; LiDCO Ltd., Cambridge, London, UK)

▪ **Messprinzip**
— im Gegensatz zur Pulskonturanalyse keine Analyse der Morphologie der arteriellen Blutdruckkurve, sondern Berechnung der sog. Pulse Power mittels Autokorrelation entsprechend dem Massenerhaltungsgesetz → Rückschluss auf Schlagvolumen
— Kalibration des Systems zur Bestimmung der arteriellen Compliance mit Hilfe der transpulmonalen Lithiumverdünnungsmethode
— gute klinische Übereinstimmung mit pulmonalarterieller Thermodilution (PAK)

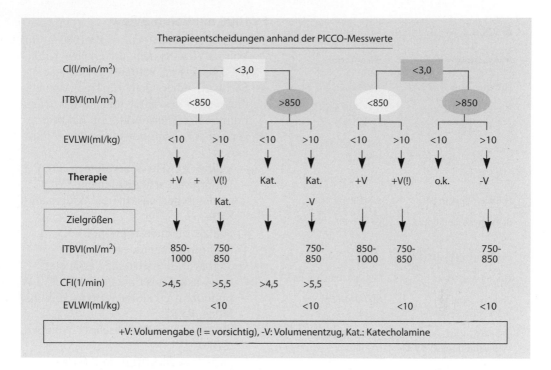

Abb. 5.13 PICCO-Therapieentscheidungen

— in Deutschland bislang nicht weit verbreitet
— LiDCOrapid-System: Analyse der Pulse Power ohne Kalibration mittels Li-Dilution

■ **Praktisches Vorgehen**
— Injektion von 0,3 mmol Lithiumchlorid in periphere Vene (oder ZVK)
— Aufzeichnung der Lithiumverdünnungskurve mittels einer an einen beliebigen arteriellen Katheter angeschlossenen Li-sensitiven Elektrode
— Berechnung des HZV anhand der Stewart-Hamilton-Gleichung (s. o.)
— Erhöhung der Genauigkeit des Systems durch Verwendung des Mittelwerts aus 3 Lithiumverdünnungsmessungen bzw. häufige Rekalibrationen
— In ▣ Tab. 5.8 sind die LiDCO-Messwerte aufgelistet

■ **Vorteile**
— gering invasiv; lediglich peripherer Venenkatheter und arterieller Zugang notwendig
— Parameter des funktionalen hämodynamischen Monitorings (Schlagvolumen- und Pulsdruckvariation) erfassbar
— LiDCOrapid: keine Kalibrierung notwendig; Li-Gabe mit potenziellen Nebenwirkungen entfällt

■ **Nachteile**
— maximal zulässige Li-Tageshöchstdosis beträgt 3 mmol → Beschränkung der Zahl der Kalibrationen pro Tag
— Muskelrelaxanzien stören Li-Messungen → Kalibration vor bzw. 15–30 min nach Gabe dieser Substanzen
— kontraindiziert bei Körpergewicht <40 kg und im 1. Schwangerschaftstrimenon

◘ Tab. 5.8 Normalwerte von LiDCO

Messparameter	Messwerte
Herzfrequenz, HF	60–80/min
Blutdruck, RR	100–140 mmHg (syst.)
	60–90 mmHg (diast.)
	70–105 (mitt.)
Schlagvolumen, SV	60–100 ml
Schlagvolumenindex, SVI	33–47 ml/m²
Herzzeitvolumen, HZV	4,0–8,0 l/min
Herzindex, CI	2,5–4,0 l/min/m²
systemvaskulärer Widerstand, SVR	900–1400 dyn × s × cm⁻⁵
systemvaskulärer Widerstandindex, SVRI	1700–2400 dyn × s × cm⁻⁵/m²
„systolic pressure variation", SPV	<5 mmHg
Pulsdruckvariation, PPV	<10–15 %
Schlagvolumenvariation, SVV	<10–15 %
Sauerstoffangebot, DO₂	950–1150 ml/min
Sauerstoffangebotsindex, DO₂I	500–600 ml/min/m²
intrathorakales Blutvolumen, ITBV	850–1000 ml/m²

— Messungen unter Li-Dauertherapie nicht verwertbar
— eingeschränkte Verwendbarkeit unter IABP
— eingeschränkte Interpretierbarkeit bei Arrhythmie

EV1000 mit VolumeView

— klinische Plattform EV1000 mit VolumeView-System (arterieller Katheter, Thermistor, VolumeView-Sensor)
— SV wird über den FloTrac-Algorithmus (s. u.) geschätzt und mittels transpulmonaler Thermodilution kalibriert
— verfügbare hämodynamischen Parameter:
  – kalibriertes Herzzeitvolumen, HZV
  – kalibriertes Schlagvolumen, SV
  – systemischer vaskulärer Widerstand, SVR
  – Schlagvolumenvariation, SVV
  – Schlagvolumenindex SVI
— verfügbare volumetrische Parameter:
  – extravaskuläres Lungenwasser, EVLW
  – pulmonalvaskulärer Permeabilitätsindex, PVPI
  – globales enddiastolisches Volumen, GEDV
  – globale Auswurffraktion, GEF

❯ Die neuesten Entwicklungen auf dem Gebiet der hämodynamischen Überwachung stellen Plattformen dar, die modular aufgebaut sind und es ermöglichen, je nach Risikoprofil ein individuell angepasstes Herz-Kreislauf-Monitoring mit ansteigender Invasivität und Genauigkeit einzusetzen (HemoSphere, Fa. Edwards LifeSciences; PulsioFlex-System, Fa. Getinge). Darüber hinaus ermöglichen diese Systeme die Kombination von (nicht-)kalibrierter HZV-Überwachung und kontinuierlicher Messung der S_vO_2 (PreSep Oxymetrie-Katheter, Fa. Edwards LifeSciences; CeVOX-System, Fa. Getinge) bzw. der Plasmaverschwinderate von Indozyaningrün (LIMON-System, s. unten) zur Abschätzung der Leberfunktion.

5.3.2.3 Pulmonalarterienkatheter (PAK)

- **Historie**
- 1897: **Stewart** beschreibt als erster die Indikatordilution zur Bestimmung des Blutflusses
- 1913: **Henriques** verwendet Thiozyanat als Indikator
- 1929: Erster Rechtsherzkatheter im Selbstversuch durch **Forßmann**
- 1930: Erste wissenschaftliche Abhandlung über die arterielle Pulskonturanalyse durch **Otto Frank**
- 1932: Weiterentwicklung der Messmethode durch **Hamilton** durch Einführung der monoexponentiellen Extrapolation
- ca. 1940: **Cournand** entwickelt den klassischen Rechtsherzkatheter; **Dexter** beschreibt erstmals die pulmonalkapilläre Wedgeposition des Rechtsherzkatheters
- 1970: klinische Einführung des klassischen PAK durch **Swan und Ganz**

Katheterarten

- **2-lumiger PAK (5 Charr)**
- **distales Messlumen** oder **Chandler-Sonde** zur Schrittmacherstimulation → „Paceport"-PAK
- Lumen mit Latexballon (kurz oberhalb des distalen Lumens)

- **4-lumiger PAK (7 Charr)**
- distales Lumen:
- Druckmesslumen (PAP und PCWP)
  - Entnahme von gemischtvenösem Blut
- Ballonlumen
- Thermistorelektrode (etwa 5–6 cm proximal der Katheterspitze)
  - Messung des Herzzeitvolumens (HZV)
- Lumen mit Öffnung 25–30 cm proximal der Spitze (Öffnung ca. in Höhe des rechten Vorhofes, V. cava superior)
  - Messung des zentralen Venendruckes (ZVD)

- **5-lumiger PAK (7,5 Charr)**
- zusätzliches Lumen mit Öffnung 20–25 cm proximal der Spitze (Öffnung im rechten Ventrikel)
  - Messung des RVP
  - Infusionsweg (z. B. Katecholamine, Kalium) bzw.
- **Glasfiberoptik** zur distalen Spitze
  - kontinuierliche Registrierung der gemischtvenösen Sättigung

- **PAK bei Kindern**
- Kinder <5 kg → 4-F-Thermodilutionskatheter
- Kinder >5 kg → 5,5-F-Thermodilutionskatheter mit Fiberoptik, femoral eingeführt und radiologisch kontrolliert

- **Indikationen**
- eindeutige Indikationen im Sinne der „evidence based medicine" existieren nach gegenwärtiger Datenlage nicht; es können daher lediglich Anwendungsempfehlungen ausgesprochen werden
- eine aktuelle Metaanalyse (13 Studien, 5686 Patienten) kommt zu dem Schluss, dass der Einsatz eines PAK bei kritisch Kranken weder die Mortalität noch die Aufenthaltsdauer auf der Intensivstation bzw. im Krankenhaus sowie die Therapiekosten signifikant beeinflusst
- ◻ Tab. 5.9 gibt eine Übersicht über einige der wichtigsten Pulmonalarterienkatheterstudien der vergangenen Jahre

5.3.2.4 Potenzielle Einsatzmöglichkeiten für den PAK (◻ Tab. 5.10)

- **intraoperative Überwachung**
  - kardiale Hochrisikopatienten mit hohen Volumenumsätzen, zu erwartenden großen Blutverlusten oder Aortenabklemmung (z. B. TAAA, AAA)
  - schwere Herzinsuffizienz (Stadium III–IV NYHA)

◘ Tab. 5.9   Studienübersicht Pulmonaliskatheter

Autor	Referenz	Patienten-kollektiv	Patienten-anzahl	Mortalität (vs. Kontrollgruppe)	Signifikanz
Rhodes et al.	ICM 2002	Schock/ Oligurie/ Beatmung	n = 201	28-Tage-Mortalität: 47,9 % vs. 47,6 %	p>0,09
Sandham et al.	NEJM 2003	ASA III–IV	n = 1994	Krankenhausmortalität 7,8 % vs. 7,9 %	p = 0,93
Richard et al.	JAMA 2003	Schock/ARDS	n = 676	28-Tage-Mortalität: 59,4 % vs. 61 %	p = 0,67
Harvey et al.	Lancet 2005	Gemischtes Kollektiv	n = 1041	Krankenhausmortalität: 68 % vs. 66 %	p = 0,39
Binanay et al.	JAMA 2005	Herz-insuffizienz höheren Grades	n = 421	180-Tage-Mortalität: 10 % vs. 9 %	p = 0,35

◘ Tab. 5.10   Vor- und Nachteile der verschiedenen PAK-Zugangswege

Periphere Venen	V. basilica, V. cephalica, V. jugularis externa
Vorteile	Gefahrlose Punktion
Nachteile	Probleme beim Vorschieben Starke Beweglichkeit Höhere Infektions-, Thrombose-gefahr (Thrombophlebitis)
Zentrale Venen	V. jugularis interna, V. subclavia
Vorteile	Sichere Platzierung
Nachteile	Verletzung zentraler Strukturen Nachblutungen Hämato-, Pneumothoraxgefahr

– Myokardinfarkt vor <6 Monaten
– Phäochromozytom
– große Lebereingriffe
– kontrollierte Hypotonie und gleichzeitig schwere Lungenerkrankung
– herzchirurgische Eingriffe mit extra-
  korporalem Kreislauf bei Patienten mit
  schlechter Ventrikelfunktion, schwerer

Linksherzinsuffizienz (LVEF: <30 %, LVEDP >20 mmHg), Hauptstamm-stenose, Infarktanamnese, KHK und Klappenvitium, pulmonaler Hypertonie, IHSS, Mitralklappenvitium (ggf. LA-Katheter), ggf. bei Herztransplantation
▬ **akute Linksherzinsuffizienz und akuter Myokardinfarkt**
  – Steuerung der Therapie bei Schock/ arterieller Hypotonie
  – schwere akute Linksherzinsuffizienz („Low-output"-Syndrom)
  – schwere Rechtsherzinsuffizienz
  – ggf. bei Verdacht auf akute Mitral-insuffizienz oder Septumperforation (sofern kein Echokardiogramm zur Verfügung steht)
  – Therapiekontrolle   (Volumen, Katecholamine, IABP)
▬ **schwere Schockzustände**
  – Differenzialdiagnostik
  – Überwachung bei kardiogenem oder septischem Schock
  – hypovolämischer Schock mit gleich-zeitiger linksventrikulärer Dysfunktion
  – behandlungsrefraktärer   ana-phylaktischer Schock

- **Sepsis**
  - kontinuierliches hämodynamisches Monitoring
  - Überwachung der Volumen- und Katecholamintherapie im Verlauf
  - Ausschluss einer kardialen Insuffizienz
- **akutes Lungenversagen**
  - Differenzierung zwischen respiratorischem und kardialem Funktionsversagen (PAOP)
  - bei persistierender ausgeprägter Herz-Kreislauf-Instabilität
  - Überwachung des PAOP bei nichtkardiogen bedingtem Lungenödem
  - Kontrolle der Volumen- und Katecholamintherapie
- **akute Lungenembolie** (auch Verdacht)
- **Herzbeuteltamponade** (nur wenn Echokardiographie nicht verfügbar!)
- kardiologische Diagnostik
- **(Rechts-)Herzkatheteruntersuchung** vor bestimmten Herzoperationen bzw. in der Kinderkardiologie
- perioperative Ischämiedetektion (Sensitivität von 83 %, Spezifität 60 %)

Die PAK-Indikationen nach den Practice Guidelines for Pulmonary Artery Catheterization der American Society of Anesthesiologists (ASA; Roizen et al. 2003) und des American College of Cardiology (ACC; Müller et al. 1998) sind:
- Diagnostik und Therapie des (kardiochirurgischen) Hochrisikopatienten
- Patient mit ausgeprägtem Low-cardiac-output-Syndrom
- Patient mit pulmonalem Hypertonus
- zur Differenzierung zwischen schwerer rechts- oder linksventrikulärer Dysfunktion!

- **Kontraindikationen**
- **absolut**
  - Latexallergie (aber: latexfreie PAK mittlerweile verfügbar!)

  - Trikuspidal- oder Pulmonalstenose
  - Tumor oder Thromben im rechten Atrium oder Ventrikel
  - verschiedene Herzfehler („single ventricle")
  - Rechtsherzendokarditis
  - Vorhandensein eines Trikuspidal- oder Pulmonalklappenersatzes
- **relativ**
  - Blutungsneigung
  - ausgeprägte Hyperkoagulabilität
  - hämodynamisch wirksame, medikamentös nicht kontrollierbare ventrikuläre Herzrhythmusstörungen
  - Überleitungsstörungen
  - Patienten mit höhergradigem Aortenvitium (bei Auslösung von Kammerflimmern während der Anlage schlechter Reanimationserfolg)

❯ Die Anwendung eines PAK innerhalb der ersten Wochen nach Anlage eines transvenösen Schrittmachers sollte vermieden werden (Dislokationsgefahr der Schrittmachersonden)! Die rechte V. jugularis interna sollte im Rahmen von Herztransplantationen mit Hinblick auf zukünftige Myokardbiopsien geschont werden!

❶ Beim Vorschieben über die rechte V. subclavia kommt es gelegentlich zum Abknicken des Katheters hinter dem Introducer → Gefahr von Fehlmessungen!

5.3.2.5 Anlage des PAK
Legen des Introducers („Schleuse"; 8,5–9,0 F) in Seldinger-Technik
- Einführen des Introducers in Seldinger-Technik unter sterilen Bedingungen
- Komplikationen analog zur ZVK-Anlage
- Überprüfung der intravenösen Lage besonders wichtig, da großlumiger Introducer eingeführt wird
- Methoden (vgl. ZVK)

Einschwemmen des PAK (◘ Abb. 5.14)

- kontinuierliches EKG-Monitoring
- Kontrolle des Ballons (1,5 ml Luft), nachdem der Katheter durch die sterile Schutzhülle geschoben wurde, und Spülung sämtlicher Lumen
- Verbindung des distalen Lumens mit dem Druckdom und Nullabgleich
- Einführen des Katheters in den Introducer bis Blut aspirabel (etwa 15–20 cm bei zentralen Wegen, 50 cm bei peripheren Wegen), Luftblasen aspirieren und erneut durchspülen, danach Blocken des Ballons
- 1,5 ml Luft im Ballon → Entfaltungsdruck von 475–1050 mmHg, Plateaudruck von 220–500 mmHg!
- langsames Vorschieben des Katheters mit geblocktem Ballon unter Kontrolle der Druckkurve (etwa 45–60 cm bei zentralen Wegen, 80–85 cm bei peripheren Wegen)
- erneuter Nullabgleich und Messung
- ggf. Lagekontrolle durch Thoraxröntgen (Hämato-, Pneumothorax, Schlingen-, Knotenbildung)

- Zurückziehen des Katheters nur mit entblocktem Ballon (Gefahr der Verletzung intrakardialer Strukturen)

❯ Die Möglichkeit der kardiopulmonalen Reanimation (Defibrillation!) muss gegeben sein!

5.3.2.6   Risiken und Komplikationen Positionierungsschwierigkeiten

- Introducer liegt zu tief bzw. im falschen Gefäß oder wird durch Klavikula eingeengt
- geringer Blutfluss zum Herz (Katheter schwer einschwemmbar) → mögliche Abhilfe: Diskonnektion des Patienten von der Beatmung bzw. Anheben der Beine und Kopftieflagerung bzw. Steigerung der RV-Kontraktilität durch Injektion von 10 %iger Kalziumlösung über das distale Lumen → erhöhter venöser Rückstrom zum rechten Herzen!
- pulmonaler Hypertonus, Vitien

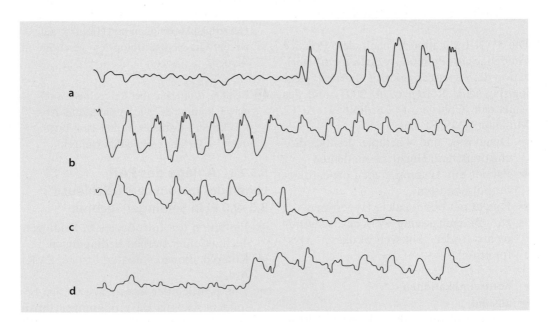

◘ **Abb. 5.14   a–d** Druckkurven beim Einführen des Pulmonaliskatheters. **a** Rechter Vorhof in rechten Ventrikel; **b** rechter Ventrikel in Pulmonalarterie; **c** Pulmonalarterie zur Wedgeposition (Ballon geblockt); **d** Wedgeposition zur Pulmonalarterienposition (Ballon entblockt)

Gefahren beim Pulmonaliskatheter

- **Mitralstenose:** erhöhte Gefahr der Pulmonalarterienruptur, da durch persistierende pulmonale Hypertonie sklerosierte, starre Gefäße!
- **Mitralinsuffizienz:** erhöhte Gefahr der intrapulmonalen Gefäßperforation, da durch offene Mitralklappe Wedgekurve erschwert zu erkennen ist und Katheter evtl. zu weit vorgeschoben wird!
- **Aortenstenose:** erhöhte Gefahr schwerwiegender Rhythmusstörungen bis hin zum Kammerflimmern, da der hypertrophierte Ventrikel besonders sensibel ist (die Reanimation ist wegen der schlechten Koronarperfusion besonders schwierig und häufig erfolglos)!

Komplikationen bei der Punktion

- vgl. ZVK

Komplikationen durch den PAK

- **Arrhythmien** durch Katheter: Vorhofflimmern, SVES, VES, Blockbilder usw. (30–60 %), gefährliche Arrhythmien (0–7 %)
- **Lungeninfarkt** durch Dauerwedge, Thrombeneinschwemmung (0–1,3 %)
- **Thrombenbildung** am Katheter
- **Thrombophlebitis** (0–60 %)
- **Verschlingung, Knotenbildung, Katheterannaht** bei bestimmten kardiochirurgischen Eingriffen (selten!)
- **Pulmonalarterienruptur** (0–0,2 %, Letalität: 50 %)
  - Ursache: Ballonruptur, Spontanperforation in Hypothermie
  - Klinik: Husten, Dyspnoe, Hämoptysen, Schock
  - Diagnose: Thoraxröntgen (Kontrastmittel in Katheter)
  - Therapie: Kreislaufstabilisierung und sofortige operative Versorgung (extrem schlechte Prognose bei fulminanter Blutung)

- **Endokardläsionen**, v. a. Pulmonalklappe (53 %), Endokarditis (7 %)
- **Infektionen** (zeitabhängig) bis zum 3. Tag geringe Inzidenz (ca. 3–5 %), ab dem 4. Tag deutlich ansteigend → 24- bis 36-stündige Pause bis zum erneuten Legen eines PAK; max. Liegezeit daher: 5 Tage; in Ausnahmefällen: 7 Tage

> Ein liegender PAK muss stets mit einer Druckkurve überwacht werden (Gefahr des Spontanwedge). Ist eine Überwachung mittels Druckmonitor nicht möglich (z. B. Transport), sollte er um 1–2 cm zurückgezogen werden!

5.3.2.7 Messungen mittels PAK

- ▣ Tab. 5.11 zeigt verschiedene PAK-Normalwerte, ▣ Tab. 5.12 berechnete Parameter

▣ Tab. 5.11 PAK-Normalwerte

Mittlerer zentraler Venendruck (CVP)	0–8 mmHg
Mittlerer rechtsatrialer Druck (RAP)	0–8 mmHg
Rechtsventrikulärer Druck (RVP) – systolisch/diastolisch	15–30/0–8 mmHg
Pulmonalarterieller Druck (PAP) – systolisch/diastolisch – Mitteldruck	15–30/4–12 mmHg 9–16 mmHg
Pulmonalarterieller Verschlussdruck (PAOP bzw. „Wedgedruck")	2–12 mmHg
Herzzeitvolumen (CO)	Variabel
Gemischtvenöse Sauerstoffsättigung (SvO$_2$)	75 %
Rechtsventrikuläre Ejektionsfraktion (RVEF)	40–50 %
Körperkerntemperatur (T)	36,5–37,5 °C

◘ Tab. 5.12   Berechnete Parameter

Systemarterieller Gefäßwiderstand (SVR) SVR = 79,9 × (MAP–CVP)/CO	900–1400 dyn × s × cm^{-5}
Pulmonalarterieller Gefäßwiderstand (PVR) PVR = 79,9 × (mPAP–PAOP)/CO	150–250 dyn × s × cm^{-5}
Körperoberfläche (BSA) BSA = Gewicht [kg]^{0,425} × Größe [cm]^{0,725} × 0,007184	
Herzindex (CI) CI = CO/BSA	2,5–4,2 l/min/m^2
Schlagvolumen (SV) SV = CO/HF	80 ml
Schlagvolumenindex (SI) SI=SV/BSA	30–65 ml/m^2
Linksventrikulärer Schlagarbeitsindex (LVSWI) LVSWI=SI × (MAP–PAOP) × 0,0136	44–64 g × m/m^2
Rechtsventrikulärer Schlagarbeitsindex (RVSWI) RVSWI=SI × (mPAP–CVP) × 0,0136	7–12 g × m/m^2
Arterieller Sauerstoffgehalt (CaO$_2$) CaO$_2$=SaO$_2$ × Hb × 1,34+PaO$_2$ × 0,003	180 ml/l
Gemischtvenöser Sauerstoffgehalt (CvO$_2$) CvO$_2$=SvO$_2$ × Hb+1,34+PvO$_2$ × 0,003	130 ml/l
Arteriovenöse Sauerstoffgehaltsdifferenz (avDO$_2$) avDO$_2$=CaO$_2$–CvO$_2$	30–50 ml/l
Sauerstoffangebot (DO$_2$) DO$_2$=CO × CaO$_2$ × 10	640–1400 ml/min
Sauerstoffverbrauch (VO$_2$) VO$_2$=CO × avDO$_2$ × 10	180–280 ml/min
Sauerstoffextraktionsrate (ER-O$_2$) ER-O$_2$=avDO$_2$/CaO$_2$	22–30 %
Pulmonalvenöse Beimischung (Qs/Qt) Qs/Qt = (CalvO$_2$–CaO$_2$)/(CalvO$_2$–CvO$_2$)	<3–5 %
Pulmonalkapillärer hydrostatischer Druck (Pcap) Pcap=PAOP+0,4 × (mPAP–PAOP)	5–12 mmHg (Gaar-Formel)

HF Herzfrequenz (in Schlägen/min); *Hb* Hämoglobingehalt (in g/dl); *PaO$_2$* arterieller Sauerstoffpartial-druck (in mmHg); *PvO$_2$* gemischtvenöser Sauerstoffpartialdruck (in mmHg); *SaO$_2$* arterielle Sauerstoff-sättigung (in %); *CalvO$_2$* alveolärer Sauerstoffgehalt (in ml/l); *CVP* zentralvenöser Druck (in mmHg); *MAP* mittlerer systemarterieller Druck (in mmHg); *mPAP* mittlerer pulmonalarterieller Druck (in mmHg); *PAOP* pulmonalarterieller Okklusionsdruck (in mmHg); *CO* Herzzeitvolumen (in l/min)

- Messung des Herzzeitvolumens (HZV)
- „**Goldstandard**" in der klinischen Praxis: modifizierte Thermodilutionstechniken mit PAK auf der Grundlage von Kälte- oder intermittierenden elektrischen Wärmeboli
- Berechnung nach der **Stewart-Hamilton-Gleichung** bzw. deren Modifikation

$$HZV = \frac{kV1\left(\dfrac{Tb}{T1}\right)k}{\sigma TB(t)\,dt}$$

K	Konstante
V_1	Injektatvolumen
T_B	Bluttemperatur vor Injektion
T_1	Injektattemperatur
σTB (t)dt	Flächenintegral der durch Kältebolus hervorgerufenen Temperaturänderung

- **Prinzip:** Nach Injektion einer Indikatorsubstanz in den Blutstrom ist die Blutflussrate an einem stromabwärts gelegenen Punkt der mittleren Indikatorkonzentration indirekt proportional
- Die Fläche unter der **Thermodilutionskurve** ist umgekehrt proportional zum Herzminutenvolumen (große Fläche = kleines HZV)
- **kontinuierliches HZV-Monitoring** (CCO-Monitoring) durch intermittierende elektrische Wärmeboli (z. B. Vigilance-System, Fa. Edwards)
- Erfassung **rechtsventrikulärer Parameter** mit Hilfe sogenannter „**Fast-response-Thermistoren**": EKG-getriggerte Erfassung kleinster Temperaturschwankungen (innerhalb 50–100 ms), Darstellung diastolischer Plateaus im aufsteigenden Teil der Thermodilutionskurve und Berechnung von RVEF und RVEDV

- Fehlerquellen und Störfaktoren der HZV-Messung (Thermodilutionsmethode)
- **Injektionsort** nicht korrekt (z. B. außerhalb des rechten Vorhofs)
- zu langsame **Injektatgeschwindigkeit** (Bolus sollte innerhalb 2–4 s appliziert werden, ggf. Injektionspumpe)
- zu kleines **Injektatvolumen** und gleichzeitig niedriges HZV (Unterschätzung des HZV um bis zu 30 %)
- zu hohe **Temperatur** des Injektats (>20 °C)
- **Injektionszeitpunkt** (endexspiratorisch)
- Anzahl der Messungen (Empfehlung: Mittelwert von 3 HZV-Messungen)
- **klinische Störgrößen:**
  - Trikuspidalklappeninsuffizienz: HZV wird infolge der Regurgitation in den rechten Vorhof fälschlicherweise zu niedrig gemessen (Temperaturkurve mit flacher Amplitude und verlängerter Zeit)
  - intrakardiale Shunts: HZV wird fälschlicherweise zu hoch gemessen (unabhängig von der Shuntrichtung)
  - Rhythmusstörungen
  - Sinustachykardie >140/min (unzureichende Indikatormischung)
  - Arrhythmia absoluta (keine homogene Indikatormischung)
  - Katheterthrombus
  - inkorrekte Lage des Katheters (Thermistor liegt der Pulmonalarterienwand an oder in West-Zone I/II)
- nach Tuman wird doch sehr oft bei intraoperativ liegendem PAK keine HZV-Messung durchgeführt! Da die rote Kappe am Pulmonaliskatheter nicht entfernt wird, spricht er vom „red cap syndrome"

- Grundlagen der Wedgedruckmessung (= pulmonalarterieller Verschlussdruck)
- **3 Zonen nach West** (⦿ Tab. 5.13), funktionell definiert anhand des Verhältnisses von regionalem pulmonalarteriellen, pulmonalvenösen und alveolären Druck zueinander

◘ Tab. 5.13 West-Zonen

Zone I	pA > pa > pv	Alveolardruck > pulmonalarterieller Druck > pulmonalvenöser Druck
Zone II	pa > pA > pv	pulmonalarterieller Druck > Alveolardruck > pulmonalvenöser Druck
Zone III	pa > pv > pA	pulmonalarterieller Druck > pulmonalvenöser Druck > Alveolardruck

— **Zone III**: pulmonalarterieller und -venöser Mitteldruck zu jedem Zeitpunkt größer als alveolärer Druck → kontinuierlicher Blutfluss
— **„Wedge"-Position**: Okklusion eines mittelgroßen Asts der Pulmonalarterie durch aufgeblasenen Ballon
— Sistieren des Blutflusses in distalem Gefäßsegment und Ausbildung einer kontinuierlichen statischen Blutsäule bis zum sog. „j-Punkt" (vorhofnaher Bereich, in dem sich okkludierte und nichtokkludierte Segmente vereinigen)
— enddiastolisches Angleichen von PAOP und pulmonalvenösem, linksatrialen sowie linksventrikulären Druck → jetzt: LVEDP = PAOP (Messung eines Druckwerts über eine statische, nichtkomprimierbare Blutsäule „durch die Lunge hindurch"; ◘ Tab. 5.14; ◘ Abb. 5.15)
— Frank-Starling-Prinzip: linksventrikuläres Schlagvolumen abhängig von Vorlast (= linksventrikuläres enddiastolische Volumen, LVEDV)
— bei konstanter linksventrikulärer Compliance: LVEDV und LVEDP direkt proportional → PAOP als Schätzwert der Vorlast

> Zone-III-Bedingungen nach West sind unerlässlich für eine korrekte Messung des PAOP!

■ **PAOP-Kurvenform**
— a-Welle: Vorhofkontraktion
— c-Welle: Vorwölbung der AV-Klappe (Mitralklappe)
— v-Welle: Füllung des Vorhofs
— pathologische v-Welle bei Mitralinsuffizienz und Stenose, ausgeprägter Linksherzinsuffizienz oder Myokardischämie.
— nur bei Katheterspitzenlage in der Zone III nach West entspricht der PAOP dem LAP, da hier ein ununterbrochener Fluss zwischen distaler PA-Katheteröffnung und linkem Vorhof garantiert ist. Meist kommt er auch dort zu liegen, da er in der Regel dem größten Blutfluss folgt

> Ein akuter Anstieg des PAOP bzw. die Veränderungen der PAOP-Wellen (hohe a-, c- und v-Welle) können ein Frühzeichen von Myokardischämien oder einer drohenden Ischämiegefahr sein. Diesen Veränderungen gehen EKG-Veränderungen voraus (ST-Senkung in Ableitung V5 tritt erst verzögert auf) oder sind oft nicht im EKG zu erkennen (Ableitung II). Das Fehlen von Änderungen des PAOP schließt eine Myokardischämie jedoch nicht aus!

■ **Störgrößen bei der Messung des PAOP**
— Intrapulmonale Druckschwankungen (invasive Beatmung) → Messungen immer endexspiratorisch bei niedrigstem intrathorakalen Druck
— **Cave**: (Auto-) PEEP
— Verkleinerung der Zone III unter Beatmung → eher Messung des intraalveolären Drucks
— Klappenvitien
— Rhythmusstörungen (ausgeprägte Tachykardien, absolute Arrhythmie bei Vorhofflimmern etc.)

◘ **Tab. 5.14**   Enddiastolische Druckverhältnisse bei pulmonalarterieller Okklusion

Pulmonaler Widerstand		Atemwegswiderstand		Mitralklappe		Compliance linker Ventrikel	
↓		↓		↓		↓	
PA	=∼	PAOP	=∼	LAP	=∼	LVEDP	=∼	LVEDV

Anmerkung: Voraussetzungen für die Gültigkeit der oben genannten Beziehung:
1. kein pulmonaler Hypertonus
2. keine mechanische Ventilation
3. kein Mitralvitium
4. normale Ventrikel-Compliance

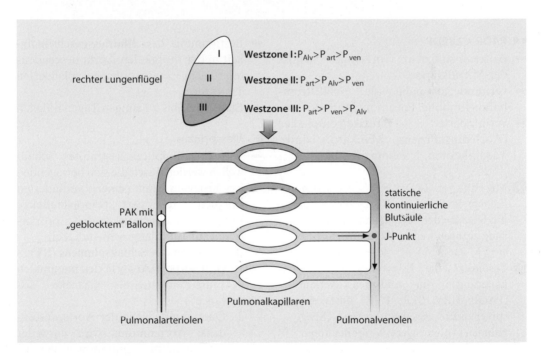

◘ **Abb. 5.15**   Prinzip der Wedgedruckmessung. P_{art} Druck in den Pulmonalarteriolen; P_{ven} Druck in den Pulmonalvenolen; P_{alv} alveolärer Druck

— Veränderungen der linksventrikulären Compliance (z. B. unter Katecholamintherapie)

■■ **PAOP > LVEDP**
— Mitralstenose (aufgrund des Gradienten über der Stenose)
— ausgeprägte mitrale Regurgitation
— PEEP-Beatmung (ab ca. 10 cmH$_2$O), intrinsischer PEEP (z. B. umgekehrtes

Atemzeitverhältnis) bzw. erhöhter intrathorakaler Druck
— COPD
— deutliche Tachykardie
— Lage außerhalb der West-Zone III
— Patienten mit ausgeprägter respiratorischer Störung (Konstriktion der kleinen Venen in hypoxischen Lungenarealen)

◘ Tab. 5.15   Differenzialdiagnose des Low-output-Syndroms

Wedgedruck bei der Differenzialdiagnose des Low-output-Syndroms

Ursache des Low-output	ZVD	PAOP	Diast. PAP
Hypovolämie	erniedrigt	erniedrigt	erniedrigt
Linksherzinsuffizienz	normal oder erhöht	erhöht	erhöht
Rechtsherzinsuffizienz	erhöht	normal	normal
pulmonale Hypertonie	erhöht	normal	erhöht (> PCWP)
Lungenembolie	erhöht	normal	erhöht (> PCWP)
Globalherzinsuffizienz (Herztamponade)	erhöht	erhöht	erhöht

▪▪ **PAOP < LVEDP**
— Aorteninsuffizienz (vorzeitiger Schluss der Mitralklappe)
— verminderte pulmonale Gefäßstrombahn (Embolie, Pneumonektomie)
— verminderte Ventrikelcompliance (Aorteninsuffizienz, Myokardischämie, Vasodilatoren, Kardiomyopathie)

❯ Mit Hilfe von ZVD, PAOP sowie diastolischem PAP können Rückschlüsse auf die Ursache der hämodynamischen Störung gezogen werden (◘ Tab. 5.15)

❯ Besonders die Erfassung von Veränderungen im zeitlichen Verlauf (PAOP, HZV, SVR, PVR) unter entsprechenden therapeutischen Maßnahmen (Volumengabe, Vasodilatatoren, Katecholamine) steigert den Wert des PAOP als Überwachungsgröße der linksventrikulären Vorlast!

5.3.2.8 Weitere Methoden zur Messung des Herzzeitvolumens

Ösophageale Doppler-Sonde
— nichtinvasives Verfahren zur kontinuierlichen HZV-Messung
— Dopplerverfahren zur Messung des aortalen Blutflusses bereits seit den 1970er-Jahren im Einsatz

— Bestimmung der **Blutflussgeschwindigkeit** in der thorakalen Aorta descendens mit einem transösophageal platzierten Transducer
— Liegedauer bis zu einigen Tagen möglich

▪ **Messprinzip**
— Vom Schallkopf ausgestrahlten Schallwellen werden durch die sich bewegenden Erythrozyten mit einer veränderten Frequenz reflektiert (Dopplereffekt); Frequenzverschiebung ist dabei proportional zur Blutflussgeschwindigkeit.
— Bestimmung des **Schlagvolumens** (SV):
  1. Beat-to-beat-Analyse des maximalen Fluss-Zeit-Integrals („stroke distance")
  2. Querschnittsfläche der Aorta descendens: Aortenradius wird entweder Nomogrammen entnommen, die auf Alter, Geschlecht, Größe und Gewicht des Patienten basieren (CardioQ, Deltex Medical Group, Chichester, West Sussex, England) oder aber mittels M-Mode gemessen (HemoSonic, Arrows, Reading, PA, USA)
  3. Korrekturfaktor, der den Blutfluss in der Aorta descendens in das totale Herzzeitvolumen umrechnet, da das Blutflussvolumen zu den supraaortalen Gefäßen und Koronararterien nicht gleichzeitig erfasst wird (minus ca. 30 % des HZV)

$$SV = CSA \times K \times \int_0^T VAO(t)\,dt$$

CSA	Querschnittsfläche der Aorta descendens
K	Korrekturfaktor (= 1,43)
T	Integral der maximalen Flussgeschwindigkeit während der kardialen Ejektion („stroke distance")

- üblicherweise mittelt der Monitor das Schlagvolumen von 10 Herzschlägen und multipliziert diesen Wert mit der Herzfrequenz
- gute Korrelation zwischen Thermodilutions-HZV und HZV-Messung mittels transösophagealer Doppler-Messung (◘ Abb. 5.16)

■ **Limitationen**
- Messgenauigkeit abhängig von:
  - Sondenposition
  - Korrekturfaktor zur rechnerischen Kompensation des Blutflusses in den supraaortalen Gefäßen
  - dynamische Veränderungen des aortalen Diameters

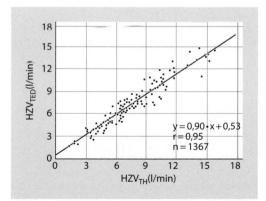

◘ Abb. 5.16 Korrelationsdarstellung der HZV-Messung zwischen Thermodilutions- und transösophagealer Dopplermessmethode. (Mod. nach Janssen 2000)

- Validität des Verfahrens bei hämodynamisch instabilen Patienten ist nicht hinreichend untersucht

■ **Kontraindikationen**
- kein Einsatz bei Ösphaguserkrankungen/wachen Patienten

5.3.2.9 Fingercuff- oder Volume-Clamp-Technologie

- nichtinvasives Verfahren zur kontinuierlichen HZV-Messung
- zusätzlich Überwachung von kontinuierlich gemessenem nichtinvasiven Blutdruck, Schlagvolumen (SV) und Schlagvolumenvariation (SVV) möglich
- ursprünglich ein Verfahren zum kontinuierlichen Monitoring des arteriellen Fingerblutdrucks (Finapres)
- Anwendungsdauer bis zu 72 h möglich (Doppel-Cuff)

Messprinzip

- Eine Luftmanschette (Cuff) wird um den Finger gelegt und in dieser ein Druck aufgebaut, der photoplethysmographisch so gesteuert wird, dass das pulsatile arterielle Signal maximal ist und sich das arterielle Gefäßvolumen des Fingers im Rahmen blutdrucksynchroner Schwankungen nicht ändert. Dadurch entspricht der Druck im Fingercuff dem arteriellen Druck und kann als solcher „beat-to-beat" registriert werden
- beim Clear-Sight™-System (Fa. Edwards) wird das HZV nach der sogenannten Modelflow-Methode, einem modifizierten 3-Element-Windkesselmodell, errechnet
- der CNAP/CNCO®-Monitor (Fa. CNSystems) nutzt einen eigenen herstellerspezifischen Berechnungsalgorithmus, der sowohl den systolischen als auch den diastolischen Anteil der Pulskurve berücksichtigt
- in den bislang vorliegenden Validierungsstudien wird der Absolutwert des HZV

mit dem Clear-Sight™-System im Vergleich zur Thermodilutionstechnik nicht hinreichend genau bestimmt, allerdings zeigt die Trendanalyse bei Änderungen des HZV eine gute Übereinstimmung im Vergleich zur Referenzmethode (Bubenek-Turconi et al. 2013; Hofhuizen et al. 2014).

Limitationen

- die Messgenauigkeit kann beeinträchtigt sein:
  - bei Patienten mit pAVK
  - bei Vasopressortherapie
  - bei Sepsis mit peripherem Decoupling
  - bei Fingerödemen
  - bei Aortenklappeninsuffizienz
  - bei proximalem Aortenaneurysma
- zeitlich begrenzte Anwendung des Fingercuffs (bis maximal 72 hz bei 2 Cuffs)

Bioimpedanz

- Messung von Veränderungen des **intrathorakalen Volumens** durch thorakale elektrische Bioimpedanz
- nichtinvasive Methode zur Bestimmung des HZV (z. B. Aesculon; Fa. Osypka, TaskForce®; Fa. CNSystems)
- Der Thorax stellt hierbei einen Zylinder dar, dessen basale Zirkumferenz in Höhe des Xiphoids liegt. Der Zylinder hat eine elektrische Länge, die der Distanz zwischen Hals- und Xiphoidbasis entspricht. Ein konstanter hochfrequenter Strom (20–100 kHz) mit einer niedrigen Amplitude (1–5 mA) wird über 2 außerhalb des Zylinders liegende Elektroden appliziert (◼ Abb. 5.17). Über 2 weitere Elektroden wird dann der Spannungsabfall abgegriffen. Anschließend erfolgt die Berechnung der auf der spezifischen Widerstandsgröße des Thorax beruhenden Impedanz

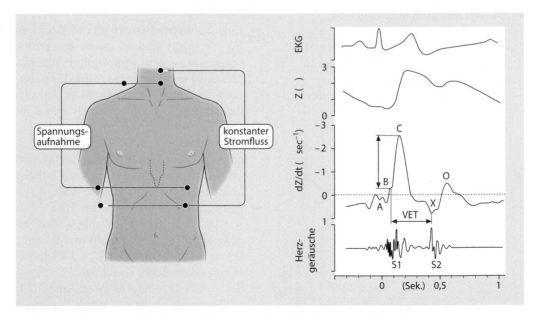

◼ **Abb. 5.17** Schematische Darstellung der Elektrodenposition (*links*). Rechts Darstellung des EKG, der thorakalen Impedanzveränderung (*Z*), Rate der Impedanzveränderung (*dZ/dt*) und der Herzgeräusche (*S1* und *S2*). Die A-Welle tritt während der Vorhofkontraktion, die C-Welle während der ventrikulären Ejektion, die O-Welle während der ventrikulären Fül-lung auf. *B* kennzeichnet den Beginn des schnellen dZ/dt-Anstiegs, *X* den positiven Spitzenwert von dZ/dt, der mit dem Aortenklappenschluss assoziiert wird. Die Differenz zwischen Punkt B und C wird gemessen (*dZ/dtmin*) und gemeinsam mit der ventrikulären Ejektionszeit (*VET*) zur Berechnung des Schlagvolumens verwendet. (Mod. nach Janssen 2000)

Bioreactance

- Weiterentwicklung der Bioimpedanz (z. B. NICOM™; Fa. Cheetah Medical)
- im Gegensatz zur Bioimpedanz Verwendung von Veränderungen des elektrischen Frequenzspektrums als Signal (anstelle von Amplitudenveränderungen des elektrischen Stroms)
- Hypothese: Verwendung des elektrischen Frequenzspektrums → Reduktion von Signalartefakten und höhere „signal-tonoise ratio"
- erste Resultate vielversprechend, jedoch weitere Erfahrungen in verschieden klinischen Situationen erforderlich
- Limitationen: ausgeprägte Volumenshifts, pulmonale und thorakale Veränderungen und Interferenz mit anderen elektrischen/elektronischen Geräten, z. B. Elektrokauter im OP

5.3.3 Echokardiographie

- **Historisches**
- ab 1970: erste Gastroskope mit Schallwandlern zur ösophagealen Anwendung
- 1981: technische Grundlagen für bildgebende Schallsonden (Franzin, Hisanaga, DiMagno, Hanrath, Schüler)
- ab 1980: Einsatz bei beatmeten (Intensiv-)patienten (Cremer, Cahalan, Heinrich, Roewer)

> - Die **zweidimensionale Echokardiographie** – sowohl transthorakal (TTE) als auch transösophageal (TEE) – wird perioperativ immer häufiger sowohl zur Analyse der kardialen Anatomie und Funktion als auch zur Akutdiagnostik bei **hämodynamischer Instabilität** eingesetzt.
- Derzeit existiert kein anderes Monitoringverfahren, das so rasch und genau die notwendige therapeutische Intervention erkennen lässt sowie den Therapieerfolg quantifiziert!

- **Voraussetzungen**

Die Beurteilung mittels transthorakaler/transösophagealer Echokardiographie erhobener Untersuchungsergebnisse ist komplex und setzt einen qualifizierten Anwender voraus (kontinuierliche Ausbildung unter Supervision). Gefordert werden daher:
- Kenntnisse von erworbenen und angeborenen Herzkrankheiten und den damit verbundenen hämodynamischen Veränderungen
- Erfahrung in der gepulsten, der kontinuierlichen und der Farbdopplertechnik
- Kenntnisse und praktische Erfahrungen in der Handhabung des transösophagealen Schallkopfes sowie dessen Einführung in den Ösophagus und den Magen unter besonderer Berücksichtigung der Indikationen, Kontraindikationen und Risiken der Technik
Indikationen

■ ■ **Kardiochirurgische Eingriffe (TEE)**
- Beurteilung von Klappenrekonstruktionen
- Beurteilung der Korrektur kongenitaler Vitien
- Erkennung paravalvulärer Leckagen bei Klappenprothetik
- Abklärung der intraoperativen hämodynamischen Instabilität
- Kreislaufüberwachung vor/nach extrakorporaler Zirkulation
- Früherkennung myokardialer Ischämien
- Luftdetektion intravasal (z. B. nach/während Herz-Lungen-Maschine)
- Lokalisation aortaler Plaques vor Kanülierung
- Beurteilung des Operationsergebnisses bei intrakavitären Raumforderungen
- Beurteilung zentraler Gefäßanastomosen

■ ■ **Nichtkardiochirurgische Eingriffe**
- Überwachung kardialer Hochrisikopatienten
- Überwachung von Patienten bei Eingriffen mit hohem Risiko einer hämodynamischen Entgleisung

- Foramen-ovale-Diagnostik (z. B. bei neurochirurgischen Eingriffen)
- Erkennung von Luftembolien (Eingriffe in sitzender Position!)

■■ **Intensiv- und Notfallmedizin**
- Evaluierung und Funktionsdiagnostik bei allgemeiner Kreislaufinstabilität
- Beurteilung der Klappen(-prothesen-)funktion
- Ischämiedetektion bei Hochrisikopatienten mit kardialer Anamnese
- Beurteilung der kardialen Füllung
- Abklärung spezieller Verdachtsdiagnosen (z. B. Lungenembolie, Myokardkontusion, Perikardtamponade, Aortendissektion oder -ruptur etc.)

■■ **Spezielle Fragestellungen**
- Beurteilung der Klappenfunktion
- Beurteilung der Prothesenfuntion (bei herzchirurgischen Patienten)
- Abklärung des Verdachts auf Endokarditis
- Abklärung spezieller kardialer Pathologien (z. B. intrakardiale Shunts)
- Suche nach kardialer Emboliequelle/vor Kardioversion bei Vorhofflimmern

■■ **Bedside-Monitoring**
- Kontraktilität bzw. Ejektionsverhalten
- kardialer Volumenstatus
- Herzzeitvolumen (diskontinuierlich)

■ **Kontraindikationen**
- Ösophagus- bzw. Fundusvarizen
- fortgeschrittene Lebererkrankung
- Gerinnungsstörungen (relativ)
- Ösophagustumoren, -strikturen, -fistel, -kompressionen
- kurz zurückliegende Magen-/Ösophagus- und Larynxoperation

■ **Komplikationen und Nebenwirkungen**
- Würgereflexe und ein hoher Speichelfluss bei wachen Patienten
- Bronchospasmus
- Hypoxie (selten!)

- ventrikuläre Tachykardie, Asystolie, Vorhofflimmern, AV-Block III. Grades, Angina pectoris (selten!)
- orale/ösophageale Blutungen
- Verletzungen von Zähnen, Speiseröhre, Kehlkopf und Magen
- Aspiration
- Aryknorpelluxation

5.3.3.1 Untersuchungsgang
- Grundsätzlich sollte bei jeder echokardiographischen Untersuchung eine standardisierte Reihenfolge der Einstellung von Standardschnittebenen (◗ Abb. 5.18) eingehalten werden
- ◗ Abb. 5.19 zeigt beispielhaft, wie im Rahmen einer TEE-Untersuchung alle 20 Standardeinstellungen erhalten und beurteilt werden können
- je nach Fragestellung ggf. Ergänzung der Untersuchung durch Farbdoppler, Pulsed Wave (PW)-Doppler bzw. Continuous Wave (CW)-Doppler zur Beurteilung der Klappenfunktionen

5.3.3.2 Notfallechokardiographie
- Beginn der Untersuchung wenn möglich transthorakal (weniger invasiv) → die meisten Fragestellungen sind mit diesem Verfahren zu klären
- keine eindeutige Ursache erkennbar (z. B. schlechte Schallbedingungen bei beatmeten Patienten) → TEE mit häufig besserer Abbildungsqualität (enge anatomische Beziehung zwischen Ösophagus und kardialen Strukturen!)
- im Gegensatz zur differenzierten kardiologischen Untersuchung ist bei Patienten mit akuter hämodynamischer Instabilität nur eine orientierende echokardiographische Basisuntersuchung notwendig

Befunde bei hämodynamischer Instabilität
■ **Global eingeschränkte linksventrikulärer Funktion**
- großer LV mit träger Kontraktion (ESA > EDA)

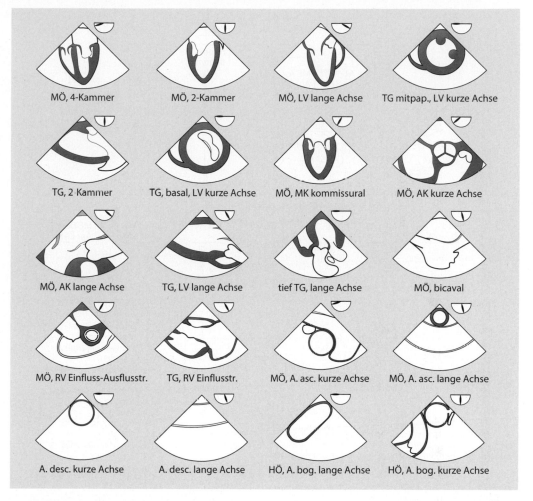

MÖ, 4-Kammer — MÖ, 2-Kammer — MÖ, LV lange Achse — TG mitpap., LV kurze Achse

TG, 2-Kammer — TG, basal, LV kurze Achse — MÖ, MK kommissural — MÖ, AK kurze Achse

MÖ, AK lange Achse — TG, LV lange Achse — tief TG, lange Achse — MÖ, bicaval

MÖ, RV Einfluss-Ausflusstr. — TG, RV Einflusstr. — MÖ, A. asc. kurze Achse — MÖ, A. asc. lange Achse

A. desc. kurze Achse — A. desc. lange Achse — HÖ, A. bog. lange Achse — HÖ, A. bog. kurze Achse

◘ Abb. 5.18 TEE-Standardschnittebenen. *MÖ* mittösophageal, *HÖ* hoch ösophageal, *TG* transgastrisch, mitpap. mitpapillär, *MK* Mitralklappe, *AK* Aortenklappe, *Einfluss-Ausflusstr.* Einfluss- und Ausflusstrakt, *RV* rechter Ventrikel, *LV* linker Ventrikel, *A. asc.* Aorta ascendens, *A. desc.* Aorta descendens, *A. bog.* Aortenbogen. (Adaptiert nach ASE/SCA Guidelines for Performing a Comprehensive Intraoperative Multiplane Transesophageal Echocardiography Examination 1999; Abb. aus: Heck M, Fresenius M, Zink W. Repetitorium Intensivmedizin, Springer 2014)

— Reduktion der Indizes der globalen LV-Funktion (EF bzw. FAC)
— ggf. linksventrikuläre Dilatation
— verminderte Wanddicke (enddiastolisch <9 mm)
— reduzierte oder fehlende systolische Wandverdickung (< 50 % Verdickung)
— reduzierte zentripetale Bewegung
— evtl. vergrößertes LA mit Rechtsverlagerung des interatrialen Septums

— ggf. dilatationsbedingte Mitralklappenregurgitation

■ **Eingeschränkte rechtsventrikuläre Funktion**
— RV-Dilatation mit reduzierter systolischer Wandverdickung (RV evtl. spitzenbildend)
— reduzierte oder fehlende systolische Wandverdickung

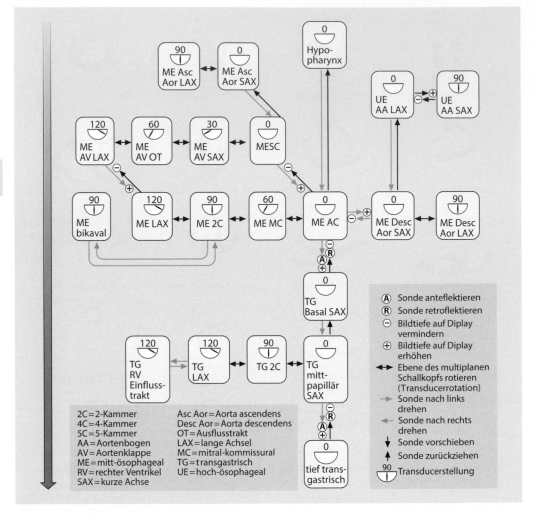

◘ Abb. 5.19 Standardisierter Untersuchungsgang mit den 20 TEE-Standardschnittebenen. (Adaptiert nach Toronto General Hospital 2008; Abb. aus: Heck M, Fresenius M, Zink W. Repetitorium Intensivmedizin, Springer 2014)

- reduzierte zentripetale Bewegung
- evtl. vergrößertes RA mit Linksverlagerung des interatrialen Septums
- evtl. signifikante Trikuspidalregurgitation
- ggf. Bestimmung des Verhältnisses zwischen rechts- und linksventrikulärer enddiastolischer Fläche (leichte bis mäßige rechtsventrikuläre Dilatation häufig unerkannt).
- Ratio >0,6: mäßige RV-Dilatation (nur sicher pathologisch bei paradoxer Septumbewegung)

- Ratio >1: schwere RV-Dilatation
- paradoxe Septumbewegung bei rechtsventrikulärer systolischer Volumenüberladung (Verlängerung der rechtsventrikulären Systole mit Septumshift nach links im Moment der beginnenden linksventrikulären Diastole)
- ggf. Nachweis zentraler Thromben in der Pulmonalarterie bei Lungenembolie (**Cave**: kein Ausschluss der Diagnose bei fehlendem Thrombusnachweis!)

- **Regionale Wandbewegungsstörungen (RWBS)**
- bei Nachweis von RWBS hochgradiger Verdacht auf koronare Perfusionsstörung (RWBS noch vor EKG-Veränderungen!)
- je deutlicher die Reproduzierbarkeit des Befundes in verschiedenen Schnittebenen, desto wahrscheinlicher ist diese Diagnose einer akuten Myokardischämie
- unterscheide Hypokinesie, Akinesie, Dyskinesie der regionalen Wandabschnitte („16-Segment-Modell")
- Zuordnung der Wandbewegungsstörungen zu den einzelnen Koronargefäßen möglich!
- relevant sind v. a. neu aufgetretene RWBS → Referenzuntersuchung und Dokumentation erforderlich (z. B. präoperativ)
- im Kurzachsenblick nachgewiesene Wandbewegungsstörungen müssen im 2-und 4-Kammer-Blick reproduziert werden (häufig falsch-positive Befunde!)

- **Volumenmangel**
- systolische Pseudoobliteration des LV-Kavums („kissing papillaries")
- Pseudohypertrophie des LV (Wand erscheint durch kleines Cavum hypertrophiert)
- kleiner, hyperkontraktiler LV (enddiastolische Fläche <5,5 cm^2/m^2 KOF)
- Differenzierung absoluter/relativer Volumenmangel: Bestimmung von EDA und ESA des LV (Planimetrie in kurzer Achse) und Berechnung der „fractional area change" (FAC) als Maß für die systolische Funktion des linken Ventrikels. Aus Vergleich von EDA, ESA und FAC Differenzierung zwischen absolutem und relativem Volumenmangel möglich (EDA normal, ESA reduziert, FAC vergrößert bei relativer Hypovolämie; ESA und EDA reduziert, FAC unverändert bei absoluter Hypovolämie)

Herzklappenvitien
- **Aorteninsuffizienz (AI)**
- diastolischer Insuffizienzjet, ausgehend von der Aortenklappe in den linken Ventrikel (akute AI meist bei Aortendissektion bzw. nach Trauma)
- bei akutem Verlauf meist keine (ausgeprägte) linksventrikuläre Dilatation; Abnahme des effektiven SV; starke Zunahme des LVEDP (LV arbeitet somit auf dem deutlich ineffektiveren steilen Abschnitt der Frank-Starling-Kurve!)
- bei chronischem Verlauf immer LV-Dilatation und Hypertrophie; häufig Dilatation des Mitralklappenrings mit einer zusätzlichen MI

- **Aortenstenose (AS)**
- turbulenter systolischer Fluss in der aszendierenden Aorta, von Klappe ausgehend
- verkalkte Aortenklappe mit distaler Schallauslöschung
- konzentrische LV-Hypertrophie bei chronischer Druckbelastung bei hämodynamischer Instabilität
- meist akute Dekompensation einer chronischen AS (neu aufgetretene akute Aortenstenose unwahrscheinlich!)
- bei Dekompensation einer chronischen AS dilatierter LV (Vorwärtsversagen!)
- zusätzlich evtl. dilatationsbedingte MI (Rückwärtsversagen!)

- **Mitralinsuffizienz (MI)**
- systolischer Insuffizienzjet in den linken Vorhof, ausgehend von der Mitralklappe
- akute MI des Intensivpatienten häufig bei ischämiebedingter Papillarmuskeldysfunktion bzw. durch Klappenringdilatation infolge linksventrikulärer Volumenüberladung; seltener infarkt- oder traumabedingte Sehnenfaden- oder Papillarmuskelausrisse mit oder ohne Prolaps der Klappensegel
- LV-Kontraktilität in der Frühphase der akuten MI häufig normal oder sogar

gesteigert, im weiteren Verlauf aber Anstieg des LVEDP und LV-Dilatation (keine Hypertrophie!), Lungenödem und kardiogener Schock
- chronische MI zumeist bei degenerativen Veränderungen des Klappenapparats mit Sklerosierung bzw. Verkalkungen → chronische Volumenüberladung mit linksventrikulärer Dilatation und Hypertrophie, progrediente Abnahme der LV-Kontraktilität. In der Spätphase Anstieg des LVEDP mit LA-Dilatation und LV-Dekompensation bereits bei geringem Nachlastanstieg

Aortenerkrankungen

- **Aortendissektion**
- die Ursachen der hämodynamischen Instabilität bei akuter Aortendissektion leiten sich aus spezifischen Komplikationen ab (Herzbeuteltamponade, akute AI, Verlegung der Koronarostien, Hämatothorax, Hämatomediastinum)
- bei proximaler Dissektion (Beginn ab Aortenklappenebene) flottierende Dissektionsmembran in der aszendierenden Aorta sowie ggf. Zeichen der akuten AI
- bei distaler Dissektion (nach Abgang der linken Kopf-Hals-Gefäße) Intima-Flap in deszendierender Aorta mit Trennung von wahrem und falschem Lumen

- **Aortenruptur**
- Diagnose einer Aortenruptur (z. B. nach schwerem Dezelerationstrauma) grundsätzlich mittels Spiralangio-CT
- bei sehr instabilen polytraumatisierten Patienten im Schockraum ggf. Echokardiographie-TEE zur primären Diagnostik (keine Diagnosestellung mit TTE möglich!)
- Prädilektionsstelle: Übergang vom Bogen zur deszendierenden Aorta (Fixierung der Aorta über das Lig. arteriosum)
- Intimalappen in Aorta descendens (midösophagealer Blick), der zwar frei flottieren kann, jedoch meist regional eng umschrieben ist

- bei klinischem Verdacht auf Aortenruptur ohne Nachweis eines Intima-Flaps weiterführende Diagnostik bei einem Abstand der Sonde bis zum Beginn der Aorta descendens von mehr als 7 mm, da in diesem Fall von einer schweren Aortenverletzung auszugehen ist
- evtl. Nachweis eines begleitenden hämorrhagischen Pleuraergusses

Pleuraergüsse

- grundsätzlich immer Begutachtung der Pleuraräume bei echokardiographischen Untersuchungen
- schwarze „Tigerklaue" mit Spitze nach links bzw. nach rechts
- atelektatische Lunge (echoreiche Struktur) ist häufiger Begleitbefund

5.3.4 Blutgasanalyse (BGA)

- **Allgemeines**

Messung von
- Partialdrücken (pO_2, pCO_2)
- partieller O_2-Sättigung
- Hb, HbO_2
- pH-Wert
- Basenexzess (BE) und Bikarbonat (HCO_3^-)
- Elektrolyten (mit ionenselektiven Elektroden)
- evtl. BZ- und Laktatmessung
- Dyshämoglobinen (COHb, MetHb, SulfHb)
- fraktioneller O_2-Sättigung

- **Vorgehen**
- Blutentnahme in einer mit **Heparin benetzten Spritze**
- nach Entnahme luftdicht verschließen und möglichst sofort analysieren. Ist das nicht möglich auf Eis lagern, um Erythrozytenstoffwechsel und Aufnahme oder Abgabe von Gasen zu minimieren
- jedes °C Körpertemperatur <37 °C erhöht den pH um 0,015! → ein pH von 7,40 bei 37° ergibt bei 27 °C einen pH von 7,55 (dieselbe Blutprobe!)

- die Messung erfolgt bei 37 °C (Korrektur auf die tatsächliche Patiententemperatur erfolgt bei entsprechender Eingabe automatisch durch das Gerät)

▪ **Indikationen**
- Störungen der **Ventilation und Oxygenation**
- Störungen des **Säure-Basen- und Elektrolythaushalts**
- Laktat als Marker für **anaeroben Stoffwechsel**
- **Dyshämoglobine** bei Rauchvergiftung, NO-Beatmung
- **Hb und Blutzucker** sind auch durch getrennte Einzelmessverfahren zu bestimmen
- zum HZV-Monitoring (zentralvenöse Sättigung!)

▪ **Mehrwellenlängenoxymetrie**
- Messung der fraktionellen Sauerstoffsättigung (SO_2)
- Messgeräte z. B.
  - CO-Oxymeter 2500 Fa. Ciba-Corning: spektrometrische Messung der Hämoglobinderivate bei **7 spezifischen Wellenlängen**
  - Häm-Oxymeter OSM3 der Fa. Radiometer: **6 verschiedene Wellenlängen**

5.3.4.1 Fraktionelle Sättigung (SO_2)
- die fraktionelle Sättigung (SO_2) gibt den Anteil des oxygeniertem Hämoglobins (HbO_2) am Gesamthämoglobin an
- bei normaler Bindung von O_2 an das Hb erreicht sie im arteriellen Blut $\approx 96{-}97\,\%$
- bei vermindertem O_2-Bindungsvermögen, d. h. Anwesenheit von **Dyshämoglobinen** (MetHb, COHb, SulfHb) und **fetalem Hb**, werden nur entsprechend kleinere Werte erreicht

$$SO_2 = \frac{HbO_2}{Hb + HbO_2 + COHb + MetHb + SulfHb}$$

- normale Konzentrationen von Dyshämoglobinen

- COHb: $0{,}5{-}1{,}5\,\%$ → Raucher: $5\,\%$ (max. $10\,\%$)
- MetHb: $0{,}2{-}1{,}5\,\%$
- Beeinflussung der fraktionellen Sättigung
- bei **steigenden Bilirubinwerten** werden **falsch niedrige SO_2-Werte** gemessen → Grund: mit beiden oben genannten Geräten werden erhöhte COHb-Werte registriert, welche aus einem falschen COHb-Anstieg auf den Boden eines Spektralfehlers und einem echten COHb-Anstieg infolge einer CO-Entstehung beim Abbau von Hämoglobin zu Bilirubin beruhen!
- **Früh- und Neugeborene** besitzen in den ersten Lebensmonaten noch große Mengen an fetalem Hämoglobin (HbF), das andere Absorptionsspektren als das Hämoglobin des Erwachsenen aufweist → notwendige Korrektur der SO_2-Werte bei co-oxymetrischer Bestimmung der **fraktionellen** Sauerstoffsättigung!

5.3.4.2 Gemischtvenöse Sättigung (SvO_2)

$$S_v O_2 = \frac{HZV}{VO} \times Hb \times S_a O_2$$

VO_2	O_2-Verbrauch
Hb	Hämoglobinkonzentration
$S_a O_2$	arterielle O_2-Sättigung

- wird aus pulmonalarteriellem Blut bestimmt
- sie gibt keinen Hinweis bezüglich des HZV und der peripheren Gewebeoxygenierung. So kann bei einer hypodynamischen Sepsis trotz Störung der peripheren Oxygenierung infolge verminderter Sauerstoffaufnahme und erhöhter Laktatbildung die $S_v O_2$ im Normbereich liegen!
- normale gemischtvenöse Sättigung ($S_v O_2$) = $70{-}80\,\%$ (gemischtvenös $p_v O_2$ = $35{-}40$ mmHg [bei $F_i O_2$ 1,0])

5.3.4.3 Zentralvenöse Sättigung ($S_{cv}O_2$)

- wird aus dem über den ZVK entnommenen Blut bestimmt
- liegt im Bereich der gemischtvenösen Sättigung bzw. leicht darüber
- wird diskontinuierlich nach Blutentnahmen im BGA-Gerät oder neuerdings kontinuierlich mittels einer Messsonde bestimmt, die durch das Lumen eines normalen, kommerziell erhältlichen ZVK vorgeschoben wird (CeVOX-Messgerät der Firma Pulsion)

5.3.4.4 pH-Wert

- **Messmethoden**
- mit einer **Glaselektrode** aus Spezialglas, welche für H^+-Ionen durchlässig ist und einer Ag/AgCl-Referenzelektrode; dazwischen KCl-Lösung und von außen eine angelegte Spannung, die durch die eindringenden H^+-Ionen verändert wird
- mittels **CO_2-Elektrode** mit dünner, nur für CO_2 durchlässiger Teflonmembran, hinter der sich eine dünne Flüssigkeitsschicht mit Bikarbonat befindet, welche mit dem CO_2 zu H_2CO_3 bzw. HCO_3^- + H^+ reagiert
- jedes °C Körpertemperatur <37 °C erhöht den pH um 0,015!
- die Messung erfolgt bei 37 °C (Korrektur auf die tatsächliche Patiententemperatur erfolgt bei entsprechender Eingabe automatisch durch das Gerät)

5.3.4.5 Arterieller O_2-Partialdruck (p_aO_2)

- der arterielle O_2-Partialdruck (p_aO_2) bestimmt über die sog. **O_2-Bindungskurve** die zugehörige Sättigung des Hämoglobins (S_aO_2 in %):
  - p_aO_2 = 70–95 mmHg (bei F_iO_2 0,21)
  - p_aO_2 = 640 mmHg (bei F_iO_2 1,0)
- die Messung erfolgt elektrochemisch mit Hilfe der sog. Clark-Elektrode

> Ist eine arterielle Blutentnahme zu schwierig oder nicht möglich, kann aus gut perfundierten Bereichen (Ohrläppchen, Finger, Zehe) Kapillarblut entnommen werden. Dies hat eine enge Korrelation zu den arteriellen Werten.

❶ Cave

Der venöse O_2-Partialdruck (p_vO_2 in mmHg) liefert keine Information über die Qualität des pulmonalen Gasaustausches.

5.3.4.6 Arterieller CO_2-Partialdruck (p_aCO_2)

- Entstehung in den **Mitochondrien** als **Endprodukt des aeroben Stoffwechsels** (auf 10 verbrauchte O_2-Moleküle entstehen 8 CO_2-Moleküle) → Diffusion im Gewebe entlang des Konzentrationsgefälles (46 → 40 mmHg) von intrazellulär nach arteriell und in der Lunge von gemischtvenös nach alveolär (46 → 40 mmHg)
- entstehende Menge: ca. 200 ml/min in Ruhe
- Transport im Blut größtenteils in
- **chemisch** gebundener Form
  - als Bikarbonat: ≈**50 %** in den Erythrozyten (hohe Carboanhydrase-Aktivität; das intraerythrozytär entstandene HCO_3^- wird gegen extrazelluläres Cl^- ausgetauscht [Reaktion: Hamburger-Shift]) und ≈**27 %** im Plasma
  - als Carbamat (Carbaminohämoglobin): ≈**11 %** ($Hb \cdot NH_2$ + CO_2 ↔ $Hb \cdot NHCOO^-$ + H^+) oder in
- **physikalisch** gelöster Form: nur zu ≈**12 %**

Haldane-Effekt

Es besteht eine Abhängigkeit der CO_2-Bindung vom Oxygenierungsgrad des Hämoglobins → **des**oxygeniertes Hämoglobin vermag mehr CO_2 zu binden als oxygeniertes Hämoglobin.

5.3.4.7 Transkutane pCO_2-Messung ($p_{tc}CO_2$)

- **Messverfahren**
- Messung mit Hilfe einer **modifizierten CO_2-Elektrode nach Severinghaus** mit dünner, nur für CO_2 durchlässigen Teflonmembran, hinter der sich eine dünne Flüssigkeitsschicht mit Bikarbonat befindet, welche mit dem CO_2 zu H_2CO_3 bzw. HCO_3^- + H^+ reagiert. Die H^+-Ionenkonzentration ist proportional zur CO_2-Konzentration
- Erwärmung des Hautbezirks unter der Elektrode auf 44 °C → bessere arterielle CO_2-Diffusion, aber $p_{tc}CO_2 > p_aCO_2$ wegen gesteigerter regionaler CO_2-Produktion!

5.4 Neuromonitoring

5.4.1 Messung des intrakraniellen Drucks (ICP)

- **Normalwert des ICP**
- normaler ICP: 5–15 mmHg
- kurzfristig kann der ICP bei Husten, Pressen usw. auf Spitzenwerte von 50–80 mmHg ansteigen

- die normale ICP-Kurve zeigt langsame respiratorische und schnelle kardiale Schwankungen

- **Indikationen**
Häufigste Indikationen sind:
- Schädel-Hirn-Trauma mit Glasgow-Koma-Skala <8 und pathologischem CCT-Befund (z. B. Einengung der basalen Zisternen) oder bei normalem CCT-Befund, wenn mindestens 2 der 3 folgenden Kriterien zutreffen: arterielle Hypotonie (RR_{syst} <90 mmHg), posttraumatischer Krampfanfall, Alter >40 Jahre
- alle Patienten, bei denen ein erhöhtes Risiko für einen ICP-Anstieg besteht

- **Methoden der ICP-Messung**
- ◘ Tab. 5.16

> Bei sedierten und beatmeten Patienten ist die Indikation zur ICP-Messung eher großzügig zu stellen, da die klinische Beurteilung des neurologischen Status erschwert ist

◘ **Tab. 5.16** Methoden der ICP-Messung

Art der Messung	Vorteile	Nachteile
intraventrikular	„Goldstandard", Messgenauigkeit, Möglichkeit zur Liquorentnahme (therapeutisch, diagnostisch)	invasiv, Infektions-, Blutungsrisiko, stör- und artefaktanfällig, Rekalibrierung bei Lageänderung
subdural/epidural	kleines Blutungs-, Infektionsrisiko, keine Hirngewebspenetration	Fehlmessung bei hohem ICP, stör- und artefaktanfällig, Rekalibrierung bei Lageänderung
fiberoptisch	verschiedene Platzierungen möglich, hohe Auflösung, minimal artefaktanfällig	sehr teuer, keine Rekalibrierung in situ möglich, Faserbruch möglich

5.4.2 Messung der jugularvenösen O_2-Sättigung ($S_{vj}O_2$)

- anhand der Messung der **jugularvenösen O_2-Sättigung** ($S_{vj}O_2$) können indirekt der intrakranielle **O_2-Verbrauch** (CMRO$_2$) und der **zerebrale Blutfluss** (CBF) bestimmt werden
- nach dem Fick-Prinzip ist der **CMRO$_2$ = CBF × $_{avj}$DO$_2$**
- $_{avj}$DO$_2$ = c$_a$O$_2$ − $_{cvj}$O$_2$

c$_a$O$_2$	arterieller O$_2$-Gehalt
$_{cvj}$O$_2$	hirnvenöser O$_2$-Gehalt

- normale $_{avj}$DO$_2$ = 5–9 ml/100 ml
- Normwert der S$_{vj}$O$_2$: 55–75 %
- bei Werten <50 % und länger als 10–15 min spricht man von Desaturation oder Desaturationsepisode. Diese korreliert mit einem schlechteren neurologischen Outcome → frühzeitiger Einsatz dieses Monitoring gerade nach Schädel-Hirn-Verletzung, da die meisten Patienten in den ersten Stunden nach Trauma zu Episoden zerebraler Ischämien neigen!
- hohe S$_{vj}$O$_2$ >75 % können bei starker Kontamination von extrazerebralen Blutzuflüssen, bei erhöhtem zerebralen Blutfluss nach Trauma oder bei einer globalen Infarzierung (massivem Verlust von aktivem Hirngewebe) auftreten

> Etwa 3 % des jugular-venösen Blutes kommen aus dem extrakraniellen Kreislauf (0–6,6 %) und verfälschen den Messwert. Weitere Beeinflussung der Messung durch hohe Einmündung der V. facialis in die V. jugularis → der Messkatheter sollte sehr hoch platziert werden, am besten radiologische Kontrolle (Spitze in Höhe des 2. Halswirbels)

- bei diffuser Schädel-Hirn-Verletzung: Bevorzugung des rechten Jugularbulbus aufgrund des höheren Flow, ansonsten Platzierung des Katheters auf die Verletzungsseite
- Identifizierung der V. jugularis mit dem höheren Flow (→ Kompression der zu bevorzugenden Seite führt zu einem größeren Anstieg des ICP)

◾ **Grundüberlegung**
- Unter der Annahme eines konstanten O_2-Verbrauches bedeutet ein Abfall der bulbären O_2-Differenz ein Rückgang der zerebralen Perfusion, jedoch teilweise nur schlechte Korrelation zwischen CBF und S$_{vj}$O$_2$ (0,24 nach Robertson 1989) → Kombination mit jugular-venöser Laktatkonzentration (Korrelation 0,74).

◾ **Messtechnik**
- gegenwärtiger Einsatz von zwei verschiedenen 4-F-fiberoptischen Doppellumenkathetern. Insertion nach retrograder Gefäßpunktion über 5-F- oder 6-F-Schleuse mit 10 cm Länge → Kontinuierliche Heparinisierung über das Katheterlumen mit 2 IE/h
- **Geräte:** Oximetrix von Abbott (3-Wellenlängen-Gerät: 660, 750, 810 nm) und Edslab II von Baxter Critical Care (2-Wellenlängen-Gerät: 660 und 810 nm)
- Insertion von polarographischen Messsonden (Paratrend-7-Sonde), Messwertunterschiede zwischen Sonde und aspirierter Blutgasanalyse infolge der Distanz von ca. 4 cm und den damit anatomisch bedingten kaudalen venösen Gefäßzuflüssen

5.4.3 Intraparenchymatöser Gewebssauerstoffpartialdruck ($p_{ti}O_2$)

- regional und nicht global messendes invasives Verfahren, bei dem Clark-

Miniaturelektroden in das Hirngewebe eingebracht werden
- Normalwert: 25–30 mmHg
- Werte <10 mmHg sprechen für eine ausgeprägte zerebrale Minderperfusion oder eine schwere Hypoxie
- gute Korrelation zur Bulbusoxymetrie
- bis jetzt keine Infektionen oder Blutungen bekannt

5.4.4 Transkranielle Dopplersonographie (TCD)

- Messung der **zerebralen Blutflussgeschwindigkeit** in der A. cerebri media oder der basalen Hirnarterien
- Normwert für A. cerebri media: V_{mean} = 38–86 cm/s (aufgrund der großen Streubreite kann die TCD nicht als Absolutwert-Bestimmung, sondern nur als Verlaufskontrolle erfolgen)
- als grobes Maß für den zerebralen Gefäßwiderstand wird der sog. Pulsatilitätsindex (PI) bestimmt

$$PI = \frac{V_{sys} - V_{dia}}{V_{mean}}$$

- die Blutflussgeschwindigkeitsmessung der A. cerebri media kann bei der Karotischirurgie eingesetzt werden. Ein Abfall von V_{mean} auf 0–15 % des Ausgangswerts zeigt eine schwere Ischämie, auf 16–40 % eine mäßige Ischämie an, und bei Werten >40 % ist nicht mit einer Minderperfusion zu rechnen. Des Weiteren kann eine zerebrale Hyperperfusion nach Öffnen der Klemmen (V_{mean}-Zunahme >200 %) mit der Gefahr der intrakraniellen Einblutung erkannt werden
- mit der TCD lassen sich außerdem embolisierte Partikel (artheromatöse Plaques, Thromben, …) oder Luft nachweisen
- das Abschätzen (nicht Messen!) des **zerebralen Perfusionsdrucks** (CPP) muss bisher noch sehr kritisch betrachtet werden

5.4.5 Nahinfrarotspektroskopie (NIRS)

- z. B. INVOS-System (Fa. Covidien, Mansfield, USA), Critikon Cerebral RedOx Research Monitor 2001, NIRO 500 (Fa. Hamamatsu)
- Trendmonitor zur nichtinvasiven Überwachung der zerebralen bzw. somatischen (Messung im Gewebe) O_2-Versorgung
- bilaterale frontale Erfassung der rSO_2 (regionale O_2-Sättigung)
- „Frühwarnsystem": Möglichkeit zum frühzeitigen therapeutischen Eingreifen bei „Entsättigung", bevor ein zerebraler O_2-Mangel zu einer Organschädigung führt

- **Messprinzip**
- optische Methode, die anhand von **Absorptionsänderungen** des Lichts im nahinfraroten Wellenlängenbereich (650–1000 nm) Konzentrationsänderungen von oxygeniertem und desoxygeniertem Hämoglobin nichtinvasiv und kontinuierlich misst (■ Abb. 5.20)
- Absorptionsmessungen im Gewebe erfolgen analog zu dem Prinzip der **Absorptionsspektrophotometrie** (Anwendung als In-vitro-Technik in vielen Bereichen der klinischen und analytischen Chemie)

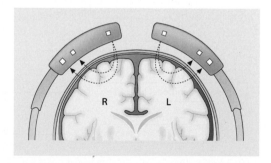

■ **Abb. 5.20** Messprinzip der Nahinfrarotspektroskopie . (Aus Schön et al., Anästhesist 2012; Abb. aus: Heck M, Fresenius M, Zink W. Repetitorium Intensivmedizin, Springer 2014)

5

- In-vivo-Anwendung basierend auf der Transparenz von Gewebe für nahinfrarotes Licht
- und den spezifischen Absorptionseigenschaften des Hämoglobins.
- Detektion einer regionalen „**Mischsättigung**" von arterieller, kapillärer und venöser Sauerstoffsättigung (rSO_2, Normwert 58–82 mmHg) in einer Gewebetiefe von ca. 2–3 cm mittels Klebeelektroden (Optoden)
- je näher der Detektor an der Lichtquelle, desto flacher ist der zurückgelegte Weg der Photonen durch das Gewebe, je entfernter, desto tiefer
- zerebrale NIRS: seitengetrennte Erfassung der rSO_2 nach Aufbringen von 2 Optoden auf die linke und rechte Stirnseite
- 75–85 % des Bluts im frontalen Hirngewebe im venösen und im kapillären Gefäßbett → zerebrale O_2-Sättigung = venös gewichtete Sättigung, die das Verhältnis von zerebralem O_2-Angebot und -Verbrauch abbildet
- zerebraler Messalgorithmus mit fixem Anteil von 25 % arteriellem und 75 % venösem Blut

■ **Anwendungsgebiete**
- ausgedehnte operative Eingriffe mit hohen Volumenumsätzen → potenzielle Gefahr einer Unterversorgung des Gehirns oder anderer Organe (Leber, Niere), z. B. Herz-, Gefäß- und Neurochirurgie
- Überwachung auf der Intensivstation: neurochirurgische Patienten, Polytrauma mit Schädel-Hirn-Beteiligung, Sepsis, Multiorganversagen etc.
- ◘ Abb. 5.21 fasst das empfohlene Vorgehen bei Entsättigung zusammen

■ **Limitationen**
- Monitoring der zerebralen SO_2 im **frontalen Kortex** nur kleiner Ausschnitt der

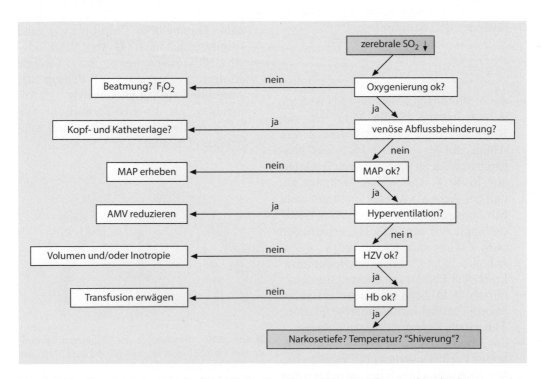

◘ **Abb. 5.21** Vorgehen bei zerebraler Entsättigung (detektiert mittels Nahinfrarotspektroskopie). (Aus Schön et al. 2012; Abb. aus: Heck M, Fresenius M, Zink W. Repetitorium Intensivmedizin, Springer 2014)

gesamten zerebralen Blutversorgung → lokalisierter O_2-Mangel z. B. im posterioren Strombereich nicht auszuschließen
- Verfahren nicht geeignet zur Vermeidung eines Schlaganfalls (Ausnahmen: Karotischirurgie, selektive Perfusion supraaortaler Gefäße im Herz-Kreislauf-Stillstand). Allenfalls kann ein solches Ereignis aufgrund plötzlicher Seitendifferenzen vermutet und ggf. können rasch weitere therapeutische Maßnahmen eingeleitet werden
- Schwellenwert der zerebralen SO_2, unterhalb dessen eine Schädigung zunehmend wahrscheinlich wird, nach wie vor umstritten
- Trend: prä- und auch intraoperative absolute zerebrale SO_2-Werte <50 % prognostisch ungünstig

5.4.6 EEG -Registrierung

- das EEG erfasst die Summe elektrischer Aktivitäten **kortikaler Schichten.** Die abgeleitete **EEG-Aktivität stellt** die durch subkortikale Anteile (Thalamuskerne, Formatio reticularis) beeinflusste Summe exzitatorischer und inhibitorischer synaptischer Potenziale der Pyramidenzellen und somit die **zerebrale Gesamtaktivität dar**
- die Amplitude liegt zwischen 20 und 300 μV und der Frequenzbereich zwischen 0 und 30 Hz → β-Wellen: 14–30/s (∅ 20 Hz), α-Wellen: 8–13/s (∅ 10 Hz), θ-Wellen: 4–7/s (∅ 6 Hz) und δ-Wellen: 0,5–3,5/s (∅ 3 Hz)
- computergesteuerte Aufarbeitung des EEG durch: Digitalisierung der Wellen und Fast-Fourier-Transformation (FFT) → Sinuswellen unterschiedlicher Frequenz und Amplitude → Umwandlung dieser in Powerspektren und nach Glättung und Komprimierung mehrerer Kurven entstehen „compressed spectral array" (CSA)

■ **Dargestellte Parameter**
- DSA („density modulated spectral array"): relative Leistung („Power") in verschiedenen Frequenzbereichen
- Median: Wert bei dem 50 % aller Leistungen liegen (50 %-Perzentile)
- spektrale Eckfrequenz (SEF): Werte, die in der 90 %- oder 95 %-Perzentile liegen
- δ-Quotient: Leistungen im α- und β-Bereich dividiert durch die Leistungen im δ-Bereich → sämtliche Anästhetika beeinflussen dosisabhängig das EEG, besonders Inhalationsanästhetika, Barbiturate, Propofol und Etomidat (Opioide und Benzodiazepine weniger)

■ **Gerätetypen**
- Dräger pEEG-Monitor: Erfassung der Leistungsspektren mit Hilfe der FFT, globale Beurteilung anästhesiebedingter Auswirkungen, keine Erfassung subkortikaler Funktionsstörungen
- Neurotrac II von Medilab, Würzburg
- Aspekt A-1050 von Space Labs Medical Kaarst: Messung des sog. bispektralen Index (BIS) nach bestimmtem Algorithmus, der bezüglich der Vigilanz, Analgosedierungstiefe und der Narkosetiefe sehr sensitiv sein soll
- SentiLite von Fa. Pressler Medizintechnik, Kaufbeuren
- Narkograph von Fa. Pallas, Wedemark: Darstellung eines gemittelten EEG-Leistungsspektrums mit der FFT, der Schlafstadien nach Kugler (A-F)

■ **Indikationen**
- Überwachung der Narkosetiefe
- Analgosedierung bzw. Überwachung eines Barbituratkomas zur Hirnprotektion (Burst-Supressions-EEG)
- Hirntoddiagnostik (isoelektrisches 8-Kanal-Roh-EEG über mindestens 30 min, auch bei max. Verstärkung)
- zerebrale Minderperfusion unter EKZ

- Überwachung bei Karotis-TEA in Verbindung mit SSEP
- Überwachung bei Op. im Kleinhirnbrückenwinkel in Verbindung mit BAEP
- kontrollierte Hypotension bei geriatrischen Patienten

5.4.7 Evozierte Potenziale (SSEP, MEP, AEP)

■ **Somatosensorisch evozierte Potenziale (SSEP)**
- **somatosensorisch evozierte Potenziale (SSEP)**: messen die funktionelle Integrität afferenter sensorischer Leitungsbahnen. SSEP haben sich als Kriterium der Shunteinlage in der Karotischirurgie inzwischen allgemein durchgesetzt (Sensitivität 60 %, Spezifität 100 %). Dabei wird nach Stimulation des kontralateralen N. medianus das Halsmarkpotenzial (C2) und das operationsseitige Kortexpotenzial abgeleitet. Als Kriterien zur Shunteinlage werden folgende Messwerte beurteilt:
    - Latenz und Amplitude des kortikalen Potenzials (N_{20}/P_{25})
    - Latenz des zervikalen Potenzials (N_{14})
    - zentrale Überleitungszeit (CCT)
- als Indikation zur **Shunteinlage** wird eine Amplitudenreduktion von N_{20}/P_{25} >50 % (z. T. ein kompletter Potenzialverlust) gefordert. Eine CCT-Verlängerung >20 % bzw. >1 ms wird als kritisch gesehen
- die Gipfel werden nach ihrer Polarität und ihrer mittleren Latenz benannt:
    - z. B. N_{20} = negativ, mittlere Latenz 20 ms, P_{25} = positiv mittlere Latenz 25 ms,
    - N_{14} = 1. Gipfel nach Stimulation des N. medianus in der zervikalen Kurve,
    - N_{20} = 1. Gipfel nach Stimulation des N. medianus in der kortikalen Kurve,
    - P_{25} = 1. Tal nach Stimulation des N. medianus in der kortikalen Kurve,
    - Amplitude = Höhe zwischen N_{20} und P_{25}
    - (N_{20}-N_{14} normal 5,6 ± 0,6 ms)

- SSEP zeigen erst mit einer **zeitlichen Latenz** (Minuten) eine zerebrale Minderperfusion an
- außerdem werden die **SSEP durch Anästhetika beeinflusst.** Vor allem die Inhalationsanästhetika führen dosisabhängig zu einer Latenzzunahme und Amplitudenreduktion, im Allgemeinen jedoch können <0,5–1,0 MAC verwertbare Aussagen gemacht werden. Lachgas scheint nur zu einer Amplitudenreduktion zu führen. Opioide beeinflussen die SSEP nur wenig
- die Dosierung der Inhalationsanästhetika sollte wegen der SSEP-Beeinflussung während der kritischen Phase des Abklemmens der A. carotis nicht zu sehr geändert werden
- **falsch negative Ergebnisse** sind nicht auszuschließen
- subkortikale SSEP werden deutlich weniger beeinflusst als kortikale SSEP, weshalb sie sich besonders zur Überwachung der Rückenmarkfunktion bei der Aorten- und Wirbelsäulenchirurgie eignen

■ **Motorisch evozierte Potenziale (MEP)**
- **motorisch evozierte Potenziale (MEP):** messen die funktionelle Integrität **efferenter motorischer** Leitungsbahnen. MEP sind **gegenüber Anästhetika sehr empfindlich.** Bereits geringe Dosen induzieren eine starke Amplitudenminderung bis hin zur kompletten Supprimierung.

■ **Akustisch evozierte Potenziale (AEP):**
- **akustisch evozierte Potenziale (AEP):** messen die funktionelle Integrität des Hörapparates oder setzen sie voraus. Die einzelnen Potenzialantworten lassen sich recht genau anatomischen Arealen zuordnen, sind jedoch inter- und intraindividuell sehr variabel. Sie werden nach ihrer Latenz und ihrem Ursprung eingeteilt in:
    - **BAEP** (brain-stem evoked potenzials, Latenz <10 ms): werden zur

Überprüfung der Hörbahn bei Kleinkindern oder bei komatösen Patienten verwendet und können zur Überwachung bei Operationen **der hinteren Schädelgrube (Kleinhirnbrückenwinkel) und bei Operationen am N. vestibulocochlearis (Akustikusneurinom)** eingesetzt werden. BAEP scheinen gegenüber Anästhetika sehr **unempfindlich** zu sein

  – **MLAEP** (AEP mit mittlerer Latenz 10–50 ms): mit ihnen wird derzeit eine Quantifizierung der Narkosetiefe versucht, da sie bei vielen Anästhetika eine typische, dosisabhängige Latenzzunahme und Amplitudenminderung zeigen
— **späte AEP** (Latenz >50 ms)

- **Multimodal evozierte Potenziale**
— **multimodal evozierte Potenziale**: (Kombination von SSEP, MEP und AEP)

5.5 Neuromuskuläres Monitoring

- **Historie des NMM**
— 1941: Harvey u. Masland: Erste Messung der neuromuskulären Blockade (NMB) mittels elektrischer Nervenstimulation
— 1955: Botelh: Mechanomyographische Messung und elektromyographische Registrierung
— 1958: Christie und Churchill-Davidson: Einführung des ersten Nervenstimulators für die intraoperative Überwachung

5.5.1 Pharmakologische Vorbetrachtungen

- **ED x**
— **Dosis** eines Muskelrelaxans, die eine Hemmung der neuromuskulären Überleitung um x % des Ausgangswerts bewirkt, z. B. ED_{50}, ED_{95}

- **Anschlagzeit**
— Zeit vom **Ende der Injektion** eines Muskelrelaxans bis zum Erreichen des **maximalen, neuromuskulär blockierenden Effekts**
— Abhängig von Dosis (x-fache ED_{95} → kürzere Anschlagzeit) und vom Priming (Vorgabe einer geringen Dosis eines Muskelrelaxans)

- **Erholungsindex (recovery index)**
— Zeit zwischen **25- bis 75 %iger Erholung** von einer neuromuskularen Blockade

- **Klinische Wirkdauer**
— Zeit vom **Ende der Injektion** des Muskelrelaxans bis zu einer **Erholung auf 25 %** des Ausgangswerts

❯ Während die **Anschlagzeit**, die klinische **Wirkdauer** und die **Gesamtwirkdauer** von der **Dosis** abhängig sind (×-fache ED_{95} → längere Wirkdauer bei kürzerer Anschlagzeit), ist der **Erholungsindex** dosisunabhängig!

- **Autonome Sicherheitsreserve**
— Verhältnis von **ganglionärer blockierender zu neuromuskulär blockierender Dosis** eines Muskelrelaxans, z. B. bei d-Tubocurarin gleich dem Wert 1

5.5.2 Relaxometrie (Nervenstimulation)

— unvollständige neuromuskuläre Erholung als Hauptfaktor anästhesiebedingter Morbidität und Mortalität perioperativ
— klinische Bedeutung des neuromuskulären Monitorings: objektive Registrierung des Ausmaßes der neuromuskulären Blockade intraoperativ sowie frühzeitige Erkennung von Restblockaden postoperativ
— **Grundprinzip:** Stimulation eines peripheren Nerven (z. B. N. ulnaris am Handgelenk) und Aufzeichnung/Beobachtung der Reizantwort

- der zum neuromuskulären Monitoring herangezogene „Kennmuskel" M. adductor pollicis unterscheidet sich hinsichtlich Wirkungseintritt und Sensibilität von der Larynx- und der Zwerchfellmuskulatur → Husten während der Intubation oder intraoperative Diaphragmakontraktionen trotz kompletter Blockade des M. adductor pollicis möglich!
- Beste Korrelation zwischen M. orbicularis oculi und der Larynxmuskulatur!
- Nach einer jüngsten Umfrage benutzen in Deutschland nur 12 % der befragten Anästhesisten regelmäßig einen Nervenstimulator (vgl. Großbritannien: 52 %!)
- Anteil von neuromuskulären Restblockaden bei Eintreffen im AWR abhängig vom Muskelrelaxans: Pancuronium 20–48 %, Vecuronium 8–9 %, Atracurium bis 4 %, Mivacurium überraschenderweise bis 12 %

5.5.2.1 Stimulationsmodi

■ **Einzelreiz**
- einfachste Stimulationsform mit einer Frequenz von 1 Hz zur Überprüfung der korrekten Lokalisation der Nervenstimulation und zum Einstellen der Reizstromstärke
- Einzelreizung mit 0,1 Hz (d. h. ein Stimulus alle 10 s) ist Standard für die Erstellung von Dosis-Wirkungs-Beziehungen der Muskelrelaxanzien
- Kontrollwert vor Relaxans-Gabe ist obligat für diesen Reizmodus

■ **Train-of-Four (TOF)**
- Reizmuster bestehend aus einer Serie von vier Reizen, die mit einer Frequenz von 2 Hz aufeinanderfolgen
- der Train-of-Four (TOF) ist die am weitesten verbreitete Methode zur apparativen Überwachung der neuromuskulären Funktion
- der zeitliche Abstand zwischen zwei TOF-Stimulationen sollte zur Vermeidung von Interferenzen mindestens 10 s betragen

- keine Ausgangs- oder Kontrollstimulation notwendig (im Gegensatz zur Einzelreizung)
- werden noch 2 Reizantworten innerhalb der Vierfach-Serie wahrgenommen, liegt noch eine ausreichende chirurgische Relaxation vor

■ **TOF-Quotient**
- der TOF-Quotient entspricht dem Verhältnis der vierten zur ersten Reizantwort beim TOF (T4/T1) als Maß der neuromuskulären Ermüdung einer partiellen nicht-depolarisierenden Blockade
- bereits ab einer TOF-Ratio von 0,4–0,5 werden vom Untersucher alle vier Reizantworten sowohl taktil als auch visuell als gleich angesehen!
- Restblockaden oberhalb einer Grenze von 0,5 können daher nur durch quantitative Messung sicher erkannt werden!
- früher wurde ein TOF >0,7 als Hinweis für eine ausreichende klinische Erholung von einer Muskelblockade angesehen. Neuere vergleichende Untersuchungen fordern für eine suffiziente neuromuskuläre Funktion einen TOF-Wert von >0,9!

■ **Double-burst-Stimulation (DBS)**
- Reizmuster bestehend aus zwei Reizserien mit jeweils drei kurzen (20 ms) 50-Hz-Tetani im Abstand von 0,75 s mit jeweils zwei bis vier Einzelreizen
- der Mindestabstand zwischen Doppelsalvenstimulationen sollte >15 s betragen
- die taktile Erfassung des Ermüdungsphänomens gelingt mit diesem Reizmuster bis zu einer neuromuskulären Restblockade, die einem TOF-Quotienten von ca. 0,6 entspricht

■ **Tetanischer Reiz**
- tetanische Stimulation mit einer Frequenz von 50 Hz über 5 s
- ab einer Stimulationsfrequenz >5 Hz verschmelzen die Einzelantworten miteinander, da der Muskel während der Nervenstimulation nicht in die Ruhelage zurückkehrt

- **Posttetanische Potenzierung**
- ca. 1–2 min anhaltende Verstärkung der evozierten Muskelkontraktion nach einer tetanischen Stimulation aufgrund einer verstärkten ACh-Ausschüttung an der motorischen Endplatte

- **Post tetanic count (PTC)**
- Anzahl der Einzelreize während einer tiefen nicht-depolarisierenden neuromuskulären Blockade, die nach einer tetanischen Stimulation (50 Hz für 5 s) wieder zu einer Muskelantwort führen
- Insgesamt werden 10–15 Einzelreize mit 1 Hz abgegeben
- Beurteilung des tiefen Relaxierungsgrades, bei dem keine TOF-Antworten mehr vorhanden sind

5.5.2.2 Technische Umsetzung
- **Elektromechanographisches NMM**
- Goldstandard: 200 g Vorspannung notwendig, störanfällig
- Beurteilung der Kraftentwicklung (6–9 kg)
- Messung in Kontraktionsrichtung des Testmuskels als Voraussetzung
- Standard für wissenschaftliche Untersuchungen

- **Elektromyographisches NMM (Fa. Datex)**
- weitverbreitetes Monitoringverfahren
- Messung des Elektromyogramms, nicht der Kraft (Dantrolen beeinflusst z. B. nur die elektromechanische Messung!)

- ca. 15 % Unterschätzung des Relaxierungsgrads im Vergleich zum elektromechanographischen NMM

- **Akzelerographisches NMM (TOF-Guard, TOF-Watch)**
- piezoelektrischer Baustein, kleiner Silikonstreifen mit verschiedenen Widerständen → Messung der Beschleunigung
- Funktion basiert auf dem 2. Newton-Gesetz, wobei die Kraft direkt proportional zur Beschleunigung ist ($F = m \cdot a$)
- ein Kontrollwert vor Gabe des Muskelrelaxans ist nicht notwendig!
- gut geeignet zur intraoperativen Überprüfung einer NM-Blockade

- **Plethysmomechanographisches NMM (PMG)**
- Registrierung der Druckveränderungen in einem um die Hand gewickelten und mit NaCl gefüllten Schlauch
- gute Korrelation von PMG und EMG
  - TOF 0,9 ist von der Messmethode unabhängig!
- Anschlagzeit ist mechanomyographisch gemessen kürzer und der T1-Wert ist zum selben Messzeitpunkt prozentual höher
- klinische Einschätzung des Relaxierungsgrads:
  - Patient atmet kraftvoll, hustet, kann Augen gut öffnen und offen halten, Kopf anheben und für >10 s halten,
  - Händedruck → entspricht TOF >0,5 bis max. 0,8

◘ Tab. 5.17 Fehlerquellen des neuromuskulären Monitorings

mechanomyographisch	akzelerographisch	elektromyographisch
inkonstante Vorspannung (2–3 Newton) zu kurze Stabilisierungsphase	gegenwärtig keine hinreichende Validierung für Phase-I- und –II-Studie	Körper- bzw. periphere Hauttemperatur <35 °C bzw. 32 °C, zu kurze Signalstabilisierungszeit
Gerätetyp: Myograph 2000 (Organon Teknika GmbH)	Gerätetyp: Accelerograph (Organon Teknika GmbH)	Gerätetyp: DATEX-Relaxograph (Hoyer Medizintechnik GmbH)

◻ Tab. 7.2   Ausgewählte narkoserelevante Arzneimittelinteraktionen (AMI) auf verschiedene Ebenen

Ebene		Mechanismus (Auswahl)	Interagierende Pharmaka (Auswahl)
pharmazeutische AMI	Inkompati-bilitäten	Ausfällungen (z. B. Komplexierung) diverser Arzneistoffe durch polyvalente Kationen/Anionen	Kalzium + Tetrazyklin ↓
		Ausfällung durch Löslichkeitsveränderung durch pH-Veränderung oder Änderung der Lösungsmittelpolarität	Natriumhydrogencarbonat + Midazolam ↓
	Instabili-täten	Redoxreaktion, Hydrolyse des Arzneistoffs	basische Lösungen + Norepinephrin ↓
pharmakokineti-sche AMI	in vivo, direkt, intermolekular	gegenseitiges Binden	Sugammadex + Rocuronium ↓ Protamin + Heparin ↓
	indirekt, z. B. über Enzyme	Induktion oder Inhibition arzneistoffmetabolisierender Enzyme	Methohexital + Phenprocoumon ↓ Verapamil + Midazolam ↑ Erythromycin + Midazolam ↑ (CYP3A4) Ciprofloxacin + Duloxetin/Theophyllin/Verapamil ↑ (CYP1A2) Omeprazol/Esomeprazol + Clopidogrel (aktiver Metabolit ↓) (CYP 2C19) Fluoxetin/Paroxetin + Metoprolol (CYP2C6) ↑
pharmako-dynamische AMI	direkt (eine gemeinsame Zielstruktur)	Kompetition an derselben Zielstruktur	Midazolam + Flumazenil Morphin + Naloxon
	funktionell, indirekt	Antagonismus oder Synergis- mus zweier Pharmaka im gleichen Regelkreislauf oder Erfolgsorgan	Ramipril + Propofol (synergistische Gefäßdilatation und damit Blutdrucksenkung) Piritramid+ Metamizol (synergistische Analgesie)

In der Tabelle wird zuerst der Arzneistoff genannt, der die Wirkung des 2. Arzneistoffes verändert. Beim 2. Arzneistoff ist angegeben, in welche Richtung der Plasmaspiegel verändert wird (↑, ↓)

◼ **Tab. 7.3**   Typische Arzneimittelinteraktionen im Bereich der Anästhesie

Arzneistoff oder Gruppe	Interagierender Arzneistoff/Gruppe	Wirkung
Muskel-relaxans	inhalatives Anästhetikum Magnesium einige Antibiotika wie Aminoglykoside, Makrolide oder β-Laktame Kalziumkanalblocker	verlängerte Muskelrelaxierung, insbesondere bei langwirksamen Relaxanzien neuromuskuläres Monitoring (z. B. TOF) erforderlich!
Narkotikum	Opioid	verstärkte Narkosetiefe (z. B. reduzierter MAC-Wert)
Opioid	Naloxon	sofortige Aufhebung aller Opioidwirkungen
Muskel-relaxans	Acetylcholinesterasehemmer	Abschwächung der Muskelrelaxierung
Narkotikum	Dimenhydrinat oder Clonidin	langsameres Erwachen, stärkere Restsedierung

▪ **Pharmazeutische Interaktion (sog. Inkompatibilitäten)**

— beruht auf eine direkte Arzneimittelinteraktion aufgrund von Inkompatibilitäten der Medikamente (◼ Tab. 7.2), z. B. Ausfällen von sauren und basischen Substanzen in der Infusionsleitung bzw. bei simultaner, intravenöser Applikation von z. B. polyvalenten Ionen wie Kalzium und Emulsionen wie Propofol

▪ **Mögliche Folgen der AMI**

— Wirkungsverlust
— Wirkungsverstärkung
— Veränderung der Wirkqualität, z. B. das Auftreten einer neuen unerwünschten Arzneimittelwirkung (UAW)

Typische Arzneimittelinteraktionen im Bereich der Anästhesie: ◼ Tab. 7.3

▪ **Risikofaktoren für AMI**

— Patientenalter (≥65 Jahre) mit veränderter Pharmakokinetik und erhöhter Medikamentenempfindlichkeit
— Organfunktionsstörungen, z. B. eine Leber- oder Niereninsuffizienz
— Anzahl der verordneten Medikamente
— Pharmakogenetik
— Langzeiteinnahme

7.2 Vermeidungsstrategie einer Arzneimittelinteraktion

1. Anwendung eines medikamentösen Therapieleitfadens, z. B. **Medication Appropriateness Index** nach Halon, der folgende Fragen beinhaltet:
   – Liegt für das Medikament eine Indikation vor?
   – Ist das Medikament wirksam?
   – Ist die Dosierung des Arzneimittels korrekt?
   – Sind die Anordnungen korrekt?
   – Sind die Anordnungen praktikabel?
   – Sind Arzneimittelinteraktionen vorhanden?
   – Liegen Interaktionen zwischen dem Arzneimittel und der Krankheit bzw. dem Zustand des Patienten vor?
   – Liegen Doppelverordnungen vor?
   – Ist die Dauer der Therapie gerechtfertigt?
   – Wurde das kostengünstigste zur Verfügung stehende Arzneimittel ausgewählt?
2. Einsatz eines Medikamenteninteraktionsprogramms (z. B. AiDKlinik, Dosing GmbH, Heidelberg)

7

□ Tab. 7.4   Substrate der einzelnen Cytochrom-P$_{450}$-Isoenzyme

CYP1A2	CYP2C9	CYP2C19	CYP2D6	CYP3A4
Antidepressiva	*NSAID*	*Antidepressiva*	*Antidepressiva*	*Azol-Antimykotika*
Amitriptylin	Celecoxib	Amitriptylin	Amitriptylin	Itraconazol
Clomipramin	Diclofenac	Citalopram	Clomipramin	Voriconazol
Duloxetin	Ibuprofen	Clomipramin	Duloxetin	
Fluvoxamin	Naproxen	Escitalopram	Fluoxetin	*Benzodiazepine*
Imipramin		Imipramin	Fluvoxamin	
	Sonstige		Imipramin	Diazepam
Neuroleptika		*Antiepileptika*	Nortriptylin	Midazolam
	Amitriptylin		Paroxetin	
Clozapin	Fluoxetin	Diazepam	Venlafaxin	*Kalziumkanalblocker*
Haloperidol	Fluvastatin	Phenytoin		
Olanzapin	Irbesartan	Phenobarbital	*Betablocker*	Amlodipin
	Losartan			Felodipin
Sonstige	Phenprocoumon	*PPI*	Carvedilol	Nifedipin
	Phenytoin		Metoprolol	Nitrendipin
Naproxen	Tamoxifen	Esomeprazol	Nebivolol	Verapamil
Ondansetron	Voriconazol	Lansoprazol	Propranolol	
Paracetamol	S-Warfarin	Omeprazol	Timolol	*HIV-Proteaseinhibitoren*
Propranolol		Pantoprazol		
Ropivacain		Rabeprazol	*Neuroleptika*	Atazanavir
Theophyllin				Darunavir
Verapamil		*Sonstige*	Haloperidol	Ritonavir (als Booster)
R-Warfarin				Saquinavir
		Clopidogrel	*Sonstige*	
PPI		Cyclophosphamid		*HMG-CoA-Reduktasehemmer*
		Indometacin	Clonidin	
		Moclobemid	Metoclopramid	Atorvastatin
		Nelfinavir	Ondansetron	Lovastatin
		Propranolol	Oxycodon	Simvastatin
		Voriconazol	Tamoxifen	
		R-Warfarin	Tramadol	*Immunmodulatoren*
				Ciclosporin
				Sirolimus
				Tacrolimus
				Makrolidantibiotika
				Clarithromycin
				Erythromycin
				Neuroleptika
				Haloperidol
				Opioide
				Fentanyl
				Methadon
				Sonstige
				Dexamethason
				Domperidon
				Propranolol
				Salmeterol
				Sildenafil
				Tamoxifen
				Apixaban
				Rivaroxaban
				Chinin
				Chinidin

◨ **Tab. 7.5** Induktoren der einzelnen Cytochrom-P$_{450}$-Isoenzyme

CYP1A2	CYP2C9	CYP2C19	CYP2D6	CYP3A4
Esomeprazol	Rifampicin	Carbamazepin	Dexamethason	Carbamazepin
Insulin		Prednison	Rifampicin	Efavirenz
Modafinil		Rifampicin		Glukokortikoide
Omeprazol				Johanniskrautextrakt
Tabak (Rauchen)				Modafinil
Nahrungsmittel (z. B. Brokkoli, Rosenkohl, Grillfleisch)				Nevirapin
				Oxcarbazepin
				Phenobarbital
				Phenytoin
				Pioglitazon
				Rifabutin
				Rifampicin

◨ **Tab. 7.6** Inhibitoren der einzelnen Cytochrom-P$_{450}$-Isoenzyme (nach der Stärke ihrer hemmenden Wirkung geordnet)

	CYP1A2	CYP2C9	CYP2C19	CYP2D6	CYP3A4
starker Inhibitor (>5-fache Zunahme der AUC)	Fluvoxamin	Fluconazol		Bupropion	Clarithromycin
	Norfloxacin			Cinacalcet	Itraconazol
	Ticlopidin			Chinidin	Indinavir
				Fluoxetin	Nelfinavir
				Paroxetin	Ritonavir
					Telithromycin
mäßig starker Inhibitor (>2-fache Zunahme der AUC)	Ciprofloxacin	Amiodaron		Duloxetin	Aprepitant
				Sertralin	Diltiazem
				Terbinafin	Erythromycin
					Fluconazol
					Grapefruitsaft
					Posaconazol
					Verapamil

(Fortsetzung)

◘ Tab. 7.6 (Fortsetzung)

	CYP1A2	CYP2C9	CYP2C19	CYP2D6	CYP3A4
schwacher Inhibitor (>1,25- bis <2-fache Zunahme der AUC)	Cimetidin			Amiodaron Cimetidin	Cimetidin
entweder schwächerer Inhibitor oder Ausmaß der CYP-Hemmung nicht bekannt bzw. in der Fachinformation nicht angegeben. Es besteht eine Interaktion zwischen Wirkstoff und CYP-Enzym. Die Stärke der Hemmung ist unbekannt.	Amiodaron	Fenofibrat	Lansoprazol	Celecoxib	Amiodaron
	Enoxacin	Fluvastatin	Omeprazol	Chlorpromin	Boceprevir
	Interferon	Fluvoxamin	Pantoprazol	Citalopram	Chloramphenicol
		Isoniazid	Rabeprazol	Clomipramin	Fluvoxamin
		Lovastatin	Chloramphenicol	Diphenhydmin	Gestoden
		Phenylbutazon	Cimetidin	Doxepin	Imatinib
		Probenecid	Felbamat	Doxorubicin	Mifepriston
		Sertralin	Fluoxetin	S-Citalopram	Telaprevir
		Sulfamethoxazol	Fluvoxamin	Haloperidol	Voriconazol
		Voriconazol	Indometacin	Levomepromazin	
			Modafinil	Moclobemid	
			Oxcarbazepin	Perphenazin	
			Probenecid	Methadon	
			Teicoplanin	Metoclopramid	
			Topiramat	Ranitidin	
			Voriconazol	Ritonavir	

Literatur und weiterführende Literatur

Cascorbi I (2014). Arzneimittelinteraltion. Prinzipien, Beispiele und klinische Folgen. Dtsch Aerztbl 111:1–10

Tonner P (2021) Pharmakologie für Anästhesisten. Anästh Intensivmed 62:173–182
www.dosing.de

Physik für Anästhesisten

Martin Reuber

Inhaltsverzeichnis

8.1   Ohm-Gesetz – 200
8.1.1   Variationen des Ohm-Gesetzes in der Anästhesie – 200

8.2   Gasgesetze – 201

8.3   Strömungen – 202
8.3.1   Laminare Strömungen – 202
8.3.2   Laplace-Gleichung bzw. Young-Laplace Gleichung – 203
8.3.3   Venturi-Effekt und Gesetz nach Bernoulli – 204

8.4   Wärmelehre und Wärmehaushalt – 204
8.4.1   Konvektion – 204
8.4.2   Wärmestrahlung – 205
8.4.3   Transpiration/Verdampfung – 205
8.4.4   Konduktion/Wärmeleitung – 205

Weiterführende Literatur – 205

© Springer-Verlag GmbH Deutschland, ein Teil von Springer Nature 2023
M. Heck et al. (Hrsg.), *Repetitorium Anästhesiologie*, https://doi.org/10.1007/978-3-662-64069-2_8

8.1 Ohm-Gesetz

- der elektrische Widerstand wirkt dem ungehinderten Stromfluss eines Leiters entgegen
- der Stromfluss ergibt sich linear aus der Potenzialdifferenz zwischen zwei Punkten

$$R = \frac{U}{I}$$

R	Resistance (Widerstand)
U	Spannungsdifferenz zwischen zwei Punkten
I	Stromfluss

8.1.1 Variationen des Ohm-Gesetzes in der Anästhesie

- **Totaler vaskulärer Widerstand**

$$TVR = \frac{MAP - ZVD}{HZV}$$

TVR	total vascular resistance, peripherer Widerstand
MAP	mittlerer arterieller Druck
ZVD	zentralvenöser Druck
HZV	Herzzeitvolumen

- Einheit: $Pa \times (s/m^3) = N \times s/m^5$
- alt, aber gebräuchlich: $dyn \times s/cm^5$ oder $mmHg \times min/l$ (Widerstandseinheit nach Wood)
- oft wird die Nachlast auch synonym dem peripheren Widerstand benutzt. Der größte Teil des TVR wird durch die Kapillaren gebildet
- **praktisches Beispiel**: PiCCO

- **Systemvaskulärer Widerstand**

$$SVR = \frac{MAP - RAP}{HZV}$$

SVR	systemvaskulärer Widerstand
MAP	aortaler Mitteldruck
RAP	rechtsatrialer Druck (entspricht annähernd dem ZVD)
HZV	Herzzeitvolumen

- Normwert: $9{,}65–18{,}75 \, Pa \times (sec/m^3)$
- Normwert: $770–1500 \, dyn \times s/cm^5$ (altes Einheitensystem, aber noch oft hinterlegt)
- Merke: Umrechnungsfaktor aus dem SI-Einheitensystem (totaler vaskulärer Widerstand sowie ▶ Kap. 70) in die gebräuchliche $dyn \times sec/cm^5$ beträgt 80.

- **Pulmonalvaskulärer Widerstand**

$$PVR = \frac{(PAP - LAP)}{HZV}$$

PAP	pulmonalarterieller Mitteldruck
LAP	linksatrialer Druck

- Normwert: $0{,}25–1{,}5 \, Pa \times (sec/m^3)$
- Normwert: $20 (45)–120 \, dyn \times s/cm^5$ (alte Einheit, noch gebräuchlich)
- auch hier beträgt der Umrechnungsfaktor von SI-Einheit auf die alte Einheit 80
- **praktisches Beispiel**: Pulmonaliskatheter (SVR und PVR)

- **Atemwegswiderstand**

$$R = \frac{\Delta p}{\frac{V}{t}}$$

R	Resistance des Atemwegs
Δp	Druckdifferenz (P_{max} – PEEP)
V/t	Gasfluss (Volumen pro Zeit)

- unter Beatmung erhöht sich der Atemwegswiderstand von 0,05–1,5 mbar × s/l auf bis zu 10 mbar × s/l
- Atemwegswiderstand ist in den oberen Luftwegen (> 2 mm Durchmesser) am größten. Hier treten bis zu 80 % der Widerstände auf

8.2 Gasgesetze

- **Avogadro-Gesetz**
- gleiche Volumina verschiedener idealer Gase enthalten bei gleicher Temperatur und Druck gleich viele Teilchen = molare Gaskonstante
- 1 mol Gas entsprechen immer einem Volumen von 22,4 l (bei Standardbedingungen)

- **Gesetz nach Boyle-Mariotte (1. Gesetz idealer Gase)**
- der Druck eines Gases ist umgekehrt proportional zu seinem Volumen

$$p \approx \frac{1}{V} oder \ p \times V = konstant$$

p	Druck eines idealen Gases
V	Volumen eines idealen Gases

- **praktisches Beispiel**: verbleibender Sauerstoff einer Gasflasche (Patiententransport)

- **Gesetz nach Gay-Lussac oder Charles-Gesetz (2. Gesetz idealer Gase)**
- das Volumen eines idealen Gases ist direkt Proportional zur Temperatur
- ein Gas dehnt sich bei Erwärmung aus (bei gleichbleibendem Druck und Teilchenzahl)

$$V \approx T \ oder \ \frac{V}{T} = konstant$$

T	Temperatur
V	Volumen eines idealen Gases

- **Gesetz von Amontons (3. Gesetz idealer Gase)**
- der Druck eines idealen Gases ist proportional seiner Temperatur

$$p \oplus T$$

T	Temperatur
p	Druck

- **Allgemeine Gasgleichung**
Aus den Gesetzen Amontons, Gay-Lussac und Boyle-Mariotte folgt:

$$p \times V = m \times R_m \times T$$

m	molare Masse
R_m	molare Gaskonstante

- **Gesetz nach Henry**
- der Partialdruck eines Gases über der Flüssigkeit ist proportional seiner Konzentration in der Flüssigkeit

$$p = k_{H,pc} \times C_I$$

p	Partialdruck
c_i	Konzentration des Gases in der Flüssigkeit (liquid)
$k_{H,pc}$	Henry-Konstante

— **praktische Beispiele:**
  – Dekompressionserkrankung bei Tauchern (Stickstoff in Lösung fällt als Gas bei zu schneller Druckänderung im Gewebe und Knochen aus)
  – Öffnen einer Sprudelflasche bewirkt einen Abfall des Partialdrucks über der Flüssigkeit und somit ein Ausperlen des gelösten CO_2

■ **Gesetz nach Dalton**
— der Gesamtdruck eines Gasgemisches entspricht der Summe aller Einzelpartialdrücke
— dieses Verhältnis ist bei jedem Umgebungsdruck gleich

$$p_{Gesamt} = p_1 + p_2 + p_3 + \ldots + p_n$$

p_1	Partialdruck Gas 1
p_2	Partialdruck Gas 2
p_3	Partialdruck Gas 3
p_n	Partialdruck jedes weiteren Gases

— **praktisches Beispiel**: ◻ Tab. 8.1
— Normumgebungsdruck in Meereshöhe: 1013,25 hPa = 101,3 kPa = 760 mmHg = 760 Torr = 1 bar = 1000 cmH$_2$O = 1000 mbar
— alle 5500 Höhenmeter nimmt der Umgebungsdruck um die Hälfte ab

◻ **Tab. 8.1** Inspirationsluft bei 20 °Celsius (293,15 Kelvin) und Normumgebungsdruck

Gaskomponente in %	Partialdruck in	
	mmHg	kPa
Sauerstoff (21 %)	159	21,23
Stickstoff (78 %)	593	79,12
Kohlendioxid (0,04 %)	0,3	0,04
Edelgase (1 %)	7,6	1,01
	~ 760	~ 101,3

■ **Wasserdampfdruck**
— bei 37 °C beträgt die Wasserdampfsättigung 47 mmHg = 6,3 kPa = body temperature pressure saturated = BTPS
— BTPS entspricht einer Luftfeuchtigkeit von 100 %
— bei maximaler Luftfeuchtigkeit kann durch die Perspiratio insensibilis (Atemluft) kein Wasser abgegeben werden. Identische Milieus in Alveolen und Umgebungsluft

8.3 Strömungen

8.3.1 Laminare Strömungen

— Bewegung von Gasen oder Flüssigkeiten ohne Turbulenzen in einem System
— entlang einer glatten, gleichförmigen und unverzweigten Röhre kommt es zu einer laminaren Strömung: Bsp. Trachea und Aorta
— Es gilt:
  – der Fluss ist proportional dem Druckgradienten
  – nur in laminaren Strömungen kommt das Hagen-Poiseuille-Gesetz (▶ Abschn. 8.3.1.1) zu tragen
  – oberhalb der Raynolds-Zahl geht jede laminare Strömung in eine turbulente über

8.3.1.1 Hagen-Poiseuille Gesetz (R to the fourth law = Radius in der 4. Potenz)

$$\frac{V}{t} = \frac{\pi \times r^4}{8n \times l} \times \Delta p$$

V/t	Volumen pro Zeit
R	Radius eines Rohres
n	Viskosität der Flüssigkeit/Gases
l	Länge des Rohrs
Δp	Druckdifferenz

- praktische Anwendung:
  - Endotrachealtubus ID 7,5 mm, l = 30 cm versus Tracheostoma ID 9,0 l = 12 cm ergibt einen etwa 5-fach höheren Atemgasfluss bei konstanter Druckdifferenz für das Tracheostoma = geringerer Atemwegswiderstand (► Abschn. 8.1.1) = geringere Atemarbeit

8.3.1.2 Reynold-Zahl

- die Reynold-Zahl ist eine dimensionslose Kennzahl für das Verhältnis von Trägheit und Viskosität eines Körpers, eines Gases oder einer Flüssigkeit
- überschreitet die Reynolds-Zahl (Re) einen Wert von 2000, so liegt eine turbulente Strömung vor

$$Re = \frac{v \times p \times d}{\eta}$$

v	Geschwindigkeit/Flow
ρ	Dichte eines Gases, einer Flüssigkeit oder eines Körpers
d	Durchmesser der Röhre
η	Viskosität

- praktische Anwendung:
  - Anwärmung von Atemgas von 20 auf 37 °C führt zu einer geringeren Dichte und somit zu einer geringeren Reynold-Zahl. Hieraus folgen geringere Turbulenzen des Gases und ein um bis zu 10 % verringerter Atemwegswiderstand. **Beispiel**: Geringere Atemarbeit beim Weaning eines Patienten
  - ein Lachgasanteil von 50 % führt über eine höhere Atemgasdichte zu einer höheren Reynold-Zahl

8.3.1.3 Turbulente Strömung

- bei Überschreiten einer Reynold-Zahl von 2000 entsteht durch Verwirbelungen eine turbulente Strömung. Hier gelten die Gesetzmäßigkeiten der linearen Strömungen nicht mehr
- der Fluss ist nicht mehr direkt proportional zum Druck und es kommt zu einem deutlich höheren Widerstand als bei einer laminaren Strömung
- als kritischen Fluss bezeichnet man die Strömungsgeschwindigkeit (l/min) ab der eine turbulente Strömung entsteht
- **praktische Anwendung**: bei der Auskultation eines intubierten Patienten kommt es erst bei schnellem Auspressen des Beatmungsbeutels zu einer turbulenten Strömung (überschreiten des kritischen Flusses im Endotrachealtubus) → eine laminare Strömung wäre nicht auskultierbar

8.3.2 Laplace-Gleichung bzw. Young-Laplace Gleichung

- Beschreibung des Zusammenhangs zwischen Druck, Oberflächenkrümmung (Radius) und Oberflächenspannung eines Flüssigkeitstropfens oder einer Gasblase
- vereinfacht ist der Druck in einer Blase oder Alveole umgekehrt proportional zu seinem Radius

$$p = \frac{2T}{r}$$

p	Druck
T	Oberflächenspannung
r	Radius

— **praktische Anwendung**: bei der Beatmung überdehnt eher eine bereits überblähte Alveole (Radius ↑), als das eine kollabierte Alveole (Radius ↓) rekrutiert werden kann

8.3.3 Venturi-Effekt und Gesetz nach Bernoulli

■ **Gesetz nach Bernoulli**
— das Gesetz nach Bernoulli beschreibt die Relation von Geschwindigkeits- und Druckfeld in einer Röhre mit verschiedenen Durchmessern
— die kinetische Energie einer Teilchenströmung kann entweder in Druck- oder in Beschleunigungsenergie gespeichert werden
— trifft die Strömung auf eine Engstelle innerhalb einer Röhre so erhöht sich deren Geschwindigkeit. Nach Bernoulli fällt somit an dieser Stelle der Druck ab. Nach der Engstelle verlangsamt sich die Flussgeschwindigkeit und der Druck steigt wieder an
— es gilt also:

$p1 > p2 < p3$ und $v1 \ v2 \ v3$

p1, v1	Druck und Geschwindigkeit vor der Engstelle
p2, v2	Druck und Geschwindigkeit in der Engstelle
p3, v3	Druck und Geschwindigkeit nach der Engstelle

■ **Venturi-Effekt**
— an der Engstelle entsteht durch den niedrigen Druck eine Sogwirkung, diese kann ein Trägergas oder Flüssigkeit „mitreißen" (Entrainment-Flow)
— praktische Anwendung:
  – Verneblerkammer
  – transtracheale Jet-Ventilation
  – Ventrain Notbeatmungssystem nach Enk

8.4 Wärmelehre und Wärmehaushalt

Chemische Energie aus Nahrung wird in Muskelarbeit, Erneuerung von Körperzellen und im überwiegenden Maße in Wärme umgewandelt. Diese kommuniziert mit der Umgebung.
Hierfür gibt es 4 Möglichkeiten:

8.4.1 Konvektion

— Konvektion (lat.: convehere = zusammenführen) oder Wärmeströmung ist die Übertragung von Energie (hier: Wärmeenergie) von einem Körper in einen anderen
— die Wärmeströmung ist immer an ein „Trägermedium", also Teilchen, die (Wärme-)Energie mitführen können, gebunden
— Wasser besitzt eine hohe Wärmeleitfähigkeit, Luft deutlich geringer, und im Vakuum ist keine Konvektion möglich → Relevanz bei Ertrinkungsunfällen mit extrem schnellem Abfall der Körpertemperatur
— die Dichte des Wärmestroms (j_Q) ist proportional dem Temperaturunterschied (ΔT) der Körper
— $jQ = h * \Delta T$ (h=Wärmeübergangszahl in W/m^{2}K)

8.4.2 Wärmestrahlung

- auch im Vakuum kann Wärme übertragen werden, dies geschieht durch Wärmestrahlung → Energieübertragung Sonne/Erde
- die Übertragung von einem Körper zum nächsten geschieht mittels einer elektromagnetischen Welle (Bsp.: Licht). Hier wird die Temperatur zweimal „übersetzt" → Körperwärme (Sender) > elektromagnetische Welle > Medium (Empfänger)
- jeder Körper sendet Licht aus (nur nicht immer im sichtbaren Bereich) → Infrarotbereich
- nach dem Stefan-Boltzmann-Gesetz wächst der Energiestrom in der 4. Potenz der Temperatur
- **klinische Anwendung:** Infrarot-Lampen bei der Säuglingsnarkose

8.4.3 Transpiration/Verdampfung

- Durch feuchte Haut wird Verdampfungsenthalpie (Wärmeinhalt der feuchten Haut) erzeugt
- Wärmeenergie wird somit genutzt um diese in Verdampfungsenergie „umzuwandeln". Dem Körper wird diese Energie in Form von Schweiß entzogen.
- Die Verdampfungsenthalpie ist stark abhängig von der Luftfeuchtigkeit
- Praktisches Beispiel: Saunaaufguss > hohe Luftfeuchtigkeit > Wärmeenergie kann nur wenig in Verdampfungsenthalpie umgewandelt werden > Körper heizt sich auf.

8.4.4 Konduktion/Wärmeleitung

- aus dem 0. Hauptsatz der Thermodynamik ergibt sich die folgende Aussage: Solange zwei Systeme Kontakt miteinander haben, aber sich in einem thermischen Ungleichgewicht befinden, werden sie versuchen, ein Gleichgewicht (Temperaturausgleich) anzustreben
- die Wärmeleitfähigkeit zwischen den Körpern bestimmt die Geschwindigkeit des Temperaturausgleichs
- aus dem 2. Hauptsatz der Thermodynamik folgt, dass thermische Energie nicht in beliebige Formen umwandelbar ist → Wärme fließt nicht von kalt nach warm, obwohl dies nach dem 1. Hauptsatz der Thermodynamik (thermodynamische Interpretation des Energieerhaltungssatzes → Energie wird nicht vernichtet) möglich wäre
- **klinische Implikation:** Jeder Patient verliert im OP Wärme oder muss hohe körpereigene Energiemengen aufwenden, um ein Auskühlen zu verhindern → 210 kcal/h durchschnittlicher intraoperativer Wärmeverlust, sowie etwa 30 % geringere Wärmeproduktion unter Narkose → höchster Wärmeverlust in der 1. Stunde (!) mit einem Plateau nach 3–5 Stunden.
- Merke: Wärmeerhaltung durch **Konduktion** (Wärmeleitung) bedingt einen direkten Kontakt zwischen Wärmequelle und Patient → Wärmematte im Rücken des Patienten. Wärmeerhaltung durch **Konvektion** benötigt ein Trägermedium wie Luft zwischen Wärmequelle und Patient → Luft-Wärmedecken-Systeme. Als dritte Möglichkeit kann über Infrarotsysteme die **Wärmestrahlung** genutzt werden

Um die klinischen Zusammenhänge dieses Kapitels nochmals zu verdeutlichen bietet sich hier die 2019 überarbeitete „S3 Leitlinie: Vermeidung von perioperativer Hypothermie" als Lektüre an.

Weiterführende Literatur

S3 Leitlinie (2019) Vermeidung von perioperativer Hypothermie. https://www.awmf.org/uploads/tx_szleitlinien/001-018l_S3_Vermeidung_perioperativer_Hypothermie_2019-08.pdf

Anästhetika

Inhaltsverzeichnis

Kapitel 9   **Inhalationsanästhetika – 209**
Martin Reuber

Kapitel 10   **Injektionsanästhetika – 231**
Pia Reuber

Kapitel 11   **Opioide – 267**
Pia Reuber

Kapitel 12   **Muskelrelaxanzien – 299**
Pia Reuber

Kapitel 13   **Lokalanästhetika – 331**
Martin Reuber

9.1 Pharmakologie der Inhalationsanästhetika

Grundsätzlich werden unter dem Sammelbegriff Inhalationsanästhetika (IA) sowohl die gasförmigen (Xenon, Lachgas) als auch die volatilen (Verdampfung über Vaporen aus der flüssigen Phase) Anästhetika zusammengefasst.

9.1.1 MAC

- **Definition**
- eine MAC („minimal alveolar concentration") von 1,0 beschreibt die alveoläre Konzentration eines Inhalationsanästhetikums bei der 50 % der Probanden keine Abwehrreaktion auf einen definierten Reiz (Hautinzision) zeigen
- die MAC beschreibt die Wirkung des IA auf spinaler Ebene (Reflexbogen), nicht auf den Cortex
- die MAC gilt nur für inhalative Mononarkosen
- die MAC verschiedener Inhalationsanästhetika addieren sich
  - **Beispiel**: Wechsel eines Narkosegases während einer laufenden Anästhesie oder additive Lachgas Supplementierung:
  - (0,75 MAC N_2O + 0,75 MAC Desfluran = 1,5 MAC)
- der Öl-Gas-Verteilungskoeffizient korreliert oft mit dem MAC-Wert (Meyer-Overton-Regel)
- die MAC ist bei den heute gebräuchlichen balancierten Anästhesien kaum noch praxisrelevant, sie gibt aber einen Anhaltspunkt
- empirisch liefert das Konzept der MAC den Beweis für das Dosis-Wirkung-Prinzip der Inhalationsanästhetika

9.1.1.1 MAC-Variationen

- **MAC_Intubation**
- 50 % der Probanden reagieren auf eine Intubation nicht mit Bewegung oder Husten
- sie entspricht meist der 1,5-fachen der MAC
- **Beispiel**: Isofluran → MAC_{50} = 1,03 Vol.-% und MAC-Intubation = 1,76 Vol.-%

- **MAC_BAR (Block Adrenergic Response)**
- 50 % der Probanden reagieren nicht mit einer adrenergen Stimulation (Tachykardie, Hypertonie, etc.) auf einen Hautschnitt
- auch hier entspricht diese meist der 1,5-fachen MAC

- **MAC_Awake**
- 50 % der Probanden öffnen die Augen auf Ansprache
- entspricht meist dem 0,3- bis 0,5-fachen der MAC

- **MAC_95**
- 95 % der Probanden reagieren nicht mit Abwehrbewegungen auf den Hautschnitt
- entspricht meist dem 1,3-fachen MAC. (Reaktionen adrenerger Natur sind zu diesem Zeitpunkt noch nicht sicher geblockt → MAC_{BAR} = 1,5-fache MAC)

> Intubation und Hautschnitt sind durchaus vergleichbare invasive Reize!

9.1.1.2 Beeinflussung der MAC

Außer durch die in ◘ Tab. 9.1 aufgeführten Faktoren ist die MAC altersabhängig (◘ Abb. 9.1).

> Die MAC steigt vom Neonaten bis zum Säugling an, um danach kontinuierlich bis in das hohe Alter zu fallen.

9.1.2 Spezielle Pharmakologie der Inhalationsanästhetika

- **Einflussfaktoren auf An-/Abflutung**
- ◘ Tab. 9.2

◘ Tab. 9.1 Einflüsse auf die MAC

Keine Beeinflussung	Erhöhung der MAC	Erniedrigung der MAC
Dauer der Anästhesie Geschlecht Hyper-/Hypokaliämie p_aO_2 >38 mmHg $paCO_2$ 15–95 mmHg RR >40 mmHg Hypo-/Hyperthyreose (n. Miller)	Hyperthermie erhöhte Katecholaminlevel (MAO-Hemmer, akute Kokain-/ Amphetamineinnahme, trizyklische Antidepressiva etc.) Hypernatriämie (Hyperosmolarität) chronischer Alkoholabusus	Hypothermie Alpha-2-Agonisten Kalziumkanalblocker Lithiumtherapie, Hypothyreose (n. Larsen) Schwangerschaft Hyponatriämie p_aO_2 <38 mmHg akute Alkoholintoxikation Prämedikation mit Benzodiazepinen i. v.-Anästhetika (Hypnotika, Sedativa, Opioide, Relaxanzien)

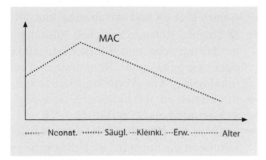

◘ Abb. 9.1 Altersabhängigkeit der MAC

◘ Tab. 9.2 Einflussfaktoren auf An-/Abflutung

An-/Abflutung beschleunigt	An-/Abflutung verlangsamt
Niedriges Herzzeitvolumen (HZV ↓) Hohe alveoläre Ventilation (AMV ↑) Links-Rechts-Shunt Geringe funktionelle Residualkapazität (FRC ↓) Hohe Hirndurchblutung	Hohes Herzzeitvolumen (HZV ↑) Niedrige alveoläre Ventilation (AMV ↓) Rechts-Links-Shunt

— Einfluss des HZV auf die Anflutungsgeschwindigkeit ist bei den heutigen, modernen Inhalationsanästhetika (Blutlöslichkeit ↓, Blut/Gas-VK <1) deutlich weniger relevant als für die Altsubstanzen mit hoher Blutlöslichkeit (z. B. Halothan, Enfluran)

— Erreichen eines Äquilibriums ($p_{Alveole}$ = p_{Blut} = p_{Gehirn}) hängt von der Anflutung (hohe Konzentration und AMV) und Transferrate (Alveole → Blut und Blut → Gehirn) ab

■ **Meyer-Overton-Regel**

— beschreibt ursprünglich die lineare Beziehung zwischen dem Öl/Gas-Verteilungskoeffizenten und der Wirkstärke eines volatilen Anästhetikums

— hieraus abgeleitet: **je höher die Lipidlöslichkeit, desto höher die Wirkstärke (MAC ↓)**

— Franks u. Lieb fanden heraus, dass Olivenöl (Octanol/Gas-VK) am besten mit der Wirkstärke eines Inhalationsanästhetikums korreliert

— Ausnahmen und Widersprüche:
 – teilweise Zunahme der anästhetischen Potenz durch lange Molekülketten bis zu einem kritischen Wert (Cut-Off-Effekt),
 – es existieren polyhalogenierte Alkane (sehr lipidlöslich) ohne anästhetischen Effekt

- unterschiedliche MAC für Enantio-
  mere desselben volatilen Anästhetikums
  (± Enantiomer des Isoflurans)
- unterschiedliche MAC für Struktur-
  isomere wie Enfluran/Isofluran
- **Fazit**: Heute gilt die Lipidtheorie und
  somit das Unitaritätsprinzip als weitestgehend widerlegt.
- **Bemerkenswert**: Entgegen der damals
  gebräuchlichen Einteilungen und Theorien (um das Jahr 1900) war die Lipophilie und nicht die Substanzklasse entscheidend für die Wirkstärke. Vergleiche
  zwischen Äther, Halothan, Lachgas und
  Chloroform hinsichtlich ihrer Lipophilie
  bestätigten den Zusammenhang

- **Ferguson-Regel**
- der Dampfdruck ist umgekehrt proportional zur biologischen Wirksamkeit
  (MAC); ◘ Tab. 9.3

- **Blut-Gas-Verteilungskoeffizient**
- der   Blut-Gas-Verteilungskoeffizient
  (VK; ◘ Tab. 9.4) gibt an, wie viel Vol.-%
  eines Gases im Blut gelöst ist, wenn die
  alveoläre Konzentration 1 Vol.-% beträgt (im Äquilibrium und bei gleichem
  Partialdruck)
- je niedriger der Blut-Gas-VK, desto geringer die Blutlöslichkeit → rasche An-/
  Abflutung des Inhalationsanästhetikums

- **Gehirn-Blut-VK und Fettgewebe-Blut-VK**
- ◘ Tab. 9.5 Relation zwischen Aufnahme
  im Hirngewebe und Blutkonzentration
  oder Gewebe und Blutkonzentration
  (analog Blut-Gas-Verteilungskoeffizient)
- die klinischen Implikationen sind deutlich geringer als beim Blut-Gas-VK
- je höher der Fett-Blut-VK, desto stärker
  kumuliert die Substanz im Fettgewebe →
  längere (oft nicht relevante) Blutspiegel
  bei Rückresorption in das zentrale
  Kompartiment (Blut)

9

◘ **Tab. 9.3**   Dampfdruck ausgewählter IA

Inhalations-anästhetikum	Dampfdruck (mmHg) 20 °C	MAC (Vol.-%) in O_2
Sevofluran	160	2,04
Desfluran	669	6–7
N_2O/Lachgas	38455	104

◘ **Tab. 9.4**   Blut-Gas-Verteilungskoeffizient

Inhalationsanästhetikum	Blut-Gas-VK	Anflutungsgeschwindigkeit
Xenon	0,14	
Desfluran	0,42	
Lachgas/N_2O	0,47	
Sevofluran	0,69	
Isofluran	1,4	
Enfluran	1,6	
Halothan	2,54	

◘ Tab. 9.5 Verteilungskoeffizienten

Inhalationsanästhetikum	Sevofluran	Desfluran	Isofluran	Lachgas/N_2O
Gehirn-Blut-VK	1,7	1,3	1,6	1,1
Fett-Blut-VK	48	27	45	2,3

9.2 Narkosetheorien bei Inhalationsanästhetika

Verschiedene Theorien versuchen seit langer Zeit, die Wirkung volatiler Anästhetika zu erklären. Bisher konnte keine die hypnotische und/oder analgetische Wirkung allumfassend erklären (Unitaritätstheorie [veraltet] ↔ Theorie der multiplen Wirkungen und Wirkorte).

■ **Lipidpertubationstheorie**
– unspezifische Einlagerung der Anästhetika in die Doppellipidmembran der Nervenzellen → Behinderung der Öffnung spannungsgesteuerter Na-Kanäle
– ► Abschn. 9.1.2 „Meyer-Overton-Regel" und deren Ausnahmen
– ähnliche auf der Lipophilie der volatilen Anästhetika basierende Annahmen sind die „Theorie des kritischen Volumens" und die „Fluidisationstheorie" nach Trudell. Für beide gilt ebenfalls, dass Sie nicht alle Effekte umfassend erklären können
– zusammenfassend gelten die oben genannten Theorien als weitestgehend überholt, historisch gesehen waren sie jedoch wegweisend!

■ **Rezeptorvermittelte Wirkung**
– direkte, stimulierende Wirkung am GABA$_A$-Rezeptor mit teils sedierenden (β_2) und hypnotisierenden (β_3) Eigenschaften (n. Stoelting) → neue Theorien vermuten eine spezifische Bindungsstelle der VA →

Aktivierung des Rezeptors mit Cl-Einstrom → Entwicklung eines inhibitorischen postsynaptischen Potenzials (IPSP)
– Isofluran wirkt am extrazellulär gelegenen Glycinrezeptor (Loop2-Region) → Auslösung eines IPSP
– Sevofluran verringert die Ionenströme am NMDA-Rezeptor (glutamatabhängiger exzitatiorischer Rezeptor)
– vermutlich können VA die Ausschüttung von Glutamat, als exzitatorischer Transmitter, aus präsynaptischen Vesikeln hemmen
– Xenon wirkt direkt antagonistisch am NMDA-Rezeptor. Eine Theorie beschreibt den Einfluss von VA auf den TWIK-related K^+-channel 1 (TREK-1). Dieser bewirkt eine reversible Bewusstlosigkeit. → sekundäre Aktivierung über Membraneinlagerungen
– Sevofluran dämpft dosisabhängig nikotinische Acetylcholinrezeptoren

■ **Tonusmodulation des ARAS**
– Tonusreduktion des aufsteigenden retikulären Aktivierungssystems (ARAS) soll eine Bewusstseinsmodulation bewirken
– widersprüchlich ist die teils sedierende, teils exzitative Wirkung an unterschiedlichen Abschnitten des Hirnstamms

9.3 Anforderungen an ein ideales Inhalationsanästhetikum

– ◘ Tab. 9.6

◘ **Tab. 9.6**   Anforderungen an ein „ideales" Inhalationsanästhetikum

Anforderungen	Sevofluran	Desfluran	N₂O	Xenon
gute Steuerbarkeit	++	+++	+++	+++
hohe Wirkstärke	++	+	−−	−
keine Biotransformation	−	−	+	+
angenehmer Geruch	++	−	geruchlos (leicht süßlich)	geruchlos
keine Irritation der Atemwege	+++	−−	++	+++
minimale Nebenwirkungen	+	+/−	−	++
analgetisch wirksam	−−−	−−−	++	++
kostengünstig	++	++	+	−−−

+++ Aussage trifft sehr zu bis −−− Aussage trifft überhaupt nicht zu

Weitere Anforderungen sind:
- chemische Stabilität: lange Haltbarkeit, keine Konservierungsstoffe, UV-stabil, keine Reaktion mit Metallen, Gummi, PVC, etc.
- nicht entzündbar/nicht explosiv
- gut dosierbar über einen weiten Temperaturbereich
- keine Umweltbelastung (FKW, FCKW, etc.), siehe ▶ Abschn. 9.9

Bisher erfüllt kein klinisch genutztes Inhalationsanästhetikum die oben genannten Kriterien vollständig!

9.4 Phänomene der Inhalationsanästhetika

■ **Konzentrationseffekt**
- bei hohen inspiratorischen Konzentrationen von Lachgas oder Xenon verringert sich, durch die rasche Diffusion, das Volumen der Alveolen. Hierdurch wird in einer Sogwirkung bei der nächsten Inspiration noch mehr Lachgas/Xenon in die Alveolen gezogen → schnelleres Erreichen des Äquilibriums für Lachgas/Xenon
- es spielt bei den niedrigen Dosierungen der heutigen Inhalationsanästhetika keine entscheidende Rolle mehr

■ **Second-Gas-Effekt**
- wird ein langsam anflutendes volatiles Anästhetikum (z. B. Halothan) mit einem schnell anflutenden Gas wie Lachgas oder Xenon kombiniert, kommt es zu einer Erhöhung der alveolären Konzentration des langsam anflutenden Gases und somit zu einer rascheren Diffusion in die Blutbahn
- maßgeblich ist der Konzentrationeffekt des Lachgases
- in der heutigen anästhesiologischen Praxis irrelevant

■ **Lachgasdiffusion**
- alle Inhalationsanästhetika vergrößern das Volumen luftgefüllter Räume! Dieser Effekt basiert auf der schnellen Anflutung des Anästhetikums und der trägen Abflutung (etwa 20-mal langsamer als N₂O) des Stickstoffs (N₂) aus einer luftgefüllten Höhle
- da Lachgas (oder auch Xenon) in sehr hohen Dosen (N₂O: 50–70 Vol.-%) appliziert wird, resultiert hieraus eine klini-

sche Relevanz (Volumen- und/oder Druckanstieg)
— geschlossene, dehnbare luftgefüllte Räume:

$$\max \Delta - Volumen\ in\ \%$$
$$= alveoläre\ N_2O\ Konzentration$$
$$in\ \frac{Vol - \%}{1 - F_iN_2O}$$

— es folgt:
  – 50 % N_2O = 100 % Volumensteigerung
  – 80 % N_2O = 400 % Volumensteigerung
— Beispiele mit klinischer Relevanz:
  – Cuff des Endotrachealtubus → Cuff-druckkontrolle
  – Pneumothorax
  – Ileus
  – Swan-Ganz-Katheter in Wedge-Position
  – Mittelohr mit Entzündung der Eustach-Röhre
  – Vitrektomie (nur bei Sulfurhexafluorid- oder Perflurprophanersatz)
  – Neurochirurgie/SHT mit Pneumenzephalon

9.5 Einzelne Inhalationsanästhetika

Nachfolgend werden alle klinisch wichtigen Inhalationsanästhetika erläutert. Auch teilweise nicht mehr genutzte volatile Anästhetika werden ausführlich beschrieben, sofern sie in die „Liste der unentbehrlichen Arzneimittel" der WHO aufgenommen wurden (Stand 2022). Dies gilt für Halothan (1997), Isofluran (2011) und Lachgas (1977).

9.5.1 Sevofluran

■ **Überblick**
— ◩ Tab. 9.7

■ **Pharmakologie**
— fluorierter Methyl-Isopropyl-Äther

— Summenformel: $C_4H_3F_7O$
— nicht entflammbar
— Siedepunkt 58,5 °C
— Dampfdruck 160 mmHg bzw. 20,3 kPa (20 °C)
— Metabolismus 3–5 % in Hexafluorisopropanol (HFIP) + Fluorid + CO_2 → unterliegt dem Phase-II-Metabolismus (hepatisch > renal, CYP_{450}: 2E1)
— potenziell nephrotoxisch durch Fluoridbelastung und Compound A → klinisch nicht relevant
— Zulassung in Deutschland 1995

◩ **Tab. 9.7** Kenndaten von Sevofluran, Ultrane (USA)

Handelsname	Sevofluran, Ultrane (USA)
MAC_{50} in 100 % O_2	2,05 Vol.-%
Blut-Gas-Verteilungskoeffizient	0,69
Metabolisierungsrate	3–5 % (teilweise Phase-II-Metabolisierung)
Nebenwirkungen	fraglich nephrotoxisch (Compound A, Fluoridionen) „Emergency Delir" bei Kindern (vorwiegend Jungen im Vorschulalter)
Kontraindikationen	erhöhter Hirndruck maligne Hyperthermie
Besonderheiten	inhalative Einleitung möglich schnelle An-/Abflutung wird nicht zu Trifluoressigsäure metabolisiert (keine Leberschädigung) keine Sensibilisierung auf Katecholamine kardioprotektiv, hohe kardiale Stabilität keine Atemwegsreizung, ggf Bronchodilatation möglich Begünstigung von Krampfanfällen

- Blut-Gas-Verteilungskoeffizient von 0,69 → rasche An-/Abflutung
- hohe kardiale Stabilität
- nicht schleimhautreizend
- unklare Datenlage bei akuter intermittierender Porphyrie: „wahrscheinlich sicher" (BDA 2009) oder „unsicher" (UK: NAPS 2019/2020), „sicher" (US: APF 2022) EPNET: vermutlich sicher (2022)

- **Indikationen**
- Narkoseeinleitung bei Kindern und Aufrechterhaltung der Narkose und Aufrechterhaltung bei Kinder und Erwachsene

- **Kontraindikationen**
- erhöhter Hirndruck
- maligne Hyperthermie
- bekannte Überempfindlichkeit gegen Sevofluran oder andere halogenierte Anästhestika

- **Wirkungen**
- kardioprotektive Wirkung in Studien nachgewiesen
- kein „coronary steal" bei MAC-Werten unter 1,5
- keine Herzfrequenzsteigerung bei MAC-Werten unter 2,0
- keine Katecholaminsensibilisierung
- Sevofluran ist bei neurochirurgischen Interventionen dem Desfluran vorzuziehen und dem Propofol in Kombination mit Remifentanil als gleichwertig anzusehen (Kontrovers diskutiert: TIVA bevorzugen)
- zur Maskeneinleitung geeignet (bei Kindern sollte eine inspiratorische Konzentration von 4 Vol.-% nicht überschritten werden → exzitatorische Phänomene, Krampfanfälle)
- keine unerwünschten Effekte bei Neugeborenen nach Sectio zu erwarten

- **Nebenwirkungen**
- in höheren Dosen vermutlich uterusrelaxierend, wie alle volatilen Anästhetika

(keine sicheren Daten für Sevofluran und Desfluran)
- erhöhte Inzidenz von Delirzuständen bei Kindern, insbesondere Jungen im Vorschulalter, („emergency delir") nach Erwachen aus Sevoflurannarkosen

Exkurs: Pädiatrisches Emergence Delir (pedED)
Beschreibt das sehr unruhige Erwachen von Kindern nach Narkosen. Die betroffenen Kinder zeichnen sich durch starke motorische Unruhe und Desorientiertheit aus. Dieses Ereignis ist für Pflegende, Ärzte und v. a. für die Eltern sehr belastend und sollte nach Möglichkeit rasch therapiert werden. Vor Diagnosestellung sollten gut therapierbare Ursachen wie Schmerzen ausgeschlossen werden. Wichtig ist somit die Unterscheidung zwischen Agitation (Schmerzen, Hunger/Durst, venöser Zugang, etc.) und Delir. Oft gibt es nur eine unscharfe Grenze oder Mischformen.

Inzidenz: bis 14 % (FDA: 40 % (!) der Kleinkinder und 11,5 % Schulkinder), Jungen > Mädchen, Sevofluran > Desfluran > Propofol.

Therapiemöglichkeiten: Niedrig dosiertes Propofol (1–2 mg/kg) um nach dem erneuten Einschlafen ruhiger zu erwachen. Intraoperativ gegebenes Clonidin (1–2 µg/kg) führt ebenfalls zu einem ruhigeren Erwachen. Wechsel des Narkosegases oder Etablierung einer TIVA nach inhalativer Einleitung mit Sevofluran erwägen. Postoperativ kann zur Beendigung eines pedED auch die Gabe von 1 mg Ketamin S in Erwägung gezogen werden. Intraoperativ gegebene Propofolgaben (bei Applikation von VA) kurz vor Ausleitung scheinen einen positiven Effekt zu besitzen (S2e Leitlinie von 2019).

Nach Beendigung eines pedED sind keine Verhaltensauffälligkeiten der Kinder mehr nachweisbar. Die betroffenen Kinder sind in der gleichen Verfassung wie vor der OP. Sehr selten werden länger anhaltende Formen beschrieben.

- Potenzielle Nephrotoxizität durch Fluoridionen und Compound A (Exkurs Compound A)
- Erniedrigung der Krampfschwelle, Krampfanfälle (FDA-PMR)
- Transaminasenerhöhung, transient erhöhte Blutglukosespiegel, reversible Leberfunktionsstörungen, jedoch histologisch keine Hepatitis nachgewiesen (FDA-PMR, Postmarketing-Reports)
- Sevofluran tritt, wie alle volatilen Anästhetika, in die Muttermilch über; 24 h

nach Exposition sind jedoch keine negativen Effekte mehr zu erwarten

- bei präexistenter Niereninsuffizienz (Kreatinin >1,5 mg/dl) sollte Sevofluran mit Vorsicht angewendet werden (Datenlage und Empfehlungen jedoch sehr uneinheitlich)
- Abschwächung des Euler-Liljestrand-Reflexes (hypoxisch pulmonale Vasokonstriktion), wie alle volatilen Anästhetika

Exkurs: Fluoridionenbelastung und Compound A
Sevofluran setzt im Metabolismus (analog Methoxyfluran) vermehrt Fluoridionen frei. In Studien gemessene Fluoridkonzentrationen liegen zwischen 12–90 μmol/l. Toxische Auswirkungen der Fluoridionenkonzentration konnten für Sevofluran nicht nachgewiesen werden. Unter Methoxyfluran kam es bei Fluoridwerten >50 μmol/l jedoch zu Vasopressinresistenz, Polyurie und Nierenversagen.

Compound A(–E) ist ein Reaktionsprodukt von Sevofluran in Verbindung mit starken Basen der CO_2-Absorber. Es ist ein Haloalken bzw. Vinyl-Halid, welches auch in der chemischen Industrie weit verbreitet ist.

Hohe Spiegel von Compound A sind im Tierversuch nephrotoxisch durch Zellnekrosen im kortikomedullärem Übergang. Beim Menschen konnten keine nephrotoxischen Effekte beobachtet werden.

Begünstigt wird die Bildung von Compound A durch:

- hohe Temperatur des Absorbers
- reduzierten Frischgasfluss
- bariumhaltige Absorber (Barylime in den USA → mittlerweile nicht mehr im Handel)
- erhöhte CO_2-Spiegel in Narkose → Absorbertemperatur ↑

- **Niedrigflussnarkosen mit Sevofluran**
- in den USA unterliegt Sevofluran strengen zeitlichen Begrenzungen (<2 MAC-Stunden) und der Vermeidung eines FGF <1 l/min

- in Deutschland wird Sevofluran durch die Kommission für technische Sicherheit der DGAI als unbedenklich hinsichtlich der Flussrate (Minimal-flow-Anästhesie) und der Applikationsdauer eingestuft. Voraussetzung ist der Gebrauch moderner Absorbenzien (z. B. Kalziumhydroxidkalk) oder der Austausch des Natriumkalkes alle 7 Tage (▶ Abschn. 9.6)

9.5.2 Desfluran

- **Überblick**
- ◘ Tab. 9.8

- **Pharmakologie**
- fluorierter Methyl-Ethyl-Äther (chemisch ähnlich dem Isofluran)
- Summenformel: $C_3H_2F_6O$
- nicht entflammbar
- stechender Geruch, schleimhautreizend
- Siedepunkt 22,8 °C
- Dampfdruck 669 mmHg bzw. 88 kPa (20 °C)
- Metabolismus 0,02–0,1 %, Abbauprodukt ist Trifluoressigsäure
- gilt als „sicher" bei akuter intermittierender Porphyrie (EPNET 2022, NAPS 2019/2020)
- Zulassung in Deutschland 1995

- **Indikationen**
- Aufrechterhaltung von Narkosen, bevorzugt in Minimal-flow-Technik
- keine Maskeneinleitung möglich, da hier eine erhöhte Rate an Atemwegsreizung und Laryngospasmen beschrieben ist

- **Kontraindikationen**
- erhöhter Hirndruck (präexistenter Hirndruck wird deutlich gesteigert)
- maligne Hyperthermie
- Z. n. Halothanhepatitis (nicht Leberzirrhose oder Leberfunktionsstörung)

◻ **Tab. 9.8**   Kenndaten von Desfluran, Suprane

Handelsname	Desfluran, Suprane
MAC_{50} in 100 % O_2	6–7 Vol.-%
Blut-Gas-Verteilungskoeffizient	0,42
Metabolisierungsrate	0,02 % (Metabolit Trifluoressigsäure = TFA)
Nebenwirkungen	negativ inotrop uterusrelaxierend Atemwegsreizung (>6 Vol.-%)
Kontraindikationen	Hirndruck maligne Hyperthermie Z. n. Halothanhepatitis
Besonderheiten	sehr schnelle An-/Abflutung Siedepunkt bei 23 °C → Spezialverdampfer nötig (Desfluranvapor) CO-Bildung bei trockenem Atemkalk bei zu schneller Konzentrationssteigerung → RR ↑ und HF ↑ Starke Umweltbelastung durch Schädigung der Ozonschicht (Siehe ▶ Abschn. 9.9)

9

bekannte Überempfindlichkeit gegen Desfluran

■ **Wirkungen**
- sehr schnelles Erwachen und exzellente Steuerbarkeit
- geringste Metabolisierungsrate aller volatilen Anästhetika
- gut geeignetes Anästhetikum bei Leberinsuffizienz und Leberzirrhose
- keine Sensibilisierung gegenüber Katecholaminen
- bei langsamer Anflutung gute kardiale Stabilität (ähnlich dem Isofluran) mit gering ausgeprägter negativer Inotropie und geringem Abfall des HZV
- keine Nephrotoxizität zu vermuten

■ **Nebenwirkungen**
- Blutdruck und Herzfrequenzsteigerung bei zu schneller Anflutung („rule of 24" = Vaporeinstellung × FGF nie >24)
- vasodilatierend
- atemwegsreizend, nicht ideal bei Bronchospasmus, Asthma, COPD
- in höheren Dosen uterusrelaxierend
- Abschwächung des Euler-Liljestrand-Reflexes (hypoxisch pulmonale Vasokonstriktion, HPV), wie alle volatilen Anästhetika
- Reaktion mit trockenem Atemkalk zu CO (▶ Abschn. 9.6)
- Steigerung des Intrakraniellen Drucks bei bereits vorbestehendem Hirndruck ab einem MAC von 1,1 (0,5–0,8 MAC unkritisch)

Exkurs: Desfluranevapor (TEC-6, D-Vapor, Devapor)
Die Applikation von Desfluran bedingt eine spezielle Verdampfertechnologie. Desfluran kann wegen des Siedepunkts in der Nähe der Raumtemperatur (22,8 °C) in unterschiedlichen Aggregatzuständen vorliegen, somit ist eine konstante Dosierung in diesem Bereich nicht möglich.

Da die technische Umsetzung einer Kühlung deutlich unter die 22,8 °C sehr aufwendig wäre, hat man sich entschlossen, den konträren Weg der Erwärmung über den Siedepunkt zu gehen. Hieraus resultieren die Beheizung des Vapors auf bis zu 39 °C (TEC-6) und ein Dampfdruck von 1300 mmHg (2 bar).

Vor der Erfindung des TEC-6 im Jahr 1993 galt Desflurane als nicht klinisch nutzbar.

9.5.3 Isofluran

■ **Überblick**
— ◘ Tab. 9.9

■ **Pharmakologie**
— fluorierter Methyl-Ethyl-Äther
— Summenformel: $C_3H_2ClF_5O$
— Strukturisomer des Enflurans
— Racemat aus (R)-Isofluran und (S)-Isofluran
— nicht entflammbar
— Siedepunkt 48,5 °C
— Dampfdruck 239,5 mmHg bzw. 32 kPa (20 °C)
— Metabolismus 0,2 %, Abbauprodukt ist Trifluoressigsäure (TFA)
— Zulassung in Deutschland 1984

■ **Indikationen**
— Aufrechterhaltung von Narkosen
— keine Maskeneinleitung möglich, da stechender Geruch mit Gefahr der Atemwegsreizung in der Initialphase

■ **Kontraindikationen**
— erhöhter Hirndruck
— maligne Hyperthermie
— Z. n. Halothanhepatitis

■ **Wirkungen**
— kardioprotektive Wirkung
— ehemals wurde ein „coronary steal" Phänomen postuliert, dieses ist nach heutiger Lehrmeinung nicht mehr haltbar
— keine Nephrotoxizität
— in der Initialphase bronchokonstriktorisch, später bronchodilatatorisch wirksam
— muskelrelaxierend

■ **Nebenwirkungen**
— vasodilatierend
— negativ inotrop
— Myokardsensibilisierung für Katecholamine sehr gering ausgeprägt (Halothan > Enfluran > Isofluran > Desfluran)
— Einsatz in der HNO, MKG trotz adrenalinhaltiger LA gut möglich, Do

---

◘ **Tab. 9.9**   Kenndaten von Isofluran, Forene, Forane (USA)

Handelsname	Isofluran, Forene, Forane (USA)
MAC_{50} in 100 % O_2	1,15 Vol.-%
Blut-Gas-Verteilungskoeffizient	1,4
Metabolisierungsrate	0,2 % (Metabolit Trifluoressigsäure = TFA)
Nebenwirkungen	negativ inotrop uterusrelaxierend initial Atemwegsreizung (im Verlauf bronchodilatierend wirksam)
Kontraindikationen	Hirndruck maligne Hyperthermie Z. n. Halothanhepatitis
Besonderheiten	eher träges volatiles Anästhetikum nur noch selten genutzt (Tiermedizin) Isofluran ist neben Sevofluran im ANACONDA-System oder im MIRUS (+ Desfluran) nutzbar (inhalative Sedierungssysteme auf der ITS) stärkstes noch klinisch genutztes volatiles Anästhetikum mit MAC von 1,15 Vol.-%

◘ Tab. 9.10 Kenndaten für Halothan, Fluothane

Handelsname	Halothan, Fluothane
MAC_{50} in 100 % O_2	0,7–0,8
Blut-Gas-Verteilungskoeffizient	2,54
Metabolisierungsrate	20 % (Metabolit Trifluoressigsäure = TFA)
Nebenwirkungen	negativ inotrop Myokardsensibilisierung gegenüber Katecholaminen (endo-/exogene Katecholamine) Halothanhepatitis (Halothanhepatitis)
Kontraindikationen	erhöhter Hirndruck maligne Hyperthermie Z. n. Halothanhepatitis
Besonderheiten	sehr träges volatiles Anästhetikum höchste Metabolisierungsrate (20 %) oft eingesetzt in Entwicklungsländern und den USA (!) in Deutschland nicht mehr verfügbar (nur über Auslandsapotheke beziehbar) Kontraindikation: akute intermittierende Porphyrie

9

sisbegrenzung des Adrenalinzusatzes auf 3 µg/kg
- uterusrelaxierende Wirkung
- Leberzellschaden (Inzidenz?) (FDA-PMR)
- CO-Bildung bei trockenem Atemkalk möglich (geringer als bei Desfluran)

9.5.4 Halothan

■ **Überblick**
- ◘ Tab. 9.10

■ **Pharmakologie**
- fluorierter Kohlenwasserstoff (chemisch dem Chloroform ähnlich)
- Summenformel: $C_2HBrClF_3$
- nicht entflammbar, löst teilweise Gummi oder Plastik, zerfällt bei Lichteinwirkung → eingefärbte Flaschen nötig
- Siedepunkt 50,2 °C
- Dampfdruck 244 mmHg bzw. 32,4 kPa (20 °C)

- Metabolismus 20 %, bei oxidativem Metabolismus (CYP_{450}, 2E1) entsteht Trifluoressigsäure, bei reduktivem Metabolismus entstehen freie Radikale
- sehr hoher Blut-Gas-Verteilungskoeffizient von 2,54 → sehr träge An-/Abflutung → ausgeprägtes Durchlaufen des Exzitationsstadiums (▶ Abschn. 9.8)

■ **Indikationen**
- in Deutschland nicht mehr erhältlich, jedoch das meistgenutzte volatile Anästhetikum in Entwicklungsländern und (zur Kinderanästhesie) den USA
- zur Maskeneinleitung sehr gut geeignet

■ **Kontraindikationen**
- maligne Hyperthermie
- akuter Hirndruck
- Z. n. Halothanhepatitis
- keine Halothan-Wiederholungsnarkose innerhalb von 3 Monaten
- hepatische Erkrankungen allgemein

- akute intermittierende Porphyrie (neben Enfluran) → entgegen BDA-Empfehlung wird Halothan durch das EPNET (European Porphyria Network) als „nicht sicher" aufgeführt (Stand 2022)
- hohe Dosen von LA mit Adrenalinzusatz (Höchstdosis 1 µg/kg)

■ **Wirkungen**
- bronchodilatatorisch, angenehmer Geruch
- gering muskelrelaxierend

■ **Nebenwirkungen**
- Sensibilisierung des Myokards für endogene und exogene Katecholamine
- negativ chrono-/inotrop, Reentry-Phänomene
- blutdrucksenkend durch Vasodilatation
- uterusrelaxierend bei MAC >0,8
- Transaminasenerhöhung durch direkte Leberschädigung (freie Radikale)
- Halothanhepatitis (Exkurs)
- intrakranielle Drucksteigerung bei bestehendem Hirndruck
- CYP-P$_{450}$-Induktion

Exkurs: Halothanhepatitis
Zwei mögliche Abbauwege des Halothans sind:
1. die Bildung von freien Radikalen bei reduktivem Metabolismus (Hypoxie der Hepatozyten oder Enzyminduktion über P450) und
2. v. a. der oxidative Metabolismus zu Trifluoressigsäure (TFA).

Die freien Radikale scheinen in der Lage zu sein eine milde Hepatitis mit Transaminasenanstiegen zu verursachen.
Hauptmetabolit ist jedoch die TFA, die sowohl direkte schwere Leberzellnekrosen als auch indirekt immunologisch durch Antikörperbildung gegen Hepatozyten zu einer Autoimmunhepatitis mit möglichen schweren Verläufen bis zum Tod durch Leberversagen führen kann. Hier geht die TFA kovalente Bindungen mit den Leberproteinen ein.
Nach Tagen bis (4) Wochen kommt es zur sog. Halothanhepatitis mit Transaminasenanstiegen, Fieber und Ikterus. Ergeben sich anamnestische Hinweise auf eine stattgehabte Halothanhepatitis, so ist im Verlauf auf alle TFA-Bildner zu verzichten (Isofluran, Desfluran, Enfluran).

9.5.5 Xenon

■ **Übersicht**
- ◼ Tab. 9.11

■ **Pharmakologie**
- seltenstes, nicht radioaktives Element der Erde
- nicht brennbar, chemisch inert
- farb-/geruchlos
- Gewinnung durch „Luftzerlegung" hierbei ergeben 10.000.000 m³ Umgebungsluft etwa 1 m³ Xenon (Linde-Verfahren)
- Siedepunkt -108 °C
- Dampfdruck 4130 kPa bei 0 °C (!)
- keine Metabolisierung
- sicheres Medikament bei akuter intermittierender Porphyrie
- Zulassung in Deutschland seit 2007

■ **Indikationen**
- Narkoseaufrechterhaltung

■ **Kontraindikationen**
- laut einiger Autoren gilt COPD und Asthma bronchiale als relative bis absolute KI für Xenon
- Pneumenzephalon, Ileus, Pneumothorax, Z. n. Vitrektomie (?)

■ **Wirkungen**
- gute Analgesie
- sehr gutes kardiales Profil (hämodynamische Stabilität)
- steigert nur mäßig die Hirndurchblutung

■ **Nebenwirkungen**
- Übelkeit und Erbrechen (sehr häufig)
- Blutdruckanstieg, Blutdruckabfall (häufig)
- bisher wenig belastbare Daten zu Nebenwirkungen
- Diffusion in luftgefüllte Räume
- Diffusionshypoxie möglich (hypothetisch analog dem Lachgas)

◘ Tab. 9.11   Kenndaten für LENOXe, Xenon pro Anaesthesia 100 % (V/V)

Handelsname	LENOXe, Xenon pro Anaesthesia 100 % (V/V)
MAC$_{50}$ in 100 % O$_2$	63 Vol.-% (früher: Cullen 1951 >71 Vol.-%)
Blut-Gas-Verteilungskoeffizient	0,14
Metabolisierungsrate	0 %
Nebenwirkungen	Diffusion in luftgefüllte Hohlräume, analog dem Lachgas
Kontraindikationen	COPD, Asthma bronchiale relative KI: Hirndruck
Besonderheiten	schnellste An-/Abflutung aller Inhalationsanästhetika seltenstes Edelgas der Erde sehr teuer (ca. 6-mal teurer als eine konventionelle Inhalationsanästhesie mit Desfluran oder Sevofluran) diffundiert in luftgefüllte Höhlen anästhesiologisch betrachtet fast das „ideale Inhalationsanästhetikum" Affinität zum NMDA-Rezeptor mit sehr guter Analgesie 1,5-fach stärker analgetisch wirksam als N$_2$O

9

9.5.6 Stickoxydul/Lachgas

- **Überblick**
- ◘ Tab. 9.12

- **Pharmakologie**
- Distickstoffmonoxid, Stickoxydul N$_2$O
- farb-/geruchloses Gas (nach Striebel: leicht süßlicher Geruch)
- nicht entflammbar, unterhält jedoch Brennvorgänge
- Siedepunkt -88,5 °C
- Dampfdruck 38.455 mmHg bzw. 5125 kPa (20°)
- kein Metabolismus durch den Körper
- 1844 Einsatz in der Zahnmedizin durch Horace Wells
- Blut-Gas-Verteilungskoeffizient von 0,47 → Sehr schnelle An-/Abflutung → **Cave**: Diffusionshypoxie durch Verdrängung des alveolären Sauerstoffs
- gute Analgesie (Wirkung am Opiatrezeptor) und schlechte Hypnose
- reduziert als Supplement volatiler Anästhetika deren Bedarf um ca. 30 % (bei N$_2$O Konzentrationen von 66 %); ► Abschn. 9.1.1
- gilt bei akuter intermittierender Porphyrie als sicher
- diffundiert schneller in luftgefüllte Höhlen als das Stickstoff entweichen kann → Volumen- und/oder Druckzunahme (► Abschn. 9.4)

- **Indikationen**
- Supplementierung und Analgesie bei Narkosen mit volatilen Anästhetika (sehr guter Kombinationspartner von Desfluran mit fast identischen Blut-Gas-VK)
- neue Einsatzgebiete eines vorgemischten N$_2$O/O$_2$-Gemisches in der Geburtshilfe, Zahnmedizin und kleineren chirurgischen Eingriffen mittels eines Inhalationssystems

- **Kontraindikationen**
- nicht therapierter Pneumothorax (Tx-Drainage)
- Ileus

◘ Tab. 9.12	Kenndaten von Stickoxydul, Lachgas, N_2O
Handelsname	**Stickoxydul, Lachgas, N_2O, Livopan (50/50), Donopa 50%/50%**
MAC_{50}	104 Vol.-%
Blut-Gas-Verteilungskoeffizient	0,47
Metabolisierungsrate	0,002–0,004 % (Durch Darmbakterien)
Nebenwirkungen	Diffusion in luftgefüllte Hohlräume Störung des Folsäuremetabolismus durch Inaktivierung von Vitamin B_{12} Knochenmarkdepression (bei langer Anwendung) Diffusionshypoxie bei Abfluten des Gases
Kontraindikationen	Ileus, unkorrigierter Pneumothorax, Mediastinalemphysem, Pneumenzephalus (SHT, Neurochirurgie)
Besonderheiten	nur zur Supplementierung geeignet gute Analgesie als Fertigpräparation 50 % N_2O und 50 % O_2 erhältlich (Livopan von Linde) der Stellenwert des Lachgases in der anästhesiologischen Praxis nimmt immer weiter ab

- Eingriffe am Mittelohr (Tympanoplastik)
- Vitrektomie mit Gasfüllung
- Neurochirurgie
- Kardiochirurgie
- präexistenter Vitamin-B_{12}-Mangel
- Neutropenie

- **Wirkungen**
- gute Analgesie
- Anästhetikaeinsparung → Verminderung der Toxizität volatiler Anästhetika
- gute kardio-/respiratorische Stabilität
- nicht schleimhautreizend

- **Nebenwirkungen**
- steigert den intrakraniellen Druck deutlich
- kann den pulmonalarteriellen Druck erhöhen
- Übelkeit und Erbrechen
- negative Beeinflussung des Vitamin-B_{12}-Stoffwechsels, Störung des Folsäuremetabolismus
- Wundheilungsstörungen möglich
- wirkt auch bei hohen Konzentrationen nur schwach hypnotisch

- Diffusion in Tubus-Cuff → Cuffwächter dringend empfohlen
- Ohrenschmerzen

9.5.7 Sonstige

Auflistung der in der heutigen anästhesiologischen Praxis nicht mehr gebräuchlicher Substanzen, die u. U. Prüfungscharakter haben könnten (◘ Tab. 9.13).

Eigenschaften aller volatiler Anästhetika:

Allen volatilen Anästhetika sind **mehr oder minder ausgeprägt** folgende Eigenschaften gemein:
- negative Inotropie
- MAC 0,7–1,3: geringeres Risikoprofil für eine Awareness im Vergleich zur TIVA → EEG-Kontrolle bei beiden empfohlen
- PONV: kein erhöhtes Risiko bei Kombination mit Antiemetikum im Vergleich zur TIVA

■ **Umweltbelastung**
- alle fluorierten Chlorkohlenwasserstoffe sind Ozonschichtschädigend. FCKW ist die Indikatorsubstanz (ozonschädigendes Potenzial von 1,0). Halothan besitzt den Wert 0,36 und Isofluran von 0,02 (s. ► Abschn. 9.9)

■ **Substanzmissbrauch**
- **Lachgas/N$_2$O**
  - Partydroge, die in Form von Ballons zur Inhalation angeboten werden
  - Gefahr der lachgasbedingten Hypoxie (► Abschn. 9.5.6)
  - Wirkung wird als euphorisierend und stimmungsaufhellend beschrieben
- **Xenon**
  - erstmals wurde bei den Olympischen Winterspielen in Sotschi 2014 bei Sportlern ein flächendeckendes Doping mit Xenon vermutet
  - Inhalation mit hohen Xenonkonzentrationen führt zur Steigerung der EPO-Produktion (analog zu Höhentraining)
  - Seit 09/2014 wird Xenon durch die Weltdopingagentur (WADA) als hypoxieerzeugendes Dopingmittel gewertet und verboten

9.8 Narkosestadien nach Guedel

- 1937 Standardisierung der Narkosestadien bei Äthermononarkosen durch Arthur Guedel
- Untersucht wurden: Reflexe, Atmung, Pupillenweite, Bewegungen und Bewusstseinsstatus.
- bei modernen balancierten Narkosen mit schnell an- und abflutenden Inhalationsanästhetika werden die Guedel-Stadien nur noch rudimentär durchlaufen
- relevant ist das Stadium der Exzitation v. a. bei Kindernarkosen
- Beispiel:
  - Maskeneinleitung mit Sevofluran ohne liegendem i. v.-Zugang → nicht zu früh (im Stadium der Exzitation) punktieren!
  - → Gefahr des Laryngospasmus
- die Guedel-Stadien werden bei der Anflutung und Abflutung des Inhalationsanästhetikums durchlaufen (◘ Tab. 9.14)
- ◘ Tab. 9.15 gibt einen Gesamtüberblick der Inhalationsanästhetika:

◘ **Tab. 9.14** Narkosestadien nach Guedel

Stadium	Pupillengröße	Atmung	Weiteres
1: Analgesie/ Amnesie	eng	regelmäßig	Schmerzempfindung reduziert, Bewusstsein erhalten
2: Exzitation	erweitert	unregelmäßig	Gefahr des Erbrechens, Laryngospasmus
3: Toleranz (Planum 1–3)	Miosis (3.1) ↓ Mydriasis (3.3)	regelmäßig, im Verlauf abnehmend	gewünschte chirurgische Toleranz
4: Asphyxie/ Paralyse	maximale Mydriasis	Atemstillstand Kreislaufzusammenbruch	

9.9 Umweltaspekte der Inhalationsanästhetika

- der Gesundheitssektor der westlichen Welt trägt zu etwa 8–10 % aller Treibhausgasemissionen bei
- 03/2020 → DGAI/BDA-Positionspapier: „Ökologische Nachhaltigkeit in der Anästhesie und Intensivmedizin" (Schuster et al. 2020)
- Inhalationsanästhetika, Energie/Wärme/Klimatisierung und Müll sind die Hauptverursacher von Treibhausemissionen Inhalationsanästhetika tragen maßgeblich zum Treibhauseffekt bei
  - am Vancouver General Hospital (Kanada): 63 % (USA geschätzt 50 %) aller chirurgischen Emissionen entstehen durch Inhalationsanästhetika → Nordamerika: hohe Desflurannutzung
  - das Treibhauspotenzial eines Gases (in Relation zu 1 kg Kohlendioxid = CO_2-Äquivalent = CO_2e) wird in „Global Warming Potential" (GWP) auf 100 Jahre angegeben → GWP100
- Lachgas besitzt ein GWP100 von 265 → 1 kg Lachgas trägt innerhalb der ersten 100 Jahre nach Freisetzung 265-mal so stark zum Treibhauseffekt bei wie 1 kg CO_2
- Lachgas wird über Düngemittel aus der Landwirtschaft auch nach Ende der klinischen Nutzung stark freigesetzt. Lachgas hat eine atmosphärische Lebensdauer von 114 Jahren!
- Desfluran ist das Inhalationsanästhetikum mit der höchsten GWP100
- Sevofluran und Desfluran sind FKW, Isofluran besitzt als FCKW noch zusätzlich ein ozonschädigendes Potenzial, Lachgas ebenfalls.

- Desfluran emittiert bei konstanter Flussrate und Steady-State 50-mal mehr CO_2 als Sevofluran
  - die Emissionen eines volatilen Anästhetikums verhalten sich linear zum Frischgas-Fluss
- USA: In einer Umfrage aus 2019 nutzen 60 % der Anästhesisten einen FGF von 1–2 l und nur 18 % einen FGF <0,6 l (Desflurane und Sevoflurane ähnlich) (Habib 2019)
- Minimal-Flow (500 ml/min FGF) oder sogar Metabolic-Flow (250–300 ml/min FGF) sollten angestrebt werden. Neben Umweltaspekten verhalten sich die Kosten ebenfalls linear dem FGF
  - anschaulich: 1 Stunde Desfluran in Minimal-Flow bei 1 MAC (Erwachsener) erzeugt ein CO_2 von fast 900 gefahrenen Autokilometern; Sevofluran unter gleichen Bedingungen nur von 19 km
  - anschaulich: 1 Flasche Desfluran (250 ml) entspricht einem CO_2e von ca. 6000 l verbranntem Benzin
- Merke: Eine schlecht gemachte Ein-/Ausleitung macht stundenlange Sparsamkeit in Minuten zunichte! Flow immer erst nach Schließen des Vapors erhöhen.
- TIVA (beispielsweise mit Propofol/Sufentanil) kann die Umweltbilanz verbessern, jedoch ist zu beachten, dass Propofolreste nur sehr schwer biologisch abgebaut und bei Temperaturen von über 1000 °C verbrannt werden müssen.
  - einzelne volatile Anästhetika können im geringen Umfang mit speziellen Absorbern aufgefangen und recycelt werden (Anaconda-Absorber von Sedana Medical für Sevofluran/Isofluran)
  - praxistaugliche Absorber werden klinisch langsam etabliert, z.B. Sensofluran-System von ZeoSys.

9

◘ Tab. 9.15   Gesamtüberblick Inhalationsanästhetika (Mod. nach Heller u. Brückner, Update Inhalationsanästhesie)

	Sevofluran	Desfluran	Isofluran	Halothan	Lachgas/Stickoxydul
Handelsname	Sevofluran, Ultrane (USA)	Suprane	Forene, Forane (USA)	Fluothane (in D nicht mehr im Handel)	Livopan → O_2-N_2O-Gemisch (50:50)
chemische Struktur	fluorierter Methyl-Isoprophyl-Äther	fluorierter Methyl-Ethyl-Äther	fluorierter Chlorkohlenwasserstoff (FCKW)	fluorierter Chlorkohlenwasserstoff (FCKW)	
Molekulargewicht	200,5	168	184,5	197,4	44
Siedepunkt (°C)	58,5	22,8	48,5	50,2	–88,5
Dampfdruck (20 °C)	160 mmHg/20,3 kPa	669 mmHg/88 kPa	239,5 mmHg/32 kPa	244 mmHg/32,4 kPa	38,455 mmHg/5125 kPa
Aggregatzustand (20 °C)	flüssig	noch flüssig	flüssig	flüssig	gasförmig
Biotransformation (%)	3–5	0,02	0,2	20	0
Metabolit	teilweise Phase II-Metabolismus →Hexafluorisopropanol	Trifluoressigsäure	Trifluoressigsäure	Trifluoressigsäure	
Blut/Gas-VK	0,69	0,42	1,15	2,54	0,47
Gehirn/Blut-VK	1,7	1,3	1,6	1,9	1,1
Fett/Blut-VK	48	27	45	51	2,3
MAC_{50} (FiO_2 1,0) Vol.-%	2,05	6–7	1,15	0,76	104
MAC_{INT} in Vol.-%	3,55	1,8	1,76	2–2,5	
MAC_{AWAKE}	0,68		0,44	0,4	

Porphyrie (NAPS 2019/2020)	UK: nicht sicher US: sicher D: vermutlich sicher	sicher	sicher	nicht sicher	Sicher
Besonderheiten	– fraglich nephrotoxisch (Compound A, Fluoridionen) – Emergency Delir bei Kindern – inhalative Einleitung möglich – hohe kardiale Stabilität – keine Sensibilisierung auf Katecholamine – leicht Bronchodilatation – keine Leberschädigung durch TFA	– kaum Metaboliten – Reizung der Atemwege (>6 Vol.-%) – Spezialverdampfer nötig – sehr schnelle An-/Abflutung – CO-Bildung bei trockenem Atemkalk – schnelle konzentrationserhöhung vermeiden → RR und HF steigen → Steigerung des ICP – Umweltschädigendes Potenzial	– negativ Inotrop – initial atemwegsreizend, später Bronchodilatation – uterusrelaxierend – Nutzung im Anaconda-System möglich – kaum Sensibilisierung auf Katecholamine	– in Entwicklungsländer noch häufig genutzt (in D nicht mehr erhältlich) – hoher Metabolismus – Sensibilisierung auf Katecholamine – Halothanhepatitis (AK gegen TFA) – Bronchodilatatorisch – Maskeneinleitung möglich	– Fertigpräparation auf dem Markt (Livopan) – Schädigung im Vitamin-B_{12}-Metabolismus – Diffusion in luftgefüllte Höhlen – Lachgashypoxie in der Narkoseausleitung möglich – sehr gut analgetisch wirksam – reduziert die MAC

Literatur und weiterführende Literatur

Sinner B (2020) Anästhetika-induzierte Neurotoxizität bei Kindern. Aktueller Stand der Wissenschaft. Anästh Intenivmed 61:204–214

Schuster M, Richter H, Pecher S, Koch S, Coburn M (2020) Positionspapier mit konkreten Handlungsempfehlungen*: Ökologische Nachhaltigkeit in der Anästhesiologie und Intensivmedizin. Anästh Intensivmed 61:329–339. https://doi.org/10.19224/ai2020.329-339

Habib RK (2019) An observation from an online survey: is fresh gas flow used for sevoflurane and desflurane different from isoflurane based anesthesia? Med Gas Res 9(1):13–17

9

Injektionsanästhetika

Pia Reuber

Inhaltsverzeichnis

10.1   Das ideale Injektionsanästhetikum – 232

10.2   Einzelne Injektionsanästhetika – 232
10.2.1   Propofol – 232
10.2.2   Barbiturate – 238
10.2.3   Benzodiazepine – 243
10.2.4   Etomidat (Etomidat Lipuro, Hypnomidate) – 250
10.2.5   Ketamin und S-Ketamin (Ketanest, Ketanest S) – 252
10.2.6   Dexmedetomidin (Dexdor) – 255
10.2.7   γ-Hydroxybuttersäure, kurz GHB (Somsanit) – 256
10.2.8   Dehydrobenzperidol, Droperidol, DHBP (Xomolix) – 258
10.2.9   Chloralhydrat (Chloralhydrat-Rectiole) – 259

10.3   Überblick über die Injektionsanästhetika – 260

10.4   TIVA und TCI – 261
10.4.1   TIVA (total intravenöse Anästhesie) – 261
10.4.2   TCI (target controlled infusion) – 263
10.4.3   Sicherheitsaspekte bei TIVA und TCI – 265

Literatur und weiterführende Literatur – 266

© Springer-Verlag GmbH Deutschland, ein Teil von Springer Nature 2023
M. Heck et al. (Hrsg.), *Repetitorium Anästhesiologie*, https://doi.org/10.1007/978-3-662-64069-2_10

10.1 Das ideale Injektionsanästhetikum

Ein ideales Injektionsanästhetikum sollte eine Reihe von Anforderungen unter dem Gesichtspunkt der physikalischen und chemischen Eigenschaften, der Pharmakologie, der Wirtschaftlichkeit und der Nachhaltigkeit erfüllen. Wichtig sind eine hohe chemische Stabilität der Substanz, die problemlos lagerbar und kompatibel mit anderen Pharmaka sein sollte, dabei keine Konservierungsstoffe benötigt, im besten Fall mit bakteriziden oder antifungalen Eigenschaften. Daneben sollte es parallel hypnotisch, analgetisch und amnestisch wirken, nebenwirkungsfrei bei organunabhängiger Elimination und anwendbar bei jeglichen Patientenkollektiven, gut steuerbar, preisgünstig und frei von umweltschädlichen Eigenschaften sein.

Bislang kann diese Eigenschaften aber keines der aktuell verfügbaren Narkosemedikamente in sich vereinen. Viele der gewünschten Eigenschaften widersprechen sich zudem, so z. B. die Wasserlöslichkeit und der schnelle Wirkeintritt, denn dieser ist proportional der Lipophilie.

Pharmakologisch gilt für alle Substanzen:

- wird ein Medikament injiziert, verteilt es sich in verschiedene Organe, abhängig von der aktuellen Durchblutungssituation und Metabolisierungsleistung
- Injektionsgeschwindigkeit ↑ → Wirkstoffverlust durch Kumulation in weniger durchbluteten Geweben ↓, aber Beeinflussung der Hämodynamik ↑
- bei Überdosierung → kürzere Anflutzeit im Zielorgan → Wirkeintritt ↑
- im Schock: zerebrale Durchblutung lange durch Autoregulation konstant bei verminderter Perfusion der Organe → relative Erhöhung der Hirndurchblutung → Wirkungsverstärkung der Substanz
- Leber- und Nierenfunktionsstörungen: Plasmaproteinanteil ↓

Die meisten Injektionsanästhetika (außer Ketamin) binden nach Injektion an Plasmaproteine und sind somit pharmakologisch inaktiv, da nur der freie Anteil wirksam ist.

Plasmaproteine ↓ → Anteil freies Pharmakon ↑ → Wirkung ↑

10.2 Einzelne Injektionsanästhetika

10.2.1 Propofol

- **Allgemeines**
- 2,6-Diisopropylphenol
- 1973 durch Roger und Glen (Firma Imperial Chemical Industries, UK) in einer Testreihe im Tiermodell entdeckt
- 1977 erste klinische Studien am Menschen, die 1980 auf Grund des ungünstigen Nebenwirkungsprofils der Trägerlösung Cremophor (Anaphylaxie und Injektionsschmerz) gestoppt wurden
- Trägerlösung durch Soja-Öl-Emulsion ersetzt aus raffiniertem Sojaöl, mittelkettigen Fettsäuren, Eilecithin, Glycerol und Natriumoleat
- 1988 Zulassung in Deutschland
- 1996 Konzept der Target-Controlled-Infusion (TCI) eingeführt
- aktuell 3 Konzentrationen in unterschiedlichen Lösungen von 6 Herstellern auf dem deutschen Markt:
  - 0,5%ige Lösung (5 mg/ml) evtl. weniger Injektionsschmerzen
  - 1%ige Lösung (10 mg/ml)
  - 2%ige Lösung (20 mg/ml): mehr Propofol bei weniger Fett (1%ig: 0,1 g/ml, 2%ig: 0,05 g/ml)
- pH: 6–8,5 (pK$_a$-Wert Propofol 11,1 bei 20°C, durch Zusatz von Natriumhydroxid neutraler pH)
- Anwendung: i. v. als Bolus oder kontinuierliche Injektion, auch verdünnbar mit 5%iger Glukoselösung oder

0,9%iger NaCl-Lösung (s. Fachinformation, unterschiedliche Infos bei den jeweiligen Herstellern)
— aber Cave: Degradation:
je nach Lösung von Propofol in anderen Lösungsmitteln kommt es zur Verschmelzung kleinster Propofoltröpfchen zu größeren Tropfen (bis zur Phasentrennung), bei denen die Freisetzung von Propofol verlangsamt sein kann
— die in Deutschland verwendeten Propofolformulierungen enthalten keine Konservierungsstoffe, in den USA wird Ethylendiamintetraacetat zugesetzt (Datenlage nicht eindeutig)
— Gefahr der bakteriellen Kontamination der lipidhaltigen Propofollösung bereits nach 6 h, Infusion aus einem Infusionssystem darf 12 h nicht überschreiten
— Inhalt einer Ampulle oder Durchstechflasche nur zum einmaligen Gebrauch bei einem Patienten
— Prodrug Fospropofol (zugelassen in den USA)

■ **Wirkmechanismen**
— hohe Lipophilie, daher rascher Wirkungseintritt
— supprimiert global die elektrische und metabolische Aktivität im ZNS
— Hauptangriffspunkte:
  – potenziert die inhibitorische $GABA_A$- und $GABA_B$-Rezeptor-Aktivität
  – inhibiert N-Methyl-D-Aspartat (NMDA)-Rezeptoren
  – moduliert Kalzium- und Natriumionenkanäle
— inhibiert β-Rezeptoren (im Tiermodell)
— hemmt die Glutamatfreisetzung
— Interaktion mit Cannabinoid- und NMDA-Rezeptoren vermutet und δ-Opioid-Rezeptoren postuliert (ohne klinische Relevanz)
— nicht antianalgetisch (konträr zu Barbituraten, keine Hyperalgesie)

■ **Metabolisierung**
— in der **Leber (60 %) metabolisiert** (mit Glucuronsäure konjugiert zu wasserlöslichen Komponenten), Ausscheidung inaktiver Metaboliten über die Niere
— Clearance von Propofol mit 1,5–2,2 l/min ist größer als der Leberfluss von 1,5 l/min → **extrahepatische Metabolisierung**
— bis 30 % der totalen Clearance durch direkte Ausscheidung über die **Niere** nach Glucuronidierung in **gewebsständigen Mikrosomen** (nur 1 % erscheinen unverändert im Urin)
— fragliche Rolle der Metabolisierung in der Lunge mit kontroverser Datenlage

■ **Kinetik (◪ Tab. 10.1)**
— Wirkbeginn nach Bolusgabe i. v. <1 min, Wirkdauer 5–7 min
— Pharmakokinetik nach 3-Kompartiment-Modell beschrieben:
  – zentrales Kompartiment (Herz, Lungen, Nieren, Gehirn)
  – schnelles Kompartiment (Muskulatur, innere Organe)
  – langsames Kompartiment (Fett, Knochen)
— hohe interindividuelle Variabilität der Kompartimente und der resultierenden HWZ
  – nach einmaliger Bolusgabe sinkt die Blutkonzentration schnell ab durch Umverteilung und Elimination → initiale HWZ 2–8 min
  – anschließende Umverteilung in die schnell äquilibrierenden Kompartimente der abdominellen Organe und Muskulatur (HWZ 30–45 min)
  – bei Dauerinfusion erscheint ein drittes Kompartiment mit langsamem Rückfluss von Propofol zum Zentralkompartiment → terminale Eliminations-HWZ: bis zu 45 h, nach 10 Tagen Sedierung kann sie bis zu 3 Tage betragen

⊡ Tab. 10.1   Kinetik von Propofol

	Clearance	Größe des Zentral-kompartiments	Effekt
Neugeborene			große interindividuelle Unterschiede
Kinder	↑ (25 %)	↑↑ (50 %)	Dosis erhöhen
Frauen	↑	↑	keine
ältere Patienten	↓	↓	Dosis reduzieren
Nierenschäden			keine
Leberschäden	↔	↑	leicht verlängerte Eliminations-HWZ und verzögertes Aufwachen

10

⊡ Tab. 10.2   Kontextsensitive HWZ von Propofol. (Mod. nach Strauß u. Giest)

Applika-tionszeit	1 h	2 h	4 h
Erwachsene	6,7 min	8,0 min	9,5 min
Kinder (3–11 Jahre)	10,4 min	12,9 min	19,6 min

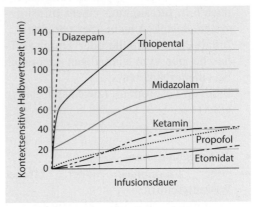

⊡ Abb. 10.1   Kontextsensitive Halbwertszeit der Injektionsanästhetika. Mit zunehmender Infusionsdauer steigt die kontextsensitive Halbwertszeit bei vielen Anästhetika linear an. (Mod. nach Tonner/Hein, 2011)

— kontextsensitive HWZ (⊡ Tab. 10.2)
— Die Plasma-HWZ nimmt mit zunehmender Dauer der Gabe zu, da trotz der hohen Plasma-Clearance die peripheren Kompartimente langsam gesättigt werden und eine zunehmende Rückverteilung stattfindet
— Reduktion der initialen Infusionsraten bereits nach 10–20 min, um Kumulation zu vermeiden (⊡ Abb. 10.1).

■ **Indikationen**
— Narkoseeinleitung (auch bei akuter hepatischer Porphyrie) und Narkoseaufrechterhaltung
    bei Erwachsenen oder Kindern ab 1 Monat

— Sedierung für kurze schmerzlose Eingriffe (z. B. Kardioversion) und diagnostische und chirurgische Maßnahmen bei Erwachsenen oder Kinder ab 1 Monat
— totale intravenöse Anästhesie (TIVA), kombiniert mit Opioidgabe
— Narkosen mit Larynxmasken (gute Reflexdämpfung des Hypopharynx)
— Sedierung im Rahmen der Intensivbehandlung bei Patienten über 16 Jahren maximal über einen Zeitraum von 7 Tagen

- Antiemetikum in der postoperativen Frühphase (Titration von 10 mg i. v.-Boli)

■ **Kontraindikationen**
- laut Fachinformation (Braun, Stand Februar 2017)
  - Schwangerschaft (zur Sectio), da plazentagängig → kann bei Neugeborenen eine Depression der Vitalfunktionen hervorrufen
  - Stillzeit: geht in die Muttermilch über, 24 h nach Propofolgabe kein Stillen, Milch verwerfen
  - laut embryotox.de (Auszug, Stand 2021):
  - 1. Trimenon: „Ein teratogenes Risiko ist nicht beschrieben und wird auch nicht erwartet."
- Sectio: „Zahlreiche Studien konnten im Vergleich mit Thiopental keine Unterschiede bei den APGAR-Werten, den Säure-Basen-Parametern und dem neurologischen Zustand der Kinder nachweisen."
  - Stillen: „Die Mutter darf stillen, sobald sie nach der Narkose mit Propofol in der Lage ist, ihr Kind selbstständig anzulegen."
- Laut S1-Leitlinie „Geburtshilfliche Analgesie und Anästhesie" von 2021: „Propofol stellt eine sehr gute Alternative zur Einleitung einer Allgemeinanästhesie für die Sectio caesarea dar." (Bremerich und Greve 2021)
  Hinweis auf jüngere Untersuchungen, bei denen der teilweise schlechtere APGAR-Wert ... nicht mehr nachweisbar war, wie im Ursprungstext (s. o.) bezeichnet, da die gemeinte Untersuchung aus dem Jahr 2015 stammt (Tumukunde et al. 2015), laut denen der teilweise schlechtere APGAR-Wert bei Neugeborenen nach Gabe von Propofol nicht mehr nachweisbar war, zudem höhere Vertrautheit der meisten Anästhesisten mit Propofol (im Vergleich zu Trapanal).

- **Cave**: Fettstoffwechselstörungen oder gleichzeitige parenterale Fettzufuhr → Dosis anpassen
- Propofolallergie
- Soja- oder Erdnuss-Allergie (Kreuzallergie)
- laut Expertenmeinung:
- das in Propofol enthaltene Sojaöl wurde raffiniert, d. h. allergene Proteine wurden in diesem Prozess entfernt. Die verbleibende Restmenge an Sojaprotein in Propofol ist minimal und laut Bradley et al. (2008) zu gering, um überhaupt eine allergische Reaktion hervorrufen zu können. Somit schlussfolgern einige Experten, dass eine Sojaallergie keine Kontraindikation für den Einsatz von Propofol ist (unbedenklich somit auch Kreuzallergie Erdnüsse).
- eine Hühnereiweißallergie ist keine absolute Kontraindikation für Propofol
- Cave: Mitochondropathien bei Langzeitsedierung (Induktionsdosis unkritisch)
- **laut Fachinformation: Epilepsie (umstritten, da Propofol eine hohe antikonvulsive Potenz hat)**

■ **Zulassungsbeschränkungen**
- Propofol 1 % und 2 %:
  - Narkoseeinleitung und Narkoseaufrechterhaltung von Kindern <1 Monat für Propofol 1 % und Kindern <3 Jahren) für Propofol 2 %
  - Sedierung während der Intensivbehandlung bei Kindern <16 Jahren
- Propofol 0,5 %:
  - nur zugelassen zur kurzzeitigen Sedierung (s. o., nicht zur Langzeitsedierung auf Intensivstation) und auch nur zur Narkoseeinleitung, nicht zur Aufrechterhaltung einer Narkose oder Sedierung

■ **Wirkungen**
- dosisabhängig:

- angstlösend
- amnestisch
- hypnotisch (nicht analgetisch)
- in subhypnotischer Dosis:
- traumfördernd
- euphorisierend (Erhöhung der Dopaminkonzentration im Nucleus accumbens, „Belohnungszentrum", Cave: suchtmedizinische Inzidenz)
- sexuell enthemmend
- antiemetisch durch Verminderung der Serotoninfreisetzung in der Area postrema und Wirkung an GABA-Rezeptoren z. B. postoperativ: 10 mg Boli i. v. oder 1 mg/kg/h während des Eingriffs → Reduktion der Inzidenz von Übelkeit und Erbrechen von 65 % auf 10 % in der postoperativen Frühphase
- kaum „hang-over" nach TIVA mit Propofol/Remifentanil im Vergleich zu Thiopental zur Einleitung
- kurze Wirkdauer (dosisabhängig, etwa 4–6 min) durch schnelle Umverteilung, somit rasches Erwachen
- Senkung des ICP bei Patienten mit normalem oder erhöhten Hirndruck, dieser geht mit einem signifikanten Abfall des zerebralen Perfusionsdrucks (CPP) einher → begrenzte Anwendbarkeit: Dosen zur milden/moderaten Sedierung mit Propofol 1,5–4,5 mg/kg/h)
- die normale zerebrale Reaktion auf Hypo-/Hyperkapnie und die Autoregulation bleiben unter Sedierung mit Propofol erhalten
- im EEG: γ- und α-Aktivität ↓, δ- und θ-Aktivität ↑ bis hin zur „burst suppression"
- Senkung des Augeninnendrucks (30–40 % akut)
- bronchodilatatorischer Effekt mit Reduktion des Atemwegswiderstands in hoher Dosierung

- Reflexdämpfung im Epi- und Hypopharyx (gute Anwendbarkeit der Larynxmaske)
- senkt den Post-Opioid-Juckreiz

- **Nebenwirkungen**
- dosisabhängige Atemdepression bis Apnoe
- kardiovaskulär: dosisabhängige Blutdrucksenkung infolge negativer Inotropie und Vasodilation (bei langsamer Injektion geringer ausgeprägt), 2–2,5 mg/kg Induktionsdosis → 25- bis 40%iger Abfall des systolischen Blutdrucks
- Bradykardie (v. a. unter β-Blockertherapie)
- Injektionsschmerz: lokal durch Venenwandreizung vermehrt bei dünneren Venen (6–28 %)
- vermindert bei: erhöhtem Anteil mittelkettiger Fettsäuren (MCT) und Propofol 0,5 % und Lidocainbeimischung: 1 ml Lidocain 1 % in 20 ml Propofol
- Myoklonien (nichtepileptisch)
- Missempfindungen im Genitalbereich/sexuelle Enthemmung/sexuelle Phantasien
- Hustenreiz in 5 % der Fälle
- nasaler Juckreiz
- selten Krampfanfälle (auch verzögert), in verschiedenen Modellen auch antikonvulsive Effekte nachgewiesen
- Pankreatitis (keine Einschränkungen zur Verwendung bei ERCP)
- Grünfärbung des Urins durch Propofolmetaboliten (Phenolderivate) bei Langzeitsedierung
- Propofolinfusionssyndrom (PRIS) s. ▶ Abschn. 10.2.1.1.
- zusätzliche Fettzufuhr bei Langzeitgabe beachten (Propofol 1 %: 1 ml = 0,1 g Fett, Propofol 0,5 % nicht zur Langzeitsedierung zugelassen)

10

Dosis

- **Erwachsene**
  - Narkoseeinleitung: 1,5–2,5 mg/kg i. v.
    - ältere Patienten und ASA III/IV: reduzieren auf 1 mg/kg i. v. (langsam)
  - Aufrechterhaltung: 4–12 mg/kg/h
  - Sedierung zur Beatmung (ICU) über Perfusor bei Patienten >16 Jahren: 0,3–4,0 mg/kg/h (max. 7 Tage)
  - Sedierung zur Diagnostik: 0,5–1 mg/kg über 1–5 min, danach 1,5–4,5 mg/kg/h
- **Kinder**
  - Narkoseeinleitung: 2,5 mg/kg i. v., bei Kindern 1 Monat bis 3 Jahre: 2,5–4 mg/kg i. v.
  - Aufrechterhaltung: 9–15 mg/kg/h

- Dosierung zur Narkoseeinleitung bei Adipositas nach dem Lean Body Mass, dem fettfreien Körpergewicht (entspricht etwa Idealgewicht minus 20–30 %) oder besser nach Bispektralindex (BIS)
- TIVA bei Adipositas per magna eher ungünstig, da wegen Rückverteilung aus Fettgewebe die Aufwachzeit verlängert ist
- evtl. höhere Dosis bei Einsatz einer Larynxmaske bzw. Intubation ohne Relaxanzien
- Hypovolämie möglichst vorher kompensieren
- Gesamtdosisreduktion und Anxiolyse möglich durch Gabe von 10–20 mg Propofol i. v. etwa 1 min vor Narkoseeinleitung (als „Priming")

10.2.1.1 Propofolinfusionssyndrom (PRIS)

Beim PRIS handelt es sich um eine seltene, aber lebensbedrohliche Komplikation nach Dauerapplikation von Propofol. Prinzipiell aber auch bei Propofolapplikation >5 h möglich.

- betroffen sind Kinder und Erwachsene
- Inzidenz bei Intensivpatienten mit Propofolsedierung (>24 h) beträgt 1,1 %
- Mortalität bei 18 %, in Case-Reports bis zu 80 %
- Hypothesen zur Pathogenese:
  - Entkopplung der Atmungskette
  - Inhibition der Fettsäureoxidation
- Risikokollektive
  - Säuglinge/Kinder > Erwachsene
  - hohe Infusionsraten von Propofol (>4–6 mg/kg/h) zur Langzeitsedierung (>48 h)
  - SHT, Polytrauma, Status epilepticus
  - Infektionen, Sepsis, Fieber
  - Komedikation mit Katecholaminen und Glukokortikoiden und endogener Stress
  - niedrige Glukosezufuhr, katabole Stoffwechsellage
  - gesteigerte Lipolyse
  - mitochondriale Dysfunktion

- **Mögliche Symptome eines PRIS**
- Frühsymptome:
  - plötzlich auftretende schwere Laktatazidose (BE <-10) → Frühsymptom! (86 %)
  - plötzlich auftretende Herzrhythmusstörungen (Bradykardie, Arrhythmic, ventrikuläre Tachykardie, AV-junktionale Ersatzrhythmen) und Herzversagen (88 %)
- Spätsymptome:
  - lipämisches Serum
  - Lebervergrößerung mit Anstieg der Transaminasen
  - Rhabdomyolyse und Myoglobinurie (CK-Anstieg)
  - Leber- und Nierenversagen
  - Hyperkaliämie
  - Verfärbung des Urins (grün, auch pinkfarben/rot)

■ **Therapie des PRIS**

— **erkennen und daran denken!**

— sofortiges Beenden der Propofolzufuhr und Umstellung des Sedierungsregimes

— symptomatische Therapie: Kreislaufstabilisierung, Arrhythmiekontrolle, Azidoseausgleich

— hochkalorische Energiezufuhr in Form von Kohlenhydraten

— Hämofiltrationsversuch, um toxische Propofolmetabolite oder Propofol selbst zu filtrieren (fraglich)

— Schrittmacherindikation bei therapierefraktären Bradykardien erwägen

■ **Prophylaxe des PRIS**

— Limitierung der Sedierungsdauer mit Propofol auf maximal 7 Tage

— Limitierung der Infusionsrate für Propofol auf maximal 4 mg/kg/h

— keine Langzeitsedierung von Kindern (<16 Jahre) mit Propofol

— regelmäßige Laborkontrollen (insbesondere Säure-Basen-Haushalt: Laktat und BE)

— nach Schroeppel et al. (2018) Laborkontrolle der Kreatinphosphokinase (CPK), tolerabel bis 5000U/l, Reduktion des PRIS bei Traumapatienten um den Faktor 10

— präventive Gabe von Glukose (umstritten)

— Urinfarbe beachten: Verfärbung des Urins (grün oder rot) kann ein Hinweis auf Erschöpfung der Metabolisierungskapazitäten für Propofol sein (Phenolderivate im Urin) → Umstellung der Sedierung erwägen

10.2.2 Barbiturate

■ **Allgemeines**

— erstmals 1864 von Adolf Ritter von Baeyer hergestellt und waren für viele Jahrzehnte die Schlafmittel schlechthin

— erstes Barbiturat mit schlafanstoßender Wirkung (Barbital) wurde 1903 von Emil Fischer synthetisiert

— 1934 Einführung von Thiopental in die klinische Anästhesie durch Lundy und Waters

— seit 1992 in Deutschland und der Schweiz in der Indikation als Schlafmittel nicht mehr zugelassen

— Derivate der Barbitursäure mit Substitutionen am C2 und C5, Synthese aus Harnstoff und Malonsäure

— sog. „Schlaferzwinger"

■ **Wirkmechanismen**

— komplexer Wirkmechanismus über unterschiedliche Rezeptoren

1. direkter Agonismus an der β-Untereinheit des $GABA_A$-Rezeptors (Barbiturate imitieren GABA, allosterischer Agonismus: Linksverschiebung der GABA-Dosis-Wirkungs-Kurve))

2. Hemmung des exzitatorischen glutamatergen AMPA-Rezeptors (in subanästhetischer Dosis)

3. Hemmung bestimmter (tetrodotoxinempfindlicher) spannungsabhängiger Natriumkanäle (in höherer anästhetischer Dosis)

4. narkotisch wirksame Barbituratkonzentrationen modulieren Kalziumkanäle

— Hauptangriffspunkt ist der Thalamus, wo sie in der Formatio reticularis die aszendierende Reizleitung hemmen und damit die Impulsweiterleitung zur Großhirnrinde abschwächen

■ **Metabolisierung**

— hepatische Metabolisierung (bis auf Phenobarbital) zu inaktiven, wasserlöslichen Substanzen, Ausscheidung über die Niere oder konjugiert über die Galle

— Phenobarbital: 30 % renale Elimination (**Cave**: Niereninsuffizienz)

- **Kinetik**
- schneller Wirkungseintritt (10–20 s)
- Zeit bis zum Wirkeintritt nach i. v.-Gabe und Wirkdauer ist antiproportional zur Lipidlöslichkeit (durch schnellere Penetration der Blut-Hirn-Schranke) → je lipophiler, desto schnellerer Wirkeintritt und desto kürzer die Wirkdauer durch schnellere Umverteilung
- Thiobarbiturate sind lipophiler als Oxibarbiturate
- kurze Wirkdauer, weniger durch Metabolisierung als vielmehr durch Umverteilung (Verteilungshalbwertszeit ≈3 min) im Organismus (Blut → ZNS, Lunge, Leber → Muskel-, Fettgewebe)
- bei wiederholter Gabe → Wirkdauer ↑ durch hohe Fettlöslichkeit, hohes Verteilungsvolumen und geringe Rate an hepatischer Clearance, somit kumuliert Thiopental im Gewebe (hohe kontextsensitive Halbwertzeit)

- **Indikationen**
- Narkoseeinleitung
- Epilepsie/Krampftherapie (Phenobarbital als einziges mit antikonvulsiven Eigenschaften unterhalb der hypnotischen Dosis)
- Anwendung von Barbituraten bei propofol- und midazolamresistenem Status epilepticus
- als Schlafmittel überwiegend ersetzt durch Benzodiazepine u. a.
- Hirndrucksenkung auf Intensivstation als „ultima ratio"

- **Kontraindikationen**
- akute hepatische Porphyrie (Kunstfehler!)
- schwere kardiovaskuläre Instabilität
- insbesondere bei schwerer Hypovolämie und Schock, Herzinsuffizienz bei akutem Myokardinfarkt
- Status asthmaticus, Asthma bronchiale
- Barbituratallergie

- **Cave**: schlechte Venenverhältnisse mit Gefahr der paravenösen Injektion → Hautnekrosen!

- **Wirkungen**
- sedierend bis hypnotisch
- antikonvulsiv
- hyperalgetisch (schmerzfördernd)
- Senkung des ICP (Reduktion um 50 % des Ausgangsdrucks, da zerebrales Blutvolumen ↓ und zerebraler Gefäßwiderstand ↓)
- dosisabhängige Senkung der zerebralen O_2-Exkretion ($CMRO_2$) reduziert den ATP-Verbrauch im Gehirn und schützt vor lokaler zerebraler Ischämie

❯ Barbiturate haben keinen bzw. nur einen geringen **Ceiling-Effekt** bei Dosissteigerung, sodass eine Vertiefung des Sedierungsgrades durch Dosiserhöhung möglich ist. Als Reaktion auf erfolgreiche Suizide wurden die Barbiturate zugunsten der Benzodiazepine (Ceiling-Effekt) als Schlafmittel vom Markt genommen.

- aber: Der Anteil der Stoffwechselaktivität des Gehirns, der für die neuronale Signalübertragung und den Impulsfluss benötigt wird, kann dosisabhängig durch Barbiturate reduziert werden. Dies soweit, bis das EEG nur noch eine isoelektrische Linie zeigt, d. h. keine elektrische Aktivität nachweisbar ist. Der Anteil, der für die Aufrechterhaltung der zellulären Integrität gebraucht wird, bleibt unverändert. Dieser ist nur durch Hypothermie weiter minimierbar. Die generell postulierte zerebroprotektive Wirkung wie Senkung des zerebralen Sauerstoffbedarfs und eine Neuroprotektion nach Trauma findet keine Evidenz für ein verbessertes Outcome nach akutem Schädel-Hirn-Trauma (nach Roberts und Sydenham 2012)

▪ **Nebenwirkungen**
— dosisabhängige kardiovaskuläre Depression
  – negativ-inotrop, Vasodilatation (arteriell/venös), RR ↓, HZV ↓ (Thiopental > Methohexital)
— reflektorische Tachykardie
— dosisabhängige Atemdepression (zentral) → Apnoe
— Laryngo-, Bronchospasmus und Singultus (besonders bei flacher Anästhesie)
— allergische Reaktion (Histaminfreisetzung)
— Steigerung der Aktivität von Zytochrom-P450-Monooxygenasen in Leber (Porphyrinsynthese gesteigert (δ-Aminolävulinsäure ↑) → Induktion eines Porphyrieanfalls, Beeinflussung des Metabolismus zahlreicher Pharmaka)
— unwillkürliche Muskelbewegungen, keine Muskelrelaxierung
— keine Analgesie, vielmehr Hyperalgesie im niedrigen Dosisbereich
— Kumulation
— Immunsupprimierung nach Gabe über längeren Zeitraum, insbesondere Zunahme pulmonaler Infektionen bei beatmeten Patienten
— Dyskaliämien nach längerfristiger und hochdosierter Barbituratgabe (2 Tage nach Beginn der Gabe Hypokaliämie mit Rebound-Hyperkaliämie nach Absetzen)
— versehentliche intraarterielle Injektion → Gefäßspasmus, Gangrän
— paravasale Injektion → durch hohen pH der Lösungen entstehen schwere Kolliquationsnekrosen im Injektionsbereich (sicherer Venenzugang!)
  – Gegenmaßnahmen nach paravasaler Injektion sofort einleiten (▫ Tab. 10.3)

10.2.2.1 Thiopental (Trapanal)

▪ **Allgemeines**
— 1 Fl. à 0,5 g oder à 1,0 g (2,5%ige bzw. 5%ige Lösung: 500 mg ad 20 ml Aqua ad inj. = 25 mg/ml oder 500 mg ad 10 ml Aqua ad inj. = 50 mg/ml)
— Trockensubstanz (Natriumsalz der Thiopentalsäure, gelblich) ist gut wasserlöslich
— hoher Natriumgehalt (bei Einmalgabe zu vernachlässigen)
— in wässriger Lösung bei Raumtemperatur 6 h lagerbar, im Kühlschrank bis zu 24 h, Hydrolyse nach längerer Lagerung
— Lösung stark alkalisch (pH ≈10,6)
— Thiobarbiturat (Schwefel an C2)
— das klinisch „erfolgreichste" und populärste Barbiturat

▪ **Wirkmechanismen und Metabolisierung**
▶ Abschn. 10.2.2

▪ **Kinetik**
— in normaler Dosierung (4–5 mg/kg i. v.) zeigt Thiopental eine Kinetik erster Ordnung (d. h. ein konstanter Anteil des Medikaments wird pro Zeiteinheit eliminiert = exponentielle Elimination)
— bei Hochdosisgabe (300–600 mg/kg) mit Sättigung der Rezeptoren erscheint eine Kinetik nullter Ordnung (ZOK = „zero order kinetics", d. h. eine konstante Menge des Medikaments wird pro Zeiteinheit eliminiert = lineare Elimination)
— nach Gabe liegt Thiopental zu 60 % als freie Säure vor, die die Zellmembran leicht durchdringen kann. Dieser Anteil der freien Säure ist stark abhängig vom Blut-pH (Alkalose = freie Säure ↓, Acidose = freie Säure ↑). Faustformel: Eine Blut-pH-Verschiebung um 0,1 verändert den freien Anteil der Säure um ca. 10 %. Klinischer Nutzen: Wirkungsverstärkung durch geringe Hypoventilation vor Gabe
— je älter ein Patient, je eingeschränkter die Nieren- und Leberfunktion, desto geringere Plasmaproteinbindung von Thiopental → Dosisreduktion
— Wirkeintritt innerhalb 30 s

◘ **Tab. 10.3** Handlungsempfehlungen nach akzidenteller i. a.-Gabe von Barbituraten in 6 Stufen. (Mod. nach Sen et al. 2005, aus Dumps et al. 2018)

Stufe	Maßnahme(n)	Experten-meinung	Ziele und weiterführende klinische Überlegungen
I	Belassen des akzidentell i. a.-platzierten Katheters	+++	Offenhalten des Zugangs
	Kontinuierliches langsames Spülen mit 0,9%iger	+++	Sekundäre Möglichkeit der i. a.-Verabreichung von Medikamenten
	NaCl-Lösung (beispielsweise mit Spritzenpumpe)		Ggf. i. a.-Angiographie im Verlauf
II	Erkennen eines Progresses, evtl. Symptome (Blässe, Zyanose, protrahierter Schmerz, Neuropathologie im Sinne einer Parese)	++	Nachweis der Mangeldurchblutung via Dopplersonographie
			Druckmessung des Kompartiments (bei V. a. Kompartmentsyndrom)
			Angiographie
III	Beginn einer zeitnahen therapeutischen Antikoagulation mit i. v.-Heparingabe	+	Behandlung des sekundären Endpunkts „Thrombose"
IVa	Symptomatische Linderung der Beschwerden	+	Moderate Hochlagerung der Extremität (*Cave*: Perfusion darf hierdurch nicht beeinträchtigt werden)
IVb	Vasospasmolyse	+	Therapeutische Gabe von i. a.-Lokalanästhetika zur Vasospasmolyse (beispielsweise 2 mg/kgKG Lidocain i. a. als Bolus)
	Sympathikolyse	+	Sympathikolyse der betroffenen Extremität durch vorgeschaltete Nervenblockade (ggf. kontinuierlich mit Kathetertechnik, Ganglion-stellatum-Blockade, Plexus-axillaris-Blockade etc.)
V	Infektionsprophylaxe	–	Kalkulierte Gabe eines Antibiotikums
VI	Spezifische Interventionsmöglichkeiten	0	Gabe arterieller Vasodilatatoren (Kalziumkanalblocker)
			Thromboxaninhibitorengabe (Aspirin, Methylprednisolon)
			Iloprost i. v.
			Papaverin i. a.

(Fortsetzung)

◘ Tab. 10.3 (Fortsetzung)

Stufe	Maßnahme(n)	Experten-meinung	Ziele und weiterführende klinische Überlegungen
			Selektive i. a.-Injektion von Thrombolytika (historisch: Urokinase etc.)
			Hyperbare Oxygenierung
			Kortikosteroide

Vor dem Hintergrund mangelnder systematischer Evidenz wurden die einzelnen Maßnahmen durch die Herausgeber der CME-Rubrik im Sinne einer Expertenmeinung bewertet: +++ sehr hohe Empfehlung; ++ hohe Empfehlung; + empfehlenswert; – nicht empfehlenswert; 0 strenge individuelle Indikationsstellung

■ **Indikationen**

— Cave: Roter-Hand-Brief vom 16.08.2018 zu Thiopental (Trapanal) der Firmen Iresa und Rotexmedica. In diesem kommt es zu einer Einschränkung der Anwendung auf besondere Indikationsstellungen und Vertriebsbeschränkungen. Hintergrund sind Mängel aufgrund einer GMP-non-Compliance der Hersteller des sterilen Wirkstoffs, sprich die Sterilität des Wirkstoffs im Herstellungsprozess sei nicht gewährleistet. Dabei wurden keine konkreten Kontaminationen festgestellt. Auf einen Rückruf der Medikamente wurde verzichtet, da keine anderweitige Versorgung mit Thiopental den Ausfall kompensieren könnte (diese beiden Firmen sind die einizigen, von denen man in Deutschland Thiopental bezieht). Bis April 2022 wurde dieser Rote-Hand-Brief nicht zurückgezogen

— die folgende Indikationseinschränkung ist somit nicht dem Wirkstoff an sich geschuldet

■ **Hirndrucktherapie**

— Narkoseeinleitung in der Kinderanästhesie bei Früh- und Neugeboreren, bei denen es keine Zulassung für Propofol gibt.

■ **Kontraindikationen**

— ▶ Abschn. 10.2.2

— laut der Fachinformation Thiopental Rotexmedica 500g/1000g Pulver (Stand März 2017)
  – Schwangerschaft (nicht Sectio):
    – Thiopental passiert die Plazenta, daher bei Schwangeren nur nach strenger Indikationsstellung
  – Stillzeit: Thiopental wird in die Muttermilch ausgeschieden (…) und ist bis zu 36 h nach Injektion nachweisbar. In dieser Zeit sollten stillende Mütter auf das Stillen verzichten

— laut Embryotox.de (Stand 2022)
  – Thiopental passiert schnell die Plazenta; die Medikamentenspiegel im venösen Nabelschnurblut erreichen etwa 70 % der mütterlichen Werte. Durch einen hohen First-pass-Effekt in der fetalen Leber erreichen die Blutspiegel im fetalen Gehirn aber nur selten ausreichende Konzentrationen für eine neonatale Anpassungsstörung.
  – 1. Trimenon: lange Markterfahrung sprechen gegen ein teratogenes Risiko
  – 2./3. Trimenon und peripartal: Thiopental wird weltweit bei Vollnarkosen in der geburtshilflichen Anästhesie am häufigsten eingesetzt. Thiobarbiturate beeinflussen den Uterotonus und die

Wehentätigkeit nicht, sodass nach der Geburt die Kontraktionsfähigkeit der Gebärmutter erhalten bleibt. Zahlreiche Studien konnten im Vergleich mit Propofol keine Unterschiede bei den AP-GAR-Werten, den Säure-Basen-Parametern und dem neurologischen Zustand der Kinder nachweisen.

- Bei Kaiserschnitten sollte die Dosis trotzdem im unteren Bereich (4–5 mg/kgKG) gehalten werden, um das Risiko einer neonatalen Atemdepression so weit wie möglich zu reduzieren.
- keine Konsequenzen nach Anwendung in der Schwangerschaft
- keine besser geeignete Alternativen
- Stillen: Die Mutter darf stillen, sobald sie nach einer Narkose mit Thiopental in der Lage ist, ihr Kind selbstständig anzulegen. Dies gilt für alle Narkosen, insbesondere nach Kaiserschnitt. Die pharmakologischen Daten und die klinische Erfahrung begründen keine zusätzliche Stillpause

■ **Nebenwirkungen**
▬ ▶ Abschn. 10.2.2
▬ **Cave**: Thiopental ist chemisch inkompatibel mit Lösungen mit niedrigem pH-Wert und oxydierenden Substanzen. Bei einer gleichzeitigen Injektion oder Injektion ohne vorheriges Durchspülen des Zugangs mit Infusionslösung kommt es zu flockigem „Ausfall" zu beachten u. a. bei Penicillinen, Cephalosporinen, Morphin, Suxamethonium, Atropin

Dosis

▬ Narkoseeinleitung:
  - Neugeborene (bis 27 Tage): 3–4 mg/kg
  - Säuglinge (28 Tage bis 23 Monate): 5–8 mg/kg i. v.
  - Kinder >2 Jahren, Jugendliche, Erwachsene: 3–5 mg/kg i. v.

- ältere Patienten, Leber- oder Niereninsuffizienz, Urämie: Dosisreduktion

10.2.2.2 Methohexital(Brevimytal-Hikma)

■ **Allgemeines**
▬ methyliertes Oxybarbiturat
▬ früher als Einleitungsanästhetikum verwendet, da weniger kreislaufdepressiv und kürzere Wirkung als Thiopental
▬ seit Anfang 2019 Einstellung der Produktion von Methohexital durch die Firma Hikma Pharmaceuticals ohne Nachfolgehersteller

10.2.3 Benzodiazepine

■ **Allgemeines**
▬ Tranquilizer oder Anxiolytika
▬ erstes Benzodiazepin durch Leo Sternbach 1959 synthetisiert = Chlordiazepoxid (Librium), danach 1963 Diazepam (Valium)
▬ Diazepam wurden 1977 in die Liste der unentbehrlichen Arzneimittel der WHO aufgenommen, so wie seitdem viele andere Benzodiazepine

■ **Wirkmechanismen**
▬ Verstärkung der hemmenden Wirkung am $GABA_A$-Rezeptor als allosterische Liganden
  - → Modulation der Aktivierung des Rezeptors (α-Untereinheit)
  - → Erhöhung der Affinität des inhibitorisch wirkenden GABA an seiner orthosterischen Bindungsstelle (GABA muss also vorhanden sein)
  - → Öffnungswahrscheinlichkeit des Kanals nimmt zu (bei Barbituraten: Verlängerung der Kanalöffnungszeit)
  - → geringere Erregbarkeit der Neuronenmembran

- Benzodiazepine sind reine **Modulatoren** und wirken nur zusammen mit GABA
- dabei ist die Wirkstärke von Benzodiazepinen an Synapsen, die wenig GABA enthalten stärker als an solchen, die viel GABA enthalten
- Benzodiazepine setzen nur die GABA-Dosis herab, die eine maximale Wirkung hervorruft. Die Maximalwirkung verstärken können sie nicht (Linksverschiebung der Dosis-Wirkungs-Kurve)
- aktivitätsabhängige Wirkung: z. B. bewirkt eine Rezeptorbesetzung zu etwa 20 % einen anxiolytischen Effekt, 30–50 % eine Sedierung und >60 % eine Bewusstlosigkeit
- Ceiling-Effekt

Exkurs: Ceiling-Effekt
- Sättigungseffekt, von engl. Ceiling: Zimmerdecke
- Pharmakologie: Ceiling-Effekt bezeichnet das Erreichen der maximalen Wirkung eines Medikaments, d. h. durch weitere Dosissteigerung kommt es zu keiner gewünschten Wirkungssteigerung mehr. Die Nebenwirkungen, sofern sie nicht biochemisch am gleichen Wirkort ihren Ursprung haben, können dagegen weiter zunehmen
- Ceiling-Effekte können insbesondere bei Partialagonisten (z. B. das Opioid Buprenorphin) und allosterischen Modulatoren (wie den Benzodiazepinen) auftreten
- Ceiling-Effekt darf nicht verwechselt werden mit Toleranz oder Tachyphylaxie, die nur bei regelmäßiger Gabe auftreten

Kinetik
- Unterteilung der Benzodiazepine nach Wirkdauer in ultrakurz, kurz, mittellang und lang wirksame (Tab. 10.4)
- kaum Unterschiede in der Plasmaeiweißbindung (sehr hoch: 70–99 %) und im Verteilungsvolumen (hoch), aber die hepatische Clearance ist deutlich verschieden
- Kinetik wird beeinflusst durch Alter, Geschlecht, Rasse, Enzyminduktion, Adipositas und renale und hepatische Funktionsstörungen
- Kinetik nach dem 3-Kompartimentmodell

Tab. 10.4 Übersicht über die Benzodiazepine

Generischer Name	Handelsname	HWZ
HWZ ultrakurz		
Remimazolam	Byfavo	7–11 min
HWZ <5 h = kurz wirkend		
Midazolam	Dormicum	2,5 h
HWZ 5–24 h = mittellang wirkend		
Lormetazepam	Ergocalm, Noctamid, Sedalam	9 h
Oxazepam	Adumbran	12 h
Bromazepam	Lexotanil	12 h
Lorazepam	Tavor	14 h
Flunitrazepam	Rohypnol	15 h
HWZ >24 h = lang wirkend		
Dikaliumclorazepat	Tranxilium	18 (30–65)! h
Diazepam	Valium, Diazemuls	32 h
Clonazepam	Rivotril	34 h

Metabolismus
- Biotransformation über zwei Wege in der Leber:
  - Dealkylierung oder Dehydrylierung in hepatischen Mikrosomen
  - einfache Glukuronidierung (**altersunabhängig!**), insbesondere bei Lorazepam, Lormetazepam, Oxazepam)
- aktive Metabolite möglich (u. a., Midazolam klinisch relevant)

Indikationen
- Sedierung
- Prämedikation (Midazolam, Dikaliumclorazepat, Flurazepam, Flunitrazepam: Tab. 10.5)
- Koinduktion (zur Reduzierung der Dosis anderer Induktionshypnotika)

◘ Tab. 10.5 Benzodiazepine zur Prämedikation bei Erwachsenen

Genericum	Bsp. Handelsname	Dosis p.o.	Wirkbeginn	Wirkdauer	HWZ
Midazolam	Dormicum	3,75–7,5 mg	10 min	45–(90) min	2,5 h
Lorazepam	Tavor	1–2–(4) mg	10–40 min	5–9 h	11–18 h
Lormetazepam	Noctamid/Sedalam	1–2 mg			9 h
Flunitrazepam	Rohypnol	1–(2) mg		1,5–4 h	16–22 h
Dikaliumcloraze-pat	Tranxilium	10–20–(50) mg		48 h	18–30–65 h

- Epilepsie
- Krampftherapie (z. B. lokalanästhetika-induzierte Krämpfe)

■ **Kontraindikationen**
- Myasthenia gravis
- Ataxie
- Engwinkelglaukom
- obstruktive Schlafapnoe (OSAS)
- bekannter Alkohol-/Schlafmittel- oder Alkoholmissbrauch (auch in der Anamnese)
- Sectio caesarea, Schwangerschaft und Stillzeit

■ **Wirkungen**
Alle Benzodiazepine besitzen die unten aufgeführten Wirkeigenschaften. Sie unterscheiden sich lediglich in ihrer Wirkstärke.
- anxiolytisch
- sedativ bis hypnotisch (dosisabhängig)
- antikonvulsiv
- zentral muskelrelaxierend (auf spinaler Ebene)
- anterograde Amnesie
- teils euphorisierend und stimmungsaufhellend (**Cave**: evtl. Verstärkung einer depressiven Grunderkrankung)
- keine analgetische Wirkung

■ **Nebenwirkungen**
- dosisabhängig atemdepressiv
- geringe Blutdrucksenkung

- Entwicklung einer Toleranz mit Dosissteigerungen nach längerem Gebrauch
- hohes Gewöhnungs-/Suchtpotenzial
- paradoxe Reaktion bei Kindern und geriatrischen Patienten möglich (Inzidenz bei Midazolam ≈1 %, **Cave**: Missdeutung als unzureichende Prämedikation)
- bei geriatrischen Patienten erhöhtes Delirrisiko
- verändertes Schlafmuster bei Midazolam, Flunitrazepam, Triazolam: Abnahme der prozentualen Verteilung des REM-Schlafs in der ersten Nachthälfte und Zunahme des REM-Anteils in der zweiten Hälfte → unruhiger Schlaf in den frühen Morgenstunden
- bei mittellang wirkenden Präparaten, wie z. B. Lormetazepam, ist das Schlafmuster nicht verändert und infolge der langen Halbwertszeit ist ein anxiolytischer Effekt noch in den Morgenstunden vor der Operation vorhanden
- **Anmerkung**: In der Regel sind Benzodiazepine bis zu einer definierten Dosis je Einheit rezeptpflichtig, jenseits dieser Dosis über Betäubungsmittel-(BTM-)rezept verordnungsfähig, nur Flunitrazepam ist seit 2011 ausnahmslos BTM-pflichtig

■ **Besonderheiten**
Benzodiazepine passieren aufgrund der Lipophilie gut die Plazentaschranke → Kumulation fetal bei mangelnder fetaler Metabolisierung → **„Floppy-infant-Syndrom"**

◻ **Tab. 10.6**   Verschiedene Applikationsformen von Midazolam von Kindern

Applika-tion	Dosierung (mg/kg)	Bioverfügbarkeit (%)	Wirkeintritt (min)	Maximaler Plasmaspiegel (min)
oral	0,4–0,5	15–30	12–18	≈50
rektal	0,5–0,75	40–50	7–10	≈16
nasal	0,2–0,4	56–60	1–5	≈10
i. m.	0,2	80	1–5	≈5–15
i. v.	0,02–0,05	100	<1	≈2

mit schlaffem Muskeltonus, verminderter Reflexerregbarkeit, Trinkschwäche, Thermoregulationsstörungen, Atemdepression und niedrigen APGAR-Werten

Midazolam prinzipiell besser als Diazepam in Schwangerschaft und Geburtshilfe, da geringere Plazentapassage und geringere Lipophilie = geringere Kumulation beim Kind

10.2.3.1 Midazolam (Dormicum)

■ **Allgemeines**
— Gabe i. v., oral, i. m., rektal,nasal und bukkal möglich (◻ Tab. 10.6)
— Cave: 1 Amp. à 1 ml = 5 mg; 1 Amp. à 5 ml = 5 mg; 1 Amp. à 3 ml = 15 mg
— 1 Tbl. à 7,5 mg
— Imidazonringstruktur, eigentlich nicht wasserlöslich
— damit es in wasserlöslicher Form appliziert werden kann, wird die Lösung angesäuert und die Substanz hydrochloriert → bei pH 3 öffnet sich der Imidazolring (25 %) → gut wasserlösliches primäres Amin → im Körper erneuter Schluss des Imidazolrings und Substanz lipophil und somit schneller Wirkeintritt
— 1975 von Walser und Fryer, USA, hergestellt
— seit den 1990er-Jahren zunehmend angewandt zur Behandlung generalisierter Krampfanfälle und des Status epilepticus

— seit 2010 das am häufigsten verwendete Benzodiazepin in der Anästhesie und Notfallmedizin

■ **Metabolisierung**
— Dealkylierung oder Dehydrylierung in hepatischen Mikrosomen
— dabei entsteht der aktive Metabolit Hydroxymidazolam (20–30 % der Potenz von Midazolam), dieser wird konjugiert und über die Niere ausgeschieden

Cave: akkumuliert bei Langzeitgabe,bei leber- und nierengesunden Patienten wird der aktive Metabolit schneller verstoffwechselt als Midazolam, Anreicherung jedoch bei Leber- und Niereninsuffizienz
— Metabolisierung über Zytochrom P450 → Interaktionen mit anderen Substanzen:
  – Wirkverlängerung von Midazolam: u. a. Erythromycin, Clarithromycin, Amiodaron, Atorvastatin, Valproat, Metoprolol, Grapefruit
  – Wirkverkürzung von Midazolam: u. a. Rifampicin, Carbamazepin, Johanniskraut

■ **Kinetik**
— **Cave**: ältere Patienten: Sedierung und Atemdepression bereits in geringen Dosierungen → Dosisreduktion!

- **Indikationen**
- Sedierung zur Narkoseeinleitung als Monopräparat, häufiger als Komedikament (→ Exkurs Koinduktion) und zur Langzeitsedierung auf der Intensivstation
- Prämedikation (◘ Tab. 10.5 und ◘ Tab. 10.6)

- **Kontraindikationen**
- ► Abschn. 10.2.3

- **Wechselwirkungen**
- mit Hemmern oder Induktoren der CYP3A4-Isoenzyme des Cytochroms P450:
  - Wirkverlängerung von Midazolam u. a. durch: Erythromycin, Clarithromycin, Verapamil und Diltiazem
  - Wirkverkürzung bei langfristiger Anwendung von Johanniskraut
  - senkt die minimale alveoläre Konzentration (MAC) von Inhalationsanästhetika

Dosis

- Narkoseeinleitung und Sedierung auf der Intensivstation:
  - **Einleitung:** ≈0,1–0,2 mg/kg i. v. (langsam)
  - **Perfusor:** 2–5 µg/kg/min ≈0,1–0,3 mg/kg/h
  - **Sedierung:** ≈0,03–0,1 mg/kg i. v.
- hohe interindividuelle Varianz: langsam bis zur gewünschten Wirkung titrieren

- Dosierung zur Prämedikation: ◘ Tab. 10.5 und ◘ Tab. 10.6

Exkurs: Koinduktion
- Grundlage ist die synergistische und supraadditive Wirkung kombinierter Medikamente
- die Vorgabe von **Midazolam** (0,02–0,05 mg/kg) ca. 1–3 min vor der eigentlichen Hypnotikumgabe führt zur **Reduktion** der notwendigen **Induktionsdosis** von Propofol, Barbiturat oder Inhalationsanästhetika und zur Reduktion des zur **Aufrechterhaltung** notwendigen Anästhetikabedarfs. Dieser Effekt hält für ca. 30–40 min an. Dies führt bei kurzen Eingriffen zwar zu einer stärkeren Sedierung 15–30 min nach dem Eingriff, aber 1 h nach dem Eingriff bestehen keine Unterschiede mehr
- neben verbesserter Intubationsqualität kommt es auch zur Verbesserung der Insertionsbedingungen der Larynxmaske
- **Verlängerung der Wirkdauer** (Hemmung des Midazolammetabolismus) durch folgende Substanzen: Cimetidin, Erythromycin, Isoniazid, Ketoconazol, Metoprolol, Propranolol, Valproinsäure
- **Reduktion der Midazolamwirkung** durch Theophyllin (fragliche Adenosinblockade) und Beschleunigung des hepatischen Midazolammetabolismus durch Rifampicin

10.2.3.2 Remimazolam (Byfavo)

- **Allgemeines**
- Trockensubstanz (20 mg) zur Herstellung einer Injektionslösung mit NaCl 0,9 % (=2,5 mg/ml Remimazolam)
- Zulassung in der EU seit 27.03.2021, Firma Paion, Niederlande
- Herstellung im Labor durch gezielte Wirkstoffmodifikation: Verbindung der pharmakodynamischen Vorteile des Midazolams und der schnellen Kinetik des Remifentanils
- Methylester, molekulare Grundstruktur ähnlich wie Midazolam, vom Remifentanil das Prinzip der Esterbindung, die durch Gewebsesterasen gespalten wird (s. ◘ Abb. 10.2)

- **Wirkmechanismen**
- sedativ-hypnotisch (Benzodiazepin-typisch) am $GABA_A$-Rezeptor (keine Subtypenselektivität)

- **Kinetik**
- organunabhängig durch unspezifische Gewebsesterasen hydrolysiert und inaktiviert (wie Remifentanil oder Esmolol)
- Hauptabbauprodukt CNS 7054 hat allenfalls geringe intrinsische Aktivität, die klinische Wirkung ist vernachlässigbar
- bei schwerer Leberfunktionsstörung verminderte Clearance und somit Wirkverlängerung

Abb. 10.2   a, b: Strukturformel von Midazolam und Remimazolam zum Vergleich

— bei nicht dialysepflichtigen Patienten mit leichter bis terminaler Niereninsuffizienz unveränderte Kinetik
— ultrakurz wirksam mit einer mittleren Halbwertszeit von ca. 7–11 min
— Anschlagzeit 1,5–2,5 min
— kontextsensitive Halbwertzeit auch bei längerer Infusionsdauer konstant (wie bei Remifentanil)
— keine Akkumulation bei stark adipösen Patienten, da durch hohe Abbaukapazität eine Anreicherung im Fettgewebe unwahrscheinlich ist

■ **Indikationen**
— Kurzsedierung bei medizinischen Eingriffen (in der EU/EWR, den USA und China)
— Allgemeinnarkose (Japan und Südkorea, Zulassung in der EU beantragt)
— Sedierung auf der Intensivstation (noch keine Zulassung)
— bislang Zulassung nur für Erwachsene

■ **Kontraindikationen**
— s. Benzodiazepine

■ **Wirkungen**
— s. Benzodiazepine

■ **Nebenwirkungen**
s. Benzodiazepine (inkl. paradoxe Reaktionen, Gewöhnungseffekt bei längerfristiger Applikation und Suchtpotenzial)
— Hypotonie
— diastolische und systolische Hypertonie
— Hypoxie
— Brady- und Tachykardien
— Schüttelfrost
— Schluckauf

■ **Besonderheiten**
— es liegen noch keine Untersuchungen zur Anwendung in der Schwangerschaft und Stillzeit oder bei Kindern vor (Stand: 2021)
— Vergleich mit Propofol:
  – keine signifikante Atemdepression
  – größere kardiovaskuläre Stabilität
  – vergleichbare Anschlags- und Aufwachzeiten
  – Antagonisierung mit Flumazenil möglich
  – wasserlöslich, somit keine Injektionsschmerzen
— inkompatibel mit Ringerlaktat-Infusionslösung
— nach Zubereitung sofort zu verwenden, ansonsten max. 24 h bei 2–8 °C lagerbar

■ **Dosierung**

— festes, nicht körpergewichtadaptiertes Dosierungsschema, da Körpergewicht und BMI nicht zu signifikanten Unterschieden in der systemischen Verfügbarkeit führen

— laut Fachinformation Paion:

— Kurznarkose Erwachsene ohne Opioid:
   – Induktion 7 mg über 1 min
   – nach 2 min ggf. Nachtitration mit 2,5 mg über 15 s

— Kurznarkose Erwachsene in Kombination mit Opioid:
   – Induktion 1–2 min nach Opioidgabe: 5 mg Remimazolam über 1 min
   – nach 2 min ggf. Nachtitration mit 2,5 mg über 15 s

— Dosisreduktion bei Patienten >65 Jahren und/oder ASA III–IV und/oder Körpergewicht <50 kg

10.2.3.3 Dikaliumclorazepat (Tranxilium)

■ **Allgemeines**

— zur Prämedikation vor diagnostischen oder operativen Eingriffen

— Hartkapseln 5 mg/10 mg/20 mg

■ **Pharmakologie**

— besitzt eine niedrige Rezeptoraffinität

— Prodrug, erst Hauptmetabolit Nordazepam ist für die Wirkung verantwortlich (analog Diazepam: Hauptmetaboliten Nordazepam und Oxazepam)

— Plasma-HWZ Dikaliumclorazepat 2 h, aktiver Metabolit 60 h, Wirkdauer 48 h

Dosis

— zur Prämedikation:
   – Erwachsene Einzeldosis: 20–50 mg p.o., bei älteren Patienten Dosisreduktion
   – Kinder und Jugendliche Einzeldosis 0,3–1,25 mg/kgKG p.o.

10.2.3.4 Flumazenil (Anexate)

■ **Allgemeines**

— 1 Amp. à 5 ml = 0,5 mg

— Imidazolbenzodiazepinderivat

— reversibler, kompetitiver Benzodiazepinantagonist an der Benzo-Bindungsstelle am $GABA_A$-Rezeptor

■ **Wirkmechanismen**

— hohe Affinität am Benzodiazepinrezeptor, somit konzentrationsabhängige Verdrängung von Benzodiazepin am Rezeptor (auch von Nicht-Benzodiazepin-Agonisten wie z. B. Zopiclon)

■ **Metabolisierung**

— fast vollständig in der Leber (99 %)

— muss i. v. appliziert werden, da oral hoher First-pass-Mechanismus in der Leber

— Ausscheidung inaktiver Metaboliten über die Niere

■ **Kinetik**

— schneller Wirkbeginn nach 1–2 min

— kurze Wirkdauer (unter 2 h), somit Rebound-Phänomene möglich

■ **Indikationen**

— Beendigung einer durch Benzodiazepine eingeleiteten/aufrechterhaltenen Narkose bei stationären Patienten

— Aufhebung einer durch Benzodiazepine herbeigeführten Sedierung bei kurzen Eingriffen bei ambulanten und stationären Patienten

— Behandlung von Benzodiazepinüberdosierungen

— Aufhebung der durch Benzodiazepine herbeigeführten Sedierung bei Kindern >1 Jahr

■ **Kontraindikationen**

— Benzodiazepintherapie aufgrund erhöhtem Hirndruck, einer Epilepsie, Angstzuständen und Suizidalität

10

■ **Nebenwirkungen**

— Entzugserscheinungen bei bestehendem Benzodiazepinabusus (Angst, Spannungszustand, Zittern, Schwitzen u. a.)
— Kopfschmerzen, Sehstörungen (Hirndruckerhöhung möglich)
— Unruhe, Angst
— Übelkeit und Erbrechen

■ **Besonderheiten**

— Cave: Leberfunktionsstörungen: Benzodiazepinwirkungen können verzögert auftreten, da Abbau gehindert → verlängerte Überwachungszeiten
— Cave: Einsetzen von Entzugserscheinungen bei lang bestehendem Benzodiazepinabusus → vorsichtige Dosierung (titriert)
— Schwangerschaft und Stillzeit: keine klinischen Daten → keine Kontraindikation, laut Fachinformation (Anexate, Stand 2014): Vorsicht bei der Anwendung in der Schwangerschaft

---

Dosis

— Anästhesie: initial 0,2 mg i. v., alle 60 s 0,1-mg-weise, bis ausreichende Wirkung erreicht ist (Gesamtdosis 1 mg, übliche Dosis bei 0,3–0,6 mg Flumazenil)
— Intensivstation: initial 0,3 mg i. v., initial 0,2 mg i. v., alle 60 s 0,1-mg-weise, bis ausreichende Wirkung erreicht ist (Gesamtdosis 2 mg), falls Rebound: zweite Bolusinjektion, evtl. i. v. Infusion mit 0,1–0,4 mg/h
— bei Kindern >1 Jahr: initial 0,01 mg/kg (bis zu 0,2 mg) langsam i. v., alle 60 s 0,01 mg/kg (bis 0,2 mg), max. 4 zusätzliche Dosen, maximale Gesamtdosis 0,05 mg/kgKG oder 1 mg, je nach erstem Erreichen

---

10.2.4 Etomidat (Etomidat Lipuro, Hypnomidate)

■ **Allgemeines**

— 1 Amp. à 10 ml = 20 mg (2 mg/ml)
— in Deutschland: R(+)-Enantiomer gelöst in Propylenglycol (Hypnomidate) oder in Sojaöl mit mittelkettigen Triglyzeriden (Etomidate Lipuro)
— carboxyliertes Imidazolderivat, chemisch mit keinem anderen Injektionsanästhetikum verwandt
— 1965 von Jansen synthetisiert, seit 1972 im klinischen Einsatz
— 1983 erhöhte Letalität bei kontinuierlicher Anwendung auf der Intensivstation bei Traumapatienten gezeigt
— **Ausblick**: Weiterentwicklung des Moleküls mit Erhalt der hämodyamischen Stabilität ohne Nebennierenrindenfunktionsstörung:
   – „methoxy carbonyl-ethomidate" (MOC)-Etomidate: schnellere Metabolisierung durch unspezifische Gewebsesterasen → geringere Nebennierenrindensuppression
   – Carboetomidate: in Tierversuchen deutlich verminderte Hemmung der Kortisolsynthese, jedoch liegt die Wirksamkeit lediglich bei 1/3 bis 1/7 der der Referenzsubstanz

■ **Wirkmechanismen**

— Wirkung auf $GABA_A$-Rezeptoren in der Formatio reticularis
— aktiviert α_2-adrenerge Rezeptoren (hämodynamische Stabilisierung, keine hypnotische Wirkung)
— keine Sympathikusblockade nach Gabe, somit wird die myokardiale Funktion und die Hämodynamik kaum beeinträchtigt

- **Metabolisierung**
- Inaktivierung durch plasmaständige Esterasen und hepatische mikrosomale Enzyme
- Ausscheidung inaktiver Metaboliten 85 % renal, 13 % biliär

- **Kinetik**
- Wirkeintritt nach 10 s, Wirkdauer nach i. v.-Bolusgabe (0,3 mg/kg): 3–10 min
- Kurze Wirkdauer durch rasche Umverteilung (Drei-Kompartiment-Modell) und schnelle Metabolisierung

- **Indikationen**
- Einleitung einer Allgemeinanästhesie bei Erwachsenen, Jugendlichen, Kindern und Säuglingen ab 6 Monaten
- insbesondere Narkoseeinleitung bei kreislaufinstabilen Patienten als Einmalgabe insbesondere zur „rapid sequence induction" (RSI), zur interventionellen Herzklappenimplantation oder zur neuroradiologisch-interventionellen Schlaganfallbehandlung
- kreislaufschonend (Koronardilatation, -durchblutung um 20 % ↑ → „Luxusperfusion", daher besonders bei Risikopatienten eingesetzt)
- kurze, schmerzlose Eingriffe (z. B. Kardioversion)

- **Kontraindikationen**
- kontinuierliche Gabe
- Allergie gegen Soja-oder Erdnussöl (► Abschn. 10.2)
- nicht zugelassen bei Säuglingen unter 6 Monaten
- Patienten mit Sepsis
- polytraumatisierte Patienten (aufgrund der NW auf die Nebennierenfunktion nicht als Einleitungshypnotikum, besser Ketamin laut S3-Leitlinie Polytrauma; Stand 2016)

- **Wirkungen**
- schnelles Hypnotikum ohne Kreislaufdepression
- nicht analgetisch
- zerebraler Blutfluss (CBF) ↓ und zerebrale Metabolisationsrate ↓ → intracranieller Druck ↓, dabei bleibt der zerebrale Perfusionsdruck (CPP) erhalten

- **Nebenwirkungen**
- Suppression der Nebennierenrinde: **reversible Hemmung der Kortisolsynthese** (11-β-Hydroxylase) bereits in subklinischer Dosierung
- hält nach einer Einleitungsdosis mind. 4–6 h ggf. bis 72 h bei kritisch kranken Patienten an und kann möglicherweise mit der Wundheilung und der Resistenz gegen Infektionen interferieren
- daneben auch Hemmung der 17-β-Hydroxylase → Mineralokortikoidsynthese (Aldosteron) ↓
- → somit nicht für die Langzeitgabe geeignet
- Myoklonien infolge neuronaler Enthemmung auf spinaler Ebene
- führt zu Spikes im EEG, eine Auslösung von Krampfanfällen wird widersprüchlich diskutiert
- Bispektralindex-Monitoring problemlos möglich
- Übelkeit und Erbrechen
- Injektionsschmerz
- Thrombophlebitisrisiko
- allergische Reaktionen sehr selten, da keine Histaminausschüttung

Dosis

- Narkoseeinleitung: 0,15–0,3 mg/kg i. v.
- Gesamtmenge von 60 mg (3 Amp.) darf nicht überschritten werden
- Dosisreduktion bei älteren Patienten, ASA >III, bei Leberzirrhose ggf. Wirkverlängerung

10.2.5 Ketamin und S-Ketamin (Ketanest, Ketanest S)

■ **Allgemeines**

– einziges Injektionsanästhetikum mit hypnotischen und signifikanten analgetischen Effekten
– Applikation möglich i. v., i. m., oral, sublingual, intranasal oder rektal Ketanest 1%ige oder 5%ige Lösung (10 mg/ml oder 50 mg/ml)
  – 1 Amp. à 5 ml = 50 mg oder 1 Inj.Fl. à 20 ml = 200 mg (10 mg/ml)
  – 1 Amp. à 2 ml = 100 mg oder 1 Inj.Fl. à 10 ml = 500 mg (50 mg/ml)
– Ketanest S 0,5%ige oder 2,5%ige Lösung (5 mg/ml oder 25 mg/ml)
  – 1 Amp. à 5 ml = 25 mg oder 1 Inj.Fl. à 20 ml = 100 mg (5 mg/ml)
  – 1 Amp. à 2 ml = 50 mg oder 1 Inj.Fl. à 10 ml = 250 mg (25 mg/ml)
– Nachfolgesubstanz von Phencyclidin (PCP, „angel dust", Halluzinogen), 1962 erstmalig durch Stevens synthetisiert
– nahezu ein Monoanästhetikum, Wirkung: sedierend, analgetisch, amnestisch und immobilisierend mit psychedelischem Potenzial
– Verbreitung als Straßendroge „special K" in den 1970er-Jahren
– besteht aus zwei Stereoisomeren S(+) und R(−), wobei das S-Razemat doppelt so potent ist wie das Gemisch und weniger Nebenwirkungen zeigt
– Razemat 1964 in den USA und 1969 in Deutschland eingeführt; S(+)-Ketamin seit 1997 auf dem deutschen Markt
– pH: 3,5–5,5
– neu zugelassene Indikation: Esketamin Nasenspray (Spravato) in Kombination mit einem oralen Antidepressivum zur Akutbehandlung einer schweren Episode einer Depression

■ **Wirkmechanismen**

– Ketamin wird auch als „dirty drug" bezeichnet, da es unterschiedliche Effekte und Wirkmechanismen aufweist
– gesichert gelten:
antagonistische Wirkungen:
1. nichtkompetitive Hemmung des N-Methyl-D-Aspartat (NMDA)-Rezeptors → dissotiative Anästhesie, Amnesie, Analgesie
2. HCN-Kanäle → Hypnose
3. Ca^{2+}-Kanäle → negative Inotropie und Bronchospasmolyse (R-Enatiomer)
4. Na^+-Kanäle → lokalanästhetischer Effekt, parasympatische Aktivität ↓
5. Ca^{2*}-aktivierte K^+-Kanäle → Analgesie bei neuropathischen Schmerzen

agonistische Wirkungen:
1. Opioidrezeptoren (μ- und κ-Rezeptoren) → zentrale Antinozizeption (Effekt durch Naloxon teilweise antagonisierbar)
2. AMPA-Rezeptoren → antidepressive Effekte
3. $GABA_A$-Rezeptoren → anästhetische Eigenschaften

■ **Kinetik**

– schneller Wirkeintritt: max. Plasmaspiegel nach Gabe i. v.: <1 min, i. m.: 5 min, rektal: 7–30 min
– Wirkdauer: i. v.: 5–15 min, i. m.: 10–25 min
– HWZ: 2–3 h
– geringe Proteinbindung im Plasma an α_1-Glykoproteinen (22–47 %)
– hohe Lipidlöslichkeit (5- bis 10-mal stärker als Thiopental) → schneller Transfer Blut-Hirn-Schranke
– kurze Wirkdauer, Bewusstsein 10–15 min nach i. v.-Gabe, Analgesie persistiert länger

10

- Verteilung nach offenem 2-Kompartiment-Modell
- bei beiden Enantiomeren ähnlich

■ **Metabolisierung**
- hauptsächlich in der Leber (mikrosomale Enzyme)
- 90 % Demethylisierung (Cytochrom P_{450}) zu aktivem Metaboliten Norketamin (1/3 der Wirkstärke von Ketamin, evtl. für länger dauernde Analgesie verantwortlich)
- Hydroxylierung von R(−)-Ketamin zu 6-Hydroxyketamin
- 4 % unveränderte Ausscheidung im Urin, 5 % fäkal

■ **S-Ketamin**
- verglichen mit dem Razemat signifikant kürzere Aufwachzeiten, soll geringere psychomimetische Reaktionen aufweisen, bessere analgetische Nachwirkungen
- anästhetisches Verhältnis S(+): Razemat: R(−) = 3,0 : 1,7: 1,0
- d. h. etwa doppelt so starke Wirksamkeit von S(+) gegenüber dem Razemat

■ **Indikationen**
- Einleitung und Durchführung einer Allgemeinanästhesie in Kombination mit einem Hypnotikum
- Supplementierung von Regionalanästhesien
- Analgesie und Anästhesie in der Notfallmedizin, insbesondere bei hämodynamisch instabilen Patienten
- Behandlung des therapieresistenten Status asthmaticus (nur das Razemat, da das R-Enatiomer eine deutlich größere bronchodilatatorische Wirkung hat als das S-Enatiomer!)
- Analgesie beim intubierten Patienten, besonders bei Störungen der gastrointestinalen Motilität, obstruktiven Ventilationsstörungen oder kardialer Instabilität

- da psychotrope Nebenwirkungen: besser in Kombination mit anderen Anästhetika als als Monoanästhetikum

■ **Kontraindikationen**
- tachykarde Herzrhythmusstörungen, schwere KHK
- instabile Angina pectoris oder Z. n. Myokardinfarkt <6 Monate, manifeste Herzinsuffizienz
- Aorten- und Mitralklappenstenose
- schlecht eingestellter oder nicht behandelter Hypertonus, arteriell und pulmonal
- zerebrale Aneurysmata
- Präeklampsie oder Eklampsie
- Uterusruptur oder Nabelschnurvorfall
- erstes Trimenon der Schwangerschaft
- **Cave: Sectio** (plazentagängig): Atemdepression des NG ab Dosierungen Ketamin >2 mg/kg i. v. zu erwarten, **aber** in <2 mg/kg i. v. sehr gut additiv zur Einleitung, da analgetisch und kreislaufstabilierend und Reduktion des Awareness-Risikos der Mutter!
- insbesondere Kinder: Eingriffe an den oberen Atemwegen (Laryngospasmus)
- erhöhter intrakranieller Druck unter Spontanatmung (Atemdepression → hypoventilatorische Hyperkapnie mit Vasodilatation → intrazerebraler Druck (ICP) ↑)
- keine Kontraindikation unter kontrollierter Beatmung mit Normokapnie, CO_2-Reagibilität der Hirngefäße bleibt erhalten
- nicht oder nicht gut eingestellte Hyperthyreose
- Glaukom oder perforierte Augenverletzungen
- relativ: psychiatrische Erkrankungen in der Anamnese
- gleichzeitige Anwendung mit Xanthin-Derivaten (z. B. Theophillin) und Ergometrin (Geburtshilfe) → Senkung der Krampfschwelle
- Inkompatibilität (Ausfällung) u. a. mit Barbituraten, Diazepam, Furosemid
- Überempfindlichkeit gegen den Wirkstoff

10

■ **Wirkungen**

— starke Analgesie (somatisch > viszeral), die bereits bei subdissoziativen Dosen Ketamin (0,2–0,5 mg/kg i. v.) auftritt und die Anästhesie überdauert

— **Cave**: Toleranzentwicklung des analgetischen Effektes bei chronischer Gabe durch Enzyminduktion!

— aber auch: Ketamin verhindert oder macht eine bestehende Opioidtoleranz rückgängig (0,3 mg/kg/h i. v.) und kann den Opioidverbrauch senken

— kreislaufstabilisierend

— Schutzreflexe bleiben erhalten

— **keine echte Hypnose, sondern „dissoziative Anästhesie "** (erscheint von der Umgebung abgekoppelt, ohne dass ein Schlafzustand eintritt, Katalepsie, EEG-Veränderungen weisen auf eine Dissoziation von Thalamus und limbischem System hin)

— Assoziationen sind zerschlagen bis zur Bewusstlosigkeit → (Alb-)Traumerlebnisse und Halluzinationen besonders in der Aufwachphase (leider ohne Amnesie), daher Kombination mit Benzodiazepin sinnvoll (bei Kindern weniger vorkommend)

— an Rückenmark und peripheren Nerven zeigt Ketamin einen deutlichen lokalanästhetischen Effekt

— „Low-dose"-Gabe Ketamin (0,1–0,2 mg/kg i. v.) intraoperativ oder während der Einleitung soll laut Studien eine effektive postoperative Schmerzreduktion erzielen

— Hinweise auf neuroprotektiven Effekt (Glutamatantagonismus am NMDA-Rezeptor, Inhibition von L-Typ-Kalziumkanälen, Beeinflussung des NO-cGMP-Systems)

■ **Nebenwirkungen**

— Blutdruckanstieg und Herzfrequenzanstieg initial durch Stimulation des zentralen Sympathikotonus, der die direkte negativ inotrope und antiarrhythmische Wirkung am Herzen selbst überdeckt und erst bei Erschöpfung der sympathischen Reserven sichtbar wird

— Anstieg des myokardialen O_2-Verbrauchs

— Bronchodilatation (primär nur durch das R-Enantiomer!)

— Uteruskontraktion

— starke Hypersalivation (Atropingabe empfohlen)

— Atemdepression mit evtl. nicht ausreichenden Schutzreflexen

— Steigerung des Muskeltonus, unfreiwillige Spontanbewegungen

— Übelkeit und Erbrechen (**Cave** Schutzreflexe ggf. vermindert)

— psychotrope Effekte (Albträume)

— bei Langzeitgabe: (hämorrhagische) Zystitis, Veränderungen des unteren Urogenitaltrakts und Transaminase ↑

Dosis

— **S(+) Ketamin (Ketanest S)**

– Analgesie (in der Notfallmedizin): 0,125–0,5 mg/kg i. v. oder 0,25–0,5 mg/kg i. m

– Analgesie (mit Beatmung): 0,25–0,5 mg/kg i. v. oder 2–4 mg/kg i. m

– Narkoseeinleitung: 0,5–1 mg/kg i. v. oder 2–4 mg/kg i. m., evtl. halbe Initialdosis nach 10–15 min

– Analgosedierung mit Intubation auf ICU (in Kombination mit Midazolam): 0,25 mg/kgKG Bolus i.v., danach Perfusor 0,2–0,5 (–1,5) mg/kgKG/h

— **Ketamin (Ketanest)**

– Bronchospasmolyse (nur Razemat!): Bolus 0,5–1 mg/kgKG i. v., b.Bed. bis 2,5 mg/kgKG iv. zur Intubation im Status asthmaticus

– doppelte Dosis von Ketamin S

10.2.6 Dexmedetomidin (Dexdor)

■ **Allgemeines**
- 1 ml Wirkstoffkonzentrat enthält 100 µg Dexmedetomidin; 2 ml-, 4 ml- und 10 ml-Durchstechflasche
- zur Verdünnung mit Glukose 5 %, Ringerlösung, Mannitollösung oder NaCl 0,9 % auf 4 µg/ml oder 8 µg/ml (s. Fachinformation)
- weiterentwickelter Wirkstoff, Vorbild Clonidin – aber: wirkt 1600-fach stärker auf α_2 als auf α_1 (Clonidin α_2: α_1 = 200: 1, somit „nur" Partialagonist)
- Imidazoluntergruppe der α_2-Rezeptoragonisten
- Antidot Atipamezol (α_2-Rezeptorantagonist) nur in der Tiermedizin zugelassen
- intranasales Demedetomidin als medikamentöse Alternative zur Sedierung bei Kindern in Studien, aber noch nicht für Kinder zugelassen

■ **Wirkmechanismen**
- selektiver α_2-Rezeptoragonist
- Noradrenalinfreisetzung in sympathischen Nervenendigungen ↓
- Aktivität im Locus coeruleus ↓ → Sedierung
- Analgesie und anästhetikum-/analgetikumsparende Wirkung
- kardiovaskuläre Wirkung dosisabhängig; niedrige Dosen: zentrale Wirkungen (Herzfrequenz ↓, Blutdruck ↓), höhere Dosen: periphere vasokonstriktive Wirkungen (systemischer Gefäßwiderstand und Blutdruck ↑)

■ **Kinetik**
- hohe Plasmaeiweißbindung (94 %)
- mittlere terminale Eliminationshalbwertszeit 2–3 h
- Kinetik linear im Dosisbereich von 0,2– 1,4 µg/kgKG/h, keine Akkumulation bei Behandlungen bis 14 Tage
- Kinetik ist unabhängig von Alter, Geschlecht, Gewicht und Nierenfunktion

■ **Metabolisierung**
- hepatische Metabolisierung, vorwiegend über CYP2B6
- Ausscheidung inaktiver Metabolite über die Niere

■ **Indikationen**
- Sedierung erwachsener, intensivmedizinisch behandelter Patienten, die eine Sedierungstiefe benötigen, die ein Erwecken durch verbale Stimulation noch erlaubt (Klassifikation von 0–3 nach der Richmond Agitation-Sedation Scale; RASS)
- Sedierung erwachsener, nicht intubierter Patienten vor und/oder während diagnostischer oder chirurgischer Maßnahmen, die eine Sedierung erfordern, d. h. prozeduale Sedierung/Wachsedierung (bei ambulanten Eingriffen mindestens 1 h engmaschige Nachüberwachung und danach 1 h Beobachtung)

■ **Kontraindikationen**
- Patienten mit AV-Block 2. oder 3. Grades
- Hypotonie
- Bradykardie
- akute zerebrovaskuläre Ereignisse
- **Cave**: ischämische Herzerkrankung
- **Cave**: schwere Leberfunktionsstörungen
- **Cave**: Schädel-Hirn-Traumen (Senkung des zerebralen Blutflusses und Hirndrucks, aber keine tiefe Sedierung)
- Prädisposition für maligne Hyperthermie
- Schwangerschaft und Stillzeit

10

- **Wirkungen**
- Sedierung
- Anxiolyse
- Hypnose
- Analgesie
- Sympathikolyse

- **Nebenwirkungen**
- Hypo-/Hypertonie, in hohen Dosen signifikante Vasokonstriktion (→ Hypertonie)
- Atemdepression (AMV ↓), jedoch keine Apnoe, Ansprechen auf CO_2-Stimulation bleibt erhalten (nicht bei Monotherapie bei gesunden Patienten)
- schwere Bradykardien bis zum Herzstillstand (intraoperativ)
- Übelkeit, Erbrechen
- Hyperglykämie

- **Besonderheiten**
- Patienten nicht tief sediert, sondern leicht erweckbar
- nicht zur Narkoseeinleitung (Intubation und Muskelrelaxation)
- keine antikonvulsive Wirkung
- im Falle einer Überdosierung: Auswirkungen meist kardiovaskulär, symptomatische Behandlung, Atropin oder Glycopyrrolat bei Bradykardie
- sichere Anwendung unter Überwachung auch ohne Intubation

Dosis

- Sedierung auf der Intensivstation (Umstellung bereits intubierter, sedierter Patienten):
    - Anfangsdosis ca. 0,7 µg/kg/h
    - Aufrechterhaltung 0,2–0,7–(1,4) µg/kg/h
    - Maximaldosis 1,4 µg/kg/h
- prozedurale Sedierung:
    - Einleitung 0,5–1,0 µg/kg über 10 min
    - Aufrechterhaltung initial 0,6–0,7 µg/kg/h, danach 0,2–1,0 µg/kg/h je nach angestrebtem Sedierungsgrad

- keine Bolusgabe, nach Dosisanpassung kann es bis zu einer Stunde dauern, bis der neue Gleichgewichtszustand erreicht ist, evtl. mit alternativen Sedierungsmittel (Propofol oder Midazolam) überbrücken
- keine Dosisanpassung bei älteren Patienten oder Niereninsuffizienz, Reduktion der Dosis bei eingeschränkter Leberfunktion

Exkurs: α_2-Rezeptoren

Drei Untergruppen:
- α_{2A}: Lokalisation peripher, im Gefäßsystem bewirken Vasokonstriktion
    - präsynaptische Rezeptoren inhibieren die Freisetzung von Noradrenalin und schwächen somit eine Vasokonstriktion ab
- α_{2B} und α_{2C}: Lokalisation Gehirn und Spinalkanal, dort bedingen sie Sympathikolyse, Sedierung und antinozizeptive Effekte

10.2.7 γ-Hydroxybuttersäure, kurz GHB (Somsanit)

- **Allgemeines**
- 1 Amp. à 10 ml = 2 g (20 0 mg/ml)
- Präparation in Form des Na^+-Salzes
- eng verwandt mit dem Neurotransmitter GABA
- erstmalig synthetisiert 1874 von Sayzteff, pharmakologische Wirkung erkannt 1960 durch Wermuth (dieser ersetzte die Aminogruppe des GABA-Moleküls durch eine Hydroxygruppe und macht es damit durch die Blut-Hirn-Schranke passierbar)
- GHB ist jedoch, und das wurde erst nach Synthese im Labor festgestellt, ein natürlich vorkommender Neurotransmitter

■ **Wirkmechanismen**

— wirkt über eigenen **GHB-Rezeptor** mit Hyperpolarisation infolge Erhöhung der Chlorid-Leitfähigkeit → keine gegenseitige Kompetition von γ-Hydroxybuttersäure (GHB) und GABA

— Wirkort: Gyrus postcentralis, unspezifisches thalamisches Projektionssystem und ARAS (aufsteigendes retikuläres aktivierendes System)

— wirkt u. a. an extrasynaptischen **GABA-Rezeptoren** als Partialagonist

— der GHB-Rezeptor wird dabei bereits in niedriger Dosierung aktiviert (simuliert den Effekt)

— bei höherer Dosierung nimmt auch die Affinität zum GABA-Rezeptor zu (Sedierung) und die GHB-Rezeptorwirkung wird unterdrückt

— Antagonisierung durch Physostigmin möglich (damit Wirkung über Hemmung cholinerger Systeme nicht ausgeschlossen!)

■ **Kinetik**

— HWZ: 30–40 min nach Bolus von 60 mg/kg jedoch interindividuell unterschiedliche Aufwachzeiten

— Wirkdauer eines Einmal-Bolus ca. 1–2 h (bis zu 24 h)

■ **Metabolisierung**

— durch Alkoholdehydrogenase (ADH) oder Aldehyddehydrogenasen (ALDH) Metabolisierung zu Bernsteinsäure metabolisiert, die in den Citratzyklus übergeht in der Leber

— Abbauprodukte nur Kohlenstoffdioxid und Wasser

— in geringen Teilen über β-Oxidation metabolisiert und renal ausgeschieden

■ **Indikationen**

— Langzeitsedierung auf der Intensivstation

— Sedierung zur Operation und bei diagnostischen Eingriffen

— seit 2002 in den USA und 2005 in der EU zugelassen zur symptomatischen Behandlung der Narkolepsie (Natriumoxybat Ethypharm)

— seit Ende der 1990er-Jahre Missbrauch als Partydroge „Liquid Ecstasy" (Suchtpotenzial)

— „Indikation": Bodybuilding, da GHB Wachstumshormone stimuliert und Abbauprodukte praktisch nicht nachweisbar sind (NW Hodenatrophie)

■ **Kontraindikationen**

— Alkoholkonsum

— bekannte Epilepsie

— schwere Nierenfunktionsstörungen

— Erregungsleitungsstörungen

— Eklampsie

— Porphyrie

— Hypernatriämie

— Kinder <12 Jahren

■ **Wirkungen**

— dosisabhängig:
  – in niedrigen Dosierungen (0,5–1,5 g):
    – entaktogen (griech. „das Innere berührend", die eigenen Emotionen werden intensiver wahrgenommen)
    – zudem angstlösend, euphorisierend, antidepressiv, sexuell stimulierend, sozial öffnend mit einem gesteigerten Selbstbewusstsein
  – bis 2,5 g:
    – aphrodisierende Wirkung, alkoholähnliche Wirkungen
  – in höheren Dosierungen >2,5 g:
    – schlaffördernd bis tiefe Narkose (Induktion von REM- und Non-REM-Schlaf)

— möglicherweise analgetische Komponente durch Freisetzung endogener Opioide (β-Endorphin)

— kardiale Wirkung: HF sinkt um 10–15 % vom Ausgangswert bei beatmeten Patienten; leichter Anstieg des systolischer RR → gute Kreislaufstabilität!

— bei Hypovolämie oder hämorrhagischem Schock: Anstieg von MAP und HZV

(Anstieg des venösen Rückstroms, Steigerung der myokardialen Kontraktilität sowie small volume resuscitation [23%iges NaCl!])
— Einsatz bei erhöhtem Hirndruck vorteilhaft (Reduktion des Ödems, ICP ↓)
— Radikalfänger
— fehlende Beeinträchtigung der Darmmotilität und der Leberfunktion

■ **Nebenwirkungen**
— hoher Natriumgehalt (18 mval/g), somit Gefahr der Hypernatriämie
— Hypokaliämie
— metabolische Alkalose → +0,5 mmol/l pro Gramm GHB
— Myoklonien, prokonvulsiver Effekt (**Cave**: Epilektiker!)
— Hypo-/Hypertonie
— Erbrechen, Übelkeit
— spontaner Urinabgang
— pharmakonbedingte reversible Mydriasis
— Absetzten nach längerem Gebrauch verursacht Entzugserscheinungen ähnlich denen nach Absetzten von Benzodiazepinen, jedoch kürzer und weniger intensiv (12–96 h)

Dosis

— narkotische Dosis: 60–90 mg/kg i. v.
— Analgosedierung
  – initialer Bolus: 50 mg/kg, dann 10–20 mg/kg/h

10.2.8 Dehydrobenzperidol, Droperidol, DHBP (Xomolix)

■ **Allgemeines**
— 1 Amp. à 1 ml = 2,5 mg
— Butyrophenonderivat (Neuroleptikum)
— kein Hypnotikum!

— Marktrücknahme 2001 durch den Hersteller Janssen, da bei hochdosierter oraler Langzeittherapie kardiale Nebenwirkungen auftraten. Die parenterale Applikationsform, bei der sich diese Nebenwirkungen nicht zeigten, wurde aus kommerziellen und markttaktischen Gründen eingestellt
— Droperidol war weiterhin in Deutschland für den Gebrauch zugelassen und über ausländische Hersteller bzw. Vertreiber (z. B. Abbott, USA) zu beziehen
— ab 2008 als Xomolix zur antiemetischen Therapie auf dem deutschen Markt

■ **Pharmakologie**
— starke Affinität zum D_2-Rezeptor in der Area postrema (Brechzentrum), hemmende Wirkung
— geringere Affinität zu D_3-, 5-HT_2-und α_1-Rezeptoren
— HWZ: 2,5 h, dennoch Wirkdauer bis 2–6–24 h
— hohe Plasmaproteinbindung: 90 %
— Metabolierung rasch in der Leber zu inaktiven Metaboliten

■ **Indikationen**
— Prophylaxe und Therapie der postoperativen Übelkeit und Erbrechen (PONV) bei Erwachsenen und Therapie der 2. Wahl bei Kindern über 2 Jahre
— Prophylaxe von Übelkeit und Erbrechen durch Opioide bei der patientenkontrollierten Analgesie (PCA)
— ehemals klassische Neuroleptanästhesie in höheren Dosierungen

■ **Kontraindikationen**
— Parkinsonismus, extrapyramidale Symptomatik
— Hypovolämie, Schock, AV-Block II, Digitalisintoxikation
— Bekannte QT-Verlängerung
— Hypokaliämie, Hypomagnesämie
— Epilepsie, Enzephalitis, endogene Depression, M. Parkinson
— Geburtshilfe

10

- Phäochromozytom
- Bradykardie <55 bpm
- Kinder <2 Jahre
- Cave: gleichzeitige Anwendung von Metoclopramid u. a. Neuroleptika (extrapyramidale NW ↑)

■ **Wirkungen**
- antiemetisch
- in höherer Dosierung:
  - Distanzierung gegenüber Umgebung („mineralisierend"), Patienten wirken äußerlich ruhig, innerlich aufgewühlt, oft panisch
  - antipsychotisch

■ **Nebenwirkungen**
- RR ↓ durch α-Blockade (→ Vasodilatation)
- Auslösung von Blutungen besonders bei Augen- und HNO-Operation
- QT-Verlängerungen und Torsade-de-pointes-Tachykardien
- Blockade der zentrale Dopaminrezeptoren
- (gelegentlich) **extrapyramidale Bewegungsstörungen** (Dyskinesien, parkinsonartige Muskelrigidität, Blickkrämpfe) und paradoxe Wirkung (einige Patienten reagieren mit Angst, Verwirrtheit, Dysphorie, innerer Unruhe)
- Verminderung des Suchtpotenzials anderer Medikamente

Dosis

- **Antiemetikum:**
  - Erwachsene: 0,625–1,25 mg i. v.
  - Kinder und Jugendliche (2–18 Jahre): 10–50 µg/kgKG bis max. 1,25 mg Dehydrobenzperidol
- die intraoperative Gabe sollte 30 min vor dem geplanten OP-Ende erfolgen, weitere Dosen alle 6 h bei Bedarf

---

10.2.9　Chloralhydrat (Chloralhydrat-Rectiole)

■ **Allgemeines**
- erstes synthetisch hergestelltes Schlafmittel (1832 von Justus von Liebig)
- Rektiole à 600 mg pro 3 ml
- auch als Weichkapseln und Saft

■ **Pharmakologie**
- nach rektaler Gabe fast vollständige Resorption
- max. Plasmaspiegel nach 20–60 min
- HWZ Trichlorethanol 7–10 h
- Metabolisierung zu 2,2,2-Trichlorethanol als Hauptwirkstoff (92 %) und Trichloressigsäure (8 %) durch Alkoholdehydrogenase, weitere hepatische Inaktivierung
- renale Ausscheidung

■ **Indikationen**
- Sedierung von Kleinkindern ab 12 kg vor diagnostischen und therapeutischen Eingriffen (heute kaum noch angewendet)
- Schlafmittel bei älteren Patienten, die auf Benzodiazepine paradox reagieren

■ **Kontraindikationen**
- kurzfristig wiederholte Gabe bei Neugeborenen und Säuglingen (hepatischer Metabolismus unvollständig ausgebaut, Akkumulation von Metaboliten)
- Schwangerschaft und Stillzeit
- Kinder mit obstruktivem Schlafapnoesyndrom
- nicht bei Kindern >12 kgKG
- schwere kardiale Erkrankungen, Leber- und Niereninsuffizienz

■ **Wirkungen**
- ZNS-Dämpfung, genauer Mechanismus ungeklärt, vermutlich Kombination von hemmender (glutaminerger) und stimulierender (GABAerger) Wirkung

- **Nebenwirkungen**
- Kopfschmerzen
- paradoxe Reaktionen (Hyperaktivität)
- allergische Reaktionen
- Schleimhautreizungen am Anwendungsort
- leichte Atemdepression
- QT-Verlängerungen, (Tachy-)Arrythmien bei kardialer Vorerkrankung
- Hyperbilirubinämie bei Neugeborenen nach wiederholter Gabe

- **Besonderheiten**
- Schlafsteuerzentrum bleibt fast unbeeinflusst, somit keine Änderung der Schlafrhythmik
- bei wiederholter Einnahme Wirkverlust

> **Dosis**
>
> - bei Kleinkindern ab 12 kgKG: eine Rektiole
> - Kinder ab 24 kgKG: Inhalt von 2 Rektiolen

10.3 Überblick über die Injektionsanästhetika

- pharmakologische Eigenschaften (◘ Tab. 10.7)
- kardiovaskuläre Wirkungen (◘ Tab. 10.8)
- Wirkungen auf das ZNS (◘ Tab. 10.9)
- Wirkungen auf die Atmung (◘ Tab. 10.10)

◘ **Tab. 10.7** Pharmakologische Eigenschaften der gebräuchlichsten Injektionsanästhetika

	Klinischer Wirkbeginn (i. v. Gabe)	Klinische Wirkdauer (min)	HWZ (h)	Clearance (ml/kg/min)	Protein-bindung (%)
Propofol	10–60 s	5–7	0,9	30–60	97
Thiopental	10–20 s	5–15	11,4	3,4	85
Midazolam	0,5–5 min	10–80	2,5	6–8	94
Etomidat	10–30 s	4–8	2–5	10–20	77
Ketamin	30 s	10–15	2–3	16–18	30

◘ **Tab. 10.8** Wirkungen der Injektionsanästhetika auf das kardiovaskuläre System

	Arterieller Mitteldruck	Herzfrequenz	HZV	SVR	Venodilatation
Thiopental	↓	↑	↓	↔↑	↑
Methohexital	↓	↑↑	↓	↔	↑
Etomidat	↔	↔	↔	↔	↔
Propofol	↓	↓	↔↓	↓	↑
Ketamin	↑↑	↑↑	↑	↑	↔
Midazolam	↔↓	↓↑	↔↓	↔↓	↑

▢ **Tab. 10.9**   Wirkungen der Injektionsanästhetika auf das ZNS

	Zerebraler Blutfluss	Zerebraler Metabolismus	Intrakranieller Druck
Thiopental	↓↓	↓↓	↓↓
Methohexital	↓↓	↓↓	↓↓
Etomidat	↓↓	↓↓	↓↓
Propofol	↓↓	↓↓	↓↓
Ketamin	↑↑	↑	↑
Midazolam	↓	↓	↓

▢ **Tab. 10.10**   Wirkungen der Injektionsanästhetika auf die Atmung

	Atemdepression	Atemwegswiderstand
Thiopental	↑↑	↔
Methohexital	↑↑	↔
Etomidat	↑	↔
Propofol	↑↑	↔
Ketamin	↔	↓↓
Midazolam	↑	↔

10.4   TIVA und TCI

10.4.1   TIVA (total intravenöse Anästhesie)

■ **Definition**

Unter total intravenöser Anästhesie versteht man eine Narkose, die mit einer Kombination aus intravenös zu applizieren Substanzen durchgeführt wird. Sowohl Einleitung als auch Aufrechterhaltung der Narkose erfolgen ausschließlich intravenös.

■ **Applikation**

Die Applikation kann nach vielfältigen Verfahren erfolgen:
- manuell via Spritzenpumpe mit TIVA-Programm (z. B. Alaris TIVA, Carefusion)
- manuell via einfacher Spritzenpumpe
- manuell via Bolusverfahren („aus der Hand")
- TCI via Mikroprozessor gestützter Spritzenpumpe (z. B. Perfusor Space, BBraun)
- TCI mit „closed-loop" (Rückkopplung durch EEG-Feedback-System)

❯ Die Kombination von Propofol (kontinuierlich) und einem Opioid (kontinuierlich, Bolus) gilt als der klinische Standard einer TIVA.

■ **Vergleich TIVA und moderne Inhalationsanästhesie**
▢ Tab. 10.11

■ **TIVA-Dosierung (Propofol, Remifentanil)**
- ▢ Tab. 10.12
- die Effektkompartimentkonzentration (C_p) liegt bei Einsatz des Roberts-Regimes bei etwa 3 μg/ml Propofol
- durch das initiale „overpressure" in den ersten 20 min kommt es zu einem raschen Anstieg der Effektkonzentration

☑ Tab. 10.11   Vergleich TIVA vs. moderne Inhalationsanästhesie

	TIVA (Propofol + Opioid)	Inhalationsanästhesie (balanciert)
Vorteile	– benötigt keinen Vapor oder Narkosegasmonitoring (portabel, flexibel) – Anästhesie bei MH – geringere PONV-Rate – Reduktion von Exzitationsphasen – effizientere Reflexdämpfung – „Kreislaufstabilität" – keine Beeinträchtigung der mukoziliären Clearance – angenehmes Erwachen, evtl. Nasenjucken – gute Steuerbarkeit – problemloses Einsetzen bei Jet-Ventilation oder Bronchoskopien – hypoxisch-pulmonale Vasokonstriktion (HPV = Euler-Lilijestrand-Mechanismus) wird nicht beeinträchtigt – Schwangerschaft → keine teratogenen Effekte (Propofol[a], gängige Opioide) – keine Beeinträchtigung der Uteruskontraktion – eignet sich zur reinen Sedierung – keine Raumluftbelastung	– keine Kalkulation notwendig – gutes Monitoring der exspiratorischen Konzentration und Abschätzung der Narkosetiefe – Potenzierung von Muskelrelaxanzien – weitgehend organunabhängige Metabolisierung – kostengünstig bei niedrigem Frischgasfluss („minimal" oder „metabolic flow") – keine Abhängigkeit vom Körpergewicht – inhalative Einleitung (Kinder) möglich – Schwangerschaft → wehenhemmender Effekt, (Sevofluran <1 MAC → keine tierexperimentellen Schäden am Fetus)
Nachteile	– negativ inotrop – keine analgetischen oder muskelrelaxierenden Effekte – Injektion z. T. schmerzhaft – Kalkulation im Vorfeld – keine Echtzeitmessung der Plasma- und Gewebekonzentration möglich, somit Gefahr der intraoperativen Awareness – hohe individuelle Streuung der Plasmakonzentration – Propofolinfusionssyndrom (PRIS; ▶ Abschn. 10.2.1) auch bei kurzen Expositionszeiträumen möglich (>4 h) – kostenintensiv – je nach Methode → gewichtsabhängiger Verbrauch (Kosten ↑) – benötigt i. v.-Zugang – lange Applikationszeiten → Kumulation des Propofol bei manueller Administration mit ggf. verlängerten Aufwachzeiten	– Trigger der malignen Hyperthermie (MH) – aufwendiges Equipment nötig – Umweltbelastung durch das Narkosegas → FCKW – Arbeitsplatzbelastung – PONV-Risiko erhöht – bei hohen MAC-Werten: HPV und Uteruskontraktion kompromittiert – Beeinträchtigung der mukoziliären Clearance – Schwangerschaft: Isofluran (tierexperimentelle Reproduktionstoxiziät) – Delir bei Kindern (Sevo > Des)

[a] offiziell keine Zulassung in Europa während der Schwangerschaft!

10

◻ **Tab. 10.12**   Beispiel einer TIVA-Dosierung mit Propofol und Remifentanil

	Einleitungsdosis	Startdosis	Reduktion (nach 10 min)	Reduktion (nach 20 min)
Propofol (Roberts-Regime)	1,5 mg/kg	10 mg/kg/h	8 mg/kg/h	6 mg/kg/h
Perfusoreinstellung (70-kg-Patient, Propofol 2 %)		35 ml/h	28 ml/h	21 ml/h
Remifentanil	1–1,5 µg/kg	0,2–0,6 µg/kg/min		
Perfusoreinstellung (70 kg, Remifentanil 5 mg/50 ml)		0,2 µg/kg/min = 8,4 ml/h 0,4 µg/kg/min = 16,8 ml/h 0,6 µg/kg/min = 25,2 ml/h		
Perfusoreinstellung (70 kg, Remifentanil 1 mg/50 ml)		0,2 µg/kg/min = 42 ml/h 0,4 µg/kg/min = 84 ml/h 0,6 µg/kg/min = 126 ml/h		

10.4.2 TCI (target controlled infusion)

■ **Definition**

Die TCI verwendet komplexe mathematische Modelle, um die Plasmakonzentration (C_p) und die Konzentration eines Pharmakons am Wirkort (C_e) mikroprozessorgestützt zu berechnen und mittels kontinuierlicher Medikamentengabe aufrechtzuerhalten. Die Modelle unterscheiden sich dabei in der Berücksichtigung der Basisgrößen, der Verteilungskoeffizienten und in der Anzahl der Kovariablen.

Je nach Modell berechnet (nicht misst!) der Prozessor die Plasmakonzentration aufgrund theoretischer Annahmen und passt im Verlauf die Dosis bzw. Flussrate an, je nach Vorgabe durch den Anästhesisten.

▬ Dabei werden „Open-loop"- und „Closed-loop"-Modelle unterschieden_

– „open-loop": -Die Medikamentendosis wird berechnet, es erfolgt aber keine direkte quantifizierbare Rückkopplung des Endpunktes an den TCI-Perfusor bzw. keine direkte Bestimmung der Plasmakonzentration oder ein indirekter Nachweis der Sedierungstiefe. Die Anpassung der Dosis erfolgt durch den Anästhesisten nach klinischen Maßgaben

– „closed-loop": Die Wirkung des Medikaments wird mittels Messung (BIS-Monitoring oder evozierter Rückkopplungsmechanismen) rückgemeldet und beeinflusst automatisch die weitere Dosis

Es werden folgende Zielgrößen unterschieden:

▬ C_p: Konzentration im zentralen Kompartiment („blood concentration targeting")

– C_e: Konzentration im Effekt-Kompartiment („effect-side targeting")

Ausblick: In Entwicklung befinden sich Bestimmungsmöglichkeiten von Propofol in der Ausatemluft.

■ **Historisches**

▬ 1968: Erste pharmakologische Definition einer TCI durch Kruger-Thiemer

▬ 1983: Schüttler, Schwilden und Stoeckel (Bonn) entwickelt CATIA („computer assisted total intravenous anaesthesia") mit Etomidat und Alfentanil

- computergesteuerte Spritzenpumpen seit den 1980er-Jahren in der klinischen Forschung eingesetzt
- 1997: Erste kommerziell erhältliche computergesteuerte Spritzenpumpe → Diprifusor (Fa. Astra Zeneca) → nur Fertigspritzen Propofol verwendbar → sehr teuer
- seit 2002: Open TCI-Konzept: TCI-Pumpen verschiedener Hersteller (z. B. Alaris PK von Carefusion) für multiple Spritzentypen und Medikamente (Propofol, Remifentanil, Sufentanil, etc.) → variabler, kostengünstiger

Exkurs: 3-Kompartiment-Modell
- Alle intravenös applizierten Substanzen unterliegen einem Mehrkompartimentmodell, welches die Distribution und Redistribution anhand pharmakologischer Konstanten zwischen verschiedenen Kompartimenten beschreibt (◘ Tab. 10.1).
- die Pharmakokinetik eines Stoffs in einem Mehrkompartimentmodell wird durch Injektion, Distribution (in andere Kompartimente) und Elimination beschrieben
- Verteilungsvolumen und applizierte Dosis bestimmen die Konzentration eines Pharmakons nach Injektion in das zentrale Kompartiment V1 (Plasmakompartiment)
- unmittelbar nach Injektion erfolgt die rasche Umverteilung in Kompartiment V2 (Muskulatur, innere Organe) und in das etwas langsamer äquilibrierende Kompartiment V3 (Fettgewebe, Knochen)
- gleichzeitig beginnt die Rückverteilung aus den Kompartimenten V2 und V3 in das zentrale Kompartiment

- im „steady-state" findet sich die annähernd gleiche Konzentration des Pharmakons in allen Kompartimenten
- die Elimination erfolgt mit einer konstanten Rate aus dem zentralen Kompartiment heraus
- stoffspezifische Konstanten (k) beschreiben die Distribution eines Pharmakons in und aus dem zentralen Kompartiment (◘ Abb. 10.3)

■ **Praktische Anwendung**
Übliche Kompartimentkonzentrationen der Propofol-TCI (in Kombination mit Opioid):
- Blood/Plasma Targeting (C_p)
  - Induktion bei jungen gesunden Patienten 6–8 µg/ml
    - unprämedizierte gesunde Patienten eher 8 µg/ml
    - prämedizierte gesunde Patienten eher 4–5 µg/ml
    - alte Patienten oder reduzierter AZ eher 2–3 µg/ml
  - Erhaltungskonzentration nach Notwendigkeit und chirurgischem Stimulus
  - initiales „overpressure" mit höheren Zielplasmakonzentrationen, um schneller die Konzentration im Effektkompartiment zu steigern
- Effect Side Targeting (C_e)
  - Zielkonzentration bei 3–4 µg/ml
  - kein initiales „overpressure" nötig, dies berechnet die TCI-Pumpe selbst
  - bei opioidfreier Narkose wird eine Plasmaeffektkonzentration von 10–12 µg/ml angestrebt

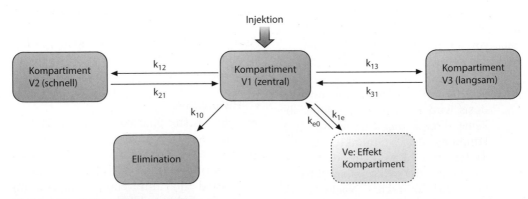

◘ **Abb. 10.3**   3-Kompartiment-Modell

Sedierung und Anxiolyse (beide Modelle):
- 0,3–0,6 µg/ml ausgeprägte Anxiolyse
- 0,8–0,9 µg/ml Sedierung
- 1,1 µg/ml Aufwachkonzentration Erwachsener
- 0,86 µg/ml Aufwachkonzentration Kinder
- Programmierungen vorhanden für Remifentanil, Sufentanil und Alfentanil

10.4.2.1 Pharmakologische Modelle der TCI

■ **Kruger-Thiemer-Modell**
- erstes, einfaches pharmakokinetisches Modell einer TCI
- basiert auf dem BET-Modell (Bolus, Elimination, Transfer)
  - Bolus: kalkulierte Konzentration eines Medikamentes im zentralen (Blut) Kompartiment
  - Elimination: kontinuierliche Zufuhr eines Medikaments, das seiner Elimination entspricht
  - Transfer: Berücksichtigung verschiedener Transferraten dieses Medikamentes in andere Körperkompartimente

■ **Aktuelle Modelle der TCI**
- Marsh-Modell (Diprufusor) für Propofol (für Patienten >16 Jahre)
- Schüttler/White-Kenny (WK)-Modell für Propofol
- Schnider-Modell für Propofol bei älteren Patienten
- Kataria- und Paedfusor-Modell für Kinder
- Minto-Modell für Remifentanil
- Gepts- und Bovill-Modell für Sufentanil
- Maitre-Modell für Alfentanil

■ **Vergleich Schnider- und Marsh-Modell**
- ◘ Tab. 10.13

10.4.2.2 Grenzen und Limitationen der TCI

- Zielkonzentration wird errechnet und nicht gemessen → Unterschied zur endexpiratorischen Narkosegasmessung

- Abweichung der tatsächlichen von der errechneten Plasmakonzentration bis zu 25 % bei der TCI → Narkosegasmessung ±2 %-Abweichung
- begrenzter Rückschluss von Konzentration auf die biologischen Effekte eines Medikaments
- hohe interindividuelle Varianz der Narkosetiefe bei gleicher Propofolkonzentration
- alle gängigen Modelle und deren Daten basieren auf geringen Fallzahlen
- Limitationen der bisherigen pharmakologischen Modelle zur Prädiktion exakter Kompartimentkonzentrationen
- kein TCI-Konzept „fits all"

10.4.3 Sicherheitsaspekte bei TIVA und TCI

- Überdosierung (Kreislaufdepression) oder Unterdosierung (Awareness) kann für den Patienten gravierende Folgen haben
- Verfahrensfehler beruhen meistens auf Dosierungs- oder Gerätefehlern. Auch eine Kombination dieser Fehler ist möglich

■ **Prävention von Gerätefehlern**
- Einweisung in das Pumpensystem
- beachten und reagieren auf Gerätealarme
- fachgerechte Pflege und Instandhaltung der Geräte

■ **Prävention von Dosierungsfehlern**
- richtiges Medikament, in richtiger Konzentration, in richtiger Spritze
- Auswahl der korrekten Methode (TCI)
- Richtige Dosierung (Manuell oder TCI)
- Rückschlagventil für jeden Medikamentenschenkel und Infusion (Vermeidung Siphoneffekt)
- für jedes Medikament ein eigener Infusionsschenkel
- Vermeidung von venenferner Medikamentenapplikation (Totraumvolumen)
- keine Mischung von Medikamenten in einer Spritze

◻ **Tab. 10.13** Vergleich Schnider- und Marsh-Modell

Modell der TCI	Schnider	Marsh
Medikament	Propofol	Propofol
Pumpentyp	neuere Modelle	Modelle mit Diprifusor
berechnetes zentrales Kompartiment (V_1) (70 kg schwerer, 170 cm großer Patient)	4,27 l (gewichtsunabhängig)	15,9 l (gewichtsabhängig)
Anstieg der Plasmakonzentration	langsam	schnell
Gesamtverbrauch Propofol	weniger	mehr
berechnete Equilibration zwischen V_1 und V_e (k_{eo})	schnell	langsamer
"time to peak effect" (TTPE)	1,6 min	4,5 min
Elimination (k_{10})	schnell	langsamer
Altersberücksichtigung	ja	nein (Alter wird eingegeben, hat aber keinen Effekt)
Berücksichtigung von adipösen Patienten	ja („lean body weight")	nein („total body weight")
Altersgrenze nach unten		kein Pumpenstart <16 Jahre
Studienbasis für Modell	n = 24 (11 Männer, 13 Frauen)	3 Gruppen, je 6 Patienten
Modifikation		seit 2000 modifiziertes Marsh-Modell nach Struys et al.
Zielkompartiment	„effect side targeting"	„blood concentration targeting"

- regelmäßige Reevaluation des i. v.-Zugangs und der Konnektionsstellen!
- Vermeidung einer unnötigen Muskelrelaxation
- Bestimmung der Narkosetiefe (BIS, Narcotrend etc.)

Literatur und weiterführende Literatur

Bradley AED, Tober KES, Brown RE (2008) Use of propofol in patients with food allergies. Anaesthesia 63:439

Bremerich H, Greve S (2021) Die neue S1-Leitlinie „Geburtshilfliche Analgesie und Anästhesie" – Vorstellung und Kommentar. Anaesthesist 70:229–236

Dumps C, Halbeck E, Bolkenius D (2018) Medikamente zur intravenösen Narkoseinduktion. Barbiturate 67:535–552

Roberts I, Sydenham E (2012) Barbiturates for acute traumatic brain injury. Cochrane Database Syst Rev https://doi.org/10.1002/14651858.CD000033.pub2

Schroeppel TJ et al (2018) Propofol infusion syndrome: efficacy of a prospective screening protocol. Am Surg 84:1333–1338

Sen S, Chini EN, Brown MJ (2005) Complications after unintentional intra-arterial injection of drugs: risks, outcomes, and management strategies. Myo Clin Proc 80(6):783–795

Tumukunde J, Lomangisi DD, Davidson O et al (2015) Effects of Propofol versus thiopental on Apgar scores in newborns and peri-operative outcomes of women undergoing emergency cesarean section: a randomized clinical trial. BMC Anesthesiol 15:63

10

Opioide

Pia Reuber

Inhaltsverzeichnis

11.1 Allgemeines – 269
11.1.1 Definition – 269
11.1.2 Geschichtliches über Opiate – 269
11.1.3 Opioidrezeptoren – 269
11.1.4 Einteilung der Opioide – 270
11.1.5 Wirkmechanismus – 272
11.1.6 Metabolismus – 272
11.1.7 Indikationen – 272
11.1.8 Kontraindikationen – 272
11.1.9 Wirkungen und Nebenwirkungen – 273
11.1.10 Wechselwirkungen – 275
11.1.11 Peridurale und spinale Opioidgabe – 276
11.1.12 Toleranz – 276
11.1.13 Opioidinduzierte Hyperalgesie (OIH) – 277

11.2 Einzelsubstanzen: Agonisten – 278
11.2.1 Morphin (Morphin, MST, Sevredol u. a.) – 278
11.2.2 Fentanyl (Fentanyl-Janssen) – 281
11.2.3 Alfentanil (Rapifen) – 282
11.2.4 Sufentanil (Sufenta, Sufenta epi) – 283
11.2.5 Remifentanil (Ultiva) – 284
11.2.6 Pethidin, Meperidin (Dolantin) – 285
11.2.7 Piritramid (Dipidolor) – 287
11.2.8 Tramadol (Tramal) – 287
11.2.9 Oxycodon (Oxygesic, mit Naloxon: Targin) – 288
11.2.10 Hydromorphon (Palladon, Aristo akut) – 289
11.2.11 Codein (Codipront) – 290
11.2.12 Tilidin (Valoron) – 291

© Springer-Verlag GmbH Deutschland, ein Teil von Springer Nature 2023
M. Heck et al. (Hrsg.), *Repetitorium Anästhesiologie*, https://doi.org/10.1007/978-3-662-64069-2_11

11.2.13 Methadon (Polamindon) und Levo-Methadon
(L-Polamindon) – 291

11.3 Partialagonisten bzw. Antagonist-Agonisten – 292
11.3.1 Pentazocin (Fortral) – 292
11.3.2 Buprenorphin (Temgesic, Transtec) – 292
11.3.3 Nalbuphin (Nubain) – 294

11.4 Antagonisten: Opioide – 295
11.4.1 Naloxon (Narcanti) – 295
11.4.2 Methylnaltrexon (Relistor) – 296

**11.5 Betäubungsmittelgesetz (BtMG) und
Betäubungsmittelverschreibungsverordnung
(BtMVV) – 296**

11.6 Opioide in der Schwangerschaft – 297

11.7 Ausblick – 297

Literatur und weiterführende Literatur – 298

11.1 Allgemeines

11.1.1 Definition

- **Opioid**: heterogene Gruppe natürlicher und synthetischer Substanzen mit morphinartigen Eigenschaften, die an peripheren und zentralen Opioidrezeptoren wirken
- **Opiate**: Arzneimittel, die aus dem Schlafmohn (Papaver somniferum) gewonnen werden, einschließlich Morphin und Codein und anderer halbsynthetischer Arzneimittel, die von diesen abgeleitet sind
- **Opioid-Peptide**: endogene Peptide mit Affinität zu einem oder mehreren Opioidrezeptoren

11.1.2 Geschichtliches über Opiate

- die Ägypter setzten Opium als Therapeutikum (Sedativum) ein
- die Gewinnung von Opium (eingetrockneter Milchsaft des Schlafmohns) wurde durch Abu Sina (980–1036) beschrieben
- vollsynthetische Opioide seit 1939, erstmals Synthese von Pethidin durch Eisleb u. Schaumann
- Existenz von Opioidrezeptoren 1973 durch drei unabhängige Arbeitskreise beschrieben (Pert, Terenius, Simon)

11.1.3 Opioidrezeptoren

- Opioidrezeptoren sind sowohl zentral als auch peripher im Körper präsent (◘ Tab. 11.1)
- unterschieden werden vier Opioidrezeptoren (nach aktueller Nomenklatur der IUHAR 2019)
    - μ-Rezeptoren (auch MOP für Morphin-Opioidpeptid-Rezeptor)
    - δ-Rezeptoren (auch DOP für Delta-Opioidpeptid-Rezeptor)
    - κ-Rezeptoren (auch KOP für Kappa-Opioidpeptid-Rezeptor)
    - NOP-Rezeptor (Nocicetin-Opioidpeptid-Rezeptor, auch „ORL-Receptor like")
- der **μ-Rezeptor** kann noch weiter in Subgruppen unterteilt werden, die sich in ihrer Affinität, anatomischen Lage und Antwort unterscheiden
    - μ_1: v. a. im Gehirn, werden präsynaptisch exprimiert
    - μ_2: v. a. peripher, werden postsynaptisch exprimiert und wirken hemmend auf die Zellen durch Erhöhung der Öffnungswahrscheinlichkeit der K^+-Kanäle der postsynaptischen Membran
- Opioidagonisten vom Typ κ-Agonisten und Antagonisten weisen meist eine Affinität zu κ-Rezeptoren auf und induzieren dadurch unerwünschte Nebenwirkungen wie Dystonie, psychomimetische Effekte oder pulmonale Hypertonie
- **NOP-Rezeptor**: aus pharmakologischer Sicht kein Opioidrezeptor, wird als solcher geführt aufgrund evolutionärer und funktioneller Homologie.
  Die Auswirkung der Aktivierung dieses Rezeptors sind im Hinblick auf die Schmerzwahrnehmung nicht opiatartig, aber er scheint die Schmerzwahrnehmung zu modulieren. Studien laufen, um Anwendungen in der psychiatrischen Therapie (Angst, Depression, M. Parkinson, Substanzabusus) zu entwickeln.
    - endogener Ligand: Nociceptin/Orphanin FQ, keine anderen klassischen Opioide besitzen eine Affinität zum NOP-Rezeptor
- der **σ-Rezeptor** wird heute nicht mehr zu der Opioidpeptidrezeptorfamilie gerechnet
    - Wechselwirkungen am σ-Rezeptor können psychomimetische Effekte hervorrufen (z. B. bindet das Antidepressivum Opipramol an σ)

☐ Tab. 11.1 Opioidrezeptoren und ihre Wirkungen

Rezeptor	Wirkung	Angriffsort
μ	supraspinale Analgesie	Aktivierung absteigender hemmender Bahnen, Hemmung thalamischer Kerne, Hemmung thalamokortikaler Bahnen
	Atemdepression	Abnahme der CO_2-Empfindlichkeit in der Medulla oblongata
	Bradykardie	Aktivierung des dorsalen Vaguskernes
	Sedierung, Euphorie, Anxiolyse	– Hemmung der Formatio reticularis – Hemmung des Locus coeruleus – Aktivierung dopaminerger Neurone in der Area tegmentalis ventralis
	Juckreiz	Histaminfreisetzung
	Übelkeit und Erbrechen	*Früheffekt:* Stimulation der Area postrema
	Antiemesis	*Späteffekt:* Dämpfung der Area postrema
	Obstipation	Tonuszunahme der glatten Muskulatur über Rezeptoren des Plexus myentricus der Darmwand, Abnahme der propulsiven Peristaltik
	physische Abhängigkeit	
κ	spinale Analgesie	Hemmung der spinalen Übertragung von Schmerzfasern auf ascendierende spinothalamische Neurone
	Atemdepression	Abnahme der CO_2-Empfindlichkeit in der Medulla oblongata
	Dysphorie	
	Sedierung	
	Miosis	Aktivierung des Nucleus Edinger Westphal (parasympathisch)
δ	spinale Analgesie	Hemmung der spinalen Übertragung von Schmerzfasern auf aszendierende spinothalamische Neurone
	Atemdepression	Abnahme der CO_2-Empfindlichkeit in der Medulla oblongata

11

- Opioide entfalten über den σ-Rezeptor ihre antitussive Wirkung, doch binden weder endogene Opioide an diesen Rezeptor, noch kann die Wirkung selektiver $σ_1$-Liganden durch Naloxon oder Naltrexon blockiert werden
- Studien zu weiteren Opioidrezeptoren (ε, ζ) laufen
- Dichteverteilung der Rezeptortypen im ZNS:
  - Kortex: κ > δ > μ
  - Striatum: σ > κ > μ
  - Hirnstamm: μ > δ > κ
  - spinal: μ > δ > κ

- dies erklärt z. B. den klinischen Eindruck, dass κ-Agonisten weniger Hirnstammdepressionen (Atemdepression, Kreislauffunktion), sondern eher (kortikale) Sedation und Analgesie bewirken

11.1.4 Einteilung der Opioide

Opioide werden unterschieden in:
- **Agonisten** (▶ Abschn. 11.2):
  - Hauptaffinität zum μ-Rezeptor (☐ Tab. 11.2) mit geringer unterschiedlicher Nebenaffinität zu κ und δ,

wobei die intrinsische Wirkung ausschließlich agonistisch ist
- z. B. Morphin, Fentanyl
- gleichen in ihrer analgetischen Maximalwirkung der Referenzsubstanz Morphin

— **Agonisten-Antagonisten** (▶ Abschn. 11.3):
- Hauptaffinität zum κ-Rezeptor (◘ Tab. 11.2) agonistisch, Nebenaffinität zu μ partiell agonistisch bis antagonistisch, intrinsische Wirkung auf μ partiell antagonistisch
- zudem meist eine Affinität zu Nichtopioidrezeptor σ mit agonistischer Wirkung
- z. B. Pentazocin

— **Partialagonisten** (▶ Abschn. 11.3):
- wirken nach alleiniger Gabe agonistisch am Rezeptor, sind aber im Gegensatz zum vollen Agonisten nur unvollständig in der Lage, den Rezeptor oder die nachgeschaltete Signaltransduktion in der Zelle zu aktivieren und einen Effekt auszulösen (◘ Tab. 11.2)
- können einen Agonisten vom Rezeptor kompetitiv verdrängen und nach vorheriger Gabe reiner Agonisten deren Wirkung teilweise oder vollständig aufheben
- so kann, z. B. aus Sicherheitsgründen, das Erreichen des Maximaleffekts vermieden werden
- z. B. Buprenorphin (partieller Agonist für μ-Rezeptoren und κ-Antagonist) mit höchster Rezeptoraffinität im Vergleich zu anderen Opioiden
- Exkurs: Ceiling Effekt (▶ Abschn. 10.2.3)

— **Antagonisten**: Opioide (▶ Abschn. 11.4):
- Hauptaffinität zum μ-Rezeptor (◘ Tab. 11.2) antagonistisch mit unterschiedlicher Nebenaffinität bzgl. κ und δ, intrinsische Wirkung kompetitiv antagonistisch

— zudem können zentrale und periphere Effekte unterschieden werden:
- **zentral**: Rückenmark, Gehirn (s. Tab. 11.1)
- **peripher**: periphere Nervenendigungen nozizeptiver Afferenzen (hemmen die Sensibilisierung der Nozizeptoren) in Organen wie Magen-Darm-Trakt, Sphincter Oddi und Harnblasenschließmuskel

◘ **Tab. 11.2** Rezeptoraffinität der Opioiduntergruppen

Gruppe	Vertreter	μ-Rezeptor	κ-Rezeptor	δ-Rezeptor
reine Agonisten	Morphin, Fentanyl, Sufentanil, Alfentanil, Remifentanil, Piritramid	Agonist Affinität hoch	Agonist Affinität niedrig	Agonist Affinität sehr niedrig
Partialagonist	Buprenorphin	partieller Agonist Affinität sehr hoch	Agonist Affinität sehr hoch	Agonist Affinität sehr hoch
Agonisten/Antagonisten	Nalbuphin	partieller Agonist bis Antagonist Affinität hoch	Agonist Affinität hoch	Agonist Affinität niedrig
reine Antagonisten	Naloxon	Antagonist Affinität sehr hoch	Antagonist Affinität hoch	Antagonist Affinität hoch

> ⚠ **Cave**
>
> Keine Kombinationsgabe eines gemischten Agonisten-Antagonisten nach Gabe eines reinen Agonisten, denn der Agonist-Antagonist kann kompetitiv die Wirkung des Agonisten aufheben und die analgetische Wirkung reduzieren.

11.1.5 Wirkmechanismus

- Interaktion mit spezifischen zentralen und peripheren Opioidrezeptoren
- die klinisch gebräuchlichen Opioide binden überwiegend mit hoher Affinität am μ-Rezeptor (antinozizeptive Eigenschaften)
- dadurch kommt es intrazellulär zur Spaltung des G-Proteins in eine α- und eine β-Untereinheit
  - über α: intrazelluläre Hemmung der Adenylatzyklase → cAMP ↓ und Aktivierung von K^+-Kanälen → K^+-Ausstrom
  - über β: Inhibition von Ca^{2+}- Kanälen → Hyperpolarisation der Zellmembran mit Hemmung der Schmerzweiterleitung
- parallel dazu werden gegenregulatorisch pronozizeptive Mechanismen aktiviert (▶ Abschn. 11.1.12 und 11.1.13)

11.1.6 Metabolismus

- Opioide sind schwache Basen: In Lösung dissoziieren sie in ionisierte und freie Basen, abhängig von pH und pK_a, dabei ist die freie Base lipophil
- je lipophiler, desto schneller der Transport durch die Blut-Hirn-Schranke
- lipophiliebedingt große Verteilungsvolumina im Körper
- alle Opioide sind in unterschiedlichem Ausmaß plasmaproteingebunden (◨ Tab. 11.3), nur der nichtproteingebundene Anteil der Opioide kann seine Wirkung entfalten → Wirkbeginn des Opioids abhängig von der Lipidlöslichkeit und der Plasmaproteinbindung

- die meisten Opioide werden in der Leber abgebaut und durch oxidative Dealkylierung und Konjugation an Glucuronide („hydrophil" werden) zu inaktiven Metaboliten (u. a. Ausnahme mit aktiven Metaboliten: Morphin, Pethidin)
- einige Opioide wie Alfentanil, Fentanyl, Tramadol, Buprenorphin, Tilidin, Codein, Methadon und Oxycodon werden in der Leber über Cytochrom P450 (CYP3A) verstoffwechselt
- → **Cave**: Wechselwirkungen mit anderen Medikamenten, die über Cytochrom P450 abgebaut werden mit hohen intraindividuellen Unterschieden in Wirkdauer und Ansprechen (Cytochrominhibitoren und -induktoren)
- Ausscheidung der in der Regel inaktiven Metaboliten erfolgt renal

11.1.7 Indikationen

- Schmerzhemmung im Rahmen einer Operation, Behandlung auf der Intensivstation
- Behandlung akuter und chronischer Schmerzen
- symptomatische Behandlung von Reizhusten und Durchfall
- substitutionsgestützte Behandlung (Methadon)

11.1.8 Kontraindikationen

- **Absolute Kontraindikationen**
- bekannte Überempfindlichkeit
- Schädel-Hirn-Trauma und Spontanatmung (▶ Abschn. 11.1.9)
- Komedikation mit MAO-Hemmern (▶ Abschn. 11.1.10 und 11.2.6)
- globale Ateminsuffizienz, schwere COPD
- paralytischer Ileus, akutes Abdomen

□ **Tab. 11.3** Pharmakologische Daten wichtiger Opioidagonisten

	Morphin	Fentanyl	Sufentanil	Alfentanil	Remifentanil
max. Wirkung nach i.v. Gabe (min)	5	4–5	2–3	1–1,5	1–1,5
mittlere Wirkdauer (min)	240–300	18–30	12–18	6–12	3–6
Eliminations-HWZ (h)	1,7–3,3	3,1–6,6	2,2–4,6	1,4–1,5	0,17–0,33
pK$_a$	7,9	8,4	8,0	6,5	7,3
nicht ionisierter Anteil (pH 7,4) in %	23	8,5	20	89	58
Lipidlöslichkeit (Octanol/H$_2$O-Koeffizient)	1,4	816	1727	129	18
Proteinbindung (%)	35	84	93	92	70
Clearance (ml/kg/min)	15–30	8–21	12,7	3–9	30–40
Verteilungsvolumen (l)	224	335	123	28–70	30

■ **Relative Kontraindiktionen**
- Hypertension der ableitenden Gallenwege
- Cor pulmonale
- Prostatahyperplasie mit Restharnbildung
- Pankreatitis
- Hypothyreose
- schwere Leber- und Nierenfunktionsstörungen
- Gallen- und Nierenkoliken
- Schwangerschaft und Stillzeit (► Abschn. 11.6)

11.1.9 Wirkungen und Nebenwirkungen

■ **ZNS**
- Analgesie
- Sedierung bis Narkose (ohne sichere Amnesie) über κ-Rezeptoren
- reduziert die MAC der Inhalationsanästhetika während balancierter Anästhesie
- reduziert den zerebralen O$_2$-Bedarf (bei gleichbleibendem zerebralem Blutfluss und ICP unter kontrollierter Beatmung)
- Miosis durch Stimulation des Nucleus Edinger-Westphal
- zentrale Atemdepression
- Übelkeit und Erbrechen durch Stimulation der Area postrema des Hirnstamms
- Euphorie (μ) und Dysphorie (κ) – bei schmerzfreiem Patient eher Dysphorie
- Toleranz
- physische und psychische Abhängigkeit

■ **Respiratorische Wirkungen**
- zentrale Atemdepression durch dosisabhängig vermindertes Ansprechen der Atemantwort auf CO$_2$, direkt proportional zur analgetischen Potenz des Opioids → p$_a$CO$_2$-Anstieg mit Senkung der Atemfrequenz und Anstieg des Tidalvo-

lumens (vermindertes AMV), vermindertes Ansprechen auf erhöhte p_aCO$_2$-Werte und verminderte Antwort auf Hypoxämie

- **Cave**: Hirndruckanstieg durch p_aCO$_2$-Anstieg bei gefährdeten Patienten, frühe Beatmung erforderlich
- Bronchospasmus (histamininduziert) und Bronchokonstriktion in hohen Dosen, besonders bei Morphin → **Cave** bei Asthma bronchiale!

- ■ **Kardiovaskuläre Wirkungen**
- dosisabhängige Bradykardie mit Senkung des Herzzeitvolumens (Ausnahme Pethidin)
- Sympathikolyse (Hirnstamm) mit Blutdrucksenkung
- erhöhter Parasympathikotonus (über N. vagus), zentral gesteuert, besonders Morphin
- arterielle und venöse Dilatation ist gering

- ■ **Muskuloskeletale Effekte**
- Muskelrigidität der Stamm- und Extremitätenmuskulatur, die auch die oberen Atemwege (Stimmbänder) mitbetreffen kann
- Skelettmuskelrigidität kann erscheinen als Dyskinesien, Husten oder erschwerte (Be-)Atmung
- als „wooden chest syndrome" wird eine generalisierte Muskelrigidität der Bauch- und v. a. der Brustmuskulatur bei schneller Injektion v. a. hochpotenter Opioide (Remifentanil, Alfentanil, Sufentanil, Alfentanil und auch Morphin) beschrieben. Dabei bestehen keine Unterschiede zwischen den einzelnen Substanzen
- vermuteter Mechanismus über supraspinale µ-Rezeptoren durch Abnahme der Dopaminsynthese und GABA-Hemmung. Die gesteigerte cholinerge Aktivität verursacht eine Tonuszunahme der quergestreiften Muskulatur, die adäquate Maskenbeatmung z. T. unmöglich machen kann

- Verhindern oder Aufheben möglich durch Muskelrelaxation, auch geringer Dosen (z. B. Succinylcholin 20 mg i.v.), versuchsweise subanästhetischer Dosen Diazepam oder Midazolam oder Narkoseinduktion mit z. B. Propofol oder Thiopental. Eine Vorgabe von Benzodiazepinen und langsame Opioidgabe (!) können vorbeugend wirken
- besonders betroffen sind Neugeborene und sehr alte Patienten, sowie Patienten mit neurologischen Vorerkrankungen und kritisch Kranke
- → rasche Bolusinjektion möglichst vermeiden!

- ■ **Gastrointestinale Wirkungen**
- Erhöhung des Sphinktertonus (M. sphinkter Oddi) über µ-Rezeptoren, durch Naloxon antagonisierbar
- Minderung der gastrointestinalen Motilität mit verlängerter Darmpassagezeit bis hin zum Ileus bei längerfristiger Applikation oder in der Schmerztherapie chronisch Kranker, vermittelt über periphere µ-Rezeptoren am Darm mit verminderter ACh-Freisetzung
- Harnretention (Tonus des Blasensphinkters) bei Harndrang (M. detrusor)

- ■ **Hormonelle Effekte**
- Senkung der Stressantwort auf Schmerz und Operation mit Wirkung auf den Hypothalamus: → Hemmung des Gonadotropin Releasing Hormons und Corticotropin Releasing Faktors mit Hemmung nachgeschalteter Systeme
  - LH ↓: Libidoverlust, Potenzstörungen, Menstruationsbeschwerden (in bis zu 80 % der Fälle)
  - Cortisol/ACTH ↓: v. a. bei Morphin, intrathekal zirkadiane Rhythmik nimmt ab
  - Prolaktin ↑: nach einigen Tagen
  - Vasopressin/ADH ↑: d. h. SIADH-Induktion mit konzentriertem Urin, Dilutionshyponatriämie und Hypokaliämie

11

- Insulin/Glucagon: verzögerte Antwort → Hyperglykämien möglich
- Noradrenalin/Adrenalin: Nalbuphin steigert stark, Morphin etwas geringer
- Abnahme der uterinen Oxytocinempfindlichkeit (Wehenhemmung)
- reversible Nebenniereninsuffizienz (Symptome u. a. Übelkeit, Erbrechen, Appetitverlust, Schwindel, niedriger Blutdruck)

- **Sonstiges**
- zentral induzierter Pruritus: ca. 10 % bei oraler und parenteraler Gabe, bis 25 % bei periduraler Anwendung, bis 50 % bei intrathekaler Anwendung
  - Therapie: keine ursächlich behandelnde bekannt, aufklären; Antihistaminika oft wirkungslos, bei starkem Pruritus: Opioidwechsel erwägen; Naloxon, wenn Analgesieaufhebung vertretbar
  - Mechanismus vermutlich über eine Überlappung von Schmerz- und Juckreiz-assoziierten peripheren Mediatoren und Rezeptoren
- Histaminfreisetzung:
  - Morphin und Pethidin aktivieren nicht IgE-vermittelt Mastzellen und triggern somit eine Histamin- und Tryptasefreisetzung; diese ist nicht für Fentanyl, Sufentanil, Alfentanil und Remifentanil beschrieben
- echte allergische Reaktionen sind sehr selten
- parasympatholytische und sympathikomimetische Wirkungen wie Mundtrockenheit, Geschmacksveränderungen

11.1.10 Wechselwirkungen

Wechselwirkungen zwischen Opioiden und Monoaminooxidase (MAO)-Hemmern bzw. selektive Serotonin-Reuptake-Inhibitoren (SSRI) und Serotonin-Noradrenalin-Wiederaufnahme-Hemmern (SNRI)

- möglicherweise haben Opioide, insbesondere Fentanyl, Pethidin und Tramadol, serotonerge Eigenschaften (tierexperimentelle Studien)
- es besteht die Möglichkeit eines Serotoninsyndroms bei gleichzeitiger Verabreichung serotonerg wirkender Arzneimittel
- falls ein Serotoninsyndrom vermutet wird, soll die Gabe des Opioids schnell beendet werden

- **Serotoninsyndrom**
- Klinik des Serotoninsyndroms umfasst die klinische Trias:
  - Veränderungen des psychischen Zustands (z. B. Agitation, Halluzinationen, Koma)
  - autonome Instabilität (z. B. Tachykardie, instabiler Blutdruck, Hyperthermie)
  - neuromuskuläre Veränderungen (z. B. Hyperreflexie, Koordinationsstörungen, Rigidität)
- dazu kommen gastrointestinale Syndrome wie Übelkeit, Erbrechen und Diarrhöe.
- Arzneimittel, die allein oder in Kombination ein Serotoninsyndrom auslösen können:
  - selektive Serotonin-Wiederaufnahmehemmer (SSRI)
  - trizyklische Antidepressiva (TCA)
  - Opioide (v. a. Trapanal)
  - Antiemetika (Serotonin$_3$-Rezeptorantagonisten)
  - Migränemittel (Triptane)
  - MAO-Hemmer u. a.
- Behandlungspause von 14 Tagen für MAO-Hemmer, SSRIs und SNRIs empfohlen

- **P2Y12-Inhibitoren**
- erhöhte Reinfarktrate bei gleichzeitiger Gabe von Morphin und Clopidogrel (Studie von Furtado et al. 2020), vermutlich aufgrund der opioidinduzierten Hemmung der gastrointestinalen Motili-

tät mit verzögerter Aufnahme und Wirkeintritt des Clopidogrels
- vermutlich auch bei anderen Opioiden der Fall (Klasseneffekt)
- nach Storey und Parker: mögliche Alternativen:
  - 1. Gabe von Prasugrel oder Ticagrelor statt Clopidogrel
  - 2. wenn Clopidogrel, dann Wirkspiegelerhöhung durch Aufsättigungsdosos 6–8 h nach der letzten Opioidgabe
  - 3. Überbrückung mit einer parenteralen Antiplättchentherapie mit Tirofiban, Cangrelor u. a.

11.1.11 Peridurale und spinale Opioidgabe

- Analgesie an Opioidrezeptoren der Substantia gelatinosa des Rückenmarks
- keine Denervation des Sympathikus, keine Änderung der Bewusstseinslage, keinen Einfluss auf die Skelettmuskulatur
- Analgesie eher bei viszeralen, als bei somatischen Schmerzen
- peridurale Dosis ca. 5- bis 10-mal höher als spinale Dosis nötig für den gleichen Effekt
- bei periduraler Gabe: Diffusion des Opioids durch die Dura, aber auch systemische Aufnahme mit NW
- z. B. passieren nur ca. 3 % einer periduralen Morphingabe die Dura (geringe Lipophilie und Molekulargewicht)
- gerade bei lipophilen Opioiden wie Fentanyl und Sufentanil:
  - die Blutkonzentration von Morphin, Fentanyl und Sufentanil nach periduraler Gabe entspricht einer Gabe in gleicher Dosis i.m.
  - somit Nebenwirkungen v. a. Pruritis, Übelkeit und Erbrechen, Harnretention und Atemdepression
- häufig Pruritis v. a. im Gesicht, Hals und Oberkörper. Ursächlich wahrscheinlich

keine Histaminausschüttung, sondern eher eine Wirkung an den Nervenkernen des Trigeminus nach Opioidpassage in den Liquor. Besserung nach Opioidantagonistengabe und paradoxerweise ggf. nach Gabe von Antihistaminika
- dosisabhängige Atemdepression nach neuroaxialer Gabe nach Minuten und - **Cave** - verzögert nach einigen Stunden möglich v. a. bei Morphin, behandlungsbedürftig in ca. 1 % der Patienten. Vergleiche damit die S1-Leitlinie „Geburtshilfliche Analgesie und Anästhesie" 2021.

11.1.12 Toleranz

Wenn Schmerzenintensität im Rahmen einer Opioidtherapie zunehmen, gibt es verschiedene Ursachen, wenn eine Krankheitsprogression ausgeschlossen wurde. Ebenso ist es auf der Intensivstation bei Patienten, die über einen längeren Zeitraum (mehrere Tage) analgosediert wurden, häufig erforderlich, die Opioiddosis regelmäßig zu erhöhen, um den gleichen klinischen Effekt zu erzielen. Ein Erklärunge gibt die Toleranzentwicklung:
- Wirkungsabschwächung und Verkürzung der Wirkdauer bei repetitiver Zufuhr von Opioiden
- Ausgleich möglich durch eine Dosiserhöhung, um die gleichen Level der Analgesie zu erreichen mit dem Risiko erhöhter Nebenwirkungen
- genauer Mechanismus nur teilweise bekannt, mögliche Ursachen:
Verstärkte Schmerzwahrnehmung: Aktivierung pronozizeptiver Vorgänge bei längerer Gabe mit Freisetzung proanalgetischer Substanzen wie Stickstoffmonoxid (NO) und Dynorphin und Sensitivierung proanalgetischer NMDA-Rezeptoren
  Desensibilisierung/Inaktivierung des Rezeptors mit Internalisierung: Opioidbindung löst eine Phosphorylierung aus, sodass nachfolgende Opioidbindungen

einen geringeren Effekt haben. Dabei wird Arrestin (Gerüstprotein) an den Rezeptor gebunden, der dann in die Zelle aufgenommen wird (internalisiert)
- Effekt bei synthetischen Opioiden > Morphin und μ > κ.-Opioidtoleranz entwickelt sich schnell für inhibierende Wirkungen wie Analgesie und Atemdepression, sehr langsam für stimulierende Effekte wie Miosis und Obstipation
- es kommt nicht zu einer höheren Sensibilität gegenüber schmerzhaften Reizen und keiner Änderung der Lokalisation des Schmerzes, sondern zu einer Abnahme der Wirksamkeit des Opioids bei längerer Gabe = Abgrenzung zur opioidinduzierten Hyperalgesie
- wird das Opioid abgesetzt, verliert sich die schmerzstillende Wirkung innerhalb kurzer Zeit, die pronozizeptiven Mechanismen überdauern dies aber, was sich als opioidinduzierte Hyperalgesie zeigen kann

11.1.13 Opioidinduzierte Hyperalgesie (OIH)

- im Gegensatz zur Toleranz werden schmerzhafte Reize nach Abklingen der Wirkung des Opioids als stärker und unangenehmer empfunden
- von großer Bedeutung scheint dabei die Aktivierung des **NMDA-Rezeptors** als Bestandteil des pronozizeptiven glutaminergen Systems zu sein. Diese Rezeptoren spielen eine große Rolle bei der synaptischen Plastizität, bei der sich ein sogenanntes „Schmerzgedächtnis" ausbilden kann (Langzeitpotenzierung), was wiederum chronische Schmerzen bedingt. Dabei kann vermutlich bereits eine einmalige Opioidgabe über die NMDA-vermittelte Langzeitpotenzierung eine OIH auslösen. Nach Benrath (2019) kann eine frühzeitige Gabe (vor Ausbildung der Langzeitpotenzierung) des NMDA-

Rezeptorantagonisten Ketamin oder S-Ketamin den Sensibilisierungsmechanismen entgegenwirken
- weitere Erklärungsmodelle für die OIH sind eine Veränderung der Aktivität im Bereich der Hirnareale der Schmerzverarbeitung und -hemmung, ein genetischer Polymorphismus des μ-Rezeptors oder Interaktionen über den 5-HT 3-Rezeptor
- die Bedeutung der klinischen Relevanz wird kontrovers diskutiert und weiterführende Studien folgen

Exkurs: Analgetische Potenz
- Maß für die Wirksamkeit der schmerzstillenden Wirkung eines Stoffes, vornehmlich Opioide (◻ Abb. 11.1)
- als Basis dient Morphin, das den Referenzwert „1" erhält
  - analgetische Potenz >1: der Stoff hat in einer geringeren Dosierung als Morphin eine vergleichbare Schmerzhemmung
  - analgetische Potenz <1: Stoffe, die eine höhere Dosierung erfordern als Morphin
- Alfentanil, z. B., hat eine analgetische Potenz von 40, somit erzielt 1 mg Alfentanil die äquianalgetische Wirkung von 40 mg Morphin
- die analgetische Potenz hängt ab von der Affinität zum Opioidrezeptor und von der intrinsischen Aktivität am Rezeptor
- dabei ist die analgetische Potenz nicht mit der Wirkstärke gleichzusetzen, denn Stoffe können eine geringere Maximalwirkung als Morphin aufweisen, aber eine analgetische Potenz >1 haben

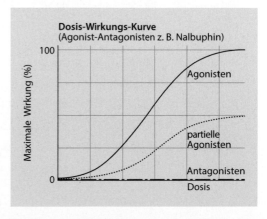

◻ **Abb. 11.1** Dosis-Wirkungs-Kurve für die analgetische Wirkung einiger Opioidanalgetika

11.2 Einzelsubstanzen: Agonisten

◘ Tab. 11.4, 11.5, und ◘ Abb. 11.2

11.2.1 Morphin (Morphin, MST, Sevredol u. a.)

▪ **Allgemeines**
- μ-Agonist, in hohen Dosierungen Bindung auch an δ- und κ-Rezeptoren
- Bezugssubstanz für die Angabe der analgetischen Potenz eines Opioids
- Konzentrationen 10 mg/ml oder 20 mg/ml, Ampullen: 1 ml à 10 mg, 1 ml à 20 mg, 5 ml à 100 mg, 10 ml à 200 mg
- Retardtablette à 10/30/60/100/200 mg Morphin
- zugelassen zur Gabe p.o., i.v., s.c, i.m., nasal, rektal, peridural, intrathekal, beschrieben auch intraartikulär und transmukosal
- einziges Opioid, das für die epidurale und intrathekale Applikation zugelassen ist!

▪ **Pharmakologie**
- max. Analgesie nach i.v.-Gabe wenige min, nach i.m.-Gabe 30–60 min und s.c.-Gabe 45–90 min
- Wirkdauer ca. 4–6 h
- wird nach oraler Gabe gut resorbiert, zeigt jedoch einen hohen First-pass-Effekt, mit geringer Bioverfügbarkeit (20–30 %), somit p.o. ca. 3-mal höher dosieren als i.v.
- pK_a mit 8,0 höher als der physiologische pH → nur ein kleiner Anteil (10–20 %) liegt nichtionisiert vor, was die Blut-Hirn-Schrankenpassage verlangsamt
- hepatische Konjugation zu **Morphin-6-Glukoronid** (M6G) mit hoher Affinität und intrinsisch analgetischer Wirkung am μ-Rezeptor und **Morphin-3-Glukoronid**

11

◘ **Tab. 11.4**   Relative Potenz, Dosis und mittlere Wirkdauer intravenöser Opioide

Generikaname	Handelsname	Potenz	Analgesiedosis (i.v.)	Analgesiedosis (mg/70 kg i.v.)	Mittlere Wirkdauer
Morphin	MST	1	70–140 µg/kg	5–10	4–6 h
Fentanyl	Fentanyl	75–125	2–10 µg/kg	0,14–0,7	30 min
Alfentanil	Rapifen	40	8–30 µg/kg	0,5–2	6–12 min
Sufentanil	Sufenta	500–1000	0,5–1 µg/kg	0,035–0,07	50 min
Remifentanil	Ultiva	100–200	0,5–1 µg/kg	0,035–0,07	3–10 min
Pethidin	Dolantin	0,1–0,2	0,5–1 mg/kg	35–70	2–4 h
Piritramid	Dipidolor	0,7	0,1–0,3 mg/kg	7–20	5–8 h
Tramadol	Tramal	0,1–0,2	0,5–1,5 mg/kg	35–100	2–4 h
Oxycodon	Oxygesic	2	0,015–0,15 mg/kg	1–10	3,5–7 h
Hydromorphon	Palladon	6–7,5	0,015–0,02 mg/kg	1–1,5	3–5 h
Buprenorphin	Temgesic	25–50	2–4 µg/kg	0,15–0,3	3–8 h
Nalbuphin	Nubain	1	0,15–0,3 mg/kg	1–2	3–6 h

◘ **Tab. 11.5** Dosierungen und Pharmakologie narkoserelevanter Opioide

	Fentanyl	Sufentanil	Alfentanil	Remifentanil
Konzentration	0,05 mg/ml	0,005 oder 0,05 mg/ml	0,5 mg/ml	
Narkose				
Bolus	1–4 µg/kg	0,5–1(–5) µg/kg	10–20 µg/kg	1–2 µg/kg
Erhaltungsdosis (TIVA)	–	±0,5 µg/kg/h	3–5 µg/kg/min	0,1–0,3 µg/kg/min
Analgosedierung				
Bolus	1–2 µg/kg	0,1–0,2 µg/kg	5–7 µg/kg	0,5–0,75 µg/kg
Erhaltungsdosis	0,5–1,0 µg/kg	0,05–0,1 µg/kg	0,5–1,0 µg/kg/min	0,025–0,1 µg/kg/min
max. Wirkung nach	4–5 min	2–3 min	1–1,5 min	1–1,5 min
Dauer der max. Analgesie (zur OP)	20–30 min	ca. 30 min	10–15 min	5 min
Eliminations-HWZ	3–4 h	2–3 h	1,5 h	5–10 min
kontextsensitive HWZ nach 4 h	260 min	30 min	60 min	4 min

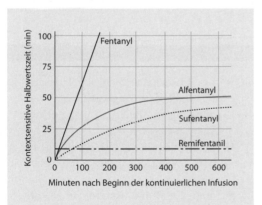

◘ **Abb. 11.2** Kontextsensitive Halbwertszeit von Remifentanil, Fentanyl, Alfentanil und Sufentanil. Sie beschreibt die Wirkdauer in Abhängigkeit von der Anwendungsdauer. Während es bei Fentanyl bei zunehmender Anwendungsdauer zur Akkumulation und damit zu einer lang andauernden Wirkung kommt, wird die Wirkdauer bei Remifentanil nicht von der Anwendungsdauer beeinflusst. (Mod. nach Tonner und Hein 2011)

mit Interaktion am Glycin- und/oder GABA-Rezeptor mit neuroexzitatorischen Eigenschaften wie Halluzinationen, Krampfanfälle, Hyperalgesie u. a. bei klinisch unklarer Bedeutung
— M6G hat eine längere Wirkdauer und eine 650-fach höhere Wirkstärke als Morphin, sodass die analgetische Hauptwirkung des Morphins auf der Wirkung des M6G beruhen kann
— nach direkter i.v.-Bolusgabe hat M6G keine klinische Wirkung, vermutlich aufgrund einer schlechten Blut-Hirn-Schrankenpassage
— **Cave**: Niereninsuffizienz: Akkumulation von M6G kann zu verstärkten Nebenwirkungen führen
— Elimination renal (hydrophile Konjugate)

- **Indikationen**
- Schmerztherapie
- Lungenstauung infolge akuter Links-herzinsuffizienz (Senkung des pulmonalen Widerstands)
- zur Linderung von Schmerz, Atemnot und Angst bei STEMI (laut Leitlinie STEMI 2017): titrierte intravenöse Gabe von Opioiden zur Schmerzlinderung: Empfehlungsgrad IIa, Evidenzgrad C
- Behandlung der Atemnot in der Palliativ-medizin (off-label-use)
- Substitutionsbehandlung (seit April 2015 zugelassen unter Handelsname Substitol)
  palliativmedizinisch: COPD mit schwerer Atemnot (auch inhalativ, off-label-use)
- laut S1-Leitlinie „Geburtshilfliche An-algesie und Anästhesie" 2021: Empfehlungsgrad A für die präoperative Gabe von langwirksamem Opioid (z. B. 50–100 µg Morphin intrathekal oder 2–3 mg Morphin epidural) bei Sectio caesarea

- **Kontraindikationen**
Schwangerschaft/zeugungsfähiges Alter: in Tierstudien Hinweise auf Schädigung der Nachkommen morphinbehandelter Mütter, keine Daten beim Menschen, daher strenge Nutzen-Risiko-Abwägung
- **Cave** bei peripartalem Einsatz: Entzugs-erscheinungen bei Neugeborenen
- **Cave** Kinder <1 Jahr, da erhöhte Sensibilität für Atemdepression
- ▶ Abschn. 11.6

- **Wirkungen**
- ▶ Abschn. 11.1.9
- Senkung der kardialen Vorlast (Dilata-tion der venösen Gefäße)
- Senkung des pulmonalen Widerstands (Histaminfreisetzung)
- blutdrucksenkend (durch Bradykardie oder Histaminfreisetzung)
- anxiolytisch

- **Nebenwirkungen**
- ▶ Abschn. 11.1.9
- Histaminfreisetzung (im Gegensatz zu Fentanyl und Sufentanil)
- Immunsuppression durch Verminderung der Streßantwort und direkter immun-modulatorischer Effekt (nur bei Mor-phin nachgewiesen in vitro und im Tier-model), klinische Relevanz fraglich

- **Besonderheiten**
- verminderte Wirksamkeit der P2Y12-Inhibitor-Therapie bei gleichzeitiger Gabe am 1. Tag ▶ Abschn. 11.1.10
- bei periduraler Gabe: frühe (30–45 min) und späte (6–24 h!) Atemdepression möglich
- bei intrathekaler Gabe: lange Liquor-halbwertszeit >90 min mit Gefahr der gastralen Migration und verzögerten Atemdepression → Monitorkontrolle!
- wurde 1977 in die Liste der unentbehr-lichen Arzneimittel der Weltgesundheits-organisation aufgenommen

Dosis

- **i.v.:** Erwachsene 5–10 mg langsam, Kinder 0,05–0,1 mg/kgKG, ggf. Ver-dünnung in NaCl 0,9 %, repetitive Gabe nach 4–6 h
- **s.c./i.m.:** 10–30 mg (50–200 µg/kg) in-itial 10 mg, repetitive Gabe nach 4–6 h
- **oral:** 2-mal 1–2 Retard-Tbl. à 10–30 mg je nach Bedarf auch ↑ Dosis
- **peridural:** 3–5 mg (40–70 µg/kg) ver-dünnt in 10 ml NaCl 0,9 % („Tages-dosis")
- **intrathekal:** Erwachsene 0,5–1,0 mg verdünnt in 1–4 ml NaCl 0,9 %, Kin-der 0,02 mg/kgKG verdünnt in NaCl 0,9 % („Tagesdosis")

11

11.2.2 Fentanyl (Fentanyl-Janssen)

■ **Allgemeines**

– reiner Agonist am μ-Rezeptor
– 0,05 mg/ml (= 50 μg/ml) Injektionslösung, Ampullen 2 ml (0,1 mg) und
10 ml (0,5 mg)
– Transdermale Fentanylpflaster in μg/h:
12, 25, 37,5, 50, 75, 100 und 150
– erstes Anilinopiperidin, 1960 durch Janssen synthetisiert, strukturell dem Pethidin ähnlich
– Verabreichungsformen i.v. und i.m. in
der Anästhesie/Notfallmedizin, transdermal in der Schmerztherapie und oral-
transmukosal (Fentanyl-Stick; Actiq)
oder nasal als schnell freisetzende For-
mulierung in der Schmerztherapie v. a.
bei Tumorpatienten
– 75- bis 125-fach stärker wirksam und mit
höherem Wirkmaximum als Morphin
– peridurale Gabe nicht zugelassen

■ **Pharmakologie**

– maximale Wirkung ca. 2–5 min nach i.v.-
Gabe
– Wirkdauer ca. 30 min
– HWZ: 3–12 h, abhängig vom Gewöhnungseffekt
– schwache Base, gut wasser- und lipidlöslich in physiologischem pH
– Verteilung: 3-Kompartiment-Modell:
kurze Distribution im gesamten Blutvolumen (Verteilungs-HWZ nach i.v.-
Gabe ca. 10 min), Lunge bei erster Passa-
gen ist ein Speicherorgan, danach
langsame Verteilung und Entleerung des
„Lungenpuffers" auf weniger gut durch-
blutete Organe, Kumulation im Skelett-
muskel und Fettgewebe
– hohe Plasmaeiweißbindung (80 %), pH-
abhängig (Bindungskapazität ↓ bei Ioni-
sierung ↑, somit Änderung der Verteilung zwischen Plasma und ZNS)
– metabolisiert in der Leber über Cytochrom P450 (CYP3A4) zu Norfentanyl
(inaktiv)

– inaktive Metaboliten und etwa 10 % werden unverändert renal ausgeschieden,
9 % der Metaboliten im Stuhl

■ **Indikationen**

– Analgetikum zur Einleitung und Aufrechterhaltung einer Narkose und in der
Intensivmedizin
– Monoanästhetikum zur Allgemeinanästhesie (z. B. in der Herzchirurgie)
– Therapie akuter und chronischer
Schmerzen bei Erwachsenen und Kindern (ab 2 Jahren)
– Prämedikation (i.m.)
– früher: Neuroleptanalgesie und Neuroleptanästhesie

■ **Kontraindikationen**

– ► Abschn. 11.1.8
– Überempfindlichkeit
– Epileptiker, bei denen eine intraoperative
Herdlokalisation vorgenommen werden
soll, da Fentanyl auch in gesunden Hirn-
arealen epileptische Potenziale elektro-
kortikographisch anzeigen kann
– Kinder unter 1 Jahr

■ **MAO-Hemmer-/SSRI-/SNRI-**
Komedikation (► Abschn. 11.1.10 und
Besonderheiten) Nebenwirkungen

– ► Abschn. 11.1.9
– vergleichbar denen des Morphins, aber
– geringere Histaminausschüttung →
Bronchokonstriktion geringer als bei
Morphin
– Kopfschmerzen
– Schwindel
– Mundtrockenheit

■ **Besonderheiten**

– gleichzeitige Gabe von MAO-Hemmern
und serotonergen Arzneimitteln
(► Abschn. 11.1.10):
– dazu laut Fachinformation Stand 2019:
„Normalerweise wird ein Absetzen von
MAO-Hemmern zwei Wochen vor einem
chirurgischen Eingriff oder einer Anästhesie empfohlen. Allerdings be-

schreiben mehrere Berichte, dass bei Patienten, die MAO-Hemmer einnehmen, ...Fentanyl ohne Zwischenfall angewendet wurde" und „... die gleichzeitige Anwendung von Fentanyl mit einem serotonergen Wirkstoff (SSRI, SNRI oder MAOH) kann das Risiko eines Serotonin-Syndroms ... erhöhen"

— gesteigerter Dosisbedarf bei Kindern (Plasmaeiweißbindung ↓, Clearance und Verteilungsvolumen ↑), Verbrennungspatienten (Clearance und Verteilungsvolumen ↑), adipöse Patienten (Clearance ↑, bei BMI >30 Clearance ↑ um ca. 10 %/10 kg fettfreier Körpermasse [Lean Body Mass])

— Dosisreduktion bei Niereninsuffizienz

Dosis

— **Narkoseeinleitung:** initial 2–20 µg/kgKG i.v.
— **repetitiv:** 1–3 µg/kg (0,05–0,2 mg/70 kg) i.v.
— **als Monoanästhetikum:** 50–100 µg/kg i.v., bis 150 µg/kg i.v.

11.2.3 Alfentanil (Rapifen)

■ **Allgemeines**
— reiner µ-Agonist
— 1 Amp. à 2 ml = 1 mg, 1 Amp. à 10 ml = 5 mg
— Gabe nur i.v.
— ca. 40-fach stärker wirksam als Morphin

■ **Pharmakologie**
— deutlich schnelleres Wirkmaximum als Fentanyl mit ca. 1–1,5 min nach i.v.-Gabe durch
— niedrigen pK_a-Wert von 6,5, somit bei physiologischem pH von 7,4 weitgehend

in undissiziierter Form, die schnell die Blut-Hirn-Schranke passiert
— wegen niedriger Lipophilie, niedriges Verteilungsvolumen, daher bei wiederholter Gabe weniger Kumulation als z. B. Fentanyl
— Analgesiedauer dosisabhängig
— hohe Plasmaeiweißbindung (92 %)
— Wirkdauer etwa 6–12 min
— hepatische Metabolisierung über Cytochrom P450 (CYP3A4), inaktive Metaboliten

■ **Indikationen**
— Einleitung und Aufrechterhaltung einer Allgemeinanästhesie als TIVA oder balancierte Anästhesie bei kurzen Eingriffen
— Analgosedierung
— On-Top-Analgesie
— zugelassen vom Neugeborenen- bis Erwachsenenalter

■ **Kontraindikationen**
— ► Abschn. 11.1.8
— akute hepatische Porphyrie (NAPS 2016/17: sicher, laut BDA als „wahrscheinlich sicher" eingestuft, jedoch laut Fachinfo Kontraindikation)

■ **Wirkungen**
— ► Abschn. 11.1.9
— MAC-Reduktion von 30–50 % in der ersten Narkosestunde

■ **Nebenwirkungen**
— ► Abschn. 11.1.9
— löst eher stammbetonte Skelettmuskelrigidität aus, deshalb langsame Injektion!
— **Cave** bei Myasthenia gravis (Muskelrigidität durch Alfentanil, die dann einer Muskelrelaxierung bedarf, die bei Patienten mit Myasthenie problematisch sein kann, laut Fachinformation Stand 2019)

11

Dosis

- Jugendliche/Erwachsene:
  - **Einleitung**: 8–40 µg/kg (0,5–2,8 mg/70 kg), Repetitionsdosis 5–15 µg/kg (0,5–1 mg/70 kg)
  - **i.v.-Analgosedierung**: 10 µg/kg Initialdosis, Repetitionsdosis die Hälfte
  - **Perfusor**: 20–60 µg/kg/h, z. B. 5 mg Alfentanil = 10 ml + 40 ml NaCl (1 ml = 0,1 mg) mit 14–42 ml/h
- Neugeborene: sehr variable Pharmakokinetik → eher niedriger dosieren
- Säuglinge/Kleinkinder/Kinder bis 12 Jahre: Plasmaclearance kann leicht erhöht sein → Dosis eher erhöhen
- ältere/morbibunde Patienten: Dosis um 30–40 % reduzieren

11.2.4 Sufentanil (Sufenta, Sufenta epi)

- **Allgemeines**
- reiner µ-Agonist, mit im Vergleich zu Fentanyl, Alfentanil und Remifentanil etwas höherer κ-Affinität, was die zusätzlichen analgetischen und auch sedierenden Eigenschaften des Sufentanils erklärt
- Cave: Präparate mit unterschiedlichen Konzentrationen: 5 µg/ml, 10 µg/ml und 50 µg/ml
- stärkstes Opioid, 500- bis 1000-fach stärker als Morphin
- zugelassen zur i.v., periduralen und sublingualen Gabe, s.c. nasale Gabe beschrieben, intrathekale Gabe im Rahmen der „good clinical practice"

- **Pharmakologie**
- maximale Wirkung ca. 5 min nach i.v.-Gabe

- Wirkdauer dosisabhängig, bei 0,5 µg/kg ca. 50 min
- Biotransformation in Leber und Dünndarm über Cytochrom P450 (CYP3A4)
- hohe Lipophilie

- **Indikationen**
- Einleitung und Aufrechterhaltung von Narkosen
- Sedierung auf der Intensivstation
- Monoanästhetikum peridural zur ergänzenden Anwendung eines Lokalanästhetikums
- zugelassen i.v. für Kinder ab 1 Monat, peridural bei Kindern >1 Jahr

- **Kontraindikationen**
- ▶ Abschn. 11.1.8
- akute hepatische Porphyrie, (laut Fachinfo Kontraindikation, laut BDA als „wahrscheinlich sicher" eingestuft, NAPS 2016/17: keine Angabe/unsicher)

- **Nebenwirkungen**
- ▶ Abschn. 11.1.8
- bei periduraler Gabe frühe Atemdepression möglich (10 min); späte Atemdepression fast ausgeschlossen, da wegen hoher Lipophilie rasche Penetration in den Liquor

- **Besonderheiten**
- Sufentanil kann aufgrund seiner morphinartigen Eigenschaften zu physischer Abhängigkeit führen. Dies ist nicht zu erwarten bei ausschließlicher Anwendung zur intraoperativen Anästhesie, möglich bei einer kontinuierlichen Gabe zur Analgosedierung auf der Intensivstation über einer Woche und wahrscheinlich nach mehr als zwei Wochen
  - → Dosierung nicht über das erforderliche Maß
  - → Dosierung langsam über mehrere Tage reduzieren nach Langzeitgabe
  - → Entzugserscheinungen b. B. Clonidin

- Sufentanil ist die Referenzsubstanz für die MOR-Bindungsaffinität:
  - trotz hoher Affinität lässt sich der Wirkstoff wegen niedriger Dissoziationsenergie im Gegensatz zu Buprenorphin problemlos mit Naloxon antagonisieren
- dank hoher hepatischer Extraktionsrate ist die HWZ v. a. bei repetitiver und kontinuierlicher Gabe gegenüber Fentanyl vorteilhafter: die kontextsensitive HWZ steigt erst nach 5 h an (bei Fentanyl: dosisabhängiges sofortiges Ansteigen; ◻ Abb. 11.2)
- stärkere sedierende Wirkung von Sufentanil (3,5 µg/kg) im Vergleich zu Fentanyl (20–50 µg/kg)
- geringere Histaminfreisetzung als Morphin
- sublinguale Applikationsform (Zalviso, Fa. Grünenthal) zur Behandlung von postoperativen Schmerzen via PCA wurde 2020 aus dem Vertrieb genommen, da Lizenzvertrag gekündigt

11

> **Dosis**
>
> - **Narkoseeinleitung Erwachsene in Kombinationsnarkose:**
>   - Einleitungsdosis: 0,5–1 (–5) µg/kg langsam i.v.
>   - Erhaltungsdosis: 0,15–0,7 µg/kg
>   - **Narkoseeinleitung Kinder >1 Monat:**
>   - Einleitungsdosis 0,2–0,5 µg/kg langsam i.v.
> - **TIVA**: initiale Dosis: 0,3–0,5 µg/kg/min in Kombination mit Propofol 5–6 mg/kg/h
> - **Hochdosisopiatnarkosen** z. B. zur Herzchirurgie, als **Monoanästhesie** möglich mit Dosierungen
>   - **Einleitung**: 8–30 µg/kg
>   - **Aufrechterhaltung**: 0,35–1,4 µg/kg

> - Geburtshilfliche PDA als „Low-dose-Peridurale" in Kombination mit LA:
>   - z. B. Ropivacain bis 0,175 % und Sufentanil 0,5–1,0 µg/ml
>   - bei fortgeschrittenem Geburtsverlauf (Spontanpartus): 5–7,5 µg intrathekal („off label use")

11.2.5 Remifentanil (Ultiva)

▪ **Allgemeines**
- 1 mg, 2 mg oder 5 mg Durchstechflasche lyophilisiertes, kristallines Pulver
- verdünnbar nach initialer Auflösung mit 1 ml, 2 ml oder 5 ml, um 1 mg/ml zu erhalten
- danach weiter verdünnbar auf 20–250 µg/ml (empfohlen für Erwachsene 50 µg/ml, Kinder ab 1 Jahr 20–25 µg/ml)
- verdünnbar mit G5%, NaCl 0,9 % und 0,45 %
- Phenylpipieridin-Derivat mit Methylpropanoat-**Ester**bindung, somit grundsätzlich anderer Molekülaufbau als übrige Opioide
- zugelassen nur zur i.v.-Gabe
- 100- bis 200-fache analgetische Potenz zu Morphin
- schnellster Wirkeintritt (vergleichbar mit Alfentanil) und kürzeste Wirkdauer
- **Cave**: schlagartiges Wirkende! Postoperative Schmerztherapie bedenken! → z. B. mit Piritramid 20–30 min vor Infusionsende!

▪ **Pharmakologie**
- Wirkeintritt nach 1–1,5 min
- EliminationsHWZ 4–14 min
- kontextsensitive HWZ 3–10 min **unabhängig** von der Infusionsdauer
- gesamt: sehr gute Steuerbarkeit ohne Kumulationseffekte, somit für kontinuierliche Applikation via Perfusor gut geeignet
- nach i.v.-Gabe 70 % an Plamaproteine gebunden

- zu 98 % durch unspezifische Plasma- und Gewebeesterasen (ohne Sättigungskinetik) metabolisiert
- vollständig unabhängig von der Pseudocholinesteraseaktivität
- inaktiver Hauptmetabolit wird unverändert renal ausgeschieden
- Pharmakokinetik unbeeinflußt von Leber- und Niereninsuffizienz
- Clearance unabhängig von Alter, Körpergewicht und Geschlecht
- keine wesentliche Histaminausschüttung

■ **Indikationen**
- Analgetikum zur Einleitung und Aufrechterhaltung einer Narkose
- Eingriffe, die keine hohen postoperativen Schmerzen erwarten lassen (z. B. Bronchoskopien)
- Analgesie von mechanisch beatmeten Intensivpatienten, die älter als 18 Jahre sind
- Anwendung als Bolusgabe bei ITN-Sectio zur Vermeidung von Blutdruckspitzen bei Risikopatienten (off-label-use); **Cave:** initiale Atemdepression des Neugeborenen möglich!

■ **Kontraindikationen**
- peridurale und intrathekale Gabe, da Zusatz von Glycin (exzitatorischer Neurotransmitter) als Stabilisator!

Neugeborene und Säuglinge: es gibt eingeschränkte Erfahrungen aus klinischen Studien zur Anwendung (Fachinformation 2015):

» Das pharmakokinetische Profil von Remifentanil bei Neugeborenen und Säuglingen (<1 Jahr) ist – nach Korrektur auf das geringere Körpergewicht – mit dem von Erwachsenen vergleichbar. Allerdings sind bisher keine ausreichenden klinischen Erfahrungen vorhanden, daher wird die Anwendung von Ultiva in dieser Altersgruppe nicht empfohlen.

■ **Nebenwirkungen**
- ▶ Abschn. 11.1.9
- eher als bei anderen:
  - zentrale Bradykardie und Hypotonie, v. a. bei älteren Patienten und Muskelrigidität, daher langsame Injektion obligat, besser über Perfusor!
- Fieberreaktion mit Schüttelfrost

Dosis

- **Narkoseeinleitung:** 0,5–1 µg/kg i.v. (über mindestens 30 s!) oder **20–60 µg/kg/h** (0,3–1 µg/kg/min) über Perfusor
- **Narkoseaufrechterhaltung** unter Propofol- oder Inhalationsanästhesie ≈**10–100 µg/kg/h** über Perfusor (≈0,2–2 µg/kg/min)
- **Analgosedierung:** 3–15 µg/kg/h (=0,05–0,25 µg/kg/min) evtl. plus 1–2 mg/kg/h Propofol oder Midazolamboli
- **Richtwerte:**
  - **Perfusor mit 1 mg** auf 50 ml NaCl 0,9 % (1 ml = 20 µg):
    - Einleitung: ≈20–60 µg/kg/h = 1–3 ml/kg/h
    - Aufrechterhaltung: ≈10–30 µg/kg/h = 0,5–1,5 ml/kg/h
  - **Perfusor mit 5 mg** auf 50 ml NaCl 0,9 % (1 ml = 100 µg):
    - Einleitung: ≈20–60 µg/kg/h = 0,2–0,6 ml/kg/h,
    - Aufrechterhaltung: ≈10–30 µg/kg/h = 0,1–0,3 ml/kg/h

11.2.6 Pethidin, Meperidin (Dolantin)

■ **Allgemeines**
- reiner µ-Agonist
- 1 Amp. à 1 ml = 50 mg

- 21 Trpf. (ca. 1 ml) = 50 mg, 1 Supp. = 100 mg
- das älteste vollsynthetische Opioid (1937 Schaumann u. Eisleb)
- in Deutschland durch andere Opioide verdrängt; weltweit eines der wichtigsten starken Analgetika
- Derivat des Atropins und damit morphinunähnlicher Stoff mit opioidartiger Wirkung → Vorbild für andere synthetische Moleküle wie Fentanyl oder Methadon
- Gabe i.v., i.m., oral, rektal möglich
- ca. 0,1- bis 0,2-fache analgetische Potenz zu Morphin

- **Pharmakologie**
- maximale Wirkung ca. 3–15 min nach i.v.-Gabe, 20–40 min nach i.m.-Gabe
- Wirkdauer: 2–4 h
- HWZ: 3,2–4,4 h
- hoher First-pass-Effekt nach i.v.-Gabe in der Lunge (ca. 65 %)
- hohe Plasmaeiweißbindung an α-Glykoprotein (70 %)
- hepatische Metabolisierung über Cytochrom P450 (CYP3A4)
- aktiver Metabolit Norpethidin mit etwa halber analgetischer, aber hoher konvulsiver und halluzinoger Potenz (HWZ 8–12 h!) s. Nebenwirkungen
- die NW des Norpethidins beruhen auf seiner anticholinergen Aktivität und sind somit nicht mit Naloxon antagonisierbar
- renale Ausscheidung, pH abhängig (je saurer, desto schnellere Elimination!)

- **Indikationen**
- akute Schmerzen
- postoperatives Shivering
- Schmerztherapie von Koliken bei Cholelithiasis oder der Niere, sowie Pankreatits (geringste Spasmogenität aller Opioide)

- **Kontraindikationen**
- Epilepsie (krampfauslösendes Potenziale von Norpethidin)

- MAO-Hemmer-/SSRI-/SNRI-Komedikation
- serotonerge Effekte nachgewiesen (► Abschn. 11.1.10)
- für die i.v.-Gabe: Kinder <16 Jahren
- für Tropfen: Kinder <1 Jahr

- **Wirkungen**
- ► Abschn. 11.1.9
- bevorzugte Wirkung als μ-Opioidrezeptoragonist, zusätzlich parasymptholytische, chinidinähnliche und lokalanästhetische Wirkung, und hemmt die Noradrenalinwiederaufnahme an sympathischen Nervenendigungen
- bei postoperativem Shivering gute Wirksamkeit durch Agonismus an κ- und $α_2$-Rezeptoren, Clonidin jedoch effektiver

- **Nebenwirkungen**
- **durch Metabolit Norpethidin** (hemmt die Wiederaufnahme von Noradrenalin in sympathischen Nervenendigungen und potenziert die Wirkung der MAO-Hemmer): bei Kumulation nach Repetitiv- oder kontinuierlicher Gabe: Krampfanfälle, Myoklonien, Hyponatriämien
- die unerwünschten Wirkungen der Metabolite sind nicht durch Naloxon antagonisierbar
- Hypotonien (langsame Injektion!)
- eher Tachy- als Bradykardien, aufgrund der strukturellen Ähnlichkeit zu Atropin
- Histaminfreisetzung stärker als Morphin
- negative Inotropie
- Verlängerung der QT-Zeit
- Abhängigkeitspotenzial, auch Kreuztoleranz zu anderen Opioiden

Dosis

- bei starken Schmerzen:
  - **i.v.:** ca. 0,5–1 mg/kg langsam i.v. (25–100 mg) alle 3–6 h wiederholbar

- **p.o., s.c., i.m.:** 0,5–2 mg/kg (25–150 mg) (= 10–60 Trpf. p.o.)
- **max. Tagesdosis:** 500 mg (10 Amp.)
- postoperatives Shivering: 12,5–25 mg i.v.

11.2.7 Piritramid (Dipidolor)

■ **Allgemeines**
- reiner μ-Agonist
- 1 Amp. à 2 ml = 15 mg (7,5 mg/ml)
- wird vorwiegend in Europa eingesetzt, im angloamerikanischen Raum kaum bekannt
- ca. 0,7-fache analgetische Potenz zu Morphin
- Gabe i.v., i.m., s.c.

■ **Pharmakologie**
- Analgesie nach Gabe i.v. 1–2 min, s.c. und i.m. 10–15 min
- Wirkdauer 5–8 h
- kontextsensitive HWZ schon nach einer Exposition von <2 h länger als bei Alfentanil, Sufentanil oder sogar Fentanyl
- träge Kinetik, schlecht steuerbar
- Metabolisierung zu inaktiven Metaboliten über Cytochrom P450 (CYP3A4) in der Leber, renale Ausscheidung

■ **Indikationen**
- intra- und postoperative Schmerztherapie

■ **Kontraindikationen**
- ▶ Abschn. 11.1.8
- Kinder <1 Jahr mit besonderer Vorsicht
- Nebennierenrindeninsuffizienz

■ **Nebenwirkungen**
- ▶ Abschn. 11.1.9
- geringe Spasmogenität
- kaum Übelkeit, Erbrechen, Hypotonie verglichen mit Morphin

- größere hypnotische Wirkung als Morphin, kaum euphorisierend

Dosis

- Einzeldosis zur Schmerztherapie bei Erwachsenen:
  - **i.m.** oder **s.c.**: 10–20–(30) mg
  - **i.v.** (Initialdosis): 5–22,5 mg (langsam 2,5-mg-weise fraktioniert bis zur gewünschten Wirkung auftitrieren)
  - Beispiel: PCA (Erwachsene)
    - 90 mg Dipidolor (6 Amp. à 15 mg) + 38 ml NaCl 0,9 % = 50 ml Perfusorspritze (Konzentration 2 mg/ml)
    - Bolusgabe: 2–3 mg
    - Sperrzeit: 10 min
    - 4-h-Limit: 30 mg
  - Einzeldosis bei Kindern: 0,05–0,1 mg/kg

11.2.8 Tramadol (Tramal)

■ **Allgemeines**
- nichtselektiver reiner Agonist an μ-, δ- und κ-Opioidrezeptoren mit größter Affinität an μ-Rezeptoren (Affinität 1/6000 des Morphins)
- 1 Amp. à 1 ml = 50 mg; 1 Amp. à 2 ml = 100 mg
- Lösung zum Einnehmen 100 mg/ml
- 1 Kps. = 50 mg, 1 Supp. = 100 mg
- Tramal long 1 Retardtbl. = 50/100/150/200 mg
- Tramal Zäpfchen = 100 mg
- ca. 0,1- bis 0,2-fache analgetische Potenz zu Morphin
- Gabe p.o., s.c., i.v., i.m.

■ **Pharmakologie**
- maximale Wirkung nach ca. 5–10 min, Retardtablette 30–90 min

- Wirkdauer: 2–4 h (Retardtablette 8–12 h)
- HWZ: 6 h
- Bioverfügbarkeit ca. 70 %, First-pass-Effekt max. 30 %
- hepatische Metabolisierung über Cytochrom P450 (CYP3A4 und CYP2D6): aktiver Metabolit O-Desmethyltramadol mit 5- bis 10-fach höherer Affinität zu μ-Rezeptor als Tramadol, renale Ausscheidung
- Enzymmangel bei 7 % der kaukasischen Population → keine ausreichende schmerzlindernde Wirkung
- ultraschnelle Metabolisierer→ Risiko für die Entwicklung von Nebenwirkungen einer Opioidtoxizität, Prävalenz 29 % der afrikanischen/äthiopischen Population

■ **Indikationen**
- akute und chronische Schmerzen

■ **Kontraindikationen**
- ▶ Abschn. 11.1.8
- Kinder unter 1 Jahr
- zur Drogensubstitution

■ **Wirkungen**
- ▶ Abschn. 11.1.9
- zusätzlich leichte antidepressive und anxiolytische Wirkung (s. Besonderheiten)
- fragliche lokalanästhetische Eigenschaften
- antitussive Wirkung

■ **Nebenwirkungen**
- ▶ Abschn. 11.1.9
- vermehrte Übelkeit (durch verstärkte Serotoninfreisetzung)
- kaum Sedierung, eher aktivierend, durch zusätzliche noradrenerge und serotonerge Wirkung
- geringe Effekte auf den Gastrointestinaltrakt

■ **Besonderheiten**
- in analgetischen Dosen in weiten Bereichen keine atemdepressive Wirkung

und nur geringe Beeinflussung der gastrointestinalen Motilität
- Tramadol ist ein Razemat: (+)-Tramadol mit opioidergen, monoaminergen Eigenschaften, (−)-Tramadol hemmt v. a. den NA-Reuptake direkte Serotoninfreisetzung diskutiert.
- Somit ist die Razematwirkung durch selektive Antagonisten (Naloxon) nur partiell antagonisierbar!
- wirkt eher auf spinale als auf supraspinale Opiodrezeptoren und aktiviert spinale Schmerzhemmung
- fällt (neben Meptazinol) als einziges **injizierbares** Opioidanalgetikum nicht unter das BtMG
- hohe Non-Responder-Rate (30 %)

Dosis
- **i.v.:** 0,5–1,5 mg/kg (50–100 mg); Kinder >1 Jahr: 1–2 mg/kg i.v. (max. 8 mg/kgKG/Tag oder 400 mg/Tag)
- **i.m., s.c.:** 1–2 mg/kg
- **p.o.:** 50–200 mg
- Tagesmaximaldosis 400 mg

11.2.9 Oxycodon (Oxygesic, mit Naloxon: Targin)

■ **Allgemeines**
- reiner μ-Agonist
- 1 Retardtbl. = 5/10/20/30/40/60 mg Oxycodon
- 1 ml = 10 mg (1 Amp. à 1 oder 2 ml)
- vertrieben als Tabletten (akut), Retardtabletten, Zäpfchen, Kapseln und Lösung zur i.v.-/s.c.-Gabe
- seit 1919 als Analgetikum genutzt unter dem Namen Eukodal, 1990 in D vom Markt genommen wegen des sehr hohen Sucht- und Missbrauchspotenzials
- mit Naloxon seit 2006 als Kombinationspräparat Targin, dabei hat Naloxon bei

oraler Einnahme eine Bioverfügbarkeit von 2 % und wirkt deshalb lokal im Darm ohne zentrale Effekte, bei missbräuchlicher i.v.-Anwendung ist es jedoch aktiv
— Targin als Retardtablette mit 5–80 mg Oxycodon und 2,5–40 mg Naloxon
— ca. 2fache analgetische Potenz zu Morphin

■ **Pharmakologie**
— maximale Wirkung orales Retardpräparat: 30–90 min, i.v.: 1–10 min
— Wirkdauer: ca. 3,5–7 h (12 h-Retardtablette: 11–14 h)
— HWZ: 4–6 h
— absolute Bioverfügbarkeit von 87 %
— Metabolisierung in der Leber über Cytochrom P450 (CYP3A4) zu Noroxycodon (inaktiv) und Oxymorphon (aktiv, aber nur in sehr geringer Konzentration), renale Ausscheidung
— trotz überwiegend inaktiver Metaboliten: erhöhte Plasmaspiegel von Oxycodon/Naloxon bei Patienten mit Niereninsuffizienz
— bei leichter Leberinsuffizienz Dosis reduzieren, bei mittelschwerer bis schwerer Insuffizienz kontraindiziert

■ **Indikationen**
— starke bis stärkste Schmerzen
— schwer behandelbares „restless legs syndrome" nach Versagen der Therapie mit Dopaminergika

■ **Kontraindikationen**
— ▶ Abschn. 11.1.8
— Kinder unter 12 Jahren

■ **Nebenwirkungen**
— ▶ Abschn. 11.1.9
— höheres Euphorisierungspotenzial und somit höheres Suchtpotenzial als Morphin

■ **Besonderheiten**
— Retardtabletten: ca. ein Drittel des Wirkstoffs wird innerhalb der ersten 15 min freigesetzt (Wirkeintritt 10–20 min). Wichtig ist dabei die Einnahme der Tablette als Ganzes und nicht zerkleinert oder zerrieben! Durch Zerkleinerung schnellere Wirkstofffreisetzung und Resorption mit möglicherweise letaler Dosis (Atemdepression) von Oxycodon!
— Weiterentwicklung Remoxy = Oxycodon in gelartiger Kapsel, die nicht auflös- oder zerkleinerbar ist (2021 Zulassung von der FDA abgelehnt)

Dosis

— **i.v. (Bolus)**: verdünnen mit NaCl 0,9 % auf 1 mg/ml: 1–10 mg Oxycodon langsam, bis Schmerzlinderung
— **i.v. (PCA)**: 0,03 mg/kg als Bolus (2 mg/70 kg), Sperrintervall mind. 5 min
— **s.c. (Bolus)**: 5 mg Anfangsdosis
— **oral**:
  – Umstellung orales auf parenterales Oxycodon: 2 mg p.o. = ca. 1 mg parenteral
  – opioidnaive Patienten: Beginn mit 5–10 mg p.o. Retardtablette
— Maximaldosis Oxycodon/Naloxon 80 mg, Oxycodon allein 400 mg

---

11.2.10 Hydromorphon (Palladon, Aristo akut)

■ **Allgemeines**
— reiner μ-Agonist
— 1 Amp. (Palladon injekt) à 1 ml = 2/10 mg Hydromorphon zur i.v.- und s.c.-Gabe
— 1 Hartkapseln akut (Aristo akut) = 1,3/2,6 mg Hydromorphon
— 1 Retardtablette (Palladon) = 2/4/8/16/24 mg Hydromorphon
— ca. 6- bis 7,5-fache analgetische Potenz zu Morphin

- strukturverwandt und Metabolit von Morphin, Codein und Dihydrocodein

■ **Pharmakologie**
- Wirkbeginn i.v.: 0,3–10 min, s.c. 5–10 min, oral (Retardtablette): 30–60 min,
- Wirkdauer i.v. oder s.c.: 3–5 h, Retardformen für 12 oder 24 h
- HWZ: 2,6 h
- variable orale Bioverfügbarkeit (15–60 %)
- hepatische Metabolisierung (inaktive Metaboliten, Cytochrom P450-**un**abhängig), zum geringen Teli unverändert hauptsächlich renal ausgeschieden,
- es kann somit auch bei stark eingeschränkter Nierenfunktion gegeben werden
- Ausscheidung renal
- niedrige Plasmaeiweißbindung (5–10 %), somit keine kompetitive Verdrängung anderer Medikamente
- kein Ceiling-Effekt

■ **Indikationen**
- ▶ Abschn. 11.2.1
- Behandlung starker und stärkster Schmerzen

■ **Kontraindikationen**
- ▶ Abschn. 11.1.8 und 11.1.10
- Kinder <12 Jahren (Hartkapseln und Retardtabletten)
- Palladon injekt zugelassen für alle Altersgruppen, bei Kindern unter 12 Monaten nur nach strenger Indikationsstellung (fehlende Studienlage)

■ **Wirkungen**
- verglichen mit Morphin Nebenwirkungen ↓, Sedierung ↑, Euphorie ↓

■ **Nebenwirkungen**
- ▶ Abschn. 11.2.1

■ **Besonderheiten**
- Empfehlung laut Fachinformation Stand 2018 für retardiertes Hydromorphon (oral):

- bei Gabe präoperativ und 24 h postoperativ bei erhöhtem Risiko für Ileus nicht empfohlen
- wenn intraoperativ zusätzliche Schmerztherapie: 12 h präoperativ kein Hydromorphon
- Empfehlung laut Fachinformation Stand 2020 für Hydromorphon akut (oral):
  - Vorsicht bei Gabe in den ersten 24 h postoperativ nach abdomiellen Eingriffen (Ileusgefahr)
  - 4 h vor zusätzlicher Schmerztherapie kein Hydromorphon

Dosis

- **i.v.:** Erwachsene und Kinder >12 Jahre: 1–1,5 mg i.v., 1–2 mg s.c. alle 3–4 h langsam
- **bei KG < 50 kg:** 0,015 mg/kgKG alle 3–4 h oder kontinuierlich 0,005 mg/kgKG
- **oral:** je nach Retardform 2 × 4 mg oder 1 × 8 mg, ggf. alle zwei Tage Dosiserhöhung um 4–8 mg
- bei opioidbehandelten Patienten: nach Umrechnungsschema

11.2.11 Codein (Codipront)

■ **Allgemeines**
- µ-Agonist mit geringer Rezeptoraffinität
- natürlich vorkommendes Opiat, 1832 durch Robiquet aus Opium isoliert
- gute orale Bioverfügbarkeit
- ca. 0,08-fache analgetische Potenz zu Morphin bei i.m.-Gabe

■ **Pharmakologie**
- analgetische Wirkung über aktiven Metaboliten Morphin
- Metabolisierung über Cytochrom P450 (CYP2D6, ▶ Abschn. 11.2.8 Enzymanomalie) bei 400 mg Metabolisierungsmaximum, danach nur noch Wirkungsverlängerung

- **Indikationen**
- schwache bis mittelstarke Schmerzen, meist in Kombination mit Paracetamol
- symptomatische Therapie von Reizhusten (Erwachsene und Jugendliche ab 12 Jahren, 15–44 mg alle 6–8 h, max. 200 mg/d)

- **Kontraindikationen**
- ▶ Abschn. 11.1.8
- Schwangerschaft und Stillzeit (Gefahr der Opioidvergiftung bei ultraschnellen Metabolisierern (s. oben)

- **Nebenwirkungen**
- ▶ Abschn. 11.1.9, aber Atemdepression unwahrscheinlich

- **Besonderheiten**
- i.v.-Gabe nicht empfehlenswert, da histaminbedingte Hypotension
- Analgesiemaximum bei 60 mg Codein oral (entspricht 640 mg ASS)
- wurde 1985 in die Liste der unentbehrlichen Arzneimittel der Weltgesundheitsorganisation aufgenommen
- rezeptpflichtig, bei Dosierungen >100 mg/Einheit BtM-pflichtig

11.2.12 Tilidin (Valoron)

- **Allgemeines**
- reiner μ-Agonist
- seit Januar 2013 Tropfen BtM-pflichtig, Retardtabletten lediglich verschreibungspflichtig
- Retardtablette (in Kombination mit Naloxon) 50/4 mg, 100/8 mg, 150/12 mg, 200/16 mg
- Applikation als Tropfen, Kapseln und Retardtabletten, nicht i.v.!
- in Arzneimitteln in fixer Kombination mit Naloxon auf dem Markt (gegen missbräuchliche i.v.-Anwendung)
- ca. 0,16- bis 0,19-fache analgetische Potenz zu Morphin

- **Pharmakologie**
- Wirkbeginn oral ca. 10–20 min
- Wirkdauer 4–6 h
- terminale Plasma-HWZ von Nortilidin von 3–5 h
- Prodrug, erst nach hepatischer Metabolisierung über Cytochrom P450 (CYP3A4) zu und über Nortilidin und Bisnortilidin wirksam
- somit auch Gefahr der Wirkungsminderung bei Leberinsuffizienz
- keine Dosisanpassung bei Niereninsuffizienz

- **Indikationen**
- starke und sehr starke Schmerzen

- **Kontraindikationen**
- Opioidabhängigkeit, wegen vergleichbar hohen Naloxondosen und Gefahr der akuten Entzugssymptomatik
- akute hepatische Porphyrie
- ausgeprägte Leberinsuffizienz

11.2.13 Methadon (Polamindon) und Levo-Methadon (L-Polamindon)

- **Allgemeines**
- reiner μ-Agonist
- Tropfen 5 mg/ml oder Tabletten 5/10/20/40 mg

- **Pharmakologie**
- Racematgemisch 1:1:
  - Dextromethadon: potentes Antitussivum ohne analgetische Potenz
  - Levomethadon: analgetisch wirksam
- Levomethadon (L-Polamidon) somit doppelt so stark analgetisch wirksam wie Polamidon (Racematgemisch 1:1)
- Wirkbeginn: 0,5–4 h
- Wirkdauer: 10–50 h
- HWZ: 15–60 h
- Bioverfügbarkeit etwa 50 %

- Metabolisierung über Cytochrom P450 (CYP3A4, 2D4, 2D6, 2B6 und 2C19) in 98 % zu inaktiven Metaboliten
- Elimination renal und biliär

▪ **Indikationen**
- chronische Schmerzen
- Substitutionstherapie bei Heroinabhängigkeit

▪ **Kontraindikationen**
- ▶ Abschn. 11.1.8
- 1. Trimenon keine Anwendung, 2. und 3. Trimenon keine dauerhafte Anwendung (Gewöhnung und Abhängigkeit beim ungeborenen Kind und Entzugserscheinungen beim Neugeborenen)
- Behandlung mit MAO-Hemmern oder innerhalb von 2 Wochen nach deren Absetzen
- Gabe von Narkotikaantagonisten oder Agonisten/Antagonisten, außer zur Behandlung einer Überdosierung
- strenge Indikationsstellung bei Säuglingen, Kindern und Jugendlichen unter 16 Jahren
- Cave bei Patienten mit Long-QT-Syndrom

▪ **Wirkungen**
- ▶ Abschn. 11.1.9, aber kein Hochgefühl („Kick") nach Einnahme

▪ **Nebenwirkungen**
- abhängig von der (bestehenden) Toleranzentwicklung
- ▶ Abschn. 11.1.9
- häufig: Schlaf- und sexuelle Störungen, Hyperhidrose
- bei Substitution Schwangerer: Entwicklungsstörungen beim Kind, Entzugssyndrome des Neugeborenen
- QT-Verlängerungen im EKG

▪ **Besonderheiten**
- Abbau von Levomethadon bei Gabe von Methadonracemat verstärkt, sodass das Verhältnis möglicherweise verschoben wird (Cave: Dosierung)

- „Opioidblockadewirkung" ab 60 mg → Beikonsum von anderen Opioiden hat keinen euphorisierenden Effekt mehr
- Miosis schwach ausgeprägt und im Rahmen der Sucht nicht mehr vorhanden
- 2005 in die Liste der unentbehrlichen Arzneimittel der WHO aufgenommen für die Substitutionstherapie

Dosis
- Schmerzbehandlung: Einzeldosis 2,5–15 mg, b. B. alle 6–8 h, max. Einzeldosis 20 mg

11.3 Partialagonisten bzw. Antagonist-Agonisten

11.3.1 Pentazocin (Fortral)

▪ **Allgemeines**
- Agonist (κ) und schwacher Antagonist (μ)
- ist in D seit 2006 nicht mehr im Handel
- ca. 0,3- bis 0,5-fache analgetische Potenz von Morphin

▪ **Besonderheiten**
- keine Miosis!
- Kontraindikation: akute hepatische Porphyrie
- wirkt in erster Linie sedierend
- hat einen Ceiling-Effekt (ab 90 mg)
- führt zu einem geringeren Druckanstieg im Gallenwegssystem als Morphin, Pethidin oder Fentanyl

11.3.2 Buprenorphin (Temgesic, Transtec)

▪ **Allgemeines**
- Partialagonist (μ) und Antagonist (κ)
- i.v.: 1 Amp. à 1 ml = 0,3 mg

- Sublingualtabletten in unterschiedlichen Dosierungen
- transdermale Pflaster
- Depot-Injektionslösung 8/16/24/32 mg
- Applikation sublingual als Tablette, transdermal, i.m., s.c. oder i.v.
- ca. 25- bis 50-fache analgetische Potenz zu Morphin
- 50-fach höhere Affinität zum μ-Rezeptor als Morphin Pharmakologie
- Wirkeintritt i.v.: 10–30 min, s.l. 20–30 min, transdermal: 45–100 min
- Wirkdauer: 6–8 h, intraindividuell auch deutlich länger, da aufgrund der hohen Rezeptorbindung die Wirkdauer nicht mit der Blutkonzentration oder der Eliminations-HWZ korreliert
- HWZ: 3–44 h – je nach Gabe unterschiedlicher Anteil des enterohepatischen Kreislaufs, unterschiedliche Verteilungsräume etc.
- Plasmaproteinbindung: 96 %
- 5-fach lipophiler als Morphin ausgeprägter First-pass-Metabolismus, somit p.o.-Gabe ungeeignet, sublingual etwa 55 % bioverfügbar- hepatische Metabolisierung über Cytochrom P450 (CYP3A4) zu 75 %, aktiver Metabolit Norbuprenorphin mit 50-fach geringerer analgetischer Potenz
- Buprenorphin hemmt CYP3A4 (!)
- 2/3 der Dosis nach i.m.-Gabe erscheinen unverändert in der Gallenflüssigkeit
- renale Ausscheidung, 10 % unverändert
- **Cave** Leberfunktionsstörungen: Dosisanpassung; da Ausscheidung überwiegend biliär, keine Dosisanpassung bei Niereninsuffizienz erforderlich

▪ **Indikationen**
- akute und chronische Schmerztherapie postoperativ, posttraumal, nach Myokardinfarkt oder chronische Schmerzen im Rahmen einer Tumorerkrankung
- Substitutionsmittel bei Opioidabhängigkeit seit 2000 (Sublingualtablette und Depot-Injektionslösung)

▪ **Kontraindikationen**
- ▶ Abschn. 11.1.8
- gleichzeitige MAO-Hemmer-Einnahme (▶ Abschn. 11.1.10) und Anwendung eines Opioidantagonisten
- opiatabhängige Patienten (Entzugssymptome)
- vor einer Operation und in den ersten 24 h nach einer Operation
- **Cave** bei gleichzeitiger Gabe von Benzodiazepinen (Atemdepression deutlich gesteigert)
- Injektionslösung: Kinder unter 1 Jahr
- Depot-Injektionslösung Jugendliche ab 16 Jahre
- Sublingualtablette, je nach Dosis/Hersteller: Kinder unter 6 Jahren oder Jugendliche unter 18 Jahren
- transdermale Pflaster ab 18 Jahren
- Schwangerschaft und Stillzeit (Gewöhnung und Abhängigkeit beim ungeborenen Kind und Entzugserscheinungen und Atemdepression beim Neugeborenen, postpartal: Überwachung über mehrere Tage)

▪ **Wirkungen**
- ▶ Abschn. 11.1.9

▪ **Nebenwirkungen**
- verglichen mit Morphin günstiger: weniger Juckreiz, Obstipation
- Übelkeit und Erbrechen: schnellere Toleranz als unter Morphin
- weniger Sedierung (Antagonist an κ-Rezeptor)
- deutlich geringere Atemdepression
- kaum Dysphorie
- Lungenödeme
- geringeres Missbrauchspotenzial als andere Opioide

▪ **Besonderheiten**
- sehr hohe Affinität zum μ-Rezeptor: lange Wirkdauer und Schwierigkeit der Antagonisierung mit Naloxon
- trotzdem wird, da Alternativen fehlen, in der Fachinformation (Stand 2020) die

Antagonisierung mit Naloxon empfohlen (initial bis 2 mg, alle 2–3 min wiederholen (max. 10 mg), ggf. Perfusor wegen kürzerer Wirkdauer)

— mögliche Minderung der Wirkung reiner Opioidagonisten durch Verdrängung aufgrund der höheren Rezeptoraffinität

— Partialagonist, Ceiling-Effekt, Ceiling-Dosis für die Atemdepression 0,15–1,2 mg bei Erwachsenen (▶ Abschn. 11.1.4)

— Ceiling-Effekt bezieht sich nicht nur auf die Analgesie, sondern auch auf die übrigen Buprenorphinwirkungen wie z. B. Atemdepression!

— Buprenorphin als Adjuvans zur peripheren Lokalanästhesie verlängert die LA-Wirkung um 8–9 h, vermutlich über eine Inhibierung des Nav1.8, den wichtigsten spannungsabhängigen Natriumkanal für die sensorische Signalübertragung

— 2006 von der WHO in die Liste der unentbehrlichen Arzneimittel zur Substitutionstherapie neben Methadon aufgenommen

Dosis

— bei akuten und chronischen Schmerzen:
  – **sublingual:** 2–6 μg/kg (0,2–0,4 mg), alle 6–8 h wiederholbar
  – **i.m., i.v.:** 2–4 μg/kg (0,15–0,3 mg), alle 6–8 h wiederholbar
— maximale Tagesdosis: 1,2 mg

11.3.3 Nalbuphin (Nubain)

■ **Allgemeines**

— Partialagonist (κ) und Antagonist (μ)

— etwa gleich analgetisch potent wie Morphin, antagonistisches Potenzial etwa 0,25-fach im Vergleich zu Naloxon

— 1 Amp. à 2 ml = 20 mg (=10 mg/ml)

— Gabe i.v., i.m., s.c.

— nicht BtM-pflichtig

■ **Pharmakologie**

— Wirkbeginn 2–3 min i.v., 5–10 min i.m./s.c.

— Wirkdauer 3–6 h

— HWZ 2–3 h

— hepatische Metabolisierung

— Ceiling-Effekt für die Atemdepression bei einer kumulativen Dosis von 30 mg i.v.

— Ceiling-Effekt für die Analgesie bei 50 mg i.v.

■ **Indikationen**

— kurzzeitige Behandlung mittelstarker bis starker Schmerzen, auch prä- und postoperative Analgesie

— Antagonisierung opioidinduzierter Atemdepression mit erhaltener Analgesie

■ **Kontraindikationen**

— Überempfindlichkeit

— gleichzeitige Gabe von reinen Agonisten (vermindern die analgetische Wirkung aufgrund der kompetitiven Rezeptorblockade)

— schwere Nierenfunktionsstörungen

— Leberfunktionsstörungen

— opiatabhängige Patienten (Entzugssymptome)

— Schwangerschaft und Stillzeit (keine Datenlage 2020)

— Cave bei Patienten mit Herzinsuffizienz, paralytischem Ileus, Gallenkolik, Epilepsie und Hypothyreose

■ **Nebenwirkungen**

— ▶ Abschn. 11.1.9

— dosisabhängig: Dysphorie

— Schwitzen, trockener Mund

■ **Besonderheiten**

— eine durch Nalbuphin verursachte Atemdepression kann nötigenfalls mit Naloxon behandelt werden

11

> ### Dosis
>
> - Antagonisierung oder Analgesie:
>   - Erwachsene: 0,15–0,3 mg/kg (10–20 mg/70 kg) i.v., b. B. alle 3–6 h
>   - max. Einzeldosis 20 mg
>   - Kinder: 0,1–0,2 mg/kg, b. B. alle 3–6 h,
>   - max. Einzeldosis 0,2 mg/kgKG

11.4 Antagonisten: Opioide

11.4.1 Naloxon (Narcanti)

- **Allgemeines**
- Amp. 1 ml à 0,4 mg Naloxon
- reiner Antagonist mit hoher Affinität zu µ-,κ- und δ-Rezeptor
- Wirkung durch kompetitive Verdrängung vom Rezeptor
- Gabe i.v., s.c. oder i.m. (leicht verzögerter Wirkeintritt, längere Wirkdauer)
- große therapeutische Breite, keine Fälle mit Intoxikationssymptomen bisher bekannt

- **Pharmakologie**
- Wirkeintritt 1–2 min
- Wirkdauer ca. 30 min → evtl. kürzer als zu antagonisierendes Opioid mit Rebound-Atemdepression
- Plasmaeiweißbindung 32–45 %
- hepatische Metabolisierung und renale Ausscheidung

- **Indikationen**
- postoperativer Opioidüberhang, auch bei Neugeborenen unter der Geburt
- akute Opioidintoxikation (**Cave**: Opioidsüchtige: massive, lebensbedrohliche Entzugssymptomatik möglich)

- **Kontraindikationen**
- Überempfindlichkeit

- Cave bei Patienten mit vorliegenden kardiovaskulären Erkrankungen oder Patienten, die potenziell kardiotoxische Arzneimittel einnehmen (z. B. Cocain, Methamphetamin, zyklische Antidepressiva, Kalziumantagonisten, Betablocker, Digoxin)

- **Nebenwirkungen**
- bei zu schneller Antagonisierung der opioidbedingten zentralen Dämpfung: Schwindel, Erbrechen, Schwitzen, Tachykardie, Hypertonie, Tremor, epileptische Anfälle und Herzstillstand (keine direkte Naloxonwirkung)
- allergische Reaktionen
- Lungenödem

- **Besonderheiten**
- bevorzugte Gabe i.v., kann aber auch i.m. oder s.c. und als Zusatz zu Infusionslösungen (z. B. NaCl 0,9 %, Glukoselösung 5 %) verabreicht werden
- im Rettungsdienst bewährt ist auch die nasale Gabe mittels Applikationshilfe

> ### Dosis
>
> - **zur Aufhebung einer opioidbedingten Atemdepression:**
>   - Erwachsene: 0,1–0,2 mg Naloxon langsam i.v.
>   - Kinder (auch Neugeborene) erhalten fraktioniert 0,01–0,02 mg/kgKG i.v.
>   - danach im Abstand von 2–3 min so lange geben, bis die Spontanatmung wieder erreicht ist, je nach Opioid ggf. Wiederholungsgabe nach 30–90 min
> - **bei Opioidintoxikation:**
>   - Erwachsene: 0,4–2 mg Naloxon langsam i.v., bei unzureichender Wirkung erneute Gabe von 0,4 mg nach 3 min

- wenn die Gabe von 10 mg Naloxon keinerlei Wirkung gezeigt hat, sollte die Diagnose einer opioidbedingten Vergiftung in Frage gestellt werden
- Neugeborene/Kinder: 0,01 mg/kgKG nach gleichem Zeitschema
- **Cave**: Wirkdauer des initialen Opioids kann länger sein als die des Naloxons → an Repetitivgabe denken! Wenn i.v.-Gabe nicht möglich → i.m.!

11.4.2 Methylnaltrexon (Relistor)

- **Allgemeines**
- μ-Antagonist
- quartäres Derivat des Naltrexon (reiner μ-Antagonist)
- kann die Blut-Hirn-Schranke durch die Methylgruppe nicht überwinden, wirkt somit nur peripher
- s.c.-Gabe
- 1 Amp. 12 mg/0,6 ml
- zugelassen in der EU und in Deutschland seit 2008

- **Pharmakologie**
- Wirkeintritt: 30 min
- terminale HWZ der Verfügbarkeit: etwa 8 h
- teilweise hepatische Metabolisation zu z. T. aktiven Metaboliten mit geringerer Wirkstärke, vorwiegend unverändert ausgeschieden, etwa eine Hälfte renal, die andere über den Stuhl

- **Indikationen**
- opioidinduzierte Obstipation bei Erwachsenen ab 18 Jahren, wenn Standardtherapie nicht ausreichend greift

- **Kontraindikationen**
- akutes Abdomen
- mechanischer Ileus
- Überempfindlichkeit

- Schwangerschaft und Stillzeit
- Kinder und Jugendliche <18 Jahren

- **Nebenwirkungen**
- abdomineller Schmerzen mit Übelkeit, Diarrhöe und Flatulenz
- Schwindel
- Schmerzen an der Injektionsstelle
- Symptome eines Opioidentzugs (insbesondere bei Störungen der Blut-Hirn-Schranke)

- **Besonderheiten**
- die Behandlung mit Standardlaxanzien sollte mit Beginn der Relistor-Therapie abgesetzt werden, Ausnahme sind Patienten in Palliativbehandlung
- Dosisreduktion bei schwerer Niereninsuffizienz

Dosis

- opioidinduzierte Obstipation bei Patienten mit chronischen Schmerzen:
  - 12 mg (0,6 ml Lösung) s.c., zwischen 4–7 Dosen/Woche (24 h-Intervall)
- opioidinduzierte Obstipation bei Patienten mit Palliativbehandlung:
  - 38–61 kgKg: 8 mg, 62–114 kgKG: 12 mg, außerhalb dieser Bereiche: 0,15 mg/kgKG
  - üblich: 1 Einzeldosis jeden 2. Tag

11.5 Betäubungsmittelgesetz (BtMG) und Betäubungsmittelverschreibungsverordnung (BtMVV)

- BtMG: deutsches Bundesgesetz in drei Anlagen: Anlage III mit Regelungen zu verkehrsfähigen und verschreibungsfähigen Betäubungsmitteln

- die BtMVV gemäß des § 1 Abs. 2 des deutschen BtMG konkretisiert die Abgabe und den Verkehr der in Anlage III des BtMG aufgeführten Substanzen sowie deren Höchstabgabemengen
- die BtmVV regelt:
  - die zulässigen verschreibungsfähigen Höchstmengen
  - Substitutionstherapie
  - Verschreibungsvorschriften u. a. für den Rettungsdienst
  - Ausstellung und Umgang mit Betäubungsmittelrezepten und -anforderungsscheinen
  - Abgabe von BtM durch Apotheken
  - die Dokumentations- und Nachweispflicht im Umgang mit BtM
  - die strafrechtliche Verfolgung von Verstößen gegen das BtMG
- Verschreibung von BtM erfolgt mittels amtlicher Formulare (BTM-Rezepte und -Anforderungsscheine), die durch das Bundesinstitut für Arzneimittel und Medizinprodukte an die niedergelassenen Ärzte oder leitenden Klinikärzte ausgegeben werden
- BtM-Rezepte und -Anforderungsscheine sind nicht übertragbar

11.6 Opioide in der Schwangerschaft

- **Welches Opioid darf bei schwangeren Patientinnen eingesetzt werden?**

Laut Fachinformationen der Hersteller sind die in diesem Buch aufgeführten Opioide in der Schwangerschaft und Stillzeit aufgrund mangelnder Datenlage nicht empfohlen oder kontraindiziert (fragliche oder nicht untersuchte Reproduktionstoxizität, Entzugserscheinungen beim Neugeborenen bei Anwendung unter der Geburt: Atemdepression des Neugeborenen, Übergehen des Opioids in die Muttermilch, somit Stillpausen von 24 h).

Da häufig jedoch eine Narkose bei einer schwangeren Patientin unumgänglich ist

und auch im Rahmen einer Kaiserschnittentbindung notwendig, dagegen die aktuelle Datenlage (Stand 2021) aus embryotox.de:

- Morphin, Fentanyl, Sufentanil, Remifentanil und Alfentanil dürfen in allen Phasen der Schwangerschaft gegeben werden
- bei Verabreichung kurz vor der Entbindung muss wie bei allen Opioidanalgetika mit einer Atemdepression beim Neugeborenen gerechnet werden
- Stillen: keine Einschränkung; gestillt werden kann, wenn die Mutter dazu nach Narkose in der Lage ist. Wegen der atemdepressiven Wirkung ist bei Kindern mit Apnoeneigung jedoch besondere Vorsicht geboten
- Sufentanil hat eine deutlich geringere Rate an mütterlichen Hypotonien in Vergleich zu anderen Analgesieverfahren, aber signifikant mehr Schwankungen der fetalen Herzfrequenz und fetale Bradykardien. Keine APGAR-Verschlechterungen nach periduraler Sufentanilgabe

11.7 Ausblick

- **Aktuelle Forschungsschwerpunkte**

Die Therapien mit Opioiden sind begleitet von starken Nebenwirkungen, insbesondere Atemdepression, einem hohen Abhängigkeitspotenzial und Obstipation. Aktuelle Forschungsstrategien zielen auf eine Reduktion oder besser gar eine Vermeidung dieser unerwünschten Wirkungen.

Ansätze sind Studien zu folgenden Themen:

- Steigerung der Wirkungen endogener Opioide durch Hemmung der diese abbauenden Enzyme
- Erhöhung der Aktivität endogener Opioidliganden durch allosterische Modulatoren
- Entwicklung selektiver, nur peripher wirkender Opioide (z. B. NFEPP: Opioid-Agonist, der in entzündlichem und damit pH saurem Milieu aktiviert wird)

- bevorzugte Aktivierung bestimmter intrazellulärer Signalwege (z. B. PZM21, s.u.)

- **PZM21**
- Opioidrezeptor-Agonist, ohne strukturelle Ähnlichkeit mit den bekannten Opioiden
- entwickelt am Computer durch Wirkstoffdesign: Wirkstoffe werden mit Hilfe des sogenannten Docking-Verfahrens gescreent und im Computermodell an eine virtuelle Bindungsstelle des Rezeptors gekoppelt. Die am besten passenden Moleküle werden ausgewählt und weiter gezielt optimiert
- analgetische Potenz vergleichbar mit Morphin
- keine opiattypischen Nebenwirkungen wie Atemdepression, suchttypisches Verhalten; nur geringere Obstipation, da selektive Bindung an bestimmten G-Proteinen des µ-Rezeptors, ohne den β-Arrestin-vermittelten Signalweg des µ-Rezeptors zu aktivierten, der für die Nebenwirkungen verantwortlich scheint

- bei wiederholter Gabe Toleranzentwicklung
- bislang nur Tests an Mäusen

Literatur und weiterführende Literatur

Benrath J (2019) Hochdosierte Opiat-Therapie bei Schmerzpatienten - nützlich oder schädlich? CME, (www.cme-kurs.de)

Bremerich DH, Greve S (2021) Die neue S1-Leitlinie „Geburtshilfliche Analgesie und Anästhesie" – Vorstellung und Kommentar. Anaesthesist 70:229–236. https://doi.org/10.1007/s00101-020-00910-7

Furtado RHM, Nicolau JC, Guo J, Im K, White JA, Sabatine MS, Newby LK, Giugliano RP (2020) Morphine and Cardiovascular Outcomes Among Patients With Non-ST-Segment Elevation Acute Coronary Syndromes Undergoing Coronary Angiography. J Am Coll Cardiol 75(3):289–300. https://doi.org/10.1016/j.jacc.2019.11.035. PMID: 31976867

Storey RF, Parker WAE (2020) Opiates and Clopidogrel Efficacy: Lost in Transit? J Am Coll Cardiol 75(3):301–303. https://doi.org/10.1016/j.jacc.2019.11.023. PMID: 31976868

11

Muskelrelaxanzien

Pia Reuber

Inhaltsverzeichnis

12.1   Allgemeines – 301
12.1.1   Geschichte – 301
12.1.2   Warum und wann Muskelrelaxation bei einer Allgemeinanästhesie? – 301
12.1.3   Einteilung der Muskelrelanxanzien (MR) – 301
12.1.4   Wirkort der peripheren Muskelrelaxanzien – 302
12.1.5   Rezeptoraufbau des postsynaptischen ACh-Rezeptors – 303
12.1.6   Neuromuskuläre Blockade – 303
12.1.7   Definitionen – 304
12.1.8   Allergische Reaktionen auf Muskelrelaxanzien – 305

12.2   Depolarisierende Muskelrelaxanzien – 305
12.2.1   Succinylcholin, Succinylbischolin, Suxamethonium
(Lysthenon, Pantolax) – 305
12.2.2   Succinylcholin bei Kindern – 309

12.3   Nichtdepolarisierende Muskelrelaxanzien (ndMR) – 310
12.3.1   Benzylisochinoline – 310
12.3.2   Steroidderivate – 314

12.4   Antagonisierung von Muskelrelaxanzien – 317
12.4.1   Cholinesterasehemmer (Parasympathomimetika) – 317
12.4.2   Steroidaler Muskelrelaxans-Enkapsulator (SMRE) – 320

**12.5   Versuch, die Anschlagzeit eines ndMR
zu verkürzen – 323**

© Springer-Verlag GmbH Deutschland, ein Teil von Springer Nature 2023
M. Heck et al. (Hrsg.), *Repetitorium Anästhesiologie*, https://doi.org/10.1007/978-3-662-64069-2_12

12.6   **Typische und atypische Plasmacholinesterase und Dibucain-Test – 323**

12.7   **Interaktionen zwischen Muskelrelaxanzien und … – 324**
12.7.1   … Muskelrelaxanzien – 324
12.7.2   … Inhalationsanästhetika – 325
12.7.3   … Antibiotika – 325
12.7.4   … induzierter Hypothermie – 326
12.7.5   … Elektrolytverschiebungen – 326
12.7.6   … anderen Medikamenten – 326
12.7.7   … Verbrennungspatienten – 326

12.8   **Parasympatholytika (Anticholinergika) – 326**
12.8.1   Atropin (Atropinsulfat) – 326
12.8.2   Glykopyrronium (Robinul) – 328

Weiterführende Literatur – 329

12.1 Allgemeines

12.1.1 Geschichte

vor 1492	Einwohner des Amazonas und Orinocos verwenden Pflanzengift (Curare) in ihren Pfeilspitzen
1745	Der französische Forscher Charles Marie de la Condamine bringt das tödliche Pfeilgift Curare nach Europa
1811	Sir Benjamin Brodi gibt erste Informationen des relaxierenden Effekts auf die Atemmuskulatur
1851	Aufklärung des Wirkmodus von Curare durch Bernard
1899	Pal erkennt die Aufhebung des durch Curare induzierten Blocks durch Pyridostigmin
1912	Der Leipziger Chirurg Arthur Läwen wendet erstmals Curare klinisch an
1935	Entdeckung der chemischen Struktur von d-Tubocurarine durch King
1936	West behandelt drei Tetanuspatienten mit d-Tubocurarine
1942	Griffith und Johnson applizieren am 23. Januar erstmalig Curare während einer Appendektomie unter Cyclopropananästhesie
1948	Einführung von Gallamin
1951	Einführung von Succinylbischolin
1954	Studie durch Beecher und Todd: 6-fache Mortalitätszunahme in der Anästhesie und Chirurgie, wenn Muskelrelaxanzien verwendet wurden, und 63 % der Todesfälle durch Atemstillstand
1960	Einführung von Pancuronium
1980	Einführung von Atracurium und Vecuronium
1995	Einführung von Cisatracurium und Rocuronium
1997	Einführung von Mivacurium

12.1.2 Warum und wann Muskelrelaxation bei einer Allgemeinanästhesie?

- Verbesserung der Intubationsbedingungen und damit verbundene Reduktion laryngealer intubationsbedingter Schäden
- Optimierung der operativen Bedingungen (v. a. bei abdominellen laparaskopischen Eingriffen, OPs an den Stimmbändern, Augenoperationen, …)
- lange bestehendes Dogma: nach Einleitung der Narkose Prüfung und Sicherstellung der Möglichkeit zur nichtinvasiven Beatmung vor der Muskelrelaxation. Aber laut S1-Leitlinie „Atemwegsmanagement" der DGAI (2015) zum Zeitpunkt der Muskelrelaxation: Bei fehlenden Prädiktoren für einen schwierigen Atemweg kann eine neuromuskuläre Blockade sofort nach Erreichen einer suffizienten Narkosetiefe durchgeführt werden (ohne die Möglichkeit der nichtinvasiven Beatmung zu überprüfen). Zudem wird empfohlen, im Falle einer schwierigen Maskenbeatmung eine Blockade mit einem schnell wirksamen Muskelrelaxans (Succinylcholin oder Rocuronium) zu erwägen, falls noch nicht durchgeführt

12.1.3 Einteilung der Muskelrelanxanzien (MR)

Muskelrelaxanzien sind Medikamente, die den Skelettmuskeltonus herabsetzten. Dabei werden folgende Angriffsorte der Muskelrelaxanzien unterschieden:

- **peripher**: Blockade der neuromuskulären Reizübertragung an den Acetylcholinrezeptoren der motorischen Endplatte. Dabei wird, je nach Antwort des Muskels, unterschieden in depolarisierende MR (Succinylcholin) und nichtdepolarisierende MR

- **zentral**: generelle Senkung des Muskeltonus im ZNS (keine „Lähmung", Einsatz bei spinalen Spastiken oder lokalen Muskelspasmen). Beispiel hierfür ist das Baclofen (Lioresal)
- **direkt**: Wirkung direkt im Muskel, durch Hemmung des Einstroms von Kalzium in das Myoplasma (z. B. Dantrolen bei maligner Hyperthermie, ▶ Kap. 49)

Anhand der **klinischen Wirkdauer** (DUR_{25}) werden die peripheren Muskelrelaxanzien eingeteilt in:
- ultrakurz wirksame MR (DUR_{25} <15 min): Succinylcholin
- kurz wirksame MR (DUR_{25} <20 min): Mivacurium
- mittellang wirksame MR (DUR_{25} 20–50 min): Atracurium, Cisatracurium, Rocuronium, Vecuronium
- lang wirksame MR (DUR_{25} >50 min): Pancuronium

Anhand der **chemischen Struktur** in:
- Benzylisochinolinderivate enden auf -curium
- Steroidderivate enden auf -curonium
- Toxiferinderivat

- strukturell ähneln alle Muskelrelaxanzien dem Acetylcholin
- Muskelrelaxanzien sind im physiologischen pH-Bereich ionisiert und somit polar und wasserlöslich → Membranpermeabiltät ↓ (Blut-Hirn-Schranke, Plazenta)

Es werden in diesem Kapitel nur die peripheren Muskelrelaxanzien besprochen.

12.1.4 Wirkort der peripheren Muskelrelaxanzien

- **Neuromuskuläre Übertragung (◘ Abb. 12.1)**
- Angriffsort der peripheren Muskelrelaxanzien ist die motorische Endplatte, d. h. sie hemmen die synaptische Übertragung von Motoneuronen auf die quergestreifte Skelettmuskulatur
- Überträgerstoff dieser chemischen Synapse ist Acetylcholin (ACh), das sich in Vesikeln (präsynaptisch) am Ende eines Axons befindet
- ankommende Aktionspotenziale bewirken eine Öffnung von spannungsgesteuerten Ca^{2+}-Kanälen, die die Vesi-

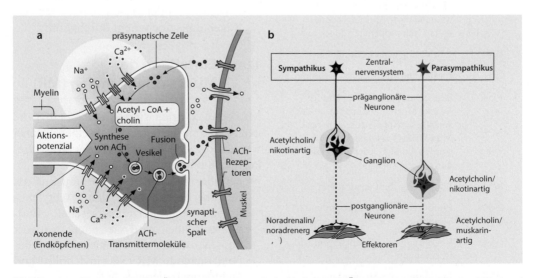

◘ **Abb. 12.1** Neuromuskuläre Übertragung. **a** motorische Endplatte; **b** Überträgerstoffe des Sympathikus und Parasympathikus

kel mit der Außenmembran verschmelzen lassen; ACh wird in den synaptischen Spalt ausgeschüttet
- postsynaptisch bindet ACh an die beiden α-Untereinheiten des nikotinischen ACh-Rezeptors der Muskelzelle. Der Kanal öffnet sich durch allosterische Formänderung und Na^+- und K^+-Ionen können passieren
- wird das Schwellenpotenzial überschritten, kommt es zur Muskelkontraktion
- ACh wird durch das an der Basalmembran verankerte Enzym Acetycholinesterase zu Cholin und Acetat hydrolisiert. Das Cholin wird präsynaptisch wiederaufgenommen und zu ACh resynthetisiert
- die Blockierung betrifft zuerst die kleineren Muskeln des Kehlkopfes, der Augen, des Gesichts und des Halses sowie das Zwerchfell, erst danach die Extremitäten- und Abdominalmuskulatur

- **Cholinorezeptoren**
- neben der neuromuskulären Übertragung verwenden die präganglionären Neurone von Parasympathikus und Sympathikus ACh und agieren über nikotinische (n-) Cholinorezeptoren. Postganglionär überträgt der Parasympathikus cholinerg, hier jedoch über muskarinische (m-) Cholinorezeptoren
- klinische Relevanz zeigt sich im Ausmaß der hämodynamischen Nebenwirkungen verschiedener Muskelrelaxanzien, je nach Affinität der Substanz zu den n- und m-Cholinorezeptoren
- z. B. Aktivierung von m-Cholinorezeptoren vom Typ M_2: Bradykardie und Bronchodilatation, M_3: Bronchokonstriktion, dagegen Blockade der M_2-Rezeptoren: Zunahme der Herzfrequenz (Pancuronium)

- **Autonome Sicherheitsreserve**
- die **autonome Sicherheitsreserve** bezeichnet das Verhältnis von neuromuskulär blockierender Dosis eines

Muskelrelaxans und muskarinerg wirksamer Dosis
- diese ist bei den heute verwendeten nichtdepolarisieren Substanzen relativ hoch (z. B. 20:1 bei Vecuronium, dagegen 1:1 bei Tubocurarin). Bei Succinylcholin ist sie vergleichsweise gering, bei hoher Dosierung dominieren eher die parasympathomimetischen Effekte

12.1.5 Rezeptoraufbau des postsynaptischen ACh-Rezeptors

Es gibt zwei Typen von ACh-Rezeptoren:
- **unreife ("extrapostsynaptische")**
  - bestehen bis etwa zum zweiten Lebensjahr und werden erst bei vollständiger Innervierung der Skelettmuskulatur zugunsten der reifen Rezeptoren komplett zurückgebildet. Bei Denervierung kommt es erneut zur Bildung dieser Rezeptoren und dies bereits einige Stunden nach der Störung der Nervenleitung
  - Lebenszeit etwa 24 h
  - Bei *Denervation* kommt es zu dauernder Nachbildung unreifer Rezeptoren, auch anzahlmäßig über das Maß der reifen hinaus ("up-Regulation")
- reife ("postsynaptische")
  - entstehen nach vollständiger Innervation der Skelettmuskulatur
  - Lebenszeit etwa 2 Wochen
- Aufbau beider Rezeptoren:
  - identisch sind: zwei α-Untereinheiten, eine β-Einheit, eine ϑ-Einheit
  - unterschiedlich: unreife Form: eine ε-Einheit, reife Form: eine γ-Einheit

12.1.6 Neuromuskuläre Blockade

Zwei Möglichkeiten, das Erreichen des Schwellenpotenzials zur Muskelkontraktion zu verhindern:

- **Nichtdepolarisationsblock** :
  - eine oder beide α-Unterheiten des ACh-Rezeptors werden blockiert, ohne dass eine Erregung ausgelöst wird
  - kompetitive Blockade zwischen ACh und dem Muskelrelaxans, die antagonisiert werden kann
- **Depolarisationsblock** :
  - ein Agonist der α-Untereinheit kann die Wirkung des ACh imitieren und durch dauerhaftes Besetzen eine Schließung des Kanals und somit eine Repolarisierung verhindern. Der Muskel kontrahiert (Phase-I-Block)
  - kann nicht antagonisiert werden!
- Besonderheit **Dualblock** :
  - bei mehrfacher Nachinjektion oder kontinuierlicher Infusion (kumulative Dosis 5–10 mg/kg Succinylcholin) ändern sich die blockierenden Eigenschaften von Succinylcholin
  - ursächlich ist die Metabolisierung: in einem ersten schnellen Schritt wird es zu Succinylmonocholin abgebaut, in einem zweiten, 6-mal langsameren in Cholin und Bernsteinsäure gespalten. Liegen hohe Mengen an Succinylcholin vor, kommt es zu einem „Abbaustau" des zweiten Schritts und Succinylmonocholin liegt vermehrt vor.
  - Dieses wirkt schwach nichtdepolarisierend und führt zu einer lang anhaltenden Blockade, sog. Dualblock (Phase-II-Block; ▶ Abschn. 12.2.1).

12.1.7 Definitionen

- **ED$_{95}$** („effective dose"):
  - Definition der neuromuskulären Potenz
  - Dosis eines Muskelrelaxans, die zu einer 95 %igen neuromuskulären Blockade führt

- die **Intubationsdosis** entspricht i. d. R. der 2-fachen ED$_{95}$
- **Anschlagzeit** („time of onset"):
  - Zeit zwischen Injektion und maximaler Wirkung
  - die Anschlagzeit kann durch die x-fache Gabe der ED$_{95}$-Dosis verkürzt werden (aber dadurch auch verlängerte Wirkdauer!)
  - kann mittels Relaxometrie erfasst werden (Verschwinden aller 4 Reizantworten beim TOF oder Verschwinden der motorischen Reizantworten bei Einzelreizen)
- **DUR$_{25}$** („Duration"):
  - klinische Wirkdauer
  - Zeit zwischen Injektion und Erholung der Blockade auf 25 % des Ausgangswerts bei TOF = 4. Reizantwort erscheint wieder (s. TOF)
  - ausreichend für die meisten chirurgischen Eingriffe
  - Einteilung der Substanzen in
    - ultrakurz (DUR$_{25}$ <15 min): Succinylcholin
    - kurz (DUR$_{25}$ <20 min): Mivacurium
    - mittellang (DUR$_{25}$ 20–50 min): Atracurium, Cisatracurium, Rocuronium, Vecuronium
    - lang wirksam (DUR$_{25}$ >50 min): Pancuronium
    - dosisabhängig
- **DUR$_{95}$** („Duration"):
  - Zeit, bis 95 % Erholung erreicht, sogenannte Gesamtwirkdauer
  - Beschreibung durch Zeit zwischen Injektion und Erreichen eines TOF-Quotienten von 0,9

❯ ED, Anschlagzeit und DUR sind direkt dosisabhängig

- **Erholungsindex** („recovery index", RI):
  - Zeit zwischen 25 %iger und 75 %iger Erholung
  - dosisunabhängig

- **neuromuskuläre Sicherheitsreserve** :
  - erst bei Besetzung von 70–75 % der Acetycholinrezeptoren an der motorischen Endplatte werden erste Zeichen einer Muskelschwäche erkennbar
  - klinische Konsequenz:
    - Applikation der doppelten ED_{95} zur Intubation, um sicherzustellen, dass die Sicherheitsreserve rasch überwunden wird
    - bei intraoperativer Nachinjektion ist i. d. R. 25 % der Intubationsdosis ausreichend, um wieder eine vollständige Blockade zu erreichen
    - **Cave** bei intraoperativem Relaxanswechsel: ein Großteil der Rezeptoren ist noch mit dem zuerst injizierten Relaxans besetzt, das dann die Wirkdauer bestimmt
    - umgekehrt muss bewusst sein, dass bereits ab 25–30 % freier Rezeptoren neuromuskuläre Restblockaden klinisch nicht nachweisbar sind, jedoch noch keine neuromuskuläre Sicherheitsreserve vorliegt! Bereits geringe Verschiebungen der Verhältnisse ACh zu Relaxans können eine erneute Blockade bewirken

12.1.8 Allergische Reaktionen auf Muskelrelaxanzien

- Rate lebensbedrohlicher anaphylaktischer (immunvermittelt) und anaphylaktoider Reaktionen in der Anästhesie zwischen 1:1000 und 1:25.000 mit einer Mortalitätsrate von 5 %
- Ursachen intraoperativer anaphylaktischer Reaktionen: Muskelrelaxanzien (ca. 60–70 %) (Succinylcholin > Rocuronium > Pancuronium > Vecuronium > Mivacurium > Cisatracurium)), Latexallergie (ca. 12–18 %, zunehmend), Antibiotika (ca. 8 %), kolloidale Volumenersatzmittel (ca. 5 %)
- Muskelrelaxanzien bestehen aus zwei quarternären Ammoniumgruppen, hochionisiert und wenig lipophil, die als Epitops von spezifischen IgE erkannt werden
- Kreuzreaktivitäten bestehen u. a. zwischen MR untereinander, sowie Essen, Kosmetika, Desinfektionsmitteln und in 70 % der Patienten, die eine anaphylaktische Reaktion in der Anamnese haben

12.2 Depolarisierende Muskelrelaxanzien

12.2.1 Succinylcholin, Succinylbischolin, Suxamethonium (Lysthenon, Pantolax)

- **Allgemeines**
- einzig klinisch relevanter Vertreter dieser Gruppe
- Analog von Tubocurarin
- Lysthenon Injektionslösung: 1 Amp. à 5 ml enthält 50 mg (1 %), 1 Amp à 5 ml enthält 100 mg (2 %), 1 Amp. à 2 ml enthält 100 mg (5 %), Lysthenon siccum Pulver (500 mg)
- Pantolax-Actavis 2 %: 1 Amp. à 5 ml enthält 100 mg (2 %)
- Succinylcholin 2 % Inresa: 1 Amp. à 5 ml enthält 100 mg

- **Wirkmechanismus**
- kompetitive Verdrängung von ACh vom cholingen Rezeptor und Auslösen einer Depolarisation (unkoordinierte Muskelkontraktion)

- erster sichtbarer Wirkungseintritt: Faszikulation der Augen- und Gesichtsmuskulatur (hoher Anteil an sog. „kleinen motorischen Endplatten" in diesem Gebiet)
- da der Abbau von Succinylcholin langsamer ist als von ACh, bleibt die Depolarisation bestehen und der Muskel unerregbar = Depolarisationsblock (▶ Abschn. 12.1.6)
- stimuliert ebenfalls alle cholinergen autonomen Ganglien (▶ Abschn. 12.1.4)

■ Pharmakologie
- schnelle Hydrolyse durch Plasmacholinesterase (PChE) bereits nach i.v. Gabe, sodass nur etwa 5–10 % der Dosis an die motorische Endplatte gelangen (▶ Abschn. 12.1.6)
- erster schneller Schritt: Metabolisierung zu Succinylmonocholin, danach 6-fach langsamere Spaltung in Cholin und Bernsteinsäure (▶ Abschn. 12.1.6)
- Succinylmonocholin ist 1/20 bis 1/90 so potent wie Succinylbicholin und hat dabei eher die Eigenschaften eines ndMR
- da kaum bis keine PChE am synaptischen Spalt vorliegt, wird die Blockade letztlich durch Diffusion aus dem Spalt beendet
- PChE beeinflusst somit die Anschlagzeit **und** Wirkdauer durch Limitierung der Menge, die zur motorischen Endplatte gelangt und von dort wegdiffundiert
- schneller Wirkeintritt: 30–60 s
- Eliminations-HWZ 3–10 min
- äquipotente Dosen Succinylcholin wirken in allen Altersklassen gleichlang, obwohl die Aktivität der PChE bis zum Alter von 6 Monaten lediglich 40–50 % des Erwachsenenwerts beträgt
- Wirkverlängerung durch Neostigmin, Physostigmin, Lokalanästhetika (wie z. B. Procain, Lidocain), Metoclopramid, Magnesium u. a.
- ◘ Tab. 12.1 und ◘ Tab. 12.2

■ Indikationen
- Rapid-Sequence-Induction (RSI)

■ Kontraindikationen
- Disposition zur malignen Hyperthermie (▶ Kap. 49)
- Hyperkaliämie (**Cave** schweren Niereninsuffizienz) mit Gefahr des hyperkaliämischen Herzstillstands
- schwere Verbrennungen, Polytrauma nach den ersten 24 h nach Verletzung (→ Hyperkaliämien, Ursache nicht vollständig geklärt)
- subakute Denervierung der Skelettmuskulatur und Verletzung der oberen Nervenbahnen
- Z. n. Denervierungen (Hemi-/Paraplegie, Querschnittsyndrom)
- Sepsis und intraabdominelle Infektionen
- langdauernde Immobilisation (Intensivstation)
- perforierte Augenverletzungen (Augeninnendruckerhöhung; Patienten mit eingestellter Glaukomerkrankung nur geringes Risiko, Patienten mit kürzlich stattgefundener Augeninzision oder offener Augenverletzung → Gefahr des Glaskörperaustritts mit Visusverlust)
- erhöhter ICP (intrakranieller Druckanstieg) vermutlich aufgrund schlechterem Venenabfluss bei Muskelfaszikulationen und Druckerhöhung in Thorax und Abdomen, schlechte Datenlage mit fraglicher Relevanz
- neuromuskuläre Störungen wie Myotonien, Poliomyelitis, amyotrophe Lateralsklerose, multiple Sklerose, alle Formen der Muskeldystrophie, Myastenia gravis
- angeborener PChE-Mangel (atypische Plasmacholinesterase; Häufigkeit 1:2500)
- **Cave**: erworbener PChE-Mangel durch z. B. schwere Leberfunktionsstörungen, dialysepflichtige Niereninsuffizienz, Hyperthyreose, Malignome, Alkoholismus, medikamentenassoziiert, Verbrennungen (▶ Abschn. 12.6)

◼ **Tab. 12.1** Klinische Wirkprofile der Muskelrelaxanzien. (Mod. nach Stoelting)

	ED_{95} (mg/kg)	Intubations- dosis (mg/kg)	Anschlag- zeit (min)	DUR_{25} (min) klinische Wirkdauer	Erholungs- index (min)	DUR_{95} (min) Gesamtwirk- dauer
ultrakurzwirksames MR						
Succinylcho- lin	0,4	1,0–1,5	0,5–1,0	7–12	3–4	9–13
kurzwirksames MR						
Mivacurium	0,08	0,2– 0,25	2–3	12–20	6–8	23(–40)
mittellangwirksames MR						
Atracurium	0,21	0,5–0,6	1,5	15–35	10–15	35
Cisatracu- rium	0,05	0,15	2–5	20–35	10–15	45–70
Rocuronium	0,3	0,6 (RSI 1,0)	1–1,5	30–40	14	50
Vecuronium	0,05	0,08–0,1	1,5–2	20–30	10–15	40–50
langwirksames MR						
Alcuronium	0,25	0,15–0,25	3–6	60–120	40–60	variabel
Pancuronium	0,05–0,07	0,1	1,5–2	100	30–45	130–220

Anschlagzeit und DUR_{95} beziehen sich auf die Gabe der Intubationsdosis.
Beachte beim Nachschlagen: Unterschiedliche Angaben in der Literatur sind bedingt durch Angabe der Zeiten unter unterschiedlichen anästhesiologischen Bedingungen wie gleichzeitige Gabe von Inhalations- anästhetika, TIVA etc.
Zudem hohe interindividuelle Varianz.

◼ **Nebenwirkungen**
— Triggersubstanz der malignen Hyper- thermie!
— nach Injektion treten vorübergehend Muskelfaszikulationen auf, die zu Muskelschmerzen führen können (▶ Abschn. 12.2.2, Exkurs Präkurarisie- rung)
— allergische Reaktionen
— direkte Stimulation muskarinerger Re- zeptoren des Sinusknotens und muska- rinerger und nikotinerger Rezeptoren in sympathischen und parasympathischen Ganglien (Kinder sind eher sympathi- koton, reagieren daher eher mit Brady-

kardien, Erwachsene sind eher para- sympathoton, reagieren eher mit Tachykardien)
— Myoglobinämie (insbesondere bei Kin- dern)
— Muskelschmerzen postoperativ
— Erhöhung des intraabdominellen Drucks um durchschnittlich 40 cmH_2O durch Muskelkontraktion (Aspirationsgefahr)
— allergische Reaktionen (Histaminfrei- setzung)

◼ **Besonderheiten**
— nach Gabe der Intubationsdosis von Succinylcholin Anstieg des Plasma-

12

☐ Tab. 12.2 Pharmakologische Übersicht der Muskelrelaxanzien

	Metabolismus/Elimination	Histaminfreisetzung	Ansprechen autonomer Ganglien	Ansprechen kardialer m-Rezeptoren	Besonderheiten
ultrakurzwirksames MR					
Succinylcholin	PChE	+	+	+	depolarisierend, nicht plazentagängig
kurzwirksames MR					
Mivacurium	PChE (Esterhydrolyse)	+ (in hoher Dosis)	Ø	Ø	Cave Antagonisierung
mittellangwirksames MR					
Atracurium	1/3 Hofmann-Elimination, 2/3 Esterhydrolyse	++	Ø	Ø	kaum plazentagängig; unabhängig von Leber-/Nieren-/PChE-Funktion; Metabolit: Laudanosin
Cisatracurium	hauptsächlich Hofmann-Elimination, gering Esterhydrolyse	Ø	Ø	Ø	bei Dauerinfusion keine Wirkdauerzunahme
Rocuronium	Elimination Leber (>70 %), Niere (10–30 %)	Ø	Ø	blockiert schwach	RSI: 3- bis 4-fache ED_{95}
Vecuronium	Elimination Leber/Galle (50–60 %), Niere 40–50 %)	Ø (Hemmung der Histaminmethyltransferase)	Ø	Ø	kaum plazentagängig
langwirksames MR					
Alcuronium	unverändert Niere (80–85 %), biliär (15–20 %)	+	+	Vagolyse	nicht plazentagängig
Pancuronium	Niere (85 %), Leber/Galle (15 %)	Ø	Ø	blockiert mäßig	kaum plazentagängig

kaliums 0,5–1 mmol/l (**Cave**: bei hochnormalen Kaliumwerten ggf. auf eine Succinylcholingabe verzichten)
- kein Antidot verfügbar
- ein Depolarisationsblock kann durch Cholinesterasehemmer nicht aufgehoben werden. Im Gegenteil, die Wirkung von Succinylcholin wird sogar verlängert, weil durch Cholinesterasehemmer wie Neostigmin nicht nur die Aktivität der Acetylcholinesterase sondern auch der strukturähnlichen PChE gehemmt wird und damit der Abbau selbst
- der Dualblock ist potenziell antagonisierbar mit Cholinesterasehemmern. Da dieser Block jedoch auf hohen oder repetitiven Dosen von Succinylcholin basiert, zirkuliert eine hohe Menge an Succinylcholin, die kompetitv wirkt. Dies gilt insbesondere bei atypischer PChE oder Hemmung der PChE durch zu hohe Neostigmindosen
- nicht plazentagängig
- in der Schwangerschaft und nach der Geburt Reduzierung der Plasmacholinesteraseaktivität von 20–30 % (Normalisierung 6–8 Wochen nach Geburt) → Wirkverlängerung
- Aufbewahrung bei 2–8 °C, max. 1 Woche bei Temperaturen <25 °C
- Gabe eines nichtdepolariesierenden Muskelrelaxans erst, wenn die Succinylcholinwirkung vollständig abgeklungen ist

---

Dosis

- ED_{90-95}: 0,4 mg/kg
- Intubationsdosis i.v. bei allen Altersgruppen: 1,0–1,5 mg/kgKG
- bei Kindern auch i.m. Gabe von 2–3 mg/kgKG möglich

12.2.2 Succinylcholin bei Kindern

- **wissenschaftliche Kontroverse**: Eignung von Succinylcholin für Narkosen bei Neugeborenen, Säuglingen und Kleinkindern
- **Hintergrund**: Angst vor unerkannter progessiver Muskeldystrophie Typ Duchenne und Becker, die meist erst im Kleinkind- oder Schulalter erkannt wird, mit Gefahr der Rhabdomyolyse, Hyperkaliämie, Myoglobinämie und schwerer Azidose unmittelbar nach Gabe von Succinylcholin
- Häufigkeit der o. g. Muskeldystrophie: 30:100.000 Geburten, fast ausschließlich Jungen
- ggf. auch die Konduktorinnen gefährdet
- mit welcher Häufigkeit mit diesen Zwischenfällen zu rechnen ist, ist unklar
- laut **Handlungsempfehlung der BDA/ DGAI** zur Rapid-Sequence-Induction im Kindesalter vom wissenschaftlichen Arbeitskreis Kinderanästhesie von 2011 (2021 noch nicht erneuert, Schwerpunkt der Handlungsempfehlung liegt auf der Hypoxievermeidung):
- „… Damit gibt es kaum einen Grund, Succinylcholin für die RSI im Kindesalter zu verwenden. Die Substanz ist aber für die Indikation noch zugelassen. […] Nichtdepolarisierenden Muskelrelaxanzien sollte der Vorzug gegeben werden. Da ohnehin zwischenbeatmet werden muss, spielt die schnellere Anschlagzeit von Rocuronium in den meisten Fällen keine Rolle. […] Auch die Technik der Präkurarisierung mittels einer kleinen Dosis ndMR vor einer Succinylcholingabe wird nicht empfohlen. Eine relevante Verminderung succinylcholinbedinger Nebenwirkungen ist nicht bewiesen. Es kommt aber bei Kindern durch die unvollständige Relaxierung vor

der Narkoseeinleitung zu Luftnot und Ateminsuffizienz. [...] Außerdem wird durch die Präkurarisierung die Wirkdauer von Succinylcholin verlängert."

- laut Rote Liste April 2019 zu Lysthenon 2 %: „Wegen der Schwere der Nebenwirkungen (Herzstillstand, maligne Hyperthermie) wird empfohlen, die Anwendung von Lysthenon 2 % auch bei augenscheinlich gesunden Kindern und Jugendlichen auf Situationen zu beschränken, in denen eine sofortige Intubation oder ein Freihalten der Atemwege erforderlich ist."

Exkurs: Präkurarisierung
- Gabe einer geringen Dosis eines ndMR vor der Narkoseeinleitung
- Versuch, die Nebenwirkung der Muskelfaszikulationen nach Gabe von Succinylcholin zu minimieren und damit die Muskelschmerzen, die intraokulären und intragastralen Druckanstiege sowie die Hyperkaliämien
- **positiv:**
  - Faszikulationen und deren assoziierte NW werden minimiert
- **negativ:**
  - verlängerte Anschlagzeit, kürzere Wirkzeiten und reduzierte maximale neuromuskuläre Blockade von Succinylcholin; ausgleichend muss die Succinylcholindosis um 25–75 % erhöht werden
  - Problem dabei: die Dosiserhöhung erhöht auch die Wahrscheinlichkeit der Faszikulationen; bei äquipotenter Dosierung von Succinylcholin kann keine Reduktion der Faszikulationen erreicht werden
  - in einer Studie von Blobner et al. zeigten 37,5 % der präkurarisierten Patienten innerhalb von 3 min paralytische Symptome (Diplopie, Gefühl schwerer Augenlider, Unbehagen, Schwierigkeiten beim Sprechen und Schlucken), vereinzelt auch Zeichen der respiratorischen Beeinträchtigung, somit besteht ein zusätzliches (Aspirations-)Risiko für den Patienten
- Dennoch zeigte eine Umfrage von Fink et al. in über 2000 deutschen Kliniken und Praxen, dass Präkurarisierung immer noch einen Stellenwert im anästhesiologischen Alltag hatte (Stand 2005)
- keine aktuelleren Untersuchungen zum Stellenwert laut Pubmed

12.3 Nichtdepolarisierende Muskelrelaxanzien (ndMR)

Die Gruppe der ndMR wird nach der chemischen Struktur unterteilt in:
- Benzylisochinolinderivate: Endung auf -curium
- Steroidderivate: Endung auf -curonium
- Toxiferinderivat: Alcuronium

- **Wirkmechanismus**
- verdrängen ACh kompetitiv von der motorischen Endplatte, ohne eine Depolarisation auszulösen = Nichtdepolarisationsblock (▸ Abschn. 12.1.6)

- **Pharmakologie**
- antagonisierbar durch Cholinesterase-Hemmer und z. T. durch Enkapsulierung (Rocuronium und Vecuronium)
- Reihenfolge der Muskelerschlaffung: zuerst die kleinen, dicht innervierten Muskeln (Augen, Finger, Zehen, Zunge), danach Extremitäten-, Stamm- und Halsmuskulatur, zuletzt Zwerchfell- und Interkostalmuskulatur
- Unterscheidung einzelner Substanzen nach Wirkeintritt und Wirkdauer, Wirkungen am vegetativen Nervensystem, Histaminfreisetzung und Elimination

- **Besonderheiten**
- Patienten mit Verbrennungen entwickeln eine geringere Empfindlichkeit gegenüber nichtdepolariseirenden Muskelrelaxanzien, u. a. auch durch eine Zunahme der Acetylcholinrezeptoren

12.3.1 Benzylisochinoline

Gemeinsamkeiten der Strukturklasse:
- neigen eher als Steroid-MR zur Histaminliberation

12.3.1.1 Muttersubstanz: Curare (d-Tubocurarinchlorid)

- klinisch und historisch das erste und wichtigste kompetitiv wirkende Muskelrelaxans
- gewonnen aus verschiedenen Pflanzen, u. a. Strychnos mitscherlichii und Strychnos solimoesana, von Indianern Südamerikas als Pfeilgift verwendet
- chemisch Benzylisochinolin
- starker Histaminliberator, dosis- und injektionsgeschwindigkeitsabhängig
- zudem Blockade der autonomen Ganglien, was eine histaminbedingte Hypotension noch verstärkt
- Wirkdauer 50–60 min
- Problem und Grund der Suche nach neuen Substanzen: starke Histaminfreisetzung!

12.3.1.2 Mivacurium (Mivacron)

■ **Allgemeines**
- 1 Amp. à 5 ml = 10 mg, à 10 ml = 20 mg
- pH der Lösung 4,5 → **Cave** keine Mischung oder simultane Injektion mit alkalischen Substanzen (z. B. Thiopental), Spülen des Zugangs mit NaCl 0,9 % vor und nach Gabe

■ **Pharmakologie**
- Mix aus drei Stereoisomeren: trans-trans (57 %), cis-trans (37 %): equipotent und cis-cis (6 %) mit nur 10 % der Aktivität der beiden anderen
- alle drei Stereoisomere gespalten durch PChE (70–80 % der Rate von Succinylcholin) und damit inaktiviert (Metabolite: quartärer Alkohol und Dicarbonsäure)
- Ausscheidung über Galle und Niere
- Anschlagzeit nach 0,25 mg/kg: 2–3 min
- Erholungsindex: 5–7 min
- DUR_{25} nach 0,2 mg/kg KG Injektion: 12–20 min

- DUR_{95} ist dosisabhängig: nach Verabreichung von 0,07; 0,15; 0,20 bzw. 0,25 mg Mivacurium/kg wird eine klinisch wirksame neuromuskuläre Blockade von etwa 13; 16; 20 bzw. 23 min erreicht
- aufgrund der schnellen Metabolisierung geeignet für eine Infusionsanwendung, dabei hohe interindividuelle Streubreite für die Dosis und abhängig von der PChE-Aktivität
- Repetitionsdosen von 0,1 mg/kg verlängern die Blockade um jeweils 15 min, bei aufeinanderfolgenden Repetitionsdosen keine Kumulation
- ◘ Tab. 12.1 und ◘ Tab. 12.2

■ **Indikationen**
- Relaxation bei Kindern über 2 Monaten, Jugendlichen und Erwachsenen

■ **Kontraindikationen**
- Überempfindlichkeit
- Patienten mit bekannter Homozygotie für atypische PChE-Gen
- Neugeborenen und Säuglinge unter 2 Monaten (keine Studien)

■ **Nebenwirkungen**
- bei rascher Injektion und höheren Dosen: Hautrötungen und Blutdrucksenkungen um ca. 10–20 % des Ausgangswerts (Histaminfreisetzung)

■ **Besonderheiten**
- Dosisgabe langsam oder in geteilten Dosen, da Histaminausschüttung bei schneller Bolusgabe erhöht
- keine signifikanten vagushemmenden oder ganglienblockierende Eigenschaften
- Antagonisierung:
  - aufgrund der kurzen HWZ ist klinisch i. d. R. selten eine Antagonisierung von Mivacurium notwendig

- wenn notwendig steht man vor folgendem Problem:
  - Cholinesterasehemmer, insbesondere Neostigmin, hemmen nicht nur die Acetylcholinesterase (AChE), sondern auch die PChE und dies umso mehr, je höher sie dosiert werden
  - gibt man nun Neostigmin, so erhöht sich durch Hemmung der AChE die ACh-Konzentration im synptischen Spalt, Mivacurium wird aber auch durch die ebenfalls gehemmte PChE nicht mehr abgebaut und liegt kompetitiv vor
  - Edrophonium, in Deutschland nicht auf dem Markt, soll besser geeignet sein, eine tiefe und oberflächliche Mivacuriumblockade zu antagonisieren, da Edrophonium unter klinischen Bedingungen nicht die PChE hemmt
  - Fazit: Aus pharmakologischer Sicht erscheint die Antagonisierung einer Mivacuriumblockade mit Neostigmin nicht sinnvoll zu sein
- Antagonisierung bei atypischer PChE (Fachinformation Stand 2014)
  - homozygote Genträger für die atypische PChE: **nach Beginn der Spontanerholung** (!) wurde die neuromuskuläre Blockade mit den üblichen Dosen Neostigmin aufgehoben
- terminale Niereninsuffizienz und schwere Leberfunktionsstörung (Child C): PChE-Aktivität verringert → verlängerte Wirkdauer von Mivacurium durch verlangsamten Abbau

---

Dosis

- ED_{95} 0,08 mg/kg
- Dosis zur Intubation: 0,2–0,25 mg/kg

- Aufrechterhaltung der Blockade via Perfusor bei ersten Anzeichen der Spontanerholung 0,008–0,010 mg Mivacurium/kg/min (= 0,5–0,6 mg/kg/h) als kontinuierliche Infusion
- unter Inhalationsanästhesie mit Sevofluran → Dosisreduktion um 50 %
- Kinder von 2 Monaten bis 12 Jahren: schnellerer Wirkeintritt und kürzere klinisch effektive Wirkdauer
- Patienten mit Nieren-/Leberinsuffizienz: zur Intubation 0,15 mg/kg, verlängerte Wirkdauer

12.3.1.3 Atracurium (Tracrium)

■ **Allgemeines**
- Urform der biquartären Benzylisochinoline, Gemisch aus 10 Isomeren
- Amp. à 2,5 ml = 25 mg, Amp. à 5,0 ml = 50 mg
- Gabe nur i.v., nicht i.m.
- Lösung ist stabil bei pH 3 und 4 °C, somit Lagerung im Kühlschrank, lichtgeschützt!
- alkalische pH-Werte inaktivieren Atracurium, daher nicht gemischt mit z. B. Thiopental verwenden, Leitungen spülen

■ **Pharmakologie**
- 1/3 durch Hofmann-Elimination, 2/3 durch unspezifische Esterasen im Plasma (Esterhydrolyse, keine PChE!)
- fraglicher zusätzlicher Abbauweg, bislang ungeklärt
- Hofmann-Elimination temperatur- und pH-abhängig, im physiologischen Bereich vernachlässigbar, von Leber- und Nierenfunktion unabhängig
- Abbau unabhängig vom PChE-Mangel
- Metaboliten der Hofmann-Elimination: Laudanosin (tertiäres Amin) und Monoacrylat, zwei potenziell toxische Substanzen

12

- renale Ausscheidung
- **Laudanosin**:
  - ZNS-stimulierend (potenziell konvulsiv) und vasodilatierend
  - Ausscheidung abhängig von Leber- und Nierenfunktion mit langer Eliminations-HWZ
  - kann die Blut-Hirn-Schranke passieren
  - vermutlich im klinischen Alltag ohne Konsequenz; keine Dosisgrenzen bekannt, bei denen o. g. Wirkungen auftreten und es konnte bislang kein kausaler Zusammenhang mit Laudanosin und Krampfanfällen bestätigt werden
  - aufgrund der Möglichkeit von Interaktionen: Gabe von Atracurium umstritten in der Neuroanästhesie und die längerfristige Gabe auf der Intensivstation
- Tab. ◘ 12.1 und Tab. ◘ 12.2

Indikationen
- Relaxation während einer Allgemeinanästhesie und in der Intensivmedizin

Kontraindikationen
- bekannte Überempfindlichkeit
- Vorsicht bei bestehendem Asthma bronchiale oder Allergieanamnese (Bronchospasmus möglich)

Nebenwirkungen
- setzt im Vergleich mit den anderen gebräuchlichen Relaxanzien am stärksten und bereits in klinischer Dosierung Histamin frei, in der Regel nur lokal begrenzt („Flush"), systemische Reaktionen (Hypotonie und Tachykardie) sind selten
- Bronchospasmus, Laryngospasmus
- Urtikaria

Besonderheiten
- kaum plazentagängig, daher auch für Sectio zugelassen
- Vorteil: unabhängig von Leber-, Nieren- und PChE-Funktion

Dosis

- ED_{95}: 0,21 mg/kg
- initiale Vollrelaxierung: 0,5–0,6 mg/kg
- Nachinjektionsdosis: 0,1–0,2 mg/kg alle 15–20 min
- Perfusor: 0,3–0,4 mg/kg/h (4–8 µg/kg/min) i.v., z. B. (4 Amp. à 2,5 ml = 100 mg + 40 ml 0,9 % NaCl [1 ml = 2 mg]
- Kinder >1 Jahr: gleiche Dosierung wie Erwachsene

12.3.1.4 Cisatracurium (Nimbex)

Allgemeines
- entspricht dem Cis-cis-Isomer des Racemats Atracurium; vierfach potenter
- 2 mg/ml; Amp. à 2,5/5/10/25 ml = 5/10/20/50 mg
- nur in saurer Lösung stabil, daher nicht gemischt mit z. B. Thiopental verwenden, Leitungen spülen

Pharmakologie
- Metabolisierung durch Hofmann-Elimination zu Laudanosin (s. oben) und einem monoquartären Acrylatmetaboliten, beide ohne neuromuskuläre Aktivität
- weiter: Esterhydrolisierung des monoquartären Acrylats zu monoquartärem Alkohol
- wegen der höheren Potenz von Cisatracurium (und damit geringeren Dosis) sind die entstehenden Mengen an Laudanosin durch die Hofmann-Elimination 5- bis 10-mal geringer als bei Atracurium
- Elimination weitgehend organunabhängig, aber primäre Eliminationswege Leber und Niere
- Tab. ◘ 12.1 und Tab. ◘ 12.2

■ **Indikationen**
— Relaxierung bei operativen Eingriffen und auf der Intensivstation bei Erwachsenen und Kindern >1 Monat

■ **Kontraindikationen**
— bekannte Überempfindlichkeit gegen Cisatracurium, Atracurium oder Benzolsulfonsäure
— Schwangerschaft und Stillzeit (keine Studien, Stand Fachinformation 2020)

■ **Nebenwirkungen**
— auch in hohen Dosen kaum kardiovaskuläre NW

■ **Besonderheiten**
— keine Dosisanpassungen bei älteren Patienten, Patienten mit Leber-/Niereninsuffizienz oder kardiovaskulären Erkrankungen notwendig
— Vorteile gegenüber Atracurium:
  – wesentlich geringere bis keine Histaminfreisetzung, auch nach Bolusgabe der 8-fachen ED_{95} keine dosisabhängige Histaminfreisetzung
  – nach Metabolisierung weniger Laudanosin (klinische Relevanz vernachlässigbar)
— laut Fachinformation hat die vorherige Verabreichung von Succinylcholin keinen Einfluss auf die Dauer der neuromuskulären Blockade von Cisatracurium
— bei Dauerinfusion: das Erholungsprofil ist von der Dauer der Infusion unabhängig und entspricht dem nach Gabe einzelner Bolusinjektionen (!)
— bei Kindern von 1 Monat bis 12 Jahren: kürzere klinische effektive Wirkdauer und rascher Wirkungseintritt

12

Dosis

— ED_{95}: 0,05 mg/kg
— zur Intubation empfohlen: 0,15 mg/kg bei Erwachsenen

— Erhaltungsdosis: 0,03 mg/kg unter Propofol- oder Opioidanästhesie, zusätzliche Wirkdauer 20 min
— Perfusor: nach ersten Anzeichen der Spontanerholung initial 0,18 mg/kgKG, danach 0,06–0,12 mg/kg/h

12.3.2 **Steroidderivate**

— keine signifikante Histaminfreisetzung

12.3.2.1 **Rocuronium**

■ **Allgemeines**
— 10 mg/ml, dabei 1 Amp. à 5 ml = 50 mg, à 10 ml = 100 mg
— pH der Lösung ca. 4

■ **Pharmakologie**
— unterliegt keiner Metabolisierung
— unveränderte Elimination >70 % über die Leber, 10–25 % Niere
— Anschlagzeit dosisabhängig:
  – 0,45 mg/kg = 90 s
  – 0,60 mg/kg = 60 s
  – 1,00 mg/kg = < 60 s
— DUR_{25}: 30–40 min (0,6 mg/kg), 60 min (1,0 mg/kg), 110 min (2,0 mg/kg)
— DUR_{90}: 50 min (0,6 mg/kg)
— Erholungsindex: 14 min (0,6 mg/kg)
— Tab. ◘ 12.1 und Tab. ◘ 12.2

■ **Indikationen**
— Relaxierung zur Intubation bei Kindern (ab reife Neugeborene) bis Erwachsenen
— RSI bei Erwachsenen, als Mittel der Wahl bei Kontraindikation für Succinylcholin

■ **Kontraindikationen**
— Überempfindlichkeit
— **Cave**: Leber- und Niereninsuffizienz (verlängerte Wirkdauer)

■ **Nebenwirkungen**
— Schmerzen an der Injektionsstelle (saures pH der Lösung)
— Herzfrequenzanstieg (>0,9 mg/kgKG)

- **Besonderheiten**
- Wirkungssteigerung von Rocuronium durch Hypokaliämie, Hypokalzämie, Hypermagnesiämie, Hypoproteinämie und Azidose, zudem nach Lidocain i.v.-Gabe und Bupivacain epidural
- die Kombination von Rocuronium und Lidocain: schnellerer Wirkeintritt von Lidocain
- zur **Sectio caesarea**: sicher in Dosen von 0,6 mg/kg (höhere Dosen nicht untersucht); keine Beeinflussung von APGAR, fetalem Muskeltonus oder kardiorespiratorischer Umstellung, da plazentare Passage zu gering
- **Cave**: gleichzeitige Gabe von Magnesium in der Schwangerschaft → Dosisreduktion von Rocuronium!
- Stillen ca. 6 h nach Einzelgabe (laut Fachinformation 2020)
- bei übergewichtigen Patienten: Dosis auf die Basis des Idealgewichts in kg (Frauen Größe in cm −105, Männer Größe in cm −100) reduzieren
- Nachinjektionen: Wirkdauer interindividuell sehr variabel
- Verlängerung der Anschlagzeit und der Wirkdauer bei Patienten >80 Jahren (vermutlich aufgrund des im Alter erniedrigtem Herzzeitvolumens und Einschränkung der Leber- und Nierenfunktion)
- komplett antagonisierbar mit Sugammadex (Bridion, s. ▶ Abschn. 12.4.2.1) auch aus tiefen Blockaden

---

Dosis

- ED_{95}: 0,3(−0,4) mg/kg
- zur Intubation: 0,6 mg/kg
- RSI: 1,0 mg/kg
- Erhaltungsdosis: 0,15 mg/kg (0,075–0,1 mg/kg bei langdauernder Inhalationsanästhesie

---

- Perfusor, wenn 1–2 Reizantworten bei der TOF-Stimulation erhalten bleiben:
  - 0,3–0,6 mg/kg/h unter TIVA
  - 0,3–0,4 mg/kg/h unter Inhalationsanästhesie

12.3.2.2 Vecuronium (Norcuron)

- **Allgemeines**
- 1 Amp. = 4 mg (Pulver), Verdünnung meist 2 Amp. auf 4 ml NaCl 0,9 %
- 1 Amp. = 10 mg (Pulver), Verdünnung mit 5 ml NaCl 0,9 %
- 1 ml = 2 mg (meist üblich)
- inkompatibel mit Thiopental, Leitungen spülen
- pH der Lösung: 4,0

- **Pharmakologie**
- hepatische Aufnahme und biliäre Ausscheidung 40–80 %, ca. 30 % renal
- Metaboliten: 3-Hydroxy-, 3,17-Hydroxy- und 17-Hydroxyvecuronium
- 3-Hydroxyvecuronium mit 50 % Potenz der Ausgangssubstanz → **Cave**: Kumulation bei repetitiver Gabe mit Wirkverlängerung!
- Tab. ◘ 12.1 und Tab. ◘ 12.2

- **Indikationen**
- Relaxierung zur Intubation
- lösliches Pulver geliefert und somit nicht zu kühlen: oft in der Notfallmedizin eingesetzt
- jedoch: mangelnde Indikation zur RSI!

- **Kontraindikationen**
- Überempfindlichkeit gegen Vecuronium oder Bromid

- **Nebenwirkungen**
- keine Wirkung auf autonome Ganglien
- kardiovaskulär keine Auswirkungen
- in hohen Dosen: Bronchospasmus (▶ Besonderheiten)

■ Besonderheiten

— alle Muskelrelaxanzien hemmen nicht-kompetitv die Histamin-N-Methyltransferase, wobei dies nur bei Vecuronium in klinischen Dosen von 0,1–0,2 mg/kg relevant wird

— *zur Erklärung:* Abbau von Histamin im Körper über die Histamin-N-Methyltransferase, dort v. a. im ZNS, in der Bronchialschleimhaut und in der Haut. Nach Hemmung steigt der Histaminspiegel somit v. a. dort an und kann u. a. schwere Bronchospasmen hervorrufen

— setzt selbst kein Histamin frei!

— bei Niereninsuffizienz anwendbar

— kaum plazentagängig

— zur Sectio caesarea: sicher in Dosen von 0,1 mg/kg (höhere Dosen nicht untersucht); keine Beeinflussung von APGAR, fetalem Muskeltonus oder kardiorespiratorischer Umstellung, da plazentare Passage zu gering

— **Cave:** gleichzeitige Gabe von Magnesium in der Schwangerschaft → Dosisreduktion von Vecuronium!

— Wirkungssteigerung von Vecuronium durch Hypokaliämie, Hypokalzämie, Hypermagnesiämie, Hypoproteinämie und Azidose; in Kombination mit Lidocain: schnellerer Wirkeintritt von Lidocain

— antagonisierbar mit Sugammadex (Bridion, s. ▶ Abschn. 12.4.2.1), jedoch nicht zugelassen aus tiefer Blockade, da keine Studien (Stand 2020)

— laut Fachinformation keine verlängerte Erholungszeit nach kontinierlicher Infusion oder repetitiver Gabe

Dosis

— ED_{95}: 0,05 mg/kg

— zur Intubation: 0,08–0,1 mg/kg

— nach Intubation mit Succinylcholin und Erholung der Blockade: 0,03–0,05 mg/kg

---

— Erhaltungsdosis 0,02–0,03 mg/kg, wenn 25 % neuromuskuläre Erholung

— Dauerinfusion: 0,8–1,4 µg/kg/min

— bei adipösen Patienten: Dosierung nach Idealgewicht

12.3.2.3 Pancuronium

■ Allgemeines

— 1 Amp. à 2 ml = 4 mg

■ Pharmakologie

— renale Elimination überwiegend in unveränderter Form, 5–20 % biliär

— 10–15 % hepatisch durch Deacetylierung metabolisiert zu 3-Hydroxy-Derivat mit halber Potenz zu Pancuronium, dies kann bei Niereninsuffizienz kumulieren

— Wirkeintritt: 90–120 s (2-mal ED_{95})

— DUR_{25}: 75 min nach Gabe von 0,08 mg/kgKG, 100 min nach Gabe von 0,1 mg/kgKG (2x ED_{25})

— DUR_{95}: 130–220 min

— Dosisreduktion u. a. bei Nierenfunktionsstörungen, neuromuskulären Erkrankungen, sehr alten und adipösen Patienten

— ◘ Tab. 12.1 und ◘ Tab. 12.2

■ Indikationen

— Relaxans zur Intubation bei langdauernden Eingriffen

■ Kontraindikationen

— Überempfindlichkeit gegenüber Muskelrelaxanzien oder Bromid

— Niereninsuffizienz

— Schwangerschaft und Stillzeit (fehlende Studien)

■ Nebenwirkungen

— Tachykardie und Blutdruckanstieg
   – leicht vagolytisch und indirekt sympathomimetisch: erhöhte Freisetzung

und Hemmung der neuronalen Wiederaufnahme von Noradrenalin
- blockiert muskarinartige, parasympathische Ganglien am Herzen
— Histaminfreisetzung: Bronchospasmus
— kumuliert bei repetitiver Gabe

■ **Besonderheiten**
— inhibiert stark die PChE → **Cave** bei Kombination von Pancuronium und Mivacurium
— Antagonisierung durch Neostigmin und Atropin kann bei leber- und niereninsuffizienten Patienten erschwert sein

Dosis

— ED_{95}: 0,05–0,07 mg/kg
— zur Intubation: 0,1 mg/kg alle Altersgruppen
— zur Repetition: 0,01–0,02 mg/kgKG alle 30–45 min

12.3.2.4 Toxiferinderivat
Alcuronium (Alloferin)

■ **Allgemeines**
— semisynthetisches Derivat des Toxiferins, dem Hauptbestandteil des Calebassen-Curare
— Strychnos-Alkaloid, nicht den Benzylisochinolin- oder Steroid-MR zuzuordnen!
— 1 Amp. à 5 ml = 5 mg, à 10 ml = 10 mg
— inkompatibel mit Thiopental
— inzwischen durch moderne Relaxanzien weitestgehend verdrängt

■ **Pharmakologie**
— Umverteilung nach i.v.-Gabe von zentralem ins periphere Kompartiment, dort unveränderte Ausscheidung zu 85–90 % renal (HWZ 3,3 h), Rest biliär (**Cave**: Niereninsuffizienz)
— Anschlagzeit: 3–6 min
— DUR_{95} (klinische Wirkdauer) ist stark dosisabhängig und variabel: bei 1- bis

1,5-facher ED_{95} 60–90 min, nach Repetitionsgabe 30–45 min
— Erholungsindex: 40–60 min
— ◘ Tab. 12.1 und ◘ Tab. 12.2

■ **Kontraindikationen**
— Niereninsuffizienz

■ **Nebenwirkungen**
— in hoher Dosis leicht vagolytisch; atropinähnliche Blockade der kardialen m-Rezeptoren: Tachykardie
— Histaminfreisetzung, besonders in höheren Dosen: Tachykardie, Hypotonie, Bronchokonstriktion, Erythem
— evtl. Pupillendilatation

■ **Besonderheiten**
— klinisch kaum noch verwendet, wegen der stark dosisabhängigen Gesamtwirkdauer und des langen, variabeln Erholungsindex
— Vollrelaxierung meist nur mit 0,1–0,15 mg/kgKG (etwa 0,6-fache ED_{95}) → häufig unzureichende Blockade, selbst bei Kombination mit Inhalationsanästhetika

Dosis

— ED_{95}: 0,25 mg/kg
— zur Intubation: 0,15–0,25 mg/kg
— Repetitionsgabe: 0,03 mg/kg

12.4 Antagonisierung von Muskelrelaxanzien

12.4.1 Cholinesterasehemmer (Parasympathomimetika)

■ **Wirkmechanismus**
— hemmen die AChE und PChE und führen somit zu einer Erhöhung der Acetylcholinkonzentration im synaptischen Spalt

- Neostigmin, Pyridostigmin und Edrophonium sind infolge eines quartäre N-Atom nicht ZNS-gängig (im Gegensatz zu Physostigmin, Anticholium)
- Bevor ein Antagonist gegeben wird, sollte eine Spontanerholung auf mindestens 25 % der neuromuskulären Überleitung abgewartet werden (entspricht etwa 3–4 Impulsen beim TOF) oder die Spontanatmung wieder eingesetzt haben.

Unter dieser Vorbedingung kann am ehesten ein Rebound-Effekt aufgrund unterschiedlicher Halbwertszeiten von Agonist und Antagonist und somit eine erneute Relaxierung verhindert werden.

12.4.1.1 Neostigmin (Prostigmin, Neostigmin Curamed)

■ **Allgemeines**
- 1 Amp à 1 ml = 0,5 mg
- seit Jahrzehnten im klinischen Einsatz

■ **Pharmakologie**
- Eliminations-HWZ: 24–80 min
- hepatische Metabolisierung
- 80 % unveränderte renale Ausscheidung
- Wirkeintritt: 1–2 min
- maximale Wirkung: 5–10 min
- Wirkdauer: 45–60 min

■ **Wirkmechanismus**
- dosisabhängige, reversible Hemmung der Acetylcholinesterase (AChE) und damit Hemmung des Acetylcholinabbaus im synaptischen Spalt → somit indirekt parasympathomimetisch → die ACh-Konzentration steigt und kann kompetitiv die Wirkung ndMR an den Rezeptoren aufheben
- aber: gleichzeitige Wirkung an nikotinischen Rezeptoren autonomer Ganglien und muskarinischen Rezeptoren des Herzens, der glatten Muskelzellen und

der exokrinen Drüsen → parasympathomimetische Nebenwirkungen

■ **Indikationen**
- Antagonisierung von ndMR
- atonische Obstipation, Meteorismus
- postoperative Darmatonie und Urinretention
- Myasthenia gravis

■ **Kontraindikationen**
- Vollrelaxierung oder nach Gabe depolarisierender MR
- bradykarde Herzrhythmusstörungen (z. B. AV-Block II°/III°)
- Hypotonie
- frischer Myokardinfarkt
- COPD/Asthma bronchiale
- lumeneröffnende Eingriffe am GI-Trakt (Gefahr der Anastomoseninsuffizienz):
    – Antagonisierung der MR-Blockade sollte, wenn möglich, bei gastrointestinalen Eingriffen nicht durchgeführt werden, da es dadurch bis zu einen 10-fachen Anstieg des intraluminalen Drucks, Hyperperistaltik und Neostigmin-induzierter Abnahme der mesenterialen Perfusion kommen kann!
- Obstruktionsileus, Stenosen oder Spasmen des Darms, der Gallen- oder Harnwege
- Myotonie und Parkinsonismus
- Iritis
- Hyperthyreose

■ **Nebenwirkungen**
Wirkung an allen nikotinergen Rezeptoren, somit:
- Bradyarrhythmien
- Bronchokonstriktion
- Hypersalivation
- Schwitzen
- Miosis
- Hyperperistaltik (Gastrointestinaltrakt)
- Harnblasenkontraktion
- verlängerte muskarinerge Nebenwirkungen bei Niereninsuffizienz

■ **Besonderheiten**

– maximale Effekte erst nach ca. 8 min!
– Ceiling-Effekt (wenn alle Cholinesterasen blockiert sind, keine Steigerung des antagonisierenden Effekts)
– bei Gabe im Überschuss: Depolarisationsblock möglich
– Schwangerschaft: laut Rote Liste: nach Behandlung der Mutter sind Neugeborene in den ersten 10 Tagen nach Geburt auf Anzeichen von Myasthenie zu überwachen
– klinische Einschätzung der antagonistischen Wirkung:
  – Patient atmet tief, hustet, kann Augen gut öffnen und offenhalten, Kopf anheben und für >10 s halten, Händedruck
– verlängerte Überwachungszeit im Aufwachraum nach Antagonisierung, um Rebound zu erkennen
– quartäre Ammoniumverbindung, daher keine Passage der Blut-Hirn-Schranke

---

Dosis

– Antagonisierung von Muskelrelaxanzien (bei Patienten ab 20 kgKG): wiederholte Einzeldosen von 0,5 mg langsam i.v., Höchstdosis 5 mg (0,03–0,06 mg/kg, max. 0,08 mg/kg)
– Kinder unter 20 kg/KG: 50 µg/kgKG langsam i.v.
– Darmatonie: 1,5–3 mg (max. 0,08 mg/kg) als Kurzinfusion i.v.
– Da durch Erhöhung der ACh-Konzentration auch muskarinartige parasympathische Nebenwirkungen hervorgerufen werden → Kombination mit Atropin (0,015 mg/kg) oder Glykopyrronium (0,007 mg/kg); Dosisrelation:
  – 0,5 mg Atropin/1–1,5 mg Neostigmin ($\approx$1:2–1:3)
  – 0,25 mg Glykopyrronium/1 mg Neostigmin ($\approx$1:4) (aufgrund des langsameren Wirkeintritts von Glykopyrronium zu Neostigmin, Vorweggabe empfohlen)

12.4.1.2 Pyridostigmin (Mestinon, Kalymin)

■ **Allgemeines**

– 1 Amp. à 5 ml = 25 mg
– 1 Tbl. à 10 mg, 1 Drg. à 60 mg, 1 Ret-Tbl. à 180 mg

■ **Pharmakologie**

– Wirkeintritt: 2–5 min, max. nach 12–16 min
– Wirkdauer: 90 min
– Eliminations-HWZ: 90–110 min nach i.v.-Gabe, 100–200 min nach p.o.-Gabe
– orale Bioverfügbarkeit 7–10 % (damit 4-mal höher als Neostigmin)
– unveränderte renale Ausscheidung, somit Dosisreduktion bei Niereninsuffizienz

■ **Wirkmechanismus, Indikationen, Kontraindikationen, Nebenwirkungen**

– s. Neostigmin

■ **Besonderheiten**

– bei depolarisierten Muskelrelaxanzien zur Aufhebung eines Dualblocks (nicht Phase-I-Blocks!) geeignet
– aber: nach hoher Überdosierung von Suxamethonium kann statt gewünschter Aufhebung eine Verstärkung der Blockade auftreten
– das am häufigsten eingesetzte Basismedikament zur symptomatischen Therapie bei Myasthenia gravis (Retardtablette)
– Adjuvans bei der Therapie mit Organophosphatvergiftungen

Dosis

- Antagonisierung von Muskelrelaxanzien: wiederholte Einzeldosen von 5 bis max. 20 mg (0,1–0,2 mg/kg, max. 0,3 mg/kg) i.v.; zusätzlich 0,5–1 mg Atropin i.v. oder 0,5 mg Glycolpyrrolat i.v.
- Darmatonie: 15–30 mg (max. 0,4 mg/kg) als Kurzinfusion i.v.
- bei myasthenischen Krisen oder operativen Eingriffen: Pyridostigmin als Dauerinfusion mit 1 mg/h i.v.

12.4.1.3 Edrophonium (Tensilon)

- in Deutschland nicht im Handel, in Nordamerika häufig verwendet, aber auch dort Hinwendung zu Neostigmin
- in den USA seit 2018 keine Anwendung mehr bei der Diagnostik der Myasthenia gravis

- **Pharmakologie**
- Glucuronidierung in der Leber
- Wirkeintritt: 1–2 min
- Wirkdauer: 40–65 min
- HWZ: 110 min

- **Indikationen**
- indirekte Antagonisierung von ndMR über Hemmung der Acetylcholinesterase
- kürzere Wirkdauer und geringer ausgeprägte Wirkung als Neostigmin
- effektiver in der Antagonisierung von tiefer Muskelrelaxation durch Mivacurium als Neostigmin

- **Kontraindikationen**
- s. Neostigmin

- **Besonderheiten**
- weniger vegetative NW als Neostigmin
- bekannt in der Neurologie durch: Tensilon-Test für die Myasthenie-Diagnostik

- greift an der anionischen Bindungsstelle der Cholinesterase an und setzt präsynaptisch ACh frei (entgegen Neostigmin und Pyridostigmin, die am esteratischen Zentrum binden)

Dosis

- 0,5–1 mg/kg (+0,25 mg Atropin)

12.4.2 Steroidaler Muskelrelaxans-Enkapsulator (SMRE)

12.4.2.1 Sugammadex (Bridion)

- **Allgemeines**
- Zulassung 07/2008
- 1 Amp. à 2 ml = 200 mg, à 5 ml = 500 mg
- 1 ml = 100 mg

- **Wirkmechanismus**
- modifiziertes γ-Cyclodextrin, das die steroidalen ndMR Rocuronium und Vecuronium einkapselt und mit ihnen einen stabilen Komplex bildet (für Pancuronium als Steroid liegen nur limitierte Daten vor, somit keine Zulassung)
- reduziert somit die Wirkmenge des vorhandenen Rocuroniums oder Vecuroniums

- **Pharmakologie**
- der Komplex wird zu 95 % unverändert renal eliminiert
- Eliminations-HWZ beim gesunden Erwachsenen 2h
- Plasma-Clearance 88 ml/min
- Wirkeintritt abhängig vom Ausmaß der neuromuskulären Blockade und der Dosis zwischen 1,5 und 2 min (s. Fachinformation)

- **Indikationen**
- Antagonisierung von Rocuronium und Vecuronium beim Erwachsenen

12

- Kinder und Jugendliche: routinemäßige Aufhebung einer Rocuronium-induzierten Blockade im Alter von 2–17 Jahren

■ **Kontraindikationen**
- Kinder <2 Jahren (keine Erfahrungen)
- nach Verabreichung anderer Muskelrelaxanzien, da die Möglichkeit besteht, Rocuronium oder Vecuronium aus dem Komplex mit Sugammadex zu verdrängen
- schwere Niereninsuffizienz einschl. dialysepflichtige Patienten (bei leichter bis mittelmäßig eingeschränkter Nierenfunktion (Creatinin-Clearance ≥30 und <80 ml/min: Dosisempfehlungen wie Erwachsene ohne Einschränkung der Nierenfunktion)
- keine Studienlage bei schwerer Leberinsuffizienz, aber Cave: Gerinnungsstörungen (s. Besonderheiten)

■ **Nebenwirkungen**
- Übelkeit (19 % von 770 Probanden), Erbrechen, abdominelle Schmerzen
- Kopfschmerzen, Schwindel
- Hypotension
- allergische Reaktion (auch ohne vorherige Exposition)
- Pruritis
- Bradykardien bis Herzstillstände
- Bronchospasmen (v. a. bei Patienten mit pulmonalen Komplikationen)
- Husten, Dyspnoe

■ **Wechselwirkungen**
- Verdrängung des MR aus dem Komplex mit Sugammadex durch Toremifen und Fusidinsäure potenziell möglich
- Cave: Wirkungsminderung hormoneller Kontrazeptiva möglich → Aufklärung
- physikalische Inkompatibilität (z. B. gleicher Schlauch zum Zugang) mit Verapamil, Ondansetron, Ranitidin

Besonderheiten
- *positiv:*
  - Aufhebung jeglicher Blockadetiefen nach Relaxierung mit Rocuronium oder Vecuronium
  - Einsatz bei großen laparoskopischen Eingriffen und ggf. Adipositaschirurgie, die einer tiefen neuromuskulären Blockade und schneller Erholung bedürfen
- *negativ:*
  - Kosten deutlich höher als bei Neostigmin
  - Dosierung bei adipösen Patienten nach dem tatsächlichen Gewicht nach Gaben bis zu 4 mg/kgKG Sugammadex und erneuter Verabreichung von Rocuronium und Vecuronium und normaler Nierenfunktion beträgt die Wartezeit:
    - 5 min bei 1,2 mg/kgKG Rocuronium; Einsetzen der Blockade ggf. 4 min verzögert und nur 15 min langer Block
    - 4 h bei 0,6 mg/kgKG Rocuronium oder 0,1 mg/kgKG Vecuronium
    - bei Niereninsuffizienz und nach Gabe von 16 mg/kgKG: Wartezeit von >24 h
    - Empfehlung: wenn innerhalb der Wartezeit eine erneute Relaxierung notwendig wird, Gabe von nichtsteroidalen Muskelrelaxanzien empfohlen (Zeit bis zum Wirkeintritt von Succinylcholin kann verlängert sein)
  - kurzzeitige (≤30 min) Verlängerung der aPTT und INR um etwa 20 % (in Studien nicht klinisch relevant eingestuft; bei Vorerkrankungen oder Komedikation mit Antikoagulanzien Überwachung der Hämostase empfohlen)

Dosis

- abhängig von der Tiefe der Relaxierung mit Rocuronium oder Vecuronium:
  - wenn Spontanerholung mindestens T_2 erreicht hat: 2 mg/kgKG
  - wenn sich die Spontanerholung auf mind. 1–2 Post-Tetanic Counts erholt hat: 4 mg/kgKG
- sofortige Aufhebung einer tiefen Relaxierung mit Rocuronium i.v. als einmalige Bolusinjektion: 16 mg/kg KG i.v. (nicht untersucht bei Kindern und Jugendlichen)

Ausblick

Das ideale Muskelrelaxans sollte folgende Charakteristika erfüllen:
- kurze Anschlagzeit
- kurze Wirkdauer
- schnelle Antagonisierbarkeit, auch aus tiefer Blockade
- keine Nebenwirkungen (kardiovaskuär, keine Histaminfreisetzung)
- organunabhängige Eliminierung
- preisgünstig

Auf der Suche nach solch einem Muskelrelaxans wurden neue Substanzen im Labor designt und befinden sich in klinischen Studien. Im Fokus stehen Chlorfumarate, als neue Gruppe nichtdepolarisierender Muskelrelaxanzien sowie als Antagonisten Enkapsulatoren mit einem breiteren „Aufnahmespektrum" und die Aminosäure L-Cystein.

Folgende Substanzen könnten in der Zukunft relevant werden:

Gantacurium
- Chlorfumarat-Muskelrelaxans
- asymmetrischer Ester der α-Chlorofumarsäure, Reihe der enantiomeren bisquartären Verbindungen

- ultrakurze Wirkdauer (ca. 15 min) mit schneller Anschlagzeit (<3 min bei $1 \times ED_{95}$, 1,5 min bei $4 \times ED_{95}$)
- Prototyp für die pharmakologische Inaktivierung durch L-Cystein organunabhängige Metabolisierung in zwei Schritten:
  - 1. langsam: Degradierung durch Anfügung von Cystein an Stelle von Chlor
  - 2. schnell: Hydrolyse der Esterverbindung
- Metaboliten ohne muskelrelaxierende Wirkung
- Beschleunigung des Abbaus durch exogene Gabe von L-Cystein
- aber: Histaminausschüttung ↑ bei Dosen $>4 \times ED_{95}$ mit kardiovaskulären Nebenwirkungen
- somit Abbruch der Studien am Menschen

Weiterentwicklung des Gantacuriums: CW002
- molekulare Struktur ähnlich Gantacurium, aber symmetrischer Aufbau
- mittlere Wirkdauer
- Wirkdauer verlängert durch langsamere Reaktion mit endogenem L-Cystein
- signifikant geringere kardiovaskuläre Nebenwirkungen, keine Histaminausschüttung
- weitere klinische Studien an Menschen folgen

L-Cystein
- semiessenzielle Aminosäure (synthetisiert aus der essenziellen AS Methionin und der nicht essenziellen AS Serin), L-und D-Enantiomere
- wird im menschlichen Körper als Gluthation gespeichert und bei Bedarf durch Hydrolyse freigesetzt
- bei höherdosierter Gabe Antagonisierung von Gantacurium (und ggf. anderer Chlorfumarate)
- im Tierversuch mit Ratten Hypoglykämien und zentralnervöse Störungen nach hochdosierter Gabe

12

- bislang noch keine Studien zu Verträglichkeit beim Menschen in hohen Dosen zur Antagonisierung

Calabadion-1 und -2
- azyklisches Cucurbit-(n)-uril-Derivat
- enkaspsuliert sowohl Steroid- als auch Benzylisochinolin-Muskelrelaxanzien, ebenso Antagonisierung von Ketamin und Etomidat im Tiermodell erfolgreich und Lokalanästhetika in vitro
- kann im Gegensatz zu Sugammadex seine innere Höhle in der Größe verändern
- Calabadion-1 als erstes Medikament mit gleichem Effekt wie Sugammadex, aber geringer Affinität zu Rocuronium
- Weiterentwicklung: Calabadion-2 mit 89-fach stärkerer Affinität zu Rocuronium als Sugammadex
- In tierexperimenteller Studie Erholungszeiten nach Relaxierung mit Vecuronium, Rocuronium und Cisatracurium (je 2-mal ED_{90}) von etwa 15 sec ±7 sec nach Gabe von Calabadion-2
- keine kardiovaskulären Nebenwirkungen, Elimination über die Niere (Tierstudien)
- klinische Studien am Menschen folgen

12.5 Versuch, die Anschlagzeit eines ndMR zu verkürzen

Die beiden erstgenannten Techniken sollen zur Begriffserläuterung hier aufgeführt werden; sie sind im klinischen Alltag in den Hintergrund getreten, v. a. nach Einführung von Rocuronium 1995.

- **Priming-Technik**
- etwa 2–4 min vor der eigentlichen Narkoseeinleitung werden etwa 20 % der einfachen ED_{95} des ndMR gegeben und unmittelbar nach Narkoseinduktion der Rest der errechneten Gesamtmenge → schnellerer Wirkbeginn von ca. 30–60 s
- **negativ**: die Patienten empfinden das Einsetzen der neuromuskulären Blockade als unangenehm
- **Risiko**: Aspiration durch Anrelaxierung und dadurch bedingte Schluckbeschwerden

- **Timing-Technik**
- Gesamtdosis des ndMR wird zu Beginn der Narkoseeinleitung gegeben. Mit Beginn der Muskelschwäche wird die Narkoseeinleitung weitergeführt
- **negativ**: die Patienten empfinden das Einsetzen der neuromuskulären Blockade als unangenehm

- **Megadosis**
- Verwenden der 4-fachen ED_{95}, da die Anschlagzeit auch von der gegebenen Dosis abhängt
  - **Problem** dabei: potenzielle (v. a. kardiale) NW nehmen ebenfalls zu und die Wirkdauer verlängert sich!
  - **Beispiel** Rocuronium – wie es auch klinisch bei der RSI-Anwendung findet – Steigerung der Dosis von 0,6 mg/kgKG (2-fache ED_{95}) auf 1,2 mg/kgKG (4-fache ED_{95}) verkürzt die Anschlagzeit von 89 ± 33 s (Mittel ± SD) auf 55 ± 14 s; dabei Wirkdauerverlängerung von 37 ± 15 min auf 73 ± 32 min

12.6 Typische und atypische Plasmacholinesterase und Dibucain-Test

- Plasmacholinesterase (PChE) wird auch bezeichnet als: Pseudocholinesterase, unspez. Cholinesterase, Serumcholinesterase, S-Typ-Cholinesterase, Cholin-

esterase II, Acetylcholinacylhydrolase oder Butyrylcholinesterase
- Plasmacholinesterase (PChE) spaltet hydrolytisch Ester, z. B: ACh, Succinylcholin, Mivacurium und Lokalanästhetika vom Ester-Typ
- PChE findet sich in Plasma, Leber, Milz und Pankreas, und der weißen Substanz im Gehirn
- physiologische Rolle im Körper fraglich, ggf. Interaktion im Fettstoffwechsel und in der Cholin-Homöostase
- Gesamtaktivität der PChE variiert abhängig von Alter, Geschlecht, Körpergewicht und Körperfettanteil
- erhöhte Aktivität der PChE (selten):
  - Schilddrüsenerkrankungen, Nephrotisches Syndrom, Adipositas, Down-Syndrom u. a.
- reduzierte („erworbene") PChE bei:
  - Schwangeren, Patienten mit Leber-/Nierenerkrankungen, Neoplasien, Kollagenosen, Hyperthyreoidismus, Mangelernährung, Plasmapherese, kardiopulmonaler Bypass
  - bei folgender Medikamenteneinnahme: z. B. MAO-Hemmer, antimitotische Substanzen, Bambuterol, Organophosphate, Pancuronium und Cholinesterasehemmern (!), orale Kontrazeptiva, Metoclopramid
- mehr als 30 verschiedene **atypische** (autosomal-rezessiv vererbte) Varianten der PChE sind beschrieben, die nicht im Routinelabor erkannt werden und keine Beschwerden im täglichen Leben machen
- exakte Zuordnung der atypischen Varianten nur durch genetische Untersuchungen
- klinisches Interesse, da durch einige atypische Varianten Wirkverlängerung von u. a. Succinylcholin und Mivacurium:
  - bei heterozygoten Patienten kann die Wirkung von Succinylcholin leicht (etwa 5–30 min), bei homozygoten Patienten allerdings deutlich (3–4 h oder länger) verlängert sein

- da Succinylcholin nicht antagonisiert werden kann, müssen Patienten mit atypischer Cholinesterase bis zum Wirkungsende von Succinylcholin (bzw. Mivacurium) nachbeatmet werden!
- zudem erhöhte Toxizität bei Anwendung von esterartigen Lokalanästhetika, u. a. Procain, Tetracain, auch Kokain (!)

- **Dibucain-Test**
- Test als funktioneller Nachweis einer atypischen PChE-Variante
- wurde 1957 von Kalow u. Genest eingeführt
- Dibucain ist ein Amidlokalanästhetikum mit langer HWZ. Dibucain hemmt in vitro ca. 80 % der PChE. Dabei wird normale PChE stärker gehemmt als die atypische ChE
- die gemessene Aktivität wird als **Dibucainzahl** bezeichnet und gibt an, wie viel Prozent der PChE durch Dibucain gehemmt werden
  - Dibucainzahl = 80: normale PChE
  - Dibucainzahl = 50 (25–65): heterozygote Form 4 % (1:480); führt selten zu Problemen
  - Dibucainzahl ≈ 20: homozygote atypische Form 0,04 % (1:2500–3200)
- die Dibucainzahl sagt dabei nichts über die Quantität der PChE aus, sondern über deren Qualität und die Fähigkeit, Succinylcholin zu hydrolisieren

12.7 Interaktionen zwischen Muskelrelaxanzien und …

12.7.1 … Muskelrelaxanzien

- Gabe ndMR nach ndMR:
  - nach DUR_{95}: Wechsel des ndMR möglich, sodass die Charakteristiken des zweiten Medikaments gänzlich zum Tragen kommen

– davor nur schlechte Angaben über Kinetik möglich, da das erstgegebene Medikament die Wirkzeiten mitbestimmt, solange noch restliche Rezeptoren damit besetzt sind

▬ Mischungen ndMR mit ndMR:
  – in Studien Versuch, kardiovaskuläre Effekte zu reduzieren: Effekte zweier verwendeter MR sind entweder additiv (d. h. die Wirkungen summieren sich) oder synergistisch (d. h. die Wirkungen potenzieren sich – nach Aristoteles: Synergie: „das Ganze ist mehr als die Summe seiner Teile") – wenn sie gleichzeitig gegeben werden
  – **additiv**: bei Gabe von ndMR gleicher chemischer Struktur (Steroide oder Benzylisochinoline)
  – **synergistisch**: bei Gabe von ndMR unterschiedlicher chemischer Struktur (z. B. Rocuronium und Mivacurium)
  – bei Kombination Mivacurium + Rocuronium: schneller Wirkbeginn, kurze Wirkdauer. Mechanismus unbekannt, Hypothesen betreffen die Affinität und den Wirkort am Rezeptor

▬ Succinylcholin zur RSI und ndMR zur intraoperativen Relaxierung:
  – uneinheitliche Studienlage: einerseits beschreiben Studien eine Potenzierung des Effekts von Pancuronium, Vecuronium und Atracurium, andere fanden keinen Einfluss, somit am ehesten: → wird Succinylcholin zur Intubation verwendet, sollte ein ndMR erst dann nachinjiziert werden, wenn die Wirkung des Succinylcholins abgeklungen ist und eine Spontanerholung wieder eingesetzt hat (► Abschn. 12.3.1)

▬ Succinylcholin nach Gabe von ndMR:
  – bei Präkurarisierung: Dosissteigerung von Succinylcholin erforderlich durch antagonistischen Effekt des ndMR auf den Depolarisationsblock

– intraoperativ, um eine kurze Nachrelaxierung zum Ende der OP zu erreichen: kann zu einer verlängerten, komplexen Blockade führen, die u. U. mit Cholinesterasehemmern nur schwer reversibel ist, wenn eine Restwirkung des ndMR noch vorhanden ist

12.7.2 … Inhalationsanästhetika

▬ Inhalationsanästhetika potenzieren die muskelrelaxierende Wirkung und verlängern deren Wirkdauer und Erholungszeit, abhängig von der Anästhesiedauer, des gewählten Inhalationsanästhetikums und der gegebenen MR-Dosis → Dosisreduktion des MR

▬ Potenzierung abnehmend von Desfluran > Sevofluran > Isofluran > Halothan > Lachgas, [Barbiturate, Propofol/Opioide (TIVA)]

12.7.3 … Antibiotika

▬ Antibiotika, die eigenständig eine neuromuskuläre Blockade (ohne MR!) induzieren:
  – Aminoglykoside, Polymyxine, Lincomycin und Clindamycin
  – Mechanismus: Hemmung der präjunktionalen ACh-Freisetzung und der postjunktionalen Rezeptorsensitivität auf ACh
  – Tetracyclin hemmt nur postjunktional
  – in Kombination mit MR ergibt sich bei den genannten Antibiotika eine Steigerung der neuromuskulären Blockade

▬ kein Effekt bei Cephalosporinen und Penicillin nachgewiesen

▬ Antagonisierung eines ndMR kann erschwert sein nach Gabe von Aminoglykosiden

12.7.4 … induzierter Hypothermie

- Hypothermie verlängert die Wirkdauer ndMR → Infusionsraten signifikant senken
- relevant ab muskulären Temperaturen von 35,2°C (zentral entspricht dies etwa 36,0°C!)
- Interpretation des neuromuskulären Monitorings: TOF-Antworten differieren in verschieden temperierten Armen
- die Effektivität von Neostigmin ist bei milder Hypothermie nicht betroffen

12.7.5 … Elektrolytverschiebungen

- **Magnesium** (z. B. Gabe bei Präeklampsie und Eklampsie)
  - Potenzierung der neuromuskulären Blockade durch ndMR und Abschwächung der Neostigminwirkung
  - u. a. durch Hemmung der Ca^{2+}-Kanäle der präsynaptischen Membran, die die ACh-Ausschüttung triggern ► Abschn. 12.3.2 → Dosisreduktion und Narkoseführung unter neuromuskulärem Monitoring!
  - Kontroverse Studienlage bzgl. Succinylcholin und Magnesium: mehrheitliche Meinung: Mg^{2+} antagonisiert den Succinylcholinblock
- **Kalzium:**
  - Kalzium triggert die ACh-Freisetzung an der motorischen Endplatte;
  - bei Hyperkalziämie (und Hyperthyreoidismus): verminderte Sensitivität auf Atracurium und vermindert die Dauer der neuromuskulären Blockade

12.7.6 … anderen Medikamenten

- **Lithium**:
  - evtl. Verlängerung der Blockade von Succinylcholin und ndMR → Dosisreduktion und Narkoseführung unter neuromuskulärem Monitoring!
- **Lokalanästhetika:**
  - allgemeine Wirkung: Verbesserung der neuromuskulären Blockade von Succinylcholin und ndMR
  - **Cave:** Procain hemmt die PChE (→ Succinylcholin- und Mivacuriumwirkverlängerung!)

12.7.7 … Verbrennungspatienten

- Patient kann gegen ndMR resistent werden und erhöhte Dosen benötigen
- oder herabgesetzte PChE-Aktiviät, somit Dosissenkung von z. B. Mivacurium → Narkoseführung unter neuromuskulärem Monitoring!

12.8 Parasympatholytika (Anticholinergika)

◩ Tab. 12.3

12.8.1 Atropin (Atropinsulfat)

- **Allgemeines**
- 1 Amp. à 1 ml = 0,5 mg
- als Antidot: 1 Amp. à 10 ml = 100 mg
- Name abgeleitet von Atropos, grch. Schicksalsgöttin und der schwarzen Tollkirsche (Atropa belladonna)
- Atropin ist inkompatibel mit alkalischen Lösungen (Leitung spülen)
- Gabe i.v., i.m., s.c. möglich

◻ Tab. 12.3 Überblick über die Anticholinergika

	Atropin	Glykopyrronium
Tachykardie	+++	++
Salivationshemmung	+	++
Sedierung	+	Ø
Mydriasis, Akkomodationsstörungen	+	+
ZAS	+	Ø
Augeninnendruck ↑	+	+
Antiemesis	Ø/–	Ø
Verschlussdruck (unterer Ösophagus)	++	++
Einfluss auf Körpertemperatur	+	+/++

■ **Wirkmechanismus**
- hemmt kompetitiv die muskarinartige Wirkung von ACh über M_1 (Reduktion der Magensäureproduktion), M_2 (Steigerung der Herzfrequenz) und M_3 (Reduktion der Speichel- und Schleimproduktion)

■ **Pharmakologie**
- ca. 50 % unveränderte Elimination, Teilmetabolisierung in der Leber, Ausscheidung hauptsächlich renal
- Racemat aus D- und L-Hyoscyamin (L-Form 10- bis 20-mal stärker wirksam)
- Wirkeintritt: nach wenigen Sekunden nach i.v.-Gabe, max. 3–5 min
- Wirkdauer: 30–60 min
- Plasma-HWZ biphasisch: 2–3 h und 12–38 h

■ **Indikationen**
- Sinusbradykardie (**Cave**: keinen Einfluss auf AV-Blockierungen)

- ein genereller Einsatz in der Prämedikation wird nicht mehr empfohlen
- Antidot bei Parasympathomimetika z. B. bei Giften, die irreversibel die Acetylcholinesterase hemmen, z. B. Insektizide, Nervenkampfstoffe
- Hemmung unerwünschter cholinerger Nebenwirkungen, z. B. von Neostigmin
- Hemmung der Magen- und Bauchspeicheldrüsensekretion
- Augenheilkunde: Mydriatikum, zur therapeutischen Akkommodationslähmung

■ **Kontraindikationen**
- tachykarde Herzrhythmusstörungen insbesondere bei Herzinsuffizienz und Thyreotoxikose
- Koronarstenose
- Mitral- oder Aortenstenose ($\rightarrow VO_2 \uparrow$)
- mechanischer oder paralytischer Ileus
- obstruktive Harnwegserkrankungen
- Myasthenia gravis
- bekannte Überempfindlichkeit
- Schwangerschaft und Stillzeit (plazenta und muttermilchgängig; laut Fachinformation)
- Empfehlung von embryotox.de (2022):
  - Schwangerschaft: Anticholinergika (auch Atropin) können bei strenger Indikationsstellung in der gesamten SS angewendet werden. Funktionelle Auswirkungen, z. B. auf die Herzfrequenz des Fetus, müssen bei systemischer Applikation bedacht werden, lokal am Auge in der gesamten SS möglich
  - Stillen: „die kurzzeitige Anwendung von Atropin scheint bei sorgfältiger Beobachtung des Kindes auf anticholinerge Symptome akzeptabel zu sein".
- **relativ:** Glaukom: Atropin in niedrigen Dosen, wenn Glaukom lokal gut eingestellt
- **relativ:** bei wachen Patienten → unangenehme Mundtrockenheit

■ **Nebenwirkungen**
▬ dosisabhängig:
  – 0,1–0,2 mg i.v.: paradoxe, zentrale Bradykardie durch zentrale Vaguserregung bei peripherer Vagusblockade
  – ≤0,5 mg: Herzfrequenzanstieg und Mundtrockenheit
  – 1,5 mg: ZNS-Wirkungen wie Schwindel, Unruhe, Erregung, Mundtrockenheit, Sehstörungen (Mydriasis)
  – 5–10 mg: zentrales anticholinerges Syndrom (ZAS) mit Ruhelosigkeit, Konfusion und Halluzinationen
▬ (supra-)ventrikuläre Arrythmien
▬ AV-Überleitung ↓
▬ Muskelschwäche
▬ Störungen der Darmperistaltik, Schluckstörungen und gastrointestinaler Reflux
▬ Auslösen eines Glaukomanfalls
▬ Hemmung der Speicheldrüsen- und Schweißsekretion (**Cave** Temperaturregulation ↓ v. a. bei Säuglingen und Kleinkindern)
▬ Patienten mit Down-Syndrom: schon in niedrigen Dosen starke Mydriasis und ausgeprägte Tachykardie

■ **Wechselwirkungen**
▬ Verstärkung der anticholinergen Effekte von u. a. Antihistaminika, Neuroleptika, tri- und tetrazyklische Antidepressiva, Pethidin

■ **Besonderheiten**
▬ tertiäres Amin (nichtpolar, durchdringt leicht Lipidmembranen wie Blut-Hirn- und Plazentaschranke!)
▬ nur in sehr hohen Dosen: Hemmung des nikotinischen ACh-Rezeptors
▬ penetriert die Blut-Hirn- und plazentare Schranke!
▬ Dosierung reduzieren bei: Säuglingen und Kleinkindern, Erwachsenen über 65 Jahren und Patienten mit Down-Syndrom
▬ nicht dialysierbar
▬ 0,04 mg/kg blockieren die Vagusaktivität am Herzen vollständig

■ **Überdosierung**
▬ letale Dosis Erwachsene: 100 mg, Kinder 10 mg (auch schon bei 2 mg Todesfälle beobachtet!)
▬ Antidot:
  – Erwachsene: 1–2 mg Physostigmin langsam i.v., (ggf. Wiederholung stündlich), bei Krämpfen 10–20 mg Diazepam
  – Kinder: 0,5 mg Physostigmin langsam i.v. oder i.m. (ggf. Wiederholung stündlich), bei Krämpfen initial 1–2 mg Diazepam

Dosis

▬ **bradykarde Herzrhythmusstörungen:**
  – Erwachsene: 0,5–1,5 mg Atropin i.v. oder i.m., alle 4–6 h
  – Kinder: 0,01 mg/kg, Minimaldosis 0,1 mg, Maximaldosis 0,5 mg i.v., die Dosis kann max. 2 × nach 10–15 min repetiert werden
▬ **Alkylphosphatvergiftung:**
  – Erwachsene bis zum Rückgang der Bronchialsekretion 2–5 mg Atropin alle 10–15 min (in Einzelfällen bis zu 50 mg); Erhaltungsdosis 0,5–1 mg alle 1–4 h
  – Kinder: initial 0,5–2 mg i.v., Erhaltungsdosis nach klinischer Symptomatik
  – zusätzlich zu Atropin: Gabe von Obidoximchlorid (Reaktivator der Acetylcholinesterase)

12.8.2 Glykopyrronium (Robinul)

■ **Allgemeines**
▬ 1 Amp. à 1 ml = 0,2 mg
▬ pH 2,5–4,0, Stabilität nimmt mit zunehmendem pH ab
▬ Gabe i.v. und i.m.

12

- **Wirkmechanismus**
- hemmt kompetitiv die muskarinartige Wirkung von ACh, nur wenig bis gar keinen Effekt an nicotinischen Rezeptoren

- **Pharmakologie**
- Elimination hauptsächlich unverändert biliär oder renal
- Wirkung i.v.-Gabe nach ca. 1 min, nach 5 min weniger als 10 % noch im Serum nachweisbar
- Wirkung i.m. nach 15–30 min, max. nach 30–45 min, Hemmwirkung auf vagale Reize etwa 2–3 h, sekretionshemmende Effekte bis zu 7 h

- **Indikationen**
- zur Vermeidung muskarinartiger NW in Kombination mit ACh-Esterasehemmern (z. B. Neostigmin)
- präoperatives Anticholinergikum zur Verminderung der Speichel-, Tracheal-, Bronchial- und Pharyngealsekretion
- prä- oder intraoperatives Antcholinergikum zur Verhinderung intraoperativer Bradykardien in Zusammenhang mit der Anwendung von Succinylcholin oder aufgrund kardialer vagaler Reflexe
- zugelassen ab einem Alter >1 Monat

- **Kontraindikationen**
- Engwinkelglaukom
- Asthma bronchiale
- Tachykardie bzw. Tachyarrhythmie
- Myastenia gravis
- intestinale Stenosen
- Niereninsuffizienz (→ Dosisanpassung)
- Schwangerschaft und Stillzeit (fehlende Studienlage)

- **Nebenwirkungen**
- Mundtrockenheit
- Tachykardie, AV-Überleitung ↓
- Hemmung der Speicheldrüsen- und Schweißsekretion (**Cave** Temperaturregulation ↓ v. a. bei Säuglingen und Kleinkindern durch Hemmung der Speicheldrüsen- und Schweißsekretion)

- **Besonderheiten**
- quartäre Ammoniumverbindung (polar, sehr begrenzte Penetration durch Blut-Hirn- und Plazentaschranke), somit verglichen mit Atropin und Scopolamin geringere unerwünschte zentral-stimulierende Effekte
- verstärkte Wirkung und vermehrte NW auf Anticholinergika bei Säuglingen, Kleinkindern, Kindern mit Down-Syndrom und Hirnschäden beachten

- **Überdosierung**
- Cholinesterasehemmer (z. B. Neostigmin), bei ZNS-Symptomen z. B. Physostigmin

Dosis

- MR-Antagonisierung:
  - Erwachsene: 0,2 mg (1 ml) Glykopyrronium pro 1 mg Neostigmin oder 5 mg Pyridostigmin gemischt i.v.
  - Kinder bis 12 Jahre: 0,01 mg (0,05 ml) Glykopyrronium pro 0,05 mg/kg Neostigmin oder 0,25 mg/kg Pyridostigmin gemischt i.v.
- Prämedikation:
  - Erwachsene: 0,2–0,4 mg i.v. vor Einleitung oder i.m. 30 min vor Anästhesiebeginn
  - Kinder bis 12 Jahre: 0,004–0,008 mg/kgKG, max. 0,2 mg i.v. oder i.m. vor Einleitung
- intraoperativ:
  - Erwachsene: 0,2–0,4 mg i.v.
  - Kinder bis 12 Jahre: 0,2 mg i.v.
  - Wiederholungsgabe möglich, falls erforderlich

Weiterführende Literatur

Hunter JM (2020) Reversal of neuromuskular block. BJA Education 20(8):259–265. https://doi.org/10.1016/j.bjae.2020.03.008

Lokalanästhetika

Martin Reuber

Inhaltsverzeichnis

13.1 **Pharmakologie der Lokalanästhetika – 332**
13.1.1 Struktureller Aufbau der Lokalanästhetika – 332
13.1.2 Wirkungsweise des Lokalanästhetikums (◨ Abb. 13.2) – 332
13.1.3 Physiologische Grundlagen – 335
13.1.4 Dissoziationskonstante (pKa) eines Lokalanästhetikums – 336
13.1.5 Blockade durch Lokalanästhetika – 337
13.1.6 Repetitionsdosis und Toleranzentwicklung – 338

13.2 **Spezielle Pharmakologie der Lokalanästhetika – 339**
13.2.1 Unterteilung der Lokalanästhetika – 339
13.2.2 Vasokonstriktorenzusatz: Lokalanästhetika – 339
13.2.3 Abbau der Lokalanästhetika – 339
13.2.4 Allgemeine Nebenwirkungen und Kontraindikationen der LA – 341
13.2.5 Allergie auf Lokalanästhetika – 342

13.3 **Besonderheiten der einzelnen Lokalanästhetika**
(◨ Tab. 13.10) – 342
13.3.1 Injektionslokalanästhetika – 342
13.3.2 Lokalanästhetika zur topischen Anwendung – 345
13.3.3 Lokalanästhetika (Adjuvantien) – 346

13.4 **Intoxikation mit Lokalanästhetika – 346**
13.4.1 Systemische Toxizität beeinflussende Faktoren – 346
13.4.2 Toxizität der Einzelsubstanzen – 346
13.4.3 Phasen der Intoxikation mit Lokalanästhetika (◨ Tab. 13.8) – 348
13.4.4 Maximaldosen der LA (◨ Tab. 13.9) – 348
13.4.5 Therapie der LA-Intoxikation (LAST) – 348

Literatur und weiterführende Literatur – 354

© Springer-Verlag GmbH Deutschland, ein Teil von Springer Nature 2023
M. Heck et al. (Hrsg.), *Repetitorium Anästhesiologie*, https://doi.org/10.1007/978-3-662-64069-2_13

Definition

- Lokalanästhetika (LA) sind Substanzen, die in der Lage sind, die Schmerzempfindung in einem umschriebenen Gebiet reversibel auszuschalten.

■ **Historische Entwicklung**

- 1884 erster Bericht über die lokalanästhetische Wirkung von Kokain (aus Erythroxylon coca, Koka-Pflanze) durch den Ophtalmologen Karl Koller
- 1904 Synthetisierung des Procain als erstes klinisch eingesetztes Aminoester-LA
- 1947 Einführung von Lidocain in die klinische Praxis
- 1996 Einführung des reinen S-Enantiomers Ropivacain
- 2020 EMA Zulassung: Liposomales Bupivacain (Exparel liposomal)

13.1 Pharmakologie der Lokalanästhetika

13.1.1 Struktureller Aufbau der Lokalanästhetika

Zahlreiche organische Substanzen besitzen lokalanästhetische Eigenschaften. In der klinischen Praxis kommen jedoch ausschließlich Aminoester und Aminoamide zum Einsatz.

Alle Lokalanästhetika besitzen (◘ Abb. 13.1):

- **aromatischen Rest**
  - bestimmt die Lipophilie des LA
- **Zwischenkette**
  - verbindet das lipophile Ende (aromatischer Rest) mit dem hydrophilen Ende (tertiäres Amid) des LA
  - bestimmt die Substanzklasse:
    - Aminoamid-LA (C-NH)
    - Aminoester-LA (C=O)

- **tertiäres (seltener sekundäres) Amid**
  - hydrophiler Anteil des LA dient als Base (Protonenakzeptor), womit das Molekül in ein Kation übergeht
- die Pharmakodynamik wird durch die Länge der Zwischenkette bestimmt. Verlängert sich diese über 0,6–0,9 nm (6–9 Ångström), so nimmt die Wirkung des LA kontinuierlich bis zur Wirkungslosigkeit ab
- die Pharmakokinetik ändert sich je nach Struktur des lipophilen, aromatischen Restes oder des hydrophilen, tertiären Amids
- Änderungen, z. B. eine Alkylierung des aromatischen Rings, erhöhen die Fettlöslichkeit und somit Wirkstärke und -dauer

13.1.2 Wirkungsweise des Lokalanästhetikums (◘ Abb. 13.2)

- Hemmung der saltatorischen und axonalen Erregungsleitung durch eine reversible Blockade spannungsabhängiger neuronaler Natriumkanäle
- Nichtdepolarisationsblock der Nervenzelle:
  - ungeladene Form (Base des LA) diffundiert nach intrazellulär
  - ionisierte Form des LA blockiert von intrazellulär den Rezeptor am Na^+-Kanal
  - Verhinderung der Depolarisation (Aktionspotenzial = schneller Na^+-Einstrom)
- reversible Blockade und Stopp des elektrischen Signals
- an myelinisierten Nerven müssen mindestens 3 Ranvier-Schnürringe blockiert sein, um die elektrische Weiterleitung des Aktionspotenzials zu hemmen

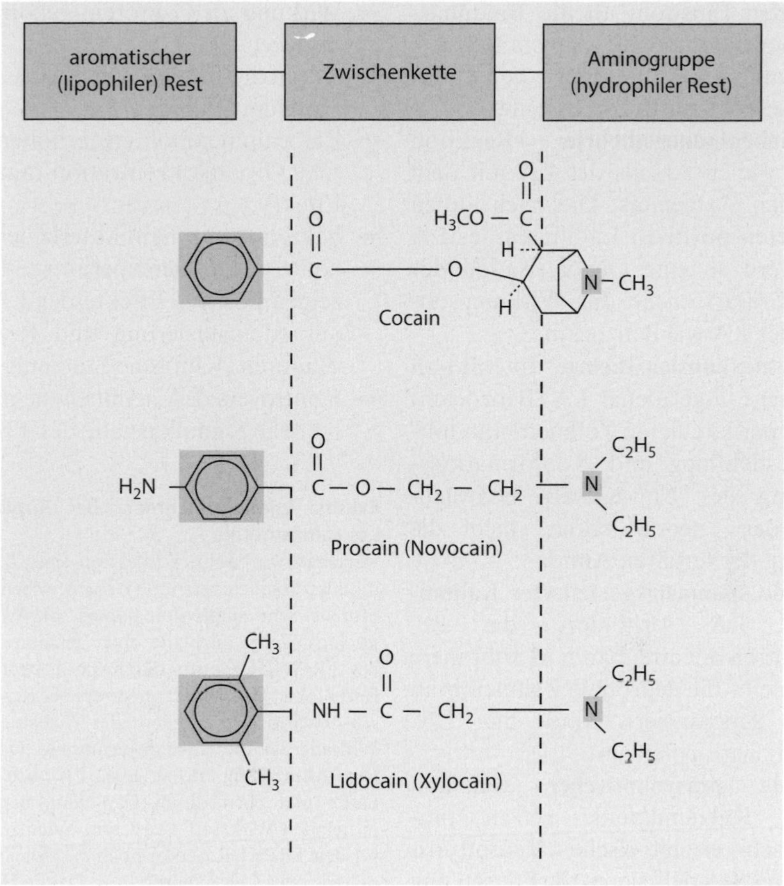

aromatischer (lipophiler) Rest
Zwischenkette
Aminogruppe (hydrophiler Rest)
Cocain
Procain (Novocain)
Lidocain (Xylocain)

Abb. 13.1 Struktur der Lokalanästhestika

BH+ ↔ B+H+
Na+
Phospholipid-Bilayer
BH+
H++B
K+
Intrazellularraum
BH+ = ionisierte/hydrophile Form des LA
B = Base/lipophile Form des LA

Abb. 13.2 Wirkungsweise des Lokalanästhetikums

- ebenfalls ist die Expositionsstrecke des LA mit dem Nerven entscheidend für die Blockade

Wie diese Blockade erfolgt ist, bis heute nicht zweifelsfrei geklärt.

- **Rezeptortheorie**: Interaktion mit spezifischen Rezeptoren an Na^+-Kanälen. Es werden Bindungsstellen an der Innenseite oder an der Außenseite des Kanals vermutet. Unterscheidung der Na-Kanäle anhand der α-Untereinheit in 10, teils organspezifische, Nav-Kanäle (relevant für „klassische" nozizeptive LA-Wirkung: Nav 1.7 und Nav 1.8), jedoch werden unselektiv alle Natriumkanäle (Nav 1.1–1.9) blockiert
- **Theorie des modulierenden Rezeptors**: LA binden im Inneren des Na-Kanals an einen spezifischen Rezeptor, im geöffneten Zustand gelangen geladene LA

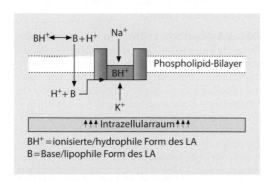

durch den Einstrom an die Bindungsstelle, neutrale lipophile Substanzen wie Benzocain gelangen über die Lipiddoppelschicht zur Rezeptorstelle

- **Oberflächenladungstheorie**: Reaktion des lipophilen Anteils des LA mit dem lipophilen Axolemms. Die nach außen gerichteten positiven Ladungen des LA verhindern so eine Depolarisation der Zelle. Erklärt nicht die Wirkung ungeladener LA wie Benzocain
- **Membranexpansionstheorie**: Interaktion permanent ungeladener LA (Benzocain) mit der perikanulären Zellmembran mittels Ausdehnung und Konformationsänderung des Na^+-Kanals. Schwachpunkt der Theorie: erklärt nicht die Wirkung der tertiären Amide
- **Blockade spannungsgesteuerter Kaliumkanäle**: LA verhindern die Repolarisation der erregbaren Membranen, somit bleibt die neuronale Zellmembran länger depolarisiert. und die LA-Wirkung wird potenziert
- **Blockade präsynaptischer Kalziumkanäle**: Kalziumkanäle setzen präsynaptisch exzitatorische Neurotransmitter frei. LA reduzieren die Freisetzung um bis zu 90 %
- **Blockade von HCN-Kanälen:** „hyperpolarization-activated cyclic nucleotide-gated channels" (HCN) werden als kationenselektive Kanäle bei Hyperpolarisation der Zellmembran im ZNS und myokardial rhythmisch aktiviert (Taktgeber). Lidocain kann diese HCN-Kanäle blockieren (antiarrhythmischer/antikonvulsiver Effekt)

- **Weitere Wirkungen der Lokalanästhetika an Rezeptoren**
- Aktivierung des Typ-1-Vanilloidrezeptors (Transient-Rezeptorpotenzial Vanilloid 1 = TRPV1 = alt: Capsaicinrezeptor)
- Inhibition erregter N-Methyl-D-Aspartat (NMDA)-Rezeptoren
- Wirkung an G-Protein-gekoppelten Rezeptoren
- Antiarrhythmika der Klasse 1b (nach Vaughan-Williams)
- Lidocainmetaboliten erhöhen synaptische Glycinkonzentration (analgetischer Effekt)
- bakteriostatischer/bakterizider Effekt
- kontrovers: Tierexperimentelle Studien zeigen positive Effekte der LA und RA auf Metastasierung und Rezidive von Tumoren (Klinische Studienlage unklar)
- Kontrovers: LA hemmen die proinflamatorische Signalkaskade des TNF-α

Exkurs: Injektionsschmerz bei Applikation von Lokalanästhetika

Regelhaft wird bei der Injektion eines LA ein kurzes initiales Brennen verspürt. Ursache scheint, neben der oftmals sehr unphysiologischen pH-Werte der Injektionslösung, auch die oben genannte Aktivierung des TRPV1-Rezeptors durch das LA zu sein. Dieser Rezeptor ist als eine Art „nozizeptiver Rezeptor" in den sensorischen Nervenzellen aller Wirbeltiere zu finden. Wirkung ist die kalziumvermittelte Depolarisation. Eine Aktivierung erfolgt neben LA auch durch Hitze, Säure und eben durch Capsaicin, den schärfevermittelnden Wirkstoff von Chili. Vereinzelt findet sich für den TRPV1-Rezeptor noch die Bezeichnungen Vanilloid- oder Capsaicinrezeptor. Da die Hauptwirkung der LA ein Nichtdepolarisationsblock spannungsabhängiger Na^+-Kanäle ist, kann der initiale Brennschmerz sehr plausibel mit der Depolarisation durch den TRPV1 erklärt werden.

Exkurs: Antibiotischer Effekt von Lokalanästhetika

Einige Lokalanästhetika, wie Lidocain, Bupivacain und Prilocain, scheinen einen bakteriostatischen bis bakteriziden Effekt auf bestimmte Bakteriengruppen wie Staphylococcus aureus, Escherichia coli und Enterococcus faecalis auszuüben. Bisher findet sich in der Literatur ein uneinheitliches Bild, ob dieser Effekt im klinischen Alltag reproduzierbar ist. Im Tierversuch konnte eine signifikante Erregerreduktion im beimpften Wundgebiet bei kontinuierlicher Lidocainapplikation gezeigt werden. Auch EMLA-Creme scheint bakterizide Wirkungen, die alkoholischen Desinfektionsmitteln ähnlich sind, aufzuweisen. Lokalanästhetika können das mikrobiologische Ergebnis einer bronchoalveolären Lavage (BAL) negativ beeinflussen. Antiinfektive Effekte können für Levo-Bupivacain und Ropivacain nicht nachgewiesen werden.

13.1.3 Physiologische Grundlagen

- Einteilung und Aufbau von Nervenfasern
  (■ Tab. 13.1)

- Ruhepotenzial und Depolarisation
  (■ Abb. 13.3)
- das elektrochemische Ruhepotenzial einer Nervenzelle liegt bei etwa -70 bis $-90\,mV$
- gebildet aus einem Konzentrationsgradienten zwischen Intra- und Extrazellularraum verschiedener Kationen (Na^+, K^+) und Anionen (Cl^-)
- jede Ungleichverteilung von Ionen führt zu einer Potenzialdifferenz in Millivolt (mV) → Gibbs-Donnan-Gleichgewicht und die Nernst-Gleichung beschreiben dieses Ungleichgewicht für einen Konzentrationsgradienten zwischen einer semipermeablen Membran (■ Tab. 13.2)
- ein Ruhepotenzial entsteht durch: chemische -, elektrische Gradienten,

Membranpermeabilität und einer Ionenpumpe (Na/K-ATPase)
- Transmembranproteine bilden spezifische Ionenkanäle mit passiver Durchlässigkeit für Anionen und Kationen

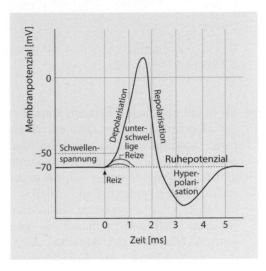

■ **Abb. 13.3** Aktionspotenzial

■ **Tab. 13.1** Einteilung der Nervenfasern (nach Erlanger und Gasser 1929)

Gruppe	Myelinschicht	Empfindlichkeit auf LA	Ø (µm)	V (m/s)	Funktion
A-α-Faser			15	70–120	– Motorik – Propriozeption
A-β-Faser			8	50	– Motorik – Berührung/Druck
A-γ-Faser			5	20	– Muskeltonus – Propriozeption
A-δ-Faser			1–4	10–25	– Schmerz – Temperatur
B-Faser			3	7	– präganglionär sympatisch
C-Faser			<1,5	0,5–2	– Schmerz – Temperatur – postganglionär sympatisch

◘ Tab. 13.2 Konzentrationsgradienten und Potenzialdifferenzen

Kation/Anion	Konzentration EZR (mmol/l)	Konzentration IZR (mmol/l)	Resultierendes Potenzial IZR/EZR (mV)
Natrium	140	6–11	+ 50 bis 60
Kalium	3,5–5	120–155	−91
Chlorid	120	5–7	−82
H⁺ (Protonen)	(pH 7,4)	(pH 7,0)	−27

- bei einem elektrischen Stimulus kommt es zur Depolarisation der Zelle mit einem rasch zunehmenden Na^+-Einstrom und einem verzögert einsetzenden K^+-Ausstrom
- an der Nervenzelle bildet sich ein maximales Aufstrichpotenzial von +20 mV
- in der Repolarisationsphase wird durch passiven Diffusionsmechanismen und aktiven Transport der Kationen durch die Na/K-ATPase das Ruhepotenzial wiederhergestellt.
- die Na/K-ATPase hat nur einen geringen Anteil (10 %) an der Repolarisation
- Cl⁻-Ionen diffundieren über Kanäle zwischen IZR und EZR → keine aktiven Pumpensysteme
- intrazelluläre Proteine (Anionen) können den IZR nicht verlassen und halten das K^+ in der Zelle

13.1.4 Dissoziationskonstante (pKa) eines Lokalanästhetikums

Lokalanästhetika kommen als Gemisch aus 2 Grundformen vor:
- ungeladene, lipophile Form (Base) = tertiäres Amin = diffusionsfähiger Anteil
- geladene, dissoziierte, hydrophile Form (Salz) = quartäres Amin = intrazelluläre Blockade des LA-Rezeptors

Der pK_a-Wert gibt den milieuspezifischen Ionisierungsgrad des jeweiligen LA an. Sind

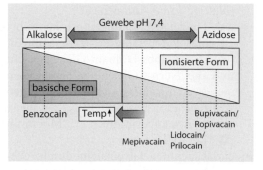

◘ Abb. 13.4 Auswirkung des Gewebe-pH-Werts auf den Ionisierungsgrad eines LA

pH und pK_a-Wert identisch befinden sich Base und Salz im Gleichgewicht.

Grundlage für diese Dissoziationskonstante ist die Henderson-Hasselbalch-Gleichung:

$$pH = pKs + \log \frac{\text{konjugierte Base}}{\text{Säure}}$$

Hieraus (◘ Abb. 13.4) ergeben sich folgende Implikationen:
- je niedriger der pKa-Wert eines LA, desto höher ist der Anteil der lipophilen Basen (Diffusionsanteil des LA) und desto schneller ist die Anschlagszeit eines LA
- je niedriger der Gewebe-pH (Gewebsazidose bei Entzündung), desto schlechter ist die Wirksamkeit des LA
- je höher die Temperatur, desto niedriger der pKa-Wert eines LA

◘ Tab. 13.3 Diffusionsfähiger Anteil eines LA. (Mod. nach Stoelting 2016, S. 282 ff.)

Lokal-anästhetikum mit pKa (25 °C)	Anteil der Base (diffusionsfähiger, lipophiler Anteil) eines LA in %		
	pH 7,2	pH 7,4 = Gewebe-pH	pH 7,6
Bupivacain (pKa = 8,2) Ropivacain (pKa = 8,1)	11	17	24
Lidocain (pKa = 7,9) Prilocain (pKa = 7,9)	17	24	33
Mepivacain (pKa = 7,6)	28	39	50

❯ Die meisten LA haben einem leicht basischen pKa-Wert (7,6–8,1), somit liegt der Anteil der diffusionsfähigen ungeladenen Basen bei einem normalen Gewebe-pH (7,4) lediglich bei etwa 20 % der injizierten LA-Menge. Nur diese tertiären Amine können ungehindert die lipophilen Schichten bis zum Wirkort penetrieren (◘ Tab. 13.3).

13.1.5 Blockade durch Lokalanästhetika

■ **Minimale Hemmkonzentration (C_m) eines LA**

C_m ist die Konzentration eines LA, bei der nach 10 min die Impulsweiterleitung in einem Nerv durchbrochen werden kann.
- sie ist spezifisch für das verwendete LA
- ermittelt wird die C_m in vitro und ist somit nur eingeschränkt auf klinische Verhältnisse übertragbar

C_m hängt ab von:
- Lipophilie des verwendeten LA (pKa niedrig)
- Milieubedingungen (Gewebe-pH, Ca^{2+}-Konzentration)

- Art des Nervs (Nervenimpulsfrequenz und Dicke der Nervenfaser)

Es gilt: die C_m ist:
- umgekehrt proportional zur Lipophilie (diffusionsfähiger Anteil des LA)
- umgekehrt proportional zum Gewebe-pH (Entzündung = saures Milieu = LA-Wirkung ↓)
- umgekehrt proportional zur Nervenimpulsfrequenz
- proportional zur Ca^{2+}-Konzentration
- proportional zur Dicke der Nervenfaser
- proportional zur Länge der Nervenfaser (gilt für Nervenfasern <30 mm Länge)

■ **Radialer Block**
- nichtmyelinisierte Fasern müssen über eine kurze Strecke des Nervendurchmessers durch eine Konzentration des LA (C_{LA}), die mindestens der C_m entspricht, blockiert werden. Es gilt: $C_{LA} \geq C_m$

■ **Longitudinaler Block**
- myelinisierte Fasern müssen neben der radialen Blockade auch longitudinal entlang der Faser blockiert werden
- in vitro müssen 3 Ranvier-Schnürringe blockiert sein, um die Impulsweiterleitung zu hemmen
- je dicker die Myelinschicht, desto größer ist der Abstand der Schnürringe. Somit werden weit höhere Konzentrationen des LA benötigt. Es gilt: $C_{LA} \gg C_m$

■ **Blockade ruhender und aktiver Nerven**
- offene Na^+-Kanäle werden besser durch das LA blockiert als inaktiverte oder gar geschlossene Kanäle (▶ Abschn. 13.1.2. Theorie des modulierenden Rezeptors). Mit steigender Impulsrate sinkt die benötigte C_{LA} (use dependent block)

■ **Statischer Block**
- für ruhende, statische Nervenfasern gilt: $C_{LA} > C_m$

- **Phasischer, frequenzabhängiger Block**
- bei aktiven Nervenfasern gilt oft: $C_{LA} < C_m$
- klinische Relevanz: Manche Autoren berichten von schnellen Blockadeerfolgen, indem sie Patienten mit einer axillären oder infraklavikulären Plexusblockade einen Gummiball regelmäßig drücken lassen

13.1.5.1 Besondere Blockadephänomene

- **Differenzialblockade**

Unter Differenzialblockade versteht man die gewollte oder ungewollte selektive Blockade einzelner Nervenfaserarten oder -qualitäten. So kann die Analgesie bereits vollständig, die Sensorik oder Motorik jedoch noch vorhanden sein. Man unterscheidet heute:

- Differenzialblockade nach anatomischer Anordnung („differential rate of block"): Oft liegen motorische Fasern in den Faszikeln in der Peripherie, und dort werden zuerst entsprechende Konzentrationen des LA erreicht → motorische Blockade vor sensorisch/analgetischer Blockade
- Differenzialblockade unabhängig oder abhängig vom verwendeten LA („differenzial steady state block"):
  - abhängig vom LA: Bupivacain oder Ropivacain blockieren afferente nicht-myelinisierte Fasern besser als afferente, myelinisierte Fasern. Bei Etidocain ist dies umgekehrt → hier dominieren starke motorische Einschränkungen bei geringer ausgeprägter Analgesie
  - unabhängig vom LA: Dickere Nervenfasern werden mit geringeren Konzentrationen eines LA blockiert als dünnere, jedoch spielt bei Betrachtung der Einzelfasern dieser Effekt keine Rolle mehr. Hier scheint die Länge Expositionsstrecke entscheidend zu sein

- **Wedensky-Block**

Entsprechende Konzentrationen des LA am Nerven (C_m) bewirken eine suffiziente Blockade von Einzelreizen. Kommt es beim Hautschnitt zu einer Dauerstimulation, so durchbrechen einige Impulse (jeder 2.–3. Impuls) diese Blockade → Patient nimmt Nadelstiche nicht, jedoch den Hautschnitt mit abgeschwächten Schmerzen wahr. **Abhilfe**: Zuwarten, Infiltration durch Operateur oder Analgosedierung/Vollnarkose.

13.1.6 Repetitionsdosis und Toleranzentwicklung

- Repetitionsdosis: 25–30 % der Initialdosis kann eine abklingende Blockade wieder vervollständigen.
- Produkt aus totaler Clearance (Cl) und toxischer Konzentration (C_{tox}) ergeben folgende maximalen Repetitionsdosen:
  - Lidocain: 285 mg/h
  - Mepivacain: 234 mg/h
  - Etidocain: 67 mg/h
  - Bupivacain: 30 mg/h
  - Ropivacain: 40 mg/h
- Toleranzentwicklung: Repetitive Dosen führen durch saure LA-Lösungen (Lidocain pH 5–7, Ropivacain pH 3,5–5) zu einer lokalen Azidose, die durch die Puffersysteme des Gewebes nicht mehr aufgefangen werden kann → schlechtere Gewebepenetration der LA. Alternativ werden Veränderungen auf neurophysiologischer Ebene diskutiert. Verhindert wird die Toleranzentwicklung durch kontinuierliche LA-Applikation oder durch den Zusatz von Opioiden

13

13.2 Spezielle Pharmakologie der Lokalanästhetika

13.2.1 Unterteilung der Lokalanästhetika

- nach chemischer Struktur der Zwischenkette
  - unterschieden werden Ester- und Amid-LA (▶ Abschn. 13.1.1)
  - die **„rule of i"** dient hier als wertvolle Orientierungshilfe. Amino-Ester = ein „i" im Wirkstoffnamen, Amino-Amide = zwei „i" im Wirkstoffnamen. Beispiel: Dibucain, als Diagnostikum des Pseudocholinesterasemangels, ist ein Amino-Amid-LA, Kokain ist ein Amino-Ester
- nach Anschlagszeit
  - die Anschlagszeit wird durch den Anteil der Basen bestimmt, maßgeblich ist der pKa-Wert des LA
  - **es gilt**: je näher der pKa-Wert am Gewebe-pH, desto höher ist der Anteil der diffundiblen Basen = schnellere Anschlagszeit (◘ Tab. 13.4)
- nach Wirkdauer
  - der Anteil der an Plasmaproteinen gebundenen LA bestimmt deren Wirkdauer: je höher die Proteinbindung, desto länger die Wirkdauer.
  - ebenfalls haben vasokonstriktorische (Ropivacain) oder vasodilatatorische (Lidocain) Komponenten des LA Einfluss auf die Wirkdauer
  - Wirkdauer: kurzwirksam 0,5–1 h; mittellang 1–3 h; langwirksam >3 h
- nach relativer Potenz
  - je höher die Lipidlöslichkeit, desto höher die Potenz (bezogen auf Procain) und desto höher die Toxizität des LA
  - die relative Potenz wurde am isolierten Nerven ermittelt, in vivo kann sich dies durch intrinsische Komponenten oder Redistribution deutlich anders darstellen (▶ Abschn. 13.4)

13.2.2 Vasokonstriktorenzusatz: Lokalanästhetika

- niemals Vasokonstriktorenzusatz bei Blockade in Endstromgebieten wie Finger, Zehen, Penis wird heute kritisch diskutiert
- kein Vasokonstriktorenzusatz bei instabiler AP/KHK, Herzrhythmusstörungen, Hypertonie
- Vasokonstriktorenzusatz (Adrenalin 1:200.000) vermindert die Plasmaspiegel um 20–30 %. Dies gilt für die periphere Nervenblockade und die epidurale Gabe des LA
- Bupivacain wird weniger beeinflusst (10–20 %)
- Adrenalin hat nur einen geringfügigen Einfluss auf die Wirkdauer bestimmter LA (Mepivacain, Lidocain)
- Vasokonstriktoren haben keinen Einfluss auf die Plasmaspiegel von Ropivacain
- Ropivacain besitzt, wie Kokain, eigene vasokonstriktorische Aktivität (**Cave**: Endstromgebiete)
- Lidocain ist vasodilatatorisch wirksam → hohe Plasmaspiegel ohne Adrenalinzusatz
- Felypressin ist ein Vasopressorzusatz in der Zahnmedizin
- der Einsatz von Adrenalin in der Regionalanästhesie wird zunehmend als obsolet angesehen

13.2.3 Abbau der Lokalanästhetika

- **Amino-Ester LA**
- Abbau durch Pseudocholinesterase
- Abbau durch Hydrolyse des Esteranteils
- es entsteht p(ara)-Aminobenzoesäure (PABA) und Alkoholderivate
- PABA ist ein potentes Antigen → hohe Allergieinzidenz der Ester-LA
- Abbau verlängert bei Leberinsuffizienz, Neonaten, atypische Cholinesterase

⬛ **Tab. 13.4**   Amino-/Ester-Typen der LA mit pKa-Wert

Wirkstoff	pKa bei 25 °C	Anschlags-zeit	Protein-bindung (%)	Wirk-dauer	Stuktur der Zwischenkette
Procain	9,0	schnell[a]	5	kurz	Amino-Ester-Typ
2-Chloroprocain	9,1	sehr schnell[a]	-	kurz	
Tetracain	8,5	langsam	85	lang	
Benzocain	2,5–3,5			kurz	
Lidocain	7,9	schnell	65	mittellang	Amino-Amid-Typ
Prilocain	7,9	schnell	55	mittellang	
Mepivacain	7,6	schnell	75	mittellang	
Bupivacain	8,2	langsam	95	lang	
Levobupivacain	8,1	langsam	95	lang	
Ropivacain	8,1	langsam	94	lang	
Etidocain	7,7	schnell	95	lang	
Articain	7,8	schnell	94	kurz/ mittellang	Amino-Amid, aber auch Esterbindung am Thio-phen-Ring

[a]Procain und 2-Chloroprocain: Trotz hohem pKa → schnelles Anschlagen durch sehr geringe Protein-bindung und somit hohem Diffusionsgradienten im Gewebe

13

- Hydrolysegeschwindigkeit: Chloropro-cain > Procain > Tetracain

- **Amino-Amid LA**
- Abbau durch Biotransformation in Leber (⬛ Tab. 13.5)
- Ausnahme Prilocain: teilweise Abbau in extrahepatischem Gewebe
- Ausnahme Articain: Esterasen spalten zu einem inaktiven Metaboliten → deut-liche Wirkungsverlängerung bei Cholin-esterasemangel
- geringer Abbau in Lunge bei Lidocain, Bupivacain und Prilocain
- Abbauwege: aromatische oder Amidhy-drolyse, N-Dealkylierung

⬛ **Tab. 13.5**   CYP-Inhibitoren und Abbau-hemmung der LA

Cytochrom-P_{450}-Enzym	Gehemmt durch	HWZ verlängert von:
CYP 2D6	Cimetidin, Propranolol	Bupivacain
CYP 1A2	Ciprofloxacin, Fluvoxamin	Ropiva-cain
CYP 3A4 (geringe Relevanz)	Clarithromycin, Itraconazol, Ketoconazol,	Ropiva-cain

- Neugeborene: 2- bis 3-fache Verlängerung der HWZ wegen unreifer Enzymsysteme
- Leberzirrhose: Verteilungsvolumen erhöht, Clearance erniedrigt
- Herzinsuffizienz: Clearance erniedrigt
- Niereninsuffizienz: <5 % unverändert renal eleminiert (Q_0 >95)
- Ansäuern des Urins steigert die renale Clearance (mehr hydrophile Formen des LA)
- Hydrolyse: Prilocain oxidiert zu o(rtho)-Toluidin → Methämoglobinbildung
- Barbiturate und andere Enzyminduktoren beschleunigen Abbau der Amid-LA
- Amid-LA binden hauptsächlich an α_1-Glykoprotein, weniger an Albumin

Exkurs: Methämoglobinbildung durch Prilocain
Prilocain als Amino-Amid-LA wird durch Leber, Lunge und Gewebe hydrolysiert. Es entsteht o-Toluidin als Anilinderivat. Dieses wird zu Aminophenol reduziert. Parallel kommt es zur Oxidation des Hämoglobins zu Methämoglobin, welches nicht für den O_2-Transport zur Verfügung steht. Bei der langsamer abgebauten S-Form kommt es zu längerer Wirkdauer, aber dadurch auch zu geringeren Methämoglobinspiegeln als bei der schnell metabolisierten R-Form. Ab ca. 2 % Methämoglobin kann eine Zyanose beobachtet werden, ab 15–30 % treten Erstickungserscheinungen/Vigilanzstörungen auf. Bei NADH-Methämoglobinreduktasemangel (Säuglinge, Neonaten) entstehen schnell relevante Methämoglobinspiegel (Intoxikation mit EMLA-Salbe/Benzocain, ► Abschn. 13.4). Auch ist fetales Hämoglobin deutlich anfälliger für eine Oxidation als adultes. Bei Erwachsenen können Medikamente wie Sulfonamide oder Malariamedikamente sowie ein bestehender Glukose-6-Phosphat-Dehydrogenasemangel ebenfalls zu einer starken Met-Hb Bildung führen.
Cave: Methämoglobin wird nicht pulsoximetrisch erfasst!
Grundsätzlich können Benzocain, Lidocain und Prilocain Methämoglobin bilden.

Als Faustformel gilt: 10 mg/kg Prilocain lassen den Methämoglobinspiegel um etwa 10 % ansteigen. Relevant für Patienten mit: Anämie <10 g/dl, COPD, Rauchern mit hohen CO-Hb-Spiegeln, Neonaten, Schwangeren und KHK-Patienten.
Therapie: Gabe von 1–5 mg/kg Methylenblau (exogener Elektronenakzeptor → reduziert Met-Hb).

13.2.4 Allgemeine Nebenwirkungen und Kontraindikationen der LA

▪ **Kontraindikationen**
- Paragruppenallergie (Ester-LA und Konservierungstoffe bei Amid-LA)
- Allergie gegen den Wirkstoff selbst
- Herzrhythmusstörungen und Herzinsuffizienz bei i. v.-Gabe
- Kontraindikationen, die sich aus dem Applikationsverfahren ergeben
- Porphyrie BDA-Liste 2009 (seither nicht aktualisiert, Stand 2022):
    - Unsicher: Lidocain
    - wahrscheinlich sicher: Bupivacain, Prilocain
    - fraglich: Ropivacain
- Porphyrie NAPS-Safe-List 2022:
    - besondere Vorsicht bei kontinuierlicher i.v.-Gabe: Lidocain (sonst sicher)
    - unsicher: Ropivacain (schwache Datenlage)
    - sicher: Bupivacain, Prilocain, Articain und Mepivacain

▪ **Nebenwirkungen**
- Wirkungsverstärkung verschiedener Antiarrhythmika (Klasse I und III)
- Wirkungsverlängerung bei Leberinsuffizienz beachten
- Enzyminduktoren im CYP_{450}-System können Abbau des LA beschleunigen

13.2.5 Allergie auf Lokalanästhetika

- Allergien auf LA sind selten (<1 %)
- Allergien sind immer dosisunabhängig (Intoxikation ist dosisabhängig)
- Allergien sind bei Amino-Ester-LA deutlich häufiger als auf Amino-Amid-LA
- p-Aminobenzoesäure (PABA) ist als Esterabbauprodukt ein potentes Antigen
- es gibt keine Kreuzallergien zwischen Ester- und Amino-LA
- Konservierungsstoff Methyl-4-Hydroxybenzoat (Methylparaben, Methyl-4-Hydroxybenzoesäuremethylester) in Durchstechflaschen kann häufig Allergien auslösen (◙ Tab. 13.6)
- Kreuzallergie Methylparaben und p-Aminobenzoesäure (Paragruppen Allergie)

Exkurs: Allergie auf Lokalanästhetika vom Ester- Typ

In der gängigen Literatur findet sich immer der Hinweis auf die nicht unerhebliche allergene Potenz der Lokalanästhetika vom Ester-Typ (paraständige aromatische Aminogruppe). Interessanterweise scheint diese Allergie einige Besonderheiten aufzuweisen.

So gibt es länderspezifische Unterschiede hinsichtlich des Auftretens einer Allergie auf Benzocain (wird bei der allergologischen Testung als Standard-Screening-Substanz für eine LA-Allergie verwendet): Dänemark 1 %, Deutschland 10 %, England nur 0,4 % und in den USA findet sich ein positiver Patch-Test in 2,6 % der Fälle. Inwieweit der Effekt durch die Benutzung parasubstituierter Ester in Sonnencremes eine Rolle spielt wird diskutiert.

Auch scheint es innerhalb der Ester-LA eine gewisse „allergene" Inhomogenität zu geben: 78 % aller Allergien auf Ester-LA finden sich bei Dibucain/Chinocain (42 %) und Tetracain (36 %) und seltener bei Benzocain oder Procain. Eine Kreuzallergie zwischen Benzocain und Procain konnte nicht nachgewiesen werden.

Auf die Stoffgruppe (Paragruppe) reagieren, laut einer großen Studie mit 5464 Teilnehmern, etwa 1,7 % allergisch.

◙ **Tab. 13.6** Lokalanästhetikapräparate mit Konservierungsmittel

Präparat (Auswahl)	Konservierungsstoff (Paragruppe)
Xylocain-4 %-Lösung (Astra Zeneca)	Methyl-4-Hydroxybenzoat
Ultracain 2 % + Epinephrin (Sanofi-Aventis)	
Xylonest 1 % 50-ml-Durchstechflasche (Astra Zeneca)	Methyl-4-Hydroxybenzoat und Prophyl-4-Hydroxybenzoat
Scandicain 1 % und 2 % 50-ml-Durchstechflasche (Astra Zeneca)	
Meaverin 0,5 und 1 % 50-ml Durchstechflasche (Actavis)	
Xylocainsalbe 2 %	

13.3 Besonderheiten der einzelnen Lokalanästhetika (◙ Tab. 13.10)

13.3.1 Injektionslokalanästhetika

- **Lidocain (Xylocain)**
- pH-Wert der Lösung: 5–7
- Metabolisierung in der Leber (Extraktionsrate 0,65)
- Metabolismus Lidocain → Monoethylglycinxylidid (MEGX) → Hydrolyse, Hydroxylierung oder aber (selten) N-Desalkylierung zu Glycinxylid (GX)
- MEGX und GX sind selbst lokalanästhetisch aktiv mit langer HWZ um 10 h für GX
- MEGX wird renal eliminiert → Kumulation bei Niereninsuffizienz
- Lidocain kann im geringen Maße Methämoglobin bilden (klinisch nicht relevant)

13

- 90 % als Metaboliten und 10 % unverändert im Urin ausgeschieden
- passiert Blut-Hirn-Schranke und Plazenta
- unsicheres Medikament bei Porphyrie
- Kardiotoxizität gering ausgeprägt
- Antiarrhythmikum der Klasse Ib (heute nur noch selten genutzt)
- Lidocainspray reagiert mit PVC-Endotrachealtuben und verursacht Leckagen des Cuffs
- Barbiturate, Rifampicin, Cimetidin und andere Enzyminduktoren können Abbau beschleunigen
- hochdosiertes Lidocain (5 %) intrathekal erzeugt eine hohe Inzidenz von transienten neurologischen Symptomen (TNS) → **nicht zur SPA** (ambulant/stationär) empfohlen
- Applikation im Bronchialtrakt führt rasch zu hohen Plasmaspiegeln
- Dämpfung des hyperreagiblen Bronchialsystems mit 1 mg/kg vor Narkoseeinleitung
- kontinuierliche Applikation im Rahmen abdomineller Eingriffe

■ **Prilocain (Xylonest, Takipril)**
- R/S-Enantiomere, liegt als Razemat vor
  - S-Form: lange Wirkdauer, geringe Met-Hb-Spiegel
  - R-Form: kurze Wirkdauer, hohe Met-Hb-Spiegel
- äquipotent dem Lidocain
- geringste Toxizität aller Amid-LA durch rasche Gewebegängigkeit und somit geringer Plasmaspiegel (hohes Verteilungsvolumen mit 261 l)
- Metabolisierung in Leber, Plasma und Lunge
- 5 % werden unverändert renal ausgeschieden
- Metabolisierungsweg: Hydrolyse zu o-Toluidin → oxidiert im Hämoglobin 2-wertiges Eisen zu 3-wertigem Eisen → Methämoglobin
- sicher bei Porphyrie

- relevanter Methämoglobinbildner (► Exkurs: Methämoglobin)
- besondere Vorsicht bei Neugeborenen, Kindern, Schwangeren, pulmonal/kardialen Risikopatienten und Patienten mit Glukose-6-Phosphat-Dehydrogenasemangel
- sehr geringe Kardiotoxizität
- sehr gut geeignet für die i. v.-Regionale (Bier-Block)
- hyperbare Präparation für ambulante SPA → Takipril 2 %
- Takipril besitzt keine Empfehlung für Kinder und Jugendliche (<6 Monate kontraindiziert)

■ **Mepivacain (Meaverin, Scandicain)**
- Pipecoloxylidid-Derivat (analog Bupivacain, Ropivacain)
- Methylgruppe am tertiären Amin (Bupivacain: Butylgruppe, Ropivacain: Propylgruppe)
- niedrigster pKa (7,6) aller Amid-LA
- Metabolismus über Leber, 5–10 % unverändert renal ausgeschieden, keine aktiven Metabolite
- sicher bei Porphyrie
- hyperbare 4 %ige Präparationen für ambulante SPA → höhere Inzidenz für transiente neurologische Symptome (TNS) als Prilocain 2 % hyperbar
- S1-Leitlinie „SPA bei ambulanten Eingriffen": Mepivacain sollte wegen 5-fach höhere TNS-Inzidenz für die SPA (ambulant/stationär) nicht mehr genutzt werden
- geringe Kardiotoxizität

■ **Ropivacain (Naropin)**
- Pipecoloxylidid-Derivat
- Propylgruppe am tertiären Amin
- Reines S(-)-Enantiomer
- pKa 8,1 und sehr hohe Plasmaeiweißbindung (95 %)
- erst 1997 in die Klinik eingeführt (2007: Zulassung bei Neugeborenen)

- keine signifikanten Unterschiede bezüglich Wirkdauer/Wirkungseintritt verglichen mit Bupivacain
- intrinsischer vasokonstriktorischer Effekt (ähnlich Kokain) → **Cave**: Endstromgebiete!
- geringere motorische Blockade als andere Amid-LA (Differenzialblock; ▶ Abschn. 13.1.5)
- geringere Kardiotoxizität als Bupivacain/ Levobupivacain > günstigere Rezeptorkinetik an kardialen Na^+-Kanälen („fast in – medium out")
- Metabolismus: aromatische Hydroxylierung in der Leber, 1 % unverändert renal ausgeschieden
- **Cave**: nicht sicher bei Porphyrie (American Porphyria Foundation 2017)
- kontinuierliche Nervenblockaden: Ropivacain 0,2 % max. 14 ml/h (37,5 mg/h)
- geburtshilfliche PDA: Plasmakonzentration der Mutter höher als beim Fetus (plazentagängig, aber hohe Bindung an maternalen $α_1$-Glykoprotein)
- Thrombozytenaggregationshemmung im periduralen Raum möglich (hohe lokale Konzentration)
- Ropivacain hyperbar in Deutschland noch nicht zugelassen

■ **Bupivacain (Carbostesin) und Levobupivacain (Chirocain)**
- Pipecoloxylidid-Derivat
- Butylgruppe am teritären Amin
- Bupivacain: Racemat aus R(+) und S(-) Enantiomer
- Levobupivacain: Reines S(-) Enantiomer
- liposomales Bupivacain (Exparel liposomal): multilaminär enkapsuliertes Bupivacain (DepoFoam) mit retardiertem Freisetzungsmuster bis zu 72 h. 3 % freies Bupivacain/97 % enkapsuliert. EMA-Zulassung 12/2020. Klinische Relevanz noch unklar. Seit 2011 auf dem US-Markt zugelassen für Wundinfiltration und interskalenäre Blockade (2017)
- pKa 8,2 (Bupivacain) und 8,1 (Levobupivacain)
- Metabolismus über Leber, Ausscheidung über Fäzes 70 % und Urin 30 %
- leicht geringere Kardiotoxizität des Levobupivacain vs. Bupivacain (1:1,2)
- pharmakokinetisch/-dynamisch kein wesentlicher Unterschied zwischen Bupivacain und Levobupivacain
- hohe Kardiotoxizität beider Substanzen verglichen mit anderen LA (▶ Abschn. 13.4)
- „Fast in-slow out"-Kinetik am myokardialen Na^+-Kanälen → therapierefraktäre Kreislaufstillstände
- am Injektionsort wird eine erhöhte Zellapoptoserate beobachtet
- **Cave**: Generell sollte 0,75 % Bupivacain nicht mehr verwendet werden → nach Todesfällen in der Geburtshilfe ist es dort verboten!

■ **Procain (Novanest) und 2-Chloroprocain (Ampres)**
- beide LA sind Aminoester-LA mit kurzer HWZ und hohem pKa
- Chloroprocain deutlich schnellere Anschlagszeit als Procain
- mögliche allergene Potenz beider Stoffe (▶ Abschn. 13.2.5)
- Metabolismus: Spaltung durch Pseudocholinesterase zu p-Aminobenzoesäure, Ausscheidung über die Niere
- Wirkungsverlängerung durch Pseudocholinesterasemangel
- keine relevanten toxischen Plasmaspiegel
- kaum Plasmaeiweißbindung, hohes Verteilungsvolumen
- seit 2014 als Ampres 1 % zur SPA bei kurzdauernden Eingriffen bei Erwachsenen (<40 min) auf dem deutschen Markt eingeführt (Zulassung 2013 in D

13

und 1996 in CH); noch keine Zulassung für Kinder und Jugendliche
- S1-Leitlinie „Regionalanästhesie bei ambulanten Patienten" 2021: Chlorprocain wird neben Prilocain zur ambulanten SpA empfohlen

■ **Tetracain (Ophtocain)**
- Ester-LA
- Oberflächenanästhetikum in Ophtalmologie
- deutlich potenter und toxischer als Procain (ca. 10-mal)

■ **Etidocain (Duranest)**
- Amid-LA mit langer HWZ
- im angloamerikanischen Raum beliebt zur PDA
- sehr gute motorische Blockade
- oft unzureichende sensorische Blockade

■ **Articain (Ultracain)**
- Amid-LA mit Esterbindung am Thiophen-Ring
- Racemat aus R(+)- und S(-)-Enantiomeren
- Metabolismus: Spaltung durch Pseudocholinesterase → inaktiver Metabolit Articaincarbonsäure hydrolysiert → renale Elemination
- Wirkungsverlängerung durch Pseudocholinesterasemangel
- wegen kurzer Wirkdauer (0,5–2 h) zur ambulanten SPA empfohlen (S1-Leitlinie 2014)
- geringe Inzidenz von TNS
- sicher bei Porphyrie (NAPS-Safe-List 2022)
- hyperbare Lösung und isobare mit Vasokonstriktorzusatz stehen zur Verfügung
- gute Penetration in Knochen (Dentalchirurgie, MKG)

13.3.2 Lokalanästhetika zur topischen Anwendung

■ **EMLA (EMLA-Pflaster)**
- EMLA = Eutectic Mixture of Local Anaesthetics
- Mischung aus Prilocain und Lidocain im Verhältnis 1:1
- Eutektika sind Mischungen von Stoffen bei denen der Schmelzpunkt der Mischung niedriger ist, als der Schmelzpunkt der Einzelkomponenten → Schmelzpunkt Lidocain = 68,5 °C und Prilocain = 38 °C → EMLA = 18 °C
- gute Penetration durch die Haut
- **Cave**: relevante Methämoglobinspiegel bei Säuglingen, Neugeborenen und Kleinkindern
- Hautanästhesietiefe korreliert mit Einwirkzeit (60–120 min = 5–6 mm)
- EMLA sollte mind. 15 min vor Punktion entfernt werden
- EMLA besitzt einen bakteriziden Effekt (demjenigen eines alkoholischen Desinfektionsmittels vergleichbar)

■ **Benzocain**
- Ester-LA
- Metabolismus durch Pseudocholinesterasen zu Acetylbenzocain (aktiver Metabolit) und weiter zu p-Aminobenzoesäure
- hohe allergene Potenz
- gute Penetration durch Gewebe → niedrigster pKa (3,5) → 95 % diffundible/lipophile Form
- Standard-Screening-Substanz bei Allergietestung auf LA vom Ester-Typ (Paragruppenallergie)
- wird oft in „Verzögerungscremes" und Kondomen benutzt

13.3.3 Lokalanästhetika (Adjuvantien)

Opioide: Einsatz bei neuroaxialen Blockaden etabliert, Fentanyl und Sufentanil besitzen hohe Lipophilie, somit keine aufsteigende Wirkung wie Morphin (s. ▶ Kap. 11). Periphere Regionalanästhesie: keine Empfehlung (Ausnahme Buprenorphin → Blockade von Nav 1.8)

Ketamin: Keine Wirkverlängerung, jedoch intrathekal und epidural schnellere Anschlagszeit und schnelleres muskuläres Recovery. Keine Empfehlung zur peripheren RA wegen >40 % psychoaktiven Nebenwirkungen

Clonidin: Erhöht die segmentale Ausbreitung einer neuroaxialen Blockade, Wirkverlängerung (2–4 h) der sensorischen und motorischen Blockade aller Lokalanästhetika. Einzeldosen bis 150 µg gelten als sicher

Dexmedetomidin: Analoge Wirkverlängerung (intrathekal, epidural und peripher) zu Clonidin, jedoch häufiger Bradykardien und geringere Hypotensionen

Dexamethason: Vermutlich Dämpfung nozizeptiver C-Fasern durch Dexamethasonrezeptoren peripherer Nerven. Signifikante Blockadeverlängerung (3–4 h)

Neostigmin: Potente Wirkverlängerung eines Kaudalblocks, jedoch vermehrt Übelkeit/Erbrechen, unklare Neurotoxizität

Hyaloronidase/Midazolam/Magnesium/Bikarbonat: Obsolet, da keine Wirkverlängerung nachweisbar, teilweise schneller Wirkungsanschlag bei Natriumbikarbonat

> ❯ Merke: Außer Sufentanil und Morphin (spinale/epidurale Anwendung) besitzen keine Adjuvanzien die Zulassung zur perineuralen oder neuroaxialen Applikation! („off-label use" bzw. „good clinical practice").

Sowohl für Dexamethason als auch Clonidin wird bei einer systemischen Applikation eine Wirkungsverlängerung der RA beobachtet.

13.4 Intoxikation mit Lokalanästhetika

Da LA die elektrische Erregung von Nervenzellen blockieren, können prinzipiell alle erregbaren Zellen durch eine Intoxikation betroffen sein.

- Inzidenz: 40–190/100.000 (fast immer ZNS-toxische Symptome)
- Epiduralanästhesie und periphere RA mit ähnlicher Inzidenz der Intoxikation
- vermutlich trägt die ultraschallgestützte RA zu einer kontinuierlich sinkenden Inzidenz bei
- Letalität: 0,023/100.000
- Hauptursachen sind versehentliche intravasale Injektion, rasche Resorption und Überdosierung (Überschreitung der C_{tox} des jeweiligen LA)
- Intoxikation tritt heute oft verzögert, etwa 10 min, nach Injektion auf (rasche Gewebsresorption), bei intravasaler Injektion (ohne Sonographie) sofort.

Man unterscheidet anhand der betroffenen Organsysteme:
- Neurotoxizität
- Kardiotoxizität
- Lokale Gewebstoxizität

13.4.1 Systemische Toxizität beeinflussende Faktoren

- Applikationsort (❑ Tab. 13.7)

13.4.2 Toxizität der Einzelsubstanzen

- Referenzsubstanz ist das Procain
- je höher die freigesetzte Dosis des LA, desto stärker die Intoxikation
- LAST = „local anesthetic systemic toxicity"
- neurologische Symptome treten meist vor kardialen auf (steigende Dosis)

◘ Tab. 13.7 Applikationsort und Absorption. (Mod. nach Stoelting 2016, S. 282 ff.)

Art der Applikation des LA	Absorptionsgeschwindigkeit
intravenös	sehr schnell
interkostal, intrapleural	
Kaudalblock	
lumbale PDA	
Plexus-brachialis-Blockade	
N.-femoralis-Blockade	
subkutane Infiltration	sehr langsam

— die Intoxikation ist grundsätzlich reversibel
— hohe Proteinbindung (>90 %) = Lipophilie des LA = hohe Kardiotoxizität (Bupivacain, Levobupivacain, Ropivacain)
— geringe Eiweiß-/Albuminspiegel = hohe Plasmakonzentration an lipophilen LA
— hydrophile LA (pKa <8) = eher neurotoxische Symptome im Vordergrund (Lidocain, Mepivacain, Prilocain)
— die Toxizität korreliert mit der Potenz des LA
— Komplikationen bei LA-Intoxikationen sind oft fehlerhaftes Krisenmanagement
— problematisch ist die Kardiotoxizität mit irreversiblen Herzstillständen

▶ Bei Gemischen aus verschieden LA immer zuerst die Gabe des kürzer wirksamen (hydrophilen) LA (eher neurotoxisch da schneller toxische Plasmaspiegel, aber gut zu therapieren) vor dem langwirksamen (lipophilen) LA (eher kardiotoxisch, schlechtere Therapieoptionen).

▶ Aktuell wird jedoch die Mischung verschiedener LA kritisch gesehen, da sich hier die Toxizität der Einzelsubstanzen additiv verhält und sich der positive Effekt der Wirkverlängerung nur begrenzt steigern lässt.

■ **Kardiotoxizität**
— Kardiotoxizität durch Blockade myokardialer Na^+-Kanäle (negativ dromotrop und chronotrop)
— Lidocain, rasche aber nur sehr kurze Blockade (0,1 s) des Natriumkanals →„fast in-fast out"
— Bupivacain in hohen Dosen rasche und lange Blockade (1,5 s) → „fast in-slow out"-Kinetik
— Ropivacain blockiert (1,0 s) nach der „fast in-medium out"-Kinetik
— Blockade des mitochondrialen Energiestoffwechsels (Bupivacain/Levobupivacain > Ropivacain > Lidocain)
— oxidative Phosphorylierung → Blockade der mitochondrialen Atmungskette
— Konzentrationsabhängige Blockade zellwandständiger L-Typ Ca^{2+}-Kanäle (Verhinderung des Ca^{2+}-Einstroms in das Zytosol = verminderte Kontraktion der Herzmuskelzelle; negativ inotrop)
— hohe Aktivität der myokardialen Fasern → phasischer Block → schnelle Blockade durch LA
— Herzstillstände unter Bupivacain 0,75 % in der Geburtshilfe (heute nicht mehr verwendet)
— Bupivacain: kardiotoxische Dosis ist nur 1,5-fach höher als die neurotoxische Dosis (geringe Sicherheitsspanne) dem gegenüber ist dieses Verhältnis bei Lidocain 3,5:1!

■ **Neurotoxizität**
— hohe elektrische Aktivität des ZNS → hohe Empfindlichkeit gegenüber LA
— Intoxikationsstadien sind dosisabhängig
— Prodromi beruhen auf einer peripheren Blockade der Hirnnerven

- Blockade inhibitorischer Zentren des Kortex und überwiegend exzitatorischer subkortikaler Strukturen
- inhibitorische Neuronenverbände sensibler auf LA als exzitatorische
- in hohen Dosen kommt es zur Blockade subkortikaler Zentren bis hin zur Blockade des Atem-/Vasomotorenzentrums
- Blockade des Atemzentrums → respiratorisch Azidose/Hyperkapnie → Freisetzung des LA aus der Plasmaproteinbindung (Azidose) → Steigerung des zerebralen Blutflusses (Hyperkapnie) → zentralnervöse Akkumulation des LA
- intrazelluläre Azidose → hoher protonierter Anteil des LA intrazellulär → „ion trapping"
- Intoxikation ist reversibel, Komplikationen beruhen meist auf fehlerhaftem Management der Symptome
- Lidocain und Prilocain überspringen oft das Konvulsionsstadium

■ **Lokale Gewebstoxizität**
- zytotoxische Effekte, vermutlich Interaktion des LA mit Ionenkanälen und Zellmembranen
- Förderung der Zellapoptose durch Bupivacain im Injektionsbereich (Myozyten)
- direkte neurotoxische Effekte bei Lidocain 5 % oder Mepivacain 4 % (Caudaequina-Syndrom bei SPA)
- transiente neurologische Symptome (TNS) treten innerhalb 24 h nach Injektion auf und können bis 3 (7) Tage andauern. (SPA: Rückenschmerzen, Muskelschwäche) → vermutlich inflammatorische Reaktion auf das LA
- TNS: 5-fach höhere Inzidenz (bis 36 %) bei Lidocain und Mepivacain gegenüber Bupivacain (0–4 %), Chloroprocain (Ampres) und Prilocain (Takipril)
- irreversible Schädigung der Chondrozyten des hyalinen Knorpelgewebes, klinische Relevanz bei intraartikulärer Injektion unklar

- Maximaldosen der LA sind unrelevant für die lokale Gewebetoxizität

13.4.3 Phasen der Intoxikation mit Lokalanästhetika (◘ Tab. 13.8)

13.4.4 Maximaldosen der LA (◘ Tab. 13.9)

- willkürliche Festlegung der Maximaldosen (umstritten)
- Versuch die Inzidenz toxischer Ereignisse möglichst gering zu halten
- Grundlagen der Maximaldosen sind tierexperimentelle Daten und Fallberichte
- unklar ist, wie sich Mischungen von LA bezüglich der Toxizität und Maximaldosen verhalten
- Perfusions- und Resorptionsverhältnisse bleiben unberücksichtigt
- falsches „Gefühl der Sicherheit", da auch submaximale Dosen schwere Intoxikationen auslösen können
- unterschiedliche Maximaldosen in verschieden Ländern

13.4.5 Therapie der LA-Intoxikation (LAST)

Nach Biscoping gelten folgende Regeln um eine LA-Intoxikation zu bewältigen:
- Symptome kennen, erkennen, akzeptieren und therapieren.

Symptomatische Therapie (Krisenmanagement)
- **Neurotoxische Effekte**
  - O_2-Gabe/Beatmung
  - Schutz des Patienten vor Verletzungen

- Gabe eines Benzodiazepins (z. B. Midazolam 0,1–0,2 mg/kg)
- Status epilepticus: Barbiturateinsatz (z. B. Thiopental 2–5 mg/ kg) – **Cave**: negative Inotropie des Barbiturats
- Vermeidung einer Hypoxie und Azidose!

- **Vaskuläre Effekte**
  - Gabe eines Vasokonstrikors (z. B. Akrinor titriert)
  - Volumenzufuhr
  - kontinuierliche Gabe von Noradrenalin/Adrenalin via Spritzenpumpe

- **Kardiale Effekte**
  - adäquate Oxygenierung
  - Ausgleich einer Azidose (Verhindern des „Ion trapping")
  - Behandlung einer Bradykardie mit Atropin 0,01–0,03 mg/kgKG (externer Schrittmacher meist erfolglos)
  - erwäge ECMO/ECLS-Therapie bei peristierendem Kreislaufstillstand, um die Zeit bis zur Abdiffusion des LA zu überbrücken.

- **Lipid Rescue Therapie:**
  - Lipidemulsion 20 % bei erwachsenen Patienten (Faustformel n. Zink und Graf (2003)):
  - 100 ml in 2–3 min
  - 100 ml nach weiteren 5 min ohne ROSC
  - 200–250 ml über 15–20 min kontinuierlich

- Höchstdosis 900 ml kumulative Höchstdosis
- erwäge Weiterführung der Lipidtherapie bis zur Elemination des Lokalanästhetikums (1–2 h)
- beachte, dass in Funktionsbereichen mit Einsatz von LA mindestens 500 ml 20 %-Lipidlösung vorgehalten werden sollte (AG „Regionalanästhesie" der DGAI)

- **Kardiopulmonale Reanimation**
  - nach aktuellen ERC-Leitlinen (► Kap. 64)
  - lange Reanimationszeiten sehr sinnvoll, da LA je nach HWZ die Natriumkanäle wieder freigibt
  - Ultima Ratio: Versuch der kompetitiven Verdrängung des langwirksamen LA (Bupivacain/Ropivacain) durch ein kurzwirksames LA wie Lidocain (1 mg/kgKG) vom Rezeptor

Merke: Vermeidung einer systemischen Lokalanästhetikaapplikation über einen i.v. Zugang durch verwechslungssichere Konnektoren nach DIN ISO 80369 (NRFit). Diese können nicht mehr an Standard-Luer-Anschlüsse konnektiert werden. Lokalanästhetikaspezifische Anschlüsse werden nach ISO 80369-6 genormt. Umstellung auf NRFit-Systeme der verschiedenen Hersteller sollte bei angestrebt werden, da viele Intoxikationen im peripherstationären (LA „unerfahrenen") Bereichen durch Verwechslung verursacht werden.

◘ Tab. 13.8   Phasen der LA-Intoxikation. (Mod nach Tonner und Hein 2011)

Neurotoxizität	Plasmakonzentration des LA	Kardiotoxizität
Prodromalstadium – metallischer Geschmack – periorale Taubheit – verwaschene Sprache – Geschmackssensationen		
präkonvulsiver Status – Tremor – Tinnitus – Nystagmus – Bewusstseinstrübung		
konvulsiver Status – Grand-mal-Anfall – tonisch-klonische Krämpfe		
ZNS-Depression – Koma (cortikal/subcortikal) – Apnoe (Atemzentrum) – Hypotonie (Vasomotoren) – kardiale Depression		indirekte Kardiodepression – Tachykardie – Hypo-/Hypertonie – Arrhythmie direkte Kardiodepression – Asystolie – Myokardischämie – Kontraktilitätsstörung – AV-Blockade – Arrhythmie

◘ Tab. 13.9   Maximaldosen der LA

Substanz	Relative Potenz (Procain = 1)	Maximaldosis (mg/kg) (aus Miller, Anesthesiology)		Maximale Einzeldosis Erwachsener (70 kg) in mg und maximale kontinuierliche Tagesdosis in mg/24h (nach Zink und Graf 2003)	
		Ohne Adrenalin	Mit Adrenalin		Kontinuierlich
Procain	1	7		800	-
Articain	3	7	7	300	
Lidocain	2	5	7	200–400	Unklar, (off label use)
Prilocain	2	6	8,5	400	
Mepivacain	1,5	4	7	300	
Ropivacain	8	3	–	225	800 mg/24 h
Bupivacain	8	2	2	150	400 mg/24 h
S-Bupivacain	8	2	2	150	400 mg/24 h
Etidocain	8	6	8	300	

Tab. 13.10 Übersicht über die Lokalanästhetika

Ester-LA: Abbau durch Pseudo-CHE, Abbauprodukt (Hydrolyse): para-Aminobenzoesäure → allergenes Potenzial

Amid-LA: Abbau in der Leber (Ausnahme Articain → Abbau durch Esterasen), geringe allergene Potenz, keine Kreuzallergie Ester-/Amid-LA, aber Kreuzallergie auf Konservierungsmittel (Tab. 13.6)

Lokalanästhetikum	Rel. Potenz	pKa (25°C)	Protein-bindung	Block	Konzent-ration	Dosis (mg/kg)	Maximaldosis (mg) (± Vaso-konstriktor)	Wirkungs-eintritt Wirkdauer (min)	Besonderheiten des LA
2-Chloroprocain (Ampres)	1	9,1	–	SPA	1 %	–	50	schnell 80–100	– ambulante RA (S1-Leitlinie 2021) – keine Zulassung für Kinder/Jugendliche
Articain (Ultracain)	3	7,8	94 %	dental	2–4 %	7	300/500	schnell 45–75	– Zahnmedizin (1:200.000 Adrenalin) – gute Knochenpenetration – ambulante SPA (S1-Leitlinie) – sicher bei Porphyrie – sehr geringe Inzidenz von TNS
				SPA	5 %		75–100	schnell 90–120	
Lidocain (Xylocain)	2	7,9	65 %	Spray	4 %		200/-	schnell 30–60	– geringe Kardiotoxizität – Antiarrhythmikum Ib – hohe Inzidenz von TNS bei SPA → Lidocain 5 % nicht zur SPA
				Infilt.	0,5–1 %	5 (7)	300/500	schnell 60–120	
				i. v.-Reg.	0,25–0,5 %	5	300/-	schnell –	
				PNB	1–2 %	5 (7)	300/500	schnell 60–180	

(Fortsetzung)

◘ Tab. 13.10 (Fortsetzung)

Lokalanästhetikum	Rel. Potenz	pKa (25 °C)	Protein-bindung	Block	Konzentration	Dosis (mg/kg)	Maximaldosis (mg) (± Vaso-konstriktor)	Wirkungs-eintritt Wirkdauer (min)	Besonderheiten des LA
Prilocain (Xylonest, Takipril)	2	7,9	55 %	i. v.-Reg.	0,25–0,5 %	6	600/-	schnell –	– Methämoglobinbildner – gut für i. v.-Regionale geeignet – sicher bei Porphyrie – ambulante RA (S1-Leitlinie 2021) für Prilocain 2 %
				PNB	1–2 %	6 (8,5)	600/600	schnell 90–180	
				SPA	2 %		80	schnell 90–130	
Mepivacain (Scandicain, Meaverin)	1,5	7,6	75 %	Infilt.	0,5–1 %	4 (7)	300/500	schnell 60–120	– SPA: hyperbare 4 % Präparation → hohe Inzidenz für TNS, nicht mehr empfohlen – sicher bei Porphyrie
				i. v.-Reg.	0,25–0,5 %	4	300/-	schnell –	
				PNB	1 %	4 (7)	300/500	schnell 90–180	
				PDA	1–2 %			schnell 60–150	
				SPA	4 %		80	schnell 30–90	
Bupivacain (Carbostesin)	8	8,2	95 %	PDA	0,25–0,5 %			moderat 120–240	– hohe Kardiotoxizität – Razemat (Levobupivacain → S-Enantiomer) – sicher bei Porphyrie – geringe Inzidenz von TNS – lokale Zelltoxizität
				SPA	0,5 %		15–20	schnell 120–240	
				PWB	0,5 %	1		langsam 120–240	

13

Ropivacain (Naropin)	8	8,1	94 %	Infilt.	0,2 %	3	250/–	langsam 90–240	– Differenzialblockade: sensibel > motorisch – geringer kardiotoxisch als Bupivacain (1:2) – nicht sicher bei Porphyrie – kontinuierlich max. 37,5 mg/h
				PNB	0,2–0,5 %				
				PDA	0,2–0,75 %			moderat 120–240	
				SPA	0,5 %		15–20	schnell 180–240	
Etidocain (Duranest)	8	7,7	95 %	PDA	1 %	6(8)	300/400	schnell 120–240	– starke motorische Blockade – schneller Wirkungseintritt

SPA Spinalanästhesie, *PDA* Periduralanästhesie, *PWB* Peniswurzelblock, *PNB* periphere Nervenblockade, *Infilt.* Infiltrationsänästhesie, *i.v.-Reg.* i.v.-Regionale, Bier-Block, *TNS* transiente neurologische Symptome

Dosierungen sind Beispiele und richten sich nach der jeweiligen Anästhesietechnik und dem Injektionsort. Anschlagszeit und Wirkdauer unterliegen hohen individuellen Schwankungen

Literatur und weiterführende Literatur

Stoelting (2014) Pharmacology & Physiology in Anaesthetic Practice, 5. Aufl. S. 282 ff., Wolters Kluwer, Netherlands

Zink W, Graf B (2003) Toxikologie der Lokalanästhetika Anaesthesist. 52:1102–1123

13

Allgemeines zur Anästhesie

Inhaltsverzeichnis

Kapitel 14 **Narkosetheorien – 357**
Michael Fresenius

Kapitel 15 **Präoperative Evaluation und Narkoserisiko – 361**
*Michael Heck, Michael Fresenius
und Cornelius Busch*

Kapitel 16 **Narkosesysteme – 385**
*Michael Fresenius, Michael Heck
und Cornelius Busch*

Kapitel 17 **Atemwegsmanagement – 401**
*Cornelius Busch, Michael Heck
und Michael Fresenius*

Kapitel 18 **Intraoperative Beatmung – 431**
*Michael Fresenius, Michael Heck
und Cornelius Busch*

Kapitel 19 **Regionalanästhesie – 435**
*Michael Fresenius, Michael Heck
und Cornelius Busch*

Kapitel 20 **Lagerung – 483**
*Cornelius Busch, Michael Heck
und Michael Fresenius*

Narkosetheorien

Michael Fresenius

Inhaltsverzeichnis

Weiterführende Literatur – 360

© Springer-Verlag GmbH Deutschland, ein Teil von Springer Nature 2023
M. Heck et al. (Hrsg.), *Repetitorium Anästhesiologie*, https://doi.org/10.1007/978-3-662-64069-2_14

■ **Was ist eine Narkose**

Die Narkose bzw. besser die Allgemeinanästhesie ist ein medikamentös-induziertes,
reversibles Koma.

■ **Ziele der Allgemeinanästhesie**

Die Allgemeinanästhesie besteht aus verschiedenen Komponenten:
— Hauptmerkmal ist die reversible **Ausschaltung des Bewusstseins** und eine
postoperative **Amnesie.** Beide sind von-
einander unabhängige Faktoren!
— Ausschaltung von Schmerz (**Analgesie**
bzw. Antinoziception)
— **Immobilität** des Patienten (**Akinesie**) und
die Ermöglichung von optimalen OP-Be-
dingungen (mittels Muskelrelaxation)
— begleitende Stabilität des autonomen,
kardiovaskulären und respiratorischen
Systems mit evtl. vegetativer Abschirmung
— **Anmerkung:** Das Narkotikum Äther
(Diethylether) konnte alle drei erstgenannten Effekte gleichermaßen beeinflussen! Die heute eingesetzten Anästhetika beeinflussen hingegen sehr
unterschiedlich diese einzelnen Komponenten, z. B. hat Propofol nur eine hypnotische und anamnestische Wirkung
und keine antinoziceptive Eigenschaft.
Alle Anästhetika weisen eine gewisse
Lipophilie auf! Je höher die Lipophilie,
desto wirksamer das Anästhetikum
(Meyer-Overton-Regel)

■ **Zerebrale Zielstrukturen der Anästhetika**

Anästhetika induzieren Bewusstlosigkeit
aufgrund einer Beeinflussung der Neuro-
transmission an **multiplen Stellen: primär**
im zerebralen **Cortex** und sekundär **Thalamus und Hippocampus.**

Die Aktivierung einer kleinen Anzahl
von inhibitorischen Interneuronen kontrolliert dabei eine große Anzahl an kortikalen,
exzitatorischen Pyramidenzellen durch
deren Hemmung.

■ **Molekulare Zielstrukturen**

Wirkorte von Anästhetika können sein:
1. bestimmte **Ionenkanäle** oder **Rezeptoren:**
   a. Ionenkanäle wie z. B. der **„two
   pore"-Kaliumkanal** (K_{2P}-Kanal),
   der für das Ruhemembran-
   potenzial der Zelle (-70 mV) verantwortlich ist!
   — volatile Anästhetika führen zu
   einer ständigen Öffnung dieser
   K^+-Kanäle, wodurch die
   Nervenzelle hyperpolarisiert
   wird (-90 mV). Wie bei knock-
   out-Mäusen gezeigt werden
   konnte, können Tiere denen
   dieser Haupttyp der Kaliumkanäle (= **TREK1-Kanal**)
   fehlt, nicht mit volatilen Anästhetika narkotisiert werden!
   b. der exzitatorische **Glutamat-** oder
   NMDA-Rezeptor (N-Methy-D-
   Aspartat)
   — Stimulation von **NMDA-Rezeptoren** durch Glutamat führt
   zur Öffnung von Natrium- und
   Kalziumkanälen. Na^+-Kanäle
   führen zur Depolarisation,
   wenn simultan der Glycinrezeptor besetzt und die Zellmembran depolarisiert ist! Anästhetika wie **Ketamin, Lachgas**
   und **Xenon blockieren** den
   NMDA-Rezeptor!
   c. der **$GABA_A$-Rezeptor**
   — der **GABA-Rezeptor** führt
   nach Stimulation zur Öffnung
   von **Chloridkanälen,** die wiederum zur Hyperpolarisation
   der Nervenzelle führen! Anästhetika wie **Propofol, Benzodiazepine, Barbiturate, Etomidate** und **volatile Anästhetika**
   wirken auf verschieden Sub-
   typen des **$GABA_A$-Rezeptors!**
   Die **sedative Wirkung** der volatilen Anästhetika wird über

14

β_2-GABA$_A$-Rezeptoren vermittelt, in höherer Konzentration die **hypnotische Wirkung** durch β_3-GABA$_A$-Rezeptoren. Auf spinaler Ebene wird die immobilisierende Wirkung der Inhalationsanästhetika nach weiterer Konzentrationserhöhung über β_3-GABA$_A$-Rezeptoren, Glutamat, Glycin und TREK-1 vermittelt.

d. **Kalziumkanäle vom HCN-Typ**
   – sind für die thalamokortikale Oszillation verantwortlich und werden z. B. durch Propofol beeinflusst!

e. **zerebrale nikotinerge Acetylcholinrezeptoren**
   – diese Rezeptoren werden durch Propofol und Ketamin gehemmt.

2. die **doppelschichtige Phospholipidmembran** der Nervenzelle:
   a. **Theorie des kritischen Volumens** nach Mullins von 1954 bzw. **Lipidpertubationstheorie**: unspezifische Absorption der Anästhetika in die doppelschichtige Phospholipidschicht der neuronalen Membran → Volumenexpansion mit Obstruktion der Proteinkanäle für den Natriumeinstrom → Erregbarkeit ↓
   b. **Fluidisationstheorie** (= Verflüssigungstheorie nach Trudell von 1973): Störung der parallel angeordneten Fettalkylketten und deren Mobilität innerhalb der Phospholipidmembran → Störung der Membranproteine (Ionophorenkanäle)
   c. **Gashydrattheorie** nach Pauling und Miller von 1961: Bildung von hydratisierten Mikrokristallen in der hydrophilen Schicht der Zellmembran → Wechselwirkung mit

Membranproteinen (Einwand gegen diese Theorie: Gashydrate sind instabil und nur kurzlebig, außerdem sind einige Anästhetika zur Gashydratbildung nicht fähig)
   – Anmerkung: Verschiedene Theorien versuchen seit langer Zeit die Wirkung volatiler Anästhetika zu erklären. Bisher konnte keine Theorie für sich alleine die hypnotische und/oder analgetische Wirkung allumfassend erklären (Unitaritätstheorie). Derzeit wird bei der Wirkung von Inhalationsanästhetika von „multisite and multiple mechanism" ausgegangen.

3. **Tonusmodulation des aufsteigenden retikulären Aktivierungssystems** (ARAS)
   – Tonusreduktion des aufsteigenden retikulären Aktivierungssystems (ARAS) soll eine Bewusstseinsmodulation bewirken. Widersprüchlich ist die teils sedierende, teils exzitatorische Wirkung an unterschiedlichen Abschnitten des Hirnstamms.

■ **Neuroanatomische Zielstrukturen von Anästhetika**
– der Thalamus ist das Tor zum Bewusstsein. Die Beeinflussung der thalamokortikalen Bahnen führt zu einer Reduktion des Bewusstseins bis zur Bewusstlosigkeit und der Erinnerung und der Wahrnehmung
– tierexperimentell lässt sich durch die lokale Applikation von **γ-Aminobuttersäure (GABA)** oder eines **volatilen Anästhetikums** in den **Thalamus** eine Bewusstlosigkeit erzeugen, Die kann durch die subthalamische Injektion von Nikotin vollständig antagonisiert werden! Die Tiere erlangen wieder das Bewusstsein!

Exkurs: Schlaf und Koma

Der natürliche Schlaf gliedert sich in den **REM-** und **Nicht-REM-Schlaf**, die sich circa alle 90 Minuten abwechseln.

Der REM-Phasen ist charakterisiert durch Rapid-Eye-Movements (REM), Träume, unregelmäßiger Atem- und Herzfrequenz, Penis- und Klitoriserektion, erniedrigter Tonus der Atem- und Skelettmuskulatur. Im REM-Schlafphase sind hochfrequente und niedrigamplitutige EEG-Rhythmen nachweisbar.

Der Schlaf wird generiert in Nuclei im Hypothalamus, Hirnstamm und basale Anteile der Frontalhirns.

Komatöse Patienten liegen mit geschlossenen Augen dar, können anfangs grimassieren, schmatzen und ungerichtete Abwehrbewegungen auf starke Schmerzreize zeigen. Beim tiefen Koma sind letzte auch erloschen.

Exkurs: Narkose

1. Narkoseinduktion
   - vor Narkoseeinleitung hat der Patient bei geschlossenen Augen einen Alpha-EEG-Rhythmus (10 Hz)
   - Initiierung der Anästhesie erfolgt mit Substanzen wie z. B. Thiobarbiturat, Propofol oder Etomidat, die den GABA-A-Rezeptor und den NMDA–Rezeptor in Cortex, Hirnstamm, Thalamus und Striatum stimulieren. Dosisabhängig wird der Patient ruhig, dann schläfrig, ist leicht erweckbar und hat die Augen geschlossen. Bei Vertiefung der Anästhesie Auftreten einer paradoxen Reaktion mit unbewussten Bewegungen, inkorrekter Sprache sowie Euphorie und Dysphorie. Anstieg der β-Aktivität (13–25 Hz) im EEG
   - bei weiterer Vertiefung der Anästhesie Auftreten von irregulären Atemexkursionen bis zu Apnoe (Aktivierung von GABA-Interneurone im respiratorischen Kontrollnetzwerk in der ventralen Medulla und Pons) und Verlust des Skelettmuskeltonus (retikuläre Nuclei in der Pons und Medulla, welche die antigravitätiären Muskeln kontrollieren). Ab diesem Zeitpunkt ist eine externe Maskenbeatmung notwendig! Der oculocephale Reflex, der Lidschlag und der Cornealreflex sind erloschen! Lichtreflex ist erhalten (auch wenn dieser bei opioidbedingter Miosis schwieriger zu beurteilen ist)
2. Narkoseaufrechterhaltung
   - durch Kombination von Hypnotika, volatilen Anästhetika, Sedativa, Muskelrelaxanzien, kreislaufwirksamen Medikamenten
   - Steuerung der Narkosetiefe mittels klinischer Parameter wie Herzfrequenz und Blutdruck! (**Cave**: Antihypertensiva und β-Blocker)

   - Zeichen einer zu flachen Narkose sind: Anstieg der Herzfrequenz (manchmal als Vorwarnung kurze Bradykardie) und des Blutdrucks, Pupillenerweiterung (?), Schwitzen, Tränenfluss, Anstieg des Muskeltonus bzw. der Beatmungsdrücke, Bewegungen
   - EEG: flache Narkose mit Abnahme der β-Aktivität (8–12 Hz) und Zunahme der δ-Aktivität (0–4 Hz); anschließend intermediäres Stadium mit weiterer Zunahme der α- und δ-Aktivität mit sog. Anteriorization, d. h. Zunahme der oben genannten Aktivität im frontalen Bereich; tiefe Narkose mit **burst suppression** im EEG (EEG mit flachen EEG-Kurven zwischen Phasen mit β- und δ-Aktivität); zu tiefe Narkose mit ioselektrischer Kurve bei fehlender Gehirnaktivität
3. Narkoseausleitung
   - Abbau der Anästhetika durch hepatische Enzyme (z. B. Opioide durch Cytochrom-P$_{450}$-3A4, Sevofluran durch Cytochrom-P$_{450}$-2E1, …), durch unspezifische Blut- und Gewebsesterasen (Remifentanil, …), durch Pseudocholinesterasen oder durch „überwiegende" Exhalation (Desfluran, …)
   - passiver Prozess, der von der Gesamtmenge der aufgenommenen Anästhetika abhängt
   - Rückkehr zum β- bzw. δ-EEG-Rhythmus
   - Rückkehr der Spontanatmung, der Schutzreflexe, des Muskeltonus und der Vigilanz

Weiterführende Literatur

Brown EN, Lydic R, Schiff ND (2010) General anesthesia, sleep and coma. N Engl Med 363:2638–2650

Hudetz AG, Mashour GA (2016) Disconnecting consciousness: is there a common anesthetic end point? Anesth Analg 123:1228–1240

Kuo MC, Leung LS (2017) Disruption of hippocampal multisynaptic networks be general anesthetics. Anesthesiology 127:838–851

Miller SL. (1961) Eine Theorie der gasförmigen Anästhetika. Prob. Hat. Akad. Wissenschaft; 47:1515

Pauling L (1961) Eine molekulare Theorie der Allgemeinanästhesie. Science; 134:15

Söhle M (2019) Wie funktioniert Narkose im Gehirn? Aktueller Stand des Wissens. DAAF Refresher-Course Nr. 45:187–191

Trudeln JR et al (1973) Druckumkehr einer durch Inhalationsanästhesie induzierten Störung in spinnmarkierten Phospholipidvesikeln. Biochef. Biophysik. Acta; 291:328

14

Präoperative Evaluation und Narkoserisiko

Michael Heck, Michael Fresenius und Cornelius Busch

Inhaltsverzeichnis

15.1 **Anamnese und körperliche Untersuchung – 362**
15.1.1 Risikoabschätzung – 362
15.1.2 Diagnostik – 367

15.2 **Aufklärung/Einwilligung – 370**
15.2.1 Impfung und Anästhesie – 371

15.3 **Präoperative Dauermedikation – 372**
15.3.1 Weitergeben am Morgen des Operationstags
(◙ Tab. 15.14) – 372
15.3.2 Ab- oder Umsetzen von Medikamenten (◙ Tab. 15.15) – 373

15.4 **Medikamentöse Prämedikation – 377**
15.4.1 Ziele der medikamentösen Prämedikation – 377
15.4.2 Medikamente zur Prämedikation – 378
15.4.3 Besonderheiten bei der medikamentösen
Prämedikation – 379
15.4.4 Präoperative Nüchternheit – 379

15.5 **Spezielle Situationen oder Vorerkrankungen – 381**
15.5.1 Diabetes mellitus (DM) – 381
15.5.2 Erhöhte Aspirationsgefahr – 381
15.5.3 Schwere allergische Diathese – 382
15.5.4 Endokarditisrisiko – 382
15.5.5 Phäochromozytom – 382
15.5.6 Präoperatives Rauchverbot – 383

15.6 **Anästhesierisiko – 383**

Literatur und weiterführende Literatur – 384

© Springer-Verlag GmbH Deutschland, ein Teil von Springer Nature 2023
M. Heck et al. (Hrsg.), *Repetitorium Anästhesiologie*, https://doi.org/10.1007/978-3-662-64069-2_15

- **Ziele der Prämedikation**
- der Patient soll sich eine Vorstellung über den eigenen Gesundheitszustand machen. Dazu soll er den Narkosefragebogen möglichst selbstständig ausfüllen
- Arzt macht sich ein „Bild" vom Patienten
  - Durchsicht der Patientenakte und des Narkosefragebogens
  - Anamnese
  - körperliche Untersuchung
- Gespräch mit dem Patienten
  - Auswahl des Anästhesieverfahrens
  - Einverständniserklärung
- Risikoabschätzung
- evtl. Notwendigkeit zusätzlicher Untersuchungen und/oder Therapie festlegen
- medikamentöse Prämedikation

15.1 Anamnese und körperliche Untersuchung

> Eine sorgfältige Anamnese und körperliche Untersuchung sind die wichtigsten präoperativen Screening-Methoden.

- **Allgemein- und Ernährungszustand**
- Adipositas
- Kachexie

- **Herz, Kreislauf und Gefäße**
- KHK
  - Angina pectoris (Ruhe, Belastung?)
  - Myokardinfarkt
- Herzfehler, Herzklappen-, Herzmuskelerkrankungen, Herzrhythmusstörungen
- Belastungsfähigkeit
- Blutdruck, Puls
- Auskultation
- AVK
- Thrombose

- **Lunge**
- Asthma, chronische Bronchitis, Lungenemphysem, Tuberkulose, Lungenentzündung

- Nikotinabusus
- Auskultationsbefund

- **Leber, Niere**
- Hepatitis, Alkohol, Blutungsneigung
- Nierenerkrankungen

- **Stoffwechsel**
- Diabetes mellitus, Gicht, Schilddrüse, sonstige Stoffwechselerkrankungen

- **ZNS**
- Krampfleiden, Lähmungen, Depressionen

- **Sonstiges**
- Muskelerkrankungen
- Skeletterkrankungen (Wirbelsäulenerkrankungen, Hüfterkrankungen)
- Augenerkrankungen (Glaukom)
- Allergien
- Bluterkrankungen, angeborene Gerinnungsstörungen (◘ Tab. 15.1)
- Intubationsprobleme (Einteilung nach Mallampati)
- Zahnstatus (saniert, Prothese, wackelnde Zähne)
- vorausgegangene Narkosen
- Medikamenteneinnahme
- Schwangerschaft
- Allen-Test bei geplanter arterieller Kanülierung (Effektivität fraglich, aus forensischen Gründen empfohlen)

15.1.1 Risikoabschätzung

- **Klassifizierung nach der American Society of Anesthesiologists (◘ Tab. 15.2)**

- **Kardialer Risikoindex nach Goldman (◘ Tab. 15.3 und ◘ 15.4)**
- nicht anwendbar für kardiochirurgische Patienten
- Score zur präoperativen Einschätzung des Operationsrisikos

15

◪ **Tab. 15.1** Fragebogen zur Blutungsanamnese

	Ja	Nein
Erwachsene		
Ist bei Ihnen eine Blutgerinnungsstörung bekannt?		
Kommt es bei Ihnen grundlos zu Nasenbluten, blauen Flecken, punktförmigen Einblutungen oder Gelenksblutungen?		
Bluten Sie länger bei Schnittwunden oder nach dem Ziehen von Zähnen?		
Gibt es in Ihrer Familie Fälle von Blutungsneigung?		
Haben Sie während oder nach einer Operation verstärkt geblutet?		
Haben Sie in ihrem Leben schon Blutprodukte erhalten?		
Nehmen Sie Medikamente zur Blutverdünnung ein?		
Nehmen Sie Schmerzmittel?		
Bei Patientinnen: Sind Ihre Monatsblutungen verlängert?		
Kinder		
Hat Ihr Kind vermehrt Nasenbluten ohne erkennbaren Grund?		
Treten bei Ihrem Kind vermehrt „blaue Flecke" auf, insbesondere an ungewöhnlichen Stellen?		
Hat Ihr Kind Zahnfleischbluten ohne erkennbare Ursache?		
Wurde Ihr Kind schon einmal operiert? Wenn ja, kam es während oder nach einer Operation zu einer längeren Blutung?		
Kam es beim Zahnwechsel oder nach dem Ziehen von Zähnen zu längerem Nachbluten?		
Hat Ihr Kind schon einmal Blutprodukte übertragen bekommen?		
Bekommt Ihr Kind Medikamente? Hat Ihr Kind in den letzten Tagen Schmerzmittel (z. B. Aspirin) eingenommen?		

Die Gewichtung der mit „ja" beantworteten Fragen hinsichtlich einer Gerinnungsstörung ist unterschiedlich.

Eine Epistaxis ohne jegliche Manipulation ist mit 50 % ein positiver prädiktiver Befund. Dagegen ist ein Nasenbluten im Rahmen eines Infektes oder ein schlecht eingestellter Hypertonus häufig nicht mit einer Gerinnungsstörung assoziiert. Einseitiges Nasenbluten sollte von einem Kollegen der HNO abgeklärt werden.

Punktförmige Blutungen und Gelenkeinblutungen sind häufiger mit einer Verminderung des Faktor VIII, Faktor IX oder einem von-Willebrand-Syndrom vergesellschaftet und bedürfen deshalb einer Abklärung, hingegen wird man bei Hämatomen an den Extremitäten lebhafter Kinder selten eine Gerinnungspathologie finden.

Nachblutungen bei Nassrasur (>5 min) oder nach Zahnextraktion sind verdächtig.

Perioperative Blutungen sind zum Teil nicht einfach eruierbar. Insbesondere kleinere Eingriffe wie TE, AT oder Zirkumzision werden als diagnostisch aussagekräftig gewertet.

Wundheilungsstörungen gehen zum Teil mit Faktor-XIII-Mangel einher.

Die Familienanamnese ist ein entscheidender Punkt ebenso wie die Medikamentenanamnese.

◘ **Tab. 15.2** Klassifizierung der American Society of Anesthesiologists (ASA-Klassifizierung)

ASA	
I	normaler gesunder Patient
II	Patient mit leichter Systemerkrankung
III	Patient mit schwerer Systemerkrankung und Leistungsminderung
IV	Patient mit schwerster System-erkrankung und konstanter Lebensbe-drohung
V	moribunder Patient, der mit oder ohne Operation die nächsten 24 h voraussichtlich nicht überlebt
VI	für hirntot erklärter Patient im Rahmen einer Organentnahme

Der daraus entwickelte Revised Cardiac Risk Index (RCRI) nach Lee ist wegen seiner klinischen Aussagefähigkeit und einfachen Handhabe geeignet, eine weitere kardiale Diagnostik wie ein EKG zu indizieren. Er erfasst in seiner letzten Version 5 Faktoren:

- Herzinsuffizienz
- KHK (Angina pectoris und/oder Z. n. Myokardinfarkt)
- zerebrovaskuläre Insuffizienz (Apoplex oder TIA)
- Diabetes mellitus (insulinpflichtig)
- Niereninsuffizienz (Kreatinin >2 mg/dl)

Dabei steigt Wahrscheinlichkeit schwerer kardialer Komplikationen mit zunehmender Risikofaktorenzahl an (0,4 %, 0,9 %, 6,6 %, und 11 % bei 0, 1, 2 bzw. 3 und mehr Risikofaktoren).

Ein weiterer Test ist der MICA-Score (Myocardial Infarction and Cardiac Arrest) zur Berechnung des perioperativen

◘ **Tab. 15.3** Kardialer Risikoindex nach Goldmann 1977 (Bewertung siehe ◘ Tab. 15.4)

Kriterien	Risiko-punkte
Vorgeschichte	
Alter >70 Jahre	5
Myokardinfarkt in den vergangenen 6 Monaten	10
Körperliche Untersuchung	
3. Herzton, Galopprhythmus oder Jugularvenenstauung	11
hochgradige Aortenstenose	3
EKG	
anderer Rhythmus als Sinus-rhythmus oder supraventrikuläre Extrasystolen (ES) im letzten präoperativen EKG	7
mehr als 5 ventrikuläre ES/min, die zu irgendeiner Zeit vor der Operation dokumentiert wurden	7
Beeinträchtigter Allgemein-zustand	3
p_aO_2 < 60 mmHg oder p_aCO_2 > 50 mmHg *oder*	
K^+ <3,0 mval/l oder HCO_3 < 20 mmol/l *oder*	
Serumharnstoff >50 mg% oder Serumkreatinin >3,0 mg% *oder*	
erhöhte SGOT, Zeichen der chronischen Lebererkrankung *oder*	
Bettlägrigkeit des Patienten aus nichtkardialer Ursache	
Operation	
intraperitonealer, intrathorakaler oder Aorteneingriff	3
Notfalloperation	4
Mögliche maximale Punkte-summe	**53**

⬛ Tab. 15.4 Kardiales Risiko bei nichtherzchirurgischen Eingriffen nach Goldman

Klasse	Punkte	Keine bzw. kleinere Komplikationen (%)	Lebensbedrohliche Komplikationen (%)	Tod durch Herzversagen (%)
I	0–5	99	0,7	0,2
II	6–12	93	5	2
III	13–25	86	11	2
IV	>26	22	22	56

⬛ Tab. 15.5 Klassifikation der New York Heart Association (NYHA-Klassifizierung)

NYHA	
I	Herzkranke ohne Beschwerden im täglichen Leben
II	Herzkranke mit Beschwerden unter starker Belastung
III	Herzkranke mit Beschwerden bei leichter Belastung
IV	Herzkranke mit Beschwerden bereits in Ruhe, schwerste Einschränkung der Leistung

Myokardinfarktsrisikos (online: ▶ https://www.mdapp.co/gupta-score-calculator-for-perioperative-risk-of-mica-591/) sowie als Excel-Version (▶ http://www.surgicalriskcalculator.com/miorcardiacarrest).

- **Klassifizierung nach der New York Heart Association (NYHA) (⬛ Tab. 15.5)**

15.1.1.1 Anästhesie nach Infarkt

Die früher aufgestellte Regel, aufgrund der erhöhten Reinfarktrate eine Anästhesie innerhalb von 6 Monaten nach Myokardinfarkt nicht durchzuführen, ist heutzutage generell nicht mehr haltbar (▶ Abschn. 15.6). Hier

müssen die Art und der Umfang des geplanten Eingriffs sowie die Infarktgröße und die aktuelle linksventrikuläre Pumpfunktionen individuell berücksichtigt werden!

❶ Cave
Vermeiden von Hyper- und Hypotonie, Tachykardie, Hypovolämie und Anämie!

- **Klassifikation der stabilen Angina pectoris nach der Canadian Cardiac Society (CCS; ⬛ Tab. 15.6)**

- **Risikoeinschätzung durch metabolische Äquivalente (⬛ Tab. 15.7 und ⬛ 15.8)**

- **Kardiale Risikofaktoren aus Anamnese und/oder klinischen Befunden (⬛ Tab. 15.9 und ⬛ 15.10)**
  - Herzinsuffizienz
  - koronare Herzkrankheit (KHK)
  - periphere arterielle Verschlusskrankheit (pAVK)
  - zerebrovaskuläre Insuffizienz
  - Diabetes mellitus
  - Niereninsuffizienz

Laut Positionspapier der Deutschen Gesellschaft für Kardiologie von 2010 und 2011 sollte nach invasiver kardiologischer Diagnostik oder Therapie mindestens über folgende Zeiträume eine duale Plättchenaggregationshemmung (DTAH) erfolgen:

◘ Tab. 15.6 Klassifikation der Canadian Cardiac Society (CCS-Klassifikation) der stabilen Angina pectoris

CCS-Grad	Definition	Beispiel
I	keine Angina bei normaler Belastung, Angina bei sehr hoher oder andauernder Anstrengung	Angina z. B. beim Schneeräumen, beim Dauerlauf
II	geringe Einschränkung bei normalen Tätigkeiten	Angina beim schnellen Treppensteigen, beim Bergauf gehen, bei Belastung kurz nach dem Aufwachen
III	deutliche Einschränkung der Leistungs-fähigkeit	Angina beim An- und Aus-ziehen, bei längerem langsamem Gehen, leichter Hausarbeit
IV	Angina bei jeder Belastung oder in Ruhe	Angina unterhalb der bei Grad III genannten Belastungen

◘ Tab. 15.7 Risikoeinschätzung durch Bestimmung der körperlichen Belastbarkeit mittels metabolischer Äquivalente

	Können Sie …?
1 MET	… für sich selbst sorgen? Essen? Trinken? Die Toilette benutzen?
2 MET	… innerhalb des Wohnbereichs umherlaufen?
3 MET	… ein bis zwei Blöcke auf der Ebene laufen?
4 MET	… leichte Hausarbeit verrichten, wie Abstauben oder Geschirr spülen? … eine Etage Treppen steigen oder einen kleinen Hügel hochgehen?
10 MET	… anstrengende Sportarten wie Tennis, Fußball, Skilaufen ausüben?

1 MET entspricht dem O_2-Umsatz von 3,5 ml/kg/min bei Männern, bei Frauen sind es 3,15 ml/kg/min. Eine andere Definition bezeichnet als 1 MET einen Energieverbrauch von 4,2 kJ (1 kcal)/kg KG/h, beides entspricht in etwa dem Ruheumsatz des Körpers. Moderate körperliche Aktivität hat etwa einen Energieverbrauch von 3–6 MET, intensive Anstrengungen hingegen über 6 MET

◘ Tab. 15.8 Einteilung der Belastbarkeit nach MET

Belastbarkeit	Definition
ausreichend/gut	≥4 MET (≥100 W)
unzureichend/schlecht	<4 MET (<100 W)

- 14–28 Tage nach PTCA
- 1 Monat nach Bare-Metal-Stent-Implantation
- 6–12 Monate nach Implantation eines Drug-Eluting-Stent (hängt von Faktoren wie Stenttyp, Lokalisation, Anzahl der Stents und Begleiterkrankungen wie DM ab)
- 12 Monate nach einem ACS unabhängig von der Intervention

Im Zweifelsfall Rücksprache mit dem behandelnden Kardiologen. Bei nichtkardialen Operationen sollte eine Unterbrechung der DTAH vermieden werden. Ist die Unterbrechung der DTAH unvermeidbar sollte das periprozedurale Vorgehen von allen Beteiligten (Kardiologe, Interventionalist, Operateur, Anästhesist) unter Abwägung des Risikos einer Stentthrombose und Blutung getroffen werden.

Eine Abschätzung des perioperativen Risikos und eine Entscheidung zur weiterführenden Diagnostik kann anhand der folgenden Faktoren getroffen werden:

◘ Tab. 15.9   Akut symptomatische Herzerkrankungen („active cardiac condition") nach Fleisher 2014

instabile Koronar-syndrome	instabile oder schwere Angina (CCS III oder IV) kürzlich stattgehabter Myokardinfarkt (>7 Tage und <30 Tage)
dekompensierte Herzinsuffizienz	NYHA IV oder Symptomverschlechterung oder Erstmanifestation der Herzinsuffizienz
signifikante Arrhythmien	höhergradiger AV-Block (Typ Mobitz II, AV-Block III°) symptomatische Herzrhythmusstörung supraventrikuläre Arrhythmie (einschließlich Vorhofflimmern) mit schneller Überleitung >100/min symptomatische Tachykardie neue ventrikuläre Tachykardie
relevante Herzklappen-erkrankung	schwere Aortenstenose (Gradient >40 mmHg, AÖF <1 cm^2 oder symptomatisch) schwere Mitralstenose (fortschreitende Belastungsdyspnoe, Belastungs-synkopen oder Zeichen der Herzinsuffizienz)

CCS Canadian Cardiovascular Society, *NYHA* New York Heart Association
AÖF Aortenklappenöffnungsfläche

◘ Tab. 15.10   Kardiales Risiko verschiedener Operationen nach Fleisher 2014

hohes Risiko	Aortenchirurgie große periphere arterielle Gefäßein-griffe
mittleres Risiko	intrathorakale und intra-abdominelle Eingriffe (auch laparoskopisch/thorakoskopisch) Karotischirurgie Prostatachirurgie orthopädische Operationen Operationen im Kopf-Hals-Bereich
niedriges Risiko	oberflächliche Eingriffe endoskopische Eingriffe Mammachirurgie Kataraktoperation

◘ Tab. 15.11   Minimale Indikationsliste für präoperative Blutuntersuchungen

Parameter	(Verdacht auf) Organ-erkrankung			
	Herz/Lunge	Leber	Niere	Blut
Hämoglobin	+	+	+	+
Leukozyten				+
Thrombozyten				+
Natrium, Kalium	+	+	+	+
Kreatinin	+	+	+	+
ASAT, Bilirubin, aPTT und INR		+		

15.1.2   Diagnostik

Es gibt bisher keinen Beweis, dass eine umfangreiche präoperative Routinediagnostik das Risiko für den Patienten mindert. Die routinemäßige Laboruntersuchung ohne eine konkrete klinische Fragestellung wird nicht empfohlen (◘ Tab. 15.11).

— akute symptomatische Herzerkrankung
— kardiales Risiko des operativen Eingriffs
— Vorliegen kardialer Risikofaktoren des Patienten
— klinische Belastbarkeit des Patienten

15.1.2.1 Präoperative Untersuchungen bei Erwachsenen vor elektiven, nichtkardiochirurgischen Eingriffen

> Eine sorgfältige Anamnese und körperliche Untersuchung macht zumindest bei ASA-I- und ASA-II-Patienten eine Vielzahl von Routineuntersuchungen überflüssig. Ergeben sich hierbei keine Anhaltspunkte für eine relevante Vorerkrankung, sind – unabhängig von Art und Dauer des Eingriffs oder dem Alter des Patienten – weiterführende Untersuchungen in der Regel nicht erforderlich. Eine ausführliche Mitteilung bisher bestehender Befunde durch den Haus- oder Facharzt erleichtert die Entscheidung über weiterführende Untersuchungen.

15.1.2.2 Weiterführende Untersuchungen

- Labor (◘ Tab. 15.12)
- **keine** routinemäßige Durchführung von Laboruntersuchungen („**Screening**"), unabhängig von der Schwere des Eingriffs oder des Alters des Patienten
- eine laborchemische Gerinnungsdiagnostik wird nur empfohlen bei entsprechender Medikamentenanamnese (z. B. Einnahme oraler Antikoagulanzien) sowie bei klinischem Verdacht auf eine Gerinnungsstörung, z. B. bei Vorliegen einer positiven Blutungsanamnese auf der Basis eines standardisierten Fragebogens, bzw. evtl. bei geplanter rückenmarksnaher Regionalanästhesie; je nach Eingriff sind aus chirurgischer Sicht evtl. weitere Laborwerte notwendig
- eine routinemäßige Kontrolle von kardialen Markern wie Troponin und NT-proBNP wird auch bei kardialen Risiko-

◘ Tab. 15.12 Laborzusatzuntersuchungen bei entsprechendem Verdacht

Risikokonstellation	Labor
erwarteter großer Blutverlust	Hb[a], Blutgruppe, Gerinnung[b]
Herz-Kreislauf-Erkrankung mit klinischen Symptomen (z. B. manifeste Herzinsuffizienz)	Hb, Na^+, K^+, Kreatinin, BZ
Lungenerkrankung (obstruktive/restriktive Ventilationsstörung)	Hb, Na^+, K^+, Kreatinin
Adipositas (BMI >30 kg/m^2)	BZ
Nierenerkrankung	Hb, Na^+, K^+, Kreatinin
Lebererkrankung (z. B. Hepatitis, Alkoholmissbrauch)	Hb, GOT, GPT, γ-GT, Gerinnung [b]
Diabetes mellitus	BZ, Na^+, K^+, Kreatinin
Gerinnungsstörung	Hb, Blutgruppe, großer Gerinnungsstatus[c]
klinischer Verdacht auf Hyperthyreose	T_3, T_4, TSH
maligne Tumoren	Hb, Blutgruppe, Gerinnung[b]
Therapie mit Diuretika oder Digitalis	Na^+, K^+, Kreatinin
Therapie mit Kortikosteroiden	BZ, Na^+, K^+
Therapie mit Antikoagulanzien	Hb, Gerinnung[b]

[a] Bei geplanten verschiebbaren Eingriffen kann eine kausale Therapie einer neu diagnostizierten Anämie zusammen mit PBM Maßnahmen die Transfusionswahrscheinlichkeit senken.
[b] Gerinnung (Quick, PTT, Thrombozyten)
[c] großer Gerinnungsstatus (Gerinnung, ggf. Blutungszeit, Faktorenanalyse)

15

patienten in Deutschland nicht empfohlen (Geldner et al. 2017), in den kanadischen Leitlinien hingegen schon (Duceppe et al. 2017).

- **EKG**
- bei anamnestisch unauffälligen und kardial asymptomatischen Patienten ist ein EKG – unabhängig vom Alter – nicht erforderlich
- bei kardial asymptomatischen Patienten vor **Eingriffen mit hohem kardialem Risiko oder mittlerem Risiko** und **zusätzlichen kardialen Risikofaktoren** wird ein EKG empfohlen
- bei Patienten **mit klinischen Symptomen** einer KHK, bei Herzrhythmusstörungen, Klappenerkrankungen, Herzvitien oder einer (Links-, bzw. Rechts-) Herzinsuffizienz oder bei **Trägern eines implantierten Defibrillators (ICD)** ist ein präoperatives EKG indiziert
- bei Trägern eines **Herzschrittmachers** ist ein präoperatives EKG nicht erforderlich, sofern die regelmäßig vorgesehenen Kontrolltermine eingehalten wurden und der Patient keine klinischen Symptome aufweist

- **Thoraxröntgen**
- präoperativ nur indiziert, wenn eine klinische Verdachtsdiagnose mit Konsequenzen für das perioperative Vorgehen (z. B. Pleuraerguss, Atelektase, Pneumonie u. a.) erhärtet oder ausgeschlossen werden soll
- ggf. indiziert bei speziellen Fragestellungen wie z. B. Trachealverlagerung bei Struma

- **(Doppler-)Echokardiographie**
- zur Beurteilung der Pumpfunktion (LVF/RVF) sowie zum Ausschluss von Herzvitien und Herzklappendefekten bei Patienten mit Zeichen einer Herzinsuffizienz oder mit pathologischen Herzgeräuschen

- nur bei Patienten mit **neu aufgetretener Dyspnoe** unklarer Genese sowie bei Patienten mit bekannter Herzinsuffizienz und **Symptomverschlechterung** innerhalb der letzten 12 Monate empfohlen. Eine stabile Herzinsuffizienz und oder KHK allein sind keine Indikation für eine präoperative Echokardiographie
- vor Eingriffen mit einem mittleren oder hohen Risiko für kardiovaskuläre Komplikationen (❑ Tab. 15.10) bei Patienten mit nicht (vor)bekannten oder bislang nicht abgeklärten Herzgeräuschen auch bei normaler Belastbarkeit eine Echokardiographie zu erwägen (Rücksprache mit einem Kardiologen)

- **Sonografie der Halsgefäße**
- bei Patienten mit ischämischem Insult (Apoplex) oder einer transitorischen ischämischen Attacke (TIA) innerhalb der letzten 6 Monate (hohe Rezidivrate). Abstand nach zerebralen ischämischen Attacken zur elektiven OP mindestens 6 Monate
- bei Patienten vor einem großen arteriellen gefäßchirurgischen Eingriff sollte eine präoperative Sonografie der Halsgefäße erwogen werden (Häufigkeit von Stenosen der A. carotis ist erhöht)
- ggf. bei Patienten mit pAVK

- **Untersuchungen der Lungenfunktion**
- Pulsoxymetrie (in Ruhe bzw. unter Belastung), Spirometrie bzw. Spiroergometrie, Body-Plethysmographie bzw. arterielle Blutgasanalytik (BGA)
- eine präoperative Lungenfunktionsdiagnostik ist (außerhalb der Thoraxchirurgie) nur bei Patienten mit neu aufgetretenen bzw. Verdacht auf akut symptomatische pulmonale Erkrankungen zur Schweregradeinschätzung und Therapiekontrolle indiziert. Ebenfalls kann eine Lungenfunktionsdiagnostik bei großen Oberbaucheingriffen erwogen werden

Patientenbezogene Risikofaktor(en)	Risiko-Score
ASA ≥ 3	3
Notfalleingriff	3
Hochrisikoeingriff	2
Herzinsuffizienz	2
Chronische pulmonale Erkrankung	1
Punkt(e)	**Risiko für eine Reintubation (%)**
0	0,12
1–3	0,45
4–6	1,64
7–11	5,86

ASA American Society of Anesthesiologists

■ **Erweiterte kardiale Diagnostik**
▬ Art und Umfang der Diagnostik werden durch den hinzugezogenen Kardiologen indiziert
▬ bei Patienten mit bekannten oder vermuteten kardiovaskulären Vorerkrankungen kann präoperativ eine differenzierte kardiologische Abklärung erforderlich sein. Die Entscheidung für oder gegen eine erweiterte präoperative Diagnostik basieren dabei auf 4 Faktoren
  – akut symptomatische Herzerkrankung (◘ Tab. 15.9)
  – kardiale Risikofaktoren beim Patienten (◘ Tab. 15.3)
  – Belastbarkeit des Patienten (◘ Tab. 15.7)
  – kardiales Risiko des operativen Eingriffs (◘ Tab. 15.10)
▬ die Durchführung nichtinvasiver kardialer Belastungstests – **Ergometrie** (Belastungs-EKG), **Dobutamin-Stress-Echokardiographie** (DSE) bzw. die **Adenosin-Myokard-Szintigraphie** - erscheint derzeit lediglich sinnvoll

  – bei Patienten mit 3 oder mehr klinischen Risikofaktoren und eingeschränkter (<4 MET) bzw. unbekannter Belastbarkeit vor einer Hochrisikooperation und
  – kann bei Patienten mit **1–2 klinischen Risikofaktoren** und eingeschränkter (<4 MET) bzw. **unbekannter Belastbarkeit** vor einer Operation mit mittlerem oder hohem kardialem Risiko erwogen werden
▬ bei Patienten mit mindestens **1–2 klinischen Risikofaktoren** und einer körperlichen Belastbarkeit ≥4 MET kann vor einer arteriellen Gefäßoperation ebenfalls eine erweiterte, nichtinvasive kardiale Diagnostik erwogen werden (jedoch keine Vorteile gegenüber strikter Frequenzkontrolle mittels β-Blockern ohne weitere kardiale Abklärung; auch dann, wenn durch die erweiterte präoperative Diagnostik ein pathologischer Koronarbefund detektiert und präoperativ revaskularisiert wird)
▬ bei Patienten **ohne klinische Risikofaktoren** ist eine erweiterte kardiale Diagnostik auch bei eingeschränkter funktioneller Belastbarkeit (<4 MET) nicht indiziert

▬ Perioperativ werden Myokardschäden ohne klinische Symptome als MINS („myocardial injury after noncardiac surgery") bezeichnet. Das Auftreten eines MINS ist ein Prädiktor für die perioperative Letalität.

15.2 Aufklärung/Einwilligung

▬ der volljährige, willens- und einsichtsfähige Patient willigt selbst in die Behandlung ein. Die Einwilligung ist auch mündlich wirksam, sollte aus Beweisgründen jedoch schriftlich fixiert werden
▬ bei Minderjährigen ist die Einwilligung der Eltern erforderlich

- Jugendliche zwischen 14 und 18 Jahren können u. U. (wenn sich der Arzt davon überzeugt hat, dass sie Umstände und Tragweite der Entscheidung erkennen können) selbst einwilligen. Sicherer ist jedoch, sich die Einwilligung der Eltern zu holen
- die Aufklärung erfolgt so früh wie möglich

Exkurs: Anästhesieaufklärung

Für die Anästhesieaufklärung betont der BGH (BGH NJW 1992, 2351) ausdrücklich, dass sie **bei stationären Eingriffen** noch am Abend vor dem Eingriff zulässig ist. Die Aufklärung am Operationstag ist also in Fällen stationärer Unterbringung verspätet!

Bei **normalen ambulanten** Eingriffen kann die Aufklärung mit Rücksicht auf die organisatorischen Besonderheiten des ambulanten Operierens noch am Tag des Eingriffs erfolgen – dies gilt sowohl für die operative als auch für die Anästhesieaufklärung. Auch hier muss der Patient allerdings – je nach der Schwere der Risiken – ausreichend Zeit haben, die für oder gegen den Eingriff sprechenden Gründe zu bedenken, um danach selbstständig zu entscheiden, ob er den Eingriff durchführen lassen will oder nicht.

Bei ambulant durchgeführten „größeren Eingriffen mit beträchtlichen Risiken" dürfte die Aufklärung am Tag des Eingriffs sowohl für den Operateur als auch für den Anästhesisten verspätet sein.

Bei ambulant durchgeführten ärztlichen Maßnahmen darf der Patient nicht schon **prämediziert** und nicht in einen Geschehensablauf eingebunden sein, der ihm die Gewissheit aufzwingt, aus diesem Ablauf nicht mehr ohne weiteres ausscheren zu können (BGH NJW 1994, 3009).

15.2.1 Impfung und Anästhesie

- bei dringender Indikation kann ein operativer Eingriff jederzeit durchgeführt werden, auch wenn eine Impfung vorangegangen ist
- vor elektiven Eingriffen sollte nach Gabe von **Totimpfstoffen** ein Mindestabstand von **3 Tagen** und nach Verabreichung von **Lebendimpfstoffen** ein Mindest-

○ **Tab. 15.13** Impfabstände und Wahleingriffe/Anästhesie

Art der Impfung		Karenzzeit
Totimpfstoffe	Cholera	3 Tage
	Diphtherie	
	Hepatitis	
	Influenza	
	Polio	
	Pertussis	
	Tetanus	
Lebendimpfstoffe	BCG	14 Tage
	Masern	
	Mumps	
	Polio	
	Röteln	

abstand von **14 Tagen** eingehalten werden (○ Tab. 15.13)

- eine ungenügende Impfung oder verstärkte Impfkomplikationen sind nicht belegt! Um mögliche Impfreaktionen und Komplikationen der Operation unterscheiden zu können, wird empfohlen, zwischen Impfungen und Operationen diese Mindestabstände einzuhalten
- diese Mindestabstände gelten, mit Ausnahme von Impfungen aus vitaler Indikation (z. B. Tetanus-, Tollwutschutzimpfung), auch für die Durchführung von Impfungen nach größeren operativen Eingriffen. Nach Operationen, die mit einer immunsuppressiven Behandlung verbunden sind, z. B. Transplantationen, sind Impfungen individuell zu planen
- Empfehlungen der Ständigen Impfkommission (STIKO) am Robert Koch-Institut (► http://www.rki.de)

15.3 Präoperative Dauermedikation

15.3.1 Weitergeben am Morgen des Operationstags (❑ Tab. 15.14)

❑ **Tab. 15.14** Weitergeben von Medikamenten am Morgen des Operationstages

Medikament	Besonderheiten
Antihypertensiva β-Blocker	bei Absetzen von β-Blockern Entzugssyndrom (Rebound) möglich (RR ↑, Tachykardie ↑, Herzrhythmusstörungen sowie Angina pectoris bei Koronarkranken)
	Kardioprotektion bei kardialen Risikopatienten eine Neueinstellung sollte mindestens 8, besser jedoch 30 Tage präoperativ begonnen werden
Kalziumantagonisten	perioperative Weiterführung wird als vorteilhaft empfohlen. Im Gegensatz zu β-Blockern scheinen Kalziumantagonisten bezüglich hämodynamischer Instabilität und Myokardischämien keine protektive Wirkung zu besitzen, ein präoperativer Entzug kann jedoch einen Blutdruckanstieg verursachen
	Kalziumantagonisten wirken vasodilatierend an der glatten Muskulatur des arteriellen Systems und senken dadurch den peripheren Gefäßwiderstand, sind negativ inotrop und verzögern die Überleitung im AV-Knoten. Substanzen vom Verapamil- und Diltiazemtyp zeigen im Gegensatz zum Nifedipintyp auch im normalen Dosisbereich eine negativ inotrope und negativ chronotrope Wirkung
	die Interaktion zwischen Kalziumantagonisten und Muskelrelaxanzien stellt selten ein Problem dar (evtl. neuromuskuläres Monitoring bei Verwendung weiterer Medikamente, die die Wirkung von Muskelrelaxanzien verstärken wie Magnesium, Aminoglykosiden, Clindamycin, Lokalanästhetika und volatilen Anästhetika)
	Kalziumantagonisten können kardiotoxische Effekte von Lokalanästhetika, insbesondere von Bupivacain, potenzieren
α_2-Agonisten	bei Absetzen von Clonidin-Entzugssyndrom
	Kardioprotektion bei kardialen Risikopatienten nicht gesichert
	α_2-Agonisten verringern den Bedarf an Anästhetika und den postoperativen Analgetikabedarf, erhöhen jedoch das Auftreten von perioperativen Hypotensionen
Nitrate, Molsidomin	bei Absetzen ↑ Gefahr von Myokardischämien
	↑ vasodilatierende Effekte bei Kombination von Inhalationsanästhetika, RM-naher Regionalanästhesie und Nitraten → ↑ Volumenbedarf oder RR ↓
Antiarrhythmika	bei Absetzen ↑ Gefahr von Arrhythmien
	Lidocain senkt den MAC von Inhalationsanästhetika und potenziert die Wirkung intravenöser Anästhetika
	Klasse-Ia- und Ib-Antiarrhythmika verlängern die Wirkdauer von nichtdepolarisierenden Muskelrelaxanzien

15

◘ **Tab. 15.14** (Fortsetzung)

Medika-ment	Besonderheiten
Antiarr-hythmika	Klassen Ia, Ib, Ic sowie III wirken kardiodepressiv und potenzieren die negativ inotrope Wirkung von Inhalationsanästhetika
	Amiodaron gilt als problematisch (atropinresistente Bradykardien und AV-Dissoziationen, ausgeprägte Vasodilatation, HZV ↓, perioperative Todesfälle sind beschrieben. Absetzen aufgrund der langen Eliminationshalbwertszeit (29–100 Tage) und der Grunderkrankung des Patienten meist nicht möglich)
Antikon-vulsiva	bei Absetzten ↑ Krampfgefahr
	evtl. Serumspiegel: bei Carbamazepin (Tegretal) 5–10 mg/dl, Phenytoin (Zentropil) 15 mg/dl
	Enzyminduktion → Abschwächung von Muskelrelaxanzien (Atracurium und Mivacurium unverändert), evtl. ↑ Opioidbedarf (multifaktorielle Toleranzentwicklung)
Parkinson-Mittel	bei Absetzen Verstärkung der extrapyramidalen Symptomatik (kurze Halbwertszeit von Levodopa)
	Parkinson-Mittel verstärken mäßig den hypotensiven Effekt von Inhalationsanästhetika
	die Kombination mit Enfluran und Ketamin erhöht die zerebrale Konvulsionsbereitschaft (relative Kontraindikation). Benzodiazepine sollen die Wirkung von Parkinsonmitteln abschwächen
	bei Morbus Parkinson: kein Physostigmin, keine Phenothiazine und Butyrophenone, da sie die Symptomatik aggravieren

15.3.2 Ab- oder Umsetzen von Medikamenten (◘ Tab. 15.15)

▪ **Phytotherapeutika**

Phytotherapeutika können zu einem veränderten Narkotikabedarf und intra- sowie postoperativen Komplikationen führen. Dies sollte bei der Prämedikation und Narkoseführung beachtet werden. Anbei potenzielle Effekte ausgewählter pflanzlicher Arzneimittel:

▬ **echter Baldrian** (Valeriana officinalis) bei Schlafstörungen. Verstärkt GABA-vermittelte Effekte und damit die Wirkung von Sedativa

▬ **Ginkgo** (Ginkgo biloba) zur Verbesserung der kognitiven Funktion, Gerinnungshemmung über Antagonismus des platelet activating factor, Herabsetzung der Krampfschwelle

▬ **Ginseng** (Panax ginseng) als Tonikum und Geriatrikum, antioxidative Wirkung, Nebenwirkungen sind Hypo- und Hyperglykämien, Hypertension, Thrombozytenaggregationshemmung

▬ **Johanniskraut** (Hypericum perforatum) bei Schlafstörungen und Depression, hemmt die zentrale Wiederaufnahme von Dopamin, Noradrenalin und Serotonin. Führt zur Photosensibilität und induziert Cytochrom P450 3A4 und 2C9. Damit verminderte Wirkung von Substanzen wie Alfentanil, Ciclosporin A, Lidocain, Midazolam etc.

▬ **Knoblauch** (Allium sativum) wird in der Literatur als thrombozytenaggregationshemmend und antifibrinolytisch beschrieben, dadurch mögliche Blutungsneigung

◩ **Tab. 15.15**   Ab- oder Umsetzen von Medikamenten

Medikament	Besonderheiten
ACE-Hemmer	der perioperative Einsatz von ACE-Hemmern wird kontrovers diskutiert (evtl. nur weitergeben bei schlecht eingestelltem Hypertonus oder wenn Operation am Nachmittag). Bei einer Indikation Herzinsuffizienz wird derzeit die Weitergabe von ACE-Hemmern unter Monitoring empfohlen, bei Indikation arterieller Hypertonus präoperativ pausieren
	→ Vasodilation mit ↓ des peripheren Gefäßwiderstandes ohne Beeinflussung des HZV, Schlagvolumens und Plasmavolumens
	vor Eingriffen mit großen Blutverlusten 12 bis >24 h vorher absetzen [12 h (Captopril, Quinapril) bzw. mehr als 24 h (Enalapril, Ramipril) oder länger (Cilazapril)] → hypotone Kreislaufregulation bei Hypovolämie (→ Vasodilation, besonders bei Allgemeinanästhesie in Kombination mit einer RM-nahen Regionalanästhesie → ausreichende präoperative Volumenzufuhr sowie ein adäquates perioperatives hämodynamisches Monitoring)
Angiotensin-II-Rezeptor-Blocker (AT$_1$-Blocker)	blockieren den Subtyp AT$_1$ der Angiotensin-II-Rezeptoren
	über Interaktionen mit Anästhetika liegen bisher keine Daten vor. Grundsätzlich gelten bezüglich der perioperativen Gabe die gleichen Überlegungen wie bei ACE-Hemmern. Sie vermitteln im Vergleich zu ACE-Hemmern eine spezifischere und vollständigere Hemmung der Angiotensinwirkung und führen nicht zur Akkumulation von Bradykinin (z. B. Losartan, Valsartan, Zandesartan und Irbesartan) postoperativ möglichst rasch wieder ansetzen
Diuretika	bis Vortag
	K$^+$-Kontrolle, Potenzierung von Muskelrelaxanzien
Digitalis	bis Vortag, da lange HWZ Bei normofrequenter Arrhythmie weiter geben
	Glykosidtherapie nicht prophylaktisch, sondern nur wenn eine manifeste Herzinsuffizienz vorliegt (bei Tachyarrhythmia absoluta evtl. bis Operationstag)
	Cave: Niereninsuffizienz, Ca^{2+}↑, K$^+$↓, Insulin
Statine	Dauermedikation soll perioperativ nicht unterbrochen werden
	Statine wirken antiinflammatorisch und hemmen die Thrombusbildung. Außerdem können sie die perioperative Inzidenz von Myokardischämien und -infarkten sowie von Todesfällen bei Patienten mit koronarem Risiko senken. Laut ESA-Leitlinie sollen elektive gefäßchirurgische Patienten zwei Wochen präoperativ mit einer Statintherapie beginnen.
α-Adrenozeptorenblocker	bis Vortag
	→ selektive Hemmung der postsynaptischen α$_1$-Rezeptoren und Verhinderung der vasokonstriktorischen Wirkung von Noradrenalin. Phenoxybenzamin (Dibenzyran) wird beim Phäochromozytom und gelegentlich bei neurogenen Blasenentleerungsstörungen eingesetzt
	aufgrund der ausgeprägten Beeinträchtigung der kompensatorischen Vasokonstriktion kann es unter volatilen Anästhetika und/oder akuter Hypovolämie zu einer erheblichen hämodynamischen Instabilität kommen

15

◻ **Tab. 15.15** (Fortsetzung)

Medikament	Besonderheiten
Kortikoiddauertherapie über Cushing-Schwelle	normale Steroidmedikation am Morgen der Operation, ggf. plus 25 mg Hydrokortison zur Anästhesieeinleitung, ggf. plus Hydrokortison 100 mg/Tag über 24 h (▶ Kap. 41, Tab. 41.1)
Thrombozytenaggregationshemmer	
ASS und ADP-Antagonisten (z. B. Clopidogrel)	die perioperative Therapie mit ASS oder einem ADP-Antagonisten (z. B. Clopidogrel) muss individuell erfolgen bei koronaren Hochrisikopatienten (rezidiv. Angina pectoris, Z. n. akutem Koronarsyndrom, Z. n. Koronarstent) sollte eine Therapie nur bei Vorliegen absoluter Kontraindikationen unterbrochen werden
ASS (50–100 mg)	perioperativ nicht unterbrechen, außer bei Vorliegen absoluter Kontraindikationen (intrakranielle Operationen, Operationen am Spinalkanal, am Augenhintergrund, manifeste Blutung)
ADP-Antagonisten (z. B. Clopidogrel)	ADP-Antagonisten nur vor großen Operationen mit hohem Blutungsrisiko 7–10 Tage präoperativ absetzen zwingend ist ein Absetzen vor Eingriffen in geschlossenen Höhlen (Augenhinterkammer, intraspinale und intrazerebrale Eingriffe, manifeste Blutung) sowie vor rückenmarknaher Regionalanästhesie
Orale Antidiabetika	
Metforminhaltige Arzneimittel (Biguanide)	Metformin kann bei Kumulation (z. B. Niereninsuffizienz) in seltenen Fällen zu einer lebensbedrohlichen Laktazidose führen, sodass in der Fachinformation nach wie vor ein Absetzen 48 h vor dem Eingriff empfohlen wird. Im direkt perioperativen Bereich scheint das Risiko der Laktazidose aktuellen Studien zufolge jedoch äußerst gering zu sein. Nach individueller Nutzen-Risiko-Abwägung ist daher auch eine Weiterführung der Medikation bis zum Vorabend der Operation zu rechtfertigen
Sulfonylharnstoffe (z. B. Glibenclamid, Tolbutamid u. a.)	bis Vortag; stimulieren die Insulinsekretion → auch postoperativ sind Hypoglykämien möglich (Wirkzeiten bis 24 h)
Acarbose	verzögert die Absorption von Kohlenhydraten im Darm → keinen Effekt
Psychopharmaka	
Trizyklische Antidepressiva	Wird im Regelfall weitergeben
	hemmen die Wiederaufnahme von Neurotransmittern (Dopamin, Noradrenalin, Serotonin) → Wirkungsverstärkung von Katecholaminen; **Cave**: Lokalanästhetika mit Zusatz von Adrenalin → Hypertonie, Tachykardie
	potenzieren die Wirkung von Hypnotika, Opioiden sowie Inhalationsanästhetika
	abgeschwächte Wirkung indirekter Sympathomimetika (zentrale Katecholaminspeicher sind entleert)
	da die Effekte einer Langzeittherapie nach Absetzen bis zu einer Woche fortdauern, scheint es gerechtfertigt, unter entsprechendem hämodynamischem Monitoring und sorgfältiger Narkoseführung die Applikation von trizyklischen Antidepressiva bis in die präoperative Phase fortzuführen. Nutzen-Risiko-Abwägung

(Fortsetzung)

◘ Tab. 15.15   (Fortsetzung)

Medikament	Besonderheiten
Monoaminooxidase (MAO)-Hemmer 1. Generation (nichtselektiv und irreversibel): z. B. Tranylcypromin, Isocarboxazid, Phenelzin 2. Generation (selektiv und irreversibel): z. B. Clorgylin (auf MAO-A), Deprenyl (auf MAO-B) 3. Generation (selektiv und reversibel): z. B. Moclobemid (auf MAO-A), RO-19-6327 (auf MAO-B)	vor elektiver Operation möglichst 2 Wochen vorher auf selektive, reversible Präparate der 3. Generation umsetzen; wenn nicht möglich Weitergabe unter Beachtung der Wirkung auf Kreislauf
	Monoaminooxidase (MAO) ist ein intrazelluläres Enzym, welches nichtmethylierte biogene Amine inaktiviert. MAO-A deaminiert vorzugsweise Serotonin, Noradrenalin und Adrenalin, MAO-B bevorzugt 2-Phenylethyl-Amine und Benzyl-Amine
	Kontraindikationen von Pethidin, Tramadol und Dextrometorphan → exzitatorische Reaktionen (Atemdepression, Koma)
	keine indirekten Sympathomimetika (Ephedrin) → hypertensive Krisen
	Vermeidung von Hypoxie, Hyperkapnie und Hypotonie
selektive Serotoninwiederaufnahmehemmer (SSRI): z. B. Fluoxetin, Paroxetin, Fluvoxamin, Sertralin	bis Vortag
	Absetzen kann zu Angst, Unruhe, Disphorie führen
	Hemmung des Abbaus anderer Cytochrom-P_{450}-System-abhängiger Medikamente; Abbau von Midazolam deutlich erhöht
	Cave: Serotonin-Syndrom: z. B. nach Pethidin, Tramadol, Pentazocin, Dextrometorphan oder MAO-Hemmer mit Hyperthermie, vegetative Instabilität, Bewusstseinsstörungen bis Koma
Neuroleptika	bis Vortag
	wirken alle antidopaminerg, anticholinerg und antiadrenerg
	reduzieren die MAC von Inhalationsanästhetika, verstärken die Wirkung von intravenösen Anästhetika und verlängern die neuromuskuläre Blockade von nicht-depolarisierenden Muskelrelaxanzien
	postoperativ ↑ Inzidenz anticholinerger Effekte: Hyperthermie, Tachykardie, Verwirrtheit
	das maligne neuroleptische Syndrom (Hyperthermie, Akinesie, Muskelrigidität, vegetative Dysfunktion, Bewusstseinsstörungen sowie erhöhte Konzentration der Serum-Kreatinkinase), ähnelt der malignen Hyperthermie und tritt selten auf, kann aber bereits nach einmaliger Gabe einer Substanz dieser Gruppe (vor allem Haloperidol) manifestiert werden
Lithium	Abschwächung der Katecholamine, verlängert inkonstant die Wirkung depolarisierender und nicht-depolarisierender Muskelrelaxanzien
	Lithiumspiegel sollte <1,2 mmol/l sein, Intoxikationsgefahr bei $Na^+\downarrow$ (Na^+-, K^+-Kontrolle)
Theophyllin	bis 12 h präoperativ
Schilddrüsenhormone	bis Vortag
Thyreostatika	bei weiterem klinischen Verdacht auf Hyperthyreose T_3, T_4 und TSH-Kontrolle

15

◘ **Tab. 15.15**   (Fortsetzung)

Medikament	Besonderheiten
Chemotherapeutika	viele Chemotherapeutika (z. B. Anthrazykline, Cyclophosphamid) sind potenziell kardiotoxische Substanzen
	die Narkoseführung entspricht grundsätzlich der bei anderen Formen der dilatativen Kardiomyopathie
	Bleomycin → Bildung von Superoxidionen mit membranschädigendem Effekt bei zu hoher F_iO_2 (→ F_iO_2 <0,3!)

- **Lavendelöl** (Lavandula vera) bei Angststörungen und Unruhezuständen. Die Inhaltsstoffe Linalool und Linalylacetat wirken als Antagonisten präsynaptischer Kalziumkanäle. Schwächt Wirkung von Injektionsanästhetika
- **Meerträubelkraut** (Ephedrakraut) meist als Tee bei Atemwegserkrankungen mit Bronchospastik eingenommen enthalten Alkaloide. Gefahr von Tachykardien und Hypertension
- **Moosbeere** (auch Cranberry, Vaccinium) bei Harnwegsinfekten oder Katarakt, hemmt Cytochrom P450 2C9 und damit mögliche Wirkungsverstärkung der Vitamin-K-Antagonisten
- **Sonnenhut** (Echinacea) wird lindernde Wirkung bei Atemwegs- oder Harnwegsinfekten zugeschrieben und kann über eine Inhibition von Cytochrom P450 z. B. zu einer Verminderung der Wirkung von Cyclosporin A führen

15.4 Medikamentöse Prämedikation

15.4.1 Ziele der medikamentösen Prämedikation

- Anxiolyse und Entspannung
  - Herabsetzung des Angstniveaus und emotionale Stabilisierung

  - ein ↑ Sympathikotonus kann eine kardiale Stressreaktion mit Herzfrequenz ↑ und Arrhythmien auslösen, ebenso ↑ Magensaftsekretion begünstigen
- **Amnesie und Schlafinduktion**
  - Verbesserung des präoperativen Nachtschlafs
  - Verminderung/Verhinderung unangenehmer Erinnerungen an Narkose und Operation
- **leichte Sedierung**: Herabsetzung des Vigilanzniveaus durch Dämpfung sensorischer und psychomotorischer Funktionen, der Patient soll noch kooperativ sein
- evtl. **Analgesie**: Schmerzlinderung mit nachfolgender Herabsetzung der katecholamininduzierten Effekte, aber nur bei bestehenden präoperativen Schmerzzuständen indiziert
- evtl. **antiallergische Wirkung**: Vorbeugung der Histaminfreisetzung bei anaphylaktischer Prädisposition
- evtl. **Aspirationsprophylaxe**: Alkalisierung und Sekretionshemmung der Magensäure
- evtl. **Vagolyse**
  - Prophylaxe kardiovaskulärer vagaler Reflexreaktionen
  - zur Sekretionshemmung, falls erwünscht oder notwendig (z. B. Operation im Mundbereich)
- aber: Nebenwirkungen wie Narkoseüberhänge und Delir, Kontraindikationen wie neurologisches Defizit, Stridor, Schlafapnoe

▢ Tab. 15.16 Verschiedene Applikationsformen von Midazolam zur Prämedikation von Kindern

Applikation	Dosierung (mg/kg)	Bioverfügbarkeit (%)	Wirkeintritt (min)	Maximaler Plasmaspiegel (min)
oral	0,4–0,5	15–30	12–18	≈50
rektal	0,5–0,75	40–50	7–10	≈16
nasal	0,2–0,4	56–60	1–5	≈10
i.m.	0,2	80	1–5	≈5–15
i.v.	0,02–0,05	100	<<1	≈2

15.4.2 Medikamente zur Prämedikation

■ **Benzodiazepine**

Anxiolytisch, sedierend, antikonvulsiv, zentrale Muskelrelaxation. Benzodiazepine werden heute am häufigsten eingesetzt (▢ Tab. 15.16). Insgesamt ist der Einsatz von Benzodiazepinen ebenso rückläufig (ambulante Patienten, geriatrische Patienten), zunehmend wird nur noch in Ausnahmefällen (z. B. Kinder) prämediziert.

> **Dosis**
>
> ━ Flunitrazepam (Rohypnol) 1–2 mg p.o.
> ━ Oxazepam (Adumbran) 5–10–20 mg p.o.
> ━ Dikaliumclorazepat (Tranxilium)
>   – abends: 20–40 mg p.o. (20 mg ab 60 Jahre, 10 mg ab 70 Jahre)
>   – morgens: 20–40 mg p.o. (20 mg ab 60 Jahre, 5 mg ab 70 Jahre)
> ━ Flurazepam (Dalmadorm) 30 mg abends p.o.
> ━ Midazolam (Dormicum) 0,1–0,2 mg/kg i.m. (5–15 min präoperativ) oder 3,25–7,5 mg p.o. (20–45 min präoperativ)

❶ Cave
Bei älteren Patienten Dosisreduktion!

■ **Barbiturate**
━ sedierend, antikonvulsiv, hypnotisch
━ Phenobarbital (Luminal), lange wirksam, 50–150 mg oral

■ **Anticholinergika**
Heutzutage keine Standardprämedikation mehr. Prophylaxe verstärkter Salivation, Abschwächung vagaler Reflexreaktionen, wie Bradyarrhythmie oder Hemmung unerwünschter cholinerger Nebenwirkungen besonders von Neostigmin, Alfentanil und Remifentanil (Bradykardie, Thoraxrigidität), Ketamin (Schleimsekretion).
━ **Atropin** 0,5 mg i.m. oder 0,25 mg i.v. kurz vor Einleitung
  – → sekretionshemmend an Drüsen (Nase, Mund, Rachen, Bronchien)
  – → Tachykardie
━ **Glykopyrronium** (Robinul)
  – → stärker salivationshemmend als Atropin, nicht ZNS-gängig
━ Anticholinergika bei **Glaukom**: 0,006 mg/kg möglich
━ bei **Aorteninsuffizienz** Tachykardie 100–110/min erwünscht (→ kürzere Diastolenzeit → geringeres Regurgigationsvolumen)

15

- **Kontraindikationen**
- kardial schlechten Patienten, Mitral- oder Aortenstenose ($\rightarrow$ DO$_2$ ↑)
- Phäochromozytom
- bei Regionalanästhesie ($\rightarrow$ Mundtrockenheit)

❶ **Cave**

ZAS, Temperaturanstieg bei Kindern, plazentagängig!

- **Opioide**
- analgetisch, sedierend – nur bei Bedarf!
- z. B. Dolantin (Pethidin) 25–50–100 mg i.m. (0,7 mg/kg)
- bei Opiatabhängigen z. B. Methadon 2–4 Amp. à 1 ml = 5–10 mg i.m. (2–4 ml = 10–20 mg p.o. $\rightarrow$ Wirkbeginn nach 30–60 min)

- **Phenothiazine (Neuroleptika)**
- in Kombination mit Opioiden verstärken sie deren Wirkung
- **Promethazin** (Atosil) 25–50 mg i.m. (0,5 mg/kg) besitzt außerdem eine gute antihistaminerge Wirkung

- **α$_2$-Agonisten**
- analgetisch, sedierend
- zur Senkung der perioperativen Myokardischämierate sind α$_2$-Agonisten derzeit noch in klinischer Erprobung. Bei gefäßchirurgischen Eingriffen scheinen sie die kardiale Ischämierate zu verringern und die Rate von Hypotensionen zu erhöhen
- **Clonidin** (Catapresan) 1 Tbl. à 300 μg p.o. (2–5 μg/kg p.o.) $\rightarrow$ ↓ Anästhetikabedarf um ≈40 %, ↓ postoperatives Shivering

15.4.3 Besonderheiten bei der medikamentösen Prämedikation

❶ **Cave**

Bei vigilanzgeminderten Patienten und Säuglingen bis zum 6. Lebensmonat keine sedierende medikamentöse Prämedikation!

❱ Bei Epileptikern Prämedikation mit lang wirkendem Barbiturat (Luminal) oder Benzodiazepin und Antikonvulsiva am Operationstag weitergeben.

❱ Patienten mit Verdacht auf maligne Hyperthermie-Disposition oder kardialer Anamnese sollten eine effiziente medikamentöse Prämedikation mit guter anxiolytischer Komponente erhalten.

15.4.4 Präoperative Nüchternheit

- Ziel ist eine Reduktion der Aspirationsgefahr bei Allgemeinanästhesie
- bis ca. 2003 war die Anordnung einer strikten Nahrungskarenz nach Mitternacht vor operativen Eingriffen in Narkose ist die geläufige Praxis in chirurgischen Einrichtungen in Deutschland. Mehrere Jahre wurde die wissenschaftliche Grundlage dieser Verfahrensweise zunehmend kritisch diskutiert. Insbesondere für die präoperative Einnahme von Wasser und klarer Flüssigkeit zeigten experimentelle wie klinische Untersuchungen, dass von einer vollständigen Magenpassage innerhalb von 2 h sicher ausgegangen werden kann und das Risiko nach begrenztem Trinken bis 2 h vor elektiven Operationen in Allgemeinanästhesie nicht erhöht ist
- nach Analyse von mehreren Anästhesiezwischenfällen mit Aspiration, Regurgitation oder Erbrechen kommen einige Autoren zu dem Schluss, dass das Auftreten von Aspirationszwischenfällen vorherrschend von der klinischen Erfahrung des behandelnden Personals und damit von der Qualität des Anästhesiemanagements (mangelnde Narkosetiefe, unzureichende Atemwegsprotektion, unzureichende Prophylaxe) abhängt
- als Prädisposition zur Aspiration gelten: Notfalleingriff, flache Narkose, gastrointestinale Erkrankungen und Adipositas

- im Sinne eines verbesserten perioperativen Wohlbefindens der Patienten haben zahlreiche nationale anästhesiologische Gesellschaften ihre offiziellen Leitlinien zur präoperativen Nüchternheit geändert (s. unten)

- **Präoperative Nahrungsaufnahme bei Elektiveingriffen**
  - bis 6 h präoperativ feste Nahrung in Form einer kleinen Mahlzeit (z. B. eine Scheibe Weißbrot mit Marmelade, eine Tasse Kaffee und ein Glas Orangensaft ohne Fruchtfleisch oder ein Glas Milch), Kinder bis 4 h kleine Mahlzeit, 3 h Muttermilch
  - bis 2 h präoperativ klare Flüssigkeit in kleinen Mengen (1–2 Gläser bzw. Tassen), Kinder 1 h
  - Prämedikation mit 1 Schluck Wasser bis kurz vor dem Eingriff
  - Neugeborene und Säuglinge können bis 3 h präoperativ gestillt werden oder Flaschennahrung erhalten

Klare Flüssigkeiten = Flüssigkeiten, die kein Fett, keine Partikel und keinen Alkohol enthalten z. B. Wasser, fruchtfleischlose Säfte, kohlensäurehaltige Getränke wie Mineralwasser, Limonade, Cola, Tee oder Kaffee (jeweils ohne Milch), spezielle kohlenhydratreiche Ernährungslösungen

  - auch für die diätetische präoperative Behandlung industriell hergestellte kohlenhydratreiche Ernährungslösungen entsprechen den Kriterien einer klaren Flüssigkeit (sie unterscheiden sich hinsichtlich der Geschwindigkeit der Magenpassage nicht von Wasser. Bei der Gabe von 400 ml bis 2 h vor der Narkoseeinleitung ist bei erwachsenen Patienten nachweislich kein erhöhtes Risiko gegeben)

Cave
Kontraindikationen: Notfälle, Obstruktionen im Gastrointestinalbereich, Ileus oder Subileus
- Abwägen bei Reflux, Hiatushernien, Adipositas und Diabetes mellitus

- **Einschränkungen gegen die Lockerung der präoperativen Nüchternheit** (Tab. 15.17)

Tab. 15.17 Einschränkungen gegen die Lockerung der präoperativen Nüchternheit

Kontraindikationen	Maßnahmen
anstehende Notfalloperation	Einschränkung jeglicher Nahrungszufuhr ab sofort
gastrointestinale Obstruktionen	nil per os nach Mitternacht
Tumore im oberen Gastrointestinaltrakt mit Subileus- oder Ileussymptomatik	nil per os nach Mitternacht
Erforderliche individuelle Abwägung	
gastroösophageale Refluxkrankheit	Erwägen einer Rapid-Sequence-Induction (RSI)
Hiatushernien	
Adipositas	
Diabetes mellitus	
enterale Magensondenernährung	
schwieriges Atemwegsmanagement	
Tumoren im oberen Gastrointestinaltrakt ohne Subileus- oder Ileussymptomatik	

15.5 Spezielle Situationen oder Vorerkrankungen

15.5.1 Diabetes mellitus (DM)

■ **Prämedikation**
- orale metforminhaltige Antidiabetika (◘ Tab. 15.15)
- Sulfonylharnstoffe stimulieren die Insulinsekretion → auch postoperativ sind Hypoglykämien möglich
- Acarbose verzögert die Absorption von Kohlenhydraten im Darm → kein negativer Effekt und kann somit bis zum Vorabend gegeben werden
- Retard-Insuline werden bis zum Vortag normal eingenommen
- bei Verdacht auf schlecht eingestellten Diabetes mellitus evtl. Anfertigung von BZ-Tagesprofil an 3 Tagen: Umstellung von Verzögerungsinsulin (Retard, Lente, Ultralente) auf Altinsulin → perioperative BZ-Kontrollen (stündlich)

■ **Am Operationstag**
- nichtinsulinpflichtiger DM
  - am Operationstag → engmaschige BZ-Kontrollen und ggf. Gabe von G 10 % oder Altinsulin nach BZ
- insulinpflichtiger DM sowie nichtinsulinpflichtiger DM vor größeren Eingriffen
  - **Bolustechnik**: am Operationstag: Nüchtern-BZ-Kontrolle → G 10 %-Infusion mit 100–125 ml/h und die ½ der normalen Tagesdosis s.c. → 2- bis 4-stündliche BZ-Kontrolle oder
  - **Infusionstechnik**: am Operationstag: Nüchtern-BZ-Kontrolle, anschließend G 10 %-Infusion mit 125 ml/h (für 75 kg) und Insulinperfusor (1,5 IE/h) → 2-stündlich BZ-Kontrolle
  - bei beiden Methoden je nach BZ zusätzliche Gabe von Alt-Insulin oder Glukose notwendig

- BZ >200 mg/dl → 4–8 IE i.v.
- BZ <100 mg/dl → Infusionsgeschwindigkeit erhöhen
- BZ <70 mg/dl → 20–40 ml G 20 % i.v. (4–8 g Glukose)

15.5.2 Erhöhte Aspirationsgefahr

■ **Indikationen für prophylaktische Maßnahmen**
- nicht nüchterner Patient (Verdacht auf akutes Abdomen, traumatisierte Patienten)
- Ileus, obere gastrointestinale Blutung, Magenatonie, Pylorusstenose, Hiatushernie, Refluxösophagitis, Ösophagusdivertikel, Ösophagusatresie, aufgetriebener Bauch
- Schwangere ab 2. Trimenon
- Alkoholisierte, Komatöse
- manifeste Hypothyreose

■ **Prophylaktische Maßnahmen**
- präoperative Nüchternheit (bei Elektiveingriffen >6 h)
- evtl. Magensonde schon auf Station (z. B. bei Ileus)
- medikamentöse Prophylaxe
- Rapid-Sequence-Induction (RSI)
- evtl. Ballonmagensonde (Aspisafe)

Dosis

Mögliche medikamentöse Prophylaxe bei aspirationsgefährdeten Patienten
- **am Vorabend:**
  - Ranitidin 300 mg p.o. oder
  - Cimetidin 400 mg p.o.
- **45 min präoperativ:**
  - Ranitidin 150 mg (3 Amp. à 50 mg) als Kurzinfusion oder
  - Cimetidin 1–2 Amp. à 200 mg (5 mg/kg) als Kurzinfusion

- **5–10 min präoperativ:**
  - 3 Kps. Na-Citrat (0,3 molar) = 30 ml oder
  - 2,65 g Na-Citrat-Pulver in 20 ml Wasser lösen und p.o. (weniger Volumen)

15.5.3 Schwere allergische Diathese

- **Prophylaktische Gabe**

Empfohlen bei:
- Patienten mit anamnestischer Überempfindlichkeit gegenüber Kontrastmittel (10,9 % Rezidivrate für schwere Reaktionen) und i.v.-Anästhetika
- Patienten mit allergischer Diathese (15,1 % Rezidivrate für schwere Reaktionen beim Asthmatiker)
- bei erhöhten Plasmahistaminspiegel wie z. B. bei Chemonukleolyse mit Chymopapain bei Bandscheibenvorfall
- während spezieller chirurgischer Eingriffe (Verwendung von Palacos, Operation am Pankreas, nekrotische Gallenblase, Ösophagus, Lunge, Dickdarm), EK-Gabe älteren Datums!

Dosis

Medikamentöse Prämedikation bei anaphylaktischer Prädisposition
- **am Vorabend:**
  - Dimetinden (Fenistil) 2 Tbl. à 1 mg oder 1 Ret. Kps. à 2,5 mg und
  - Cimetidin 1 Kps. à 200 oder 400 mg und
  - Prednisolon (Decortin H) 1 Tbl. à 50 mg
- **am Morgen des Eingriffs:**
  - Dimetinden (Fenistil) 2 Tbl. à 1 mg oder 1 Ret. Kps. à 2,5 mg und

  - Cimetidin 1 Kps. à 200 oder 400 mg und
  - Prednisolon (Decortin H) 1 Tbl. à 50 mg
- **oder vor Einleitung:**
  - Dimetinden (Fenistil) 0,1 mg/kg ~ 2 Amp. à 4 mg als Kurzinfusion und
  - Cimetidin 5 mg/kg ~ 2 Amp. à 200 mg und
  - Prednisolon (Decortin H) 100–250 mg i.v.

15.5.4 Endokarditisrisiko

Die perioperative antibiotische Endokarditisprophylaxe richtet sich nach dem individuellen Risiko des Patienten und dem Ort des vorgesehenen Eingriffs. Sie erfolgt entweder
- oral (60 min vor dem Eingriff), d. h. auf Station oder
- i.v. (30 min vor dem Eingriff), d. h. in der Regel bei Narkoseeinleitung
- und ggf. 6–8 h postoperativ
- Empfehlungen zur Endokarditisprophylaxe ▶ Kap. 68

15.5.5 Phäochromozytom

- ausreichende α-Blockade bis zum Vorabend der Operation mit:
  - Phenoxybenzamin (Dibenzyran): 2- bis 3-mal 20–40–(80) mg p.o. (Tagesdosis: bis 250 mg)
- gute Anxiolyse am Operationstag: z. B. Flunitrazepam 1–2 mg p.o., Midazolam 5–15 mg p.o.

❶ Cave

Keine β-Blockade vor α-Blockade → linksventrikuläres Pumpversagen! Kein Atropin!

15

15.5.6   Präoperatives Rauchverbot

▶ Kap. 47

■ **Pulmonale Aspekte**
- die pulmonale Morbidität bei Patienten, welche bis zum Operationstermin rauchen, ist um 2- bis 6-fach erhöht (Zahlen aus männlichem Kollektiv mit weißer Hautfarbe) und fällt erst nach 2(–6) Monaten Nikotinkarenz wieder ab
- Raucher mit einer Nikotinkarenz von 1–8 Wochen präoperativ haben eine höhere pulmonale Morbidität als Raucher, die bis zum Operationstermin rauchen
- bisher gibt es keine Daten zur kurzfristigen (6 h) Nikotinkarenz und perioperativen pulmonalen Komplikationen
- das Passivrauchen stellt einen Risikofaktor für das Auftreten von pulmonalen Komplikationen bei Kindern dar

■ **Kardiale Aspekte**
- chronischer Nikotinabusus ist ein Risikofaktor für die Entwicklung einer KHK
- akutes Rauchen steigert den sympathoadrenergen Tonus
- COHb ist bei Rauchern erhöht (akut 6,9 %, nach 9 h Nikotinkarenz 3,8 %), COHb steigert die Inzidenz von Myokardischämien bei Patienten mit KHK
- Raucher ohne Zeichen einer KHK haben signifikant häufiger ST-Senkungen
- eine präoperative Rauchabstinenz von 12–48 h scheint im Hinblick auf ein vermindertes kardiales Risiko sinnvoll

■ **Aspirationsrisiko**
- Rauchen hat keinen Einfluss auf Volumen und pH-Wert des Magensekrets
- Rauchen vermindert reversibel den Druck des unteren Ösophagussphinkters (im Minutenbereich) und verzögert die Entleerung von festen Substanzen

■ **Weitere perioperative Effekte von Zigarettenrauch**
- Rauchen verändert den Metabolismus von MR und Chlorkohlenwasserstoffen
- die Wirkdauer von Cumarinen kann sich verlängern
- CY1A2 wird aktiviert, weshalb z. B. der Serumspiegel von Theophyllin fällt
- Suppression des Immunsystems mit Gefahr von postoperativen Wundheilungsstörungen
- weniger PONV

❯ Fazit: um kardiale Komplikationen zu vermindern, sollte eine 12- bis 48-stündige Nikotinkarenz angeraten werden.

15.6   Anästhesierisiko

■ **Mortalität**
Bei Angaben von Mortalitätszahlen sind folgende Aspekte zu berücksichtigen: Gesamtmortalität:
- primär patientenbedingte Mortalität
- Operation als beitragender Faktor
- primär operationsbedingte Mortalität
- Anästhesie als beitragender Faktor
- primär anästhesiebedingte Mortalität

Die anästhesiebedingte Sterblichkeit reduzierte sich in den letzten Jahrzehnten sukzessive von einer Inzidenz von 3,5:10.000 auf 0,4:100.000 (◨ Tab. 15.18). Somit dürfte die derzeitige anästhesiebedingte Sterblichkeit **1:20.000** betragen. Verschiedene Stimmen aus den USA sind allerdings der Meinung, dass diese Rate inzwischen schon bei 1:200.000 liege. Die anästhesiebedingte Sterblichkeit ist dabei in hohem Maße abhängig vom Ausgangszustand des Patienten: Mit steigender ASA-Risikoklassifizierung (◨ Tab. 15.19) nimmt auch die Häufigkeit der anästhesiebedingten Komplikationen und Todesfälle deutlich zu.

◘ Tab. 15.18   Primär anästhesiebedingte Mortalität

Vor 1960	1960	1970	1980	2006
0,4‰	0,2‰	0,1‰	0,08‰	0,04‰

◘ Tab. 15.19   Patientenbedingte Mortalität nach ASA-Klassifizierung

ASA I	ASA II	ASA III	ASA IV
0,0004 %	0,005 %	0,027 %	0,055 %

Folgende Konstellationen senken statistisch das Risiko für Komplikationen in der Anästhesie:

- Check der Geräte mit Checkliste
- Dokumentation des Gerätechecks
- direkt verfügbarer Anästhesist
- kein Wechsel des Anästhesisten während der OP
- Anwesenheit von Anästhesiepflege
- zwei Personen bei Narkoseausleitung
- Antagonisierung von Muskelrelaxanzien und/oder Opioiden

▪ **Myokardischämie-Raten**
- präoperativ: 25 %
- intraoperativ: 20–75 %
- postoperativ: 30–40 %

❗ Cave
Die meisten Myokardischämien verlaufen stumm und werden nicht registriert!

▪ **Myokardinfarkt-Raten**
- Allgemeinanästhesie: **0,1–0,7 %**
- Gefäßchirurgie: **1–15 %**

❯ Erhöhtes Risiko für perioperativen Myokardinfarkt bei Patienten mit arterieller Hypertonie, Linksherzinsuffizienz, bekannter KHK, weniger als 6 Monate zurückliegendem Myokardinfarkt

Literatur und weiterführende Literatur

Duceppe E, Parlow J, MacDonald P, Lyons K, McMullen M, Srinathan S, Graham M, Tandon V, Styles K, Bessissow A, Sessler DI, Bryson G, Devereaux PJ (2017) Canadian Cardiovascular Society guidelines on perioperative cardiac risk assessment and management for patients who undergo noncardiac surgery. Can J Cardiol 33:1735

Fleisher LA, Beckman JA, Brown KA et al (2007) ACC/AHA 2007 guidelines on perioperative cardiovascular evaluation and care for noncardiac surgery. Circulation 116:1971–1996

Fleisher LA et al (2014) ACC/AHA guideline on perioperative cardiovascular evaluation and management of patients undergoing noncardiac surgery: executive summary: a report of the American College of Cardiology/American Heart Association Task Force on Practice Guidelines. Circulation 130:2215–2245

Fleischmann KE, Beckman JA, Buller CE, Calkins H, Fleisher LA, Freeman WK et al 2009 ACCF/AHA focused update on perioperative beta blockade. J Am Coll Cardiol 54:2102–2028

Goldman L, Caldera DL, Nussbaum SR, Southwick FS, Krogstad D, Murray B, Burke DS, O'Malley TA, Goroll AH, Caplan CH, Nolan J, Carabello B, Slater EE (1977) Multifactorial index of cardiac risk in noncardiac surgical procedures. N Engl J Med 20(297):845–850

Gottschalk A, Van Aken H, Zenz M, Standl T (2011) Ist Anästhesie gefährlich? Dtsch Arztebl Int 108:469–474

Lee TH, Marcantonio ER, Mangione CM et al (1999) Derivation and prospective validation of a simple index for prediction of cardiac risk of major noncardiac surgery. Circulation 100:1043–1049

Lienhart A, Auroy Y, Péquignot F, Benhamou D, Warszawski J, Bovet M, Jougla E (2006) Survey of anesthesia-related mortality in France. Anesthesiology 105:1087–1097

Pfanner G, Koscielny J, Pernerstorfer T, Gütl M, Perger P, Fries D, Hofmann N, Innerhofer P, Kneifl W, Neuner L, Schöchl H, Kozek-Langenecker SA (2007) Austrian Society for Anaesthesia, Resuscitation and Intensive Care. Präoperative Blutungsanamnese. Anaesthesist 56:604–611

Geldner G et al. Präoperative Evaluation erwachsener Patienten vor elektiven, nicht herz-thoraxchirurgischen Eingriffen (2017) Anaesthesist 66:442–458. https://doi.org/10.1007/s00101-017-0321-5

15

Narkosesysteme

Michael Fresenius, Michael Heck und Cornelius Busch

Inhaltsverzeichnis

16.1 Klassifizierung der Narkosesysteme (◨ Abb. 16.1) – 386
16.1.1 Historie – offene Narkosesysteme – 386
16.1.2 Rückatmungssysteme und Nichtrückatmungssysteme
(◨ Tab. 16.1) – 386

16.2 Einteilung der Rückatmungssysteme – 389
16.2.1 Narkosegeräte ohne Frischgasflowkompensation (ohne
Gasreservoir) – 389
16.2.2 Narkosegeräte mit Frischgasflowkompensation
(mit Gasreservoir; ◨ Abb. 16.4, ◨ 16.5, und ◨ 16.6) – 389
16.2.3 Frischgaseinleitung – 391
16.2.4 Applikation von Gasen und volatilen Anästhetika – 392
16.2.5 Volatile Anästhetika – 392
16.2.6 Sicherheitsvorschriften für Narkosegeräte – 393

16.3 Niedrigflusstechniken (Low-flow, Minimal-flow) – 393
16.3.1 Vorteile der Niedrigflussnarkose gegenüber
der High-flow-Technik – 393
16.3.2 Gasaufnahme – 393
16.3.3 Praxis der Niedrigflussnarkose – 394
16.3.4 Charakteristika der Niedrigflussnarkosen – 395
16.3.5 Zeitkonstante – 397
16.3.6 Steuerung der Niedrigflussnarkose – 397
16.3.7 Monitoring von Niedrigflussnarkosen – 397
16.3.8 Kontraindikationen für Niedrigflussnarkosen – 398
16.3.9 Low-flow in der Kinderanästhesie – 398
16.3.10 Eignung von Inhalationsanästhetika zur Niedrigflussnarkose – 398

Literatur und weiterführende Literatur – 399

© Springer-Verlag GmbH Deutschland, ein Teil von Springer Nature 2023
M. Heck et al. (Hrsg.), *Repetitorium Anästhesiologie*, https://doi.org/10.1007/978-3-662-64069-2_16

16.1 Klassifizierung der Narkosesysteme (■ Abb. 16.1)

❯ Die früher gebräuchlichen Bezeichnungen „offen", „halboffen", „halbgeschlossen" und „geschlossen" sollten vermieden werden, besser erscheint die Unterteilung in Systeme **ohne** Rückatmung und Systeme **mit** Rückatmung. In Deutschland werden aufgrund fehlender Raumluftkontamination nur noch Systeme mit Rückatmung verwendet!

16.1.1 Historie – offene Narkosesysteme

- Auftropfen von Narkosemittel (vorwiegend Äther) auf eine Maske (Schimmelbusch-Maske)
- keine exakte Dosierung möglich
- keine Kontrolle der Zusammensetzung des eingeatmeten Gasgemischs
- kein Frischgasreservoir

- Zustrom von Raumluft
- Narkotikakonzentration abhängig von der Eigenatmung des Patienten
- Hohe Raumluftkontamination

16.1.2 Rückatmungssysteme und Nichtrückatmungssysteme (■ Tab. 16.1)

16.1.2.1 Nichtrückatmungssysteme

- in Nichtrückatmungssystemen (= halboffene Systeme) atmet der Patient ausschließlich Frischgas. Es erfolgt keine Aufbereitung und Rückführung der Ausatemluft (CO_2-Absorber nicht notwendig)
- bei Systemen ohne Reservoir muss der Frischgasflow 2- bis 3-mal höher als das gewünschte AMV sein
- bei Systemen mit Reservoir entspricht der Frischgasflow im Idealfall dem gewünschten AMV

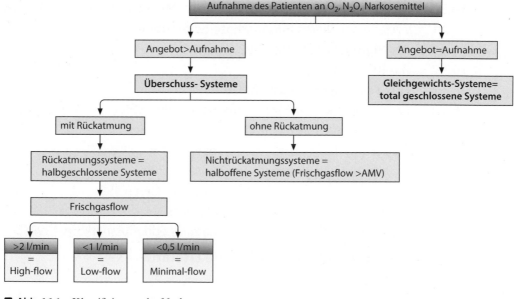

■ Abb. 16.1   Klassifizierung der Narkosesysteme

◘ Tab. 16.1 Nichtrückatmungssysteme und Rückatmungssysteme

Narkosesystem	Frischgasflow
„halboffen"	>Atemminutenvolumen
high-flow „halbgeschlossen"	≈0,5 × Atemminutenvolumen
Niedrigflussnarkosen	
Low-flow-Anästhesie	>0,5 l/min und <1,0 l/min
Minimal-flow-Anästhesie	<0,5 l/min
Narkose mit geschlossenem System	= Gesamtgasaufnahme[a]

[a] O_2-Aufnahme ≈4 ml/kg/min; N_2O-Aufnahme ≈1,5 ml/kg/min

- **Vorteile**
- Zusammensetzung Narkosegas = Frischgas
- gute Steuerbarkeit der Narkotikakonzentration durch Variation der Frischgaszusammensetzung
- geringer technischer Aufwand

- **Nachteile**
- hoher Narkosemittel- und Gasverbrauch
- starke Belastung der Umgebung mit Narkotika
- fehlende Atemgasklimatisierung

- **Ventilgesteuerte Systeme**
- Rückatmung ausgeschlossen (◘ Abb. 16.2), z. B. Ambu-, Ruben-Ventil u. a.

- **Flowgesteuerte Systeme ohne Ventil (◘ Abb. 16.3)**
- Rückatmung ist nur bei hohem Flow ausgeschlossen, z. B. Kuhn (hoher Flow patientennah), Mapleson A-C (hoher Flow mit patientennahem Überdruckventil): nur für Kinder <20 kg

❯ Die meisten Handbeatmungssysteme sind technisch oder funktionell Nichtrückatmungssysteme und werden heutzutage in Europa nicht mehr eingesetzt!

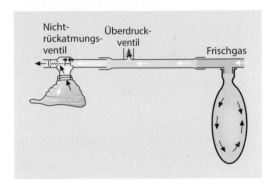

◘ Abb. 16.2 Ventilgesteuertes Nichtrückatmungssystem: das patientennahe gerichtete Ventil verhindert Rückatmung

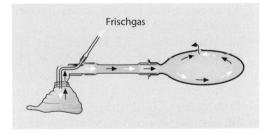

◘ Abb. 16.3 Flowgesteuertes Nichtrückatmungssystem ohne Ventil (System nach Kuhn). Die Frischgaszufuhr erfolgt patientennah, eine Rückatmung muss durch hohe Frischgasflüsse verhindert werden

16.1.2.2 Rückatmungssysteme
- Rückatmungssysteme führen einen Teil des ausgeatmeten Gasgemisches nach CO_2-Elimination wieder dem Patienten zu

◘ Tab. 16.2 Chemische Zusammensetzung der verschiedenen Atemkalke. [Mod. nach Prien T (2010) Atemkalk: Hinweise zu korrektem Umgang und fachgerechter Nutzung. Anästh Intensivmed 51:49–52]

Präparat	$Ca(OH)_2$ (%)	$CaCl_2$ (%)	NaOH (%)	H_2O (%)	Sonstige Bestandteile
Amsorb plus[a]	>80	1–3	0[b]	13–18	0,6–1,5 % $CaSO_4$, „crystal violet"
Drägersorb 800+	78–84		2–4	14–18	<0,1 % Ethylviolett
Drägersorb Free[a]	74–82	3–5	0,5–2	14–18	<0,1 % Ethylviolett
Intersorb plus	75–80		<2	13,5–17,5	<0,1 % Ethylviolett
LoFloSorb	75–80		0[b]	13,5–17,5	Siliziumdioxid 6–7 % Ethylviolett <0,1 % Pigmentgrün <0,1 %
Spherasorb	75–80		<2	ca. 16	Zeolith 4–5 %, Spuren Ethylviolett
Sodasorb	>80		<4	12–19	Spuren Ethylviolett
Sofnolime, Soda Lime	>75		<3,5	12–19	Spuren Ethylviolett

[a] Bei Atemkalkprodukten mit Zusatz von Kalziumchlorid ist die messbare **Compound-A-Konzentration** unter Sevofluran fast Null (1–3 ppm) und Kohlenmonoxid ist nicht detektierbar, sowohl im feuchten als auch ausgetrockneten Zustand
[b] Atemkalkprodukte, die frei von den starken Basen (KOH und NaOH) sind, bilden kein **Kohlenmonoxid!**

- im Narkosesystem besteht ein mittels Ventile gesteuerter, unidirektionaler Fluss mit einem Frischgasflow, der kleiner ist als das AMV
- das Ausmaß der Rückatmung ist abhängig von der Frischgaszufuhr: je größer der Frischgasflow ist, desto geringer ist der Rückatemanteil und auch die Belastung des CO_2-Absorbers
- bei partieller Rückatmung wird das Rückatmungssystem halbgeschlossen genutzt

■ **CO_2-Absorber**
(Mischungen aus NaOH, $Ca(OH)_2$ und KOH bzw. in Nordamerika $Ba(OH)_2$ und normalerweise mit einem Wassergehalt von **14–18 %**) sind Voraussetzung bei Rückatmungssystemen. Bei der chemischen Reaktion von CO_2 und Atemkalk entstehen

Wasser und **Wärme**, die dem Patienten teilweise wieder zugeführt werden (◘ Tab. 16.2).
- $2\,NaOH + CO_2 \rightarrow Na_2CO_3 + H_2O$
- $Ca(OH)_2 + Na_2CO_3 \rightarrow CaCO_3 + 2\,NaOH$
- alternativ (vorwiegend in Nordamerika): $Ba(OH)_2 + CO_2 \rightarrow BaCO_3 + H_2O$

❯ Bei Frischgasflow deutlich höher als das AMV ist der Rückatemanteil vernachlässigbar, und man kann auch von einem „funktionell halboffenen System" sprechen.

■ **Vorteile**
- erhebliche Einsparung an Narkosegasen (Kosteneinsparung)
- verminderte Belastung der Umgebung (Arbeitsplatz, Atmosphäre)
- reduzierte Wärme- und Feuchtigkeitsverluste (besonders deutlich bei Narkosedauer >60 min)

16

- **Nachteile**
- höherer apparativer Aufwand und Absorberkosten
- längere Zeitkonstante (Abschn. 16.3.5)
- schlechtere Steuerbarkeit

16.1.2.3 Gleichgewichtssystem (= total geschlossenes System)

Ein Gleichgewichtssystem (total geschlossenes System) liegt dann vor, wenn das Angebot an O_2, N_2O und Narkosemittel jederzeit dem Bedarf des Patienten entspricht und kein Gas außer CO_2 das Narkosesystem verlässt.

- **Charakteristika**
- komplette Rückatmung der Exspirationsluft (nach CO_2-Absorption)
- die Frischgaszufuhr entspricht dem Gasuptake durch den Patienten
- das Kreisteil muss vollkommen dicht sein
- das Überschussgasventil ist geschlossen

16.2 Einteilung der Rückatmungssysteme

- Kreissysteme (Narkosesysteme) ohne Frischgasflowkompensation
- Kreissysteme (Narkosesysteme) mit Frischgasflowkompensation

16.2.1 Narkosegeräte ohne Frischgasflowkompensation (ohne Gasreservoir)

- z. B. Sulla 800 und 800 V (Dräger)
- während der Exspirationsphase wird überschüssiges Gas aus dem Atemsystem abgeleitet. Der Frischgasflow muss zumindest so groß sein, dass alle auftretenden Gasverluste durch das Frischgas ersetzt werden. Wird nicht genügend Frischgas zugeführt, um den zwangsentfalteten hängenden Beatmungsbalg ganz zu füllen, resultiert eine Verminderung des Hubvolumens mit Abfall des AMV, des Spitzen- und des Plateaudrucks. Durch die exspiratorische Zwangsentfaltung durch das Eigengewicht des Beatmungsbalgs („bag") entwickelt sich bei ungenügender Gasfüllung ein Sog in den Atemwegen und eine Wechseldruckbeatmung

- **Bag-in-bottle-Prinzip:**
  - z. B. Dräger Ventilog, Narkosespiromat 656, Engström ER 300, Ohmeda-Beatmungssystem 7800, Staxel Respirator
  - bei Kopplung eines Kreissystems mit einem Narkosebeatmungsgerät wird das Frischgas und das Exspirationsgas in den Faltenbalg („bag") des Respirators geleitet. Dieser „bag" befindet sich in einer Druckkammer („bottle"). Durch Einleiten von Überdruck in die Druckkammer entleert sich der „bag" und die Inspiration beginnt

16.2.2 Narkosegeräte mit Frischgasflowkompensation (mit Gasreservoir; ◘ Abb. 16.4, ◘ 16.5, und ◘ 16.6)

- das Reservoir kann sowohl der Handbeatmungsbeutel (z. B. Dräger Primus, Fabius Tiro, AV 1, Cicero oder Megamed 700) als auch der stehende Beatmungsbalg des Narkosebeatmungsgerätes (z. B. Servo Beatmungssystem, Modulus, Cirrus) sein
- kurzfristige Volumenimbalancen werden durch das Reservoir ausgeglichen. Auch großvolumige Atembeutel der klassischen „Bag-in-bottle-Ventilatoren" (z. B. Ventilator 711, ELSA) dienen als Narkosegasreservoir

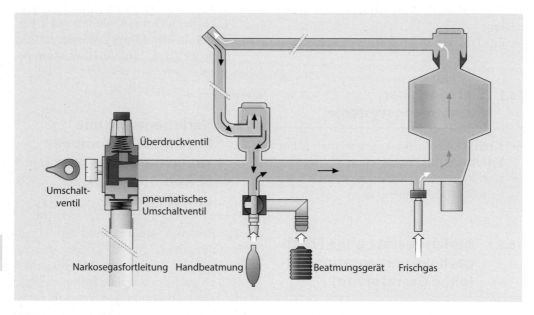

⊡ Abb. 16.4 Gasflüsse im Kreissystem bei manueller Beatmung (Inspiration), Umschaltventil nach oben: Druckbegrenzung im Kreissystem durch regelbares, zur Narkosegasfortleitung geöffnetes Überdruckventil

16

⊡ Abb. 16.5 Gleiches System wie in ⊡ Abb. 16.4, Umschaltventil waagerecht. Kreissystem zur Narkosegasfortleitung geschlossen

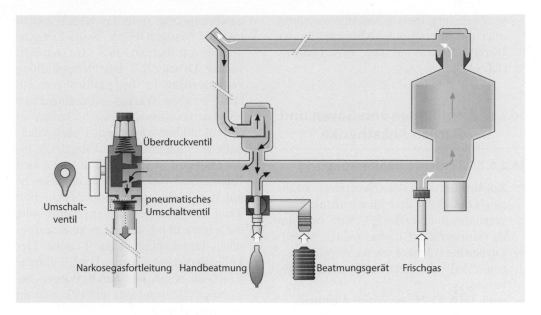

Überdruckventil

Umschalt-
ventil

pneumatisches
Umschaltventil

Narkosegasfortleitung   Handbeatmung   Beatmungsgerät   Frischgas

◨ **Abb. 16.6**   Gleiches System wie in ◨ Abb. 16.4, Umschaltventil nach unten: Kreissystem zur Narkosegasfortleitung geöffnet

16.2.3 Frischgaseinleitung

16.2.3.1 Kontinuierliche Frischgaseinleitung

- z. B. Sulla 800 und 800 V (Dräger), Ventilator 711 (Siemens), Modulus (Ohmeda), Cirrus (Hoyer)
- Frischgas wird kontinuierlich während der In- und Exspiration in das System eingeleitet
- Beatmungsvolumen ist abhängig von den Beatmungsparametern und dem Flow
- bei Flowreduktion wird das Inspirationsvolumen (aus Beatmungsbalg und Frischgas) verringert, sodass das Beatmungsvolumen abnimmt (ggf. ist das Hubvolumen zu erhöhen), z. B. Beatmungshub = Hubvolumen + inspiratorisches Frischgasvolumen
  - AMV = 10 × 700 ml/min, I:E 1:2 (20 s/40 s)
  - Frischgasflow 4 l/min: 567 ml Hubvolumen + 133 ml Frischgasvolumen in der Inspiration = 700 ml
  - Frischgasflow 0,5 l/min: 567 ml Hubvolumen + 17 ml Frischgasvolumen in der Inspiration = 584 ml

16.2.3.2 Diskontinuierliche exspiratorische Frischgaseinleitung

- z. B. AV 1 (Dräger), Cicero (Dräger), Sulla 909 V (Dräger), Megamed 700 (Megamed)
- Frischgas wird nur während der Exspiration in das System eingeleitet, während der Inspiration kommt das Frischgas aus dem Gasreservoir (Handbeatmungsbeutel)
- das Beatmungsvolumen wird nicht vom Frischgasflow (bei Flowreduktion) beeinflusst

16.2.3.3 Alternative Frischgasentkopplung

- z. B. Servo Anästhesiesystem (Siemens), ELSA (Engström)
- alternative Konzepte sind die diskontinuierliche inspiratorische Frisch-

gasdosierung (Servo Anästhesiesystem) oder die elektronische Abstimmung der Inspirationszeit auf den Frischgasflow (ELSA)

16.2.4 Applikation von Gasen und volatilen Anästhetika

16.2.4.1 Zentrale Gasversorgung

- Zuführung der Gase (Sauerstoff, Lachgas, Druckluft) über eine zentrale Gasversorgung (Druck 5,0 bar, der am Narkosegerät auf 1,5 bar reduziert wird)
- Dosierung mittels Flowmeter (Gasflussröhrchen) oder elektronischem Flowgenerator
- nach DIN 13 252 genormte Leitungen
- Zuleitungen sind mittlerweile alle farbig einheitlich schwarz

16.2.4.2 Dezentrale Gasversorgung

- Zuführung der Gase ist auch über Druckflaschen möglich (Druck max. 60 bar für N_2O, max. 200 bar für O_2, Reduzierventile vermindern den Gasdruck auf ≈5,0 bar, der am Narkosegerät weiter auf 1,5 bar reduziert wird)
- O_2 liegt als komprimiertes Gas vor, die Aufbewahrung erfolgt derzeit in weißen Stahlflaschen. Die Herstellung erfolgt großtechnisch durch fraktionierte Kondensation und Destillation nach dem Linde-Verfahren. Der Gasvorrat ist dem Manometerdruck proportional. Der Gasvorrat lässt sich nach dem Boyle-Mariotte-Gesetz (P × V = konst.) errechnen (▶ Kap. 8):
  - O_2-Gehalt: P (Manometerdruck) × V (Flaschenvolumen) = Sauerstoff (Liter)
  - z. B. 50 bar × 10 l = 500 l
- N_2O wird derzeit in grauen Stahlflaschen aufbewahrt (GB, USA in blauen Stahlflaschen ≈neue ISO 32 Norm). 75 % liegt in flüssiger Form vor, der Rest ist

gasförmig und steht im Gleichgewicht mit der flüssigen Form. Seine kritische Temperatur beträgt 36,5 °C, sein kritischer Druck 72,6 bar. Umwandlung vom flüssigen in den gasförmigen Zustand benötigt Wärme → bei Entnahme von Lachgas aus der Flasche kommt es zu Abkühlungsvorgängen. Druck innerhalb der Lachgasflasche bleibt gleich, bis die Flasche fast leer ist, d. h. es ist kein Rückschluss vom Druck in der Flasche auf den Füllungszustand möglich. Erst wenn das flüssige Lachgas vollständig aufgebraucht ist, kommt es zu einem raschen Druckabfall in der Flasche. Der **Füllungszustand** einer Lachgasflasche lässt sich somit **nur durch Wiegen** bestimmen (Leergewicht der Flasche ist außen markiert)
  - **Lachgasgehalt** = N_2O (Liter) = (Istgewicht – Leergewicht) × 500

16.2.5 Volatile Anästhetika

- werden mit Hilfe von „Verdampfern" dem System zugeführt
- **Bypasssysteme** (z. B. Ohmeda TEC 4, 5–6, Dräger Vapor 19.n.): Hier wird ein Teil des Frischgasflows im Bypass durch die Verdunsterkammer geleitet, der andere Teil umgeht den Verdampfer. Durch Änderung des Verhältnisses ändert sich die Konzentration des Anästhetikums. Die effektive Konzentration ist abhängig von Frischgasflow, Temperatur und Verdampferoberfläche
- **Venturi- oder Vergasersysteme** (z. B. Siemens Vaporizer): Hier wird das Anästhetikum über eine Venturi-Düse zerstäubt und vom Frischgas mitgenommen. Ein Drosselventil im Frischgasflow variiert die Konzentrationseinstellung. Bei älteren Modellen darf das Tidalvolumen 75 ml nicht unterschreiten!
- **Zumischsysteme** (z. B. Engström-Heizkammervergaser) pumpen das Narkosegas unter Druck in eine Heiz-

kammer, in der es verdampft und portioniert dem Frischgas zugesetzt wird. Sie erlauben eine exakte Dosierung und sind praktisch flowunabhängig
- pneumatische **Einspritzsysteme** (z. B. Siemens Servo 900 C/B oder KION) spritzen unter Druck synchron mit der Rückatmung das Inhalationsanästhetikum in den Frischgaszweig. Diese Systeme sind im Gegensatz zu den Verdampfersystemen **fluss- und temperaturunabhängig** (für Enfluran, Halothan, Isofluran und Sevofluran; für Desfluran in Entwicklung)

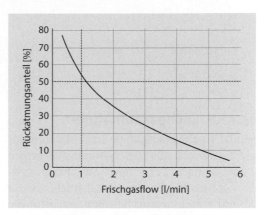

○ Abb. 16.7   Frischgasflow und Rückatmungsanteil

16.2.6 Sicherheitsvorschriften für Narkosegeräte

- inspiratorische O_2-Messung
- O_2-Mangelsignal und Lachgassperre (wenn Druck unter 2,2 bar abfällt)
- **Cave:** bei Anschluss an zentrale Gasversorgung wird die Lachgassperre nur bei Diskonnektion der O_2-Kupplung aktiv
- O_2-Flush (O_2-Flow 30–70 l/min unter Umgehung des Verdampfers)

16.3 Niedrigflusstechniken (Low-flow, Minimal-flow)

- Niedrigflusstechniken (Low-flow, Minimal-flow) sind Narkosen mit halbgeschlossenem Rückatemsystem, bei denen der Rückatemanteil mindestens 50 % beträgt (○ Abb. 16.7)
- wird der Frischgasfluss stark reduziert, kommen sie der Anästhesie im geschlossenen System bereits sehr nahe
- zur Vermeidung hypoxischer Gasgemische muss dem O_2-Verbrauch (VO_2) vermehrt Aufmerksamkeit geschenkt werden

16.3.1 Vorteile der Niedrigflussnarkose gegenüber der High-flow-Technik

- niedrige Betriebskosten von 60–75 %
- verminderte Umgebungsbelastung um 70–90 %
- Klimatisierung der Atemgase (Wärme, Feuchte)

16.3.2 Gasaufnahme

16.3.2.1 O_2-Aufnahme

Nach Erreichen einer ausreichenden Narkosetiefe sinkt die Sauerstoffaufnahme ungefähr auf den Grundumsatz ab. Sie lässt sich bestimmen nach der
- Brody-Formel: $VO_2 = 10,15 \times KG^{0,73}$ (KG = Körpergewicht in kg)
- Kleiber-Formel: $VO_2 = 10 \times KG^{3/4}$ (KG = Körpergewicht in kg)
- Arndt u. Stock:
  - $VO_2 = 3,75 \times KG + 20$ ml/min für 10–40 kg (KG = Körpergewicht in kg)
  - $VO_2 = 2,5 \times KG + 67,5$ ml/min für 40–120 kg (KG = Körpergewicht in kg)
  - **vereinfacht $VO_2 \approx$ 3–4 ml/kg/min**

ˁx

Körpergewicht	60 kg	70 kg	80 kg	90 kg	100 kg
O_2-Bedarf/min	218 ml	243 ml	268 ml	293 ml	318 ml

16.3.2.2 Lachgasaufnahme

- die Lachgasaufnahme ist zu Beginn der Narkose hoch (bei Normalgewichtigen $\approx$1 l/min in der 1. min). Sie sinkt mit zunehmender Dauer exponentiell ab, da mit zunehmender Sättigung im Blut die alveoloarterielle Partialdruckdifferenz abnimmt
- Bestimmung der **N$_2$O-Aufnahme** näherungsweise mit der **Severinghaus**-Formel:

$$V_{N_2O} = 1000 \times \frac{1}{\sqrt{t}}$$

t	Zeit nach Einleitung der Narkose (min)

16.3.2.3 Aufnahme von Inhalationsanästhetika

- die Aufnahme von Inhalationsanästhetika folgt wie Lachgas einer Exponentialfunktion in Abhängigkeit vom Blut-Gas-Verteilungskoeffizienten
- Bestimmung der **Aufnahme von Inhalationsanästhetika** nach der **Lowe-Formel**:

$$V_{AN} = f \times MAC \times \lambda_{B/G} \times Q \times \frac{1}{\sqrt{t}}$$

f × MAC	angestrebte exspiratorische Anästhetikakonzentration in Bezug zur minimalen alveolären Konzentration
$\lambda_{B/G}$	Blut-Gas-Löslichkeitskoeffizient
Q	Herz-Minuten-Volumen (dl/min)
t	Zeit nach Einleitung der Narkose (min)

- der **Verbrauch eines volatilen Anästhetikums** ist maßgeblich vom Frischgasflow (FGF) abhängig:

$$An\,(ml\;Flüssigkeit) = \frac{An\,(ml\;Dampf)}{K}$$

$$An = \left[\frac{FGF\left(\dfrac{ml}{min}\right)}{1 - \dfrac{MAC_{An}}{100}} - FGF\left(\frac{ml}{min}\right)\right] \times 60$$

An	spezielles Inhalationsanästhetikum (z. B. Sevofluran)
K	Konstante (z. B. für Sevofluran 182,66 bei 22 °C)
FGF	Frischgasflow (l/min)
MAC$_{An}$	minimale alveoläre Konzentration

vereinfacht:

- An (ml Flüssigkeit) pro h = FGF (l/min) × 3 × Vol.-%
- Beispiel: FGF = 1,5 l/min, Sevofluran 1,1 Vol.-% An (ml Flüssigkeit) = 4,95 ml/h

16.3.3 Praxis der Niedrigflussnarkose

16.3.3.1 Initialphase (◘ Abb. 16.8)

- erfolgt mit vergleichsweise hohem Frischgasflow von 4–6 l/min, z. B. $\approx$4,5 l/min (1,5 l/min O$_2$, 3,0 l/min N$_2$O)
- nach $\approx$6–8 min ist die **Denitrogenisierung** abgeschlossen
- nach $\approx$10 min ist die Einwaschphase für O$_2$ und N$_2$O (30 %/70 %) abgeschlossen und die Gesamtgasaufnahme beträgt noch $\approx$600 ml/min

16

- nach 10–15 min erreicht beim Erwachsenen die exspiratorische Anästhetikakonzentration bei den eingestellten Verdampfereinstellungen einen Wert von ≈0,8 MAC
- die Initialphase ist bei **Low-flow-Anästhesie** nach **10 min** abgeschlossen
- die Initialphase ist bei **Minimal-flow-Anästhesie** nach **15–20 min** abgeschlossen

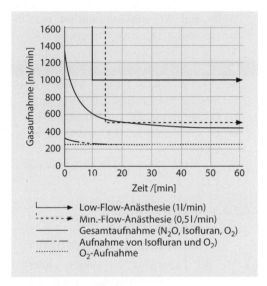

▢ Abb. 16.8 Gesamtgasaufnahme bei Niedrigflussnarkosen

16.3.3.2 Wechsel von hohem zu niedrigem Frischgasfluss

- ist nach Abschluss der Initialphase möglich, also bei Low-flow-Anästhesie nach 10 min, bei Minimal-flow-Anästhesie nach 15–20 min

16.3.4 Charakteristika der Niedrigflussnarkosen

16.3.4.1 Narkosegaszusammensetzung (▢ Tab. 16.3)

- bei hohem Flow wird nur ein geringer Teil wirklich zurückgeatmet. Der größte Teil wird als Überschussgas abgeleitet. Die Zusammensetzung des Narkosegases entspricht im Wesentlichen der des Frischgases
- bei der Niedrigflussnarkose hingegen wird die Zusammensetzung des Narkosegases wegen des hohen Rückatemanteils entscheidend von der Ausatemluft bestimmt. Der Uptake von O_2, N_2O und Narkosemittel ändert sich im zeitlichen Ablauf einer Narkose: In den ersten 30–45 min wird eine Zunahme der O_2-Konzentration beobachtet (N_2O-Uptake noch hoch), danach nimmt sie wieder ab (N_2O akkumuliert)

▢ Tab. 16.3 Narkosegaszusammensetzung bei verschiedenen Narkosesystemen

	Frischgasflow			Frischgas-O_2-Anteil (%)	F_iO_2
	Gesamt (l/min)	O_2 (l/min)	N_2O (l/min)		
„halboffen"	9	3	6	30	0,3
High-flow	3	1	2,0	30	0,3
Low-flow	1,0	0,5	0,5	40–50	0,3
Minimal-flow	0,5	0,3	0,2	50–60	0,3
total geschlossen	0,4[a]	0,3	0,1	>70	0,3

[a] O_2-Aufnahme ≈3–4 ml/kg/min; N_2O-Aufnahme ≈1,5 ml/kg/min

16.3.4.2 Inspiratorische O$_2$-Konzentration

- da mit der Flowreduktion das Rückatmungsvolumen zunimmt, kann eine inspiratorische O$_2$-Konzentration von 30 % nur aufrechterhalten werden, wenn die O$_2$-Konzentration im Frischgasflow gesteigert wird
- je niedriger der Flow, desto stärker wird die O$_2$-Konzentration vom O$_2$-Verbrauch beeinflusst und desto höher muss folglich die O$_2$-Konzentration im Frischgas sein, damit eine ausreichend hohe O$_2$-Konzentration aufrechterhalten werden kann
- die resultierende inspiratorische O$_2$-Konzentration (F$_i$O$_2$) lässt sich aus folgender Formel kalkulieren (◘ Tab. 16.3):

$$F_iO_2 = \frac{Vol.O_2 - \dot{V}O_2}{Vol.ges. - \dot{V}O_2}$$

Vol.O$_2$	Volumen des eingestellten O$_2$-Flows
Vol. ges.	Volumen des eingestellten Frischgasflows
VO$_2$	kalkulierter O$_2$-Verbrauch

- die O$_2$-Konzentration ändert sich kontinuierlich, auch abhängig vom individuellen O$_2$-Verbrauch. Bei Erreichen des Grenzwertes von 30 % O$_2$ soll der O$_2$-Flow um 10 % des Gesamtflow erhöht werden, der N$_2$O-Flow in gleichem Maß vermindert (z. B. bei Low-flow [1 l/min]: O$_2$ von 500 ml auf 600 ml, N$_2$O von 500 ml auf 400 ml)
- die inspiratorische O$_2$-Konzentration kann drastisch abnehmen, wenn Veränderungen nicht rechtzeitig erkannt und beseitigt werden. Leckagen, Abfall des Frischgasflows, Erhöhung des N$_2$O-Anteils bei gleichem Gesamtflow, Zunahme des O$_2$-Verbrauchs oder Rückgang der N$_2$O-Aufnahme mit zunehmender Narkosedauer, **Stickstoff- und Argonakkumulation** bei unzureichender Denitrogenisierung

▶ Beispiel
- Frischgasflow = 1 l/min, VO_2 = 3,5 ml/min/kg; 70 kg Patient ($\approx$250 ml/min)
- O$_2$-Abfall von 500 auf 400 ml/min →
- O$_2$ = 500 ml/min, N$_2$O = 500 ml/min → F$_i$O$_2$ $\approx$ 33 %
- O$_2$ = 400 ml/min, N$_2$O = 500 ml/min → F$_i$O$_2$ $\approx$ 23 % ◀

16.3.4.3 Inspiratorische Inhalationsanästhetikakonzentration

❯ Mit der Flowreduktion nimmt, außer bei den Zumischsystemen, auch die Narkosemittelmenge ab, die dem System zugeführt wird. Um die erreichte Konzentration von z. B. 0,8 MAC aufrechtzuerhalten, muss am Verdampfer ein höherer Wert eingestellt werden (◘ Tab. 16.4).

16

◘ **Tab. 16.4** Anpassung der Einstellungen am Verdampfer bei Flowänderungen

	Halothan	Isofluran	Enfluran	Sevofluran	Desfluran
MAC-Wert	0,8	1,2	1,7	2	6–7
High-flow	1,0	1,5	2,5	2,5	4–8
Low-flow	1,5–2,0	2,0	2,5–3,0	3	4–8
Minimal-flow	2,5–3,0	2,5	3,0–3,5	3,5	plus 1 %

16.3.5 Zeitkonstante

Die Zeitkonstante (t) beschreibt die Geschwindigkeit von Ein- und Auswaschprozesse eines Systems:

$$t = \frac{Vol_{System}}{Vol_{FG} - Vol_{Aufn}}$$

Vol_{System}	Geräte- und Lungenvolumen
Vol_{FG}	Frischgasflow
Vol_{Aufn}	Gesamtgasaufnahme

Die **Zeitkonstante** eines Narkosesystems ist **umgekehrt proportional zum Frischgasflow** (bei konstanter Gesamtgasaufnahme und Systemvolumen): je niedriger der Frischgasflow, desto größer ist die Zeitkonstante:

High-flow	2 min
Low-flow	11 min
Minimal-flow	50 min

Nach 3 Zeitkonstanten hat die Anästhetikakonzentration $\approx 95\,\%$ der im Frischgas vorgenommenen Konzentrationsänderung erreicht.

$1 \times t$	63 % der Sollkonzentration
$2 \times t$	87 % der Sollkonzentration
$3 \times t$	93 % der Sollkonzentration

- bei High-flow führt die Änderung der Frischgaszusammensetzung zu einer raschen, gleichsinnigen Veränderung der Anästhetikakonzentration im Kreisteil
- bei Niedrigflussnarkosen führen selbst drastische Veränderungen der Frischgaszusammensetzung nur verzögert und mit zeitlich großer Latenz zu Veränderungen der Anästhetikakonzentration im Kreisteil

16.3.6 Steuerung der Niedrigflussnarkose

- bei einem Flow von 0,5 l/min und entsprechend langer Zeitkonstante ist eine akzidentelle Über- oder Unterdosierung nahezu ausgeschlossen

Soll die Narkosetiefe in kurzer Zeit verändert werden, muss

- der Frischgasflow auf 4–5 l/min erhöht werden. Die Frischgaseinstellung des Inhalationsanästhetikums muss dann entsprechend verändert werden ($\approx 0,5$ Vol.-% unter/über dem gewünschten inspiratorischen Sollwert). Nach Erreichen der Narkosetiefe kann der Flow wieder reduziert werden
- alternativ i.v.-Gabe eines Hypnotikums/ Analgetikums
- Aufgrund der langen Zeitkonstante kann der Verdampfer – je nach Narkoselänge – ≈ 15–30 min vor Op.-Ende geschlossen werden, 5–10 min vor Extubation Umstellen auf hohen Gasfluss mit 100 % O_2

16.3.6.1 Anforderungen an das Narkosesystem: Eignung von Narkosegeräten

- Gasdosiereinrichtung mit ausreichender Graduierung der Flowmessröhren im Niedrigflussbereich (50–100 ml/min)
- Narkotikaverdampfer mit Flowkonstanz der Abgabeleistung
- Dichtigkeit: max. Leckageverluste von 100 ml/min bei 20 mbar
- CO_2-Absorber mit ausreichender Kapazität auch bei hohem Rückatemanteil

16.3.7 Monitoring von Niedrigflussnarkosen

16.3.7.1 Narkosesystem

- **Atemwegsdruck** (untere Alarmgrenze 5 mmHg unter Spitzendruck)

- **Atemminutenvolumen** (Alarmgrenze 0,5 l unter angestrebtem Sollwert)

16.3.7.2 Gaszusammensetzung

- **inspiratorische O_2-Konzentration** (Alarmgrenze bei 28–30 % O_2) → fakultativ auch exspiratorisch
- Messung der **Anästhetikakonzentration** (in- und exspiratorisch) im System, wenn Flow <1,0 l/min
- **fakultativ** in- und exspiratorische **CO_2-Konzentration** (Kapnometrie), da erhöhte Belastung des Atemkalks
- evtl. Lachgaskonzentration (in- und exspiratorisch) zur Erkennung von Fremdgasakkumulation

16.3.7.3 Patientenüberwachung

- EKG
- Blutdruck
- Pulsoxymeter
- Temperatur

16.3.8 Kontraindikationen für Niedrigflussnarkosen

- maligne Hyperthermie
- Bronchospasmus, Status asthmaticus bei Geräten ohne Gasreservoir (Air-trapping wird begünstigt)
- Septikämien
- Rauchgasvergiftung
- Fremdgasakkumulation (mit hoher Fett- und Wasserlöslichkeit)
  - Ethanol (Alkoholintoxikation)
  - Aceton (entgleister Diabetes mellitus)
  - CO (starker Raucher, Massentransfusion, Hämolyse)
  - **Cave:** trockener Atemkalk!
- unzureichende Gasdosiereinrichtungen im Niedrigflussbereich
- Ausfall der kontinuierlichen O_2-Messung
- erschöpfter Atemkalk
- Kurznarkosen (<15 min)

- mangelnde Dichtigkeit des Narkosesystems
  - ungeblockte Tuben
  - Maskennarkose
  - Bronchoskopie

16.3.9 Low-flow in der Kinderanästhesie

- Definitionsproblem: Low-flow-Anästhesie beim Erwachsenen (Frischgasflow = 1 l/min) entspricht High-flow beim Kleinkind (bezogen auf den Rückatemanteil)
- eine vorsichtige Flowreduktion ist auch beim Kind möglich

❶ Cave
- hoher Anteil kurzdauernder Eingriffe
- Notwendigkeit der häufigen, schnellen Änderung der volatilen Anästhetikakonzentration macht die Durchführung problematisch
- Dichtigkeit des Narkosesystems (ungeblockte Tuben) nicht immer gewährleistet

16.3.10 Eignung von Inhalationsanästhetika zur Niedrigflussnarkose

16.3.10.1 Isofluran

- niedriger Blut/Gas-Verteilungskoeffizient (schnelles An- und Abfluten)
- niedriger MAC-Wert (rasches Erreichen ausreichender Narkosetiefe)
- geringe Metabolisierungsrate (fehlende Toxizität, niedriger Uptake)
- einfache Narkoseführung
- von den konventionellen Inhalationsanästhetika für die Durchführung von Niedrigflussnarkosen am besten geeignet

16

16.3.10.2 **Sevofluran**

- niedrige Löslichkeit (schnelles An- und Abfluten)
- hohe Metabolisierungsrate
- Gefahr der Akkumulation von Compound A und Fluoridionen
- Frischgasfluss mind. 2 l/min (Empfehlung der FDA)
- EG-Staaten: ohne Einschränkung zugelassen
- ist für die Low-flow-Anästhesie in Europa zugelassen

16.3.10.3 **Desfluran**

- sehr niedriger Blut/Gas-VerteilungskoeffIzient (schnelles An- und Abfluten)
- geringe anästhetische Potenz (hoher MAC-Wert, Kosten)

- geringe Metabolisierungsrate (fehlende Toxizität, niedriger Uptake)
- Bildung von Kohlenmonoxid bei bestimmten trockenen Atemkalks
- ist hervorragend für die Durchführung von Niedrigflussnarkosen geeignet

Literatur und weiterführende Literatur

Baum J (1998) Die Inhalationsnarkose mit niedrigem Frischgasfluß. Gebundene Ausgabe. Thieme, Stuttgart

Baum J (2002) Low Flow Anästhesie: CD-ROM zur Ausbildung in den Verfahren der Niedrigflussnarkose CD-ROM

Larsen R, Fink T, Müller-Wolff T (2013) Narkosegeräte, Narkosesysteme, Narkosebeatmung. https://www.ncbi.nlm.nih.gov/pmc/articles/PMC7531424

Atemwegsmanagement

Cornelius Busch, Michael Heck und Michael Fresenius

Inhaltsverzeichnis

17.1 Intubation – 403
17.1.1 Intubationsarten – 403
17.1.2 Intubationskriterien – 403
17.1.3 Sichere Intubationszeichen – 403
17.1.4 Unsichere Intubationszeichen – 403
17.1.5 Unterdrückung des Intubationsreizes – 403
17.1.6 Tubusarten – 404
17.1.7 Komplikationen der Intubation – 404
17.1.8 Larynxmaske (LMA) – 405
17.1.9 ProSeal-Larynxmaske (PLMA) – 407
17.1.10 Supraglottische Atemhilfe i-gel – 407
17.1.11 Larynxtubus (LT) – 407
17.1.12 Cuffed Oropharyngeal Airway (COPA) – 409

17.2 Schwierige Intubation – 409
17.2.1 Definitionen – 409
17.2.2 Bedeutung der Atemwegssicherung – 410
17.2.3 Inzidenz der schwierigen Intubation – 410
17.2.4 Allgemeine Zeichen und warnende Hinweise für eine schwierige Intubation – 411
17.2.5 Klinische Screeningverfahren bezüglich einer schwierigen Intubation – 412
17.2.6 Management bei unerwarteter schwieriger Intubation – 414

17.3 Management bei Misslingen von Ventilation und Intubation (cannot intubate, cannot ventilate!) – 418
17.3.1 Möglichkeiten bei Erfolglosigkeit – 418

© Springer-Verlag GmbH Deutschland, ein Teil von Springer Nature 2023
M. Heck et al. (Hrsg.), *Repetitorium Anästhesiologie*, https://doi.org/10.1007/978-3-662-64069-2_17

17.4   **Management bei erwarteter schwieriger Intubation – 419**
17.4.1   Sorgfältige Vorbereitung – 419

17.5   **Detaillierte Erläuterung bestimmter Maßnahmen – 420**
17.5.1   Notfallkrikothyreotomie (Koniotomie) – 420
17.5.2   Bronchoskopische (Wach)-Intubation – 420
17.5.3   Postoperative Umintubation – 421

17.6   **Videolaryngoskopie – 421**

17.7   **Bronchoskopie – 423**
17.7.1   Bronchoskopeinteilung – 423
17.7.2   Aufbau des flexiblen Fiberendoskops – 423
17.7.3   Starre Bronchoskopie (mit IPPV oder
          Hochfrequenzbeatmung) – 423
17.7.4   Flexible, fiberoptische Bronchoskopie – 424
17.7.5   Durchführung der Bronchoskopie – 424
17.7.6   Gliederung der oberen und unteren Luftwege – 426

17.8   **Beurteilung von Behandlungsverfahren beim
          Atemwegsmanagement – 426**

          Literatur und weiterführende Literatur – 429

17.1 Intubation

■ Historie

1895	erste direkte Laryngoskopie durch Alfred Kirstein in Berlin
1941	Einführung eines geraden Spatel nach Robert A. Miller
1943	Einführung eines gebogenen Spatel nach Robert Macintosh

17.1.1 Intubationsarten

- orotracheale Intubation (immer bei Notfallintubation) und
- nasotracheale Intubation (→ bessere Tubusfixierung bei Neugeborenen und Kleinkindern, MKG) und bei fehlender Mundöffnung

17.1.2 Intubationskriterien

- nichtnüchterne sowie alle aspirationsgefährdeten Patienten:
  - Notfallpatient
  - Patient im Schock
  - schwangere Patientinnen nach der **16.** SSW
  - Patienten mit ausgeprägtem Aszites, mit Refluxkrankheit, mit Pylorusstenose, Kinder zum elektiven Eingriff in den späten Mittagsstunden → Rapid-Sequence-Induction (RSI)
- Eingriffe mit Pneumoperitoneum
- abdominelle, thorakale Eingriffe
- Eingriffe in Bauchlagerung (relativ)

17.1.3 Sichere Intubationszeichen

- CO_2-Nachweis mit Hilfe eines Kapnometers (4–5 Vol.-% $\approx$35–40 mmHg) in der exspirierten Luft über mehrere Minuten

- **Cave:** CO_2-produzierende Antazida, Cola-Effekt
- niedrige CO_2-Werte trotz korrekter Intubation bei Low-output-Syndrom, ausgeprägter Hypotonie, eingeschränkter pulmonaler Perfusion (z. B. massive Lungenembolie) oder massiv thrombosiertem Bronchialsystem nach Blutaspiration (z. B. TE-Nachblutung)
- direkte Inspektion des Tubusverlaufs durch die Stimmbänder
- bronchoskopische Verifikation der intratrachealen Tubuslage
- präklinisch semiquantitativer Nachweis durch reversiblen Farbumschlag eines zwischen Tubus und Beatmungsgerät platzierten CO_2-Detektors (z. B. Nellcor Easy-Cap II-CO_2-Detektor)
- manche Autoren zählen die Lagekontrolle im CT dazu

17.1.4 Unsichere Intubationszeichen

- Thoraxexkursionen
- Beschlagen der Tubusinnenwand mit Atemfeuchtigkeit
- auskultatorisches Atemgeräusch (gerade bei Kindern!)
- Konstanz der pulsoxymetrischen O_2-Sättigung über längere Zeit

17.1.5 Unterdrückung des Intubationsreizes

- besonders notwendig bei Patienten mit KHK
- Narkoseinduktion mit hohen Opioiddosen oder tiefer Inhalationsnarkose
- Aussprühen des Hypopharynx mit **4 %igem Xylocainspray** vor der Intubation
- i.v.-Gabe von 2 %igem Lidocain (1 mg/kg)

17.1.6 Tubusarten

- Tubusgröße Erwachsene:
  - Frauen: 7,0–8,0 Innendurchmesser (ID)
  - Männer: 7,5–8,5 ID
  - → Patienten mit pulmonaler Obstruktion sollten einen möglichst großen Tubus erhalten!
  - Ch = (ID × 4) + 2
- Tubusgröße Kinder: ▶ Kap. 26

17.1.7 Komplikationen der Intubation

- Verletzungen oder Dislokation des Aryknorpels
- Verletzung der Stimmbandebene → Granulom- und Ulzerationsbildung
- Zahnschäden/-dislokation
- Blutung und Schwellung bei forcierter Intubation
- bei einseitiger Intubation: Ausbildung einer Totalatelektase + konsekutive Hypoxämie

◘ Tab. 17.1 Tubusarten

Bezeichnung	Kennzeichen
Magill	Standardtubus
Murphy	mit seitlichem Auge
Oxford-non-kinking (ONK)	relativ kurzer, rechtwinklig gebogener Tubus, der nur für die orale Intubation verwendet werden kann. Evtl. bei schwieriger Intubation zu empfehlen!
Woodbridge	Spiraltubus, schützt vor Kompression des Tubuslumens
Kuhn	S-förmig vorgeformter Tubus
High-volume-low-pressure (Lanz)-Tubus	im intensivmedizinischen Bereich: selbstregulierender Cuff-Druck
Carlens-Tubus	historischer linksseitiger Tubus mit Karinasporn
White-Tubus	rechtsseitiger Tubus mit Karinasporn (Öffnung am Cuff für die Ventilation des rechten Oberlappens)
Robertshaw-Tubus	links- oder rechtsseitiger Doppellumentubus ohne Karinasporn mit schlitzförmiger Öffnung im distalen Cuff zur Belüftung des rechten Oberlappens, 3 verschiedene Modellgrößen: klein, mittel, groß (ID = 8,0; 9,5; 11 mm)
Mallinckrodt (Bronchocath)-Tubus bzw. Rüsch-Doppellumentubus	links oder rechtsseitiger Doppellumentubus, ohne Karinasporn, mit schrägverlaufendem blauen Cuff und distaler Öffnung zur Ventilation des rechten Oberlappens
	Größen: 35, 37–39 Ch für Frauen, 39 und 41 Ch für Männer
	Rüsch-Doppellumentubus ab 26 Ch
	Mallinckroth-Bronchocath ab 28 Ch erhältlich
Sheridan-I-Tubus	mit zweiteiligem endobronchialem Cuff und großer dazwischenliegender Öffnung
Bronchusblocker (Univent)	Single-Lumentubus mit dünnem Seitenkanal, durch den ein Katheter mit Bronchusblockermanschette geführt werden kann, wellenförmiger Cuff zur Sekretaufnahme

17

◘ Tab. 17.1 (Fortsetzung)

Bezeichnung	Kennzeichen
Combitube	Doppellumentubus, der die Funktionen eines Endotrachealtubus und eines Ösophagusverschlusstubus in sich vereint
Ring-Adair-Elwyn = RAE-Tubus, AGT-Tubus, Polar-Tubus	anatomisch geformte Tuben, die über die Stirn oder den Unterkiefer ausgeleitet werden können
Lasertubus	speziell beschichteter nichtentflammbarer Tubus für die laryngeale Laserchirurgie (äusserer Cuff wird mit NaCl 0,9 % gefüllt, innerer mit Luft)
NIM FLEX EMG-Endotrachealtubus	Nerve-Integrity-Monitor-Tubus mit 2 Paar Edelstahlfäden an der Außenseite, die Kontakt mit den Stimmbändern haben. Nach Stimulation des N. recurrens kann bei intakter Nervenleitung ein Potenzial (EMG) abgeleitet werden, Größen 6,0–8,0 ID

- bei ösophagealer Fehlintubation: Hypoxämie und Regurgitation von Magensaft → Gefahr der Aspiration
- bei Intubation mit Führungsdraht: Verletzung der Trachea
- Ruptur der Trachea und des Bronchus
- Glottisödem
- Lähmungen des N. lingualis

17.1.8 **Larynxmaske (LMA)**

- von Brain 1983 entwickelt und 1985 in die Klinik eingeführt
- wiederverwendbar (im Falle von ProSeal übernimmt der Hersteller nur eine Garantie für 40 Anwendungen bei entsprechender Dokumentation)
- keine Muskelrelaxierung zum Einlegen der Larynxmaske notwendig, Unterdrückung der Pharynx-/Larynxreflexe am besten mit Propofol
- Schonung der Stimmbänder (Sänger!)
- Größeneinteilung ◘ Abb. 17.2
- Inzwischen eine Reihe von Larynxmasken von unterschiedlichen Herstellern (Portex soft seal, Ambu Aura, HUM AEROtube, LMA Supreme, …) auch mit lateral positionierten Absaug-

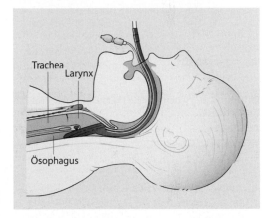

◘ Abb. 17.1 Korrekte Lage der Larynxmaske

kanal für MS oder auch mit Spiraltubus erhältlich

- Lagetests bei LMA mit Drainagekanal: „gastric leak test" oder „bubble test": Drainagelumen mit Gel verschließen, bei korrekter Lage der LMA-Spitze bleibt Gel im Lumen. Bei Fehllage entweicht Gel. Beim „suprasternal notch test" wird Gel in den Drainagekanal gegeben und ein leichter Druck mittels Finger auf das Jugulum gegeben. Bei korrekter Lage der LMA bewegt sich das Gel drucksynchron (◘ Tab. 17.2).

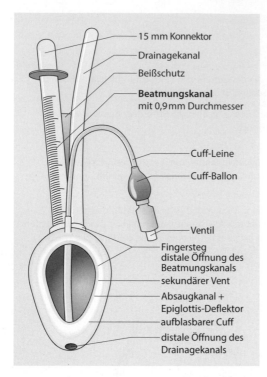

Abb. 17.2 Schematische Darstellung der ProSeal-Larynxmaske

- **Vorteile**
- einfache erlernbare Methode
- geringerer Zeitaufwand zum Einlegen der LMA
- keine Muskelrelaxierung notwendig

- **Nachteile**
- pharyngeale und laryngeale Reaktionen bei inadäquater Anästhesietiefe
- fehlender Aspirationsschutz
- Deflektion der Epiglottis (bis zu 63 % bei LMA der ersten Generation) bzw. deren Verletzung, Zungenbändchenläsion möglich
- Fehllagen (~6 %)
- Halsschmerzen (10 % vs. 45–65 % bei ITN und 18 % bei Maskennarkose!)
- vereinzelt Druckschäden von Nerven beschrieben (N. lingualis, N. recurrens, N. hypoglossus), Cuffdruck unter 60 cmH$_2$O halten

Tab. 17.2 Größeneinteilung der LMA (Nach The Laryngeal Mask Company Ltd.)

Größe	Gewichtskategorie (kg)	Maximale Füllvolumina des Cuffs (ml)	Maximaler ⌀ des Fiberendoskops (mm)	Größtmöglicher vorschiebbarer Tubus (ID mm)
1	bis 5	4	2,7	3,5
1,5	5–10	7		
2	10–20	10	3,5	4,5
2,5	20–30	14	4	5
3	25–50	20	5	6 ohne Cuff
4	50–70	30	5	6 ohne Cuff
5	70–100	40	6,5	7,5 ohne Cuff
6	>100	50	6,5	7,5 ohne Cuff

17

■ **Mögliche Indikationen**
— Eingriffe an den Extremitäten, Herniotomien, Konisationen, Augen-OPs etc.

■ **Kontraindikationen**
— Nicht nüchterner oder aspirationsgefährdeter Patient
— Patienten mit geringer Lungencompliance und hoher Resistance, Einlungenventilation
— Patienten mit relevanter Kardiainsuffizienz, Hiatushernien (z. B. peptische Ösophagusulzera)
— extreme Adipositas
— zu geringe Mundöffnung
— Atemwegsobstruktionen
— operativer Eingriff, bei dem der Zugang zu den oberen Luftwegen gesichert sein muss oder Interferenz mit operativem Eingriff
— Bauchlage (einige Autoren berichten jedoch über problemlose Durchführung bei selbstinduzierter Bauchlage)

❯ Die Larynxmaske bietet keinen sicheren Aspirationsschutz und verhindert auch nicht die Insufflation von Luft bei hohem Beatmungsdruck!

❶ **Cave**
Der optimale Cuffdruck liegt zwischen 40 und 60 cm H_2O und darf nicht überschritten werden. Der Cuffdruck sollte kontinuierlich überwacht oder zumindest in gewissen Zeitabständen kontrolliert werden.

17.1.9 ProSeal-Larynxmaske (PLMA)

— modifizierte Larynxmaske (LMA) mit größerem Cuff und einem neben dem Beatmungskanal lateral positionierten Absaugkanal, der an der Spitze der Larynxmaske endet
— Vermeidung von gastraler Luftinsufflation, da bei korrekter Platzierung das distale Cuffende in Höhe des oberen Ösophagusspinkters liegt und inspiriertes Gas über den zweiten Kanal nach oben entweichen kann
— außerdem dient der zweite Kanal (Absaugkanal) zur blinden Insertion einer Magensonde oder eines Absaugkatheters (geringeres Aspirationsrisiko)
— zusätzlich besitzt die ProSeal-LMA einen zweiten keilförmigen Cuff auf der dorsalen Seite der Maske. Nach Insufflation des Cuffs über ein gemeinsames Ventil kommt es zum Anpressen des elliptischen ventralen Cuffs ans periglottische Gewebe → erhöhte Dichtigkeit der PLMA gegenüber der konventionellen LMA bei nicht messbar gesteigertem Druck auf die Mukosa
— Platzierung erfolgt wie bei der LMA, ggf. mit einem Insertionshilfsgerät

17.1.10 Supraglottische Atemhilfe i-gel

— Larynxmaske zur Einmalverwendung mit weicher, aus gelartigem thermoplastischem Elastomer bestehender, nicht blockbarer Manschette sowie einem gastralen Absaugkanal und einem proximal integrierten Beißschutz (❑ Abb. 17.3).
— in 7 verschiedenen Größen erhältlich (❑ Tab. 17.3)

17.1.11 Larynxtubus (LT)

— Larynxtubus (LT – wiederverwendbar nach Autoklavierung bis 134°C) einem großvolumigen Pharyngeal- und einem kleinen Ösophagealcuff, LTS II mit zusätzlichem Drainagekanal
— Einführung ohne Laryngoskop bei leichter Kopfreklination in den Pharynx bis zu einer Tiefe, sodass die mittlere Tubusmarkierung auf Höhe der Zahnreihe zu liegen kommt

- Blockung mit 70–100 ml Luft bzw. auf einen Druck von 60–70 cm H_2O
- Indikationen und Kontraindikationen entsprechen weitgehend denen der Larynxmaske

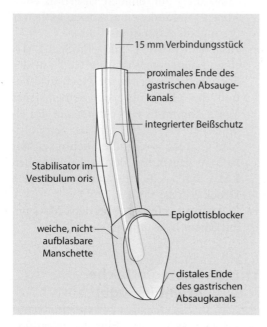

Stabilisator im Vestibulum oris

15 mm Verbindungsstück

proximales Ende des gastrischen Absauge-kanals

integrierter Beißschutz

Epiglottisblocker

weiche, nicht aufblasbare Manschette

distales Ende des gastrischen Absaugkanals

☐ **Abb. 17.3** Supraglottische Atemhilfe i-gel (Mit freundlicher Genehmigung der Fa. Intersurgical GmbH)

- Larynxtubus als Einwegartikel mit Drainagekanal (LTS-D) oder Intubations-Larynxtubus (iLTS-D),
- Größeneinteilung ☐ Tab. 17.4

■ **Vorteile**
- schnelle, blinde Platzierung mit hoher Sicherheit
- höhere Systemdichtigkeit auch bei höheren Beatmungsdrücken im Vergleich zur Larynxmaske

■ **Nachteile**
- Gefahr der Magen- oder Ösophagusruptur durch Pressen eines nicht vollständig bewusstlosen Patienten
- Möglichkeit der direkten Pharynx- und Ösophagusverletzung
- ungeeignet für längerfristige Beatmung wegen Mukosadruckschäden und Gewebeschwellung (☐ Abb. 17.4)

❯ Die Larynxtubus bietet keinen sicheren Aspirationsschutz und verhindert auch nicht die Insufflation von Luft bei **hohen** Beatmungsdrücken!

☐ **Tab. 17.3**   Supraglottische Atemhilfe i-gel (erhältliche Größen)

i-gel Größe	Patientengröße	Patienten-gewicht (kg)	Maximale Größe der Magensonde (Ch)	Maximale Größe des Endotrachealentubus mit Manschette (mm)
1	Neonat	2–5	kein Kanal	3.5
1.5	Kleinkind	5–12	12	4
2	kleines Kind	10–25	12	4.5
2.5	großes Kind	25–35	12	5
3	kleine Erwachsene	30–60	12	6,0
4	mittelgroße Erwachsene	50–90	12	7,0
5	große Erwachsene	>90	14	8,0

17

Größe	Gewichtskategorie (kg)	Konnektorfarbe	Körpergröße (cm)
0	<5	transparent	
1	6–12	weiß	
2	12–25	grün	
3	25–60	gelb	bis 155
4	60–90	rot	155–180
5	>90	violett	>180

◘ Tab. 17.4 Größeneinteilung des Larynxtubus (LT) (nach Hersteller-Firma VBM)

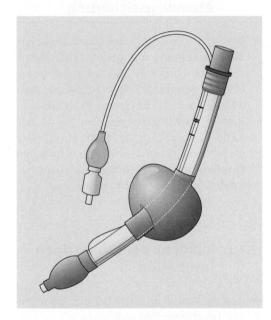

◘ Abb. 17.4 Der Larynxtubus: Ein 1 Lumen-Tubus mit einem pharyngealen und einem ösophagealen Cuff (Aus Notfall & Rettungsmedizin 2000)

17.1.12 Cuffed Oropharyngeal Airway (COPA)

— von Greenberg 1993 vorgestellt
— minimal-invasiver Oropharyngealtubus mit geformter High-volume-Manschette
— nicht wieder verwendbar (lt. Hersteller)
— max. Beatmungsdruck 20 cm H_2O
— 4 verschiedene Größen (◘ Tab. 17.5)

17.2 Schwierige Intubation

Nichteinheitliche Definition: häufig wird der Begriff schwierige Intubation mit dem der **schwierigen Laryngoskopie** gleichgesetzt.

17.2.1 Definitionen

17.2.1.1 Schwierige Intubation

Eine schwierige Intubation liegt dann vor, wenn mit konventioneller Laryngoskopie mehr als **drei** Versuche notwendig sind, den Tubus korrekt zu platzieren oder der Intubationsvorgang länger als **10 min** dauert.

17.2.1.2 Schwierige Atemwege

Schwierige Atemwege liegen dann vor, wenn ein Facharzt der Anästhesie Schwierigkeiten bei der Durchführung einer adäquaten Maskenbeatmung und/oder der Intubation hat.

17.2.1.3 Schwierige bzw. inadäquate Maskenbeatmung

— O_2-Sättigung <90 %
— Zyanose
— nicht messbarer exspiratorischer Gasfluss
— keine Thoraxexkursion
— fehlendes Atemgeräusch

- Dilatation des Magens (Regurgitations-/Aspirationsgefahr!)
- durch Hyperkapnie und Hypoxie bedingte hämodynamische Veränderungen (HF ↑, RR ↑, später ↓)
- ob eine Maskenbeatmung schwierig oder unmöglich sein wird, kann normalerweise nicht sicher vorausgesagt werden! **5 unabhängige Faktoren der schwierigen Maskenbeatmung** nach Langeron et al.:
  - Alter >55 Jahre
  - Body-Mass-Index >26 kg/m^2
  - Bartträger
  - fehlende Zähne
  - Schnarcher
- bei Anwesenheit von 2 dieser Faktoren ist mit hoher Wahrscheinlichkeit mit einer schwierigen Maskenbeatmung zu rechnen (Sensitivität 0,72, Spezifität 0,73)

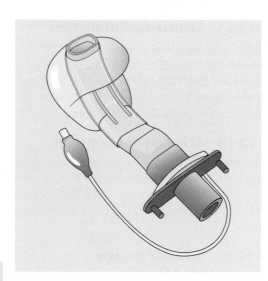

◼ **Abb. 17.5**   COPA

❯ Eine schwierige Maskenbeatmung kann durch das Einführen eines Guedel-Tubus erleichtert bzw. ermöglicht werden.

17.2.1.4 Schwierige Laryngoskopie

Schwierige Laryngoskopie bedeutet, dass sonst sichtbare Larynxanteile nicht eingesehen werden können → Cormack und Lehane-Einteilung: Grad III oder IV (◼ Abb. 17.6; ◼ Tab. 17.6).

17.2.2 Bedeutung der Atemwegssicherung

- bei den Ursachen **anästhesiologischer Komplikationen** mit gerichtlichen Konsequenzen, nehmen nach Caplan et al. (1990) **respiratorische Probleme** mit **34 %** aller Fälle den ersten Platz ein
- hiervon beruhten wiederum 38 % der Fälle auf inadäquate Ventilation oder Oxygenierung, 17 % auf eine schwierige Intubation und 18 % auf eine nicht bemerkte ösophageale Fehlintubation

17.2.3 Inzidenz der schwierigen Intubation

- durchschnittliche Inzidenz der schwierigen Intubation: ≈1,5–5 %
- schwierige Intubation vorwiegend
  - bei Schwangeren (v. a. bei Präeklampsie/Eklampsie) → 10-mal höher als bei nichtschwangeren Patientinnen
  - bei kardiochirurgischen Patienten

Tab. 17.5 Größeneinteilung des Cuffed Oropharyngeal Airway				
Größe	**1 (grün)**	**2 (gelb)**	**3 (rot)**	**4 (mint)**
empfohlenes Blockierungsvolumen (ml)	25	30	35	40

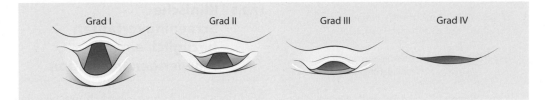

◘ Abb. 17.6 Laryngoskopisches Bild des Larynxeingangs (Einteilung nach Cormack). Grad I–IV zeigen eine zunehmend kleiner werdende Anzahl der sichtbaren Strukturen. I: Glottis, Stimmbänder und umgebenden Strukturen sind sichtbar; IV: weicher Gaumen sichtbar

---

◘ Tab. 17.6 Einteilung „Schwierige Laryngoskopie" (Nach Cormack und Lehane 1984)

Grad I	Stimmbänder komplett einsehbar
Grad II	nur Aryregion und hinterer Abschnitt der Stimmritze sichtbar
Grad III	nur Epiglottis sichtbar
Grad IV	nur weicher Gaumen einsehbar (Epiglottis nicht sichtbar)

– erhöhte Inzidenz auch bei Patienten mit Diabetes mellitus ("stiff man syndrome") oder chronischer Polyarthritis
– Patienten mit Tumoren im Larynx oder Halsbereich

❯ Die meisten Patienten mit schwierigen Intubationsbedingungen erleiden einen Schaden, nicht infolge der Unmöglichkeit der Intubation, sondern weil man die Intubationsversuche nicht rechtzeitig einstellte und alternative Verfahren zur Patientenoxygenierung anwendete!

17.2.4 Allgemeine Zeichen und warnende Hinweise für eine schwierige Intubation

– tiefsitzender und **steilgestellter Kehlkopf** (Tastbefund!) und kurzer dicker Hals
– **eingeschränkte Beweglichkeit** im Atlantookzipitalgelenk wie z. B. bei Morbus Bechterew, primärer chronischer Polyarthritis (Grade II–IV nach D'Arcy), Zustand nach HWS-Trauma oder HWS-Prolaps-Operation mit Implantation eines Knochenspahns
■ **monströse Struma** und Tracheaverlagerung → Beurteilung des Tracheaverlaufs im Thoraxröntgenbild bzw. Tracheazielaufnahme!
■ vorstehende, prominente obere Schneidezähne
■ **schwangere** Patientinnen infolge
  – gut durchbluteter und vulnerabler Mukosa
  – allgemeiner Ödemneigung (ggf. Larynx- und Zungenödem)
  – große Mammae, welche schon das Einführen des Laryngoskops erschweren
■ Lippen-Kiefer-Gaumenspalte
■ Epiglottitis (vorwiegend Kinder)
■ **Makroglossie** bei Akromegalie, M. Down, Patienten mit Quincke-Ödem, Mukopolysaccharidose, Amyloidose, Glykogenosen, Myxödem
■ isolierte ausgeprägte **Mikro-/Makrognathie** oder **Prognathie**
■ Mundöffnung <2 cm
■ Kiefergelenkankylose
■ anatomische Varianten und Syndrome (◘ Tab. 17.7)

■ postoperative Blutung im Halsbereich → frühzeitige Reintubation von Karotispatienten bei zunehmenden Schluckbeschwerden und Heiserkeit → bei Intubationsproblemen **sterile Eröffnung**

◘ Tab. 17.7   Anatomische Varianten bei verschiedenen Syndromen (Beispiele)

Syndrom	Anästhesie-relevante Veränderungen
Pierre-Robin	Gaumenspalte, Unterkieferspalte, Unterentwicklung des Unterkiefers → Mikrogenie
Treacher-Collins	Mikrognathie, Choanalatresie
Franceschetti-Dysostosis mandibulofacialis	Mittelgesichtshypoplasie (Vogelgesicht), Mikrognathie, Ohrmissbildung, manchmal Taubheit
Klippel-Feil	Kurzhals, Halswirbelblockbildung, ggf. Gaumenspalte
Pfaundler-Hurler	großer plumper Schädel, Makroglossie, kurzer Hals
Akromegalie	Makroglossie, Schleimhauthyperplasie, Progenie

der Operationswunde zur Entlastung durch Operateur (immer HNO/MKG-ärztliches oder chirurgisches „stand-by" falls Tracheotomie!)
– Mundbodenphlegmone, bekanntes Zungengrund- oder Larynxkarzinom, Schluckstörungen und Globusgefühl, Atemnot, Stridor, Heiserkeit/Aphonie
– Zustand nach Neck dissection mit subhyoidaler Ausräumung, Hemimandibulektomie
– Zustand nach Bestrahlung im HNO/MKG-Bereich
– Tumoren mit Obstruktion der Atemwege
– Verätzungen und Vernarbungen im Halsbereich
– Verbrennungen/Inhalationstrauma

17.2.5 Klinische Screeningverfahren bezüglich einer schwierigen Intubation

Wichtig ist die Anamneseerhebung bei der Prämedikation bezüglich früher aufgetretener Intubationsschwierigkeiten!
– **Generell bei allen Patienten vor Einleitung denitrogenisieren, wenn möglich die Präoxygenierung mit erhöhtem Oberkörper**
– **höheres Mallampati-Stadium** (◘ Abb. 17.7) (Klassifikation wurde durch Samsoon und Young in 4 Stadien modifiziert; ◘ Tab. 17.8)

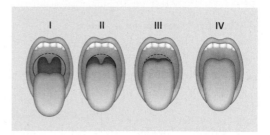

◘ Abb. 17.7   Modifizierte Mallampati-Klassifikation der Atemwege nach Samson u. Young: Einschätzung einer schwierigen Intubation

◘ Tab. 17.8   Modifizierte Einteilung nach Samsoon und Young

Klasse	Sichtbare Strukturen
I	weicher Gaumen, Pharynxhinterwand, Uvula, vordere + hintere Gaumenbögen sichtbar
II	weicher Gaumen, Pharynxhinterwand und Uvula sichtbar
III	weicher Gaumen und nur Uvulabasis sichtbar
IV	nur harter und nicht weicher Gaumen sichtbar

17

– Nichtsichtbarkeit des weichen Gaumens (Stadium IV) → in >50 % der Fälle ist der Kehlkopf laryngoskopisch nicht einsehbar
– Sensitivität je nach Untersuchung: 42–66 %
– Spezifität je nach Untersuchung: 65–84 % (die Orginalarbeit von Mallampati ging von einer Sensitivität >95 % und einer Spezifität von nahezu 100 % aus)
– Durchführung: Patient sitzt dem Untersucher gegenüber, Kopf in Neutralposition, maximale aktive Mundöffnung, Zunge maximal herausgestreckt
– multifaktorieller **Risikoindex nach Arne** (1998; ◨ Abb. 17.8)
  – Beurteilung einer möglichen schwierigen Intubation anhand von 7 Kriterien und Vergabe von Punkten
  – ab >11 Punkten ist mit einer erschwerten Intubation zu rechnen
  – bei Punktwerten ≥2 ist von einer **schwierigen** Intubation auszugehen!
  – Sensitivität des Tests: 75 %; Spezifität von 88 %

– Vorteil des Tests: geringe Variabilität bei verschiedenen Untersuchern, umfasst Aspekte, die ohnehin bei der anästhesiologischen Risikoeinschätzung erfasst werden
– **Test nach Patil**: verminderter Abstand zwischen Schildknorpeloberkante und Vorderkante des Unterkiefers bei **maximal überstrecktem Kopf**:
  – **thyreomentaler** Abstand <7 cm → schwierige, aber meist durchführbare Intubation;
  – **thyreomentaler** Abstand <6 cm → Intubation meist sehr schwer
  – Sensitivität je nach Untersuchung: 90–32 %
  – Spezifität je nach Untersuchung: 80–81,5 %
– **Wilson-Index** (◨ Tab. 17.9):
  – verminderte horizontale Unterkieferlänge (<9 cm)
  – eingeschränkte Beweglichkeit im Atlantookzipitalgelenk (<15°; Norm: ≈30°)
  – eingeschränkte Mundöffnung (<2 cm)

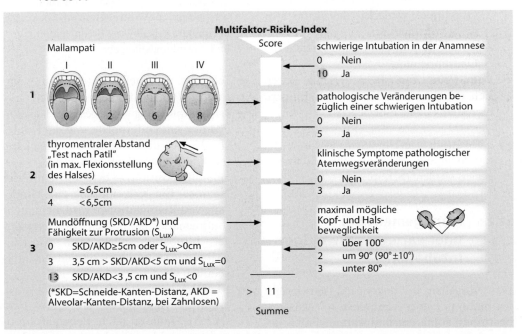

◨ **Abb. 17.8**   Multifaktorieller Risikoindex nach Arne

◘ Tab. 17.9   Wilson-Index (aus dem Jahr 1988)

Punktzahl	0	1	2
Gewicht	<90 kg	90–110 kg	>110 kg
Kopfbeweglichkeit zur Neutralachse	>90°	≈90°±10°	<90°
maximale Mundöffnung und maximale Protrusionsbewegung (PROT.)	>5 cm oder PROT.	<5 cm und PROT.	<5 cm und PROT.
	UK vor OK	UK = OK	UK hinter OK
zurückweichender Unterkiefer	normal	mäßig ausgeprägt	stark ausgeprägt
prominente OK-Schneidezähne	normal	mäßig starke Ausprägung	starke Prominenz

– verminderter hyomentaler Abstand (<2 Querfinger) bei Dorsalflexion
▬ **Upper Lip Bite Test**: Möglichkeit, mit der unteren Zahnreihe auf die Oberlippe zu beißen
    – Grad 1: untere Zahnreihe verdeckt das Lippenrot vollständig
    – Grad 2: untere Zahnreihe erreicht die Oberlippe, verdeckt das Lippenrot nicht vollständig
    – Grad 3: untere Zahnreihe erreicht die Oberlippe nicht
▬ **Palm-Print Test**: Beide Hände lassen sich mit den Handflächen und Fingern nicht flach aneinanderlegen

❯ Alle Patienten mit Hinweisen auf schwierige Atemwege sollten ausgiebig präoxygeniert werden! (► Kap. 1)

17.2.6 Management bei unerwarteter schwieriger Intubation

Das Vorgehen bei unerwartet schwieriger Intubation, aber möglicher Maskenbeatmung sollte abteilungsintern unter Berücksichtigung des apparativen Equipments festgelegt sein und kann somit von der dargestellten Reihenfolge der zu ergreifenden Maßnahmen abweichen!

❶ **Cave**
Maximal 2–3 Intubationsversuche von dem narkoseeinleitenden Anästhesisten! Schleimhautschwellungen und Blutungen → ggf. post intubationem Glukokortikoid- (z. B. 250 mg Prednisolon i.v.) und Antiphlogistikagabe.

▬ sofortige personelle Unterstützung anfordern! (Ober- und/oder Facharzt)
▬ **Lageoptimierung** → verbesserte Jackson-Position mit Unterpolsterung des Kopfes (10–15 cm) und mäßige Überstreckung im Atlanto-okzipital-Gelenk (= Schnüffelposition) → evtl. Vertiefung der Narkose. Ein Krikoiddruck zur Minderung von Reurgitationen wird nicht mehr routinemäßig empfohlen. Bei schwieriger Intubation oder auch Maskenbeatmung sollte ein Krikoiddruck aufgehoben werden
▬ **BURP-Manöver** nach **Knill** (**b**ackward, **u**pward, **r**ight-sided **p**ressure) bzw. **OELM-Manöver** nach **Benumof** (**o**ptimal **e**xternal **l**aryngeal **m**anipulation)

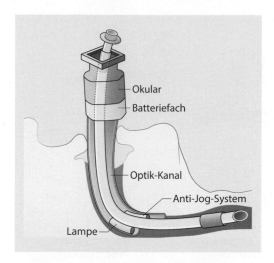

Abb. 17.9 Airtraq-Laryngoskop (Mit freundl. Genehmigung von B+P Beatmungsprodukte GmbH)

Im Bild beschriftet: Okular, Batteriefach, Optik-Kanal, Anti-Jog-System, Lampe

— Einsatz einer Videolaryngoskopie wie z. B. C-MAC mit D-blade (Storz) oder einem GlideScope (verathon medical)
— Wechsel des Laryngoskopspatels
  – Spatelgröße (überlanger MacIntosh-Spatel Nr. V oder gerader Miller-Spatel und Versuch, vorsichtig die Epiglottis aufzuladen)
— Wechsel des Laryngoskoptypus
  – Airtraq-Laryngoskop (Abb. 17.9): optisches Einmallaryngoskop von Prodol in zwei verschiedenen Größen. Seitlich ist ein Führungskanal angebracht, sodass der darüber geführte Tubus nach Sicht der Stimmbänder direkt dorthin vorgeschoben wird
— starre Intubationshilfen: retromolares Intubationsfiberskop nach Bonfils:
  – ETT >6,5 mm ID
  – hochwertige Optik
  – kein Absaugkanal
  – Einsatz des Macintosh- oder Zungenspatels, evtl. Esmarch- oder UK-Zungen-Handgriff
— Einsatz Einweg Eschmann-Style „Bougie"
— fiberoptische Intubation (klassische Methode)

— des narkotisierten Patienten (95 %ige Erfolgsrate) während Apnoe oder simultaner Maskenbeatmung über den **Mainzer-Adapter** mit dem Optosafe als Beißschutz
— ggf. **Larynxmaske (LMA),** Intubationsversuch danach über eingelegte LMA
  – über eine LM-Größe **4** kann ein Tubus mit **6,0** mm Innendurchmesser
  – über die LM-Größe **2** ein **4,5** ID-Tubus und über die LM-Größe **1** ein Tubus mit **3,5** mm Innendurchmesser **blind** oder ggf. **endoskopisch** in die Trachea vorgeschoben werden
  – Intubationsversuch über **spezielle** Intubationslarynxmaske (**ILMA** bzw. **LMA-Fastrach**) mit abgeknickter, metallener Führungshülse, über die ein **7,0** oder **8,0** ID-Tubus je nach ILMA-Größe vorgeschoben werden kann → erfolgreiche Platzierung meist erst nach dem 2.–3. Versuch!
— Platzierung eines ösophagotrachealen EASY-Tube (Firma Rüsch) (Abb. 17.10) oder Kombitubus nach Frass
  – notwendige Schneidekantendistanz zum blinden Einlegen: 25 mm
  – Doppellumentubus mit 2 Cuffs (proximal/distal) + 2 Pilotballons + 2 Normkonnektoren + 2 Cuffspritzen, in 2 Größen erhältlich: Größen 41 Ch (>130 cm) + 28 Ch (>90 cm), blindes Einführen, bis schwarze Markierung und Zahnreihe übereinstimmen, Reihenfolge der Ballonblockung: erst pharyngealen proximalen Tubus mit 60–80 ml (Abb. 17.10 „5"), dann den distalen Ballon mit 5–10 ml (Abb. 17.10 „6")
— häufig liegt der Kombitubus im Ösophagus (Abb. 17.10 „7a"): primär über den blauen pharyngealen Schenkel ventilieren → Luft fließt dann vom Pharynx über die Epiglottis in die Trachea (Atemgeräusch über den Lungen). Bei fehlendem Atemgeräusch und positiver Auskultation über dem Epigastrium liegt die

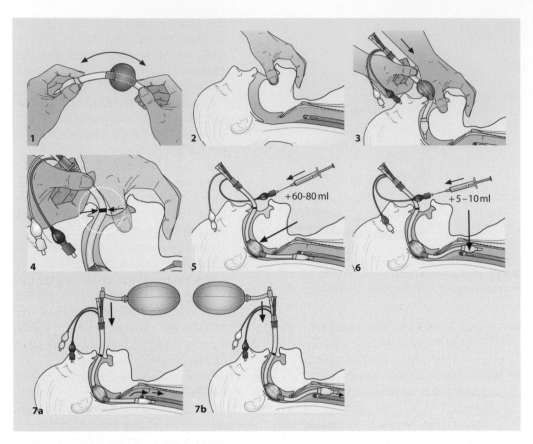

◘ Abb. 17.10   Platzierung der EASY-Tube

Tubusspitze in der Trachea → Fortsetzung der Beatmung dann über den
hellen,   trachealen   Tubusteil
(◘ Abb. 17.10 „7b")
– Vorteile: technisch einfaches Einführen   des   Tubus,   geringe
   Komplikationsrate, sofortige „tracheale" oder „ösophageale" Beatmungsmöglichkeit,   weitgehender
   Schutz vor Aspiration
– Nachteile: bei Platzierung in den Ösophagus ist eine tracheale Absaugung
   nicht möglich
— **Aufwachenlassen des Patienten** und Verschieben des Eingriffs → dann ggf.
   Regionalanästhesieverfahren
— Weiterführung der Narkose unter Berücksichtigung des geplanten Eingriffs
   mit Hilfe einer **Maskenbeatmung** oder

— **Insertion der Larynxmaske** ggf. mit
   Spontanatmung → letzteres Verfahren
   bietet einen höheren, aber keinen vollständigen Aspirationsschutz
— wenn Eingriff unbedingt zum derzeitigen
   Zeitpunkt und unter Intubationsnarkose
   durchgeführt werden muss → **retrograde
   Intubation** (1963 von Waters erstmals beschrieben, ◘ Abb. 17.11):
   – Einführung einer 14 G-Tuohy-Kanüle
      durch die Membrana cricothyreoidea
      (Lig. conicum)
   – Einführung eines Peridural- oder zen-
      tralen Venenkatheters durch die Tuo-
      hy-Kanüle retrograd in den Pharynx
      und transorale Ausleitung
   – anschließend anterogrades Einführen
      eines Endotrachealtubus (→ 6,5 mm
      ID) über liegenden Katheter, der bei

17

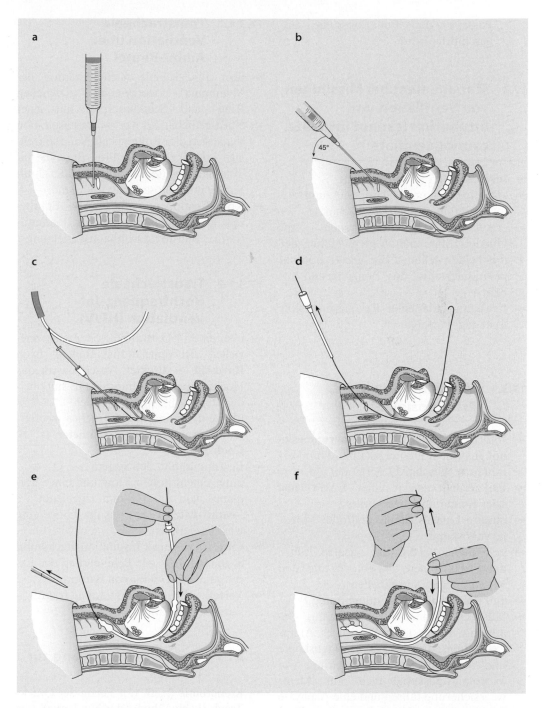

▫Abb. 17.11   a–f Retrograde Intubation. **a** Senkrechte Punktion der Membrana cricothyreoidea, nach Aspiration von Luft; **b** Absenken des Winkels auf 45° und erneute Aspiration von Luft; **c** Einführen eines Peridual- oder zentralen Venenkatheders bzw. eines Seldinger-Drahts (ca. 110 cm Länge) über die Punktionskanüle; **d** Durchziehen des Drahts durch den Mund (Klemme am distalen Ende); **e** Einführen des Endotrahealtubus über den Führungsdraht und Vorschieben bis zur Membrana cricothyreoidea. **f** Der Tubus muss weiterhin unter kontinuierlichen Druck gegen die Membrana cricothyreoidea gehalten werden, dabei Klemme lösen und Führungsdraht herausziehen

Passage der Punktionsstelle abgeschnitten wird

17.3 Management bei Misslingen von Ventilation und Intubation (cannot intubate, cannot ventilate!)

- **Inzidenz**: <1:13.000–1:25.000
- sofortige personelle Unterstützung anfordern! (Ober- und/oder Facharzt)
- erneuter Ventilationsversuch mit Guedel-Tubus und zweitem Helfer, der mit beiden Händen die Maske optimal positioniert und den Zungengrund anhebt
- Erwägung adäquater Relaxierung, falls noch nicht erfolgt

17.3.1 Möglichkeiten bei Erfolglosigkeit

- sofortiges Einlegen einer **Larynxmaske** mit gastralem Drainagekanal (dann Verfahren ▶ Abschn. 17.1.9), oder ggf.
- Platzierungsversuch eines **EASY-Tube** oder **Kombitubus** nach Frass
- direkte Laryngoskopie und/oder Videolaryngoskopie
- ggf. Rachen-CPAP über nasalen Tubus, dabei das andere Nasenloch und den Mund manuell verschließen
- ggf. Rückkehr zur Spontanatmung
- falls optimierte Maskenbeatmung, Beatmung mittels supraglottischer Atemwegshilfen, die direkte Laryngoskopie und alternatives Instrumentarium wie Videolaryngoskopie nicht zur Atemwegssicherung führen und eine Asphyxie droht, muss die Oxygenierung **umgehend** über einen translaryngealen oder transtrachealen Zugang erfolgen

17.3.1.1 Transtracheale Ventilation über Ambu-Beutel

- über 14-G-Kanüle nach Punktion der Membrana cricothyreoidea (zwischen Ring- und Schildknorpel) mit einer NaCl-gefüllten Spritze → Luftaspiration signalisiert die intratracheale Nadelspitzenlage → Konnektion der 14-G-Braunüle mit Tubusadapter (∅ 3 mm) oder über 2-ml-Spritze mit Tubusadapter (∅ 7,5 mm)
- Komplikationen: subkutanes Emphysem, pulmonales Barotrauma, Pneumothorax, Blutung, Ösophagusverletzung

17.3.1.2 Transtracheale Hochfrequenz-Jet-Ventilation (HFJV)

- über eine 14-G-Braunüle oder einen speziellen Jet-Ventilationskatheters nach **Ravussin** → direkter Anschluss an das Hochfrequenzbeatmungsgerät mit beiden Punktionsmitteln möglich!
- über einen blind in die Trachea inserierten **Airway Exchange Catheter** (z. B. **Cook-Stab**)
- Beatmung mit Jet-System → O_2 wird unter einem hohen Flow und einer Frequenz von 60–100/min zugeleitet → **Venturi-Effekt:** Luft aus der Umgebung wird mitgerissen
- **Cave:** bei zu langer Inspirationszeit kommt es unter HFJV zur Behinderung der Exspiration mit Gefahr von Barotrauma
- **Vorteil:** schnelles, relativ wenig traumatisierendes Verfahren

17.3.1.3 Chirurgischer Zugang zur Trachea

- **Koniotomie** (z. B. mit Fertig-Set Quick-Trach II (blockbar) oder Nu-Trake)
- **Nottracheotomie** z. B. durch HNO-/MKG-Kollegen (Schonung des ersten

Trachealknorpel → sonst Gefahr von Ringknorpelperichondritis)

- **perkutane dilatative Krikothyreotomie** mit 4,0–5,0er-Tubus (weitere Ausführung ▶ Abschn. 17.5.1)

17.3.1.4 Retrograde Intubation über Mandrin

Einlegen des sog. **Notfallrohrs** (Fa. Storz)

- Kombination aus Intubationsspatel und starrem Bronchoskop mit Batteriehandgriff, distaler Glühbirne und Anschlussmöglichkeit an das Beatmungsgerät über speziellen Schlauchansatz (Intubationstracheoskop)
- Voraussetzungen zur Anwendung des Notfallrohrs: Überstreckbarkeit der HWS, ausreichende Mundöffnung und Passierbarkeit der Mundhöhle
- Nachteil des Notfallrohrs: ausgeprägte Gewebstraumatisierung, erfordert viel Erfahrung, um schwere Verletzungen zu vermeiden!
- Rückzug des Notfallrohrs über einen **Gummibougie** und Einlegen eines trachealen Tubus
- das Verfahren ist im Rahmen der „schwierigen Intubation" bei fortgeschrittenen **Tumoren**, die mit einer **starken Blutung** vergesellschaftet sind, der Fiberoptik überlegen!
- abgestufte Rohrlängen ermöglichen auch den Einsatz im Kindesalter

17.4 Management bei erwarteter schwieriger Intubation

❯ Bei zu erwartenden Intubationsschwierigkeiten immer einen erfahrenen Kollegen (Facharzt) hinzurufen!

17.4.1 Sorgfältige Vorbereitung

- Aufklärung des Patienten über das geplante Vorgehen

- Überprüfung alternativer Methoden (Regionalanästhesieverfahren)
- vor Intubationsversuch: ggf. Atropingabe, ggf. Aspirationsprophylaxe (Natriumcitrat, H_2-Blocker), ggf. Magensonde legen und Magen absaugen, Applikation von Nasen- (Nasivin, Otriven), Oberflächenanästhesie mit Lokalanästhetikum mittels speziellen Zerstäubers
- Präoxygenierung/Denitrogenisierung (>3 min mit 100 % Sauerstoff) über **dicht** sitzender Maske oder mit NasOral-System, Insufflation von O_2 über Nasensonde während des Intubationsvorgangs
- **fiberoptische Intubation** des **wachen**, mit Lokalanästhetika (LA) und ggf. leicht analgosedierten (Remifentanil / Midazolam) vorbehandelten **Patienten** unter Spontanatmung als **Methode der Wahl** (Anästhesie des Larynx durch Instillation des LA durch den Arbeitskanal des Bronchoskops ggf. via PDA-Katheter oder Instillation des LA durch Punktion der Membrana cricothyreoidea in die Trachea) → der Patient wird spontanatmend bronchoskopiert. Im Falle einer Analgosedierung mit Remifentanyl/Dormicum Naloxon und Flumazenil zur Antagonisierung bereithalten
  - Versuch der „**Wachintubation**" unter Spontanatmung nach ausgiebiger Lokalanästhesie des Pharynx-Larynx-Bereichs und nach vorsichtiger Sedierung des Patienten mit z. B. Remifentanyl/Dormicum → so mindestens Laryngoskopie und Situsbeurteilung, antagonisierbare Substanzen
  - notfalls blinde **(Wach)-Intubation** des allenfalls leicht sedierten und rachenanästhesierten Patienten ggf. unter Anwendung des **Trachlight**
  - Erwägung einer primären **Tracheotomie** in Lokalanästhesie mit Analgosedierung (Remifentanyl/Ketanest) durch Kollegen der HNO oder MKG, falls eine Intubation mit den genannten Maßnahmen als sicherlich unmöglich erscheint und/oder eine

spätere Tracheotomie erforderlich ist (z. B. bei blutenden Larynx-CA)

> Bei zu erwartender schwieriger Intubation im HNO- und MKG-Bereich sowie bei postoperativer Extubation von Patienten nach ausgiebiger Tumorchirurgie sollte immer ein Operateur in Tracheotomiebereitschaft sein!

17.5 Detaillierte Erläuterung bestimmter Maßnahmen

17.5.1 Notfallkrikothyreotomie (Koniotomie)

- Unterpolsterung der Schultern und Reklination des Kopfs
- Aufsuchen der Membrana cricothyreoidea zwischen Ring- u. Schildknorpel
- bei klassischer Koniotomie: **mediane Längsinzision** der Haut, stumpfes Präparieren des prälaryngealen Weichteilgewebes bzw. horizontales Spreizen mit der Schere, quere Stichinzision der Membrana cricothyreoidea mit senkrecht aufgesetztem Skalpell
- oder Punktion der Membrana cricothyreoidea mit Spezialset und Vorschieben der Trachealkanüle über Dilatationsschleuse (Nu-Trake oder Quick-Trach II)

- **Vorteile**
- letzte Möglichkeit bei Versagen anderer Methoden
- schnell (Dauer <90 s)
- kommerziell erhältliche, gut ausgestattete Koniotomie-Fertigsets

- **Nachteile**
- hohe Komplikationsrate in ≈30 % der Notfallkoniotomien: Verfehlen der Trachea, Perforation der Tracheahinterwand, Ringknorpelfraktur, Pneumothorax, im Verlauf Störungen der Stimmbandfunktion und Gefahr subglottischer Stenosen

- meist wenig praktische Erfahrung des Durchführenden

17.5.2 Bronchoskopische (Wach)-Intubation

- Methode der Wahl bei vorhersehbaren Intubationsschwierigkeiten (fehlende Mundöffnung, fehlende Beweglichkeit des Kehlkopfes, z. B. nach Bestrahlung, Lappen-OP)
- **Spontanatmung**, entweder wacher Patient in Oberflächenanästhesie, Analgosedierung oder Inhalationsanästhesie mit Sevofluran
- sorgfältige Oberflächenanästhesie mit Oxybuprocain (Novesine 1 %) oder Lidocain (4 % Xylocain Pumpspray); evtl. Blockade des N. laryngeus superior durch Infiltration mit 2–3 ml Lidocain 1 % unterm Zungenbein oder 2–3 ml Lidocain 1 % durch Lig. cricothyreoideum
- Gabe von Nasentropfen (Oxymetazolin-Trp. 0,5 ml in jedes Nasenloch) oder Kombination aus Lidocain 4 % und Phenylephrin 1 % im Verhältnis 3:1
- ausgiebige **Präoxygenierung/Denitrogenisierung**
- Antibeschlagmittel auf Bronchoskopoptik
- Tubus und Naseneingang mit Lidocaingel einreiben
- sorgfältiges Absaugen des Oropharynx
- Tubus über Bronchoskop schieben und fixieren oder Tubus unter Analgosedierung (z. B. Remifentanyl/Dormicum) in den Rachen über Nasenloch vorlegen (Vorteil: Tubuspassage über Nasenloch sicher, Nachteil: Nasenbluten kann fiberoptische Intubation erschweren)
- Einführung des Bronchoskops durch das weitere Nasenloch nach beidseitiger Inspektion und weiteres Vorschieben entlang des unteren Nasengangs (bei der etwas schwieriger auszuführenden **oralen** fiberendoskopischen Intubation

muss vorab ein **Beißschutz**/Bronchoskop-Einführungstubus eingelegt werden!)

- Einstellen der Glottis und lokale Betäubung des Kehlkopfeingangs und der proximalen Trachea durch gezielte Lidocainapplikation durch den Arbeitskanal oder einen durch diesen vorgeschobenen PDA-Katheter (Dosis 3–4 mg/kg), ggf. Anheben des Unterkiefers/Esmarch-Handgriff (wichtig, da eine Orientierung nur im entfalteten Raum möglich ist!)
- bei schlechten Sichtverhältnissen, z. B. infolge Blut sollte die Optik über den Arbeitskanal mit 0,9 %iger Kochsalzlösung freigespült und über die kontralaterale Nasenöffnung oder oral ein Absaugkatheter eingeführt werden. **Nicht** O_2 über den Biopsiekanal insufflieren → kann zum Barotrauma führen!
- Bronchoskop in Trachea einführen, Karina identifizieren, Tubus vorschieben
- Narkoseeinleitung

- **Vorteile**
- Arbeiten unter Sicht
- wenig traumatisierend
- hohe Erfolgsrate
- Darstellung über Monitor für Lehrzwecke

- **Nachteile**
- nicht überall verfügbar, hohe Anschaffungskosten (alternativ Einmalbronchoskop z. B. Ambu aScope 3 5.0/2.2)
- Bereitstellung benötigt einige Zeit
- nicht für kleine Tubusdurchmesser geeignet
  - LF1-Bronchoskop von Olympus: Außendurchmesser 4,0 mm
  - PM20-D-Bronchoskop von Olympus: Außendurchmesser 6,0 mm
  - → je kleiner das Bronchoskop, desto mechanisch instabiler und auch geringer die Absaugleistung
- Probleme durch Beschlagen des Bronchoskops, Blutung, Schleim

17.5.3 Postoperative Umintubation

Bei geplanter postoperativer Umintubation (z. B. Austausch eines Bronchocath-Doppellumentubus gegen Magill-Tubus) empfiehlt sich folgendes Vorgehen:
- Narkosevertiefung z. B. mit Midazolam oder Propofol, Opioidgabe
- Nachrelaxierung bzw. erneute Vollrelaxierung mit einem nichtdepolarisierenden Muskelrelaxans
- laryngoskopische Einstellung des Patienten und Beurteilung der Intubationsbedingungen
- bei schwieriger Laryngoskopie z. B. durch pharyngeale/laryngeale Schwellung sollte der Tubus über eine Führungsschiene mit Hilfe eines **Airway Exchange Catheter** (z. B. **Cook-Stab**) gewechselt werden → über diesen intratracheal eingeführten Plastikmandrin kann notfalls der Patient mit einem Ambu-Beutel oder einem Hochfrequenzbeatmungsgerät ventiliert werden. Meistens reicht jedoch eine O_2-Insufflation über den Stab aus
- Komplikationsmöglichkeiten sind: Perforation des Tracheobronchialbaums und Spannungspneumothorax
- Generell gelten bei der Umintubation bzw. der Extubation von Patienten dieselben Kriterien und Vorsichtsmaßnahmen wie bei der Intubation. Dabei müssen die Prädiktoren für eine schwierige Reintubation erkannt und eine klare Strategie verfolgt werden

17.6 Videolaryngoskopie

- **Historie**

2000 Vorstellung des Glidescope durch Pacey aus Kanada
2006 McGrath Videolaryngoskop mit Monitor am Griff 2006 Airway Scope in Japan durch Koyama

Eine Videolaryngoskopie kommt zum Einsatz:

- falls die direkte Laryngoskopie beim Erfahrenen nicht zum Intubationserfolg führt (spätestens beim 3. Versuch, besser früher)
- bei anatomischen Besonderheiten wie eingeschränkter HWS-Beweglichkeit, Mundbodenabszess
- Z.n. anatomischer Veränderung durch HNO- oder MKG-Eingriffe wie z. B. intraorale freie Lappentransplantate (Cave ausreichende Mundöffnung, erhaltene Kehlkopfbeweglichkeit)
- wichtig für eine Intubation mittels Videolaryngoskop sind eine ausreichende Mundöffnung sowie intraoral Platz für das Videolaryngoskop und den Tubus. Zudem muss der Kehlkopf eine Restbeweglichkeit aufweisen, um zum Intubationserfolg zu führen

Aufbau:

- die Kamera an einer gebogenen Spatelspitze überträgt das Bild auf einen Monitor
- der Tubus wird je nach Hersteller in einem vorgebogenen Kanal oder mittels Führungsstabs in die Trachea platziert
- im Gegensatz zu den geraden Miller- oder den leicht gebogenen Macintosh-Spateln ist die Spatelspitze stärker gebogen, sodass auch weiter ventral gelegene Trachealöffnungen dargestellt werden können.
- Geräte sind häufig in einer netzunabhängigen Version für die präklinische Versorgung erhältlich, einige Systeme auch mit Spateln für den pädiatrischen Bereich
- elektronische Aufnahmemöglichkeit bei einigen Systemen
- Systeme mit Metall- oder Kunststoffspateln (Cave: ein eisiger Spatel im Rettungswesen kann an die Zunge anfrieren und eine Intubation unmöglich machen). Ein zu kalter Spatel kann auch innerklinisch beschlagen und ebenso wie Sekret zur Einschränkung der Sicht führen

- das Videolaryngoskop wird analog zur direkten Laryngoskopie oral eingeführt, allerdings nicht zwingend mit Verdrängung der Zunge nach links
- ein häufiger Fehler ist das zu tiefe Einführen des Spatels mit nachfolgend zu geringer Übersicht aufgrund des Kamerawinkels
- unter Monitorkontrolle wird die Epiglottis unter Betonung der Spatelspitze angehoben
- der Tubus mit vorgebogenem Führungsstab (beim Airtraq und Airscope über Seitenkanal ohne Draht) wird unter Monitorkontrolle nach intratracheal platziert

C-MAC:

- Spatel mit 40 °-Winkel (d-blade), 160°-Weitwinkel
- sterilisierbarer Metallspatel oder Einmalspatel aus Kunststoff (mit C-MAC S IMAGER)
- netzunabhängig mit C-MAC Pocket Monitor
- Katheterführung am Spatel für Absaugschlauch (16–18 Ch)

Glidescope:

- 60 °-Winkel der Spatelspitze, Kamera 6 cm hinter der Spitze
- sowohl mit Einmalspateln (Cobaltsystem) als auch wiederverwendbarer Kunststoffspatel erhältlich
- Kamera durch Lichtquelle beheizt
- netzunabhängig als Glidescope Ranger

McGrath

- netzunabhängig, Kamera am Griff
- Spatelkrümmung entspricht der von Macintosh-Spateln (ggf. nicht ausreichend für ventrale Trachea)

17

Petanx-Airscope
- wiederverwendbarer Spatel mit transparentem Einmalüberzug
- Kamera 3 cm hinter Spatelspitze
- Führungsschiene für Tuben zwischen 6,5 und 8 mm

Videolaryngoskopie ist der direkten Laryngoskopie überlegen. Sie führt zu
- einem erhöhten Intubationserfolg
- Verbesserung der Graduierung nach Cormack und Lehane

Eine Überlegenheit eines Herstellers gegenüber einem anderen beim schwierigen Atemweg ist in randomisierten Studien bislang nicht belegt. Wichtig ist wie bei allen Methoden ausreichend Übung.

Je nach Einsatzort und Frequenz fällt deshalb die Entscheidung auch nach ökonomischen Gesichtspunkten für ein wiederverwendbares System oder Einmalmaterial.

17.7 Bronchoskopie

- **Historie**

1897	erste translaryngeale starre Bronchoskopie durch G. Killian
1964	Entwicklung flexibler fiberoptischer Bronchoskope durch Ikeda

17.7.1 Bronchoskopeinteilung

- nach Verwendungszweck (Intubationsbronchoskope, diagnostische Bronchoskope, Chipbronchoskope)
- nach Größe (Außendurchmesser und Durchmesser des Arbeitskanals), sowie
- nach dem Aufbau/Typ in
  - starre Bronchoskope
  - flexible, fiberoptische Bronchoskope

17.7.2 Aufbau des flexiblen Fiberendoskops

- **2 Lichtleitbündel** (10.000–15.000 Fasern, ⌀ 10–30 µm); Ausnahme: nur 1 Lichtbündel beim LF-2-Bronchoskop von Olympus
- **1 Bildleitbündel** (ca. 20.000 Fasern, ⌀ 7–10 µm)
- 1 Arbeitskanal mit unterschiedlichem Durchmesser (1,2–3,2 mm)
- 2 Abwinkelungszüge (max. Abwinkelung von 180° bzw. 130° zur anderen Seite)
- neuere Endoskope besitzen keine optischen Fasern mehr, sondern einen Licht- und einen Bildchip an der Spitze der Fiberoptik. Somit verlaufen nur noch elektrische Verbindungen und 2 Abwinklungszüge im Bronchoskop, welche weniger anfällig sind

17.7.3 Starre Bronchoskopie (mit IPPV oder Hochfrequenzbeatmung)

- **Indikationen**
- massive Hämoptoe oder Fibrinausgüsse
- Entfernung größerer endobronchialer Fremdkörper (besonders bei Kindern)
- endobronchiale Lasertherapie oder Eingriffe an der Trachea und den Stimmbändern
- Stentplatzierung
- Beurteilung der laryngealen und sublaryngealen Region (meist im HNO-Bereich)

- **Kontraindikationen**
- nicht bei instabiler oder fixierter HWS

- **Nachteile**
Nachteile sind eine eingeschränkte Sicht in der Peripherie und die größere Belastung für

die Patienten, z. B. infolge einer notwendigen tiefen Sedierung/Narkose evtl. mit Muskelrelaxierung.

17.7.4 Flexible, fiberoptische Bronchoskopie

■ **Indikationen**
- Atemwegssicherung z. B. fiberoptische Wachintubation
- selektive Materialentfernung
- endotracheale und endobronchiale Befunderhebung
- fiberoptische Assistenz z. B. bei Tracheotomien
- diagnostische Indikationen ◘ Tab. 17.10
- therapeutische Interventionen z. B. Applikation von Medikamenten wie N-Acetylcystein, Surfactant etc. (◘ Tab. 17.11)

17.7.5 Durchführung der Bronchoskopie

17.7.5.1 Handhabung des Fiberbronchoskop

Bei der Bedienung eines Bronchoskops sind bis zu drei simultan auszuführende Manöver notwendig (◘ Abb. 17.4):
- achsengerechte Längsbewegung (Vor- und Zurückziehen des Einführungsteils)
- Achsendrehung des gesamten Bronchoskops (nur bei gleichzeitiger Längsbewegung zur Vermeidung von Torsionskräften)
- Abwinkelung des distalen Einführungsteils („Up"- oder „Down"-Bewegung in einer Ebene) (◘ Abb. 17.12)

17.7.5.2 Monitoring während der Bronchoskopie
- Pulsoxymetrie, EKG, Blutdruckmessung (evtl. invasiv), intravenöser Zugang, Registrierung des endexspiratorischen CO_2 mittels Kapnometrie/-grafie, engmaschige Überwachung der Beatmungsparameter bei beatmeten Patienten (P_{AW}, AMV, Beatmungsdrücke, F_iO_2)
- **schwere** Komplikationen treten in 0,5 % der Fälle auf, z. B. Barotrauma mit Pneumothorax und/oder Mediastialemphysem, Hämoptoe, Hypoxämie, Hyperkapnie, Anstieg des intrazerebralen Drucks, Aspiration, Auslösung eines postbronchoskopischen SIRS bei Patienten mit Pneumonie
- **leichte** Komplikationen in 0,8 % der Fälle, z. B. Laryngo- und Bronchospasmus, Fieber, vasovagale Synkope, Erbrechen, Epistaxis

❯ Intensive Manipulationen wie Absaugen oder ausgiebige Lavage können den Gasaustausch weiter beeinflussen!

❗ **Cave**
Patienten mit Asthma bronchiale oder chronisch obstruktiver Lungenerkrankung haben ein erhöhtes Komplikationsrisiko (bis 5 %), auch Intensivpatienten weisen höhere Komplikationsraten auf (bis 10 %), ebenso wie transbronchiale Biopsien (7–14 %) auf!

17.7.5.3 Risikofaktoren für Komplikationen
- **erhöhtes Risiko (◘ Tab. 17.12):**
  - PEEP >10 cm H_2O
  - Auto-PEEP >15 cm H_2O

17

◼ Tab. 17.10 Häufige diagnostische Indikationen für die fiberoptische Bronchoskopie bei Intensivpatienten

Pneumoniediagnostik: – BAL[a] (2- bis 3-mal Gewinnung von 20–30 ml Spüllösung; besonders bei Immunsuppression) – Bürstenabstrich – geschürzte Bürste	Beurteilung der Schleimhaut, selektive Gewinnung von Sekretmaterial, Beseitigung einer Sekretretention, Ursachensuche (intra- oder extrabrochiale Obstruktion), ggf. transbronchiale Biopsie (**Cave**: hohe Komplikationsrate!)
Atelektasen	Nachweis, Ursachenfeststellung von Gasaustauschstörungen (z. B. bronchiale Obstruktion durch Schleimpfropf, Tumor, anatomisches Hindernis, Fremdkörper wie Zähne, Nahrungspartikel etc.)
apparente Aspiration bzw. nach prä- oder intrahospitaler Notfallintubation: – Nachweis/Ausschluss einer Aspiration – Sicherung von aspiriertem Material (pH-Bestimmung und Bakteriologie)	Beurteilung der Schleimhaut (Lavage ist obsolet!)
Thoraxtrauma	Nachweis/Ausschluss von Trachea- oder Bronchusverletzungen
Inhalationstrauma/Intoxikation	Beurteilung der Schleimhaut und des Ausmaßes (Rötung, Ödem, Nekrosen)
Tumorverdacht	Beurteilung der Schleimhaut, der Karina, Zytologiegewinnung, transbronchiale oder transkarinale Biopsie, BAL
Hämoptoe	Lokalisation der Blutungsquelle
Tubuslage	Tubuslokalisation (DLT)
perkutane Tracheotomien	Lagekontrolle des Tubus, Nachweis von Läsionen und Blutungen
Atemwegsobstruktion	Tubusverlegung (Cuff-Hernien, Sekretverhalt, Bronchialkollaps, Tumor, Fremdkörper)
nicht entfaltete Lunge nach Pneumothorax	Ausschluss/Nachweis einer Obstruktion oder bronchopleuralen Fistel

[a]Die endobronchiale Sekretgewinnung hat eine Sensitivität von 73–100 % und eine Spezifität von nur 27–67 %!

– manifeste Gerinnungsstörungen, PTT >1,5-fach verlängert oder Therapie mit Antikoagulanzien
– Hirndruck ohne ICP-Monitoring
– Urämie, pulmonaler Hypertonus
– **sehr hohes Risiko:**
– p_aO_2 <70 mmHg bei F_iO_2 >0,7
– refraktärer p_aCO_2 >55 mmHg
– PEEP >15 cm H_2O

– akuter unkontrollierter Bronchospasmus
– akuter Myokardinfarkt <48 h
– höhergradige Arrhythmien oder instabile AP-Symptomatik
– ausgeprägte refraktäre Bradykardien
– MAP <65 mmHg
– Thrombozytenzahl <20.000/µl

□ Tab. 17.11   Häufige therapeutische Indikationen für die fiberoptische Bronchoskopie bei Intensivpatienten

Atelektasen	Beseitigung von Aspirat, Blut oder Sekret durch körperwarme NaCl-Lösung oder Sekretolytika
Aspiration mit ALI/ARDS	gezielte Applikation von Surfactant (z. B. Alveofact)
Asthma	Absaugen von Schleimpfröpfen, direkte Applikation von bronchodilatorischen Lösungen
bronchopleurale Fisteln	Applikation von Fibrinklebern
Fremdkörper	Entfernung mit Zange oder Körbchen
Blutstillung bei Hämoptoe	Applikation von eiskalter NaCl-Lösung, 1 ml Noradrenalinlösung (1:10.000), xylometazolinhaltige Lösung, Vasopressin, Fibrin; endobronchiale Blockade, Lasertherapie
Positionierung von Bronchusblockern/Univent-Tubus	Schutz der intakten Lunge vor Blutaspiration
fiberbronchoskopische Assistenz	im Rahmen der perkutanen Tracheotomie: Bestimmung der Punktionshöhe mittels Diaphanoskopie, Kontrolle der korrekten Lage des Seldinger-Drahts

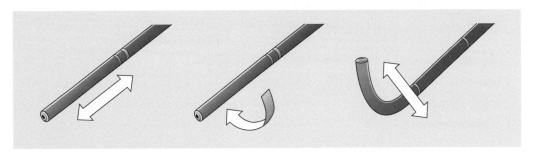

□ Abb. 17.12   Bedienung des Fiberbronchoskops

17.7.6 Gliederung der oberen und unteren Luftwege

- obere Luftwege: Nasopharynx und Larynx
- untere Luftwege:
  - Trachea (Generation: 0)
  - Haupt-, Lappen- und Segmentbronchien (Generation: 1–4)
  - kleine Bronchien (Generation: 5–11)
  - Bronchiolen (Generation: 12–16)
  - respiratorische Bronchiolen (Generation: 17–19)
  - Ductus alveolaris bis Alveolen (Generation: 20–23)

S. ▶ Kap. 1. ▶ Abb. 1.1 zur Anatomie des Bronchialbaums mit den Bronchialsegmenten.

17.8 Beurteilung von Behandlungsverfahren beim Atemwegsmanagement

□ Abb. 17.13 zeigt einen Algorithmus für das Vorgehen bei schwieriger Intubation.

17

◘ **Tab. 17.12**   Komplikationen der Bronchoskopie

allgemein	Fieber (proinflammatorische Zytokine ↑)
	SIRS mit Temperaturanstieg
Gaswechsel	p_aO_2 ↓, S_aO_2 ↓, p_aCO_2 ↑, V_T ↓, V_A ↓, Q_S/Q_T ↑
Kreislauf	MAP ↑(↓), HF ↑(↓), SVR ↓, PCWP ↑, PAP ↑, PVR ↑, CI ↑(↓), Arrhythmie, ST-Strecke ↓, ANP ↑, MVO_2 ↑
zerebral	ICP ↑
Atemwege/Lunge	reflektorische Broncho- und Laryngospastik
	mechanische Mukosaläsion mit Blutung
	Auto-PEEP ↑ (Barotrauma)
	Resorptionsatelektasen (hohe F_iO_2)
	Surfactant ↓, Infiltrat, Infektion
topisch applizierte Lokal-anästhetika	allergisch-toxische Reaktionen (Konvulsion, Schock), p_aO_2↓
Atemmechanik	C_{tot} ↓, R_{AW} ↑
Dauersog lobär-segmental	Mikroatelektasen, PEEP ↓, V_T ↓, (V_A ↓), FRC ↓, p_aO_2 ↓, p_aCO_2 ↑, Mukosaläsion bei starkem Sog
Spontanatmung	
–ohne Tubus	(F)VC ↓, $FEV_{1,0}$ ↓
–mit Tubus	P_{AW} ↑(↓), PEEP ↑, Atemarbeit ↑

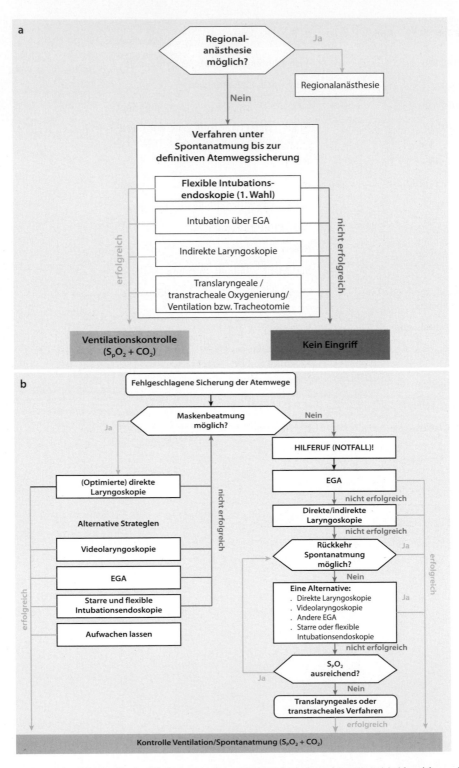

Abb. 17.13 Algorithmus für das Management des erwartet schwierigen Atemwegs (a) Algorithmus für das Management des unerwartet schwierigen Atemwegs (b) Piepho et al. (2015)

Literatur und weiterführende Literatur

Caplan RA, Posner KL, Ward RJ, Cheney FW (1990) Adverse respiratory events in anesthesia: a closed claims analysis. Anesthesiology 72:828–833

Langeron O, Masso E, Huraux C, Guggiari M, Bianchi A, Coriat P, Riou B (2000) Prediction of difficult mask ventilation. Anesthesiology 92:1229–1236

Noppens RR, Werner C, Piepho T (2010) Indirekte Laryngoskopie – Alternativen zur Atemwegssicherung. Anaesthesist 59:149–161

Piepho T, Cavus E, Noppens R, Byhahn C, Dörges V, Zwissler B, Timmermann A (2015) S1-Leitlinie Atemwegsmanagement. Anaesthesist 64:859–873

Schäuble JC, Heidegger T (2018) Management des schwierigen Atemwegs. Übersicht über die aktuellen Leitlinien. Anaesthesist 67:725–737

Timmermann A, Nickel EA, Pühringer F (2015) Larynxmasken der zweiten Generation – erweiterte Indikationen. Anaesthesist 64:7–15

Literatur und weiterführende
LITERATUR

Intraoperative Beatmung

Michael Fresenius, Michael Heck und Cornelius Busch

Inhaltsverzeichnis

18.1   Einführung – 432

18.2   Intraoperative, lungenprotektive Beatmung – 432

Literatur und weiterführende Literatur – 434

© Springer-Verlag GmbH Deutschland, ein Teil von Springer Nature 2023
M. Heck et al. (Hrsg.), *Repetitorium Anästhesiologie*, https://doi.org/10.1007/978-3-662-64069-2_18

18.1 Einführung

Obwohl jedes Jahr weltweit ca. 230 Millionen Patienten während ihrer Operation künstlich beatmet werden, gibt es aktuell keine evidenzbasierte Empfehlung bzgl. der intraoperativen Einstellung von Beatmungsparametern oder der zu bevorzugenden Beatmungsform.

Im intensivmedizinischen Bereich konnte Anfang dieses Jahrtausends der mortalitätsreduzierende Effekt einer lungenprotektiven Beatmung mit reduziertem Atemzugvolumen (V_T <6 ml/kg ideales Körpergewicht) und limitiertem Beatmungsdruck (<30 cm H_2O) bei ARDS-Patienten gezeigt werden. Ohne Zweifel kann eine nicht lungenprotektive Beatmung (V_T = 10–15 ml/kgKG) ein bestehendes Lungenversagen verstärken bzw. in bestimmten Fällen ein solches (VALI = „ventilator associated lung injury") auslösen.

Es stellt sich die Frage, ob eine protektive Beatmung auch im operativen Bereich bei lungengesunden Patienten bei allen Operationen oder bei bestimmten Eingriffen einen positiven Effekt haben könnte. Anzumerken ist jedoch, dass physiologischerweise sowohl extrem hohe V_T wie aber auch extrem hohe intrapulmonale Drücke beim Joggen oder beim Spielen von Blasinstrumenten entstehen ohne ein VALI zu induzieren. Damit ein Lungenversagen oder eine ausgeprägte Funktionsstörung auftritt, muss nach Meinung vieler Experten ein „second hit" erfolgen. Dieser „second hit" kann die Beatmung mit hohen V_T (>12 ml/kgKG), fehlendem PEEP und hohem Beatmungsdruck selbst sein, wenn vorbestehend eine **Sepsis**, ein **Trauma** oder **Organversagen** existiert oder wenn es z. B. intraoperativ zu einer Bakterieneinschwemmung oder (Darm-)Ischämie kommt. Hierdurch kommt es, wie beim ARDS im Intensivbereich zu einer Aktivierung von Entzündungszellen und einer lokalen Produktion von inflammatorischen Mediatoren wie Zytokinen.

Kleinere Studien konnten bei kardiochirurgischen und ösophaguschirurgischen Eingriffen den Vorteil einer protektiven Beatmung bzgl. geringerer Reintubationsrate und schnellerer Entwöhnung von der postoperativen Beatmung aufzeigen! Ebenso sind bei hirntoten Organspendern mehr Lungen transplantabel, wenn eine lungenprotektive Ventilation vor der Explantation durchgeführt worden war.

❗ Cave

1,9 % der Patienten entwickeln nach elektiven, chirurgischen Eingriffen mit einer OP-Dauer >3 h intraoperativ bzw. postoperativ bis zum 5. Tag ein akutes Lungenversagens (ALI oder ARDS)!

Im Allgemeinen variiert die postoperative pulmonale Komplikationsrate von 3,4 % bis zu 34 % bei vorbestehenden Risikofaktoren bzw. körperlichen Einschränkungen.

Risikofaktoren („hits") für ein postoperatives Lungenversagen
- Anästhesiedauer (Dosis der Schädigungsprozesse?)
- Transfusion von Blutprodukten
- Einsatz kolloidaler Volumenersatzmittel
- intraoperativ substituiertes Flüssigkeitsvolumen
- inspiratorische O_2-Konzentration und der Beatmungsspitzendruck

---

18.2 Intraoperative, lungenprotektive Beatmung

- **Intraoperative, lungenprotektive Beatmung (beim „operativen Normalpatienten")**
  1. Vermeidung von hohen inspiratorischen O_2-Konzentrationen, die Resorptionsatelektasen induzieren → Ziel-F_iO_2 **<0,6**–0,8; Aus-

leitung mit maximal 80 % inspiratorischer O_2-Konzentration; konventionelle Präoxygenierung mit F_iO_2 von 1,0, da nur milde intraoperative Oxygenierungsstörungen aufgrund von Resorptionsatelektasen auftreten; bei pränarkotischen Denitrogenierungsverfahren evtl. simultane CPAP-Therapie mit 6 mmHg

2. Beatmung mit PEEP ≥ 5 cmH_2O → Vermeidung des Atelektrauma → das Volumen der Atelektasen während Allgemeinanästhesie korreliert mit dem Körpergewicht und dem Body-Mass-Index. Hohe PEEP-Werte verbessern zwar die Oxygenierung, reduzieren aber nicht die postoperativen Komplikationen

3. Beatmung mit niedrigem V_T von **6–8 mg/kg KG**[1] → Vermeidung eines Barotraumas, Abnahme der postoperativen Komplikationsrate (Serpa et al. 2015) bei niedrigen Zugvolumina (≤ 7 ml/kgKG) im Vergleich zu hohen Zugvolumina (> 10 ml/kgKG). Die Zugvolumenempfehlung, bezogen auf das Idealgewicht, gilt auch für adipöse Patienten.

4. Differenz zwischen Atemwegsplateaudruck und PEEP (Δ P = **driving pressure**) sollte während der intraoperativen Beatmung **<15 cmH_2O**[2] sein

5. evtl. intermittierende **Recruitment-Manöver** (alle 30 min), insbesondere bei stattgehabter Diskonnektion vom Beatmungsgerät und fehlender PEEP-Beatmung (bis 40 mbar Inspirationsdruck über 7–10 s) → Verbesserung der Lungenfunktion, aber keine Reduktion der

Mortalität! Wird als Rescue-Maßnahme bei vorhandener Hypoxie empfohlen!

6. evtl. permissive Hyperkapnie → **Cave**: Hirndruckanstieg, respiratorische Azidose, pulmonale Hypertonie, Reduktion des renalen Blutflusses, Suppression der endogenen Katecholaminfreisetzung und Verschlechterung der myokardialen Funktion. Bei COPD-Patienten kann ein höherer CO_2-Wert akzeptiert werden

7. die Beatmungsform (druckkontrollierte vs. volumenkontrollierte, evtl. drucklimitierte Beatmung) scheint bis dato von untergeordneter Bedeutung zu sein!

8. für das I:E-Verhältnis gibt es aktuell ebenfalls keine evidenzbasierte Empfehlung. Das „physiologische" Verhältnis liegt zwischen 1:1,5 und 1:2. Auf alle Fälle sollte die Flow-Zeit-Kurve auf Hinweise für einen Auto-PEEP bei kurzer Exspirationszeit überwacht werden → Vermeidung eines hohen Auto-PEEP mit der Gefahr eines Barotraumas mit Lungenzerreißung

■ **Intraoperative, lungenprotektive Beatmung bei operativen Intensivpatienten**

Bei intensivmedizinischen Patienten mit akutem Lungenversagen, die sich einer Operation unterziehen müssen, ist die Fortsetzung der **lungenprotektiven Beatmungstherapie** mit druckkontrollierter Beatmung während einer Allgemeinanästhesie das Standardverfahren! Hierbei können vorbestehende Respiratoreinstellungen primär übernommen werden.

■ **Intraoperative, lungenprotektive Beatmung bei Einlungenventilation Beatmung**

▬ $V_T \leq 5$–6 ml/kgKG$_i$ und ein PEEP von ca. 5 mbar auf die ventilierte Lunge →

---

1 Berechnung des idealen Körpergewichts gemäß der Formel von Devine: Männer = 50 + 0,91 × (Körpergröße (cm) – 152,4); Frauen = 45,5 + 0,91 × (Körpergröße (cm) – 152,4)
2 1 mmHg = 1,36 cmH_2O

◘ Tab. 18.1 Empfehlungen zur intraoperativen Beatmung

	Normalgewichtige Patienten für einen offenen abdominal-chirurgischen Eingriff, keine COPD	Adipöse Patienten	Operationen mit Kapnoperitoneum	Hypoxische Patienten nach kardiopulmonalem Bypass
VT	6–8 ml/kg ideales Körpergewicht	6–8 ml/kg ideales Körpergewicht	6–8 ml/kg ideales Körpergewicht	4–8 ml/kg ideales Körpergewicht
PEEP	Niedriger PEEP, z. B. 2 cm H_2O; evtl. höherer PEEP als Rescue bei Hypoxämie	**Keine aktuelle Empfehlung;** evtl. höherer PEEP als Rescue bei Hypoxämie	**Keine aktuelle Empfehlung;** evtl. höherer PEEP als Rescue bei Hypoxämie	Höherer PEEP, z. B. 13 cm H_2O
Frequenz	Normokapnie anstreben	Normokapnie anstreben	Normokapnie anstreben, evtl. milde permissive Hyperkapnie zulassen	Normokapnie anstreben, evtl. milde permissive Hyperkapnie zulassen
Recruitment-Manöver	Als Recue-Maßnahme bei Hypoxie	Als Recue-Maßnahme bei Hypoxie	Als Recue-Maßnahme bei Hypoxie	**Vor** Einstellung eines höheren PEEP empfohlen

geringere Interleukin-6-Konzentration in der Lungenlavage, geringeres EVLW, verbesserte Oxygenierung, frühzeitige Extubation, geringere Inzidenz an postoperativen ARDS

- evtl. Erhöhung der Atemfrequenz unter Flow-Kurven-Kontrolle (**Cave:** hoher Auto-PEEP)
- Belegung der nichtventilierten Lunge mit einem continuous flow-CPAP mit reinem, angefeuchtetem Sauerstoff
- Einstellung der Beatmungsparameter nach arteriellen Blutgaswerten (p_aCO_2), bei längeren OP-Zeiten empfiehlt sich die Anlage einer Arterie.

(◘ Tab. 18.1 gibt einen Überblick über die Empfehlungen zur intraoperativen Beatmung (mod. nach Güldner und Bluth 2018)

Literatur und weiterführende Literatur

Güldner A, Bluth T (2018) Differenzierte intraoperative Beatmung Refresher Course, Springer Heidelberg:85–92

Hemmes SN et al (2014) High versus low positive end-expiratory pressure during general anesthesia for open abdominal surgery (PROHIL trial): a multicentre randimized controlled trial. Lancet 384:495–503

Serpa NA et al (2015) Protective versus conventional ventilation for surgery: a systematic review and individual patient data meta-analysis. Anesthesiology 123(1):66–78

18

Regionalanästhesie

Michael Fresenius, Michael Heck und Cornelius Busch

Inhaltsverzeichnis

19.1   Einteilung der RA-Verfahren – 438

**19.2   Rückenmarknahe Regionalanästhesie,
         Spinal-, Periduralanästhesie (SPA/PDA)
         und Kaudalanästhesie – 438**
19.2.1   Anatomie – 438
19.2.2   Reihenfolge der Blockade – 440
19.2.3   Ausdehnung der Blockade – 440
19.2.4   Indikationen (SPA/PDA) – 441
19.2.5   Operativer Eingriff und erforderliche
         Anästhesieausdehnung sowie Punktionshöhe für
         die Periduralanästhesie (⬕ Tab. 19.4) – 441
19.2.6   Frühkomplikationen – 441
19.2.7   Postoperative Komplikationen – 445
19.2.8   Rückenmarknahe Anästhesie und Antikoagulation – 447
19.2.9   Prämedikation – 447
19.2.10 Spinalanästhesie (SPA) – 450
19.2.11 Periduralanästhesie (PDA) – 452
19.2.12 Kaudalanästhesie/Sakralblock – 458

19.3   Plexusblockaden am Hals – 458
19.3.1   Plexus-cervicalis-Blockade – 458

© Springer-Verlag GmbH Deutschland, ein Teil von Springer Nature 2023
M. Heck et al. (Hrsg.), *Repetitorium Anästhesiologie*, https://doi.org/10.1007/978-3-662-64069-2_19

19.4   **Übersicht der Plexusblockaden und periphere Nervenblockaden an der oberen Extremität – 460**

19.4.1   Plexus-cervicobrachialis-Blockade [(C4)-C5–Th1] – 460

19.4.2   Interskalenäre Plexusblockade (nach Meier) – 464

19.4.3   Supraklavikuläre Plexusblockade (Kulenkampff) ◘ Abb. 19.16 – 466

19.4.4   Vertikale infraklavikuläre Plexusblockade (VIB) nach Kilka und Mehrkens (◘ Abb. 19.18) – 467

19.4.5   Axilläre Plexusblockade (Hirschel) (◘ Abb. 19.20) – 468

19.4.6   Synopsis der Plexusblockaden – 469

19.4.7   Blockade des N. suprascapularis – 470

19.4.8   Blockaden am Oberarm – Mehrstimulationstechnik ("mid humeral approach" nach Dupré) – 471

19.5   **Übersicht der Plexusblockaden und periphere Nervenblockaden an der unteren Extremität – 471**

19.5.1   Plexus lumbosacralis („3-in-1-Block") – 471

19.5.2   Blockade des N. saphenus – 472

19.5.3   Blockade des N. obturatorius – 473

19.5.4   Ischiadikusblockade (proximal) – 473

19.5.5   Psoas-Kompartmentblock – 474

19.6   **Faszienblöcke – 475**

19.6.1   N.-ilioinguinalis- und N.-iliohypogastricus-Blockade – 475

19.6.2   Transversus-abdominis-plane-Blockade (TAP-Block) ◘ Abb. 19.27 – 475

19.6.3   Erector-spinae-Plane-Block (ESP) – 476

19.6.4   Serratus-anterior-Block (SAP-Block) ◘ Abb. 19.29 – 477

19.6.5   Quadratus-lumborum-Blockade (QLB) bzw. posteriorer TAP – 477

19.7   Intravenöse Regionalanästhesie – 478

19.7.1   i.v.-Regionale (Bier-Block) – 478

19.8   Periphere Nervenblockaden – 479

19.8.1   N. ulnaris – 479

19.8.2   N. medianus – 479

19.8.3   N. radialis – 480

19.8.4   Peniswurzelblock – 480

19.8.5   Fußblock – 480

19.9   Lokalanalgesie – 480

Weiterführende Literatur – 481

- **Historie**

1891	Erste Lumbalpunktion durch Quincke
1898	Erste zur Operation durchgeführte Lumbalpunktion von Bier in Kiel mit 0,5 % Kokainlösung
1901	Sicard und Cathelin veröffentlichen unabhängig voneinander erste Erfahrungen mit der PDA
1912	Erstbeschreibung der elektrischen Nervenstimulation zur Lokalisation des Nervs durch Perthes
1931	Einführung der Widerstandsverlust-methode durch Achille Dogliotti
1933	Einführung der Methode des hängen-den Tropfens durch Gutierrez
1940	Einführung der kontinuierlichen SPA mit Kanüle durch William Lemmon
1944	Einführung der Katheter-SPA durch Edward Tuohy
1945	Einführung der Tuohy-Nadel
1949	Erste kontinuierliche Katheter-PDA durch Martinez Curbelo

19.1 Einteilung der RA-Verfahren

Die Regionalanästhesie kann grob eingeteilt werden in

- **rückenmarknahe** Anästhesien (Spi-nal-, Periduralanästhesie, Kaudal-anästhesie, ...)
- **Plexusanästhesien** (zervikal, interska-lenär, supra-/infraklavikulär, axillär, lumbosakral)
- klassische **Nervenblockaden** mit Um-spülung des Nervs mit Lokalanästhetika (2/3 des Umfangs) wie z. B. N.-Ischidicus-, N.-femoralis-, N.-saphenus-Blockade, N.-suprascapularus-, N.-radialis-, N.-me-dianus- sowie N.-ulnaris-Blockaden, aber auch der Oberst-Block
- **interfasziale Blockaden** („Feld-blockaden") wie z. B. N.-ilioinguinalis und N.-hypogastricus, transabdomineller

Plane-Block (TAP), Erector-spinae-plane-Block (ESP), Serratus-anterior-plane-Block, Quadratus lumborum-Block, ...
- **Intravenöse Regionalanästhien** z. B. bei Karpaltunneloperationen der Hand
- **Lokalanalgesie** in Form von **Wund-infiltrationen** als Single-Shot oder kontinuierlich mittels Katheter mit Elastomerpumpen oder **Oberflächen-analgesien,** z. B. EMLA-Salbe zur Maschen-Spalthauttransplantation („mesh-graft")

19.2 Rückenmarknahe Regionalanästhesie, Spinal-, Periduralanästhesie (SPA/PDA) und Kaudalanästhesie

19.2.1 Anatomie

- Ligamentum (Lig.) supraspinale, Lig. interspinale, Lig. flavum, Periduralraum, Dura mater + Arachnoidea, Subdural-raum (Liquor cerebrospinalis), Pia mater
- Wirbelsäule besteht aus 7 zervikalen, 12 thorakalen, 5 lumbalen, 5 sakralen und 4–5 kokzygealen Wirbeln
- Conus medullaris (Rückenmark)
  - bei **Erwachsenen** → **L1/L2** (4 % → L2/3), anschließend Cauda equina
  - → Punktion bei SPA nie höher als L2/L3
  - bei **Neugeborenen** → **L3/L4**, an-schließend Cauda equina
  - → Punktion bei SPA nie höher als L4/L5
  - **Cave:** Das Rückenmark reicht bei **dunkelhäutigen**, erwachsenen Perso-nen, ähnlich wie bei Säuglingen, auch tiefer als L1!
- **Blutversorgung** des Rückenmarks über A. spinalis ant., Aa. spinales post., A. radicularis magna (Adamkiewicz)

19

- **Orientierungshilfen:**
  - C7: erster prominenter, tastbarer Dornfortsatz im Nacken
  - Th1: nächster prominenter Dornfortsatz nach C7
  - Th7: Verbindungslinie der unteren Ecken der Schulterblätter (Scapulae)
  - Th12: 12. Rippe tasten und in Richtung Wirbelsäule zurückverfolgen
  - L4/5: Verbindungslinie beider Darmbeinkämme schneidet Interspinalebene meist in Höhe des Dornfortsatzes von L4 oder in Höhe von L4/L5
- physiologisch tiefste Punkte des Rückenmarks beim auf dem Rücken liegenden Patienten sind **Th5** und **S2** (höchste Punkte C5 und L3)

19.2.1.1 Distanzen

- Haut/Lig. flavum: 4–5 cm
- Haut/Dura: 4–6 cm
- Lig. flavum/Dura: 3–6 mm
- individuell große Variationsbreite möglich (◘ Tab. 19.1)

19.2.1.2 Periduralraum (◘ Abb. 19.1, 19.2 und 19.3)

- zwischen Dura mater und Bändern und Knochen des Spinalkanals (Lig. flavum – hinten, Lig. longitudinale post. – vorne, Wirbelbogen und Foramina intervertebralia – seitlich)

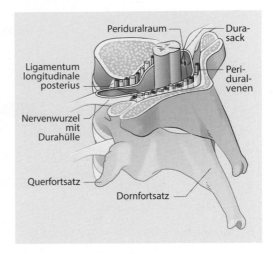

◘ **Abb. 19.1**   Der Periduralraum. Ansicht von seitlich hinten

- **Inhalt Periduralraum**: Fett, Arterien, Venenplexus, Lymphgefäße, Spinalnervenwurzeln

19.2.1.3 Liquor cerebrospinalis

- 120–150 ml (Erwachsene: 2 ml/kgKG, Kleinkinder: 3 ml/kgKG, Neugeborene: 4 ml/kgKG); spinaler Liquor: 25–35 ml bei Erwachsenen
- klar, leicht alkalisch
- Liquordruck lumbal: 6–15 cmH_2O ($\approx$ 5–11 mmHg) in Seitenlage, 40–50 cmH_2O (29–36 mmHg) sitzend
- pH: 7,2–7,4 (Lokalanästhetika pH: 4,5–6,5)
- Dichte 1004 µg/ml bei 25 °C und 1010 µg/ml bei 37 °C
- Neusynthese $\approx$ 500 ml/Tag (15–30 ml/h) im Plexus chorioideus (70 %) und durch Ependym (30 %): 5- bis 6-mal Erneuerung des Liquors pro Tag
- Elektrolytkonzentrationen entsprechen weitgehend denen des Plasmas mit Ausnahme von: Glukose ↓ (50–60 % vom Plasma), Cl^- ↑ (124 mmol/l), Mg^{2+} ↑ (1,2 mmol/l), K^+ ↓ (2,9 mmol/l), Ca^{2+} ↓↓ (1–1,1 mmol/l)
- Gesamteiweiß ↓↓ (15–45 mg/dl)

◘ **Tab. 19.1**   Dicke des Periduralraums und des Lig. flavum

Dicke (mm)	lumbal	Th7–12	Th1–6	zervikal
Periduralraum	5–6	4–5	2,5–3	1–2
Lig. flavum	0,3–0,6	0,6–1	1	1,5–2

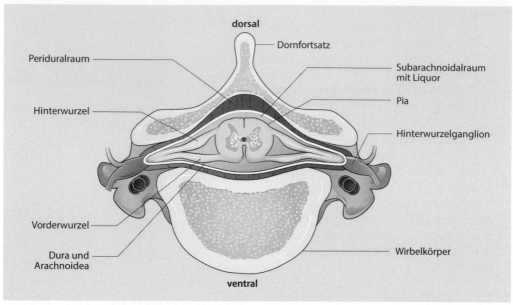

◘ Abb. 19.2   Inhalt des Wirbelkanals im Brustbereich (Querschnitt); dorsal = hinten, ventral = vorn

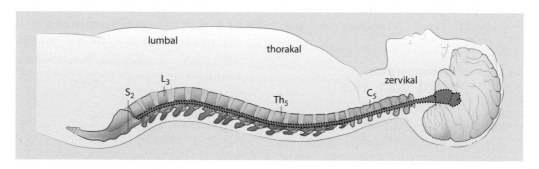

◘ Abb. 19.3   Krümmungen der Wirbelsäule in Rückenlage. In Rückenlage breiten sich hyperbare Lokalanästhetika meist bis Th3–6 aus

19.2.1.4 Zuordnung der sympathischen Nerven (◘ Tab. 19.2)

19.2.1.5 Dermatome (◘ Tab. 19.3)

19.2.2 Reihenfolge der Blockade

- präganglionärer Sympathikus (Gefäßdilatation, Warmwerden der Haut, RR ↓; B- und C-Fasern)
- Schmerz, Temperatur (A-δ- und C-Fasern)
- Berührung, Druck (A-β-Fasern)
- Motorik, Vibrations- und Lageempfinden (A-α-Fasern)

19.2.3 Ausdehnung der Blockade

Abhängig von
- Position des Patienten nach Injektion (sitzend, Seitenlage, Rückenlage)
- Punktionshöhe/Injektionsort
- Menge des LA (Volumen)
- Injektionsgeschwindigkeit

19

⬛ Tab. 19.2 Zuordnung der sympathischen Nerven

Organ	Thorakale Höhe
Ösophagus	Th5–6
Magen	Th6–10
Milz, Pankreas	Th6–10
Leber, Gallenblase	Th7–9
Dünndarm	Th9–10
Dickdarm	Th11–L1
Niere, Ureteren	Th8–L2
Uterus	Th10–L1
Hoden, Ovarien	Th8–11

⬛ Tab. 19.3 Dermatome

Brustwarze	Th4
Xiphoid	Th6
Nabel	Th10
Leiste	L1

- physiologisch tiefsten Punkten Th5 und S2 (höchste Punkte C5 und L3)
- spezifischem Gewicht des LA (hypo-, iso-, hyperbar) bei SPA
- Barbotage bei SPA
- Größe, Gewicht und Alter des Patienten

⟩ Steuerbarkeit durch Lagerung bei PDA geringer als bei SPA.

19.2.4 Indikationen (SPA/PDA)

- Schmerzausschaltung bei Operationen und evtl. motorische Blockade, zusätzlich immer Sympathicolyse (⬛ Abb. 19.4)
- bei **PDA/PDK zusätzlich**
  - intraoperative Analgesie in Kombination mit Intubationsallgemeinanästhesie bei großen gefäß- und ab-

dominalchirurgischen Eingriffen, auch zur postoperativen Schmerztherapie
- Therapie akuter oder chronischer Schmerzen (akute Pankreatitis, Tumor) und Vermeidung von Opioiden/Nichtopioiden
- Verbesserung der gastrointestinalen Peristaltik und bei thorakaler PDA verbesserte Koronarperfusion
- geburtshilfliche Periduralanästhesie als PCEA („patient controlled epidural anesthesia")
- diagnostische oder therapeutische Sympathikolyse

19.2.5 Operativer Eingriff und erforderliche Anästhesieausdehnung sowie Punktionshöhe für die Periduralanästhesie (⬛ Tab. 19.4)

19.2.6 Frühkomplikationen

19.2.6.1 Sympathikusblockade

- Vasodilatation → **RR** ↓, venöses Pooling (**Bradykardie**: Bezold-Jarisch-Reflex), relative Hypovolämie
  - nur Th5–S2: → kompensatorische Vasokonstriktion oberhalb (obere Extremität, Kopf, Hals) möglich
  - auch Th1–4 (Nn. accelerantes) → **totale Sympathikusblockade** → Blockade der Herzreflexe, Blockade der Vasokonstriktion auch oberhalb der Blockade + Blockade der Katecholaminausschüttung aus dem Nebennierenmark (**Th5–L1**), d. h. Reflexreaktionen des Herz-Kreislauf-Systems sind vollständig ausgeschaltet → besondere Empfindlichkeit für Volumenverluste, -mangel, Körperlageveränderungen
  - sakraler Sympathikus (S2–4): Blasenatonie

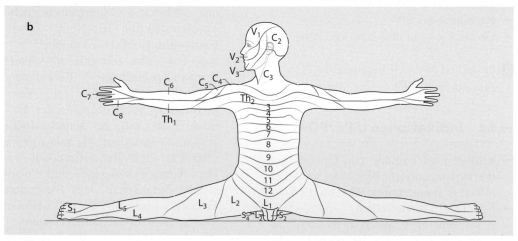

Abb. 19.4 Schema der segmentalen sensiblen Innervation. **a** Seitenansicht. **b, c** Die Extremitäten sind zum besseren Verständnis in der Richtung des embryonalen Wachstums angeordnet

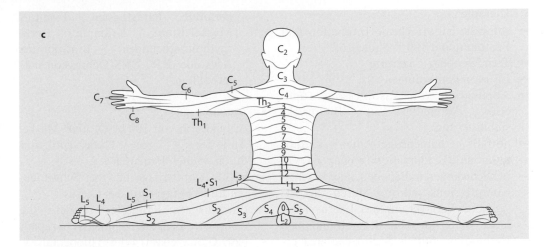

Abb. 19.4 (Fortsetzung)

Tab. 19.4 Erwünschte Anästhesieausbreitungund bevorzugte Punktionshöhe bei der periduralen Analgesie

Region/Indikation	Anästhesieausbreitung	Punktionshöhe
Thorakotomien	Th2–8	Th5–8
Thorakoabdominelle Operation	Th4–12	Th7–8
Oberbauchoperation (z. B. Gastrektomie)	Th6–12	Th8–9
Pankreasoperation	Th8–12	Th7–8
Unterbauchoperation	Th8–12	Th10–12
Operation an der abdominellen Aorta	Th8–L2	Th10–12
Operation an der unteren Extremität, Perineum	L1–S1	L3/4

— respiratorische Insuffizienz, Dyspnoe (hohe Spinalanästhesie, Lähmung der Interkostalmuskulatur) → VK ↓ 20 %, FRC ↓↓; N. phrenicus (C3-C5): in der Regel nicht betroffen

— Darm: Parasympathikus überwiegt → Hyperperistaltik des Darmes

■ **Therapie**

— Beine hochlagern

— primär Gabe von Kolloiden, z. B. Gelatine

— O_2-Gabe

— bei Bradykardie: Atropin 0,25–1 mg i.v.

— ggf. Vasopressoren:
  - Cafedrin + Theodrenalin (Akrinor) 1–4 ml i.v. (2:10 verdünnt), ▶ Abschn. 25.1
  - Ephedrin Meduna 5–10 mg i.v.
  - evtl. Noradrenalin (Arterenol) 5–10 µg i.v. titriert (1:100-Lösung)

19.2.6.2 Totale Spinalanästhesie

— **Zeichen** einer totalen Spinalanästhesie: plötzliche Hypotension, Apnoe, Bewusstlosigkeit, Pupillenerweiterung und kardiovaskuläre Dekompensation → Asystolie

■ **Therapie**

- sofortige endotracheale Intubation und Beatmung mit 100 % Sauerstoff
- Trendelenburg-Lagerung
- Infusion von Volumen
- Applikation von Vasopressoren und/oder Adrenalin zur Blutdruckstabilisierung
- notfalls leitlienengerechte kardiopulmonale Reanimation (▶ Kap. 64)
- bei Schwangeren: Beheben eines V.-cava-Kompressionssyndroms durch die zusätzliche Verlagerung des Uterus nach links. Weiterhin sollte die notfallmäßige Entbindung mittels Sectio caesarea erfolgen. Anschließend Nachbeatmung für mehrere Stunden.

■ **Prophylaxe bei PDK**

- fraktionierte Applikation der Lokalanästhetika-Dosis in 3- bis 4-ml-Boli und Abwarten der Wirkung, frühzeitige Detektion von spinalen Katheterfehllagen
- eine Lokalanästhetikatestdosis mit Adrenalinzusatz 1:200.000 wird **nicht** mehr empfohlen!

19.2.6.3 Toxische Reaktionen von LA

- **lokale Gewebstoxizität:** Chlorprocain subarachnoidal/hohe Dosen in der Wurzeltasche bei Katheterfehllagen
- **systemische Toxizität**: Die Food and Drug Administration (FDA) in Amerika hat aufgrund kardiotoxischer Reaktionen die Verwendung von **Bupivacain 0,75 %** in der Geburtshilfe untersagt, auch bei niedrigeren Konzentrationen sind kardiotoxische Reaktionen möglich. Toxische Wirkungen beruhen meist auf zu hohen Plasmaspiegeln durch
  - intravasale Injektion
  - Überdosierung
  - rasche Resorption vom Injektionsort; die Gefahr steigt bei ↑ Konzentration der LA-Lösungen (Schwindelgefühl,

periorale Parästhesien, Tinnitus, Muskelzittern, Krämpfe, Herzrhythmusstörungen, Bradykardie, Asystolie, RR, ZNS-Depression maternal/fetal)

■ **Therapie**

- Applikation von 100 % O_2 über Maske, Aufforderung zur Hyperventilation durch wachen Patienten
- leichte Kopftieflage und bei Schwangeren Linksverlagerung des Uterus
- generalisierte Krämpfe erfordern die Gabe von Benzodiazepinen (Diazepam bzw. Clonazepam) oder Thiopental i.v. und endotracheale Intubation
- ggf. Therapie mit Lipidlösung 20 % (Lipidrescue, ▶ Abschn. 13.4.5)

19.2.6.4 Blutungskomplikationen

- spinale peridurale Hämatome können häufig auch spontan auftreten, ohne zeitlichen Zusammenhang mit einer rückenmarknahen Regionalanästhesie (z. B. Spontanhämatome bei Schwangeren durch Gefäßeinriss beim Pressen), auch zufällig zeitlich mit einer neuroaxialen Prozedur zusammenfiel, ursächlich aber nicht mit ihr zusammenhing
- das absolute Risiko ist nicht sicher bekannt
- Inzidenz bei SPA < „Single-Shot"-PDA < Katheter-PDA
- Inzidenz peridurales Hämatom nach SPA (ca. 1:150.000–200.000), nach PDA (ca. 1:6000–20.000) und nach Katheter-PDA (ca. 1:3600)
- ca. die Hälfte aller Blutungen ereignen sich beim Entfernen eines Periduralkatheters, sodass diese Phase als genau so kritisch wie die Katheteranlage zu betrachten ist
- als Risikofaktoren gelten: Fehlen von Leitlinien und Standards, Gabe von Antithrombotika, weibliches Geschlecht sowie schwierige Punktionsverhältnisse
- Einhaltung empfohlener Zeitintervalle vor und nach rückenmarknaher

19

Punktion bzw. Katheterentfernung: ▶ Abschn. 1.1.8, ◘ Tab. 19.6

- bei Verdacht auf spinalem Hämatom mit klinischer Symptomatik (persistierende/neuaufgetretene sensorische und/oder motorische Ausfälle, radikuläre Rückenschmerzen und evtl. Druckdolenz im Punktionsbereich, Konus- und Kauda-Equina-Syndrom, Stuhl- und Harninkontinenz, …) → sofortige Durchführung einer **MRT-Untersuchung**!

19.2.6.5 Allergische Reaktionen

- vorwiegend bei den Ester-LA
- Reaktion auf Konservierungsstoffe (▶ Kap. 13)

19.2.6.6 Sonstige Komplikationen

- abgebrochene Nadel
- versehentlich i.v.-Injektion
- Übelkeit/Erbrechen
- Verletzung von Nerven/Cauda equina (▶ Abschn. 1.1.7 „neurologische Komplikationen")
- **Shivering**: Mechanismus unklar, seltener bei fraktioniertem Aufspritzen und niedriger Konzentration des LA
- bei **PDA/PDK zusätzlich**
  - **Duraperforation** mit Periduralnadel oder primäre und sekundäre Katheterperforation (0,4–3,4 %) (Motorik/Ausbreitung)
  - **Injektionsschmerz** (Katheter an Nervenwurzel, Injektion intravenös, in Ligament oder Muskel; kalte oder kontaminierte Lösungen, zu schnelle Injektion)
  - Ausbreitung manchmal fleckförmig, besonders nach Bandscheibenoperation
  - **Dislokation** (nach außen oder innen 7–30 %), Abknicken des Katheters, Okklusion
  - **Katheterabriss** (Katheter nie über liegende Nadel zurückziehen!)

19.2.7 Postoperative Komplikationen

19.2.7.1 Postspinale Kopfschmerzen

- lageabhängige Kopfschmerzen nach Punktion (meist ab dem 2. Tag beginnend)
- Verstärkung im Stehen oder Sitzen und Linderung im Liegen (vorwiegend bei jungen Patienten)
- meist **okzipital** oder frontal betont oder diffus und können sehr stark sein
- hohe Spontanheilungsrate, Dauer gewöhnlich nicht länger als 6 Tage

■ Ursachen
- in erster Linie wird ein Liquorverlust angenommen (mechanische Belastung des schmerzsensitiven, subarachnoidalen Aufhängeapparats sowie kompensatorische zerebrale Vasodilatation)
- als weitere Ursache wird auch eine Irritation der Dura (z. B. durch Periduralkathether, Nadel) diskutiert
- Inzidenz und Schwere sind abhängig von verwendeter Regionalanästhesietechnik (PDA/SPA) und von Größe und Form der verwendeten Nadel (Nadeln mit konischer Spitze, z. B. 24-G-Sprotte-Nadel bzw. 22-G-Whitacre-Nadeln → ↓ Kopfschmerzinzidenz, dennoch 1–30 %, bei ≤27-G-Spinalnadel ca. 2 %) ↑ Inzidenz bei jungen Patienten und bei Frauen (bei Duraperforation mit 16–18-G-Tuohy-Nadel → 80–85 % Kopfschmerzen)
- **Flachlagerung** über 12–24 h zeigt **keinen protektiven Effekt**; entscheidend ist die Größe des durch die Punktion ausgelösten Duradefekts!

■ Therapie
- Verordnung von Nicht-Opioid-Analgetika (3-mal 400–600 mg Ibupro-

fen p.o. oder 4 × 1 g Paracetamol i.v./p.o.) nach festem Schema, keine obstipierend wirkenden Opioide verordnen!
- keine generelle therapeutische oder prophylaktische Bettruhe verordnen → individuelles Vorgehen!
- ausreichende Flüssigkeitszufuhr! Dehydratation vermeiden! Vermehrte (intravenöse) Hydratation bei einem ansonsten gut hydrierten Patienten bringt keine Vorteile!
- evtl. Koffeintabletten 300 mg p.o./Tag (80–120 mg pro Tasse Filterkaffee)
- bei hohem Leidensdruck evtl. Blutpatch

19.2.7.2 Harnverhalt (Blasenatonie)
- durch anhaltende Blockade des sakralen Parasymphathikus (S2–4)
- Inzidenz 1–3 %; je nach LA: niedrigere Inzidenz bei Lidocain 2 % vs. Bupivacain 0,5 %
- Gefahr der Blasenüberdehnung
- Grund für „unerklärlichen" RR ↑ und Tachykardie → Sonographie der Harnblase

▪ **Therapie**
- Einmalkatheterisierung, dann Zuwarten

19.2.7.3 Neurologische Komplikationen
- intraneurale Injektion mit Schmerzen bei der Injektion des Lokalanästhetikums
- **Horner-Syndrom** überwiegend bei interskalenärer Blockade → Ganglion stellatum-Blockade (Miose, Ptose, Enophthalamus), bei interskalenärer Blockade auch Lähmung des N. phrenicus
- **transientes neurologisches Syndrom** (TNS) in bis zu 19 % der Fälle (vorwiegend bei SPA mit Lidocain und Mepivacain intraspinal)
  - Klinik: mittelstarke bis starke, dumpfe Schmerzen (VAS 3–8), welche innerhalb von 24 h nach einer unauffälligen Spinalanästhesie auftreten und von Hyp- und Dysästhesien in der Gluteal-

region begleitet sind. Diese können in die unteren Extremitäten ausstrahlen
  - Dauer ca. für 1–3 Tage; keine bleibenden Schäden
- **Hirnnervenparese** (v. a. **N. abducens**), Seh- und Hörstörungen am 2–5. postpunktionellen Tag (Inzidenz: 0,5 %)
- septische/aseptische (chemische) **Meningitis mit Meningismus-Zeichen** (Nackensteifigkeit, positives Kernig-Zeichen , …), evtl. begleitende Infektionsparameteranstieg und klinische Befundverschlechterung (allgemeines Krankheitsgefühl, Fieber, unklarer CRP-Anstieg, …)
- chronisch adhäsive Arachnoiditis
- periphere Nervenläsion, Parästhesien, radikuläre Symptome
- Rückenmarkschädigung durch Desinfektionsmittel (Alkohol, Formaldehyd) oder Procain
- direkte Rückenmark-/Kaudaverletzung (Läsion durch Nadel)

19.2.7.4 Sonstige Komplikationen
- aufsteigende Spinalanästhesie nach kurzdauernden Eingriffen (Überwachung)
- postoperative Hypotonie (→ adäquate Überwachung, Volumentherapie, Vasokonstriktoren, …)
- Rückenschmerzen (v. a. nach traumatisierenden Punktionsversuchen, Periostverletzung)
- bei PDA/**PDK** zusätzlich
  - **A.-spinalis-anterior-Syndrom**: motorische Schwäche in den Beinen, Sensibilität nur gering beeinträchtigt (Hinterstrangnervenbahnen intakt!); **Ursache**: Traumatisierung des Gefäßes durch Nadel oder Abfall des Perfusionsdruckes
  - **Cauda-equina-Syndrom**: Reithosenanästhesie, Stuhlinkontinenz, Blasenentleerungsstörungen; **Ursache**: Punktion des Conus medullaris, peridurales Hämatom, Abszess, chemische Kontamination

19

Kontraindikationen (SPA/PDA)

- **Absolute Kontraindikationen**
  - Ablehnung durch Patienten
  - lokale Infektionen an der Punktionsstelle
  - Allergie auf Lokalanästhetika
  - geburtshilfliche Notfälle (Blutungen, schwere fetale Depression, Asphyxie, Verdacht auf Plazentalösung)
  - Schock
- **Relative Kontraindikationen**
  - v. a. bei Katheterverfahren: generalisierte Infekte, Sepsis, Amnion-Infektionssyndrom
  - Gerinnungsstörungen; Grenzwerte bei Ausschluss angeborener Gerinnungsstörungen:
    - PTT >45 s
    - Quick <70 %
    - Thrombozyten <100.000/µl
    - Blutungszeit >10 min
  - umstritten: neurologische Vorerkrankungen (multiple Sklerose ist keine KI, erfordert aber Aufklärung, dass im Wochenbett häufig spontan Schübe auftreten können)
  - Wirbeldeformitäten (erfolgreiche PDA nach WS-Operation möglich, häufig höherer Dosisbedarf und fleckförmige Ausbreitung)
  - Hypovolämie (unkorrigiert)
  - signifikante Aortenstenose oder Herzfehler mit Rechts-links-Shunt und pulmonalem Hypertonus → Vorsicht bei Senkung des venösen Rückstroms (Füllung des linken Ventrikels) und des systemvaskulären Widerstands (Zunahme des Rechts-links-Shunts)

19.2.8 Rückenmarknahe Anästhesie und Antikoagulation

Verschiedene Untersuchungen haben gezeigt, dass das präoperative Absetzen von niedrig dosiertem Aspirin die Mortalitätsrate bei Patienten mit kardiovaskulärem Risiko erhöht und Aspirin deshalb bei den meisten operativen Eingriffen (Ausnahme z. B. intrakranielle Eingriffe, Augeneingriffe) präoperativ **nicht** abgesetzt werden sollte. Auf der anderen Seite ist das Risiko für ein peridurales Hämatom durch eine rückenmarknahe Anästhesie zu beachten.

- bei kardiovaskulären Risikopatienten insbesondere bei Patienten mit kürzlich implantierten Koronarstents, sollte Acetylsalicylsäure präoperativ nur im Ausnahmefall (lebensgefährliches Blutungsrisiko) abgesetzt werden. Die alleinige Einnahme von NSAID einschließlich der Acetylsalicylsäure ohne begleitende Thrombembolieprophylaxe mit Antikoagulanzien führt zu keinem erhöhten Risiko periduraler Hämatome nach rückenmarknaher Anästhesie
- das Blutungsrisiko ist umso geringer, je größer der zeitliche Abstand zwischen Punktion und Gabe der Antithrombotika (bzw. dem Vorliegen wirksamer Medikamenten-Talspiegel) gewählt wird und je niedriger die Dosis des Antikoagulans ist (◘ Tab. 19.5)

19.2.9 Prämedikation

- zur Delirvermeidung bei geriatrischen Patienten möglichst auf eine pharmakologische Prämedikation und evtl. auf intraoperative Sedierung bei

■ **Tab. 19.5** Empfohlene Zeitintervalle zwischen Antikoagulanziengabe und periduraler/spinaler Punktion bzw. Entfernung des Katheters (S1-Leitlinie 001–005 Stand 05/2021)

Substanz	Halbwertszeit	Vor Punktion/Katheterentfernung	Nach Punktion/Katheterentfernung	Laborkontrolle
unfraktionierte Heparine (Prophylaxe)	1,5–2 h	4 h	1 h s.c./i.v.	Thrombozyten bei Anwendung >5 d
unfraktionierte Heparine (Therapie)	2–3 h	i.v. 4–6 h s.c. 8–12 h	i.v. 8-12h s.c. 6–12h	aPTT, (ACT), Thrombozyten
niedermolekulare Heparine (Prophylaxe)	4–6 h[a]	12 h (24–30 h bei Krea-Cl. < 30ml/)	4 h	Thrombozyten bei Anwendung >5 d
niedermolekulare Heparine (Therapie)		24 h		Thrombozyten, (Anti-Xa-Spiegel → Zielwert <0,1 E/ml)
Fondaparinux (1 × 1,5–2,5 mg/d) (Arixtra)	17–21 h[a]	36–42 h	6–12 h	(Anti-Xa-Spiegel);
Danaparoid (2 × 750 IEd) (Orgaran)	22–24 h[a]	44–48 h	3–4 h	Anti-Xa-Spiegel
Natriumpentosan-polysulfat (max. 2 × 50 mg) (Fibrezym)	24 h	48 h	8 h	Thrombozyten
Bivalirudin[b] (Angiox)	25 min[aa]	4–8 h	8 h	aPTT, ECT, ACT
Argatroban (Prophylaxe)[d] (Argatra)	35–45 min	2 h	5–7 h	aPTT, ECT, ACT
Dabigatran (max. 1-mal 150–220 mg/d) (Pradaxa)	12–18 h[a]	24–36 h	7–8 h	aPTT+, ECT, TT++
Dabigatran (max. 2 × 110–150 mg/d) (Pradaxa)	12–18 h	48–90 h		
Rivaroxaban (1 × 10 mg/d) (Xarelto)	11–13 h; [a]	22–26 h	4–6 h	PT+; kalibrierte Anti-Xa-Spiegel
Rivaroxaban (2 × 15 mg/d, 1 × 20 mg/d)[e] (Xarelto)		44–65 h		
Apixaban (2 × 2,5 mg/d) (Eliquis)	10–15 h; [a]	20–30 h	5 h	PT+; kalibrierte Anti-Xa-Spiegel
Apixaban (2 × 5 mg/d)[e] (Eliquis)		48–75 h		
Vitamin-K-Antagonisten	Tage	INR <1,4	nach Entfernung	INR

19

	HWZ	vor Punktion/Katheteranlage	nach Entfernung	Kontrolle
Acetylsalicylsäure (100 mg/d)[c]		keine	keine	
Clopidogrel (Plavix, Iscover)		7–10 Tage	nach Entfernung	
Ticlopidin (Tiklyd)		7–10 Tage	nach Entfernung	
Prasugrel (Efient)		7–10 Tage	6 h nach Entfernung	
Ticagrelor (Brilique)	7–8,5 h (aktiver Metabolit 5 d)	5 Tage	6 h nach Entfernung	
Abciximab (Reopro)	12–24 h (biol. HWZ)	Kontraindikation für Katheteranlage/48 h vor Katheterentfer.	8 h nach Entfernung	Thrombozyten
Eptifibatid/ Tirofiban (Integrilin/ Aggrastat)	2–2,5 h[a]	Kontraindikation für Katheteranlage/8–10 h	8 h nach Entfernung	Thrombozyten
Dipyridamol (Aggrenox)	2–10 Tage?		5–6 h nach Entfernung	
Cilostazol (Pletal)	21 h	42 h	6 h	
Iloprost (Ilomedin/Ventavis)	30 min	2 h	8 h	Thrombozyten
Prostacyclin (Epoprostenol/Flolan)	2–6 min	mindestens 12 min	8 h	Thrombozyten

[a]**Cave:** Halbwertzeit wesentlich von der Nierenfunktion abhängig (a) = mäßig, a = deutlich; [ac] = stark

[b]nur bei Monotherapie, nicht bei zusätzlicher Gabe von Thrombozytenaggregationshemmern

[c]unter Aspirin-Gabe sollten zusätzliche Antikoagulanzien 4–5 HWZ vor Punktion/Katheterentfernung pausiert werden, während Aspirin weitergegeben werden kann

[d]verlängertes Zeitintervall bei eingeschränkter Leberfunktion

[e]individuelle Risiko-Nutzen-Abwägung (s. Text)

+ stark abhängig vom eingesetzten Reagens, ++ normale Thrombinzeit schließt Dabigatraneffekt aus, nicht geeignet für quantitative Bestimmungen

der Regionalanästhesie verzichten! Ansonsten kurzwirksame Benzodiazepine 30–60 min präoperativ (antikonvulsive Wirkung)
- keine Anticholinergika (Mundtrockenheit)

19.2.10   Spinalanästhesie (SPA)

Injektion eines Lokalanästhetikums in lumbalen Subarachnoidalraum zur Ausschaltung von Sensibilität und Motorik.

19.2.10.1   Anatomie
▶ Abschn. 1.1.1

19.2.10.2   Besonderheiten bei der SPA
- anatomischer Blockadeort sind die Nervenwurzeln, die sich im Foramen intervertebrale vereinigen
  - Hinterwurzel: afferent (Schmerz, Temperatur, Berührung, Lage, vasodilatative Fasern)
  - Vorderwurzel: efferent (Muskel, Drüsen)
- Sympathikusblockade in der Regel 2–3 Segmente höher als sensorische Blockade
- sensorische Blockade: 2 Segmente höher als motorische Blockade

19.2.10.3   Technik der SPA
- Notfallzubehör griffbereit halten, ebenso O$_2$-Gabe, Beatmungsmöglichkeit
- EKG, RR-Manschette, venöser Zugang
- auf ausreichendes „Preloading" mit Kristalloiden achten, ggf. zur SPA Volumengabe
- Lagerung: Linksseitenlage oder im Sitzen („Katzenbuckel")
- Orientierungslinie (s. oben) Markierung der Punktionsstelle
- streng aseptisches Vorgehen
- evtl. Infiltrationsanästhesie vor eigentlicher Punktion
- Punktionshöhe meist zw. L3/L4 ± 1 Segment

Kanülengrößen

Gauge	22	25	26	27	29
äußerer Durchmesser (mm)	0,7	0,5	0,46	0,40	0,34

→22 G nur bei geriatrischen Patienten verwenden; besser 25–29 G mit Einführungskanüle

Arten von Spinalkanülen (Nadeltypen; ❑ Abb. 19.5)
- **scharfe** Kanülen mit **schrägem Schliff**, z. B. **Quincke-Nadel** mit endständiger Öffnung 22–29 Gauge Durchmesser
- **stumpfe**, abgerundete **Pencil-point-Nadeln**, die heutzutage bevorzugt zum Einsatz kommen sollten
  - z. B. **Sprotte-Nadel** mit größerer seitlicher Öffnung
  - z. B. **Whitacre-Nadel** mit von der Spitze entfernt liegender seitlicher Öffnung (**Cave:** düsenstrahlartige Ausbreitung des Lokalanästhetikums → höhere Ausdehnung der SPA) oder
- Schrägschliff der Kanüle sollte parallel zu den Durafasern (Öffnung zur Seite) verlaufen → geringste Traumatisierung (Nervenfasern, Dura, Bänder, Muskeln)

Medianer Zugang
- Vorschieben der Kanüle in der Interspinalebene senkrecht zur Haut oder leicht kranial
- beim Vorschieben durch das Lig. flavum (4–5 cm) meist deutlicher Widerstand
- nach Perforation der Dura (Breite 3–6 mm) ca. 1–2 mm weiter vorschieben, Abtropfen von Liquor abwarten

Lateraler Zugang
- besonders bei Ossifikation der Ligamenta

19

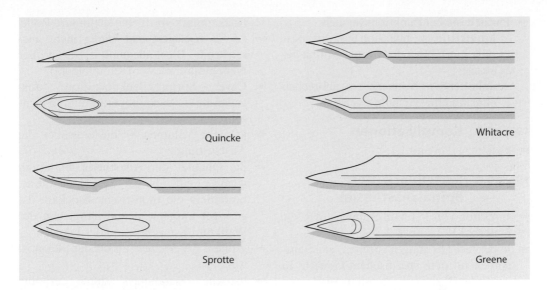

Quincke

Whitacre

Sprotte

Greene

◘ **Abb. 19.5** Arten von Spinalkanülen (Nadeltypen)

- Einstichstelle ca. 1,5 cm lateral der Mittellinie am kaudalen Ende des gewählten Interspinalraums bzw. etwas darunter
- Vorschieben der Kanüle in Einwärtsrichtung und leicht kranial (ca. 80°) zur Hautoberfläche

Sonderform: Taylor-Zugang

- 1 cm medial und kranial der Spina iliaca posterior superior; Nadelführung mit 40–45° Winkel nach medial und kranial
- Punktionsstelle: lumbosakrales Foramen **L5/S1**

Hyperbare Lokalanästhetika
► Kap. 13

- erhält man auch durch Zusatz von Glukose 5–10 %
- Dichte ist höher als die des Liquors → breiten sich entsprechend dem Schwergewicht nach unten aus
- Blockade dehnt sich je nach Lagerung kranial, kaudal oder seitlich aus
- durch Umlagern ist es möglich, bis zur vollständigen Fixierung die Anästhesiehöhe zu variieren

- legt man die Patienten in Seitenlage → einseitige SPA
- **Nachteil:** Bei Blutdruckabfall und Schocklagerung, bis zur Fixierung weitere Ausbreitung nach kranial möglich!

Isobare Lokalanästhetika

- Dichte entspricht der des Liquors (1010 µg/ml bei 37 °C)
- Blockadeausbreitung lässt sich durch Lagerung nur wenig beeinflussen

19.2.10.4 Probleme bei der Punktion

- **blutiger Liquor** → abtropfen lassen, bis Liquor klar wird → bleibt Liquor blutig tingiert, Spinalanästhesie abbrechen
- **kein Liquor** („trockene Punktion"), tropft nicht spontan ab oder nur mühsam zu aspirieren → erneut punktieren („ohne Liquor keine Spinalanästhesie!", Gefahr der intraneuralen Injektion)
- **trüber Liquor** → Probe zur Untersuchung, Spinalanästhesie abbrechen
- erfolglose Punktion → Lagerung überprüfen, Punktionsversuch von lateral, bei mehrmaligem Knochenkontakt Kanüle wechseln; **Cave:** Beschädigung der Kanüle

- **Parästhesie** bei Punktionsversuch
  - **kurzfristig** → Injektion erlaubt (Kanüle hat Fasern der Cauda equina gestreift)
  - **anhaltender Schmerz** → abbrechen (Läsion eines Spinalnerven?)

19.2.10.5 Komplikationen

▶ Abschn. 1.1.6 und 1.1.7

19.2.10.6 Sattelblock (tiefe Spinalanästhesie)

- Injektion von 1–1,5 ml Bupivacain 0,5 % hyperbar
- hyperbare Lösungen breiten sich entsprechend dem spezifischem Gewicht in sitzender Position nach unten aus
- nach Injektion noch ca. 5–7 min in sitzender Position belassen, anschließend mit erhöhtem Oberkörper lagern
- Blockade der Rückenmarksegmente S 3–5 führt zu Empfindungsausfall in Reithosenform, gut geeignet für proktologische Eingriffe

19.2.10.7 Spinalanästhesie bei pädiatrischen Patienten

▶ Kap. 26

19.2.11 Periduralanästhesie (PDA)

Meist als Kombinationsanästhesie bei größeren thorakalen und viszeralchirurgischen Eingriffen oder in der Geburtshilfe; Punktionsort meist im lumbalen und bei Thorax- und Oberbaucheingriffen im thorakalen Bereich.

19.2.11.1 Anatomie

▶ Abschn. 1.1.1

19.2.11.2 Besonderheiten bei der PDA

- Hauptwirkungsort der LA: Wurzeln der Spinalnerven, LA muss durch Dura diffundieren (10–20 min), Diffusion ins Rückenmark spielt eine sekundäre Rolle
- **L5-S2 verzögert und häufig nicht ausreichende Blockadequalität**, da großer Nervendurchmesser (Radialblock!)
- **Cave:** Sprunggelenkoperation, ausgedehnte Varizenoperation, Harnröhreneingriffe
- je mehr Volumen → desto größer die Ausbreitung
- die Qualität der Anästhesie ist häufig weniger gut als bei Spinalanästhesie, besonders die motorische Blockade ist geringer ausgeprägt und hängt von der Wahl und Konzentration des LA ab
- größere LA-Mengen als bei der SPA notwendig
- toxische Reaktionen durch erhöhte Plasmaspiegel möglich, besonders in den ersten 30 min → höchste Plasmakonzentration nach 10–30 min → daher die Vorgabe einer 30-minütigen Überwachung des Patienten nach Anlage des PDKs

19.2.11.3 Vorteile

- differenzierte (sympathisch, sensorisch, motorisch) und segmentäre Blockade über mehrere Tage bis Wochen möglich
- **rein sensorische Blockaden** durch niedrige Konzentration des LA, für zusätzliche **motorische Blockaden** sind höhere Konzentrationen erforderlich
- **Fixierungszeit** bis zur vollständigen Anästhesie:
  - Wirkbeginn von Bupivacain 0,5 % isobar: 10–30 min
  - analgetische Wirkung nach 5–10 min, max. Wirkung nach 20–30 min
  - max. Resorption nach 20–30 min

19.2.11.4 Technik der PDA

- Notfallzubehör griffbereit halten, ebenso O_2-Gabe, Beatmungsmöglichkeit
- EKG, RR-Manschette, venöser Zugang
- Evtl. Co-Loading mit 1000 ml Kristalloidlösung
- Lagerung: Linksseitenlage oder im Sitzen („Katzenbuckel")
- Orientierungslinie (s. oben)

19

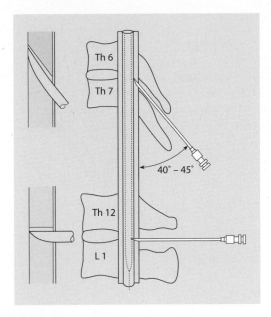

Th 6

Th 7

40° – 45°

Th 12

L 1

Abb. 19.6 Vergleich der Einstichwinkel thorakal/lumbal

- streng aseptisches Vorgehen
- Infiltrationsanästhesie
- Einstich in gewünschter Höhe (thorakal: Th6–9, Th9–12, lumbal: L3/L4 ± 1; ▪ Abb. 19.6)
- Tuohy-Nadel (17 G = 1,5 mm ∅, 18 G = 1,2 mm ∅); bei Crawford-Nadel (distal offen) erhöhte Gefahr der Duraperforation)
- Schrägschliff der Kanüle sollte parallel zu den Durafasern (Öffnung zur Seite) verlaufen → geringste Traumatisierung (Nervenfasern, Dura, Bänder, Muskeln)

Widerstandsverlustmethode ("loss of resistance") nach Dogliotti

- mit NaCl 0,9 % gefüllte, leicht gängige Spritze
- Vorschieben der Nadel unter **ständigem** Druck auf den Spritzenstempel (Druck in erster Linie über Stempel ausüben) im Ligamentum interspinale beim medianen Zugang
- beim Vorschieben durch das Lig. flavum meist deutlicher Widerstand (der Spritzenstempel lässt sich nicht mehr vorschieben)
- bei Verlassen des Lig. flavum und Eindringen in den Periduralraum erfolgt ein deutlicher Widerstandsverlust (▪ Abb. 19.7)

Medianer Zugang

- Vorschieben der Kanüle in der Interspinalebene senkrecht zur Haut oder leicht kranial

Paramedianer (lateraler) Zugang

- besonders bei thorakaler PDA (steiler Winkel der Dornfortsätze)
- ca. 1 cm lateral der Mittellinie am kaudalen Ende des gewählten Interspinalraums bzw. etwas darunter
- Vorschieben der Kanüle in Einwärtsrichtung (10–15°) und leicht kranial (40–60°) zur Hautoberfläche (Vergleich der Einstichwinkel thorakal/lumbal ▪ Abb. 19.8)
- beim Vorschieben lässt sich ständig NaCl spritzen; bis zum Erreichen des Lig. flavum → hoher Widerstand; erst nach dem Passieren des Lig. flavum kann Kochsalz in den Periduralraum gespritzt werden!

Technik des hängenden Tropfens

- Vorschieben der Nadel bis in das Lig. flavum
- Entfernen des Mandrins und Anhängen eines Tropfen NaCl an das Spritzenende
- weiteres Vorschieben durch das Lig. flavum
- bei Verlassen des Lig. flavum und Eindringen in den Periduralraum wird der hängende Tropfen in die Kanüle gesaugt (durch Unterdruck im Periduralraum)
- → da im Periduralraum nicht immer ein Unterdruck besteht (besonders bei Schwangeren), ist diese Methode nicht so sicher wie die Widerstandsverlustmethode (höhere Fehlerquote)
- → der Unterdruck kann durch eine tiefe Inspiration erhöht bzw. erzeugt werden

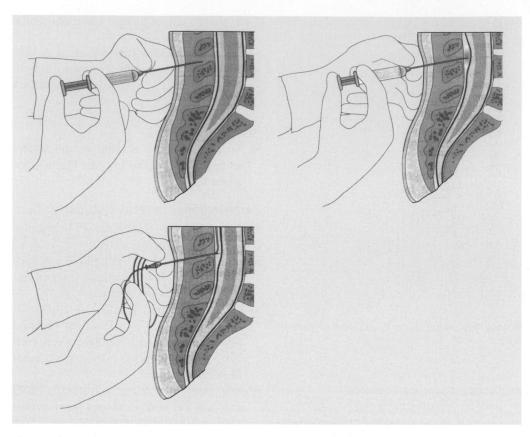

■ **Abb. 19.7**   Punktion des Periduralraums mit der Widerstandsverlustmethode

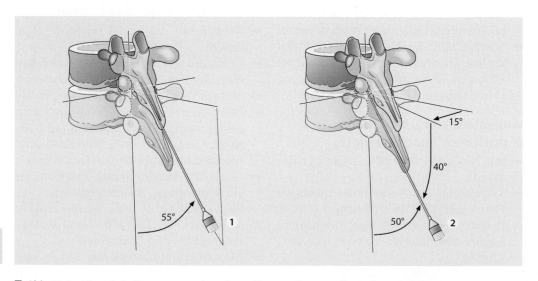

19

■ **Abb. 19.8**   Thorakale Zugangswege. *1* medianer Zugang, *2* paramedianer (lateraler) Zugang

Einführen des Periduralkatheters

Der Periduralkatheter (20 G) wird **lumbal ca. 3- maximal 5 cm in den Periduralraum** eingeführt. Tieferes Einführen erhöht folgende Gefahren:

- Venenverletzung
- Austreten des Katheters im Bereich der Spinalwurzel
- Duraverletzung durch Katheter
- Schlingenbildung des Katheters um eine Nervenwurzel

Aspiration und Testdosis

- der **Aspirationsversuch** (evtl. ohne Bakterienfilter) über den liegenden Katheter (bei „single shot" über die Nadel) soll eine versehentliche intraspinale bzw. intravasale Injektion verhindern
- **Testdosis mit 2–(3) ml LA. Eine Testdosis mit Adrenalinzusatz (5 µg/ml)** wird nicht mehr empfohlen → kann eine versehentliche intraspinale Injektion oder intravasale Injektion von Lokalanästhetika nicht sicherer ausschließen!

❗ Cave

Trotz Aspirationsversuch und Testdosis sind Katheterfehllagen möglich (subdural, subarachnoidal, intravasal), bei jeder Nachinjektion sollte der Aspirationsversuch durchgeführt werden!

Tunneln von Periduralkathetern

- wird dann empfohlen, wenn eine Liegedauer des Katheters >48 h vorgesehen ist
- eine Senkung der lokalen Infektionsrate durch das Tunneln konnte bisher nicht gezeigt werden
- **Vorteil des Tunnelns:** Verhinderung bzw. Reduktion der Kathetermigration im Vergleich zu Klebetechniken
- **Nachteil des Tunnels:** Beschädigung des Periduralkatheters durch die Tunnelungstechnik möglich

Probleme bei der Punktion oder beim Vorschieben des Periduralkatheters

- **erfolglose Punktion** → Lagerung überprüfen, evtl. Patient in Schneidersitzposition bringen, Punktionsversuch von lateral oder andere Höhe, bei mehrmaligem Knochenkontakt Kanüle wechseln
- **blutige Punktion** oder Blut im PDK → erneute Punktion
- **Probleme beim Vorschieben des Periduralkatheters (PDK)**
  - Prophylaxe: nach Punktion des Periduralraums unter Vorspritzen von NaCl die Nadel minimal vorschieben
  - Patienten tief einatmen lassen (Saug-Druck-Pumpeneffekt der Atmung: tiefe Inspiration → ↑ negativer intrathorakaler Druck → bessere Entleerung der periduralen Venen), dadurch evtl. leichteres Vorschieben des Katheters möglich
  - bei 2. Versuch evtl. Single-shot-Technik und erst anschließend Einlegen des PDK
- Parästhesien beim Vorschieben des PDK
  - **kurzfristig** → Injektion erlaubt (Katheter hat Nervenfaser gestreift)
  - **anhaltender Schmerz** → abbrechen (Läsion eines Spinalnervs?)

❯ Katheter nie bei liegender Nadel zurückziehen! Abrissgefahr!!

Komplikationen

▶ Abschn. 1.1.6 und 1.1.7

Dosis
- 1,0 ml/Segment bei 1,50 m Körpergröße
- bei >1,50 m 1,0 ml/Segment + 0,1 ml/Segment für alle 5 cm über 1,50 m
- d. h. bei 1,70 m: 1,4 ml/Segment oder 10 ml LA breiten sich ca. 6–8 Segmente aus
- **im Alter:** weniger (bis 50 %)

> – **bei Schwangeren:** 25–30 % weniger (relativ kleinerer PD-Raum, da stärkere Venenfüllung)
> – **kontinuierliche Applikation von Ropivacain 0,2 % 6–8** ml/h oder als PCEA in der geburtshilflichen Schmerztherapie (▶ Kap. 24)

19.2.11.5 Besonderheiten der thorakalen PDA

– Punktionshöhe abhängig von geplanter Operation
  – Th6–9 (thorakoabdominales Aortenaneurysma, Oberbaucheingriffe)
  – Th9–12 (abdominales Aortenaneurysma, Unterbaucheingriffe)
– paramedianer Zugang (◨ Abb. 19.8) besser (steiler Winkel der Dornfortsätze) 1 cm lateral, 10–15° Einwärtsrichtung, 40–60° kranial

■ **Vorteile**
– verbesserte respiratorische Funktion (FRC ↑ und V_T) bei postoperativer Schmerztherapie über PDK
– die **thorakale PDA** führt gerade beim **kardialen** Risikopatienten mit KHK zu einer verbesserten Endokardperfusion (letzte Wiese!) infolge **Koronararteriendilatation**, sowie Herzfrequenzabnahme aufgrund der Blockade der Nn. accelerantes im Bereich der Segmente (Th1–Th4/5)
– Verbesserung einer instabilen AP-Symptomatik (Reduktion der Anzahl von ischämischen Episoden)
– bei regionalen Wandbewegungsstörungen bzw. im Rahmen eines Myokardinfarkts werden unter thorakaler PDA die Wandbewegungsstörungen bzw. die Infarktgröße vermindert und die linksventrikuläre Funktion verbessert
– Reduktion der Inzidenz von Arrhythmien, sowie perioperativer Herzinfarktraten bei intra- und postoperativer PDA nach koronarchirurgischen Eingriffen (messbar als Reduktion des Adrenalinplasmaspiegeles und geringerer Troponinspiegel)
– Verbesserung der gastrointestinalen Funktion durch Sympathikolyse bei thorakaler PDA
– die lumbale PDA führt im Gegensatz zur thorakalen PDA zu einer ausgeprägten Sympathikolyse der unteren Körperhälfte mit reaktiver Steigerung der Sympathikusaktivität in den nicht blockierten **thorakalen** Segmenten → HF ↑ und paradoxe koronare Vasokonstriktion! Zusätzlich kommt es bei der lumbalen Periduralanästhesie beim Erreichen einer Anästhesie in den thorakalen Segmenten zu einem ausgeprägteren venösen Pooling und arterieller Hypotension im Vergleich zur thorakalen PDA
– eine lumbale PDA für thorakale oder Oberbaucheingriffe erfordert eine höhere LA-Dosis → ↑ Sympathikusblockade (Segmente) und die Rückbildung erfolgt in den oberen Segmenten zuerst

■ **Nachteile**
– Hauptgefahr: traumatische Punktion des Rückenmarks
– akzidentelle Duraperforation (0,16–1,3 %)
– passagere Parästhesien (0,001–0,2 %)

■ **Punktionsort und notwendige Anästhesieausbreitung**
Siehe ◨ Tab. 19.4

19.2.11.6 Kombinierte Spinal-, Periduralanästhesie (CSE)

– kombiniert den Vorteil des schnellen Wirkbeginns der SPA mit der späteren Nachinjektionsmöglichkeit über den liegenden PDK
– **CSE-Sets:**
  – der Kanal für die Spinalnadel geht durch die Tuohy-Nadel, z. B. Durasafe: spezielle 17-G-Tuohy-Nadel und 110 mm lange 27-G-Whitacre-Spinalnadel oder anderes Set, z. B. 18-G-Tuohy-Nadel und 24-G-Sprot-

19

te-Nadel. Nach Aufspritzen der SPA muss zügig der PDK eingelegt und fixiert werden, damit sich die SPA wie gewünscht ausbreitet und nicht zu starke Kreislaufreaktionen eintreten
- der Kanal für die Spinalnadel verläuft parallel der Tuohy-Nadel. Der PDK kann über die Tuohy-Nadel eingelegt werden, und erst anschließend erfolgt über den 2. Kanal die Spinalpunktion
— der PDK darf frühestens nach vollständiger Fixierung der SPA aufgespritzt werden. Hierbei ist besonders auf **Aspiration und eine Testdosis** von 2–3 ml zu achten, da der PDK auch subdural bzw. subarachnoidal liegen kann

19.2.11.7   PDA in der Geburtshilfe
► Kap. 24

19.2.11.8   Peridurale Opioide
▪ **Vorteile**
— Analgesie ohne motorische Blockade
— Fehlen einer sympathischen Blockade → keine periphere Vasodilatation
— **in Kombination mit Lokalanästhetika**
  - weniger Lokalanästhetikaverbrauch
  - verkürzter analgetischer Wirkeintritt und verbesserte Analgesiequalität
  - verlängerte Wirkdauer
— weniger instrumentelle Entbindungen in der Geburtshilfe

▪ **Nachteile**
— Opioide **frühe und späte Atemdepressionen** (0,1–9 %). Auch mehrere Stunden nach Applikation wurden schwere Atemdepressionen beschrieben, besonders bei weniger lipophilen Substanzen wie Morphin. Die Atemdepression ist mit Naloxon antagonisierbar, ohne die Analgesiequalität zu beeinträchtigen → lange Überwachung notwendig, besonders bei Morphin und Fentanyl. Bei Sufentanil ist

eine späte Atemdepression sehr selten
— **Cave:** keine periduralen Opioide bei Schlaf-Apnoe-Syndrom oder stark sedierten Patienten
— **Übelkeit und Erbrechen** (40 %)
— **Juckreiz:** Morphin 70–100 %, Fentanyl 23–43 % (weniger Histaminfreisetzung als vorwiegend segmentale Exzitation spinaler Neurone)
— **Harnretention** 15–50 %, bei lipophilen Opioiden geringer ausgeprägt

---

Dosis (◨ Tab. 19.6)

— verdünnt in 10 ml NaCl 0,9 % oder mit Lokalanästhetikum gemischt
— Morphin 3–5 mg (40–70 µg/kgKG)
— Fentanyl 0,05–0,1 mg (1 µg/kgKG)
— Alfentanil 0,1–0,5 mg (10 µg/kgKG)
— Sufentanil 10–25-(30) µg (0,1–0,4 µg/kgKG)
— kein Remifentanil (enthält exzitatorische Aminosäure Glycin)

❯ Sufenta epidural (1 Amp. à 2 ml = 10 µg Sufentanil) ist bisher in Deutschland das einzige zugelassene Opioid für die peridurale Anwendung! Eine Dosishöchstmenge innerhalb von 24 h gibt es nicht mehr!

◨ **Tab. 19.6**   Wirkprofil von Sufentanil und Morphin epidural

	Sufentanil	Morphin
	lipophil	hydrophil
Wirkeintritt	5–7 min	30 min
maximale Wirkung	5–30 min	60–90 min
Wirkdauer	3–4 h	8–12 h
Dosis	0,1–0,4 µg/kgKG	40–70 µg/kgKG

19.2.11.9 Applikation Clonidin (Catapresan) peridural

- nur bei Normovolämie erlaubt
- offiziell zurzeit zur periduralen Applikation nicht zugelassen

Dosis

- Bolusinjektion >5 µg/kg (≈ 0,3–0,45 mg/70 kgKG)
- Bolusinjektion in Kombination mit Opioid <5 µg/kgKG
- Bolusinjektion >5 µg/kgKG und kontinuierliche Zufuhr 20–40 µg/h

- **Nebenwirkungen**
- RR ↓ (bei Hypertonikern ausgeprägter)
- Bradykardie
- Sedierung

❶ Cave
- Nicht bei Patienten applizieren, die auf einen erhöhten Sympathikotonus angewiesen sind!

19.2.12 Kaudalanästhesie/ Sakralblock

- **Indikationen**
- Eingriffe unterhalb des Nabels bei Kindern <8 Jahren bzw. bis zu einem Körpergewicht von 25–(30) kg wie z. B. anorektale oder genitale OPs, Herniotomien oder orthopädische Eingriffe (Klumpfußoperationen); besonders für postoperative Schmerztherapie
- einfache Durchführung bei Säuglingen und Kleinkindern
- meist „single shot" oder seltener Kathetertechnik für 3 postoperative Tage (**Cave**: Infektionsgefahr bei längerer Liegedauer)

- **Leitpunkte/Durchführung**
- sterile Handschuhe, steriles Lochtuch, ausgiebige Hautdesinfektion
- stumpfe Kaudalnadel (22- oder 23-G-Sprotte-Nadel mit Madrin zur

Verhinderung des Eintrags von Gewebspartikeln in den Periduralraum!
- Punktion des Lig. sacrococcygeum (Klick-Phänomen) im Hiatus sacralis (Orientierung: gleichschenkeliges Dreieck, gebildet von den beiden Cornua sacralia posteriores und den Cornua sacralia; (❑ Abb. 19.9)
- **Anmerkung:** Aufgrund des lockeren Gewebes im Periduralraum kann von einer guten Ausbreitung bis zu den thorakalen Segmenten ausgegangen werden.

Dosis

- **Kinder:**
  - Oberbaucheingriff (→ **Th4–6**): 1,2 ml/kg Ropivacain 0,2 % oder Bupivacain 0,25 %
  - Unterbaucheingriff, z. B. Listenhernienoperation oder untere Extremität (→ **Th10**): 1 ml/kgKG Ropivacain 0,2 % oder Bupivacain 0,25 %
- **Perineal (→ Th12–L1):**
  - 0,8 ml/kg Ropivacain 0,2 % oder Bupivacain 0,25 %
  - evtl. + Clonidin (1–2 µg/kgKG) → längere Analgesiedauer
  - evtl. + Morphin (20–70 µg/kgKG) → längste Analgesiedauer

19.3 Plexusblockaden am Hals

19.3.1 Plexus-cervicalis-Blockade

- **Indikationen**
- Karotis-TEA
- Halsbiopsien
- Operation am Schlüsselbein

- **Leitpunkte/Durchführung**
- Schnittpunkt: Skalenuslücke – Krikoid (entspricht Höhe C6). Der Querfortsatz von C6 ist am leichtesten zu tasten

19

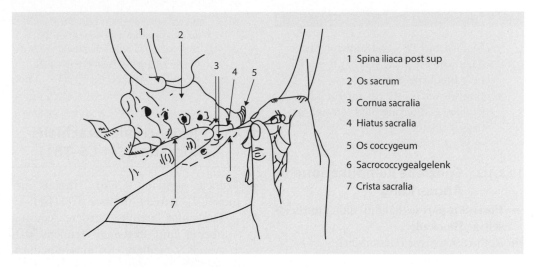

1 Spina iliaca post sup

2 Os sacrum

3 Cornua sacralia

4 Hiatus sacralia

5 Os coccygeum

6 Sacrococcygealgelenk

7 Crista sacralia

▫ Abb. 19.9   Zugang der Kaudalanästhesie. *1* Spina iliaca posterior superior, *2* Os sacrum, *3* Cornua sacralis, *4* Hiatus sacralis, *5* Os coccyceum, *6* Sakrokokzygealgelenk, *7* Crista sacralis

— Kopf leicht zur Seite gedreht, **Verbindungslinie von Mastoid und Querfortsatz von C6** entlang des lateralen Anteils des M. sternocleidomastoideus einzeichnen

— jetzt werden die Querfortsätze von C4, C3 und C2 entlang dieser Linie markiert. Der Querfortsatz von C2 liegt ca. 1,5 cm unter dem Mastoid, die anderen folgen in ca. 1,5 cm Abständen nach kaudal

19.3.1.1 Oberflächliche Blockade

— N. occipitalis minor (C2), N. auricularis magnus (C2, C3), N. transversus colli (C2, C3), Nn. supraklaviculares (C3, C4)

— kurze stumpfe 22-G-Nadel mit Verlängerungsschlauch

— Einstich in Höhe von C5 ca. 0,5–1 cm medial der Verbindungslinie

— nach Durchdringen der Muskelfaszie des M. sternocleidomastoideus ist meist ein leichter Klick zu spüren, nach Aspirationstest Injektion von 2–3 ml Lidocain. Dann Nadel 1–2 cm zurücksetzen und erneuter Aspirationstest und 2–3 ml Lidocain injizieren

— gleiches Vorgehen in kranialer und kaudaler Richtung

19.3.1.2 Tiefe Blockade (C2–C4)

— spitze 32 mm lange, 23-G-Nadel mit Verlängerungsschlauch (für C2 evtl. 35 mm Länge)

— Einstich der Nadeln in Höhe von C4 senkrecht zur Haut leicht nach kaudal auf den Querfortsatz zu. Es muss immer ein Knochenkontakt gefühlt werden. Anschließend Positionierung der Nadel bei C3 und C2. Die Nadel bei C2 ist schwieriger zu platzieren und es muss evtl. eine längere Nadel verwendet werden

— alle 3 Nadeln werden in ihrer Position belassen. Nun wird der Verbindungsschlauch auf die Nadel bei C4 aufgesetzt und langsam 5–7 ml Lidocain infiltriert, danach in C3, zuletzt in C2

— da zwischen den Processus transversi eine Verbindung besteht, kann bei schneller Injektion Lokalanästhetikum aus den jeweils anderen Kanülen austreten, was ein Zeichen für deren korrekte Lage ist

Dosis

- Mepivacain 1%: 12–18 ml für oberflächliche Blockade und 15–21 ml für tiefe Blockade
- Bupivacain 0,5 %: 10 ml für oberflächliche Blockade und 15 ml für tiefe Blockade

19.3.1.3 Spezielle Komplikationen/ Anmerkung

- **Phrenikusparese** (häufig), daher **nie beidseitige Blockade!**
- Rekurrensparese (Heiserkeit)
- Horner-Syndrom
- intravasale Injektion: intravenös, intraarteriell → sofortiger zerebraler Krampfanfall bei intraarterieller Injektion
- totale SPA, hohe PDA

19.4 Übersicht der Plexusblockaden und periphere Nervenblockaden an der oberen Extremität

■ **Historie**

1911	Beschreibung der axillären Plexusblockade durch Hirschel in Heidelberg
	Beschreibung der supraklavikulären Plexusblockade durch Kulenkampff, später modifiziert durch Winnie und Collins
1924	Labat beschreibt die klassische Technik der Nervus femoralis-Blockade
1958	Burnham macht den axillären Block wieder populär
1970	Beschreibung des Interskalenusblocks durch Winnie, später modifiziert nach Meier
1995	Beschreibung des vertikalen infraklavikulären Blocks durch Kilka, Geiger und Mehrkens
ab 2009	zunehmend sonographisch gesteuerte periphere Nervenblockaden

2015	Berufsverband erklärt beide Regionalanästhesietechniken (konventionelle Nervenstimulationstechnik und ultraschallgesteuerte Blockade- und Kathetertechniken) für zulässig

19.4.1 Plexus-cervicobrachialis-Blockade [(C4)-C5–Th1]

- Truncus superior (C5/6), Truncus medius (C7), Truncus inferior (C8/Th1) →
  - Fasciculus lateralis: vordere Äste des oberen und mittleren Truncus (lat. Anteil N. medianus, N. musculocutaneus)
  - Fasciculus medialis: vorderer Ast des unteren Truncus (med. Anteil N. medianus, N. ulnaris, N. cut. brachii med., N. cut. antebrachii med.),
  - Fasciculus posterior: hintere Äste aller 3 Trunci (N. radialis, N. axillaris)
- der Plexus brachialis ist von einer Faszienhülle umgeben (Ausstülpung der tiefen Halsfaszie)
- die Faszienhülle zieht mit der A. subclavia als Gefäß-Nerven-Scheide in die Axilla
- die Faszienhülle ist durch Septen unterteilt, die Ursache einer lückenhaften oder unzureichenden Anästhesieausbreitung sein können

Austestung der sensiblen Blockade nach Regionalanästhesie anhand von isolierten **sensiblen** oder **motorischen** Innervationsgebieten der entsprechenden Nerven (◖ Tab. 19.7 und 19.8 sowie ◖ Abb. 19.10 und 19.11).

19.4.1.1 Lokalisation des Plexus brachialis bzw. des Injektionsortes

- elektrische Nervenstimulation mit spezieller Nadel
- sonographische Identifikation von A. axillaris, Faszien und Nerven

19

◨ Tab. 19.7	Sensible Innervationsgebiete
Nerv	**Sensibles Innervationsgebiet**
N. axillaris	laterale Deltoideusregion
N. cutaneus brachii medialis	Oberarminnenseite
N. musculo-cutaneus	Region über den Muskelbauch des M. brachioradialis am Unterarm
N. medianus	Palmarseite des Zeige- und Mittelfingers
N. ulnaris	Palmarseite des kleinen Fingers
N. radialis	Haut über dem dorsalen Daumengrundgelenk bzw. I. Mittelhandknochen

◨ Tab. 19.8	Motorische Funktionsprüfung
Nerv	**Motorisches Innervations-gebiet**
N. axillaris	Abduktion im Schultergelenk
N. musculo-cutaneus	Beugung im Ellbogengelenk in Supinationsstellung
N. medianus	Abspreizung des Daumens und Pronation des Unterarms sowie Beugung im Handgelenk
N. ulnaris	Fingerspreizen und Beugung der beiden ulnaren Finger im Grundgelenk sowie ulnar Flexion der Hand
N. radialis	Hand- und Fingerstreckung gegen Widerstand

- taktile Wahrnehmung (Perforation der Gefäß-Nerven-Scheide wird bei Verwendung einer kurzen, stumpfen Nadel als „Click" oder „Plop" empfunden; wird nicht mehr empfohlen!)

19.4.1.2 Nervenstimulator

- Funktionen:
  - Stromstärke (Impulsamplitude): 0–1(–5) mA. Mit Annäherung an den Nerven sinkt die für eine Depolarisation notwendige Stromstärke. Die Stromstärke korreliert mit der Distanz zum Nerven.
  - **Cave:** Stromstärken ≤0,2 mA (Gefahr einer Nervenverletzung)
  - Impulsbreite: 0,1, 0,3 und 1 ms. Bei einer Impulsbreite <0,15 ms werden selektiv motorische Fasern, bei >0,15 ms sensible Fasern (Parästhesien, Schmerz) stimuliert
  - Impulsfrequenz: 1–2 Hz. Gibt die Häufigkeit der Impulsabfolge pro Sekunde an. Eine höhere Impulsfrequenz lässt eine genauere Lokalisation zu. Bei traumatisierten Patienten sollte evtl. nur 1 Hz verwendet wer-

den, um schmerzhafte Kontraktionen so gering wie möglich zu halten → besser → Umstieg auf Sonographie
- klinisches Vorgehen zum Aufsuchen eines gemischten Nervs: initial wird mit einer Stromstärke von 1 mA (Impulsbreite 0,1 ms, Frequenz 2 Hz) gereizt. Beim Annähern an den Nerven wird die Stromstärke auf 0,3 mA reduziert. Wird hierdurch eine Kontraktion des Kennmuskels ausgelöst, zeigt dies eine ausreichende Annäherung der Stimulationskanüle an den Nerven an. Zum Aufsuchen eines rein sensiblen Nervs verwendet man eine Impulsbreite >0,15 ms. Der Patient verspürt dann Parästhesien im Versorgungsgebiet des Nervs

19.4.1.3 Kanülentypen

- empfohlen werden „**immobile Nadeln**", d. h. Kanülen mit Verlängerungsschlauch, damit bei der Injektion die Nadel ruhiger gehalten werden kann
- Elektrostimulationskanülen bei Verwendung eines Nervenstimulators
- **kurzgeschliffene** (stumpfe) Kanülen machen die Faszienperforation deutlicher als langgeschliffene (scharfe) Kanülen

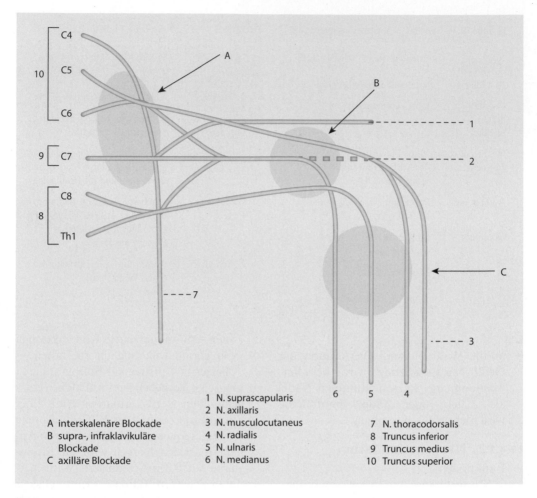

1 N. suprascapularis
2 N. axillaris
3 N. musculocutaneus
4 N. radialis
5 N. ulnaris
6 N. medianus

A interskalenäre Blockade
B supra-, infraklavikuläre
   Blockade
C axilläre Blockade

7 N. thoracodorsalis
8 Truncus inferior
9 Truncus medius
10 Truncus superior

Abb. 19.10   Schematische Darstellung des Plexus cervicobrachialis

19.4.1.4 Sonographiegesteuerte Nervenblockaden

Sonographiegesteuerte Regionalverfahren können die Qualität und die Dauer der Blockaden verbessern. Im Gegensatz zu den Nervenstimulator-gestützten Verfahren ist die Gefahr der direkten Irritation des Nervs durch die Nadel geringer. Der Vorteil der Sonographie liegt in der präzisen Darstellung des Injektionsortes und der visualisierten Ausbreitung des LA. Dadurch verbessern sich die Erfolgsraten bei verkürzten Anschlagszeiten. Dabei lässt sich die Menge des benötigten LA deutlich reduzieren und die Gefahr der Lokalanästhetikaintoxikation

minimieren. Nachteile der Sonographie sind die Abhängigkeit von der Erfahrung des Durchführenden, regelmäßiges Training und hohe Anschaffungskosten des Sonographiegeräts sowie teure, spezielle Sonographienadeln. In der Lernphase ist die Kombination von konventioneller Nervenstimulation (0,3 mA, 0,1 ms) und Ultraschalltechnik von Vorteil („dual guidance").
— **Grundvoraussetzungen**
  – exakte anatomische Kenntnisse
  – Kenntnisse der Regionalblockade
— **Grundkenntnisse von Ultraschalltechnik**
  – mit steigender Frequenz der Schallwellen nimmt die Detailgenauigkeit

19

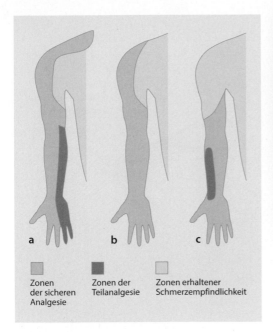

Zonen der sicheren Analgesie

Zonen der Teilanalgesie

Zonen erhaltener Schmerzempfindlichkeit

◘ Abb. 19.11 Ausbreitungsgebiete bei Plexusblockade der oberen Extremität. **a** Interskalenäre Blockade, **b** klavikuläre Blockade, **c** axilläre Blockade

zu, gleichzeitig nimmt die Untersuchungstiefe ab
- **Schallfeldcharakteristik**: Nahfeld (inhomogenes Schallfeld wegen Interferenzen), eine **Fokuszone** (optimale Zone) und Fernfeld (Schallstrahlen laufen auseinander)
- **Bilderzeugung** durch Eigenschaften der Ultraschallwellen bei der Ausbreitung in biologischem Gewebe
  - **Absorption:** bei wässrigen Flüssigkeiten niedrig, bei Knochen hoch. Flüssigkeitsräume können als Schallfenster darunter liegende Strukturen dienen
  - **Reflexion:** an Grenzflächen zwischen Medien mit unterschiedlicher Dichte. Luft hat eine sehr niedrige, Knochen dagegen eine hohe Impedanz. Durch eine Totalreflexion kann es zur Schallauslöschung (z. B. hinter Knochen) kommen (**Schallschatten**). Ebenso führt eine ungenügende Kopplung

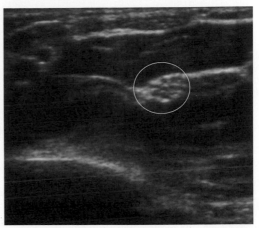

◘ Abb. 19.12 N. medianus. Mitte des Unterarms im Querschnitt

durch Luft zwischen Sonde und Haut zu Informationsverlusten
- eine **Streuung** an kleinen Reflektoren wie z. B. Erythrozyten, kann zu einer Echostruktur oder Textur führen. Diese ist nicht mit anatomischen Strukturen gleichzusetzen
- **Brechung** (z. B. an Zystenwänden)
- **Artefakte**
  - **laterale Schallverstärkung** z. B. an den Wänden von Zysten führt zu einem sog. Zopfmuster
  - **Wiederholungsechos (Reverberationsartefakte)**. Dies sindhelle band- oder kometenschweifartige Bereiche im Ultraschallbild durch Mehrfachreflexion
- **Eindringtiefe**: Zur Darstellung der oberflächlichen Nervenblockaden eignen sich hochfrequente Sonden mit wählbaren Frequenzen zwischen 7 und 13 MHz. Für tiefere Blockaden (z. B. Psoaskompartmentblock oder vorderer Ischiadikusblock) sind niedrigfrequente Sektorsonden (2–5 MHz) besser geeignet
- **Darstellungsmerkmale der Nerven**
  - Querschnitt: wabenartige Binnenstruktur (◘ Abb. 19.12)
  - Längsschnitt: Bandstruktur (◘ Abb. 19.13)

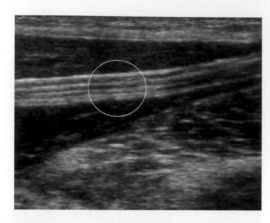

◘ Abb. 19.13 N. medianus. Mitte des Unterarms im Längsschnitt

Identifizierung des Nerven

- erst **Querschnitt** (kurze Achse), um umliegenden Begleitstrukturen mit zu erfassen und eine gute Übersicht zu erhalten
- Kanülenführung
  - in plane = in der bildgebenden Schallebene, Nadelposition und vor allem die Nadelspitze ist gut darstellbar
  - out of plane = außerhalb der bildgebenden Schallebene
- Injektion des LA
  - zunächst wenige Milliliter langsam, je nach Ausbreitung ist eine Anpassung der Injektionsposition durch Korrektur der Lage der Kanülenspitze möglich
  - sobald der Nerv von LA ausreichend umspült ist, kann von einem guten Blockadeergebnis ausgegangen und die Menge des LA begrenzt werden

19.4.2 Interskalenäre Plexusblockade (nach Meier)

- **Indikationen**
- Operation am Schlüsselbein, Schultergelenk, **Schulter, Oberarmaußenseite**

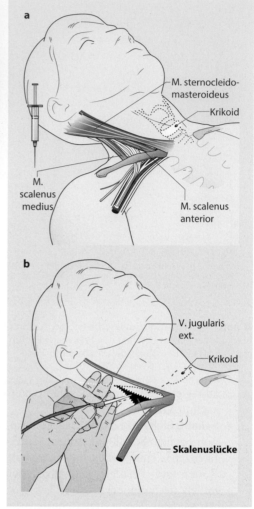

◘ Abb. 19.14 Interskalenäre Plexusblockade. **a** Anatomie. **b** Aufsuchen des Plexus mit dem Nervenstimulator

sowie bei Schulterrepositionen und Mobilisation

- **Kontraindikationen**
- kontralaterale Phrenikusparese und/oder kontralaterale Rekurrensparese
- COPD mit deutlich eingeschränkter Lungenfunktion (relativ)

- **Leitpunkte/Durchführung (◘ Abb. 19.14)**
- M. sternocleidomastoideus (zur Identifikation ggf. den zur Gegenseite ge-

19

drehten Kopf kurz anheben lassen), Schnittpunkt: Skalenuslücke – Krikoid (Höhe C6) → die Skalenuslücke kann in tiefer Inspiration besser identifiziert werden!

– Kopf leicht zur Seite, in Höhe Krikoid Punktionsrichtung bei Technik nach **Winnie** rechtwinklig zur Haut nach medial, kaudal (30° zur Sagittalebene), gering dorsal auf Querfortsatz C6 zu (1,5–2 cm Tiefe). Aufgrund der hohen Komplikationsrate (s. unten) wird bei konventioneller Stimulationstechnik heutzutage die **Modifikation nach Meier** bevorzugt: Lagerung und Indikation wie bei Winnie. Einstichstelle in Höhe der **Incisura thyroidea superior** am Hinterrand des M. sternocleidomastoideus. Die Stichrichtung verläuft kaudal, allenfalls diskret dorsal in Körperachse. Nach 3–4 cm erreicht man den Truncus superior bzw. Anteile des Fasciculus lateralis, sichtbar durch Kontraktionen im Bereich des M. biceps brachii (N. musculocutaneus), Kontraktionen des M. trapezius oder deltoideus führen zu keinem Erfolg (Nadel zu dorsal). Bei Kontraktionen des Zwerchfells (Stimulation des N. phrenicus auf dem M. scalenus anterior) ist die Nadelspitze zu ventral! **Vorteil** dieser Technik gegenüber der **Technik nach Winnie**: geringeres Risiko, die A. vertebralis oder den Subarachnoidalraum zu punktieren, sowie bessere Voraussetzungen, einen Katheter einzuführen!

Sonographie: Aufsuchen der Plexusnerven/ Trunci in der Skalenuslücke zwischen M. scalenus anterior und medius. Darstellung als echoarme (schwarze) „Bläschen"; meist Punktion in Out-of-plane-Technik, ein Durchstechen des M. scalenus medius sollte vermieden werden, da der N. thoracicus longus (NTL) und der N. dor-

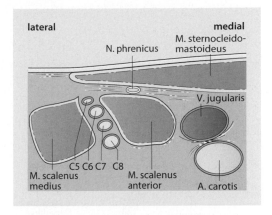

◘ Abb. 19.15 Interskalenäre Plexusblockade. Sonographisch gesteuerte Blockade der linken Schulter/ Arm, Transversalschnitt im Bereich der Skalenuslücke

salis scapulae (NDS) durch den M. scalenus medius zieht! Durch die sonographisch gesteuerte Punktion sind geringere Lokalanästhetikamengen als unter konventioneller Punktionstechnik notwendig (>20 ml) (◘ Abb. 19.15)

❯ Unfähigkeit zur Abduktion des Armes nach Blockadesetzen ist ein frühes Zeichen einer erfolgreichen Punktion („deltoid sign").

■ **Spezielle Komplikationen/Anmerkung**
– inkomplette Anästhesie im Innervationsgebiet des N. ulnaris
– totale SPA, hohe PDA, intravasale Injektion → sofortiger zerebraler Krampfanfall bei intraarterieller Injektion
– Pneumothorax (eher selten)
– **ipsilaterale Phrenikusparese** (oft), **ipsilaterales Horner-Syndrom** (ca. 13 %), ipsilaterale **Rekurrensparese** (ca. 6,5 %), ggf. verzögert auftretende **Bradykardie** und Blutdruckabfälle, v. a. bei halbsitzender Position (Schultergelenkarthroskopie) aufgrund des Bezold-Jarisch-Reflexes → daher **nie beidseitige Blockade**
– 22 G oder 24 G, 2,5–5 cm lange Kanüle

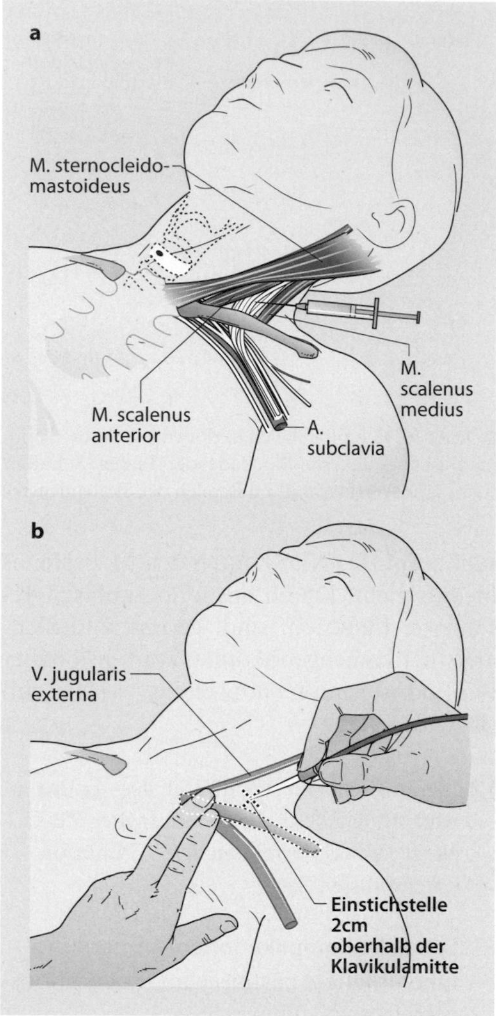

a

M. sternocleido-
mastoideus

M. scalenus
medius

M. scalenus
anterior

A.
subclavia

b

V. jugularis
externa

Einstichstelle
2cm
oberhalb der
Klavikulamitte

Abb. 19.16 Supraklavikuläre Plexusblockade. **a** Anatomie, **b** Aufsuchen des Plexus mit dem Nervenstimulator über der 1. Rippe

19.4.3 Supraklavikuläre Plexusblockade (Kulenkampff) **Abb. 19.16**

- **Indikationen**
- Operation am Oberarm, Unterarm und Hand

- **Kontraindikationen**
- wie bei der interskalenären Plexusblockade

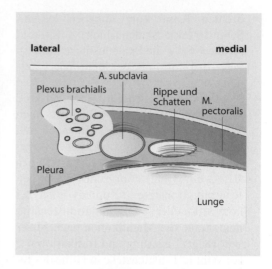

lateral   medial

A. subclavia

Plexus brachialis   Rippe und
                             Schatten   M.
                                        pectoralis

Pleura

                                        Lunge

Abb. 19.17 Supraklavikuläre Plexusblockade. Sonographisch gesteuert Blockade des linken Arms, Schall von apikal, tangential zur Klavikula

- **Leitpunkte/Durchführung**
- Skalenuslücke (M. scalenus anterior und medius), 1. Rippe, Klavikulamitte
- **Kulenkampff:** in der Skalenuslücke, unmittelbar über der A. subclavia bzw. **1– 1,5 cm über Klavikulamitte**, rechtwinklig in Richtung auf die 1. Rippe einstechen, wird heutzutage aufgrund einer hohen Komplikationsrate nicht mehr empfohlen!

- **Modifikationen**
- „Perivaskulärblock": 1–1,5 cm lateral des M. sternocleidomastoideus, über A. subclavia bzw. **2 cm über Klavikula**; kaudal und **nach lateral**, d. h. parallel dem Verlauf der Skalenusmuskulatur
- heute besser **nur sonographisch gesteuert** mit Identifikation der Pleura, der Arterie und des lateral gelegenen Plexus (sonographisch als „Trauben" erkennbar) mit geringen Mengen an Lokalanästhetika (5–10 ml) (**Abb. 19.17**)

- **Spezielle Komplikationen/Anmerkung**
- Pneumothorax (0,6–6 % klinisch, bis zu 25 % radiologisch)

19

- **Stellatumblockade mit Horner-Syndrom** (Miose, Ptose, Enophthalmus), Phrenikusparese, Punktion der A. subclavia
- → 22 G, 4 cm lange Kanüle
- → ohne Parästhesie bzw. positivem Nervenstimulationsbefund keine Anästhesie
- Th1-Segment häufig mitblockiert

19.4.4 Vertikale infraklavikuläre Plexusblockade (VIB) nach Kilka und Mehrkens (◘ Abb. 19.18)

■ **Indikationen**
- Operation am Oberarm, Unterarm und Hand, sowie postoperative Schmerztherapie oder Sympathikolyse des Arms, z. B. bei CRPS I

■ **Leitpunkte/Durchführung**
- Mitte der Strecke **Fossa jugularis** und **vorderer** Akromionspitze direkt infraklavikulär **senkrecht** zur Unterlage mit Nervenstimulator
- → bei kurzem Abstand zwischen Fossa jugularis und Processus ventra-

lis des Akromions Lateralisierung der Punktionsstelle um einige Millimeter nach der **Formel von Neuburger** et al.: Punktionsort = d/2 + (20–d) × 0,3 [in cm] (d = Strecke zwischen Fossa jugularis und ventraler Akromionspitze)
- Kontakt der Nadel (z. B. 5 cm lange 22 G kurzgeschliffene Pencil-point-Nadel) mit dem Plexus in einer Tiefe von 2–3–4,5 cm → Nervenstimulator ist obligat (0,3–0,5 mA/0,1 ms); max. Punktionstiefe 5 cm
- → zur Steigerung der Erfolgsrate sollte der posteriore Faszikel stimuliert werden (Dorsalflektion der Hand). Falls der laterale stimuliert wird (Beugung im Ellbogengelenk und Pronation im Unterarmbereich), Nadelkorrektur nach lateral. Der laterale Faszikel liegt bei diesem Punktionsort noch medial des posterioren Faszikels

■ **Spezielle Komplikationen/Anmerkung**
- geringe Pneumothoraxgefahr: relativer Schutz durch 1. Rippe (ca. 0,4 %)
- ≈ 10–30 % Punktion der axillären Gefäße ohne weitere Komplikation
- ≈ 5 % Versager
- Horner-Syndrom (1–6,9 %)

■ **Vorteile**
- im Vergleich zum axillären Block höhere Rate an kompletten Blockaden (ca. 88 % vs. 70 %) bei konventioneller Technik
- schnellere Anschlagszeit als bei axillären Block (14 min vs. 20–30 min)
- schmerzfreie Lagerung bei Frakturen

■ **Sonographische Punktion**
Als sogenannter **lateraler, infraklavikulärer sagittaler Block (LISB)** bietet sich die sonographisch gesteuerte Plexusblockade an. Hierbei wird im transversalem Schnittbild die pulsierende Armarterie infraklavilulär und lateral der Medioklavikularlinie aufgesucht. Die pulsierende Arterie liegt kranial und etwas dorsal von der Vene und ist nicht kompressibel. Die 3 Faszikel, die um

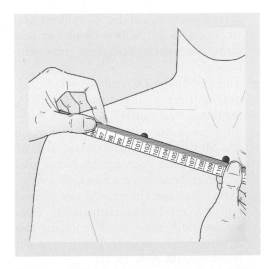

◘ **Abb. 19.18** Vertikale infraklavikuläre Plexusblockade, Markierung der Punktionsstelle

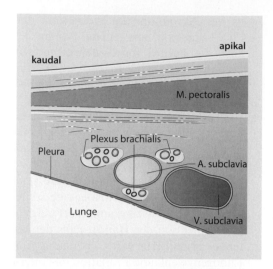

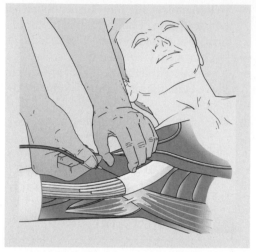

◘ Abb. 19.19 Lateraler infraklavikulärer sagittaler Block (LISB). Sonographisch gesteuert, mit den 3 Faszikeln um die A. subclavia gelegen! V. subclavia liegt vor der A. subclavia

◘ Abb. 19.20 Axilläre Plexusblockade

die Arterie herum liegen, werden unter sonographischer Kontrolle mit insgesamt 20–(30) ml Lokalanästhetikum umspült. Der Out-of-plane-Zugang von lateral scheint einfacher erlernbar und gelingt mit einer 5 cm langen Sono-Nadel (◘ Abb. 19.19)!

- **Kontraindikationen**
- disloziert verheilte Klavikulafraktur
- ausgeprägte Thoraxdeformität
- Fremdkörper im Punktionsgebiet (z. B. Schrittmacher, Port)
- ambulante Eingriffe (relativ wegen Pneumothoraxgefahr bei konventioneller Technik!)

19.4.5 Axilläre Plexusblockade (Hirschel) (◘ Abb. 19.20)

- **Indikationen**
- Operation am Unterarm und Hand sowie postoperative Analgesie oder Sympathikolyse am Arm (Kathetertechnik)

- **Leitpunkte/Durchführung**
- Arm um 90° abduziert und nach außen rotiert
- möglichst proximale Punktion über A. axillaris in der Achselhöhle bzw. in der Lücke zwischen dem M. coracobrachialis und A. axillaris, in Längsrichtung parallel zur Arterie in einem Winkel von 30° nach kranial, ggf. Verspüren eines „Klick" bei Penetration der Gefäß-Nerven-Scheide
- die **transarterielle Punktion** (d. h. obligates Durchstechen der A. axillaris und Injektion je der halben Dosis vor und hinter die Arterie) wird nicht mehr empfohlen!
- sonographische Darstellung der A. axilaris und der umliegenden Nn. ulnaris, medianus und radialis sowie des sternförmigen N. musculocutaneus, der durch den M. coracobrachialis verläuft und im Zwischenraum zwischen M. biceps und M. coracobrachials gut blockiert werden kann. Jeweilige Umspülung der Nerven mit 3–5 ml Lokalanästhetikum. **Subkutane** Infiltration der Nn. rachii und antebrachii → bessere Tolerierung der Blutsperre (◘ Abb. 19.21)

19

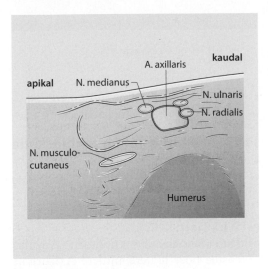

apikal   N. medianus   A. axillaris   kaudal
N. ulnaris
N. radialis
N. musculo-
cutaneus
Humerus

◘ Abb. 19.21 Axilläre Plexusblockade. Sonographisch gesteuerte Blockade des rechten Arms

◘ **Tab. 19.9** Abhängigkeit der Lokalanästhetikamenge bei der axillären Plexusanästhesie vom Alter bzw. Körpergröße

Alter	Volumen (ml)	Volumen (ml)
0–4 Jahre	Größe (in cm): 12	(75 + Alter × 6): 12
5–8 Jahre	Größe (in cm): 10	(75 + Alter × 6): 10
9–16 Jahre	Größe (in cm): 7	(75 + Alter × 6): 7

19.4.6 Synopsis der Plexusblockaden

Dosis

- **Gesamtvolumen unter konventioneller Nervenstimulation 40–60 ml,** z. B. 40 ml bei interskalenärer, 40–50 ml bei supraklavikulärer Blockade, 40–60 ml bei axillärer Blockade (◘ Tab. 19.9)

- Zeitbedarf für die Ausbildung eines axillären Blocks liegt zwischen 30–45 min
- **Beschleunigung des Wirkeintritts** der Plexusblockade durch
  - kontinuierliches Zusammendrückenlassen eines Handballs (z. B. von der Blutdruckmanschette)
  - durch Alkalisierung der LA-Lösung mit 8,4 %igem Natriumbikarbonat (Verhältnis meist 10:1 wie z. B. **Mepivacain oder Prilocain 1 %** 10 ml und 1 **ml** NaHCO$_3$ 8,4 %)
  - durch Erwärmen der LA-Lösung auf Körpertemperatur

19.4.6.1 Dauer der Plexusblockade
- Bupivacain und Ropivacain 10–16 h
- Mepivacain und Prilocain 3–4 h
- Lidocain 2–3 h

- **Spezielle Komplikationen/Anmerkung**
- oft **radiale „Lücke"** (C5–C6) bzw. inkomplette Anästhesie im Bereich des N. musculocutaneus mit noch bestehender Beugefähigkeit im Ellbogengelenk; nie Th1-Segment und obere Oberarmaußenseite anästhesiert
- intravasale Injektion, Nervenläsion (extrem selten)
- wegen geringerer Nebenwirkungen als die infra- und supraklavikulären Blockaden besonders für den ambulanten Bereich geeignet
- → 24 G, 2,5–5 cm lange Kanüle oder 18 G, 4,5 cm lange Kanüle mit Katheter
- Kontrolle der korrekten Punktion mittels Nervenstimulator, leichter Widerstand beim Spritzen des LA
- auf ein Oberarm-Tourniquet sollte verzichtet werden, da es den Erfolg nicht verbessert und tourniquetbedingte Parästhesien fehlgedeutet werden können
- eine Technik mit **multiplen Injektionen** (mehrfache Punktion der Gefäß-Nerven-Scheide) erfordert zwar mehr Zeit, führt aber oft schneller zum gewünschten Erfolg
- mind. 40–45 ml LA bei konventioneller Technik notwendig

19.4.6.2 Kontraindikationen für Plexusblockade

- Pyodermie, nicht kooperativer Patient
- für axillären Block: nicht abduzierbarer Arm, hämorrhagische Diathese (bei akzidenteller Arterienpunktion)

19.4.6.3 Qualität der Plexusblockaden

- ca. 75 %: Eingriff allein in Plexusanästhesie durchführbar
- ca. 15–20 %: Eingriff erfordert Ergänzung durch Analgetikum oder zusätzliche Blockadetechnik
- ca. 5–10 % kein Erfolg → Allgemeinnarkose erforderlich

19.4.7 Blockade des N. suprascapularis

- **Indikationen**
- Operation im Bereich des Schultergelenkes (postopertive Schmerztherapie)

- **Leitpunkte/Durchführung**
- der N. suprascapularis verläuft im Sulcus scapulae und zieht durch die Incisura scapulae zur Schulter (sensible Versorgung des Schultergelenks)
- sitzende Position des Patienten, der Arm der zu blockierenden Seite wird auf die kontralaterale Schulter gelegt
- die Strecke über der Spina scapulae wird gedrittelt. In Höhe des Übergangs vom mittleren zum lateralen Drittel wird ca. 0,5–1 cm ventral der Spina eine Nadel mit ca. 20° nach lateral und nach unten auf den Boden des Sulcus scapulae bis zum Knochenkontakt vorgeschoben, anschließend Zurückziehen der Nadel um 3–5 mm und Spritzen des LA-Depots!
- sonographische Darstellung der Incisura scapulae und mittels In-plane-Technik Setzen eines LA-Depots im Bererich des Durchtritts des N. suprascapularis duch die Inzisur

Dosis
- 10–15 ml Ropivacain 0,2 %

- **Spezielle Komplikationen/Anmerkung**
- schnell erlernbare Blockadetechnik

19.4.7.1 Interkostalnervenblockade

- **Indikationen**
- Thoraxdrainagenschmerz, Blockade über mehrere Dermatome ober- und unterhalb des Hauptschmerzes
- **Wirkdauer:** 8–12 h
- **Durchführung:** Punktionsort: Angulus costae oder hintere/mittlere Axillarlinie um die Interkostalnerven herum (◘ Abb. 19.22)

Dosis
- 2–3 ml Ropivacain 0,2 % oder Bupivacain 0,25 % (pro Interkostalnerv)

- **Leitpunkte/Durchführung**
- Patient liegt auf derSeite mit der zu blockierenden Seite nach oben. Bei Blockaden kranial von Th7 Armlagerung nach ventral. Die Blockade erfolgt dorsal der mittleren Axillarlinie, bevor der laterale Hautast den jeweiligen

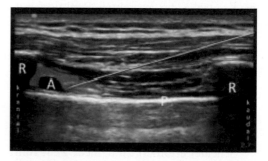

◘ **Abb. 19.22** Durchführung einer Interkostalblockade. Sonographisch gesteuerte Blockade des N. intercostalis (*R* Rippe, *P* Pleura, *A* A. intercostalis, *gelb* LA-Ausbreitung nach In-plane-Punktion)

19

R. ventralis verlässt, ca. 7 cm lateral der Mittellinie (Processus spinosus), im Bereich des Rippenwinkels (Angulus costae). Linearschallkopf in Sagittalebene, Darstelung des zu blockierenden Interkostalraums mit den beiden angrenzenden Rippen („bat sign"). Kanülenvorschub in In-plane-Technik am Unterrand der Rippe. Evtl. mehrere Injektionen

19.4.8 Blockaden am Oberarm – Mehrstimulationstechnik ("mid humeral approach" nach Dupré)

■ **Indikationen**
▬ Operation am distalen Oberarm, an Ellenbogen und Hand

■ **Leitpunkte/Durchführung**
▬ Rückenlage des Patienten mit ca. 80° abduziertem und im Ellbogen gestrecktem Arm
▬ Vier Einzelblockaden von einer Punktionsstelle aus
  – Blockade des **N. medianus** über der A. brachialis am Übergang vom proximalen zum mittleren Drittel des Oberarms, nach LA-Applikation Zurückziehen der Kanüle
  – senkrecht zur Unterlage medial der Arteric Blockade des **N. ulnaris**
  – Stichrichtung auf die Unterkante des Humerus bis Stimulation des **N. radialis**
  – horizontales Vorschieben der Kanüle bei angehobenen M. biceps zur Blockade des **N. musculocutaneus**

Dosis
▬ jeweils 5–10 ml LA (z. B. Mepivacain 1 % oder Ropivacain 5 %)

■ **Spezielle Komplikationen/Anmerkung**
▬ ist grundsätzlich nur mit Nervenstimulator durchzuführen und erfordert einen relativ höheren Zeitaufwand
▬ gut geeignet zur selektiven Blockade einzelner Nerven
▬ **nicht geeignet bei benötigter Blutsperre!**
▬ 22 G, 4–6 cm lange Kanüle mit Nervenstimulator bzw. ohne bei sonographisch gesteuerter Punktion
▬ sonographisch gut darstellbar

19.5 Übersicht der Plexusblockaden und periphere Nervenblockaden an der unteren Extremität

19.5.1 Plexus lumbosacralis („3-in-1-Block")

■ **Historie**

1973	Einführung des 3-in-1-Blocks durch Winnie
1980	Einführung des kontinuierlichen 3-in-1-Katheters durch Rosenblatt

Inguinale Blockade des Plexus lumbalis: N. femoralis (L1/2–4), N. cutaneus femoralis lateralis (L2–3), N. obturatorius (L2–4)

■ **Indikationen**
▬ zur Lagerung bei Schenkelhalsfraktur
▬ in Kombination mit Ischiadikusblockade für Operationen am Bein
▬ in Kombination mit Allgemeinanästhesie oder PDA bei TUR-B mit Resektion an der lateralen Blasenwand → Blockade des N. obturatorius
▬ **Anmerkung**: der Begriff „3-in-1"-Blockade impliziert, dass von einem Punktionsort von der Leiste aus auch der sehr hoch abgehende N. obturatorius

(L2-4) aus der gemeinsamen Nerven-
scheide mit dem N. femoralis blockiert
wird (Inlektion des LA unter der Fascia
iliaca!). Dies wird von einigen Autoren
stark bezweifelt. Sinnvoll ist es zur
Schmerztherapie oder bei TUR-Blasen-
tumorresektionen an der Seitenwand,
den N. obturatorius gezielt (konventionell oder besser sonographisch) zu
blockieren!

- **Leitpunkte/Durchführung**
- 2–3 cm unterhalb des Leistenbandes
- 1–1,5 cm lateral der A. femoralis in kranialer Richtung (30° zur Haut) → motorische Reizantwort ist die Zuckung des
M. quatrizeps mit „tanzender Patella"
- sonographisch gesteuert: lateral der pul-
sierenden Arterie befindet sich auf dem
M. iliacus (iliopsoas) und unter der Fascia iliaca der ovale N. femoralis: Punktion meist von lateral mit der In-plane-Technik. Evtl. Fühlen des
Doppelklicks beim Vorschieben der
Nadel (Fascia lata und Fascia iliaca),
Umspülen des Nervs mit 10–20 ml (maximal) (❏ Abb. 19.23)

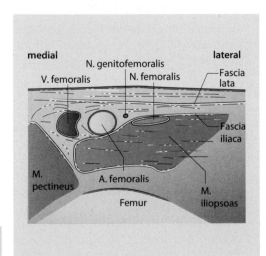

❏ **Abb.   19.23** N.-femoralis-Blockade.   Sonographisch gesteuerte Blockade des linken N. femoralis

❯ IVAN (von innen: Vene, Arterie, Nerv).
Neben der Arterie befindet sich der
R. genitalis des **N. genitofemoralis** (Cave:
Vermeiden der direkten Punktion dieses
Nervenastes → Gefahr eines neuro-
pathischen, postpunktionellen Schmer-
zes im genitalen Bereich).

Dosis

- **für kurze Eingriffe:** 20–30 ml Lidocain 1–1,5 %
- **für längere Eingriffe:** 20 ml Ropivacain 0,2 % oder Bupivacain 0,5 %

- **Spezielle Komplikationen/Anmerkung**
- versehentliche intravasale Injektion mit
Zeichen der systemischen Intoxikation
- → 22 G, 5 cm lange Kanüle mit Nervenstimulator 0,3 mA, 0,1 ms); Misserfolgs-
rate mit Nervenstimulator bei 6 %

19.5.2 Blockade des N. saphenus

- **Indikationen**
- Operation im Bereich des Unter-
schenkels, zusammen mit einer
N.-ischiadicus-Blockade

- **Leitpunkte/Durchführung**
- der N. saphenus versorgt sensibel die me-
diale Seite des Unterschenkels und verläuft im Oberschenkelbereich zusammen
mit der A. femoralis und später mit dieser durch den Aduktorenkanal
- sonographische Blockade im Bereich
des Übergangs proximales zu mittlerem
Drittel des Oberschenkels. Der N. saphenus liegt lateral (fibular) und ventral der
A. femoralis. Hier Blockade des Nervs
mit einem kleinen LA-Depot
- alternative/konventionelle Blockade des
Nervs ca. 2 cm lateral und 2 cm oberhalb
der Patella im Austrittsbereich des distalen Aduktorenkanals

19

— oder im Bereich medial der Tuberositas tibia in der Subkutis (epifaszial)

Dosis

— 5–10 ml Mepivacain 1 % oder Ropivacain 0,2 %

■ **Spezielle Komplikationen/Anmerkung**
— wird selten durchgeführt

19.5.3 Blockade des N. obturatorius

■ **Indikationen**
— TUR-Blase (Tumorresektion an der Seitenwand) mit der Möglichkeit der Elektrostimulation des Nervs und Adduktion des Oberschenkels
— Komplementierung eines inkompletten Psoaskompartmentblocks

■ **Leitpunkte/Durchführung**
— **konventionelle Punktion**:
    – Rückenlage des Patienten, ca. 5 cm distal des Leistenbandes und direkt lateral der Sehne des M. adduktor femoris
    – Stichrichtung 45° zur Körperoberfläche mit Richtung auf den Tuber ossis ischii
    – Stichtiefe 4–5 cm
— **sonographischgestützte Punktion**:
    – im proximalen Oberschenkelbereich, medialseitig findet sich zwischen dem M. pectineus und M. aductor lonus und den Mm. adductor brevis der platte, breite und echoreiche **Ramus anterior** des N. obturatorius und tiefer gelegen zwischen dem M. adductor brevis und M. adduktor magnus und obturatorius externus der kleine **Ramus posterior**. In-plane-Technik bevorzugen

Dosis

— 10–15 ml Mepivacain 1 % oder Ropivacain 0,2 %

■ **Spezielle Komplikationen/Anmerkung**
— Oberschenkelhämatom bei Punktion der A. obturatoria

19.5.4 Ischiadikusblockade (proximal)

■ **Historie**

1923	Erstbeschreibung des posterioren Zuganges durch Härtel, Crill und später Labat
1944	Lateraler Zugang durch Molesworth
1963	Anteriorer Zugang durch Beck

■ **Indikationen**
— Operation am Fußrücken oder lateralem Unterschenkel (L5/S1-Segment) ohne Einsatz einer Oberschenkelmanschette
— in Kombination mit dem 3-in-1-Block oder dem Psoas-Kompartmentblock alle Eingriffe am Bein distal der Hüfte

■ **Leitpunkte/Durchführung**
— posteriorer Zugang in Seitenlage (transgluteal): Verbindungslinie Trochanter major – Spina iliaca superiior posterior, davon Mittelsenkrechte auf Linie Trochanter major – Hiatus sacralis
— posteriorer Zugang in Rückenlage: 90°-Beugung im Hüftgelenk: Streckenhalbierende von Trochanter major – Tuber ossis ischii
— anteriorer Zugang in Rückenlage: Linie Spina iliaca anterior superior – Tuber os pubis → Senkrechte vom medialen Drittel auf Linie Trochanter major zu Tro-

chanter minor; Punktionstiefe ca. 18–20 cm

- lateraler Zugang in Rückenlage: 3 cm dorsal und 2 cm kaudal der kranialen Begrenzung des Trochanter major
- die exakte Nadelposition wird durch eine Plantarflexion des Fußes signalisiert, Kontraktionen der Glutealmuskulatur sollten nicht gewertet werden!
- sonographisch gesteuert als distaler Ischiadikusblock (DIB) im Kniekehlenbereich von dorsal (out-of-plane) oder ca. 5 cm kranial der Kniekehlenfalte von lateral in der In-plane-Technik in Rückenlage bei leicht angehobenem Bein etwa 7–10 cm proximal der Kniegelenksfalte

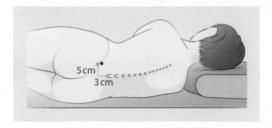

◘ Abb. 19.24   Lagerung beim Psoas-Kompartment-Block

samten Bein zusätzlich Ischiadikusblockade

■ **Leitpunkte/Durchführung**
- Seitenlagerung des Patienten mit angezogenen Beinen, zu anästhesierende Seite befindet sich oben (◘ Abb. 19.24)
- Punktion in streng sagittaler Ebene Richtung Psoasloge mit konventionellem PDA-Set oder konventioneller Stimulationsnadel mit/ohne Teflonhülse (55 mm bzw. bei adipösen Patienten 110 mm Länge)
- Punktionsort: vom Dornfortsatz **LWK4** geht man 3,0 cm interspinal nach kaudal und im rechten Winkel 5 cm nach lateral
- primär Aufsuchen des Kontaktes des 5. Lendenwirbelquerfortsatzes, anschließend Nadel zurückziehen und nach kranial über den Querfortsatz vorschieben
- Widerstandverlust nach 6–9 cm Tiefe (Passage des M. quadratus lumborum; ◘ Abb. 19.24) und Muskelkontraktionen des M. quadriceps nach Stimulation des N. femoralis bei <0,3 mA zeigt die richtige Nadelposition an (◘ Abb. 19.25)

Dosis

- für **kurze Eingriffe**: 20–40 ml Lidocain 1–1,5 %
- für **längere Eingriffe**: 20–40 ml Bupivacain 0,5 % oder Ropivacain 0,2 % oder eine Mischung aus 20–30 ml Prilocain 1 % und 10 ml Naropin 0,5 % („Ulmer Regime nach Merkens")
- **sonographisch** meist 20 ml LA ausreichend (Mepivacain 1 % und Ropivacain 0,2 % + Clonidin 0,15 mg)

■ **Spezielle Komplikationen/Anmerkung**
- bei konventioneller Stimulation: 22-G-Nadel, 9 cm lange Kanüle bzw. 55 mm, oder bei adipösen Patienten 110 mm lange Stimulationsnadel oder 75 mm lange Sonographienadel

19.5.5   Psoas-Kompartmentblock

1976: Chayen führt die Psoas-Blockade mittels Widerstandverlustmethode ein.

■ **Indikationen**
- Schmerztherapie bei Lumbago
- Operationen am Unterschenkel; bei Blutsperre oder für Operationen am ge-

---

Dosis

- 5 ml Testdosis zum Ausschluss einer intraspinalen Lage; anschließend 40–50 ml Lokalanästhetikum (40 ml Prilocain 1 % + 10 ml Bupivacain 0,5 % oder Naropin 0,75–1 %), ggf. LA-Perfusor mit 8 ml/h nach Kathetereinlage (dabei Tuohy-Na-

19

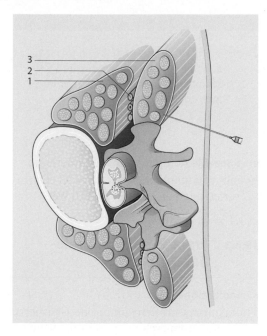

Abb. 19.25 Anatomischer Querschnitt der dorsalen Lendenwirbelmuskulatur *1* M. quadratus lumbalis, *2* Plexus lumbalis, *3* M. psoas major

delöffnung vor Katheterplatzierung nach kaudal ausgerichtet)
- zur Schmerztherapie meist 10–15 ml Bupivacain 0,125–0,25 % ausreichend

- **Spezielle Komplikationen/Anmerkung**
- Punktion der Niere in Höhe L1–L2
- Punktion der V. cava rechtsseitig
- Psoas-Abszess
- inkomplette Ischiadikuswirkung, evtl. für intraoperative Analgesie vorderer Ischiadikusblock
- intrathekale oder peridurale sowie intraarterielle Injektionen
- Stimulationskanüle: 19,5 G, 12 cm lange Kanüle

19.6 Faszienblöcke

Bei den Faszienblöcken wird das Lokalanästhetikum nicht gezielt um einen Plexus-

bzw. einen isolierten Nerv gespritzt, sondern in die Zwichenräume zweier angrenzenter Muskel(schichten).

19.6.1 N.-ilioinguinalis- und N.-iliohypogastricus-Blockade

- **Indikationen:**
- postoperativer oder posttraumatischer segmentaler Leistenschmerz, z. B. nach Herniotomien oder Orchidolysen und Funikulyse, evtl Sectio caesarea

- **Durchführung:**
- Infiltration des Lokalanästhetikums in die Faszienschicht zwischen M. obliquus internus abdominis und M. transversus abdominis. Sonographische Idendifikation der 3-schichtigen Bauchwand und des dorsal gelegenen Peritoneums, lateral von der Spina iliaca superior (s. auch TAP-Block; **Abb. 19.26)

- **Spezielle Komplikationen/Anmerkung**
- Darmpunktion/-perforation, Darmwandhämatom, Bauchwandhämatom

Dosis

- 15–20 ml Ropivacain 0,2–0,5 %. **Cave:** rasche Resorption des LA aus der Abdominalwand

19.6.2 Transversus-abdominis-plane-Blockade (TAP-Block) **Abb. 19.27

- **Indikationen**
- Kaiserschnitt > Hysterektomien > laparoskopische kolorektale Chirurgie > Hernienchirurgie →
- Anästhesie der vorderen und seitlichen Bauchwand mit Blockade der Interkostalnerven von Th7–L1 (Evidenzklasse IA)

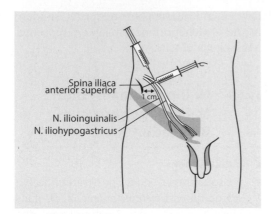

Abb. 19.26 Leitstrukturen der N.-iliohypogastricus-Blockade

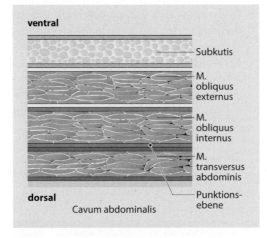

Abb.   19.27 Sonographisch   gesteuerter Transversus-abdominis-plane-Blockade

■ **Leitpunkte/Durchführung**
— zwischen Rippenbogen und Becken-kamm wird unter sonographischer Kontrolle im Bereich der lateralen Bauchwand zwischen dem M. obli-quus internus (mittlerer Bauchwand-muskel) und M. transversus abdomi-nis (innerster Bauchwandmuskel) ein Lokalanästhetikadepot gespritzt

Dosis

— 15–30 ml Ropivacain 0,2–0,5 %, evtl. 4–8 ml/h kontinuierlich (keine Dosi-sempfehlung anhand von Studien hierfür vorhanden (Höchstmenge be-achten!)

■ **Spezielle Komplikationen/Anmerkung**
— nur sonographisch! Gefahr der Darm-verletzung bei zu tiefer Punktion!

19.6.3 Erector-spinae-Plane-Block (ESP)

■ **Indikationen**
Thorakotomie (offen und videoassistiert), Postthorakotomieschmerzsyndrom, Rippen-serienfraktur und Querfortsatzfraktur, Brust-operationen; Nephrektomie, Becken- und Femurosteosynthese.

■ **Leitpunkte/Durchführung**
Das Lokalanästhetikum wird beim ESP zwischen den M. erector spinae und den Proc. transversus eines Wirbelkörpers ge-spritzt, was infolge der Nervenblockierung eine Analgesie der Thorax- oder Bauch-wand des Patienten zur Folge hat. Man lässt den Schallkopf lateral der Processus spinosi nach lateral gleiten, in Höhe Th5 drei-schichtiger Aufbau mit dem M. trapezius, M. rhomboideus und M. erector spinae

In-plane-Nadelführung von kranial in kaudaler Richtung auf die obere Kante des Proc. transversus. Hydrolokalisation und Verteilung des LA nach kaudal und kranial unter dem M. spinae erectus (■ Abb. 19.28)
Punktionshöhe:
— T5 für den lateralen Thorax- und Rippenbereich

19

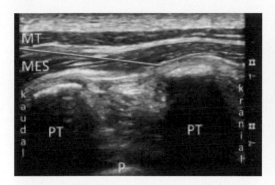

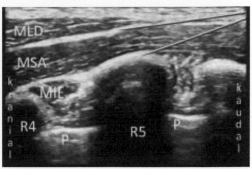

■ **Abb. 19.28** Sonographisch gesteuerte Erector-spinae-Plane-Blockade (ESP-Block, In-plane-Technik) (*PT* Processus transversus, *MT* Musculus trapezius, *MES* Musculus erector spinae , *P* Pleura , *gelb* Lokalanästhetikum)

■ **Abb. 19.29** Sonographisch gesteuerte Serratus-plane-Blockade (In-plane-Technik, oberflächlicher und tiefer Block) (*MLD* M. latissimus dorsi, *MSA* M. serratus anterior, *MIE* M. intercostalis externus, *R4* 4. Rippe, *R5* 5. Rippe, *P* Pleura)

— T10 für die Bauchwand
— L3 für lumbalen Bereich

Dosis

— 20–40 ml Ropivacain 0,2–0,5 %

Dosis

— 20–30 ml Ropivacain 0,2 % (Ausbreitung 8 Segmente thorakal oder 4 Segmente lumbal)

19.6.5 Quadratus-lumborum-Blockade (QLB) bzw. posteriorer TAP

19.6.4 Serratus-anterior-Block (SAP-Block) ■ Abb. 19.29

■ **Indikation**
Analgesie nach Operationen am Hemi-thorax (Mammachirurgie wie radikale Mastektomie, Latissimus-dorsi-Lappenchirurgie, Thoraxdrainage, …), Rippenserien-fraktur

■ **Leitpunkte/Durchführung**
Injektion des Lokalanästhetikums zwischen M. serratus anterior and M. latissimus dorsi (oberflächliche Blockade) oder zwischen M. serratus anterior und M. intercostalis externus (tiefe Blockade). Schallkopf schräg an der lateralen Thoraxwand (senkrecht zu den Rippen) in Höhe der 5. Rippe
Anästhesieausbreitung Th2–Th6

■ **Indikationen**
— Laparotomien in Kombination mit Allgemeinanästhesie, Eingriffe an der Bauchwand, Spongiosaentnahme am Beckenkamm, Sectio caesarea, Hüft-chirurgie
Ausbreitung unilateral von Th7–L1 (posteriorer QLB) bzw. L4 (anteriorer QLB). Der QLB hat im Vergleich zum klassischen TAP eine höhere Ausbreitung!

■ **Leitpunkte/Durchführung**
— konvexer Schallkopf
— Injektion des Lokalanästhetikums zwischen den Faszien des M. transversus abdominis und M. quadratus lumborum auf den lateralen (lateraler QLB) und/oder posterioren (posteriorer QLB) Anteilen des M. quadratus lumborum. Bei

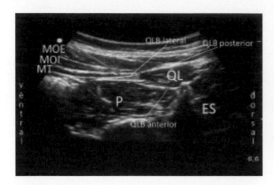

◘ Abb. 19.30 Sonographisch gesteuerte Quadratus-lumborum-Blockade (QLB), Darstellung der 3 Injektionsorte des QLB (*MOE* M. obliquus externus, *MOI* M. obliquus internus, *P* M. psoas, *ES* M. erector spinae). Ausbreitung des LA lateral des M. quadratus lumborum und unterhalb des M. transversus abdominis (lateraler QLB), posteriore Ausbreitung des LA zwischen der Aponeurose des M. transversus abdominis und des M. quadratus lumborum (posteriorer QLB), LA-Injektion anterior des M. quadratus lumborum und posterior des M. psoas major (anteriorer QLB)

einem lateralen und einem posterioren QLB wird eine sensorische Blockade von Th7–L1 angenommen (◘ Abb. 19.30)
- der Patient wird auf der Seite gelagert (zu blockierende Seite oben), und die Hüfte ist gebeugt
- 3 Injektionsorte werden bevorzugt
- der Schallkopf wird wie beim TAP-Block zwischen Spina iliaca anterior superior und dem Unterrand des Brustkorbs quer aufgesetzt und nach dorsolateral gezogen, sodass sich alle 3 Muskeln der Bauchwand darstellen lassen. Der M. transversus abdominis wird nach dorsal bis zu seiner Aponeurose verfolgt, bis der M. quadratus lumborum sichtbar ist
- beim anterioren QLB wird das LA zwischen die Faszien des M. quadratus lumborum und M. psoas major injiziert. Die anteriore Injektion führt zu einer Mitbeteiligung des Plexus lumbalis, woraus eine sensorische Ausbreitung von Th7–L4 resultieren kann

- beim posterioren QLB wird das LA zwischen den Faszien des M. transversus abdominis und M. quadratus lumborum auf den lateralen (lateraler QLB) und/oder posterioren (posteriorer QLB) Anteilen des M. quadratus lumborum injiziert.

Dosis

- 15–20 ml Ropivacain 0,2 % - 0,5 %; Kathetertechnik: Ropivacain 0,2 % 4–8 ml/h

■ **Spezielle Komplikationen/Anmerkung**
- Verletzung von Peritoneum, Darm, Leber, Niere, Darmwandhämatom, Bauchwandhämatom, systemische LA-Toxizität.

19.7 Intravenöse Regionalanästhesie

19.7.1 i.v.-Regionale (Bier-Block)

■ **Historie**

| 1908 | Erste i.v.-Regionalanästhesie durch **Bier** mit Procain |
| 1963 | Wiedereinführung in klinischer Praxis durch Tires und Homes |

■ **Indikationen**
- Betäubung einer Extremität für kurze Eingriffe mit einer OP-Dauer um die 1 h (einfaches und bei Beachtung einiger Besonderheiten sicheres Anästhesieverfahren)

■ **Leitpunkte/Durchführung**
- Anlegen einer Blutsperre mit Doppelmanschette (erst proximale, später distale Manschette aufblasen)

19

– Manschettendruck ca. 100 mmHg über systolischen Blutdruck (300 mmHg)

Dosis

- **1,0** % Prilocain
- **Volumen:**
  - **obere Extremität:** 40–60 ml bzw. 1 ml/kg KG bei muskulärem Unterarm
  - **untere Extremität:** 60 ml
  - **Kinder** (4–12 j): 8–25 ml je nach Alter und Größe der oberen Extremität

---

■ **Spezielle Komplikationen/Anmerkung**
– maximale Dauer der Blutsperre: 1,5–**2,0 h**
– frühestes Ablassen der Blutdruckmanschette **30 min** nach Injektion des Lokalanästhetikums
– Testablassen: nach 30 s Manschette wieder aufblasen, zyklisches Entlasten

⊕ Cave
– LA-Intoxikation bei Prilocain: Methämoglobinämie → 2 % Methylenblau 1–3 mg/kg i.v. (ca. 10 ml)

19.8 Periphere Nervenblockaden

19.8.1 N. ulnaris

– im Ellbogenbereich
– im Handwurzelbereich

■ **Indikationen**
– Ergänzung von Plexusanästhesien
– Operation im Versorgungsgebiet des betreffenden Nervs

■ **Leitpunkte/Durchführung**
– **Ellenbogenbereich**
  – Leitpunkte: Epicondylus medialis humeri, Olekranon

– Punktion: 1–2 cm proximal des im Sulcus n. ulnaris getasteten N. ulnaris; Kanüle in Richtung Humeruslängsachse 1–2 cm tief einführen
– **Handwurzelbereich**
  – Leitpunkte: Sehne des M. flexor carpi ulnaris
  – Punktion unmittelbar beidseits der Sehne des **M. flexor carpi ulnaris,** Kanüle senkrecht zur Haut 0,5–1 cm tief einführen, bei Widerstand 2 mm zurückziehen

---

Dosis

- 3–5 ml Prilocain 1 %, Bupivacain 0, 5 % oder Ropivacain 0,2 %

19.8.2 N. medianus

– im Ellenbogenbereich
– im Handwurzelbereich

■ **Indikationen**
– Ergänzung von Plexusanästhesien
– Operation im Versorgungsgebiet des betreffenden Nervs

■ **Leitpunkte/Durchführung**
– **Ellenbogenbereich**
  – unmittelbar **medial** der A. brachialis auf der Verbindungslinie zwischen Epicondylus medialis und lateralis humeri, Kanüle ca. 5 mm tief einführen
– **Handwurzelbereich**
  – in Höhe des Handgelenks unmittelbar beidseits der Sehne des M. palmaris longus Kanüle senkrecht zur Haut 0,5–1 cm tief einführen, bei Widerstand 2 mm zurückziehen

---

Dosis

- 3–5 ml Prilocain 1 %, Bupivacain 0, 5 % oder Ropivacain 0,2 %

19.8.3 N. radialis

— im Ellenbogenbereich
— im Handwurzelbereich

■ **Indikationen**
— Ergänzung von Plexusanästhesien
— Operation im Versorgungsgebiet des betreffenden Nervs

■ **Leitpunkte/Durchführung**
— **Ellenbogenbereich**
  – Punktion in die Furche zwischen M. brachioradialis und Bizepssehne in Höhe des Ellenbogengelenkes → Kanüle in Richtung auf den lateralen Rand des Epicondylus lateralis humeri einführen
— Handwurzelbereich
  – etwa 1 cm radial von der tastbaren A. radialis, Kanülenführung parallel zur Handwurzel über die radiale und ulnare Seite (wegen anatomischer Variation)

Dosis

— 3–5 ml Prilocain 1 %, Bupivacain 0,5 % oder Ropivacain 0,2 %

Anmerkung: die oben genannten Blockaden des N. ulnaris, N. medianus und N. radialis lassen sich auch sehr gut sonographisch gesteuert durchführen! Meist nur 2–3 ml LA notwendig

19.8.4 Peniswurzelblock

Der Peniswurzelblock wird im ► Kap. 26 „Anästhesie bei Kindern" abgehandelt!

19.8.5 Fußblock

■ **Indikationen**
— Operation im Fußsohlen- und Zehenbereich

■ **Leitpunkte/Durchführung**
— Punktion beidseits der A. tibialis in Höhe des Innenknöchels; Kanüle senkrecht zu Haut einstechen und 0,5–2 cm vorschieben
— Blockade den N. peronaeus profundus durch Injektion von LA um die A. dorsalis pedis in Höhe des oberen Sprunggelenks
— Blockade der oberflächlichen N. saphenus, N. suralis und N. peronaeus superficialis durch subkutanen Ringwall ca. 2–3 cm oberhalb des Sprunggelenks

---
Dosis

— je 2–3 ml Mepivacain 1 % oder Bupivacain 0,5 %
— für Ringwall 10–20 ml Mepivacain 1 % oder Bupivacain 0,25–0,5 %

19.9 Lokalanalgesie

Die medikamentöse postoperative Schmerztherapie kann sinnvollerweise durch bereits prä- und intraoperativ ausgeführte lokalanalgetische Maßnahmen unterstützt werden:
— Wundinfiltration, z. B. mit 0,2–0,5 ml/kg KG Bupivacain 0,25 % oder Ropivacain 0,2 % durch den Operateur – einfach durchzuführen, zusätzlich bakteriozider Effekt des Bupivacain-Lokalanästhetikums. Wundinfiltration auch mit Kathetersystem und PCA über mehrere Tage gut einsetzbar

19

- die Intraartikuläre Instillation von Ropivacain (Naropin) 0,2 %, z. B. 5–10 ml Ropivacain nach Kniegelenkeingriffen, wird aufgrund von Knorpelschäden nicht mehr angewandt!
- Oberflächenanalgesie, z. B. durch lokale Applikation von LA wie Lidocain-Gel 2 % bei Phimosenoperation alle 5 h oder EMLA-Salbe bei der Entnahme von Spalthaut.

Weiterführende Literatur

Benz-Wörner J, Jöhr M (2013) Regionalanaesthesia in children – caudal anaesthesia and trunk blocks. Anasthesiol Intensivmed Notfallmed Schmerzther 48:272–277

Blanco R, Parras T, McDonnell JG, Prats-Galino A (2013) Serratus plane nerve block: a novel ultrasound-guided thoracic wall nerve block. Anaesthesia 68:1107–1113

Bonvicini D et al (2021) Anatomical basis of erector spinae plane block: a dissection and histotopographic pilot study. Journal of Anesthesia 35: 102–111

Byhahn C, Meininger D (2009) Thoracic paravertebral block. Anasthesiol Intensivmed Notfallmed Schmerzther 44:530–542

El-Boghdadly K, Elsharkawy H, Short A, Chin KJ (2016) Quadratus lumborum block nomenclature and anatomical considerations. Reg Anesth Pain Med 41:548–549

Forero M, Adhikary SD, Lopez H, Tsui C, Chin KJ (2016) The erector spinae plane block. A novel analgesic technique in thoracic neuropathic pain. Reg Anesth Pain Med 41:621–627

Hamilton DL, Manickam B (2017) Erector spinae plane block for pain relief in rib fractures. Br J Anaesth. 118(3):474–475

Kern A, Kasperek S, Drewes, Kraßler J (2019) Der Erector-Spinae-Plane-Block als analgetische Technik bei minimalinvasiven thoraxchirurgischen Eingriffen (VATS). Zentralbl Chir 144(S 01):S85

Reisig F, Büttner J (2013) Ultrasound-guided thoracic paravertebral block for acute thoracic trauma: continuous analgesia after high speed injury. Anaesthesist 62:460–463

S1-Leitlinie der DGAI (2014) 001/005 Rückenmarksnahe Regionalanästhesien und Thrombembolieprophylaxe/antithrombotische Medikation. Abruf 23.05.2021

Seidel R, Schulze M, Zukowski K, Wree A (2015) Ultrasound-guided intermediate cervical plexus block. Anatomical study. Anaesthesist 64:446–450

Steinfeldt T et al (2020) Periphere Rumpfblockaden - Durchführung und Bewertung. Der Anaesthesist; 65:860–877

Willschke H, Marhofer P, Bösenberg A, Johnston S, Wanzel O, Cox SG et al (2005) Ultrasonography for ilioinguinal/iliohypogastric nerve blocks in children. Br J Anaesth 95:226–230

Womack J, Varma MK (2014) Serratus plane nerve block for shoulder surgery. Anaesthesia 69:395–396

Lagerung

Cornelius Busch, Michael Heck und Michael Fresenius

Inhaltsverzeichnis

20.1   Einzelne Lagerungen – 484

20.1.1   Rückenlage – 484

20.1.2   Bauchlage/Concord – 484

20.1.3   Seitenlage – 485

20.1.4   Steinschnittlage – 485

20.1.5   Knie-Ellenbogen-Lage – 486

20.1.6   Beach-chair-Lagerung – 486

Literatur – 486

© Springer-Verlag GmbH Deutschland, ein Teil von Springer Nature 2023
M. Heck et al. (Hrsg.), *Repetitorium Anästhesiologie*, https://doi.org/10.1007/978-3-662-64069-2_20

■ **Grundsätze der Lagerung**
- Lagerung ist eine gemeinsame Aufgabe von Chirurgen und Anästhesisten
- Lagerung auf OP-Tisch ist Aufgabe des Operateurs, Anästhesist muss auf Fehler hinweisen
- Anästhesist ist verantwortlich für die Lagerung der Extremitäten, die für die Narkoseüberwachung und Infusion benötigt werden
- korrekte Lagerung dokumentieren

■ **Lagerungsschäden**
- Inzidenz von 50/10.000 Narkosen, am häufigsten Läsionen des Plexus brachialis > N. ulnaris > N. radialis > N. peroneus
- Risikofaktoren insbesondere für die Durchblutung aufliegender Haut sind Hypothermie und Hypotonie, Diabetes mellitus, AVK, OP- bzw. Lagerungsdauer

■ **Standardlagerungen**
- generell auf Sicherheit und Stabilität achten
- Patient immer angurten, ebenso ausgelagerte Extremitäten
- bewegliche Anteile des OP-Tischs gut fixieren
- exponierte Bereiche wie Ferse, Sakrum, Olekranon und Hinterkopf druckentlasten
- Gelenke in Neutralstellung und ohne Zug lagern
- keine Kabel wie Monitorleitungen, Neutralelektroden oder Schläuche unter dem Patienten durchführen
- Neutralelektroden in gut vaskularisiertem Areal nahe des OP-Situs anbringen
- keine möglicherweise herabfallenden Gegenstände in der Nähe des Patienten aufbewahren
- Patienten mit Endoprothesen oder auch nach Polytrauma sowie Rheumapatienten sind häufig beweglich eingeschränkt, ebenso paretische oder versteifte Extremitäten
- Shuntarme sind besonders sorgfältig zu polstern (Watte), keine Blutdruckmanschette, keine Kanüle

- Austrocknen des Auges verhindern (Pflaster oder Salbe), kein Bulbusdruck (Bauch- und Seitenlage!), ausreichender Blutdruck für Eingriffe in sitzender Position

20.1 Einzelne Lagerungen

20.1.1 Rückenlage

- Halswirbelsäule in Neutralstellung
- Plexus axillaris entlasten, Schlüsselbeintiefstand vermeiden, ausgelagerte Arme in Supinationsstellung, um N. ulnaris zu schonen
- häufige Lagerung, außer an Armen wenig Komplikationen

20.1.2 Bauchlage/Concord

- in Rückenlage einleiten, 2. OP-Tisch parallel vorbereiten, Zugänge für die Umlagerung diskonnektieren, mit ausreichend Helfern Patient drehen
- Augen und Nase freilassen, Druckstellen an Kinn und Stirn vermeiden (Gelkopfkissen, Kopfkalotte, Prone-View). HWS in Neutralstellung – oder seitliche Lagerung des Kopfs, dabei Auge und Ohr freihalten, auf Druckstellen durch Tubus, Cuff, Magensonde etc. achten
- Arme im Schultergelenk ca. 30° gesenkt und 90° nach kranial, auf Kante des OP-Tischs achten, Fallhand vermeiden, Ellenbogen druckfrei, distales Gelenk tiefer als das proximale
- Thoraxpolster und Beckenrolle so platzieren, dass Thoraxexkursion möglichst wenig eingeschränkt ist und keine Kompression der V. cava oder Leistengefäße auftritt
- Knie weich lagern, Patella mittels Unterpolsterung der Tibia entlasten, Fersenrolle gegen Auflage der Zehen platzieren (◘ Abb. 20.1)

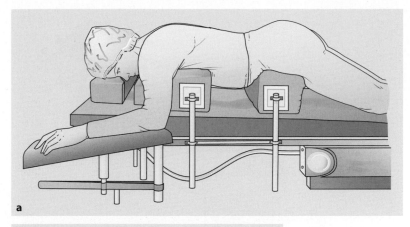

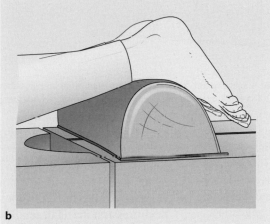

◘ **Abb. 20.1   Bauchlage. a** auf 4 Spezialpollern, **b** Gelhalbrolle. [Mod. nach Aschemann D (2009) OP-Lagerung für Fachpersonal. Springer Heidelberg]

20.1.3   Seitenlage

- Narkoseeinleitung in Rückenlage
- Armhalterungsvorrichtung im 90-Grad-Winkel unter OP-Tisch anbringen (der untere Arm wird <90° abduziert und im Ellenbogengelenk leicht gebeugt gelagert, Arm ventral um Schulter zu entlasten, Unterarm in Pronation)
- nach dem Drehen des Patienten Kopf in Gelring lagern (**Cave:** Auge und Ohr), HWS in Neutralstellung
- oben liegenden Arm in Beinhalterung nach Goepel platzieren, max. 90° abduzieren, Unterarm in Pronation, bei beiden Armen auf genügend Platz zu den Halterungen achten
- Seitenstützen auf Höhe der Skapula sowie auf Höhe des Beckens beidseits, alternativ fixierte Vakuummatratze
- Lagerung der Beine mittels Tunnelkissen oder Gelkissen, Beine in der Hüfte leicht anbeugen

20.1.4   Steinschnittlage

- Lagerung von Kopf und Armen wie in Rückenlage, ggf. Schulterstützen (**Cave:** Armplexus!) oder Vakuummatraze

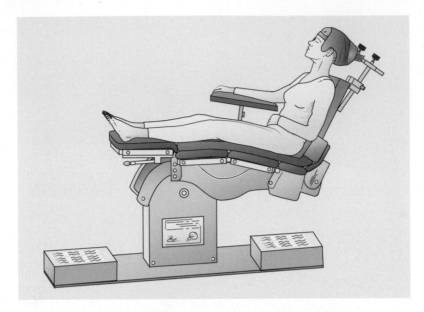

◘ Abb. 20.2 Beach-chair-Lagerung. BC-Lagerung auf Spezialschulterplatte mit Helm zur sicheren Lagerung des Kopfs. [Mod. nach Aschemann D (2009) OP-Lagerung für Fachpersonal. Springer Heidelberg]

- Beine in Beinhalter nach Goepel, Unterschenkel großflächig aufliegend, Fibulaköpfchen frei, Beinhalter auf Hüftgelenkshöhe platziert, Hüft- und Kniegelenke ca. 90° gebeugt → Fußspitze und das Knie eines Beins in einer Achse mit gegenüberliegender Schulter
- N. peroneus und N. ischiadicus bei dieser Lagerung besonders gefährdet

20.1.5 Knie-Ellenbogen-Lage

- Narkoseeinleitung in Rückenlage, Lagerung zunächst analog der Bauchlagerung mit min. 4 Personen
- Stufe ersetzt Fußplatte am OP-Tisch, Sitzbügel (liegt zwischen Oberschenkel und Gesäß an) verhindert Abrutschen des Patienten, seitliches Verrutschen der Knie wird durch laterale Stützen verhindert
- Thorax wird gepolstert gelagert, Bauch frei

20.1.6 Beach-chair-Lagerung

- Einleitung in Rückenlage, beim Aufsetzen ggf. Kreislaufdepression
- Kopf und HWS in Neutralposition. Eine Kompression der Halsgefäße z. B. durch Abweichen aus der Neutralposition kann zu zerebralen Ischämien führen. Keine Reklination. Fixierung des Kopfs mit gepolstertem Stirngurt oder Einspannen in der NCH
- Arme abduziert, Ellenbogen gebeugt auf gepolsterte Armschalen, ggf. lateral Thoraxstützen ohne Kompression der Axilla
- Gesäß und Oberschenkel in Trendelenburg-Position (**Cave:** Ischiadikusläsion), Knie mit Halbrolle unterpolstern, Fersen auf Gelmatte (◘ Abb. 20.2)

Literatur

Aschemann D (2009) OP-Lagerungen für Fachpersonal. Springer. ISBN 354079316X

20

Spezielle Anästhesie

Inhaltsverzeichnis

Kapitel 21 **Anästhesie in der Allgemein- und Abdominalchirurgie** – 489
Cornelius Busch, Michael Heck und Michael Fresenius

Kapitel 22 **Anästhesie in der Gefäßchirurgie** – 493
Cornelius Busch, Michael Heck und Michael Fresenius

Kapitel 23 **Anästhesie in der Urologie** – 507
Cornelius Busch, Michael Heck und Michael Fresenius

Kapitel 24 **Anästhesie in der Gynäkologie und Geburtshilfe** – 513
Michael Fresenius, Michael Heck und Cornelius Busch

Kapitel 25 **Erstversorgung und Anästhesie bei Neugeborenen** – 551
Michael Heck, Michael Fresenius und Cornelius Busch

Kapitel 26 **Anästhesie bei Kindern** – 559
Michael Heck, Michael Fresenius und Cornelius Busch

Kapitel 27 **Anästhesie in der Hals-Nasen-Ohren-Heilkunde** – 597
Cornelius Busch, Michael Heck und Michael Fresenius

Kapitel 28 **Anästhesie in der Mund-Kiefer-Gesichtschirurgie** – 603
Cornelius Busch, Michael Heck und Michael Fresenius

Kapitel 29 **Anästhesie in der Augenheilkunde** – 607
Cornelius Busch, Michael Heck und Michael Fresenius

Kapitel 30   **Anästhesie in der Traumatologie und Orthopädie** – 611
Cornelius Busch, Michael Heck und Michael Fresenius

Kapitel 31   **Anästhesie in der Neurochirurgie** – 615
Cornelius Busch, Michael Heck und Michael Fresenius

Kapitel 32   **Anästhesie in der Thoraxchirurgie** – 631
Cornelius Busch, Michael Heck und Michael Fresenius

Kapitel 33   **Anästhesie in der Kardiochirurgie** – 645
Cornelius Busch, Michael Heck und Michael Fresenius

Kapitel 34   **Anästhesie zur Lebertransplantation** – 667
Cornelius Busch, Michael Heck und Michael Fresenius

Kapitel 35   **Anästhesie beigeriatrischen und hochbetagten Patienten** – 675
Michael Fresenius, Michael Heck und Cornelius Busch

Kapitel 36   **Anästhesie bei minimal-invasiver Chirurgie** – 683
Michael Fresenius, Michael Heck und Cornelius Busch

Kapitel 37   **Anästhesie bei Patienten mit implantierten Herzschrittmachern und/oder Defibrillatoren** – 689
Michael Fresenius, Michael Heck und Cornelius Busch

Kapitel 38   **Anästhesie bei ambulanten Operationen** – 697
Michael Fresenius, Michael Heck und Cornelius Busch

Kapitel 39   **Akute perioperative Schmerztherapie** – 709
Michael Fresenius, Michael Heck und Cornelius Busch

Anästhesie in der Allgemein- und Abdominalchirurgie

Cornelius Busch, Michael Heck und Michael Fresenius

Inhaltsverzeichnis

21.1   Vorbemerkungen/Grundsätze – 490

21.2   Besonderheiten bei speziellen Eingriffen – 491
21.2.1   „Große" intraabdominelle Eingriffe – 491
21.2.2   „Kleinere" intraabdominelle Eingriffe – 492
21.2.3   Laparoskopische Eingriffe (CCE, Appendektomie, Herniotomie) – 492
21.2.4   Operationen an der Schilddrüse und den Nebenschilddrüsen – 492

Weiterführende Literatur – 492

© Springer-Verlag GmbH Deutschland, ein Teil von Springer Nature 2023
M. Heck et al. (Hrsg.), *Repetitorium Anästhesiologie*, https://doi.org/10.1007/978-3-662-64069-2_21

21

21.1 Vorbemerkungen/Grundsätze

- Abschätzung des Aspirationsrisikos durch Magen-, Darmentleerungsstörungen (akutes Abdomen, Ileus, obere gastrointestinale Blutung, Magenatonie, Pylorusstenose, Hiatushernie, Refluxösophagitis, Ösophagusdivertikel, Ösophagusatresie, distendiertes Abdomen) → Rapid-Sequence-Induction (RSI)
- häufig Störungen im Wasser-Elektolyt-Haushalt aufgrund der zugrunde liegenden Darmerkrankung oder präoperativer Darmspülung
- Monitoring, Ausstattung (bei intraabdominellen Eingriffen)
  - Magensonde nasal bei geplanter längerer Liegedauer (ggf. annähen z. B. bei Ösophagusresektion), ansonsten oral
  - ZVK bei Eingriffen mit erhöhtem Volumenumsatz, bei zu erwartender Katecholaminpflichtigkeit oder für postoperative parenterale Ernährung
  - transurethraler Blasenkatheter bei länger dauernden Eingriffen, ggf. Cystofix durch Chirurgen
  - großlumige venöse Zugänge bei erwartetem großem Blutverlust oder Volumenbedarf
- grundsätzlich sind alle **Narkosetechniken** möglich
  - balancierte Anästhesie
  - TIVA mit Propofol-Remifentanil-Perfusor
  - evtl. Kombination mit PDK (bes. bei großen Eingriffen) zur postoperativen Schmerztherapie oder Darmstimulation
  - die **Relaxierung** richtet sich nach der Operationsdauer und dem geplanten Eingriff
- bei onkologischen Patienten nach Therapie mit Bleomycin/Busulfan sollte die F_iO_2 möglichst gering gehalten werden

- **Thorakale Periduralanästhesie**

Eine Möglichkeit zur perioperativen anästhesiologischen Versorgung von Patienten bei großen thorakalen und abdominellen Eingriffen ist die thorakale Periduralanästhesie.

- **Vorteile** einer thorakalen Periduralanästhesie (TEA):
  - weniger Schmerzen als bei systemischer Opioidanalgesie, weniger opiatassoziierte Nebenwirkungen wie PONV, Atemdepression, Darmatonie, Sedierung
  - bei intraoperativer TEA weniger chronifizierende Schmerzen
  - pulmonal protektive Funktion, insbesondere bei COPD Patienten
- **Nachteile** einer thorakalen Periduralanästhesie (TEA):
  - Hypotension
  - schwerwiegendster Nachteil sind Läsionen Rückenmarks durch peridurale Hämatome und Abszesse wie auch direkte Läsionen durch Punktionsnadel

Nach derzeitigem Stand kein Unterschied hinsichtlich perioperativer kardiovaskulärer Ereignisse; bei lumbaler Periduralanästhesie kardiovaskuläre Ereignisse eher häufiger. Bislang keine Aussage zum ANV bei TEA möglich. Die Anzahl der Anastomoseninsuffizienzen scheint bei Patienten mit TEA nicht erhöht. Vor einer Anwendung rückenmarknaher Anästhesieverfahren sollten bestehende Neuropathien (z. B. nach Therapie mit Taxanen oder Platinderivaten) gut dokumentiert werden.

- **Eventerationssyndrom**

Bei Exploration des Abdomens kommt es häufig zum sog. Eventerationssyndrom mit Flush, Blutdruckabfall durch periphere Vasodilatation und Abfall der O_2-Sättigung. Ausgelöst wird dies durch die Freisetzung von Prostazyklin (PGI_2). Die prophylaktische Gabe von Prostaglandinsynthesehemmern (Ibuprofen, Indometacin, Diclofenac) kann das Syndrom abschwächen oder verhindern. Ggf. ist vorübergehend die Gabe von Volumen oder Vasopressoren notwendig.

21.2 Besonderheiten bei speziellen Eingriffen

21.2.1 „Große" intraabdominelle Eingriffe

- Eingriffe, wie z. B. abdominothorakale Ösophagusresektion, Magenoperation (Gastrektomie, Magenteilresektionen, Ulkusübernähung, …), Leberteilresektion, Pankreaschirurgie (partielle oder totale Pankreatektomie), Operation nach Whipple, Dünndarmoperation, Dickdarmoperation (Hemikolektomie, Kolektomie, …)
- z. T. lange Operationsdauer und größere Blutverluste möglich
- Monitoring und Ausstattung abhängig vom Eingriff und Zustand des Patienten; obligat: ZVK, Magensonde, Blasenkatheter, Temperatursonde, mindestens ein großlumiger venöser Zugang
- mögliche Narkosetechniken: balancierte Anästhesie oder TIVA, ggf. mit PDK

❶ Cave
Bei Notfalleingriffen ist das Aspirationsrisiko deutlich erhöht!

- Operation **abdominothorakale Ösophagusresektion**
  - ▶ Abschn. 32.3
  - meist Doppellumenintubation erforderlich
  - bei Doppellumenintubation am Ende der Operation Umintubation auf Einlumentubus (**Cave**: erschwerte Intubation durch ödematöse Weichteilschwellungen)
  - invasives Monitoring

- ggf. Rapid-Sequence-Induction
- strikte bedarfsadaptierte intra- und postoperative Flüssigkeitsbilanzierung
- **Cave**: Herzrhythmusstörungen
- Operationen an **Leber/bei Leberzirrhose**
  - bei akuter Hepatitis Eingriffe möglichst verschieben
  - präoperative Evaluation der Gerinnung und Lebersyntheseleistung
  - pathophysiologische Veränderungen Herz, Kreislauf, Gehirn etc.
  - zurückhaltende Infusionstherapie
  - **Cave**: großer Volumenumsatz möglich
  - Gefahr der Luftembolie
- Operationen am **Pankreas**
  - **Cave**: großer Volumenumsatz möglich
  - Blutdruckabfälle durch Freisetzung von Mediatoren möglich
  - nach totaler Pankreatektomie → Insulinsubstitution
- Operationen an **Magen-Darm-Trakt**
  - Adipositaschirurgie (bariatrische Chirurgie)
  - Besonderheiten bei Ileuspatienten: Hypovolämie, Elektrolytverschiebungen, metabolische Azidose, Aspiration, septisches Krankheitsbild, rapid sequence induction
  - chronisch entzündliche Darmerkrankungen: Anämie, Elektrolyte, Koagulationsstörungen (Cave: Arthritis Kiefergelenk, Kortisonsubstitution)
- Fast-track-Konzept in der Kolonchirurgie:
  - multimodales interdisziplinäres Konzept
  - verkürzte prä- und postoperative Nahrungskarenz
  - optimierte Schmerztherapie
  - reduzierte parenterale Flüssigkeitsapplikation
  - forcierte Mobilisation, Atemtherapie mit Triflow um respiratorische Komplikationen zu mindern

21

21.2.2 „Kleinere" intraabdominelle Eingriffe

- Eingriffe, wie z. B. Cholezystektomie (CCE, konventionell), Appendektomie, Herniotomie, Ileostomarückverlagerung, analchirurgische Operation
- mögliche Narkosetechniken:
  - balancierte Anästhesie
  - TIVA
  - z. T. auch in Regionalanästhesie möglich

21.2.3 Laparoskopische Eingriffe (CCE, Appendektomie, Herniotomie)

► Kap. 36.

21.2.4 Operationen an der Schilddrüse und den Nebenschilddrüsen

- möglichst euthyreote Stoffwechsellage zur Vermeidung einer thyreotoxischen Krise/Myxödemkoma (Ausnahme: jodinduzierte Hyperthyreose, Schwangerschaftsthyreotoxikose, medikamentös nicht beherrschbare thyreotoxische Krise)
- **Cave:** Intubationsschwierigkeiten durch Tracheaverlagerung

- **Cave:** Extubation unter Reintubationsbereitschaft (Verletzung der Nn. recurrentes)
- **Cave:** Nachblutung mit Gefahr eines schwierigen Atemwegs
- bei Nebenschilddrüsen-Operation postoperativ Ca^{2+}-Kontrollen
- ggf. Anwendung eines speziellen intraoperativen Recurrensmonitorings (z. B. NIM Flex EMG Endotracheal Tube)

Weiterführende Literatur

Cassidy MR, Rosenkranz P, McCabe K, Rosen JE, McAneny D (2013) I COUGH: reducing postoperative pulmonary complications with a multidisciplinary patient care program. JAMA Surg 148:740–745

Klotz R, Larmann J, Klose C, Bruckner T, Benner L, Doerr-Harim C, Tenckhoff S, Lock JF, Brede EM, Salvia R, Polati E, Köninger J, Schiff JH, Wittel UA, Hötzel A, Keck T, Nau C, Amati AL, Koch C, Eberl T, Zink M, Tomazic A, Novak-Jankovic V, Hofer S, Diener MK, Weigand MA, Büchler MW, Knebel P, PAKMAN Trial Group (2020) Gastrointestinal complications after pancreatoduodenectomy with epidural vs patient-controlled intravenous analgesia: a randomized clinical trial. JAMA Surg 155(7):e200794

Schäfer ST, Zwißler B (2020) Ist die Periduralanästhesie bei Pankreaseingriffen obsolet? Der Anaesthesist. https://doi.org/10.1007/s00101-020-00897-1. Online ahead of print

Anästhesie in der Gefäßchirurgie

Cornelius Busch, Michael Heck und Michael Fresenius

Inhaltsverzeichnis

22.1   Vorbemerkungen/Grundsätze – 494

22.2   Besonderheiten bei der Prämedikationsvisite – 494

22.3   Karotischirurgie (Karotis-TEA) – 495
22.3.1   Narkoseführung – 495

22.4   Aortenchirurgie – 497
22.4.1   Abdominelles Aortenaneurysma (AAA) – 497
22.4.2   Thorakoabdominelles Aortenaneurysma (TAAA)
          und thorakales Aortenaneurysma (TAA) – 502
22.4.3   AVK der Aorta – 504

22.5   Periphere Gefäßchirurgie – 504
22.5.1   AVK der peripheren Gefäße – 504
22.5.2   Venöse Thrombektomie – 505

Weiterführende Literatur – 505

© Springer-Verlag GmbH Deutschland, ein Teil von Springer Nature 2023
M. Heck et al. (Hrsg.), *Repetitorium Anästhesiologie*, https://doi.org/10.1007/978-3-662-64069-2_22

22.1 Vorbemerkungen/ Grundsätze

Sehr häufig ältere Patienten (>60 Jahre) mit Begleiterkrankungen: arterieller Hypertonus (50–80 %), Diabetes mellitus (30–40 %), chronisch-obstruktive Lungenerkrankung (30–40 %), Zustand nach Myokardinfarkt (20–30 %), Herzinsuffizienz (20–30 %), zerebrovaskuläre Insuffizienz (20–30 %), KHK mit Angina pectoris (10–30 %), Niereninsuffizienz (10–30 %), Hypercholesterinämie (10–20 %).

22.2 Besonderheiten bei der Prämedikationsvisite

- **Anamnese**

Besonders:
- instabile Angina pectoris, Orthopnoe, körperliche Belastbarkeit
- Belastbarkeit (NYHA-Klassifikation)
- arterielle Hypo-, Hypertonie
- zerebrale Durchblutungsstörungen (besonders bei Karotischirurgie)
  - asymptomatisch
  - transitorische ischämische Attacken (TIA) (Rückbildung innerhalb 24 h)
  - reversible prolongierte reversible Ischämien (PRIND) (Rückbildung innerhalb 7 Tage)
  - progredienter **Hirninfarkt innerhalb von 48 h**
  - partieller oder kompletter Hirninfarkt (akut auftretend oder im Endstadium)
- periphere AVK
- Nierenerkrankungen (Kreatinin, Harnstoff, Restausscheidung)
- Diabetes mellitus
- Lebererkrankungen (Bilirubin, GOT, GPT)
- Gerinnungsstörungen, ASS-Einnahme, AT III besonders bei i. v.-Antikoagulation mit Heparin
- allergische Diathese

- Medikamentenanamnese (β-Blocker, letzte ASS-Einnahme, …)
- Elektrolytstörungen (Hypokaliämie, Hypomagnesiämie → Rhythmusstörungen)
- infolge der chronischen Diuretikaeinnahme und des verminderten Plasmavolumens bestehen bei vielen dieser Patienten eine **relative Hypovolämie** sowie eine Hypokaliämie

- **Körperliche Untersuchung**
- Anzeichen kardialer Dekompensation
- Radialis-/Ulnaris-Pulse, Allen-Test (zumindest aus forensischen Gründen), ggf. Femoralis-Pulse

- **Aktenstudium**
- Ruhe-, evtl. Belastungs-EKG
- Ggf. Thoraxröntgen, Routinelabor
- evtl. BGA, Lungenfunktion
- in Einzelfällen ist eine Koronarangiographie angezeigt, um u. U. bei einer erheblichen KHK z. B. bei einer Hauptstammstenose eine PTCA oder Koronarbypass-Operation vor der Gefäß-OP durchzuführen. In Einzelfällen kann die Koronarbypass-OP mit einer Karotis-TEA zusammen durchgeführt werden
- Echokardiographie: LV-Funktion (systolisch: Akinesien, Hypokinesien; diastolisch: LVEDP)
- evtl. EK und/oder Eigenblut bereitstellen
- Karotisbefund

- **Medikamentöse Prämedikation des Patienten**
- **Fortführung der oralen Medikation am Operationstag:** insbesondere β-Blocker und Antihypertensiva: Beim schlecht eingestellten Hypertoniker auch ACE-Hemmer. Digitalis bei Tachyarrhythmia absoluta, ebenso Kalziumantagonisten. i. v.-Nitrate und i. v.-Antikoagulation mit Heparin
- medikamentöse Prämedikation zur Anxiolyse mit Benzodiazepinen, um Kreislaufdepression gering zu halten, oder

- α_2-Agonisten sind insbesondere bei Eingriffen in zervikaler Plexusblockade eine Alternative. Perioperativ weniger hypertensive Phasen. Allerdings sinkt die Myokardinfarktrate durch α_2-Agonisten in einer Studie mit über 10.000 nichtkardiochirurgischen Patienten nicht, sondern erhöht die Rate an Hypotension und bradykarden Rhythmusstörungen.

■ **Fremdblutsparende Maßnahmen**
Je nach geplantem Eingriff und zu erwartendem Blutverlust (▶ Kap. 4).

22.3 Karotischirurgie (Karotis-TEA)

22.3.1 Narkoseführung

22.3.1.1 Monitoring, Ausstattung
- EKG (Ableitung II und V_5)
- Pulsoxymetrie
- direkte arterielle Blutdruckmessung in Lokalanästhesie vor Einleitung (Arterie mit Verlängerung, da beide Arme angelegt werden)
- oraler Tubus
- Tubus auf nicht zu operierende Seite platzieren!
- endexspiratorische CO_2-Messung
- Temperaturmessung
- evtl. TEE zur Volumensteuerung und Detektion von Myokardischämien → bei Patienten mit schlechter Ventrikelfunktion, schwerer Linksherzinsuffizienz (LVEF <40 %, LVEDP >20 mmHg), Hauptstammstenose, Infarktanamnese <6 Monate, KHK und Klappenvitium, pulmonalem Hypertonus, IHSS, hochgradigem Mitralklappenvitium
- Neuromonitoring

■ **Ziel**
- Prävention von Hirn- und Myokardischämien

- größtmögliche hämodynamische Stabilität, bei gleichzeitiger Ausschaltung zirkulatorischer Gegenregulationsmechanismen
- Blutdruck und Herzfrequenz sollten ±30 %, besser vielleicht noch innerhalb ±20 % des Ausgangswerts (Mittelwerte der letzten Tage) gehalten werden → Abweichungen hiervon sollten rasch therapiert werden. Besonders bei Patienten mit zerebrovaskulärer Insuffizienz müssen Blutdruckabfälle vermieden werden, da die Hirndurchblutung (bei verschobener Autoregulation nach oben) sehr stark vom systemischen Blutdruck abhängig ist
- unmittelbar postoperative Extubation zur neurologischen Beurteilung des Patienten

■ **Prinzip**
- Titration der Anästhetika nach Wirkung, nicht nach Gewicht

22.3.1.2 Mögliche Narkosetechniken
- balancierte Anästhesie mit Opioiden und Inhalationsanästhetika (Sevofluran, Desfluran)
- TIVA z. B. mit Propofol- und Remifentanilperfusor
  - Normoventilation oder moderate Hyperventilation (bei pCO_2 ↑ → Stealphänomen)
  - vor Laryngoskopie evtl. Oberflächenanästhesie mit Lidocain-Spray
  - Blutdrucksenkungen möglichst mit Inhalationsanästhetikum oder Nitroglycerin 1:10 verdünnt
- die Karotis-TEA wird zunehmend auch in **Regionalanästhesie** (zervikale Plexusblockade) durchgeführt (oberflächliche häufiger als die tiefe Zervikalblockade), was jedoch einen kooperativen Patienten voraussetzt. Zuvor kontralaterale Phrenikusparese ausschließen! Untersuchungen zur Mortalität von Regio-

nal- vs. Allgemeinanästhesie bei Karotis-TEA zeigen keine Unterschiede
- **Vorteile:** Beurteilung der neurologischen Situation, größere Kreislaufstabilität
- **Nachteile:** fehlende medikamentöse Hirnprotektion und schwieriges Management bei auftretenden Problemen (Bewusstseinsverlust, respiratorische Insuffizienz)

- ■ **Clamping der Karotis**
- die Inzidenz eines perioperativen Schlaganfalls beträgt derzeit rund 5 %
- vor Abklemmen 3000 IE (50–100 IE/kg) Heparin i. v. (Ziel: Hemochron 180–300 s)
- bei Abklemmen leichte Hypertension anstreben (systolischer RR >150 mmHg)
- ein routinemäßiges Einlegen eines **intravasalen Shunts ist nicht risikofrei** (artheromatöse Mikroembolisation, Luftembolie, Intimaverletzung mit postoperativer Restenosierung) und wird daher nicht überall durchgeführt. Er ist jedoch sinnvoll bei präoperativen neurologischen Störungen infolge eines verminderten Blutflusses
- mittlerweile hat sich ein **kombiniertes neurologisches Monitoring** durchgesetzt

- ■ **Neurologisches Monitoring**
- auch ▶ Kap. 5

Häufig wird die Kombination verschiedener Verfahren angewendet:
- die **Stumpfdruckmessung** besitzt eine geringe Spezifität und wird daher nicht mehr ausschließlich als Kriterium für eine Shunteinlage genommen (Stumpfdrücke von 60 mmHg schließen eine zerebrale Ischämie nahezu aus, jedoch haben auch viele Patienten bei geringeren Drücken eine ausreichende Perfusion)
- **somatosensorisch evozierte Potenziale (SSEP)** haben sich als Kriterium für die Shunteinlage allgemein durchgesetzt

(Sensitivität 83–99 %, Spezifität 99 %). Dabei wird nach Stimulation des kontralateralen N. medianus das Halsmarkpotenzial (C2) und das operationsseitige Kortexpotenzial abgeleitet. Als Kriterien zur Shunteinlage werden folgende Messwerte beurteilt:
- Latenz und Amplitude des kortikalen Potenzials (N_{20}/P_{25})
- Latenz des zervikalen Potenzials (N_{14})
- zentrale Überleitungszeit (CCT)
  - SSEP zeigen erst mit einer **zeitlichen Latenz** (Minuten) eine zerebrale Minderperfusion an
  - außerdem werden die **SSEP durch Anästhetika beeinflusst**: v. a. die Inhalationsanästhetika führen dosisabhängig zu einer Latenzzunahme und Amplitudenreduktion, i. A. jedoch können <0,5–1,0 MAC verwertbare Aussagen gemacht werden. Lachgas scheint nur zu einer Amplitudenreduktion zu führen. Opioide beeinflussen die SSEP nur wenig
  - die Dosierung der Inhalationsanästhetika sollte wegen der SSEP-Beeinflussung während der kritischen Phase des Abklemmens der A. carotis nicht zu sehr geändert werden
  - falsch negative Ergebnisse sind nicht auszuschließen
  - subkortikale SSEP werden deutlich weniger beeinflusst als kortikale SSEP, weshalb sie sich besonders zur Überwachung der Rückenmarkfunktion bei der Aorten- und Wirbelsäulenchirurgie eignen
- **transkranielle Dopplersonographie der A. cerebri media:** die Blutflussgeschwindigkeitsmessung der A. cerebri media kann bei der Karotischirurgie eingesetzt werden
  - Normwert für A. cerebri media: V_{mean} = 38–86 cm/s (aufgrund der großen Streubreite kann die TCD nicht als

Absolutwertbestimmung, sondern nur als Verlaufskontrolle erfolgen). Ein Abfall von V_{mean} auf 0–15 % des Ausgangswerts zeigt eine schwere Ischämie, auf 16–40 % eine mäßige Ischämie an, auf >40 % ist nicht mit einer Minderperfusion zu rechnen.
– Erkennen einer zerebralen Hyperperfusion nach Öffnen der Klemmen (V_{mean} Zunahme >200 %) mit der Gefahr der intrakraniellen Einblutung. Mit der TCD lassen sich außerdem embolisierte Partikel (atheromatöse Plaques, Thromben, …) oder Luft nachweisen
– ein **2-Kanal- EEG** kann als zusätzliches Monitoring benutzt werden (Amplitudenabflachungen rascher Wellen und Amplitudenzunahme langsamer Wellen im Seitenvergleich)
– Messung der frontalen zerebralen Gewebeoxygenierung mittels **infrarotnahen Spektroskopie (NIRS)**. Der theoretische Vorteil liegt in der frühzeitigen Erfassung zerebraler Oxygenierungsstörungen, noch vor neuronaler Funktionseinschränkung. Als alleiniges Monitoringverfahren kritisch zu betrachten, als Zusatzinformation hilfreich

❶ **Cave**
– Hypotonie gefährdet Myokard- und/oder Gehirndurchblutung
– Hypertonie gefährdet besonders das „KHK-Herz" → Blutdruckabweichungen besonders während des Abklemmens der A. carotis nach unten sollten sofort behandelt werden
– Blutdruckanhebung durch kontrollierte Volumengabe, Erniedrigung der Inhalationsanästhetika, akut durch Vasopressoren (z. B. Akrinor oder Noradrenalin verdünnt titrieren)
– Blutdrucksenkung bei Ausleitung evtl. mit Nitroglycerin, Urapidil oder Nifedipin
– Normothermie erhalten

■ **Postoperative Komplikationen**
– neurologische Ausfälle (einseitige Fazialisparese, Sensibilitätsstörungen oder Lähmung), perioperative neurologische Defizite 5,5 %
– hämodynamische Instabilität
 – Hypertonie häufiger als Hypotonie (infolge der Dämpfung des Barorezeptorenreflexes durch chirurgische Manipulation)
 – Hypovolämie, Myokardischämien, Arrhythmien (relevante kardiale Komplikationen 3,9 %); die Karotis-TEA hat eine leicht erhöhte Inzidenz an Myokardischämien im Vergleich zur Stenttherapie, dagegen eine niedrigere Inzidenz von Schlaganfällen
– Hyperperfusionssyndrom aufgrund einer gestörten vaskulären Autoregulation (evtl. erst nach Tagen) mit ipsilateralen Kopfschmerzen bis hin zum zerebralen Krampfanfall
– Stimmbandparese (N. recurrens) mit respiratorischer Insuffizienz
– Obstruktion der oberen Luftwege durch Hämatom (dann sicheres Atemwegsmanagement notwendig!)
– Spannungspneumothorax durch Eindringen von Luft über die Operationswunde ins Mediastinum und die Pleura
– Ausfall der Chemorezeptoren (pCO_2 steigt um ca. 6 mmHg und mangelnde Reaktion auf Sauerstoff)
– → bei postoperativer arterieller Hypertonie: Ausschluss von voller Blase, Hypoxie, Hyperkapnie und Schmerzen

22.4 Aortenchirurgie

22.4.1 Abdominelles Aortenaneurysma (AAA)

Der Standard zur Aneurysmaversorgung ist der konventionelle Aortenersatz durch Kunststoffprothesen. Dabei liegt die Operationsletalität beim offenen Elektiveingriff 2–5 %, beim rupturierten AAA 50–70 %. Die Gefahr einer Aortenruptur steigt ab einem Durchmesser von 5,5 cm deutlich.

Alternativ lassen sich Aortenaneurysmen durch transluminal eingeführte selbstexpandierende Endoprothesen versorgen. Dieser Eingriff ist weniger invasiv und damit weniger traumatisch, was sich initial in einer verminderten Mortalität und Morbidität widerspiegelt. Im Laufe weniger Jahre gleicht sich die Morbidität beider Verfahren allerdings wieder an. Idealerweise erfolgt ein endovaskulärer Eingriff in einem Hybridoperationssaal.

■ **Prämedikation**
- Durch eine orale perioperative Gabe von 200 µg Clonidin einmal täglich vom Vorabend bis zum 4. postoperativen Tag kann beim Patienten mit BAA die postoperative Letalität gesenkt werden
- Dauermedikation mit Statinen und β-Rezeptor-blockern fortführen, ACE-Hemmer oder AT-II-Rezeptor-Antagonisten ggf. absetzen
- **Grundsatz:** Druckspitzen und extreme Druckabfälle vermeiden; vor Einleitung der Anästhesie eine ausreichende Flüssigkeitszufuhr durchführen, da viele dieser Patienten relativ hypovoläm sind
- arterielle Kanülierung in Lokalanästhesie bereits vor Narkoseeinleitung
- Intubation in ausreichender Narkosetiefe und Muskelrelaxierung, ggf. mittels LA, um Husten, Pressen und Blutdruckanstiege zu vermeiden, da Rupturgefahr erhöht

22.4.1.1 Konventioneller Aortenersatz durch Kunststoffprothesen

■ **Monitoring, Ausstattung**
- arterielle Druckmessung (Abschn. 22.3)
- EKG-Monitoring: Ableitung II und V_5
- ZVK
- ausreichende (großlumige) venöse Zugänge
- transurethraler Blasenkatheter (bzw. Cystofix durch Chirurgen) zur Kontrolle der Urinausscheidung, besonders nach Freigabe der Aorta
- Pulsoxymeter, Kapnometer
- Magensonde
- Temperatursonde, Wärmematte (möglichst schon in der Einleitung – Normothermie dient einer intakten Gerinnung, verringert shivering, verbessert Wundheilung), Blutwärmer
- evtl. TEE
- evtl. Neuromonitoring bei TAAA, TAA
- evtl. Cell-Saver oder steriler Vacufix-Beutel, wenn mit erheblichen Blutverlusten gerechnet wird (je nach Aneurysmalage oder -größe), Massivtransfusionssystem bereithalten
- ggf. lumbaler intrathekaler Spinalkatheter zur druckgesteuerten Liquordrainage mit dem Ziel einer Rückenmarksprotektion
- Perfusoren/Notfallmedikamente zur Drucksteuerung bereithalten, besonders während der Abklemmphase Nitroglycerin als Perfusor und 1:10 verdünnt, evtl. Nifedipin, Urapidil, selten Nitroprussidnatriumperfusor

■ **Mögliche Narkosetechniken**
- balancierte Anästhesie mit Opioiden und Inhalationsanästhetika (Desfluran, Sevofluran). Auswahl muss individuell, d. h. v. a. an den Vorerkrankungen des Patienten orientiert erfolgen. Bei Patienten mit koronarer Herzkrankheit und guter Myokardfunktion kann eine kontrollierte Dämpfung der Herz-Kreislauf-Funktion mit volatilen Inhalationsanästhetika (wie z. B. Sevofluran) von großem Nutzen sein, während bei Patienten mit eingeschränkter Herzfunktion bzw. Herzinsuffizienz oder schweren Herzrhythmusstörungen balancierte Anästhesieverfahren mit Opioiden indiziert

sind, weil durch die gebräuchlichen volatilen Inhalationsanästhetika die Myokardfunktion und der Perfusionsdruck erheblich beeinträchtigt werden können
- oft müssen jedoch balancierte Narkosetechniken mit kardiovaskulären Medikamenten ergänzt werden, um unerwünschte Reflexreaktionen wie Blutdruckanstieg oder Tachykardie, wie sie insbesondere beim Clamping und Declamping vorkommen, zu beseitigen
- **Blutdruck und Herzfrequenz** sollten ±30 %, besser vielleicht noch innerhalb ±20 % des Ausgangswerts (Mittelwerte der letzten Tage) gehalten werden. Abweichungen hiervon sollten rasch therapiert werden, da Hypotension unter 30 % des Ausgangswerts mit einer erhöhten Letalität belastet ist, Entsprechendes gilt für Druckentgleisungen nach oben
- evtl. Kombination mit Periduralanästhesie (PDK)
  - eine Kombination der Allgemeinanästhesie mit einem PDK besonders für postoperative Schmerztherapie und Sympathikolyse
  - bei evtl. auftretendem massivem Blutverlust kann es zu erheblichen Volumenbilanzproblemen kommen, die intraoperativ schwierig zu korrigieren sind

❶ Cave
Wenn PDA aufsteigt (was in ITN nicht sicher zu beurteilen ist) fehlt dem Herzen die Regulation über sympathische Fasern der Rami cardiaci.

▪ Clamping und hämodynamische Reaktionen nach Abklemmen der Aorta
- **Anstieg des** SVR → Zunahme der Nachlast des linken Ventrikels mit einem zumindest kurzzeitigen **Anstieg des systolischen arteriellen Drucks** proximal der Klemme, gelegentlich bis zur **hypertensiven Krise** . Dies wird vom gesunden

Herzen, das keine Zeichen einer Ischämie oder Insuffizienz zeigt, gut toleriert. Bei insuffizientem linken Ventrikel führt dies zum Abfall des HZV, v. a. durch Abnahme des Schlagvolumens bei gleichzeitigem **Anstieg des Pulmonalarteriendrucks**
- → erhöhte Wandspannung für den linken Ventrikel (Linksherzbelastung), die bis hin zum **Linksherzversagen** führen kann
- außerdem steigt durch die Erhöhung des linksventrikulären Füllungsdrucks der O_2-Verbrauch des Myokards an und kann so eine Myokardischämie und Herzrhythmusstörungen auslösen
- es kann auch zu einem Abfall des Blutdrucks kommen, der von Ischämiezeichen begleitet sein kann
- eine Linksherzbelastung muss sofort therapiert werden (z. B. durch Nitroglyzerin und/oder positiv inotrope Substanzen)
- **Herzfrequenz und rechter Vorhofdruck (RAP)** bleiben nahezu unverändert und reichen besonders bei kardialen Risikopatienten zur Überwachung nicht aus (ggf. TEE)
- die Nieren sind besonders durch Ischämie gefährdet, wenn die Aortenklemme in der Nähe der Nierenarterien angesetzt wird; → **Abnahme der Nierendurchblutung**, auch wenn die Klemmen infrarenal gesetzt sind (Ursache: Spasmen der Nierenarterien). Während der Abklemmphase sistiert in der Regel die Urinproduktion

⊙ 95 % der AAA liegen infrarenal und nur 5 % suprarenal.
- Mangeldurchblutung distal der Klemme, dadurch Abnahme des venösen Rückstroms
- die Plasmaspiegel von Renin und Angiotensin sind intra- oder postoperativ erhöht und tragen mit zur kardiovaskulären Instabilität bei

■ Vorgehen Clamping
— Narkose vertiefen durch Erhöhung der Inhalationsanästhetikakonzentration
— **Vasodilatanzien** (z. B. Nitroglycerin-Perfusor 1,6 ± 0,4 µg/kg/min, (individuell sehr unterschiedlich) beginnend mit 0,5 µg/kg/min **rechtzeitig vor Clamping** (arterieller Druck auf ≈100–120 mmHg senken, um Druckspitzen zu vermeiden). Sollte Nitroglyzerin nicht in der Lage sein, den Blutdruck genügend zu senken, kann man mit Nitroprussidnatrium meist gute Ergebnisse erreichen
— evtl. Nifedipin- oder Urapidilperfusor
— **evtl. Versuch einer Nierenprophylaxe**: Mannitol (Osmofundin 15 %) vor Abklemmen der Aorta, Furosemid 5–20 mg oder ACC 300 mg (verbessertes Outcome nicht gesichert)

❯ Um einer postoperativen Oligurie vorzubeugen, ist es jedoch am sinnvollsten intraoperativ ausreichend Volumen zuzuführen und die hämodynamischen Parameter, wie PCWP, HZV und arteriellen Druck zu optimieren.

■ Operationstechniken
— Rohrprothese (Tube-Interponat) mit Abklemmzeiten von ca. 45 ± 15 min, v. a. beim rupturierten BAA (sofortige Abklemmung der Aorta zur Blutstillung notwendig) und beim relativ jungen Patienten ohne Risikofaktoren
— Bifurkationsbypass (bifemoraler Bypass) mit Abklemmzeiten von ca. 19 ± 15 min, bevorzugt beim Risikopatienten und bei Mitbeteiligung der iliakalen Gefäße

■ Declamping und hämodynamische Reaktionen nach Freigabe der Aorta
— **Abfall des SVR**
  – → Abfall der Nachlast des linken Ventrikels
  – → **ausgeprägte Hypotonie**
— **Hypovolämie und Schock**, auch als „declamping shock" bezeichnet → Abfall des koronaren Perfusionsdrucks und eine Ver-

minderung der myokardialen O_2-Spannung kann eine Myokardischämie auslösen

Das Ausmaß dieser Reaktionen ist abhängig von:
— relativer Hypovolämie
— unzureichender Kontraktionsfähigkeit des Gefäßsystems infolge Azidose
— Dauer der Abklemmphase
— Höhe der Abklemmung, Art der Strombahnfreigabe (abrupt oder schrittweise)
— kardialer Kompensationsfähigkeit
  – bei ausreichendem venösem Rückstrom (durch ausreichenden Flüssigkeitsersatz und rechtzeitiges Abstellen der Vasodilatanzienzufuhr) nimmt das HZV zu, bei Hypovolämie starker Abfall des HZV
  – Abfall des linksventrikulären endiastolischen Druckes (LVEDP/PCWP); gelegentlich kann man ca. 5–10 min nach dem Eröffnen der Aorta einen Anstieg des PAP sehen (PCWP), der vermutlich durch die Einschwemmung saurer Metaboliten und Mediatoren von den ischämischen Extremitäten ausgelöst wird und nach kurzer Zeit wieder Normalwerte erreicht
  – evtl. therapiepflichtige **metabolische Azidose**

■ Vorgehen Declamping
— **Volumenloading** (bereits vor dem Öffnen der Aortenklemme). Dazu sind oft über 1 l kristalloide Lösung/h + Blutersatz entsprechend dem Verlust notwendig. Vor Abnahme der Klemme sollte der ZVD zwischen 7–11 mmHg (10–15 cmH$_2$O) sein, um so eine ausgeprägte Hypotension zu vermeiden
— rechtzeitiges Absetzen der Vasodilatanzien (z. B. Nitroglycerin-Perfusor) und Erniedrigen der Inhalationsanästhetikakonzentration, sowie das langsame, schrittweise Eröffnen der Aortenklemme durch den Chirurgen sind weitere wesentliche Voraussetzungen zur Beherrschung dieser Situation

- ggf. Vasokonstriktiva oder positiv inotrope Substanzen
- ggf. Ausgleich einer metabolischen Azidose durch vorsichtige Gabe von Natriumbikarbonat. Bei längerer Unterbrechung ist evtl. die prophylaktische Gabe von Natriumbikarbonat (1 mmol/kg) zu erwägen, da die Kontraktionsfähigkeit des Gefäßsystems infolge Azidose unzureichend ist
- Kontrolle der Urinausscheidung → bei unzureichender Urinproduktion (<1 ml/kg/h), nach Ausschluss einer mechanischen Abflussbehinderung und ausreichender linksventrikulärer Füllung kann man zuerst einmal zuwarten, da die Urinausscheidung normalerweise innerhalb von 2 h akzeptable Werte erreicht

■ **Postoperativ**
- Nachbeatmung (bei Hypothermie, Hypovolämie)
- Korrektur der noch oft bestehenden Hypovolämie
- Engmaschige Kontrolle der Retentionswerte wegen Crush-Niere

22.4.1.2 Endovaskuläre Versorgung, EVAR („endovascular aneurysm repair")

■ **Monitoring, Ausstattung**
- Versorgung eines **abdominellen Aortenaneurysmas** mittels EVAR ist sowohl in lokaler wie auch regionaler und Allgemeinanästhesie möglich. Bei den rückenmarksnahen Verfahren muss dabei die perioperative Heparinisierung beachtet und die Punktion ausreichend zuvor erfolgen. Interventionsort: Hybrid-OPs, in dem neben dem Sterilbereich eines üblichen Operationssaals die Ausmaße des Raums für die Katheter ausreichen und eine leistungsfähige Angiographieeinheit zur Verfügung steht
  - arterielle Druckmessung (Abschn. 22.4.1.1)
  - EKG-Monitoring: Ableitung II und V_5
  - ggf. ZVK (z. B. ausgeprägter Herzinsuffizienz, erwarteter Katecholaminpflicht), bei gedeckt rupturierten AAA 12-F-Schleuse
  - ausreichende (großlumige) venöse Zugänge
  - transurethraler Blasenkatheter (Monitoring Diurese)
  - Pulsoxymeter, Kapnometer
  - Magensonde
  - Temperatursonde, Wärmematte (so früh wie möglich), Blutwärmer
  - evtl. TEE (bei einer ITN)
- die endovaskuläre Versorgung eines **thorakalen Aortenaneurysmas (TEVAR =** thoracic endovascular aortic repair) mit notwendigem funktionellen Kreislaufstillstand erfolgt in Vollnarkose. Um eine distale Verschiebung der Endoprothese und Pulsationsbewegungen der Aorta zu vermeiden wird ein kurzer funktioneller Kreislaufstillstand induziert. Dies kann durch durch schnelle Kammerstimulation (overpacing) oder einen adenosininduzierten Herzstillstand erreicht werden
- im Falle der **schnellen Kammerstimulation** wird eine 9-F-Schleuse in die V. jugularis interna platziert, sowohl um einen Schrittmacher (über eine 6-F-Schleuse, um eine Leckage zu verhindern) zum überpacen einzuschwemmen wie auch als Volumenweg. Die Lage der Schrittmacherelektroden wird radiologisch kontrolliert und die Reizschwelle sicher ausgetestet. Bei einer Frequenz von 130–180/min fällt der MAP üblicherweise auf 30–40 mmHg ab.
- alternativ kann ein Pulmonaliskatheter platziert und der vorübergehende Herzkreislaufstillstand durch **Adenosin** induziert werden. Da die Wirkung von Adenosin variabel ist, wird mit 0,5–1,0 mg/kg Adenosin getestet, um einen Stillstand von 20–60 s zu erreichen. Für

den Fall eines prolongierten Herz-Kreislauf-Stillstands wird dem Patienten eine Chandler-Sonde gelegt, diese wird ebenfalls vor Adenosingabe getestet
- bei einer **Hybridoperation** wird eine endovaskuläre Ausschaltung des Aneurysmas mit einem viszerorenalen Debranching kombiniert. Alternativ kann das thorakale Aneurysma total endovaskulär mit gebranchten und fenestrierten Spezialprothesen versorgt werden
- Frühkomplikationen nach Anlage eines TEVAR sind neurologische Schäden wie z. B. durch gelöste Gefäßplaques, die spinale Ischämie durch Ausschaltung der Interkostalarterien und das akute Nierenversagen. Spätfolgen sind Endoleckagen (weiteres Einströmen von Blut in den Aneurysmasack), Stentgraftmigrationen/-kollaps und Stentgraftfrakturen. Derzeitige Prothesen habe eine Lebensdauer von ca. 10 Jahren

22.4.1.3 Rupturiertes AAA (Notfalloperation)

Es darf keine Zeit mit Vorbereitungsmaßnahmen verloren werden und der Patient muss so schnell wie möglich in den Operationssaal. Oft ist hier nur die Abklemmung der Aorta lebensrettend
- sofortige und adäquate Volumensubstitution (mehrere i. v.-Zugänge) am besten mit blutgruppengleichen EK (unter Überwachung und Aufrechterhaltung einer suffizienten Atmung, sowie der Herz- und Kreislauffunktion)
- nach Möglichkeit wird die Narkose erst im Operationssaal eingeleitet, und zwar erst dann, wenn der Operateur gewaschen am Tisch steht, da es nach der Narkoseeinleitung durch den Verlust des Muskeltonus zu einer weiteren Zunahme der Blutung kommen kann
- **Cave:** Bei der Narkoseeinleitung muss man auf eine Aspiration vorbereitet sein
- infolge des verminderten HZV sollten jedoch die i. v.-Narkotika nur in geringer Dosis und langsam verabreicht werden.

Nach Intubation wird der Patient mit 100 % O_2 beatmet
- Massivtransfusionssystem bereithalten
- erweitertes Monitoring, sobald die Aorta abgeklemmt und der Kreislauf einigermaßen stabilisiert ist

▪ Postoperative Komplikationen

Die wichtigsten postoperativen Frühkomplikationen bzw. Funktionsstörungen sind:
- Ileus, Ischämie der A. mesenterica inferior, Darmischämie
- Hypertonie, Herzrhythmusstörungen, Myokardischämie, Myokardinfarkt (die hohe Koinzidenz von arteriosklerotischen Herzerkrankungen mit einem AAA erklärt die Häufigkeit postoperativer Arrhythmien, Herzversagen und Herzinfarkt)
- respiratorische Insuffizienz
- akutes Nierenversagen (postoperative Niereninsuffizienz) ist besonders dann zu erwarten, wenn intraoperativ die Nierenperfusion gestört war. Prophylaktisch ausreichendes Flüssigkeitsangebot, ggf. Diuretika

> ⓘ **Cave**
> Die Abklemmzeit der Aorta erhöht das Risiko schwerwiegender Komplikationen im postoperativen Verlauf erheblich, ebenso eine bestehende KHK.

22.4.2 Thorakoabdominelles Aortenaneurysma (TAAA) und thorakales Aortenaneurysma (TAA)

▪ Einteilung der Aortenaneurysmen (◻ Tab. 22.1)

Je nach Höhe des Aneurysmas/Dissektion ist auch der Einsatz der HLM notwendig. Typ I und II nach DeBakey werden mit HLM, Typ III ohne HLM in linksseitiger Thorakotomie durchgeführt.

■ **Tab. 22.1** Einteilung der Aortenaneurysmen nach De Bakey		
Typ nach De Bakey	**Beginn**	**Mögliche Ausdehnung**
I	Aorta ascendens (evtl. mit Aortenklappeninsuffizienz)	Bifurkation (70 %)
II	Aorta ascendens (evtl. mit Aortenklappeninsuffizienz)	bis proximal der A. subclavia dextra
IIIa	distal der A. subclavia sinistra	oberhalb des Zwerchfells
IIIb	distal der A. subclavia sinistra	Bifurkation bzw. Aa. iliacae

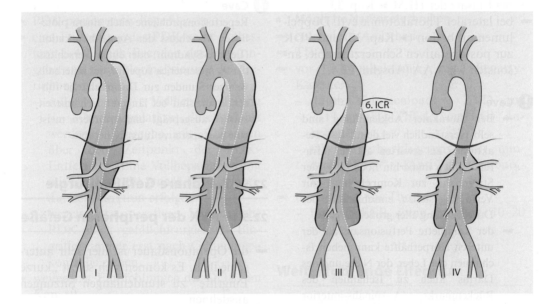

■ **Abb. 22.1** Einteilung der Aortenaneurysmen nach Crawford

■ **Einteilung der Aortenaneurysmen nach Crawford (■ Abb. 22.1)**

■ **Mortalität der Aortendissektion**
— 90 % in den folgenden 3 Monaten, davon 20 % in den ersten 24 h und 60 % in der ersten Woche (Typ I DeBakey hat schlechtere Prognose)

■ **Mögliche Komplikationen**
— Perikarderguss (5–20 % der Fälle) mit ggf. klinischen Zeichen der Perikardtamponade
— Aortenklappeninsuffizienz (bis zu 75 % bei Typ-I- oder -II-Dissektion und bis zu 10 % bei Typ III)
— Kontraktilitätsstörungen bei Infarzierung bzw. Einbeziehung der Koronarien (1–6%)
— Nieren-, Leber- und Darmischämien

■ **Präoperatives Management**
— **hämodynamische Stabilisierung**: Blutdrucksenkung mittels NO-Donatoren (z. B. Nitroprussidnatrium: Nachlast ↓, schneller Wirkungseintritt, kurze Wirkdauer; ► Kap. 6 „kontrollierte Hypotension") →

Anästhesie in der Urologie

Cornelius Busch, Michael Heck und Michael Fresenius

Inhaltsverzeichnis

23.1 **Vorbemerkungen/Grundsätze – 508**

23.2 **Besonderheiten bei speziellen Eingriffen – 508**
23.2.1 Transurethrale Elektroresektion der Prostata (TUR-Prostata) – 508
23.2.2 Transurethrale Elektroresektion der Blase (TUR-Blase) – 508
23.2.3 Ureterorenoskopie (URS) – 509
23.2.4 Perkutane Nephrolitholapaxie – 509
23.2.5 Tumorchirurgie (radikale Prostatektomie/Zystektomie, Neoblase, Ileumconduit, Tumornephrektomie) – 509
23.2.6 Roboterassistierte laparoskopische Prostatektomie – 509
23.2.7 Retroperitoneale Lymphadenektomie – 510
23.2.8 Nierentransplantation (NTPL) – 510
23.2.9 Extrakorporale Stoßwellenlithotripsie (ESWL) – 511
23.2.10 HIFU („high intensity focused ultrasound") – 511
23.2.11 Anästhesie bei Querschnittsgelähmten – 511
23.2.12 Kinderurologische Eingriffe – 512

Weiterführende Literatur – 512

© Springer-Verlag GmbH Deutschland, ein Teil von Springer Nature 2023
M. Heck et al. (Hrsg.), *Repetitorium Anästhesiologie*, https://doi.org/10.1007/978-3-662-64069-2_23

23.1 Vorbemerkungen/Grundsätze

- sehr häufig alte Patienten mit entsprechenden Vor-, Begleiterkrankungen: die Patienten sind häufig Hypertoniker, relativ hypovoläm und haben eine eingeschränkte kardiale Funktion (vermindertes HZV mit entsprechend längerer Kreislaufzeit) → daher vorsichtige Dosierung der Hypnotika, besonders bei der Narkoseeinleitung
- auch häufig Kinder zu diagnostischen Eingriffen oder Missbildungen im Urogenitaltrakt, aber auch Querschnittsgelähmte zu Eingriffen an den ableitenden Harnwegen
- grundsätzlich sind alle Anästhesietechniken möglich:
  - balancierte Anästhesie
  - TIVA mit Propofol- und Remifentanil-Perfusor
  - häufig Regionalanästhesien (SPA, PDA, Kaudalanästhesie) möglich
- zur Relaxierung eignen sich kürzer wirkende nichtdepolarisierende Muskelrelaxanzien (ndMR) besonders (z. B. Mivacurium, Atracurium, Rocuronium)
- besondere Lagerungen:
  - Steinschnittlage
  - modifizierte Steinschnittlage
  - Nierenlagerung (überstreckte seitliche Lagerung)

23.2 Besonderheiten bei speziellen Eingriffen

23.2.1 Transurethrale Elektroresektion der Prostata (TUR-Prostata)

- besonderes Monitoring:
  - rückläufige Braunüle für Elektrolytkontrollen

- evtl. Atemalkoholmessung, wenn Spüllösung mit Ethanolzusatz verwendet wird
- mögliche Anästhesietechniken:
  - balancierte Anästhesie
  - TIVA mit Propofol- und Remifentanil-Perfusor
  - SPA, PDA (bevorzugt SPA bis Th10, da die sakralen Segmente bei der PDA oft ungenügend geblockt werden). Beim wachen Patienten Warnsymptome für TUR-Syndrom erkennbar
- **Cave**: größere Blutverluste können durch Spüllösung leicht verkannt werden!
- Greenlight-Laser: Durch Vaporisation und Koagulation beim Abtragen des Gewebes durch den Laser weniger Komplikationen durch Blutung oder Einschwemmung

> ❗ **Cave**
> TUR-Syndrom (▶ Kap. 57)!

23.2.2 Transurethrale Elektroresektion der Blase (TUR-Blase)

- selten TUR-Syndrom, da keine größeren Venen eröffnet werden, jedoch ↑ Gefahr der Blasenperforation (elektrische Stimulation des N. obturatorius)
- mögliche Anästhesietechniken:
  - balancierte Anästhesie
  - TIVA mit Propofol- und Remifentanil-Perfusor
  - bei Allgemeinanästhesie gute Muskelrelaxierung
  - SPA, PDA (bevorzugt SPA bis Th10, da die sakralen Segmente bei der PDA oft ungenügend geblockt werden)
  - evtl. zusätzlich Obturatoriusblockade (ggf. unter Ultraschallkontrolle um beide Äste zu erreichen) → Vermeidung der Oberschenkeladduktion während der Resektion

23

23.2.3 Ureterorenoskopie (URS)

- mögliche Anästhesietechniken:
  - balancierte Anästhesie
  - TIVA mit Propofol- und Remifentanil-Perfusor
  - SPA, PDA oder CSE bis Th10, besonders wenn anschl. ESWL geplant: PDK sinnvoll

23.2.4 Perkutane Nephrolitholapaxie

- Bauchlage
- mögliche Anästhesietechniken:
  - balancierte Anästhesie
  - TIVA mit Propofol- und Remifentanilperfusor

❶ Cave

Pleura-, Peritonealverletzung (Thoraxröntgen postoperativ!)

23.2.5 Tumorchirurgie (radikale Prostatektomie/ Zystektomie, Neoblase, Ileumconduit, Tumornephrektomie)

- spezielle Lagerungen (Nierenlagerung, modifizierte Steinschnittlage) und lange Operationsdauer
- erweitertes Monitoring (Arterie, ZVK, DK, MS, großlumige venöse Zugänge, Temperatursonde)
- laparoskopische radikale Prostatektomie (z. B. roboterassistierte minimalinvasive Prostatektomie mit dem DaVinci-System) birgt aufgrund der steilen Trendelenburg-Lagerung potenziell Probleme (Lagerungsschäden; Larynxödem, insbesondere bei Volumenüberladung; schlechter Zugang zu den i. v.- und Atemwegen nach Operationsbeginn; unbemerkte Hypovolämie durch Blut-ansammlung außerhalb des Sichtfelds bei zunächst stabilem Kreislauf, ZNS-Schäden durch Stauung beim venösen Abfluss oder gleichzeitiger Karotisstenose)

- mögliche Anästhesietechniken:
  - balancierte Anästhesie
  - evtl. in Kombination mit PDK
  - CSE (bis Th6/8) theoretisch möglich, jedoch unangenehme Lagerung und lange Operationsdauer

Gefahren der Tumorchirurgie

- Einschwemmung von Fibrinolyseaktivatoren aus Prostata (Urokinase), ggf. Gabe von Tranexamsäure (Cyclokapron)
- Gefahr der Luftembolie bei Eröffnung großer Prostatavenengeflechte
- rasche größere Blutverluste möglich (z. B. Prostatavenen, Nierenpol, Tumorzapfen in V. cava)
- Zwerchfelleröffnung bei Nephrektomie möglich → Pneumothorax (→ Thoraxröntgen postoperativ!)
- bei allen Blaseneingriffen Urinausscheidung nicht messbar! (Volumensteuerung mittels ZVK durch Lagerung ebenso nicht verwertbar)
- Behinderung des venösen Rückflusses (V. cava-Kompressionssyndrom) bei Nierenlagerung durch Ballon möglich
- Störung des Ventilations-Perfusions-Verhältnisses mit Ausbildung von Atelektasen der unten liegenden Seite (→ Thoraxröntgen postoperativ, evtl. Nachbeatmung notwendig!)

23.2.6 Roboterassistierte laparoskopische Prostatektomie

Die roboterassistierten Operationen in der Urologie finden zunehmend breite Anwendung. Vorteile sind eine verbesserte Sicht durch dreidimensionale Darstellung, bessere Beweglichkeit durch mehr Freiheitsgrade der Roboterarme im Gegensatz zur herkömmlich laparoskopischen Operation, Überlagerung mit radiologischen oder Immunfluoreszenzbildern sowie Schonung von umliegenden Organen und Strukturen. Dadurch wird eine deutlich atraumatischere, blutärmere Operation ermöglicht sowie eine Nerve-sparing-Technik zum Erhalt der sexuellen Funktion erleichtert.

■ **Anästhesiologische Besonderheiten**
- Einfluss des Kapnoperitoneums und Kopftieflage ▶ Kap. 36
- zur Prostatektomie mit Roboter ist eine noch deutlich extremere Kopftieflage notwendig
- Beachten von patientenassoziierten Kontraindikationen, wie schwere Herzinsuffizienz, höhergradige KHK oder Karotisstenose, höhergradige COPD, bekannte Blutungsneigung etc.
- bei eintretender Reanimationssituation müssen erst alle Roboterarme diskonnektiert werden, bevor eine Entlagerung zur suffizienten Herzdruckmassage möglich ist
  - → Zeitverlust
  - → Parkplatz des Roboters sollte intraoperativ immer frei sein, um eine schnellstmögliche Entkoppelung zu ermöglichen
- Ausstattung großlumige Zugänge, Arterie, DK, MS, Temperatursonde, ggf. INVOS
- teils extreme Kopftieflagerung → **Cave**: Lagerungsschäden, besonders sorgfältige Sicherung der Atemwege, da bei Schwellungen in Kopftieflage ein schwieriger Atemweg drohen kann → Kontraindikationen: höhergradige KHK oder COPD
- präoperativ Karotisdoppler empfohlen, um Perfusionsstörungen bei Lagerung zu vermeiden
- bei Lagerung z. T. hypertensive Phasen, bei Entlagerung dagegen Hypotension möglich
- lungenprotektive Beatmung z. T. nicht möglich

❶ Cave

Extubation bei wenig ödematöser Einlagerung in Kopf-/Halsbereich, bei zu starker Schwellung kurze, postoperative Nachbeatmung bis präorbitales Ödem reduziert

23.2.7 Retroperitoneale Lymphadenektomie

- erweitertes Monitoring (Arterie, ZVK, DK, MS, großlumige venöse Zugänge, Temperatursonde)
- Kapnometrie bei laparoskopischer Lymphadenektomie wegen CO_2-Insufflation besonders wichtig

❱ Wenn bei Hodentumoren präoperativ eine Chemotherapie mit Bleomycin durchgeführt wurde, ist die F_iO_2 so gering wie möglich zu halten. (Bleomycin → Bildung von Superoxidionen mit membranschädigendem Effekt [Lungenfibrose] bei zu hoher F_iO_2 → F_iO_2 ≤0,3, wenn möglich).

23.2.8 Nierentransplantation (NTPL)

- häufige Begleiterkrankungen: renale Hypertonie und Anämie, Perikarditis
- Hämodialyse vor NTPL, danach evtl. Elektrolytstörungen, Hypovolämie
- mögliche Anästhesietechniken (▶ Kap. 43):
  - balancierte Anästhesie mit Propofol, Fentanyl, Sevofluran
  - zur Muskelrelaxierung Atracurium oder Rocuronium möglich, kein Succinylcholin (besonders wenn K^+ >5,5)
  - postoperativ Extubation anstreben
- Monitoring: ZVK (V. jugularis interna oder V. subclavia, nicht peripher!), DK, MS, Temperatursonde, großlumiger venöser Zugang (V. jugularis externa)

❯ Besonders steriles Vorgehen ist gefordert (erhöhte Infektionsgefahr), arterielle Blutdruckmessung vermeiden (Schonen des Shunts) sowie Schonung peripherer Venen für evtl. weitere Shuntanlage.
  ▬ spezielle Maßnahmen:
    – Diltiazem- und Furosemid-Perfusor nach Absprache mit Operateur
    – präoperativ: ATG, Azathioprin (Imurek), Methylprednisolon (Urbason), Immunglobuline gegen Cytomegalie (Cytotect)

❗ **Cave**
  ▬ Shuntarm in Watte einwickeln und besonders vorsichtig lagern, keine venösen Zugänge, Arterie nur wenn unbedingt notwendig, postoperative Überprüfung des Shunts
  ▬ Auch anderen Arm möglichst schonen, da bei Transplantatabstoßung und Shuntinsuffizienz dieser benötigt wird!

23.2.9 Extrakorporale Stoßwellenlithotripsie (ESWL)

▬ mögliche Anästhesietechniken:
  – Analgosedierung oder
  – TIVA mit LAMA um Husten und Bewegung des Patienten zu vermeiden
  – PDA bis Th6–10 mit PDK, besonders wenn Steinreposition notwendig (DJ-Einlage, URS)

23.2.10 HIFU („high intensity focused ultrasound")

▬ häufig Seitenlage
▬ mögliche Anästhesietechniken:
  – balancierte Anästhesie
  – TIVA mit Propofol- und Remifentanil-Perfusor

– Analgosedierung
– Vorzugsweise lumbale PDA oder CSE, um eine Mithilfe bei der Lagerung zu ermöglichen, dies kann Lagerungsschäden reduzieren (Temperaturmessung; selten Blutungen)
– im Vorfeld des Eingriffs wird üblicherweise eine TUR-P in SPA durchgeführt, um einen Harnverhalt bei postoperativer ödematöser Schwellung der Prostata zu vermeiden

23.2.11 Anästhesie bei Querschnittsgelähmten

▬ zur besseren Lagerung (oft bestehende Spastik) und Unterdrückung spinaler Reflexe sind Eingriffe am Urogenitalsystem auch unterhalb des Querschnittniveaus unter Anästhesie sinnvoll, da Stimuli unterhalb des Querschnittniveaus (besonders S2–4) zu einer **autonomen spinalen Hyperreflexie** führen können → massive sympathische Stimulation unterhalb der Läsion und parasympatische Stimulation oberhalb der Läsion → exzessiver RR ↑ und Bradykardie (je höher der Querschnitt, desto ausgeprägter)
▬ mögliche Anästhesietechniken:
  – balancierte Anästhesie
  – Regionalanästhesie (SPA, PDA, CSE) nach Dokumentation des neurologischen Status möglich, Anästhesiehöhe oft schwierig festzustellen

❗ **Cave**
Bei Muskelrelaxanzien:
  ▬ kein Succinylcholin (→ K^+↑), außer in der Akutphase nach Trauma
  ▬ ndMR sind prinzipiell möglich, jedoch teilweise Resistenz möglich
  ▬ postoperativ je nach Querschnittshöhe vermehrte Atemtherapie notwendig

23.2.12 Kinderurologische Eingriffe

- mögliche Anästhesietechniken:
  - balancierte Anästhesie
  - je nach Operationsdauer Maskennarkose, Larynxmaske oder ITN möglich
- in der Regel kombiniert mit Sakralblock, bei Zirkumzision evtl. auch Peniswurzelblock

Weiterführende Literatur

Kiss T, Bluth T, Heller A (2012) Anästhesie bei endourologischen und roboterassistierten Eingriffen. Der Anästhesist 61:733–747

Anästhesie in der Gynäkologie und Geburtshilfe

Michael Fresenius, Michael Heck und Cornelius Busch

Inhaltsverzeichnis

24.1   **Physiologische Veränderungen in der Schwangerschaft – 515**

24.2   **Anästhesie und Uterusaktivität – 516**
24.2.1   Inhalationsanästhetika – 516
24.2.2   i.v.-Anästhetika – 517
24.2.3   Lokalanästhetika – 517
24.2.4   Vasopressoren – 517
24.2.5   Oxytocin (Syntocinon) – 517
24.2.6   Methylergometrin (Methergin) – 518
24.2.7   β-Rezeptorenstimulatoren (Tokolytika) – 518

24.3   **Wirkung von Pharmaka auf den Fetus – 519**
24.3.1   Barbiturate – 519
24.3.2   Ketamin – 519
24.3.3   Opioide – 519
24.3.4   Benzodiazepine – 520
24.3.5   Neuroleptika – 520
24.3.6   Inhalationsanästhetika – 520
24.3.7   Muskelrelaxanzien – 520
24.3.8   Lokalanästhetika – 520

24.4   **Maternale Sterblichkeit in den Industriestaaten – 521**
24.4.1   Entwicklung in den letzten Jahrzehnten – 521
24.4.2   Risikopatientinnen in der Geburtshilfe – 522

© Springer-Verlag GmbH Deutschland, ein Teil von Springer Nature 2023
M. Heck et al. (Hrsg.), *Repetitorium Anästhesiologie*, https://doi.org/10.1007/978-3-662-64069-2_24

24.4.3   Übergewichtige/adipöse Schwangere – 522

24.4.4   Reanimation der Schwangeren – 523

24.5   Aufklärung in der Geburtshilfe – 523

24.6   Der normale Geburtsverlauf – 524

24.6.1   Drei Phasen – 524

24.6.2   Blutverlust während der Geburt – 524

24.6.3   HZV – 524

24.7   Sectio caesarea – 524

24.7.1   Sectio in Allgemeinanästhesie – 525

24.7.2   Sectio in Spinalanästhesie – 529

24.7.3   Sectio in Periduralanästhesie – 532

24.7.4   Analgesiemanagement im Rahmen der Sectio – 532

24.8   Analgesie im Kreißsaal – 533

24.8.1   Intravenöse Analgesieverfahren – 533

24.8.2   Inhalation von Lachgas – 533

24.8.3   Rückenmarknahe Analgesieverfahren – 534

24.8.4   Methodik PDA – 536

24.9   Anästhesie während der Schwangerschaft – 536

24.9.1   Probleme – 536

24.9.2   Anästhesiologisches Management – 537

24.10   Hypertensive Schwangerschaftserkrankungen und peripartale Komplikationen – 538

24.10.1   Schwangerschaftsinduzierter Hypertonus (SIH) – 538

24.11   Präeklampsie – 540

24.11.1   Eklampsie – 541

24.11.2   HELLP-Syndrom – 541

24.11.3   Anästhesiologisches Management – 542

24.11.4   Fruchtwasserembolie („Amnioninfusionssyndrom") – 542

24.11.5   Uterusruptur – 542

24.12   Postpartale Blutung (PPH) – 543

Weiterführende Literatur – 548

24.1 Physiologische Veränderungen in der Schwangerschaft

■ **Respiration**

Veränderungen ab der 8.–10. SSW:

- **AMV** ↑≈**50 % bis zum Entbindungstermin** (≈V_T ↑ 40 %, Frequenz ↑ ≈10 %) (atemstimulierende Progesteronspiegel)
- **FRC** ↓≈**20** % Residualvolumen (RV) ≈20 % ↓
- **Hyperventilation** kompensiert einen erhöhten VO_2 (≈20 % durch↑ Atemarbeit, ↑ HZV) →
- p_aCO_2 = 32–34 mmHg
- p_aO_2 = 106 mmHg → nach 30 s → Hypoxämie mit p_aO_2 = 50–60 mmHg, (da FRC ↓, VO_2 ↑)
- chronisch respiratorische **Alkalose (pH ≈7,44)**
- Linksverschiebung der O_2-Bindungskurve (bessere maternale O_2-Abgabe)
- **Schleimhäute** geschwollen und gerötet (hormonell bedingte Wassereinlagerung und ↑ Kapillardurchblutung) – **Cave:** Blutungsgefahr und schwierige Intubation!
- Zwerchfellhochstand (≈4 cm)
- MAC ↓ (30–40 %)
- schnelleres An- und Abfluten von Inhalationsanästhetika durch AMV ↑ und FRC ↓

■ **Herz/Kreislauf**

- HZV ↑ ≈35–45 % (HF ↑ ≈10–15 %, SV ↑ ≈30 %) → LV-Hypertrophie
- SVR ↓ ≈20 % → arterieller RR ± → besonders diastolischer RR ↓
- Blutvolumen ↑ (≈35 %) (Plasmavolumen ↑ ≈30–40 %, Erythrozytenzahl ↑ ≈10–15 %)
- → Hämodilution (Hk ↓ ≈10–15 % auf ≈33, Hb ≈11) → Viskosität ↓ ≈12 % und evtl. Dilutionsthrombopenie → verbesserte Gewebsperfusion, Schutz vor postpartaler Hypovolämie
- **aortokavales Kompressionssyndrom** (≈10 % der Schwangeren) ab 20. SSW
- Herzrhythmusstörungen in 2–4 %;
  - bei klinischer Relevanz: β_1-Rezeptorenblocker (Metoprolol 1–5 mg i. v. oder Beloc zok mite 2×1 Tbl. p.o.);
  - bei SVT Adensosin (Adrekar) schneller Bolus 6–12 mg i.v.;
  - bei VTs Ajmalin (Gilurytmal) 25–50 mg langsam i.v.; kein Amiodaron!

■ **Gerinnung**

- Thrombozytenzahl meist unverändert, Funktion evtl. leicht verbessert
- **Gesteigerte Produktion der Faktoren** VII, VIII, X und XII (+20–1000 %) und des von Willebrand-Faktors (vWF) ≈+400 %
- Anstieg des Fibrinogenspiegels (FI) auf 400–600 mg/dl im letzten Schwangerschaftsdrittel (Norm: 150–450 mg/dl) → **Hyperkoagulabilität** (schützt gegen Blutverluste, aber thrombembolische Komplikationen ↑)

Anmerkung: Fibrinogenwerte **<200** mg/dl scheinen mit einer erhöhten peripartalen Blutungswahrscheinlichkeit einherzugehen!
- FV-Konzentration ↑ (bis zum 3. Trimenon wieder Normalwerte)
- Protein-S- Spiegelreduktion und Protein-C-Resistenz → Gefahr der tiefen Venenthrombose (5- bis 6-fach ↑)
- fibrinolytische Aktivität primär ↓, unter Geburt und postpartal jedoch ↑↑ (Plasminogenaktivatoren aus dem Uterusgewebe)

24

- Anstieg von Thrombin-Antithrombin-Komplex (TAT), Fibrinmonomeren (FM) und D-Dimeren

■ **Plasmaproteine**
- Gesamtprotein ↑, wegen Hämodilution jedoch Plasmakonzentration ↓
- kolloidosmotischer Druck ↓ ($\approx$14 %) → allgemeine Ödemneigung und Gefahr des Lungenödems bei zusätzlicher Volumenbelastung
- **Cholinesterase Aktivität** ↓$\approx$**40 %** (durch Dilution), meist jedoch ausreichend

■ **Magen-Darm-Trakt**
- **Regurgitationsgefahr** ↑↑ (ab 16. SSW), da
  - Magenachse von vertikal nach horizontal verlagert
  - **intraabdomineller und intragastraler Druck** ↑
  - **Tonus und Motilität** des Magens und des gastroösophagealen Sphinkters ↓ aufgrund des erhöhten Progesterons (Schmerz, Angst, Sedativa, Opioide → begünstigen verminderte Magenentleerung)

■ **Niere**
- renaler Blutfluss (RBF) und glomeruläre Filtrationsrate (GFR) ↑ ($\approx$60 %) → Urinproduktion ↑ → Pharmakokinetik von renal eliminierten Substanzen ↑
- Renin- und Aldosteronspiegel ↑ → Natrium und Wasserretention
- Harnstoff- und Kreatinin im Serum ↓
- Plasmaosmolarität ↓
- Glukose und Proteinpermeabilität ↑

■ **Uteroplazentarer Kreislauf**
- **Uterusdurchblutung** (UBF) bei Geburt $\approx$500–700 ml/min (10 % des HZV)
- keine autonome Regulationsmöglichkeit
- keine Autoregulation der uterinen Gefäße → plazentare Durchblutung ist abhängig vom mütterlichen, arteriellen Blutdruck

- Weitstellung der Gefäße durch lokale Ausschüttung von Prostazyklinen und NO
- reduzierte Reagibilität der Gefäße auf Vasokonstriktoren aufgrund von hormonellen Umstellungen
- negative Beeinflussung der Durchblutung durch:
  - Schmerz
  - Uteruskontraktionen
  - Überstimulation mit Oxytocin
  - Hyper- und Hypotonie, Hypovolämie
  - vasoaktive Substanzen (α-Sympathomimetika, Katecholamine)
  - Nikotinabusus (chronischer Abusus: small baby)

■ **Periduralraum**
- kleiner Periduralraum
- aufgelockerte Bänder
- infolge erhöhtem intraabdominellen Druck und V.-cava-Kompression kommt es zur Zunahme des Blutflusses über den inneren vertebralen Venenplexus → Dilatation der Venen mit erhöhter Gefahr der blutigen Punktion und akzidentellen intravasalen Lokalanästhetikainjektion bei der PDA!

24.2 Anästhesie und Uterusaktivität

Uterusaktivität: Montevideo-Einheit = Kontraktionen mal Druckanstieg in der Fruchtblase in mmHg pro 10 min

24.2.1 Inhalationsanästhetika

- dämpfende Wirkung beginnt ab 0,5 MAC
- ab 0,8–0,9 MAC Reaktion auf Oxytocin unterdrückt!
- hohe Konzentration → Gefahr der atonischen Uterusblutung
- Lachgas: kein Einfluss auf Uterusaktivität

24.2.2 i.v.-Anästhetika

- Barbiturate: kein Einfluss
- Opioide: Morphin und Pethidin in klinischen Dosen kein Einfluss, in hohen Dosen ↓ Aktivität in der Eröffnungsperiode
- Ketamin: <1,1 mg/kg Einfluss gering; 1,3–2,2 mg/kg ↑ Aktivität, >2,2 mg/kg → Tonus ↑ (40 %) → bei Gesamtdosis von 75–100 mg kurzfristig ↑ Aktivität
- Benzodiazepine/Neuroleptika: kein Einfluss auf Uterusaktivität

24.2.3 Lokalanästhetika

- Aminoamide
  - Lidocain (Xylocain), Mepivacain (Scandicain, Meaverin) in PDK können für 10–15 min die Stärke der uterinen Kontraktion vermindern
  - bei Bupivacain (Carbostesin) geringer ausgeprägt
- Aminoester
  - Chlorprocain (Ampres) wegen schneller CHE-Spaltung kein Einfluss
  - LA mit Adrenalinzusatz → ↓ Aktivität des Uterus (dosisabhängig)

24.2.4 Vasopressoren

- **Cafedrin/Theodrenalin (Akrinor); β-Stimulation** und Anstieg des cAMP → HZV ↑ und SVR; **keine Alpha-Komponente**, Hauptmetabolit ist Norepinephrin; NW: leichte Tachykardie → geringe Beeinträchtigung der Uterusdurchblutung
- **Ephedrin (hameln oder Meduna-Injektionslsg.)** 5–10 mg i.v.; β_1-adrenerge Wirkung → HZV ↑ und Noradrenalinfreisetzung aus sympathischen Nervenendigungen → indirekte Vasokonstriktion; NW: mütterliche Tachykardien, überschießende Hypertonien, erhöhte Rate an kindlichen Hypertonien und kindlichen metabolischen Azidosen
- **Phenylephrin** (Biorphen) 50–100 µg Boli i.v. Dauerinfusion 25-100-(180) ug/**min.** reines α_1-Sympathomimetikum mit Vasokonstriktion → MAP ↑; NW: mütterliche reflektorische Bradykardie
- **in der S1-Leitlinie aus dem Jahr 2020** wird Noradrenalin (starke α-agonistische Komponente bei schwacher β-adrenerger Komponente) als gute Alternative zu Cafedrin/Theodrenalin (Akrinor; 2:8 Verdünnung) in einer 1:100-Verdünnung empfohlen! Die ED_{90} beträgt 6 µg als Bolus

24.2.5 Oxytocin (Syntocinon)

- 1 Amp. à 1 ml = 3/10 IE
- 3 IE als KI i. v.; evtl. 40 IE in 500 ml Infusionslösung über 30 min bei postpartaler Uterusatonie mittels Infusomat

- **Indikationen**
- zur Geburtseinleitung, bei Wehenschwäche
- Kürettage
- Sectio caesarea

- **Wirkmechanismus**
- bindet an seinen Rezeptor und stimuliert die deziduale Prostaglandinsynthese

- **Nebenwirkungen**
- Tachykardie
- arterielle **Hypotonie** (MAP ↓ durch Vasodilatation)
- Rhythmusstörungen und myokardiale Ischämien (29 % ST-Streckenveränderung)
- Myokardinfarkt (4,5 % Troponin-Erhöhungen)
- Übelkeit, Erbrechen, Kopfschmerz, Flush
- **Cave**: Patientinnen mit Kardiomyopathie, Klappenfehler (Aortenstenose!), Hypovolämie, (postpartale Blutung!)

24

24.2.6 Methylergometrin (Methergin)

— 1 Amp. à 1 ml = 0,2 mg i. v.

■ **Indikationen**
— Uterusblutungen nach Plazentaablösung
— Kürettage

■ **Nebenwirkungen**
— Tachykardie
— arterielle Hypertonie
— Herzrhythmusstörungen und Koronarspasmen, Myokardinfarkt mit Todesfällen
— Flush, Kopf- und Brustschmerzen, Übelkeit, Erbrechen

■ **Kontraindikationen**
— arterieller Hypertonus
— Präeklampsie, Eklampsie
— ischämische Gefäßerkrankungen (pAVK, KHK)
— schwere Leber- und Niereninsuffizienz
— Sepsis

Anmerkung: Methylergometrin wird aktuell zur Therapie von peripartalen Blutungen nicht mehr empfohlen! (◘ Tab. 24.7)

24.2.7 β-Rezeptorenstimulatoren (Tokolytika)

■ **Indikation**
— Reduktion des Uterustonus
— **i.v.-Tokolyse:** β₂**-Agonist:** Fenoterol (Partusisten)
  – 1 Amp. à 10 ml = 0,5 mg
  – **Dosis:** 0,5–3 µg/min, z. B. 2 Amp. Partusisten à 0,5 mg in 500 ml Glukose 5 % mit 30 ml/h = 1,0 µg/min
  – **Bolus:** 10–20 µg (2 ml = 0,1 mg auf 10 ml NaCl 0,9 %, davon 1–2 ml)

■ **Nebenwirkungen**
— ↓ Uterusaktivität + β_1-NW
— **HF ↑ (≈20 %)** [Fenoterol + Metoprolol (Beloc) → geringer HF-Anstieg]
— **arterieller Blutdruck ↓** (durch SVR ↓)
— **HZV ↑**
— PAP (↑)
— renale Durchblutung + GFR ↓, ADH + Renin ↑ → **Wasserretention**
— **Lungenödem** → daher **Flüssigkeitsbilanzierung** bei längerer kontinuierlicher Tokolyse

---

Allgemeinanästhesie und PDA unter Tokolyse
— besonders gefährdet, wenn Tokolyse erst in den letzten 3 Tagen begonnen wurde
— vorsichtige Flüssigkeitszufuhr und Bilanzierung möglichst mit ZVK
— kein Atropin bei Narkoseeinleitung → HF ↑↑
— in den ersten 24 h postoperativ negative Bilanz anstreben

■ **Plazentapassage (◘ Tab. 24.1)**
Nach dem Fick-Diffusionsgesetz:

$$\frac{Q}{t} = \frac{K \times F \times (C_m - C_f)}{D}$$

C_m	Konzentration im mütterlichen Blut
C_f	Konzentration im fetalen Blut
K	Konstante
F	Fläche
D	Dicke (2–6 µm)

ist die Plazentapassage im Wesentlichen vom Konzentrationsgradienten (C) abhängig. Die Plazentapassage ist auch abhängig von Reife der Plazenta (Epithel des Tropho-

◘ **Tab. 24.1**   Plazentapassage

gute Plazenta-passage	lipophile Substanzen	die meisten Pharmaka (MG 250–500) z. B. Barbiturate, Ketamin, Opioide, Benzodiazepine, Neuroleptika, Inhalationsanästhetika, Lokalanästhetika, Atropin, Marcumar (MG 280), orale Antidia-betika (MG 250–500)
	wenig ionisiert (in physiologischem pH)	
	geringe Protein-bindung	
	MG <600	
schlechte Plazenta-passage	lipophobe Substanzen	
	stark ionisierte Substanzen	z. B. Succinylcholin, nichtdepolarisierende Muskelrelaxanzien
	hohe Protein-bindung	
	MG >1000 schlecht	z. B. NM-Heparin (MG <10.000, z. B. 4000–5000)
keine Plazenta-passage	MG >6000	z. B. UF-Heparin (MG 6000–25.000) Insulin (MG ca. 6000)

blasten im ersten und letzten Drittel ver-mindert → schnellere Diffusion).

24.3 Wirkung von Pharmaka auf den Fetus

❯ Enzymaktivität ↓↓, Nieren unreif.

24.3.1 Barbiturate

— **rascher Plazentaübertritt**
— max. Konzentration nach 2–3 min, nach 10 min 50 % der Ausgangsdosis
— Nachinjektion von 1/3 → max. Plasma-spiegel

24.3.2 Ketamin

— **rascher Plazentaübertritt**
— **>1 mg/kg→ fetale Depression**
— <1 mg/kg → keine fetale Depression (0,2–0,5 mg/kg)
— Kontraindikation bei Präeklampsie/ Eklampsie, drohender Uterusruptur, er-höhter Hirndruck

24.3.3 Opioide

— **i. v.** rascher Plazentaübertritt → fetale Atemdepression
— Pethidin (Dolantin) <100 mg → neuro-logische Verhaltensänderungen beim

Kind für 3–7 Tage (Metabolit Norpethidin mit langer HWZ von ca. 60 h; ZNS depressiv, Neugeborene holen Defizit aber leicht auf)
- Opioidabhängige Mütter → Atemdepression und Entzug beim Kind

24.3.4 Benzodiazepine

- 2,5–10 mg Diazepam → kein Nachteil auf Feten
- 5 mg Midazolam i.m. nach 3 h keine ZNS-Depression, aber Amnesie bei Mutter (F/M-Ratio 0,15)
- „Floppy-infant-Syndrom": Langzeitbehandlung oder hochdosierte Gabe von Benzodiazepinen (bereits bei >10 mg Diazepam) vor der Geburt → Tonus ↓, Reflex ↓, Hypothermie, Schläfrigkeit, Fütterungsschwierigkeiten, evtl. Atemstillstand

24.3.5 Neuroleptika

- Promethacin/DHB: rascher Plazentaübertritt, in niedriger Dosis kein Einfluss auf Feten

24.3.6 Inhalationsanästhetika

- alle rasche Passage und fetale Depression
- Lachgas >15 min → fetale Depression, durch Diffusionshypoxie → 2 min vor Abnabelung 100 % O_2
- Isofluran <0,75 Vol.-%: keine Depression
- Desfluran <2,5 Vol.-%: keine Depression
- Sevofluran <1,0 Vol.-%: keine Depression

24.3.7 Muskelrelaxanzien

- gering fettlöslich + stark ionisiert, deshalb geringer Plazentaübertritt

- Succinylcholin: geringer Plazentaübertritt <2–3 mg/kg (max. 200 mg), außer bei atypischer CHE, keine Relaxation des Fetus
- nichtdepolarisierende Muskelrelaxanzien: geringer Plazentaübertritt
  - Pancuronium (0,06–0,1 mg/kg)
  - Vecuronium (0,08–0,1 mg/kg)
  - Rocuronium (0,5–0,6 mg/kg)
  - Atracurium (0,3–0,5 mg/kg)
- scheinen alle keine wesentliche Relaxierung des Fetus hervorzurufen; höhere Dosen führen zur Relaxierung

24.3.8 Lokalanästhetika

MG 220–300 → nichtplasmagebundene Anteile sind gut und rasch plazentagängig. Wenige Minuten nach periduraler Applikation Spitzenspiegel bei Mutter und Kind nachweisbar (in hoher fetaler Konzentration → Bradykardie, Dämpfung des ZNS, Störung des neurologischen Verhaltens)

■ Esterartige LA
- rascher Abbau über Cholinesterase im Blut der Mutter → nur geringe Mengen erreichen den Fetus → keine Beeinträchtigung des Fetus
- Chlorprocain (in USA häufig verwendet)
  - Vorteile: schneller Wirkeintritt
  - Nachteile:
    – kurze Wirkdauer: HWZ: Mutter 21 s, HWZ Fet 43 s (unangenehmer schneller und heftiger Schmerzeintritt)
    – neurotoxisch bei subarachnoidaler Injektion (Ursache wahrscheinlich der Natriumbisulfitzusatz, der inzwischen nicht mehr enthalten ist)

■ Amidartige LA
Erscheinen rasch im fetalen Kreislauf. Konzentration abhängig von Dosis und Injektionsort (Kaudalanästhesie ↑).
- plazentare Diffusionsrate unterschiedlich: Konzentration von Etidocain und

Bupivacain im Nabelschnurblut geringer als die von Lidocain und Mepivacain, während die von Prilocain sogar höher als bei der Mutter liegen kann

- **Verhältnis Nabelschnurblut/mütterliches Plasma (UV/M-Ratio):**
  - Bupivacain (Carbostesin): **0,2–0,4**
  - Ropivacain (Naropin): 0,35–0,50
  - Lidocain (Xylocain): 0,5–0,7
  - Mepivacain (Scandicain, Meaverin): 0,7
  - Prilocain (Xylonest): **1,0–1,1!**
  - die Unterschiede sollen auf ihrer unterschiedlichen **Plasmaprotein-bindung** beruhen. Etidocain und Bupivacain >90 %, Lidocain und Mepivacain nur 50–70 %, dies ist jedoch umstritten, da auch Dissoziation eine Rolle spielt. Weitere Faktoren für Übertritt: Gesamtmenge des injizierten LA, Injektionsort (Vaskularisierung)
  - **klinisch wichtig:** niedrigere Proteinbindung im fetalen Blut (α_1-Globulin ↓). Eine fetale Azidose kann durch „**Ion trapping**" die plazentare Passage zurück behindern und so die fetale LA-Konzentration stark erhöhen. Nach intrauteriner Azidosekorrektur reversibel (aufgrund der Eigenschaft der LA pH-abhängig zu dissoziieren und im dissoziierten Zustand besonders gut wasserlöslich zu sein → schlechte Passage)
- **Bupivacain** (Carbostesin): neurologisches Verhalten des Neugeborenen soll nicht beeinträchtigt werden. Abbau wie Lidocain, höhere Plasmaeiweißbindung → niedrigere fetale Blutspiegel, längste Wirkdauer der LA, aber lange Anschlagszeit, HWZ beim Neugeborenen 18–25 h
- **Lidocain** (Xylocain): neurologisches Verhalten des Neugeborenen ungeklärt, Abbau über N-Desalkylierung, Abbaugeschwindigkeit beim NG vergleichbar Erwachsener; kurze Anschlagszeit, aber weniger lipophil und geringere Plasma-

eiweißbindung als Bupivacain → höhere fetale Blutspiegel bei gleichen maternalen Blutspiegeln verglichen mit Bupivacain
- **Mepivacain** (Scandicain, Meaverin): dämpfende Wirkung auf die Muskelfunktion, Abbau über Ringhydroxylierung, die beim Fetus nicht ausgereift ist → kurze HWZ Mutter, HWZ Fetus ca. 9–11 h
- **Prilocain** (Xylonest): dosisabhängige MetHb-Bildung
- **Ropivacain** (Naropin) weniger kardiotoxisch als Bupivacain, geringere motorische Blockade, geringere Lipophilie, die sich in einer z. T. längeren Anschlagszeit bei Verwendung einer 0,2 %igen Lösung zur geburtshilflichen PDA klinisch bemerkbar macht

24.4 Maternale Sterblichkeit in den Industriestaaten

24.4.1 Entwicklung in den letzten Jahrzehnten

Laut Weltgesundheitsorganisation (WHO) geht die mütterliche Sterblichkeit weltweit deutlich zurück (-34 % von 1990–2008). Für die Industrieländer lässt sich in den letzten 20 Jahren jedoch keine deutliche Reduktion der mütterlichen Sterblichkeit nachweisen. Anhand eines britischen Registers, dessen Ergebnis alle 3 Jahre veröffentlicht werden („Saving mother's live"), konnte die maternale Sterblichkeit von 70 Todesfälle pro 100.000 Lebendgeburten in den 1950er-Jahren des letzten Jahrtausends bis Anfang der 1980er-Jahre auf 12 Todesfällen pro 100.000 Lebendgeburten gesenkt werden. Aktuell betrug für den Zeitraum 2010–2012 die mütterliche Sterblichkeit in England 10 Todesfälle/100.000 Geburten!

1/3 der Mütter, die verstarben, starben aufgrund von **direkten** Schwangerschaftsproblemen wie z. B. peripartale Blutung, Thromboembolie, Präeklampsie, Frucht-

24

wasserembolie und Sepsis (**direkte** Sterblichkeit: 3,25 pro 100.000 Schwangerschaften). 2/3 starben aufgrund von Gesundheitsproblem während der Schwangerschaft (**indirekte** Sterblichkeit: 6,87 pro 100.000 Schwangerschaften) wie z. B. Influenza A und B, Herzerkrankungen, neurologische Erkrankungen (Epilepsie und Schlaganfall, etc.), Suizid und Diabetes. Hiervon bestanden bereits vor der Schwangerschaft 75 % (!) dieser Gesundheitsprobleme.

Anzumerken ist, dass jede 4. Schwangere (25 %!), die verstirbt, an einer (spät erkannten) Sepsis verstirbt! Jede Schwangere sollte über einen aktuellen Influenzaschutz verfügen! Die SARS-CoV-2-Viren scheinen für die Schwangere im Vergleich zu Influenzaviren bezüglich der Mortalität nicht von besonderer Bedeutung zu sein!

Die anästhesiebedingte Mortalität bei Schwangeren spielt als **direkte Ursache** eine untergeordnete Rolle (nur **6,5** % aller **direkten** maternalen Todesfälle). Meist lag im Rahmen einer Allgemeinanästhesie die Situation „can't ventilate – can't intubate" mit anschließender Hypoxämie der Patientin vor!

24.4.2   Risikopatientinnen in der Geburtshilfe

Risikopatientinnen in der Geburtshilfe sind Schwangere
- mit einem höheren Lebensalter (**>35** Jahre)
- mit Übergewicht (BMI ≥25) oder Adipositas (BMI ≥30)
- aus Afrika, Asien oder aus der Karibik stammend
- mit einem angeborenen Herzfehler (ca. 1 % aller Schwangeren)
- bei Risikoschwangeren mit den oben genannten Faktoren sowie bei vorzeitigem Blasensprung oder Wehentätigkeit, Diabetes mellitus, präpartaler Blutung, Mehrlingsschwangerschaft sollte der Anästhesist frühzeitig in die Behandlung der Patientin mit eingebunden werden

24.4.3   Übergewichtige/adipöse Schwangere

Die Hälfte aller Todesfälle trat bei übergewichtigen Schwangeren auf! Deren Prävalenz hat in den letzten Jahren in Deutschland und Nordamerika deutlich zugenommen!

- **Prävalenz übergewichtiger/adipöser Schwangeren (◘ Tab. 24.2)**

Probleme bei Schwangeren mit einem **BMI >25**:
- höhere Rate an ovulatorischer **Infertilität** und **fetalen Fehlbildungen**
- Limitierung diagnostischer Möglichkeiten aufgrund z. T. drastischer Sichteinschränkung im Ultraschall
- höhere Rate an **schwangerschaftsinduziertem Hypertonus** (2,5-fach) und für **Eklampsie** (1,6- bis 3,3-fach)
- höhere Inzidenz an **Gestationsdiabetes** (pathol. OGT im 1. Trimenon)
- **Mortalität** und **Rate an fetomaternalen Komplikationen** erhöht:
  - sekundäre Geburtsstillstände
  - Notfall-Sectiones (32,6 vs. 9,3 % n. Perlow)
  - Präeklampsie/Eklampsie/Schulterdystokie

◘ **Tab. 24.2**   Prävalenz übergewichtiger/adipöser Schwangerer (2006)

Prävalenz	Übergewichtige Frauen (BMI ≥25–29,9)	(Stark) adipöse Frauen (BMI ≥30)
Deutschland[1]	42 %	13 %
Nordamerika[2]	56,7 %	30,2 %

[1]Statisches Bundesamt. Pressemitteilung Nr. 227/2006. Immer mehr übergewichtige Frauen
[2]Centers of Disease Control and Prevention (CDC)

- Makrosomie
- Früh- und Todgeburt
- postpartale Blutungen

Konsequenzen für den klinischen Alltag:
- konsequente präpartale Blutzucker- und Blutdruckeinstellung bzw. deren Überwachung
- frühzeitige Anlage einer geburtshilflichen Periduralanästhesie im Kreißsaal → Anlage kann technisch schwierig sein (insbesondere bei Patientinnen mit BMI >40)
- Anlage großlumiger, periphervenöser Zugänge bei einem vorhandenem Risiko für eine postpartale Blutung
- längere postoperative Überwachungsphasen (auch nach SPA) → Normalisierung der reduzierten FRC erst nach der Mobilisierung!
- erhöhte Inzidenz an sekundären Geburtsstillständen mit konsekutiver Sectio caesarea
- höhere Inzidenz an schwierigem Atemwegsmanagement

24.4.4 Reanimation der Schwangeren

Grundsätzlich gelten die BLS- und ALS-Empfehlungen des European Resuscitation Council (ERC) von 2021 bezüglich der Standardreanimation.

Für Schwangere gelten folgende Besonderheiten:
- bei allen Schwangeren, bei denen der Uterus am oder oberhalb des Bauchnabels (Th10) zu tasten ist, muss eine **kontinuierliche manuelle Uteruspositionierung nach links** erfolgen, um eine aortocavale Kompression zu vermeiden. Befindet sich die Schwangere in Linksseitenlage, kann die Qualität der Herzdruckmassage vermindert sein
- die Anlage eines intravasalen Zugangs sollte **oberhalb des Zwerchfells** erfolgen, um eine Behinderung des venösen Abstroms durch den graviden Uterus auszuschließen

- eine **sofortige Hysterotomie/Not-Sectio caesarea** (postmortale Sectio) bei allen Schwangeren mit Fundusstand am/oberhalb des Bauchnabels sollte erwogen werden, wenn nicht unmittelbar (<4 min) ein „**return of spontaneous circulation" (ROSC)** zu erzielen ist, um die hämodynamische Situation der Mutter zu verbessern bzw. die Überlebensaussichten des Kindes zu steigern

24.5 Aufklärung in der Geburtshilfe

- bei Zunahme der geburtshilflichen Periduralanästhesie (22,1 % aller Spontangeburten wurden nach letzter Erhebung aus dem Jahr 2015 in Regionalanalgesie durchgeführt) hat erstmals die aktuelle Leitlinie der AWMF (3/2020) zur Aufklärung in der Geburtshilfe Stellung genommen:
- es ist wünschenswert, dass bereits vor der Wehentätigkeit im Rahmen einer Schwangerschaftsvorsorge (Informationsmaterial), eines Besuches in der Prämedikationsambulanz oder bei Kreißsaalbesichtigungsterminen ein anästhesiologisches Aufklärungsgespräch geführt wird!
- unter der Geburt mit Wehenschmerzen werden jedoch keine allzu strengen Anforderungen bezüglich der Aufklärung der Patientin gestellt und für die Rechtfertigung des Eingriffs der **mutmaßliche Wille der Patientin für ausschlaggebend** erachtet.
- im Rahmen der Aufklärung wird die Anamnese erhoben und nach mütterlichen Komorbiditäten gefragt (Gerinnungsstörungen, Allergien, Herzerkrankungen, Diabetes mellitus, …). Bei negativer Blutungsanamnese sowie unauffälliger Schwangerschaftsanamnese sind Laboruntersuchungen bezüglich der Gerinnung nicht notwendig (Ausnahme: Leberfunktionsstörungen, Präeklampsie und HELLP-Syndrom!)

- bei allen Schwangeren sollten die Blutgruppe und ein negativer Antikörpersuchtest bei Aufnahme vorliegen
- bezüglich der Thrombozytenzahl gibt es keine absoluten Zahlenangaben. Wichtiger ist der Verlauf der Thrombozytenzahlen sowie eine ärztliche Nutzen-Risiko-Analyse

24.6 Der normale Geburtsverlauf

24.6.1 Drei Phasen

- **Latenzphase:** Muttermund (MM) 0–3 cm, in der Regel keine Analgesie nötig
- **Eröffnungsphase:** MM 3–10 cm (vollständig)
- **Austreibungsphase:** vollständiger MM bis zur Entwicklung des Kindes, Presswehen
  - zwischen Eröffnungs- und Austreibungsphase Rotation des kindlichen Kopfes, sog. Einstellung. Bei Einstellungsanomalien Geburtsstillstand → äußere Wendung und Uterotonika oder Sectio caesarea
  - während der Wehen zunehmend Hyperventilation, in den Wehenpausen Hypoventilation mit Hypoxämie

24.6.2 Blutverlust während der Geburt

- Blutverlust der normalen Entbindung: 500–600 ml
- Zwillingsschwangerschaften und Sectio caesarea: 900–1000 ml
- durch Uteruskontraktionen kommt es zu einer plazentaren Autotransfusion von 300–500 ml

24.6.3 HZV

Anstieg des HZV während der Eröffnungsphase um ca. 30 % und während der Austreibungsphase um 45 % im Vergleich zu den Werten vor Wehenbeginn. Höchster Anstieg des HZV unmittelbar nach der Entbindung (60–80 %) infolge des Verlusts der uterusbedingten Kompression der V. cava inferior mit deutlicher Erhöhung des venösen Rückstroms → Gefahr der postpartalen Dekompensation von Patientinnen mit kardialer Vorerkrankung (z. B. Mitralvitium)!

24.7 Sectio caesarea

- Häufigkeit zunehmend (derzeit 25–30 % aller Geburten), in Geburtszentren mit Level-1 neonatologischer Intensivstation aufgrund von Risikoschwangerschaften bis zu 50 %
- Ursache: Zunahme von Risikoschwangerschaften [Alter >35 Jahre, Adipositas, Z. n. Sectio, Plazentaimplantationsstörungen (Placenta praevia partialis und totalis), Makrosomie, …] mit kompliziertem Geburtsverlauf sowie medikolegale Aspekte und Geburtsphobien/Wunschsectiones
- Die perioperative Morbidität und Mortalität bei Sectio caesarea hat sich in den letzten beiden Jahrzehnten deutlich reduziert. Dies wird der Änderung der Anästhesietechnik von der Allgemeinanästhesie mit Intubation hin zur rückenmarknahen Regionalanästhesie bzw. Spinalanästhesie zugeschrieben!

> Alle Notsectiones (HELLP-Syndrom, Plazentalösung usw.) bei meist nichtnüchternen Patientinnen sind in ITN, was die Komplikationsrate zusätzlich erhöht.

- **häufigste Komplikationen:**
  - schwieriger Atemweg mit Intubationsproblemen und evtl. maternaler Hypoxämie
  - Aspiration
- **seltenere Ursachen:**
  - postoperative Atemdepression (Opioide, Sedativa), Ateminsuffizienz (Muskelrelaxanzien)
  - Asystolie (Succinylcholin)
  - allerg. Reaktionen mit anaphylaktischem Schock
  - Lokalanästhetikaintoxikation (Krämpfe, Asystolie)

> Von den primär anästhesiologisch bedingten Todesfällen wären 48–100 % vermeidbar gewesen!

- **Auswahl des Narkoseverfahrens**
- hängt in erster Linie von der Dringlichkeit des Eingriffs ab
- **Notsectio**: häufig Allgemeinanästhesie mit Intubation, ggf. SPA bei mehr dringlicher Indikation
- **geplante Sectio:** SPA (bei fehlenden Kontraindikationen), evtl. Periduralanästhesie (vorwiegend bei kardialen Risikopatientinnen oder Z.n. postpunktionellem Kopfschmerz nach SPA mit 25-G-Pencil-point-Nadel)

24.7.1 Sectio in Allgemeinanästhesie

- **Vorteile**
- schnellere Narkoseeinleitung
- bessere Kontrolle der Luftwege, Sicherung der Atemwege
- weniger Hypotensionen

- **Nachteile**
- Aspirationsrisiko ↑

- intraoperative Awareness ↑
- mütterliche Hypokapnie infolge Hyperventilation, die zu einer fetalen Azidose führen kann
- Hpoxämie bei schwierigem Atemweg(smanagement)

- **Indikationen (Allgemeinanästhesie)**
- **allgemein anerkannt:**
  - Notsectio (Notwendigkeit einer schnellen Entbindung bei geburtshilflichen Notfällen [Blutungen, schwere fetale Depression, Asphyxie, Verdacht auf Plazentalösung])
  - angeborene Gerinnungsstörungen
  - neurologische Erkrankungen
  - lumbale Wirbelsäulenfehlbildungen
  - Ablehnung einer Regionalanästhesie durch Patientin
- **kontrovers diskutiert:**
- Beckenendlage
- Mehrlingsschwangerschaft (Dauer)
- großes Kind, Querlage
- HELLP-Syndrom mit ausgeprägter Thrombozytopenie

24.7.1.1 Probleme Aspirationsrisiko

- häufigste Ursache mütterlicher Morbidität und Mortalität
- das Aspirationsrisiko in der Geburtshilfe ist sehr gering: aktuell 0,07–0,094 %
- Procedere im KS: bei unkomplizierter vaginaler Geburt ist die Zufuhr **klarer** kalorienhaltiger Getränke (z. B. Wasser, Fruchtsäfte ohne Fruchtfleisch, kohlensäurehaltige Getränke, Tee, Kaffee, isotone Sportdrinks) erlaubt. Ohne unmittelbar drohende Sectio caesarea ist auch die **Aufnahme von fester Nahrung** mittlerweile erlaubt!
- Procedere für elektive Sectiones: ist eine Regionalanästhesie geplant, kann auf eine medikamentöse Aspirationspro-

⬛ Tab. 24.3 Antazida

Applikations-form	Antazida	H$_2$-Blocker	Protonenpumpen-blocker
Oral	Natriumzitrat 0,3 mol 30 ml 10 min präop.	Ranitidin 300 mg 2 h präop.	Omeprazol 40 mg 3-6 h präop.
Intravenös	–	Ranitidin 50 mg 1 h präop.	Pantoprazol 40 mg 0,5-1 h präop
Fetale und maternale NW	–	Transplazentare Passage, in der Muttermilch nachweisbar, Weitere NW: Schwindel, Sehstörungen, Verwirrtheit, Verdauungsstörungen, Hypotonie nach i.v.-Bolusgabe	

phylaxe verzichtet werden. Ansonsten kann bei einer Sectio caesarea eine medikamentöse Aspirationsprophylaxe durchgeführt werden. Eine Empfehlung für eine bestimmte medikamentöse Aspirationsprophylaxe kann nicht erfolgen (⬛ Tab. 24.3).

❯ Durch eine Rapid-Sequence-Induction (RSI) bei Allgemeinanästhesie lässt sich die Gefahr einer Regurgitation vermindern.

❯ Der Sellick-Handgriff wird nicht mehr empfohlen.

Erschwerte Intubation

– bei ca. **5 %** der geburtshilflichen Patientinnen → sorgfältige präoperative Untersuchung der Luftwege und Bereithalten zusätzlicher Intubationshilfen (ProSeal-, AuraGain- oder IGEL-Larynxmaske, Videolaryngoskopie z. B. CMAC mit D'Blade-Spatel oder Intubationsfiberskop nach Bonfils)

– aufgrund des häufigen Vorliegens eines Ödems der Luftwege, sollten in der Regel **kleinere Endotrachealtuben (7,0**–7,5 mm ID) verwendet werden

– **bei unmöglicher Intubation und nichtdringlicher Sectioindikation** → Patientin wieder **aufwachen** lassen und Alternativen wie z. B. bronchoskopische Intubation oder Regionalanästhesie erwägen

– **bei fetaler Notfallsituation mit der Notwendigkeit der sofortigen Entbindung** → Allgemeinanästhesie als **Masken-bzw. Larynxmaskennarkose** (2. Gen. Plus Magensonde), wenn möglich unter Spontanatmung, fortführen. Als Anästhetika eignen sich hierbei sowohl volatile Anästhetika als auch Ketamin i. v.

– die **S1-Leitline** empfiehlt den in der folgenden Abbildung dargestellten **Algorithmus**

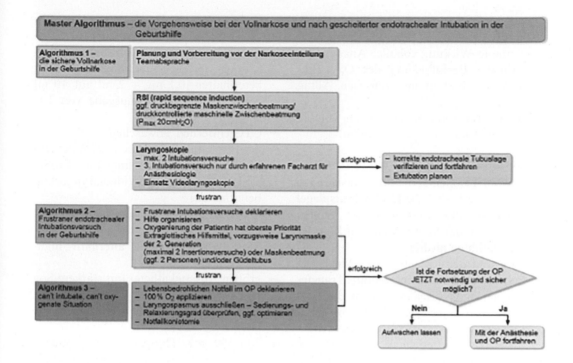

Master Algorithmus – die Vorgehensweise bei der Vollnarkose und nach gescheiterter endotrachealer Intubation in der Geburtshilfe

Algorithmus 1 – die sichere Vollnarkose in der Geburtshilfe

Planung und Vorbereitung vor der Narkoseeinteilung
Teamabsprache

RSI (rapid sequence induction)
ggf. druckbegrenzte Maskenzwischenbeatmung/
druckkontrollierte maschinelle Zwischenbeatmung
(P$_{max}$ 20 cmH$_2$O)

Laryngoskopie
– max. 2 Intubationsversuche
– 3. Intubationsversuch nur durch erfahrenen Facharzt für Anästhesiologie
– Einsatz Videolaryngoskopie

erfolgreich → – korrekte endotracheale Tubuslage verifizieren und fortfahren
– Extubation planen

frustran

Algorithmus 2 – Frustraner endotrachealer Intubationsversuch in der Geburtshilfe

– Frustrane Intubationsversuche deklarieren
– Hilfe organisieren
– Oxygenierung der Patientin hat oberste Priorität
– Extraglottisches Hilfsmittel, vorzugsweise Larynxmaske der 2. Generation (maximal 2 Insertionsversuche) oder Maskenbeatmung (ggf. 2 Personen) und/oder Güdeltubus

erfolgreich →

frustran

Algorithmus 3 – can't intubate, can't oxygenate Situation

– Lebensbedrohlichen Notfall im OP deklarieren
– 100 % O$_2$ applizieren
– Laryngospasmus ausschließen – Sedierungs- und Relaxierungsgrad überprüfen, ggf. optimieren
– Notfallkoniotomie

Ist die Fortsetzung der OP JETZT notwendig und sicher möglich?

Nein   Ja

Aufwachen lassen   Mit der Anästhesie und OP fortfahren

⊘ Cave

Fortgesetzte frustrane Intubationsversuche sollten unterlassen werden, da dies häufig zu einem deletären Ausgang führt!

Erhöhter Metabolismus

- **Präoxygenierung** ist essenziell (VO$_2$ ↑), aufgrund der erniedrigten FRC und des erhöhtem O$_2$-Verbrauchs; dennoch schneller Eintritt einer Hypoxämie bei Apnoe. Bei zu erwartendem schwerigen Atemweg sollte präoperativ eine **High-flow-Sauerstofftherapie** für einige Minuten angewandt werden, z. B. das THRIVE-System von Fisher & Paykel

Erhöhte Sensitivität gegenüber Anästhetika

- erhöhte Vorsicht bei Verwendung volatiler Anästhetika zur Vermeidung einer maternalen kardialen Depression und Hypotension

Fetale Asphyxie

- normale p$_a$CO$_2$-Werte von ca. 35 mmHg sollten zur Vermeidung einer mütterlichen Hypokapnie durch Hyperventilation angestrebt werden, da eine Hypokapnie zur Plazentaischämie mit damit verbundener fetaler Hypoxie und Azidose führt
- eine aortokavale Kompression sollte durch Linksseitenlage (20–30°) vermieden werden

Awareness

- die Verwendung eines volatilen Anästhetikums in einer Konzentration von 0,5–0,75 MAC in Kombination mit den Injektionsanästhetika Thiopental (3–5 mg/kg), Propofol (2-2,5 mg/kg) und Ketamin S (0,25–0,3 mg/kg) kann eine Awareness bis zur Abnabelung weitestgehend verhindern

— die Gefahr einer postpartalen Nachblutung (sekundär durch die uterusrelaxierende Wirkung volatiler Anästhetika und die Beeinflussung der Oxytocinwirkung) besteht im klinischen Alltag nicht

— bei Uterusatonie sollte auf das volatile Anästhetikum verzichtet werden!

Medikamentenwirkung auf den Fetus

— obwohl **Thiopental** die **Plazentaschranke gut passiert**, sind die **fetalen Blutspiegel aufgrund der Clearance** der fetalen Leber und der Vermischung mit Blut der Extremitäten **niedrig**

— aufgrund der Ionisation von **Muskelrelaxanzien** ist der **diaplazentare Transfer nur gering**. Normalerweise ist die Wirkung von Succinylcholin in normaler Dosierung (1–2 mg/kgKG) trotz der reduzierten mütterlichen Cholinesterase nicht verlängert. Die Dauer der Anästhesie ist weniger entscheidend als die Dauer zwischen Uterusinzision und Entbindung

— **APGAR-Wert:** Im Vergleich zu Regionalanästhesien ist der 1-min-APGAR-Wert ↓. Dies reflektiert jedoch wahrscheinlich eher den Effekt der Sedierung als eine Asphyxie. Längerdauernde Narkosen sind assoziiert mit ↓↓ APGAR-Werten

24.7.1.2 Sectioschema in ITN

■ **Prämedikation (Aspirationsprophylaxe)**

— **am Vorabend (elektiv):** Ranitidin (Zantic) 300 mg p.o. und Repetition mit 300 mg p.o. am Operationstag (6:00 Uhr)

— **45 min präoperativ (bei dringlicher Sectio):** Ranitidin 150 mg (3 Amp. à 50 mg) als Kurzinfusion

— **5–10 min präoperativ:**

— 3 Kps. Na-Citrat (0,3 molar) = 30 ml oder

— 2,65 g Na-Citrat-Pulver in 20 ml Wasser lösen und p.o.

■ **Im Operationssaal**

— Links-Halbseitenlage (ca. 20°)

— Tokolyse (Fenoterol-Perfusor) vor Einleitung abstellen (verdünnte Lösung bereithalten (0,1 mg = 2 ml auf 10 ml NaCl 0,9 %) evtl. Bolusgabe von 10–20 µg (1–2 ml)

— CTG entfernen, abwaschen

— auf Intubationsprobleme vorbereitet sein (7.0 er-Tubus mit Führungsstab, (ProSeal)-Larynxmaske und Videolaryngoskop bereithalten)

— mindestens 3–5 min präoxygenieren bzw. denitrogenisieren mit hohem Flow (O_2-Maske dicht halten!), alternativ high-flow-Nasenkanüle

— großen Absaugkatheter mit starkem Sog bereithalten

■ **Einleitung**

— 300–500 mg Thiopental (4–5 mg/kg) oder Propofol (2-2,5 mg(kg) plus 0,25-0,3 mg/kg Ketamin (wenn allein gegeben: 0,75–1,0 mg/kg); Kontraindikationen für Ketamin: Präeklampsie/Eklampsie, drohende Asphyxie, Plazentainsuffizienz

— bei Schwangerschaftshypertonus und Präeklampsie: anstatt Ketamin evtl. Remifentanil 1 µg/kg langsam i. v.

— 100–120 mg Succinylcholin i. v. (1,5 mg/kg), nicht über Maske beatmen!

— Blitzintubation (Krikoiddruck = Sellick-Handgriff, wird aber nicht mehr generell empfohlen)

— wenn Tubuslage korrekt → Schnitt

— Beatmung mit $F_iO_2 = 0{,}5$–$0{,}8$

— mäßige Hyperventilation $p_aCO_2 \approx 33$–35 mmHg (exzessive Hyperventilation → Gefahr der Plazentaischämie)

— volatiles Anästhetikum mit 0,5–0,6 MAC

Als etablierter „off-label use" wird in der neuen S1-Leitlinie Propofol als eine sehr gute Alternative zu Thiopental genannt; schnelle Anschlagszeit, kurze Aufwachzeit gute Intubationsbedingungen und geringes Nebenwirkungspotenzial, hohe Vertrautheit im Umgang mit dem Injektionsanästhetikum. NW: arterielle Hypoptonie, Bradykardie, kein sicheres Vermeiden von Awareness.

■ **Bei Eröffnung der Fruchtblase**
━ 100 % O_2!

■ **Nach Abnabelung**
━ 0,2–0,3 mg Fentanyl oder 20-40 µg Sufentanil i. v.
━ Sevofluran mit 0,5-0,6 MAC; evtl. mit Propfol- oder Midazolam-Boli ergänzen; bei Uterusatonie auf TIVA umsteigen!
━ meist keine Nachrelaxierung nötig, auf verlängerte Wirkung bei Therapie mit Magnesium achten
━ F_iO_2 reduzieren bis 0,3 (nach Pulsoxymetrie)
━ 3 IE Oxytocin i. v., evtl. 10 IE Oxytocin in Infusion (nach Absprache mit Operateur), auf Nebenwirkungen achten
━ ggf. antiemetische Therapie mit $5HT_3$-Antagonisten / Ondansetron) oder Dexamethason 10 mg i. v. (auch zur Schmerztherapie!)
━ Fortführung der balancierten Anästhesie, ggf. Fentanyl/Sufentanil nachgeben

■ **Extubation**
━ Extubation nach vollständig zurückgekehrten Schutzreflexen und suffizienter Spontanatmung
━ **Cave:** Relaxansüberhang → neuromuskuläres Monitoring

24.7.1.3 Notfallnarkose im Kreißsaal

■ **Indikationen**
━ Notsectio (Abschn. ▶ 24.7.1.2)
━ Schulterdystokie
━ hohe PDA bzw. akzidentelle SPA nach PDK-Dislokation mit hämodynamischer und respiratorischer Insuffizienz; evtl. mit CPR

24.7.2 Sectio in Spinalanästhesie

■ **Vorteile**
━ ermöglicht der Mutter und auch dem Vater „Teilnahme" an der Entbindung
━ ↓ Aspirationsrisiko
━ längere, postpartale Schmerzfreiheit
━ Vermeiden einer fetalen Depression, aber ↑ Inzidenz der mütterlichen Hypotension

■ **Indikationen zum rückenmarknahen Regionalanästhesieverfahren (SPA)**
━ **allgemein anerkannt:**
  – elektive Sectiones caesareae
  – Mehrlingsschwangerschaft (Dauer)
  – Z.n. mehrfachen Sectiones (Lösen der Verwachsungen)
  – Präeklampsie/Eklampsie/HELPP (bei normaler Gerinnung)
  – hypotrophes Kind (schonendere Kindsentwicklung)

■ **Kontraindikationen (SPA/PDA)**
━ **absolut:**
  – Ablehnung durch Patienten
  – lokale Infektionen an der Punktionsstelle
  – Allergie auf Lokalanästhetika
  – geburtshilfliche Notfälle (Blutungen, schwere fetale Depression, Asphyxie, Verdacht auf Plazentalösung)
  – Gerinnungsstörungen; Grenzwerte bei Ausschluss angeborener Gerinnungsstörungen:
    – PTT >42 s
    – Quick <50 %
    – Thrombozyten < 80.000/µl in den letzten 6-12 h
    – Blutungszeit >10 min
    – Schock
━ **relativ:**
  – umstritten: generalisierte Infekte, Sepsis, Amnioninfektionssyndrom
  – Antikoagulanziengabe und spinale/peridurale Punktion (▶ Abschn. 19.1.6)

- umstritten: neurologische Vorerkrankungen (Multiple Sklerose keine Kontraindikationen, aber Aufklärung, dass im Wochenbett häufig spontan Schübe auftreten können)
- Wirbeldeformitäten (erfolgreiche PDA nach WS-Operation möglich, häufig höherer Dosisbedarf und fleckförmige Ausbreitung)
- Hypovolämie
- signifikante Aortenstenose oder Herzfehler mit Rechts-links-Shunt und pulmonalem Hypertonus → Vorsicht bei Senkung des venösen Rückstroms (Füllung des linken Ventrikels) und des systemvaskulären Widerstands (Zunahme des Rechts-links-Shunts)

24.7.2.1 Probleme
Aspirationsrisiko

- geringer als bei Allgemeinanästhesie, aber Versagen oder Komplikationen machen bei Regionalanästhesie evtl. Allgemeinanästhesie erforderlich → Aspirationsprophylaxe

Arterielle Hypotension durch Sympathikusblockade

- häufigste NW: Uterusdurchblutung (UBF) direkt RR-abhängig, keine autonome Regulation!
- bei RR <100 mmHg sinkt UBF → häufiger fetale Azidose → „Ion trapping" der LA
- Risikofaktoren für eine mütterliche Hypotension sind:
- BMI >29–35 kg/m^2
- **Alter >35 Jahre**
- **Blockadehöhe >Th4**
- **präoperative Hypertension**
- **höheres Geburtsgewicht**
- Vermeidung der maternalen Hypotension durch simultane Gabe von Kristalloiden kurz vor bzw. während der Anlage der SPA („Kohydratation"). Eine generelle Vorabinfusion („Priming") mit z. B. 1000 ml balanzierter Kristalloidlösung 30–60 min vor der Anlage der Spinalanästhesie kann die arterielle Hypotonie nicht verhindern und wird nicht mehr empfohlen! Nur im Notfall Gabe von Kolloiden (S3-Leitlinie zur Intravasalen Volumentherapie beim Erwachsenen von 2014)

- **Therapie**
- Beine hochlagern
- rasche Gabe von 1 l balanzierte Kristalloidlösung bei der Vorbereitung zur Punktion über 18-G-Zugang
- Gabe von Vasopressoren Abschn. 24.2
- O$_2$-Gabe über Maske oder Nasensonde
- bei Bradykardie: Atropin 0,5–1 mg i. v.

Postpunktioneller Kopfschmerz

- **Ursachen**
- Liquorverlust durch Perforationsstelle ↑ Liquorvolumen ↓ → subarachnoidaler Drucks ↓ → Zug auf intrakranielle Venen, Meningen und Hirnnerven
- adenosinvermittelte Vasodilatation

- **Inzidenz**
- in der Geburtshilfe (allgemein): 1 %
- bei der geburtshilflichen PDA und nach erfolgter Duraperforation: 75–100 %!

Anmerkung: der postpunktionelle Kopfschmerz ist ein selbstlimitierender Prozess (in 71 % Besserung innerhalb der ersten Woche und in 88 % Verschwinden innerhalb von 6 Wochen)

- **Diagnostische Kriterien**
- Kopfschmerz nach (epi)duraler Punktion, der sich innerhalb von weniger als 15 min nach Aufsetzen oder Aufstehen verstärkt und sich innerhalb von 15 min nach Hinlegen bessert und von wenigstens einem der folgenden Symptome begleitet wird: Nackensteifigkeit, Übelkeit und Erbrechen, Tinnitus, Hypakusis, Photophobie
- der Kopfschmerz entwickelt sich innerhalb von 5 Tagen

- der Kopfschmerz verschwindet entweder spontan innerhalb von 1 Woche oder innerhalb von 48 h nach erfolgreichem periduralen Blutpatch (Erfolgsrate: 95 % der Fälle; bei Persistenz: Kausalität in Frage stellen)

■ **Therapie**
- Verordnung von Nicht-Opioid-Analgetika (3-mal 400–600 mg Ibuprofen p.o. oder 4 × 1 g Paracetamol i. v./ p.o.) nach festem Schema
- keine generelle therapeutische oder prophylaktische Bettruhe verordnen → individuelles Vorgehen!
- genügend trinken lassen! Dehydratation vermeiden! Vermehrte (intravenöse) Hydratation bei einer ansonsten gut hydrierten Patientin bringt keine Vorteile!
- evtl. Koffein-Tabletten 300 mg p.o./Tag (80–120 mg pro Tasse Filterkaffee)
- Alternativ:
  - (rctardiertes) Theophyllin 200/400 mg p.o. oder
  - Sumatriptan (Imigran Glaxopen) 6 mg s.c.
- **Anmerkung**: für die beiden oben genannten Substanzen gibt es keine klare Evidenz!
- bei nicht ausreichender Linderung unter konservativer Therapie: periduraler Blutpatch (20 ml steriles Eigenblut) mit hoher Erfolgsrate (>70 %)
- Experimentell: ACTH-Analogon Tetracosactid (Synacthen Depot) 1 mg i. m.

Periduraler Abszess

■ **Klinik**
Hinweise auf eine postpunktionelle Komplikation z. B. rückenmarknahes Hämatom/ Abszess sind:
- persistierende/neuaufgetretene sensorische und/oder motorische Ausfälle
- radikuläre und nichtradikuläre Rückenschmerzen sowie Druckdolenz im Punktionsbereich
- Konus- und Cauda-Equina-Syndrom
- Stuhl- und Harninkontinenz

- Meningismus: klinische Zeichen wie z. B. Nackensteifigkeit, positives Kernig-Zeichen, …
- allgemeines Krankheitsgefühl mit Fieber, BSG-Erhöhung

■ **Therapiemaßnahmen**
Bei V. a. peridurale Komplikation sofortiges Einleiten geeigneter diagnostischer und therapeutischer Maßnahmen:
- Messung der Körpertemperatur
- CRP-Bestimmung und Abnahme eines Blutbilds sowie der Gerinnung
- körperliche Untersuchung mit Inspektion und Palpation der Einstichstelle und Erhebung des neurologischen Status
- evtl. Abnahme von Blutkulturen
- Information an diensthabenden Anästhesie-OA bei V. a. peridurales Hämatom/Abszess
- Information auch an den Bereitschaftsdienst/Stationsarzt der Gynäkologie

Bei weiterbestehendem klinischem Verdacht auf ein peridurales Hämatom oder Abszess:
- sofortige Durchführung einer **Magnetresonanztomographie** (MRT)
- bei Bestätigung der Verdachtsdiagnose sofortige Information an den Neurochirurgen und evtl. neurochirurgische Intervention (Laminektomie, …) und Gabe einer kalkulierten Antibiose

Anmerkung: Ein Zeitintervall von mehr als 6–8 h nach Symptombeginn ist prognostisch hinsichtlich einer persistierenden neurologischen Symptomatik ungünstig!

24.7.2.2 Sectioschema in SPA
- Standardverfahren zur Sectio (>85 % aller Sectiones werden in SPA ausgeführt)
- Punktion mit 25 G oder 27 G (0,5 und 0,40 mm) Pencil-point-Nadel mit Einführungskanüle
- i. v.-Gefäßzugang und Volumengabe mittels Kristalloid
- Punktionshöhe: L3/4 oder L2/3

- sterile Bedingungen mit Mundschutz, OP-Haube, sterile Handschuhe und sterilem Lochtuch
- **low-dose SPA** 7,5–10 mg Bupivacain 0,5 % hyperbar (= 1,5–2 ml) plus Sufentanil 5 ug intraspinal → Auftreten von Hypotonien in bis zu 15 % der Fälle, Juckreiz für ca. 1 h durch sufentanilinduzierte Prostaglandin- und Serotoninfreisetzung → Gabe von 20–40 µg Naloxon i. v. oder 1 µg/kg/h kontinuierlich hebt Juckreiz rasch wieder auf! H_1- und H_2-Blockade zeigen keinen Effekt!
- noch experimentell ist aktuell die **High-volume low-concentration SPA** mit 10 ml Bupivacain 0,125 % (=12,5 mg LA); Vorteil: kaum motorische Blockaden → interventionspflichtige Blutdruckabfälle in 5–10 % (Maximum aber erst nach 55 min, wenn die Sectio-OP beendet ist!); NW: variable sensorische Ausbreitung (TH5–C5)

❗ Cave
- Erhöhte Gefahr rasch eintretender, starker Blutdruckabfälle

24.7.3 Sectio in Periduralanästhesie

- **Lumbale Periduralanästhesie** mit 18 G-Tuohy-Nadel mittels Loss-of-resistance-Technik in L3/4 oder L2/3
- Empfohlene Substanzen: **Ropivacain 0,75 %** plus Sufentanil epidural 10–(20) µ g
- Anschlagszeit von 20–30 min
- benötigtes Anästhesieniveau: TH4–(6)
- LA-Gesamtvolumen: ≈15–22 ml → Austestung des sensorischen Anästhesieniveaus/Schmerzblockade durch Nachweis des Verlustes der Kälte-/Wärmeempfindung

- **Anmerkung**: bei liegendem, geburtshilflichen Periduralkatheter Aufspritzen des PDKs mit
- Ropivacain 0,75 % 10–16 ml oder
- Mischung aus 10 ml Lidocain 2 % + Sufentanil 10 µg + 5–10 ml Ropivacain 0,75 % → Verkürzung der Anschlagszeit von 12–15 min

24.7.4 Analgesiemanagement im Rahmen der Sectio

- Die neue Leitlinie von 2020 gibt Empfehlungen zur perioperativen Analgesie bei Sectios.
- Im Jahr 2014 wurden in Deutschland 210.570 Kinder per Kaiserschnitt entbunden, was bei 714.566 Geburten einer Kaiserschnittrate von 31,2 % entsprach. Die Sectio caesarea gilt als sehr schmerzhafter Eingriff und rangiert auf Platz 9 von 179 chirurgischen Eingriffen mit einem medianen Schmerz-Score (NRS) von 6 auf einer Skala von 0–10 am ersten postoperativen Tag, unabhängig vom intraoperativen Anästhesieverfahren. Die Inzidenz an chronischen Schmerzen in der Geburtshilfe liegt bei 0,3 % nach 12 Monaten und 1,3 % nach 6 Monaten. Neu ist die Empfehlung von Cardoso et al. aus dem Jahr 2013 zur Gabe von höher dosiertem Dexamethason intraoperativ.
- **präoperatives Schmerzmanagement:**
  - Paracetamol 1,0 g p.o.
  - alternativ Morphin 50–100 µg intraspinal/intrathekal oder 2–3 mg Morphin epidural bei liegenden PDK oder bei der Durchführung der CSE (kombinierte Spinal-und Epiduralanästhesie)
- **intraoperatives Schmerzmanagement:**
  - Paracetamol 1,0 g i.v. (wenn noch nicht präoperativ appliziert)
  - NSAID i.v.

– Dexamethason **10 mg** i.v.
▬ **postoperatives Schmerzmanagement:**
– Paracetamol 1,0 g i.v. oder p.o.
– NSAID p.o. oder i.v.
– Opioide (Oxycodon oder Piritramid) als Rescue-Strategie (oder wenn andere Maßnahmen nicht möglich sind)
– alternative Maßnahmen: TENS, Leibbinde, …

24.8 Analgesie im Kreißsaal

24.8.1 Intravenöse Analgesieverfahren

1. **intravenöse Opioidgabe** durch die Hebamme
   ▬ Meptazinol (Meptid) 100 mg als KI i. v. (weltweit am meisten eingesetzt!)
   ▬ Pethidin (Dolantin) 25–50 mg i. v.; in Deutschland am meisten eingesetztes, schwachwirksames Opioid; **Cave:** der aktive Metabolit Norpethidin besitzt eine sehr lange HWZ!
2. SCIA (**schwangerenkontrollierte intravenöse Analgesie**)
   ▬ Substanz: **Remifentanil** mit einer kontextsensitiven Halbwertszeit von 3 min
   ▬ Konzentration: 20 µg/ml (1 mg/50 ml 0,9 %NaCl)
   ▬ Bolus: 20–40 µg über 5–10 s (1,0–2,0 ml); titriert in 10-µg-Schritten
   ▬ Sperrzeit: 3–(5) min
   ▬ maximale Dosis: 1000 µg in 1 h
   ▬ Nachteil: nach ca. 2 h lässt der Effekt der Schmerzreduktion des einzelnen Bolus nach (Ursache?)! Die Qualität einer Remifentanil-PCA ist nicht mit der einer PDA vergleichbar (VAS-Reduktion nur bis 4/10)
   ▬ NW: S_aO_2-Abfälle (25,4 %), Sedierung (25,8 %), Übelkeit (17,5 %), Juckreiz (3,4 %)
   ▬ Voraussetzung für Remifentanil-PCIA:

– ständige Präsenz einer mit diesem Verfahren vertrauten professionellen Person
– Applikation von O_2 bei S_aO_2-Abfällen <94 %
– kontinuierliche CTG-Überwachung und pulsoxymetrisches Monitoring
– Vorhandensein einer mit allen Beteiligten besprochenen SOP
– Einhaltung eines Sicherheitsintervalls bezüglich der Remifentanilapplikation von >4 h nach Pethidin- oder Tramadolgabe

24.8.2 Inhalation von Lachgas

Die Lachgasapplikation im Kreißsaal wird in den letzten Jahren sehr gut vermarktet. Hierbei werden 2 Systeme empfohlen:
1. ein 2-Flaschen-System mit Gasmischer, bei dem die Konzentration N_2O in O_2 titriert werden kann. Der maximale Lachgasanteil wird dabei werksseitig auf entweder 50 % oder 70 % limitiert, sodass also minimal 30 % bzw. 50 % O_2 zugeführt werden, maximal 100 % O_2. Die gewählte Mischung wird in den Inspirationsschenkel eingespeist, der einen Reservoirbeutel einschließt
2. eine gebrauchsfertige Gasmischung von 50 % O_2 und 50 % N_2O (Livopan). Zwei Applikationsformen sind möglich: Zufuhr über ein Demand-Ventil oder mit einem kontinuierlichen Gasfluss von bis zu 15 l/min über ein Atemsystem mit Reservoirbeutel. Vor- bzw. Nachteile der fixen Kombination des Fertigarzneimittels im Vergleich zur titrierbaren Gasmischung sind:
   ▬ Einatmung eines hypoxischen Gasgemisches prinzipiell unmöglich
   ▬ keine Titration des Lachgasanteils möglich
   ▬ keine Gabe von reinem Sauerstoff möglich

- Effekt: der schmerzreduzierende Effekt des N_2O ist gering und im Vergleich zum Goldstandard Periduralanästhesie ineffektiv!
- weitere Nebenwirkungen: Gefahr der maternalen Hypoxie, Übelkeit, Erbrechen, Raumluftverunreinigung → Absauganlagen z. T. notwendig

24.8.3 Rückenmarknahe Analgesieverfahren

1. **Single shot-Spinalanästhesie** im Kreißsaal bei schnellem und/oder fortgeschrittenem Geburtsverlauf (z. B. MM >6–8 cm), bei Multiparae und vorausgegangener Spontangeburt
   - **Sufentanil** (5–**7,5** µg) **singulär** intraspinal oder
   - **Sufentanil** (5 µg) **plus 1,25–2,5 mg Bupivacain** (= 0,25–0,5 ml Bupivacain 0,5 %)

- **Anmerkung**: Von einigen Autoren wird die Kombination mit dem Lokalanästhetikum als unnötig angesehen (keine bessere Analgesie, keine längere Wirkdauer! NW: Pruritus in 40–80 % der Fälle!). Anstatt Sufentanil wird international Morphin 50–**100** µg gegeben (mehr Juckreiz, längere postop. Analgesie, kürzere Anschlagszeit). Die Gabe von Sufentanil oder Fentanyl intrathekal oder peridural stellen einen **etablierten** „off-label use" dar!

2. **Lumbale Periduralanästhesie** mit 18-G-Tuohy-Nadel mittels Loss-of-resistance-Technik
   - Empfohlene Substanzen: **Ropivacain 0,175 % (bis 0,2 %)** und **Bupivacain 0,125 %** plus jeweils Sufentanil epidural in einer Konzentration von 0,5–1 µg/ml Lokalanästhetikum
   - Punktionshöhe: L3/4 oder L2/3
   - Anschlagszeit von 20–30 min

- NW: mütterliches Fieber (>38 °C)
- die Inzidenz von subduralen subarachnoidalen oder intravenösen Fehllagen geburtshilflicher Periduralkatheter (PDK) wird mit bis zu 0,27 % bzw. 16 % angegeben. Empfohlene Maßnahmen, um Periduralkatheterfehllagen zu vermeiden bzw. verlässlich zu detektieren, sind z. B. die Aspiration vor jeder Injektion, das Bougieren des Periduralraums mit NaCl 0,9 %, die Verwendung von „Soft tip"-Kathetern und eine geringe Insertionstiefe (≤6 cm über den „loss of resistance").
- benötigtes Anästhesieniveau:
  - **Eröffnungsphase** (EP): ≈**Th10**–L1, späte EP auch sakrale Segmente (MM 7–8 cm)
  - **Austreibungsphase**: ≈**L2–S4**
- LA-Gesamtvolumen: ≈15–20 ml → Austestung des sensorischen Anästhesieniveaus/Schmerzblockade durch Nachweis des Verlustes der Kälte-/Wärmeempfindung
- Keine Maximaldosis von Sufentanil epidural (30 µg und mehr innerhalb 24 h)
- Verzicht auf die Testdosis bei kleinen, fraktionieren LA-Boli!
- nach dem Aufspritzen, intermittierende LA-Bolusapplikation (sogenannte „top ups", größere Boli mit größerem Zeitintervall führen zu einer konsekutiv größerer Ausbreitung, was letztlich zur Gesamtdosisreduktion führt) oder PCEA mit 4(–6) ml-LA-Boli und 20 min Sperrzeit (geringerer Anästhetikaverbrauch, aber höhere Rate an Durchbruchschmerzen)

Anmerkung: Die **kontinuierliche** Applikation von Lokalanästhetika (Perfusor mit fixer Infusionsrate) sollte nicht mehr zur Anwendung kommen (höherer LA-Verbrauch mit dem Risiko motorischer Blockaden und schlechterer Analgesiequalität).

- Bei der Anlage des geburtshilflichen PDKs sollte der (Ehe-)Partner aus dem Raum geschickt werden → geringere Angstlevel und geringerer Punktionsschmerz bei der Schwangeren.
- Die Anwendung einer geburtshilflichen PDA ist auch nach vorausgegangener Sectio caesarea möglich, da die peridurale Analgesie den starken Schmerz (Wehensturm) vor der Uterusruptur nicht verschleiern kann! Das Risiko für eine Uterusruptur unter der Geburt beträgt 0,01 %; nach vorausgegangener Sectio caesarea wird das Risiko für eine Uterusruptur mit 0,5-2 % angegeben!

> **Wichtig**
> - Identifizierung des PD-Raums durch aufgelockerte Bänder in der Schwangerschaft erschwert → ↑ Gefahr versehentlicher Duraperforation.
> - Periduralvenen bei Schwangeren stärker gefüllt und erweitert → PD-Raum verkleinert → weniger Lokalanästhetikum erforderlich (trifft nicht immer zu).

Anmerkungen:
- die lumbale PDA ist aktuell immer noch der Goldstandard der Schmerztherapie in der Geburtshilfe!
- die geburtshilfliche Periduralanästhesie erhöht nicht die Sectiorate oder die Rate an instrumentellen Entbindungen. Sie hat keinen Einfluss auf der Dauer der Geburt und des Zustands des Neugeborenen
- eine Laboruntersuchung vor der PDK-Anlage ist bei negativer Blutungsanamnese und unauffälligem Schwangerschaftsverlauf nicht notwendig! → Überprüfung anhand der „13 Fragen zur Gerinnung"
- die alleinige ASS-Therapie ohne NMH oder UFH ist keine Kontraindikation für ein rückenmarknahes Regionalverfahren (SPA/PDA)

- niedrige LA-Konzentration (0,1 %): verlängerte Anschlagszeiten, keine motorischen Blockaden, aber auch keine ausreichende Schmerzreduktion auf NRS-Werte zwischen 0–3
- Blutgruppenbestimmung und Kreuzprobe bei allen Schwangeren mit Risiko für erhöhten peripartalen Blutverlust (Z. n. Uterusatonie, Z. n. Sectio, Placentaimplantationsstörungen (Placenta accreta/in- und percreta) und bekannten Gerinnungsstörungen

24.8.3.1 Nebenwirkungen und Komplikationen der Regionalanästhesie

- totale Spinalanästhesie nach Katheterdislokation
- toxische Reaktionen auf Lokalanästhetika bei nicht bemerkter intravasaler PDK-Lage
- Blutungskomplikationen und peridurale Hämatome
- postpunktionelle Kopfschmerzen
- peridurale Abszesse und neurologische Komplikationen
- Harnverhaltung (Blockade der S2–S4-Segmente)
- Shivering
- Übelkeit und Erbrechen
- chronische Rückenschmerzen (nach MacArthur durchschnittlich 14,2 %; 18,9 % bei PDA vs. 10,5 % ohne PDA)
- Injektionsschmerz (Katheter an Nervenwurzel)
- Katheterprobleme: Dislokation (nach außen oder innen), Abknicken des Katheters, Okklusion, Katheterabriss (Katheter nie über liegende Nadel zurückziehen!)
- durch die intrathekale Opioidapplikation: uterine Hypertonie und Verschlechterung der fetalen Herztöne (Bradykardie); klinische Relevanz ist nicht geklärt!

24

- hochdosiertes Ketamin, Hyperventilation und Vasokonstriktoren vermindern den uterinen Blutfluss und sollten bei Narkosen während der Schwangerschaft vermieden werden. Bei intraoperativem Auftreten eines fetalen Distress sollte man ein Absetzen volatiler Anästhetika erwägen
- die Applikation von Neostigmin zur Antagonisierung einer neuromuskulären Blockade sollte, wenn überhaupt, langsam und nach vorheriger Atropingabe erfolgen
- postoperative CTG-Überwachung erlaubt das frühzeitige Erkennen und die Behandlung einer vorzeitigen Wehentätigkeit
- evtl. postoperative Tokolyse (nach Rücksprache mit dem Gynäkologen)
- ggf. sind weitere spezielle Medikamente während bzw. bei Geburt notwendig (⬛ Tab. 24.4)

⬛ Tab. 24.4 Spezielle Medikamente während bzw. bei der Geburt

Medikamentengruppe	Klinische Wirkung
β$_2$-Agonisten Fenoterol (Partusisten)	Tachykardie, „cardiac index" ↑, myokardialer O$_2$-Verbrauch ↑, Stimulation des Renin-Angiotensin-Aldosteron-Systems → Wasser und Natriumretention, Lungenödem mit maximalem Risiko 24–48 h nach Therapiebeginn, Glukose ↑ und K$^+$ ↓ **Cave:** bei Kombination mit Glukokortikoiden
Magnesium	arterielle Hypotension, muskelrelaxierende Wirkung: Muskeleigenreflex (MER) ↓
Oxytocin (Syntocinon)	arterielle Hypotension, „cardiac index" ↑ bei Bolusgabe, Wasserintoxikation bei höherer Dosierung
PGF$_{2\alpha}$	Vasokonstriktion, Anstieg des intrapulmonalen Shunts, „cardiac output„ ↑, Erbrechen

24.10 Hypertensive Schwangerschaftserkrankungen und peripartale Komplikationen

Hypertensive Schwangerschaftserkrankungen werden unterteilt in
- Schwangerschaftsinduzierter Hypertonus (SIH), auch Gestationshypertonus genannt
- Präeklampsie (früher als EPH-Gestose bezeichnet)
- Eklampsie
- HELLP-Syndrom
- vorbestehender arterieller Hypertonus und „Propfpräeklampsie"

Diese Erkrankungen sind neben der peripartalen Blutung und der Sepsis für die maternale Mortalität in Deutschland verantwortlich!

24.10.1 Schwangerschaftsinduzierter Hypertonus (SIH)

- **Prävalenz**
- bis zu 8 % der Schwangerschaften in Deutschland

- **Mortalität**
- die maternale Mortalität ist zu 25 % auf einen Gestationshypertonus zurückzuführen

- **Definition**
- erstmaliges Auftreten eines kontinuierlichen Blutdrucks von >140/90 mmHg **ohne** begleitende Proteinurie nach der 20. SSW (SIH kann bis 12 Wochen postpartal andauern!)

Anmerkung: bis zu 50 % der SIH entwickeln sich zur Präeklampsie!

■ **Prädisponierende Faktoren**

– Antiphospholipid-Syndrom, Z. n. Präeklampsie, BMI > 35, Gestationsdiabetes bzw. Diabetes mellitus Typ I, familiäre Belastung, Erstparität, Alter >40 Jahren

■ **Therapie des Hypertonus in der Schwangerschaft**

– Eine Therapieindikation besteht bei anhaltenden RR-Werten von **≥170 mmHg systolisch** und/oder **≥110 mmHg** diastolisch oder bei Blutdruckwerten ≥160/100 mmHg bei **vorbestehendem Hypertonus** oder einer Propfkonstellation (Diabetes, präexistente Nierenerkrankung).

– Zielwert: diastolisch >90 mmHg (Plazentaperfusion!) und <105 mmHg; systolisch -10 % vom Ausgangswert bzw. 140–150 mmHg!

■ Tab. 24.5 und ■ Tab. 24.6 geben einen Überblick über die medikamentösen Therapieoptionen bei Hypertonie während der Schwangerschaft.

■ Tab. 24.5 Akuttherapie bei Hypertonie während der Schwangerschaft

Substanz	Präparat	Dosierung	Anmerkung
Dihydralazin	Nepresol (1 Amp. = 25 mg)	initial 5 mg i. v.; anschl. 2–20 mg/h (max. 200 mg/24 h)	in der SS zugelassen! keine Beeinträchtigung der uteroplazentaren Perfusion; NW: Tachykardie, Kopfschmerzen, neonatale Thrombozytopenie
Urapidil	Ebrantil (1 Amp.= 25/50 mg)	initial: 6,25–12,5 mg i. v. über 2 min; anschl. 3–24 mg/h	**nicht** in der SS zugelassen!
Nifedipin	Adalat	initial 5 mg p.o.; Wdh nach 20 min; i. v. 5 mg in 4–8 h bzw. 1,25–0,63 mg/h über Perfusor; max. 15–30 mg/24 h	**nicht** in der SS zugelassen!

■ Tab. 24.6 Langzeittherapie bei Hypertonie während der Schwangerschaft

Substanz	Präparat	Dosierung	Anmerkung
α-Methydopa	Presinol	4-mal 250–500 mg/d max. 2000 mg/ Tag	Mittel der 1. Wahl
Retardiertes Nifedipin	Nifedipin retard ratiopharm	2-mal 10–40 mg/d	nur retardierte Form!
Metoprolol	Beloc zok mite	2×47,5 mg/d	erhöhtes Risiko fetaler Wachstumsretention; diesen ß-Blocker bevorzugen!
Atenolol	Tenormin	2×25 mg/d	

Anmerkung: keine Diuretikagabe zur Blutdrucksenkung, keine ACE-Hemmer oder AT$_1$-Antagonisten (**Cave**: Teratogenität!)

24.11 Präeklampsie

- 5–10 % aller Schwangerschaften (zu 85 % Erstgebärende)
- **prädisponierend:** fortgeschrittenes Alter der Erstgebärenden (>35 Jahre), Mehrlingsschwangerschaften, Nikotinabusus, Diabetes mellitus, fetale Missbildungen
- Auftreten nach der 20. Gestationswoche, am häufigsten in der 32. Gestationswoche

■ **Ursache**
- Störung des Gleichgewichtes zwischen angiogenen und antiangiogenen Faktoren → Bestimmung des Quotienten aus sFlt-1/PlGF
- generalisierter Arterienspasmus

■ **Klinik**
- Hypertonie: RR >140/90 mmHg (Leitsymptom)
- Proteinurie: >300 mg pro 24 h
- hohe renale Eiweißverluste
- Hypoproteinämie (Verschiebung des Albumin-Globulin-Quotienten, Albumin ↓ absolut und relativ) → Gefahr der Medikamentenüberdosierung

❯ Zu den schweren Komplikationen der Präeklampsie zählen die Eklampsie sowie das HELLP-Syndrom.

■ **Weitere klinische Symptome**
- **Gewichtszunahme** (>1 kg/Woche während des III. Trimenons) und generalisierte Ödeme
- **Auftreten von ZNS-Symptomen infolge zerebraler Vasospasmen:** starke Kopfschmerzen, Hyperreflexie, Ohrensausen, verschwommenes Sehen oder Doppelbilder, motorische Unruhe, Somnolenz, Übelkeit, Erbrechen
- **Nierenfunktionsstörungen aufgrund Nierenperfusion und glomeruläre Filtrationsrate↓:** Oligurie und Anurie → Ausbildung von Ödemen (interstitielle Flüssigkeitsansammlung besonders auch in oberen Luftwegen und Larynx!)

- Linksherzinsuffizienz, Lungenödem
- intrauterine Wachstumsretardierung (IUGR)
- pathologisches CTG und/oder pathologische fetale Doppler

Schwere Präeklampsie
- Blutdruckwerte ≥170/110 mmHg
- Proteinurie ≥5 g/24 h
- Nierenfunktionsstörung
- neurologische Störungen
- Leberbeteiligung mit Transaminasenerhöhung
- Lungenödem oder
- hämatologische Veränderungen (Hämolyse, Thrombozytopenie)

■ **Überwachung**
- tägl. intensive Blutdruckmessung bzw. 24 h-RR-Messung; im Intensivbereich evtl. auch invasive Blutdruckmessung
- qualitative und quantitative Proteinuriediagnostik
- Monitoring der (stdl.) Urinausscheidung; tägliche Flüssigkeitsbilanz
- tägliche Gewichtskontrolle
- engmaschige Laborkontrolle (Kreatinin, Harnstoff, Transaminasen, Bilirubin, Gerinnungsstatus mit Thrombozyten und AT III; Elektrolyte, Eiweiß in Serum und Urin, LDH, Haptoglobin, freies Hb, Blutgasanalysen, Magnesiumspiegel bei Magnesiumtherapie)
- regelmäßige neurologische Untersuchung
- 3-mal täglich CTG
- Fetometrie im Verlauf, fetaler und maternaler Doppler
- bis 34+6 SSW PLGF-Test

■ **Therapie**
- antihypertensive Therapie (▶ oben) der Mutter
- Infusionstherapie bei hohen bzw. steigenden Hämatokrit! (Arteriolenspasmus und die erhöhte Gefäßpermeabilität

führt zu Flüssigkeits- und Proteinverlusten in das Interstitium)
- **Anmerkung**: Hämatokritwerte >38 % sind in der Schwangerschaft als pathologisch anzusehen!
- Lungenreifung ab der 23+0 SSW mit Betamethason (Celestan) 2×12 mg i.v. (evtl. innerhalb von 10 Tagen einmalige Wiederholung)
- einzige kausale Therapie: Entbindung ab 37 SSW. Bei schwerer Eklampsie ab 34+0 Entbindung; konservatives Vorgehen von 24+0 bis 33+6 SSW.

24.11.1 Eklampsie

- Inzidenz: ca. 0,05 %
- mütterliche Mortalität 5 % (bei 1 Anfall), 38 % (bei >5 Anfällen);
- intrazerebrale Blutungen stellen eine der Todesursachen bei der Präeklampsie dar!

▪ **Klinik**
- Oberbauchschmerzen aufgrund von Leberödem und Leberstauung → pathologische Leberfunktion mit ↑ Transaminasen, ↓ CHE und Gerinnungsstörungen (hämorrhagische Nekrosen der Leber können vorkommen!)
- **Anmerkung**: Oberbauchschmerzen nach der 18. SSW müssen immer zum Ausschluss eines HELLP-Syndroms erfolgen!
- Übelkeit, Erbrechen
- tonisch-klonische Krämpfe, Zyanose, Bewusstlosigkeit, Zungenbiss, im Anschluss Koma
- **Anmerkung**: Wiederholungsrisiko für Anfall: 50–70 %; in der Folgeschwangerschaft 2 %

▪ **Therapie**
- einzige kausale Therapie: Entbindung ab 34+0 SSW
- antihypertensive Therapie
- antikonvulsive Therapie/Prophylaxe:

- Diazepam 10 mg i.v. oder Midazolam 5 mg i.v.
- evtl. Thiopental (50–100 mg) i.v. sowie Phenytoin 150 mg i.v. (Mittel der 2. Wahl)
- bei tonisch-klonischen Krampfanfall:
  - Magnesium (vasodilatierend, krampfsenkend); 4–5 g über 15–20 min, anschließend 1–2 g/h bis 48 h postpartum; Zielserumspiegel: 2–3 mmol (NW: 0,7–1,1 mmol/l); Patellarsehnenreflex ↓ (ab 3,5–5 mmol/l ist er nicht mehr auslösbar) und Atemfrequenz ↓ (Ziel: >11/min) → Andidot: 10–20 ml 10 %iges Kalziumgluconat
  - **Cave**: bei eingeschränkter Nierenfunktion Kumulationsgefahr für Magnesium
- Invasive Blutdruckmessung und evtl. erweitertes hämodynamisches Monitoring (Pulskonturanalyse)

24.11.2 HELLP-Syndrom

- Sonderform der Präeklampsie („hemolysis, elevated liver enzymes, low platelets") in 90 % erstes Zeichen: akuter Oberbauchschmerz (durch Leberschwellung), in etwa 20 % der Fälle fehlt der arterielle Hypertonus, in 5–15 % die Proteinurie und in ca. 15 % der Fälle sowohl der Hypertonus als auch die Proteinurie!
- mütterl. Mortalität ≈3,5 %, perinatale Mortalität >10 %

▪ **Therapie**
- schnellst mögliche Entbindung unter Berücksichtigung des Gestationsalters (evtl. fetale Lungenreifung einleiten bei SSW <34+0!)
- symptomatische Therapie: antihypertensive Therapie (▶ oben), antikonvulsive Therapie (▶ oben)
- Glukokortikoidgabe 3- bis 4-mal 8 mg Dexamethason (Fortecortin) i.v. zur Prophylaxe eines Hirnödems

⊗ Cave

Unkritische Volumensubstitution kann aufgrund der Permeabilitätsstörung ein Lungenödem begünstigen.

24.11.3 Anästhesiologisches Management

- bei **milder Präeklampsie:** evtl. Spontangeburt mit **K-PDA**, vorausgesetzt normale Blutungssituation → eine Senkung des Hypertonus sinnvoll (meist um 20 % gesenkt)
- bei **schwerer Präeklampsie:** Sectio in Spinalanästhesie bei Thrombozytenzahl >100.000/mm³
- Euvolämie anstreben; bei Hb und Hk ↑ Gabe von Kristalloiden
- bei **HELLP-Syndrom und Kontraindikation für PDA: Allgemeinanästhesie** mit Thiopental/Propofol in reduzierter Dosis, Verzicht auf (S)-Ketamin, Opioidgabe (Remifentanil 1 μg/kg i.v.) bei oder vor Narkoseeinleitung → Abschwächung der durch die Laryngoskopie induzierten Hypertonie (**Cave:** ein Larynxödem kann Intubationsschwierigkeiten verursachen)
- Magnesiuminfusion während Sectio in Allgemeinanästhesie abstellen, danach weitergeben
- Gefahr der **postoperativen Ateminsuffizienz** durch Muskelschwäche. Magnesium und Diazepam potenzieren die Wirkung von Muskelrelaxanzien → evtl. Nachbeatmung und postoperative Überwachung auf Intensivstation!
- auf Zeichen der peripartalen Blutung achten!

24.11.4 Fruchtwasserembolie („Amnioninfusionssyndrom")

▪ **Inzidenz**
- 1:8000–1:800.000 bzw. 7,7/100.000 Lebendgeburten

▪ **Letalität**
- Letalität der Mutter mit 60–80 % beschrieben
- bei 85 % der überlebenden Mütter bleiben neurologische Langzeitschäden zurück!

▪ **Ursache**
- offene Sinusoide an uteroplazentarer Verbindung, z. B. bei vorzeitiger Plazentalösung, Sectio, aber auch Verletzung endozervikaler Venen bei Spontangeburt
- Übertritt von Amnionflüssigkeit und damit Tissue-Plasminogenaktivator (t-PA), Tissue-Faktor (TF) und eine Gerinnungsfaktor X aktivierende Substanz in die mütterliche Blutbahn. Initiierung einer DIC (direkt oder über Zytokinaktivierung)

▪ **Klinik**
- akut auftretende, unspezifische Symptome: respiratorische Insuffizienz, kardiovaskuläres Versagen oder akute neurologische Veränderungen
- evtl. Uterusatonie
- meist mit einer Verbrauchskoagulopathie (DIC) vergesellschaftet

▪ **Diagnose**
- nur gesichert, wenn fetale Anteile (Lanugohaare, squamöse Zellen, …) im mütterlichen Blut z. B. im ZVK-Aspirat gefunden werden

▪ **Therapie**
- symptomatisch, evtl. eCPR mit ECMO bei kardiorespiratorischer Instabilität

24.11.5 Uterusruptur

- Inzidenz: 0,03–0,08 % aller Schwangerschaften
- mütterliche Mortalität: 10 %
- fetale Mortalität: 50 %
- Risikofaktoren:

– Z. n. Sectio caesarea
– Z. n. Myomenukleation
– Traumata (Verkehrsunfall, hohe Zange, hoher Zervixriß)
– Überdehnung (Mehrlingsschwangerschaften, Polyhydramnion, Makrosomie)
– Plazentalösungsstörung (Plazentabett im Bereich der alten Narbe)

■ **Klinik**
▬ nach starken Wehenschmerzen plötzliches Nachlassen der Schmerzen
▬ Tasten von Kindesteilen in der freien Bauchhöhle bzw. unter der Bauchdecke
▬ pathologisches CTG

■ **Therapie**
▬ Notsectio mit pädiatrischer Reanimationsbereitschaft

24.12 Postpartale Blutung (PPH)

Auch in den Industrienationen ist die postpartale Hämorrhagie (PPH) eine der führenden Ursachen mütterlicher Sterblichkeit!

■ **Inzidenz**
▬ der PPH in den Industriestaaten: 6 % aller Geburten
▬ der schweren PPH: 1,9 % aller Geburten
▬ die Inzidenz der PPH ist ansteigend. Gründe hierfür sind eine Zunahme von Sectiorate (31 % in Deutschland), eine Zunahme von Plazentaimplantationsstörungen und der zunehmende Einsatz von Uterotonika (Oxytocin) und instrumentelle operative Entbindungen (Vakuum, …)

■ **Mortalität**
▬ alle 4–7 min stirbt weltweit eine Frau an einer schweren peri-/postpartalen Blutung (PPH)

▬ internationalen Schätzungen zufolge sind dies mehr als 140.000 Frauen/Jahr
▬ infolge einer PPH sterben zwischen 7 (Westeuropa) und 1570 (Zentralafrika) Frauen pro 100.000 Lebendgeburten

■ **Definition**
▬ eine **primäre postpartale Hämorrhagie** liegt vor, wenn der Blutverlust nach vaginaler Entbindung ≥500 ml und nach einer Sectio ≥1000 ml beträgt!
▬ eine **schwere postpartale Blutung** liegt vor, wenn ein akuter Blutverlust ≥1500–2000 ml vorliegt oder die Blutungsstärke von 150 ml/min in 20 min (= 3 l oder 40 % des Gesamtblutvolumens in 20 min) überschreitet oder der Blutverlust mehr als 50 % des Gesamtblutvolumens über 3 h beträgt
▬ **Anmerkung**: Der akute Blutverlust wird immer unterschätzt (um ca. 30–50 %)!! Der maternale Kompensationsmechanismus kann Verluste bis 1000 ml ohne die Symptome eines Volumenmangels kompensieren!

■ **Ursachen**
Die mit Abstand häufigste Ursache ist die Uterusatonie (70 %), gefolgt von Störungen der Plazentalösung (ca. 20 %) und Verletzungen des Geburtskanals (ca. 10 %); (❐ Tab. 24.7).
   Als Blutungsursache kommen 4 Gründe in Frage (4 Ts):
▬ **Tonus** (Uteruskontraktionsstörungen),
▬ **Tissue** (Plazentareste),
▬ **Thrombin** (Gerinnungsstörungen),
▬ **Trauma** des Geburtskanals.

■ **Therapie**
Die Therapiemaßnahmen werden unter Berücksichtigung des Blutverlusts, des klinischen Zustands der Patientin und der zeitlichen Dauer der PPH in **4 Stufen** eingeteilt (❐ Tab. 24.8):

▢ Tab. 24.7 Risikofaktoren und die Ursachen der PPH

	Präpartal Risikofaktoren	Intra-/postpartal	4 Ts
Uterus	vorausgegangene Uterusatonie Uterus myomatosus Uterusüberdehnung (Mehrlings-SS, Hydramnion, …)	Uterusatonie (1:20–1:50) Uterusruptur (1:2300) Inversio uteri (1:6400)	Tonus 70 % → U-Tonika
Placenta	Abruptio placentae (1:80–1:150) Placenta praevia (1:200) Placenta accreta (1:2000–1:2500)	Plazentareste (1:100–1:160) Plazentalösungsstörungen	Tissue 10 % → Sono
Gerinnung	bekannte angeborene und erworbene Gerinnungsstörungen	Koagulopathie Präeklampsie (1:20)/Eklampsie/ HELLP-Syndrom Fruchtwasserembolie Abruptio placentae	Thrombin 1 % → ROTEM, ClotPro → Labor
Sonstiges	Blutungen vor der Geburt höheres Lebensalter (>35 J) Multipara Nikotinabusus nichtweiße Rasse	Verletzung des Genitaltrakts (1:8); Makrosomie (4000 g) (Not)-Sectio operative vaginale Entbindung protrahierte Geburt	Trauma 20 % → Spekulumeinstellung

▪▪ Stufe 1
- **Dauer**: die ersten 30 min nach Diagnosestellung
- **Personalbedarf**: Hinzuziehen eines erfahrenen Geburtshelfers und Information an den Anästhesisten
- **Klinische Symptome**: Kreislaufstabilität der Patientin, Blutverlust >500 ml nach Geburt bzw. >1 000 ml nach Sectio; rasche Abklärung des Blutungsursache (4 Ts)
- **Allgemeine/operative Maßnahmen**: Messung des Blutverlusts (Wiegen der Tücher, Blutsammelgefäße,..), Volumentherapie mit bilanzierten Kristalloiden, Notfalllabor, Kreuzprobe und EK-Anforderung (4–6), Wärmemanagement (Bair Bugger, Infusionswärmer, …), 2 i. v.-Zugänge (≥18 G), Katheterisierung der Harnblase
- Maßnahmen durch Gynäkologen (Halten des Uterus, Hamilton-Handgriff, Aortenkompression, …)
- **Medikamente und Zielkriterien**:

- Gabe von Uterotonika (**Oxytocin** 3 IE als KI (Verzicht auf Bolusgabe!!); anschließend 40 IE als kontinuierliche Infusion über 30 min
- keine Empfehlung für eine Methergin-applikation!
- evtl. bei **moderat persistierender** Blutung Misoprostol (Cytotec) 4×200 µg Tbl. **rektal** („off label use")

Exkurs: Oxytocin
- Oxytocin bindet an seinen Rezeptor und scheint dort sekundär die deziduale Prostaglandinsynthese zu stimulieren
- NW: Tachykardie, arterielle Hypotonie (MAP ↓ durch Vasodilatation), Rhythmusstörungen, myokardiale Ischämien (29 % ST-Streckenveränderung), Myokardinfarkt (4,5 % Troponinerhöhungen), Übelkeit, Erbrechen, Kopfschmerz, Flush
- **Cave**: Patientinnen mit Kardiomyopathie, Klappenfehler (Aortenstenose!), Hypovolämie, (postpartale Blutung!); volatile Anästhetika unterdrücken die Reaktion auf Oxytocin ab MAC-Werten von 0,8–0,9
- in Österreich wird auch Carbetocin (Pabal), ein neues synthetisches Oxytocinanalogon gegeben („off label use"!)

◘ **Tab. 24.8** SOP postpartale Blutung – Handlungsalgorithmus nach vaginaler Geburt oder in der postoperativen Überwachungsphase nach Sectio caesarea. (In Anlehnung an die D-A-CH-Konsensusgruppe 2016)

	Klinische Symptome	Allgemeine/operative Maßnahmen		Medikamente
Stufe 1	Dauer max. **30 min** nach Diagnosestellung	Hinzuziehen von Gynäkologieoberarzt und Information an Anästhesie		
	Vaginale Blutung – ≥500 ml nach vaginaler Entbindung – ≥1000 ml nach einer Sectio caesarea **Cave**: Unterschätzung (Messsystem!) **Patientin kreislaufstabil**	2 i. v.-Zugänge (≥18 G) Notfalllabor, Kreuzprobe und EK-Anforderung (4–6 EKs) Volumentherapie mit balanzierten Kristalloiden Katheterisierung der Harnblase Blutverlust messen rasche Abklärung der Blutungsursache (4 Ts) – **Uterustonus** (Tonus/Atonie?) – **Plazentainspektion** (Tissue-/ Plazentareste? – **Spekulumeinstellung** (Trauma-/Geburtskanal?) – **Gerinnung** (Thrombin-Labor und **ROTEM**?) Wärmemanagement (Bair Bugger etc.) Maßnahmen durch Gynäkologen (Halten des Uterus, Hamilton-Handgriff etc.) und Ultraschall	parallel	**Oxytocin** 3 IE als Kurzinfusion und 40 IE kontinuierlich über 30 min (Infusion/ Perfusor) oder Carbetocin (Pabal) „off label use" (!): 100 µ g in 100 ml NaCl 0,9 % als Kurzinfusion
				bei moderat persistierender Blutung: **Misoprostol** (Cytotec) 4 × 200 µg Tbl. rektal (off label use) bei starker persistierender Blutung **Step 2**
Stufe 2	Dauer weitere 30 min (= **60 min** nach Diagnosestellung)	Hinzuziehen von Anästhesie; Alarmierung des OP-Teams; Organisation eines OP-Saals Transferkriterien überdenken		
	anhaltend schwere Blutung Patientin kreislaufstabil	OP-Vorbereitung Ausschluss Uterusruptur Nachtastung/Ultraschall bei V.a. Plazentareste (US oder Inspektion): – manuelle Nachtastung – ggf. Kürettage (US-Kontrolle)		**Bestellung EKs, evtl. FFPs, evtl. TKs** Kreuzen und in den Kreißsaal/OP bringen lassen! **Sulproston** (Nalador), Applikation über Perfusor/Infusomat in einer Dosierung bis maximal 8,3 µg/min (maximal 500 µg in 1 h!) **Tranxemsäure** (Cyclokapron) **2 g** i. v. vor Fibrinogengabe (10–20 mg/kgKG) **Fibrinogen** (Haemocomplettan) **2–4 g** i. v. (30–60 mg/kgKG) **Prothrombinkomplex** (Beriplex) 2000–3000 IE i. v. (30 IE/kgKG) Evtl. Desmopressin i. v. (1 Amp. á 4 IE pro 10 kgKG)

(Fortsetzung)

◻ Tab. 24.8 (Fortsetzung)

		Klinische Symptome	Allgemeine/operative Maßnahmen		Medikamente
Stufe 3			Hinzuziehen von Anästhesieoberarzt Information der bestmöglichen personellen Expertise (gynäkologischer und anästhesiologischer Chef-/Oberarzt) Transferkriterien überdenken!		
		therapie-refraktäre schwere Blutung und kreislauf-stabile Patientin oder **Patientin im hämor-rhagischen Schock** Ziele: hämo-dynamische Stabilisierung, (temporärer) Blutungsstopp, Optimierung von Gerinnung und Blut-volumen, Organisation von **Step 4**	**Cavumtamponade** (unter Sulprostoninfusion) – Streifentamponade – Bakri-Ballon → Ballonein-führung unter US bei Blutungsstopp: – Intensivüberwachung der Patientin – Ballondeflation nach 12–24 h (ggf. nach Transfer im Zentrum) Bei persistierender oder erneuter Blutung (Blutung bei liegendem Ballon oder nach Deblockade): – ggf. erneute Ballon-applikation („bridging") – Obligat **Step 4**!		Zielkriterien: – Hämoglobin: >8–10 g/dl; – Thrombozyten: >50.000/ml – RR_{syst}: >80 mmHg – pH: >7,2 – Temperatur: >35 °C – Ion. Kalzium: >0,9 mmol/l
Stufe 4			Hinzuziehen von der bestmöglichen personellen Expertise (gynäkologischer und anästhesiologischer Chef-/Oberarzt)		
			Definitive Versorgung, chirurgische Therapie		
		persistiernde, lebenbedrohliche Blutung	Kreislauf**in**stabilität **Blutstillung** – Laparotomie/Gefäß-klemmen/Kompression **Stabilisierung** Kreislauf/Temperatur/ Gerinnung – Evtl. rekomb. **Faktor VIIa** (off label use!) (Novoseven) 90 µ g/kg i. v.; evtl. Repetition nach 2 h		Kreislaufstabilität definitive chirurgische Therapie – chitosanenthaltende Tamponade (**Chelox**) – Uteruskompressions-nähte nach Lynch – Bilaterale Gefäß-ligatur der A. Iliaca interna – selektive arteriell Em-bolisation durch Radiologie – Hysterektomie (ultima ratio)
		▶ www. postpartum-hemorrhage.com	**Vermeidung von Hypothermie** (<35 °C), **Azidose** (pH <7,2; Laktat >20 mg/dl; BE <-6) und **Hypokaogulopathie!** An ROTEM-Diagnostik denken!		

Exkurs: Carbetocin

- Wirkdauer 5 h; Wirkbeginn nach 2 min; HWZ: 40 min
- Dosis: 100 µg als Kurzinfusion (entspricht der Gabe von 10 IE Oxytocin)
- Ind: Prävention der postpartalen Blutung nach Sectio caesarea **in Regionalanästhesie**
- KI: simultaner Einsatz mit Oxytocin, bekannter Migräne, Asthma, kardiovaskulären Vorerkrankungen, Präeklampsie und Epilepsie
- die Nebenwirkungen scheinen mit Oxytocin vergleichbar, die Inzidenz von Hypotonien ist identisch; 9,6 % aller Frauen beschreiben Luftnot und 3,8 % Brustschmerzen

■■ Stufe 2

- Dauer weitere 30 min bzw. bis 60 min nach Diagnosestellung
- Personalbedarf: Hinzuziehen der Anästhesie, Information ans OP-Team und OP-Saal organisieren. Verlegung in ein Kompetenzzentrum mit Neonatologie überdenken!
- **klinische Symptome**: anhaltende schwere Blutung, Kreislaufstabilität der Patientin
- **allgemeine/operative Maßnahmen**: im OP instrumentelle Nachtastung, EKs in den OP bringen lassen!
- **Medikamente und Zielkriterien**:
  - bei Oxytocinineffektivität Gabe von **Sulproston** (Nalador), einem Prostaglandin-E1-Analogon

Exkurs: Nalador

- Applikation über Perfusor/Infusomat in einer Dosierung bis maximal 8,3 µg/min; max. 500 µg in 1 h
- Tageshöchstdosis: 1500 µg
- NW: hämodynamische Veränderungen (art. RR ↓, SVR ↓), Myokardischämien aufgrund von Koronarspasmen, pulmonaler Hypertonus, Lungenödem, Gefahr des Herz-Kreislauf-Versagens mit Reanimationspflichtigkeit
- Therapie der Hyperfibrinolyse mit dem Antifibrinolytikum Tranexamsäure (Cyclokapron) 2 g i.v. bzw. 10–20 mg/kgKG; evtl. kontinuierliche Infusion von 1–5 mg/kgKG/h
- Therapie eines Fibrinogenmangels (Haemocomplettan) 2–4 g i.v. (30–60 mg/kgKG)
- **Anmerkung**: 3 g Fibrinogen heben den Fibrinogenspiegel um 100 mg/dl an!
- thrombingenerierende Therapie mit Prothrombinkomplex (Beriplex) 2000–3000 IE i.v. (30 IE/kgKG)

- bei Verdacht auf von-Willebrand-Jürgens-Syndrom frühzeitig an **Desmopressin** denken (0,4 IE/kgKG)! Da der von-Willebrand-Faktor und der Faktor VIII in der Schwangerschaft hochreguliert werden, kann ein präpartal bestehendes von-Willebrand-Syndrom Typ I als Ursache einer präpartalen Blutungsneigung in der Schwangerschaft physiologisch kompensiert sein und somit nur erschwert diagnostiziert werden

❯ Vermeidung von Hypothermie (< 35 °C), Azidose (pH <7,2; Laktat >20 mg/dl; BE <-6) und Hypokaogulopathie!

- Zielparameter unter der Blutungssituation sind:
  - **Hb >8–10 g/dl**; Hkt: 21–27 % → **Cave**: die Bluttransfusion ist ein unabhängiger Prädiktor für die Sterblichkeit und ein unabhängiger Risikofaktor für die Entstehung eines MOV. Die Bluttransfusion sollte ABO-kompatibel und im gebährfähigem Alter mit kell-negativen Konserven erfolgen! Im Notfall: ungekreuzte Erythrozytenkonzentraten der Blutgruppe 0 (möglichst Rhesus-Faktor negativ)
  - **Thrombozyten: >50.000**/ml
  - **Fibrinogen: >150** mg/dl
  - **Quick-Wert >50** %
  - **partielle Thromboplastinzeit** (PTT) <50 s
  - **pH >7,2** → unter pH 7,15 muss mit einer deutlichen Beeinträchtigung der Hämostase und Thrombozytenfunktion gerechnet werden! Wechselwirkung der Protonen auf kalziumabhängige Gerinnungsfaktoren und den negativ geladenen Phospholipiden der Thrombozytenmembranen
  - **ion. Kalzium >0,9 mmol/l** → Ligand zwischen Vitamin-K-abhängigen Gerinnungsfaktoren, Phospholipiden und dem Endothel
  - **Temperatur >35 °C** → unter 34 °C Körpertemperatur ist mit einer klinisch relevanten Beeinträchtigung der plasmatischen Gerinnung zurechnen! <33 °C Köpertemperatur ist auch die Thrombozytenfunktion gestört!

- **Anmerkung**: keine Bestimmung der Prothrombinzeit (Quick) und der partiellen Thrombinzeit (PTT)!
- normale Gerinnungsparameter wie partielle Thromboplastinzeit (PTT) oder die Prothrombinzeit (PT) berücksichtigen weder die zellulären Elemente (Anämie oder Thrombozytopenie) noch eine mögliche Hypothermie oder Azidose; die Messung erfolgt bei 37 °C, gepuffert und mit Kalziumüberschuss!
- empfohlen wird daher der Einsatz von Point-of-Care (POC)-tauglichen Systemen wie z. B. ROTEM, MULTIPLATE!

■ ■ **Stufe 3**
- Ziele: hämodynamische Stabilisierung, (temporärer) Blutungsstopp, Optimierung von Gerinnung und Blutvolumen, Organisation von STEP 4
- **Information** der bestmöglichen personellen Expertise (GYN-CA/Operateur und ANÄ-OÄ/CA)
- **klinische Symptome**: therapierefraktäre schwere Blutung und kreislaufstabile Patientin oder Patientin im hämorrhagischen Schock
- **allgemeine/operative Maßnahmen:**
  - **Cavumtamponade** (unter Sulprostoninfusion) als
  - Streifentamponade
  - Bakri-Ballon → Erfolgsrate: **76–88** %; zusammen mit Uteruskompressionsnähten im Sinne einer uterinen Sandwich-Methode bis zu **100 %**
  - bei Blutungsstopp:
  - Intensivüberwachung der Patientin
  - Ballondeflation nach 12–24 h
  - bei persistierender Blutung: Obligat STEP 4!

■ ■ **Stufe 4**
- Hinzuziehen der bestmöglichen Expertise bei weiter persistierender, lebensbedrohlicher Blutung

- Information an interventionellen Radiologen
- Ziel: definitive Versorgung/chirurgische Therapie
- **klinische Symptome**: anhaltende schwere Blutung, Kreislaufinstabilität der Patientin
- **allgemeine/operative Maßnahmen:**
  - **Uteruskompressionsnähte nach Lynch** bei Uterusatonie → Erfolgsrate bei 75 %
  - **bilaterale Ligatur der A. iliaca interna** → Erfolgsrate: 88 %
  - **selektive arterielle Katheterembolisierung** nach angiographischer Lokalisation der Blutung durch interventionellen Radiologen
- Ultima ratio: **Hysterektomie** (Häufigkeit: 1000–14000 Geburten) in England
- Medikamente und Zielkriterien:
  - Einsatz einer **Chitosan-enthaltenden Tamponade (Celox)**; Biopolymer gewonnen aus dem Chitin von Krabben oder Shrimps Lokale Interaktion mit den Erythrozyten unabhängig von Temperatur und Gerinnungsfaktoren
  - ultima ratio bei vermuteten Gerinnungsfaktorenmangel: Gabe von aktiviertem Faktor VII (Novoseven) 90 ug/kgKG i. v.; evtl. Repetition nach 2 h; off label use für diese Indikation! **Cave**: thrombembolische Ereignisse im arteriellen und venösen Gefäßsystem beschrieben!

Weiterführende Literatur

Bremerich D, Greve S (2021) Die neue S1-Leitlinie „Geburtshilfliche Analgesie und Anästhesie" – Vorstellung und Kommentar. Anaesthesist 79:229–236 oder www.awmf.de; Reg.-Nr. 001–038 (Langfassung)

Cardoso M, Leite AO, Santos EA, Gozzani JL, Mathias LA (2013) Effect of dexamethasone on prevention of postoperative nausea, vomiting and pain after caesarean section: a randomised, placebo-controlled, double-blind trial. Eur J Anaesthesiol 30:102–105

Gerbershagen HJ, Aduckathil S, van Wijck AJ, Peelen LM, Kalkman CJ, Meissner W (2013) Pain intensity on the first day after surgery: a prospective cohort study comparing 179 surgical procedures. Anesthesiology 118:934–944

Schlembach D et al Peripartale Blutung. Diagnose und Therapie. Leitlinie der DGGG, OEGG und SGGG (S2k-Level, 3/2016, AWMF-Reg.-Nr: 015/063

Saving Lives improve mothers care in www.npeu.ox.ac.uk/mbrrace.uk

Soar J et al (2021) Erweiterte lebensrettende Maßnahmen für Erwachsene . Leitlinie der ERC 2021. Notfall Rettungsemd; https://doi.org/10.1007/s10049-021-00893-x

Erstversorgung und Anästhesie bei Neugeborenen

Michael Heck, Michael Fresenius und Cornelius Busch

Inhaltsverzeichnis

25.1 **Erstversorgung des Neugeborenen – 552**
25.1.1 Umstellung zum Zeitpunkt der Geburt – 552
25.1.2 Neonatale Asphyxie – 552
25.1.3 Erstmaßnahmen nach der Geburt eines „fitten" Neugeborenen – 552
25.1.4 Beurteilung von Atmung, Muskeltonus und Herzfrequenz (◉ Tab. 25.2) – 554
25.1.5 Erstmaßnahmen nach der Geburt eines vital eingeschränkten Neugeborenen – 555
25.1.6 Reanimation des Neugeborenen (s. auch ▶ Abschn. 64.2.1) – 555
25.1.7 Spezielle Neugeborenenversorgung – 556

25.2 **Anästhesie bei Neugeborenen – 557**
25.2.1 Besonderheiten bei speziellen Eingriffen – 557

Weiterführende Literatur – 558

© Springer-Verlag GmbH Deutschland, ein Teil von Springer Nature 2023
M. Heck et al. (Hrsg.), *Repetitorium Anästhesiologie*, https://doi.org/10.1007/978-3-662-64069-2_25

25.1 Erstversorgung des Neugeborenen

25.1.1 Umstellung zum Zeitpunkt der Geburt

- **Atmung**
- erster Atemzug (innerhalb 30 s) nach Abklemmen der Nabelschnur durch Stimulation des Atemzentrums (p_aO_2 ↓, p_aCO_2 ↑)
- weitere Stimulation durch taktile, thermische und akustische Reize

- **Kreislauf**
- Atmung → Entfaltung der Lunge, pH ↑ und p_aO_2↑ → ↓ pulmonalen Gefäßwiderstand → ↑ **Lungendurchblutung** → Druckanstieg im linken Vorhof (LAP) größer als im rechten Vorhof (RAP), also LAP >RAP → Verschluss des Foramen ovale
- gleichzeitig ↑ **peripherer Gefäßwiderstand** (durch Verschluss der Nabelarterie) → ebenfalls ↑ Druck im linken Vorhof (LAP) → ↓ Rechts-links-Shunt
- ↑ **Lungendurchblutung** + ↑ p_aO_2 → funktioneller Verschluss des Ductus Botalli (Strömungsumkehr)

> Umschaltung zurück auf fetalen Kreislauf durch Hypoxie, Azidose oder Unterkühlung ist jederzeit möglich (auch beim reifen Neugeborenen). ≈30 % der <30-Jährigen und ≈20 % der >30-Jährigen haben ein offenes Foramen ovale, das bei Druckanstieg im rechten Vorhof > linken Vorhof bedeutsam werden kann.

25.1.2 Neonatale Asphyxie

- **Hypoxämie** (p_aO_2 in nicht messbare Bereiche)
- **Hyperkapnie** (p_aCO_2 >100 mmHg)
- respiratorische und metabolische Azidose (pH <7,0)
- → Myokardinsuffizienz (HF ↓, HZV ↓)
- → irreversible zerebrale Schäden, Reanimation des Neugeborenen notwendig

- **Ursachen**
- fetale Asphyxie wegen Plazentainsuffizienz
- Versagen der Atemfunktion des Neugeborenen

25.1.3 Erstmaßnahmen nach der Geburt eines „fitten" Neugeborenen

Für die Erstversorgung von Neugeboren ist bei fehlenden Sonderabsprachen immer der Geburtshelfer ärztlich-organisatorisch verantwortlich.

- **Allgemeine (Erst)maßnahmen**
- Versorgung nach der Devise „Schnell zur Mama" (Bonding): Abtrocknen, Körper und Kopf einpacken, APGAR-Bestimmen nach 1–5-und 10 min (APGAR s. unten)
- evtl. U1-Untersuchung: Verletzungen, Saugen, Herz-Lungen-Auskultation, Pulse, Abdomen, Extremitäten, Genitale, Anus, Messen, Wiegen, Fontanelle, Konakion

Anmerkung: Absaugen des NG im Nasen- und Mundbereich ist heutzutage obsolet! Ausnahme: beim klinisch deprimierten Kind mit Verdacht auf Obstruktion der Trachea, das Absaugmanöver nur unter laryngoskopischer Sicht ohne orotracheale Intubation!

■ **Wärmeschutz**

▬ Zieltemperatur:36,5–37,5 °C; jedes 1° tiefer erhöht die Mortalität um 28 %! Eine Hypothermie erkennt man auch am **Stöhnen** des NG!

▬ NG sofort in warmes Tuch legen und vorsichtig trocken reiben, kontrollierte Zufuhr von Wärme (Versorgungstisch mit Wärmematte und Heizstrahler, Inkubator)

▬ **Cave:** Hyperthermie steigert den O_2-Verbrauch

■ **Taktile Stimulation**

Viele Neugeborene beginnen erst nach taktiler Stimulation ausreichend zu atmen (Abreiben des Körpers, Beklopfen der Fußsohlen).

■ **APGAR-Index**

Der APGAR-Index wurde 1953 von der Anästhesistin Virginia Apgar eingeführt (◘ Tab. 25.1). Zwischen Hautfarbe und Säure-Base-Status der Nabelarterien besteht nur eine schlechte Korrelation, APGAR ohne Hautfarbe zeigt eine gute Korrelation zum Säure-Base-Status.

Einstufung und klinisches Handeln

▬ **APGAR 10–8:** lebensfrische Neugeborene, die gut atmen bzw. schreien
  – Wärmeschutz
  – Kontrolle nach 5 min
▬ **APGAR 7–5:** leichte Depression
  – Atemwege freimachen, absaugen
  – Wärmeschutz
  – taktile Stimulation
  – O_2-Spontanatmung
  – bei nur schwacher Reaktion Maskenbeatmung (bei Verdacht auf Mekoniumaspiration oder kongenitale Zwerchfellhernie sofort intubieren)
▬ **APGAR 4–3:** mäßige Depression
  – Atemwege freimachen, Absaugen
  – Wärmeschutz
  – taktile Stimulation
  – Intubation und Beatmung
  – **HF >100:**
    – Volumenmangel?, ggf. Substitution
    – BGA: Pufferung, wenn pH <7,20
    – Blutzucker bestimmen und ggf. ausgleichen
  – **HF <100:** Reanimation
▬ **APGAR 2–0:** schwere Depression
  – Atemwege freimachen, Absaugen
  – Wärmeschutz
  – taktile Stimulation
  – Intubation und Beatmung
▬ sofortige Reanimation

Der APGAR-Index ist zwar die meistverbreitete Methode, um ein Neugeborenes zu beurteilen, er ist aber nicht geeignet, um zu entscheiden, ob Reanimationsmaßnahmen notwendig sind. Das Addieren von Zahlenwerten ist für die Entscheidung, ob reanimiert werden muss, generell sinnlos.

Vielmehr ist die Beurteilung von Atmung, Muskeltonus und Herzfrequenz entscheidend.

◻ Tab. 25.1 Einschätzung des Neugeborenen nach 1, 5, 10 Minuten

A = Atmung	90 s postpartal regelmäße Atmung, Atemfrequenz 30–60 min
	2 = regelmäßig, schreit kräftig
	1 = unregelmäßig, Schnappatmung
	0 = keine
P = Puls	normale Herzfrequenz: 120–160/min
	2 = >100
	1 = <100
	0 = kein Puls
G = Grundtonus	aktive Bewegungen oder spontan gebeugte Arme und Beine, die einer Streckung Widerstand entgegensetzen
	2 = aktive Bewegung
	1 = geringe Beugung
	0 = schlaffer Muskeltonus
A = Aussehen	Hautfarbe nach Geburt blau, am Stamm rasch rosig
	2 = rosig
	1 = Stamm rosig, Extremitäten blau
	0 = blau oder weiß
R = Reflexe	Beklopfen der Fußsohlen oder Nasenkatheter → Niesen, Husten, Schreien
	2 = niest, hustet, schreit
	1 = grimassiert
	0 = keine Aktivität

25.1.4 Beurteilung von Atmung, Muskeltonus und Herzfrequenz (◻ Tab. 25.2)

— nur ein Bruchteil aller Neugeborenen benötigt nach der Geburt eine Reanimation im Sinne von Beatmungen, Thoraxkompressionen und der Notwendigkeit einer Adrenalingabe

— ca. 85 % der reifen Neugeborenen haben 10–30 s nach der Geburt eine spontane Atmung

— bei weiteren 10 % setzt die Atmung unter Trocknen und Stimulationsmaßnahmen ein

— ca. 5 % der reifen Neugeborenen müssen beatmet werden (eine Intubation ist nur sehr selten notwendig)

— nur 0,1 % müssen reanimiert werden (Thoraxkompressionen und Adrenalingabe)

■ **Pulsoxymetrie/EKG**

— eine moderne Pulsoxymetrie, mit neonatologischen Sensoren, erlaubt eine zuverlässige Anzeige der Herzfrequenz und der peripheren Sättigung innerhalb von 1–2 min nach der Geburt

— diese sollte **am rechten Arm** (präduktal) abgeleitet werden. Gesunde Neugeborene haben eine S_pO_2 von ca. 60 % (gemessen auf Normalhöhennull). Sie steigt innerhalb der ersten Lebensminuten auf Werte über 90 % an. Neugeborene, die per Sectio caesarea geboren oder spät abgenabelt werden und Frühgeborene haben oft initial noch niedrigere S_pO_2-Werte. Sie benötigen teilweise länger, um Werte über 90 % zu erreichen

— in Kenntnis dieser physiologischen Normwerte soll die Pulsoxymetrie daher für die Versorgung von Früh- und Neugeborenen verwendet werden, um eine O_2-Gabe sinnvoll steuern zu können und v. a. auch eine exzessive O_2-Therapie zu verhindern

— die korrekte Bestimmung der Herzfrequenz bei Neugeborenen, die reanimationspflichtig sind, gelingt am besten mittels eines EKG

— akzeptable präduktale S_pO_2-Werte (rechte Extremität):
 – nach 2 min: 60 %
 – nach 3 min: 70 %

◘ Tab. 25.2 Beurteilung von Muskeltonus, Atmung und Herzfrequenz und entsprechende Maßnahmen

	Gruppe 1	Gruppe 2	Gruppe 3
Atmung	suffiziente Atmung/Schreien	insuffiziente Spontanatmung oder Apnoe	insuffiziente Spontanatmung oder Apnoe
Muskeltonus	guter Muskeltonus	normaler bis reduzierter Muskeltonus	schlaffer Muskeltonus (floppy)
Herzfrequenz	Herzfrequenz >100/min	Herzfrequenz <100/min	Bradykardie oder nicht nachweisbare Herzfrequenz
sonstiges			oft ausgeprägte Blässe als Zeichen einer schlechten Perfusion
Maßnahmen	müssen nicht sofort abgenabelt werden	sofort abnabeln	sofort abnabeln
	benötigen außer Abtrocknen und Einwickeln in warme Tücher keine weiteren Maßnahmen	abtrocknen und in warme Tücher wickeln	abtrocknen und in warme Tücher wickeln
		meist ist eine **kurze Maskenbeatmung** ausreichend	**nach Öffnen der Atemwege unverzügliche Beatmung**
		einige benötigen jedoch auch eine längere Maskenbeatmung	möglicherweise im weiteren Verlauf **Reanimation und evtl. Medikamentengabe**

– nach 4 min: 80 %
– nach 5 min: 85 %
– nach 10 min: 90 %

25.1.5 Erstmaßnahmen nach der Geburt eines vital eingeschränkten Neugeborenen

━ Abtrocknen, Körper und Kopf einpacken, Stimulation, Lagerung optimieren, Atemwege freimachen
━ bei ineffektiver Atmung **oder** HF <100/min Ermittlung des APGAR 1 min
━ Unterstützung der Atmung mittels Maskenbeatmung oder besser über

T-Stück-Beatmung, evtl. O_2-Applikation unter S_pO_2-Messung

Anmerkung: Weltweit versterben pro Jahr 5 Mio. (!) Neugeborene; mehr als 20 % der NG hätten mit **alleiniger Maskenbeatmung** gerettet werden können!

25.1.6 Reanimation des Neugeborenen (s. auch ► Abschn. 64.2.1)

━ Reanimation eines NG im Kreißsaal bei ca. 1 % aller Geburten
━ davon sprechen 90 % auf reine Maskenbeatmung an, nur 10 % werden intubiert (Indikation?)

- Maskenbeatmung mit Überdruckventil (NG mit 30 cm H_2O; Frühgeborene mit 25 cm H_2O; PEEP 5 cm H_2O
- die Notwendigkeit einer HDM ist absolut selten!
- Atmung effektiv, aber HF <60/min
  - Durchführung der HDM mit einem 3:1-Verhältnis von HDM zur Beatmung, Zwei-Finger-Daumen-Methode, HDM-Frequenz: 120/min, bei intubierten NG: AF von 30/min
- HF weiter <60/min
  - Applikation von Volumen 10 ml/kgKG und Adrenalin 10 µg/kgKG i.v. oder i.o.;
  - keine intratracheale Applikation und kein High-dose-Adrenalin mehr!

Anmerkung: Ohne effiziente Ventilation keine Herzdruckmassage durchführen!

25.1.7 Spezielle Neugeborenenversorgung

- **Hypovolämie**
- **Ursachen:** schwere intrauterineAsphyxie führt meist zu Hypovolämie und Schock (besonders bei Plazenta-, Nabelschnurruptur, Nabelschnurkompression)
- **Therapie:** initiale Stabilisierung mit Flüssigkeitsbolus 10 ml/kg isotone kristalloide Lösung. Bei Blutverlust Bluttransfusion (evtl. Plazentablut) oder 2–5 ml/kg HA 5 %

- **Hypoglykämie**
- → HZV ↓ und RR ↓
- **Therapie** ab folgender BZ-Werte: reife Neugeborene <30 mg%, Frühgeborene <20 mg% (Norm: 40–110 mg%) → 5–10 ml/kg Glukose 10 % i. v.

- **Hypokalzämie**
- → HZV ↓ und RR ↓
- **Therapie:** 100 mg/kg Ca-Glukonat 10 % langsam i. v.

- **Mekonium**
- leicht grünliches Fruchtwasser ist nicht selten und ist nichts beunruhigendes
- viel seltener findet sich zähes, grünes Fruchtwasser. Dies ist immer ein Hinweis für intrauterinen Stress; möglicherweise werden Erst-/Reanimationsmaßnahmen notwendig

- **Unterkühlung**
- Aufwärmung langsam im Inkubator: pro h ≈1,5 °C (Temperatur 2–3 °C über Rektaltemperatur)
- meist gleichzeitig Azidose- und Hypoglykämiekorrektur erforderlich

- **Depression durch Opioide**
- **Naloxon** (Narcanti) 0,01 mg/kg bei Atemdepression durch Opioidgabe der Mutter
- **Kontraindikation** bei opioidabhängigen Müttern → akutes Entzugssyndrom beim Neugeborenen

- **Magnesiumintoxikation**
- durch Magnesiumgabe bei Eklampsie; Zeichen: schlaffer Muskeltonus, rosige Haut bei peripherer Vasodilation, niedriger Blutdruck
- Antidot: Kalziumchlorid 10 mg/kg

- **Lokalanästhetikaintoxikation**
- durch zu hohe maternale Blutspiegel (Überdosierung, intravasale Injektion) → Bradykardie, Hypotonie, Apnoe, schlaffer Muskeltonus, Krämpfe
- **Therapie:** Reanimation (BLS und ALS)

- **Pneumothorax**
- durch Überdruckbeatmung, Spontanpneumothorax, bei Mekoniumaspiration, Zwerchfellhernie, Lungenhypoplasie
  - flache Atmung, Thorax in Inspirationsstellung, Zyanose, abgeschwächtes Atemgeräusch, hypersonorer Klopfschall

- bei Spannungspneumothorax → RR ↓, Bradykardie, Vorwölbung des Abdomens
- **Diagnose:** Aufleuchten unter Kaltlichtlampe, Thoraxröntgen
- **Therapie:** Punktion im 2. ICR (Medioklavikularlinie) und Aspiration, danach Thoraxdrainage

25.2 Anästhesie bei Neugeborenen

▶ Kap. 26.

25.2.1 Besonderheiten bei speziellen Eingriffen

25.2.1.1 Ösophagusatresie

- Inzidenz etwa 1:3500. Es werden 5 Formen der Ösophagusatresie und der ösophagotrachealen Fistel eingeteilt (Vogt I, II, IIIa, IIIb, IIIc)
- 86 % Typ IIIb (mit unterer ösophagotrachealer Fistel und blind endendem oberen Ösophagusstumpf) (anamnestisch: Polyhydramnion)
- wenn möglich sollte eine Frühkorrektur erfolgen. Bei schwerer Dehydratation oder Aspirationspneumonie wird primär nur eine Gastrostomie angelegt

❗ **Cave**

Gefahr der Magenüberblähung bei Intubation, deshalb möglichst erst kurz vor Operation intubieren und Maskenbeatmung möglichst vermeiden (Tubusspitze distal der Fistelmündung, aber proximal der Carina positionieren). Evtl. unter bronchoskopischer Insertion bzw. Lagekontrolle.

- N_2O-freie Allgemeinanästhesie mit tiefer orotrachealer Intubation
- die **manuelle Beatmung** sollte der maschinellen vorgezogen werden, um plötz-

liche, operationsbedingte Änderungen der Compliance zu bemerken
- zur Schonung der trachealen Nähte sollte eine postoperative Nachbeatmung, wenn möglich, vermieden werden. Einige Autoren empfehlen jedoch zur Reduzierung der postoperativen latenten Speichelaspirationsgefahr die Intubation und Beatmung des Kindes, bis der Speichelfluss abnimmt

25.2.1.2 Kongenitale Zwerchfellhernie

- die Inzidenz beträgt ≈1:5000 (Verhältnis männlich: weiblich von 2:1). Etwa 20 % der Kinder mit kongenitaler Zwerchfellhernie haben zusätzlich kardiovaskuläre Defekte. Die Zwerchfellhernie ist häufig mit einer homolateralen Lungenhypoplasie vergesellschaftet. Das Ausmaß der Lungenhypoplasie ist entscheidend für die Prognose dieser Kinder
- Diagnose aufgrund der pulmonalen Funktionsstörung und durch den röntgenologischen Nachweis von Abdominalinhalt im Thorax bestätigt

❗ **Cave**

Keine Maskenbeatmung (nasogastrale Sonde → Entlastung). Bei schlechtem Zustand des Neugeborenen umgehend Intubation (ggf. im Wachzustand). Beatmung → Risiko eines Barotraumas; Beatmungsdrücke <25 cm H_2O halten. Die manuelle Ventilation ist der maschinellen Ventilation vorzuziehen.

- **verdickte A. pulmonalis** (Muskularis) → pulmonale Hypertonie (Gefahr der Wiederherstellung fetaler Kreislaufverhältnisse mit lebensbedrohlichem Rechts-links-Shunt); **Therapie:** Morphin → PAP↓, leichte Hyperventilation mit Hypokapnie
- **Rapid-Sequence-Induction (RSI)**

- **kein N_2O** (Diffusion → Darmerweiterung mit Volumenzunahme des Enterothorax)
- **postoperative Nachbeatmung** ist häufig notwendig. Um der hypoplastischen Lunge Zeit zur Reifung zu geben, wurde auch die ECMO (extrakorporale Membranoxygenierung) eingesetzt
- **Monitoring**: invasive Blutdruckmessung falls möglich, bei dringlicher Operationsindikation reicht auch ein nichtinvasives Blutdruckmonitoring; endexspiratorische CO_2-Messung und Pulsoxymetrie sind obligat

25.2.1.3 Omphalozele/ Gastroschisis

- eine **Omphalozele** (Inzidenz 1:5000) ist ein embryonaler Defekt, bei dem ein Teil des Abdominalinhalts in die Nabelschnur herniert und außerhalb der Abdominalhöhle verlagert ist. Die Omphalozele ist meistens von einer dünnen Membran, die aus Amnion und Peritoneum besteht, umhüllt
- die **Gastroschisis** (Inzidenz 1:30.000) wird durch die intrauterine Okklusion der A. omphalomesenterica mit ischämischem Defekt in der vorderen Bauchwand (üblicherweise rechtsseitig) verursacht. Der Darm ist nicht durch parietales Peritoneum bedeckt und eine Gastroschisis ist, anders als eine Omphalozele, nicht mit anderen kongenitalen Abnormitäten assoziiert
- zu beachten ist:
  - Rapid-Sequence-Induction (RSI) ohne Maskenbeatmung
  - N_2O-freie Anästhesie → Darmerweiterung
  - hoher Flüssigkeits- und Wärmeverlust
  - hohe intraabdominale Drücke nach Rückverlagerung des Abdominalinhalts können zu einem Abfall des Herzzeitvolumens, zu respiratorischen Störungen, zu Darmischämien und zur Anurie führen
  - postoperativ ist häufig eine Nachbeatmung notwendig

Weiterführende Literatur

Kaufmann J (2021) Online-Vortrag auf dem Symposium Kinderanästhesie aktuell. Neugeborenenversorgung

S2k-Leitlinie Betreuung des reifen Neugeborenen in der Geburtshilfe, http://www.awmf. Register-Nr. 024/005

Anästhesie bei Kindern

Michael Heck, Michael Fresenius und Cornelius Busch

Inhaltsverzeichnis

26.1   Anatomische und physiologische Besonderheiten – 560
26.1.1   Anatomische Besonderheiten – 560
26.1.2   Physiologische Besonderheiten – 560

26.2   Anästhesiologisches Management – 568
26.2.1   Präoperative Vorbereitung – 568
26.2.2   Pharmakologische Prämedikation – 570
26.2.3   Besonderheiten von Anästhetika in der Kinderanästhesie – 570
26.2.4   Tubuswahl (mit/ohne Cuff) – 576
26.2.5   Einlungenventilation in der Kinderanästhesie – 578
26.2.6   Anwendung von speziellen Beatmungssystemen – 580
26.2.7   Gefäßzugänge (je nach Alter) – 580
26.2.8   Auswahl an Medikamenten in der Kinderanästhesie – 580
26.2.9   Spezielle Situationen bei Kindern – 580

26.3   Regionalanästhesie bei Kindern – 588
26.3.1   Lokalanästhetika im Kindesalter – 588
26.3.2   Anatomische Besonderheiten des Neugeborenen und Kleinkind – 589
26.3.3   Pharmakokinetische Besonderheiten des Neugeborenen und Kleinkinds – 590
26.3.4   Technik der Regionalanästhesie – 590

Literatur und weiterführende Literatur – 595

© Springer-Verlag GmbH Deutschland, ein Teil von Springer Nature 2023
M. Heck et al. (Hrsg.), *Repetitorium Anästhesiologie*, https://doi.org/10.1007/978-3-662-64069-2_26

26.1 Anatomische und physiologische Besonderheiten

26.1.1 Anatomische Besonderheiten

- Definition der Altersstufen: ◘ Tab. 26.1
- Geburtsgewicht: ◘ Tab. 26.2
- die Körperoberfläche (KO) kann auch nach folgender Formel nährungsweise berechnet werden:

$$KO\left(m^2\right) = \sqrt{\frac{Gr\ddot{o}\beta e\left(cm\right) \times Gewicht\left(kg\right)}{3600}}$$

- Gewicht und Körperoberfläche: ◘ Tab. 26.3

◘ **Tab. 26.1**   Definition der Altersstufen

extrem früh Frühgeborenes	Gestationsalter <28. + 0 SSWa
sehr früh Frühgeborenes	Gestationsalter <32. + 0 SSW
Frühgeborenes	Gestationsalter <37. + 0 SSW
Neugeborenes (NG)	1.–4. Lebenswoche (1. Lebensmonat)
zum Termin Geborenes (reifes NG)	Gestationsalter ≥37. + 0 und <42. + 0 SSW
übertragenes NG	Gestationsalter ≥42. + 0 SSW
Säugling (SG)	2.–12. Lebensmonat (1. Lebensjahr)
Kleinkind (KK)	2.–5. Lebensjahr
Schulkind	6.–13. Lebensjahr
Jugendlicher	14.–18. Lebensjahr

a SSW = Schwangerschaftswoche

◘ **Tab. 26.2**   Einteilung nach Geburtsgewicht

extrem niedriges Geburtsgewicht	<1000 g
sehr niedriges Geburtsgewicht	<1500 g
niedriges Geburtsgewicht	<2500 g
normales Geburtsgewicht	2500–4500 g

◘ **Tab. 26.3**   Gewicht und Körperoberfläche

Alter	Gewicht (kg)	Länge (cm)	Oberfläche (m²)
Neugeborenes	3	50	0,20
2 Jahre	12	85	0,50
5 Jahre	18	110	0,70
9 Jahre	30	135	1,00
Erwachsener	70	175	1,73

26.1.2 Physiologische Besonderheiten

26.1.2.1 Thermoregulation

Hohe Wärmeverluste infolge
- relativ großer Körperoberfläche im Vergleich zum Körpervolumen
- geringer Hautdicke mit geringem subkutanem Fettanteil
- hoher Verdunstungskälte, Wärmeleitung, Wärmestrahlung (z. B. durch Anästhesie bedingte Vasodilatation)

> Auch nach Beendigung der Kälteexposition kann die Kerntemperatur noch weiter sinken („after drop")!

Die Wärmeproduktion beim **Neugeborenen** erfolgt durch Metabolismus des **braunen**

Fettgewebes („**non shivering thermogenesis**") → Shivering wird erst nach dem **6. Lebensjahr beobachtet!**

Bei **erniedrigter Umgebungstemperatur**
- mit sinkender Umgebungstemperatur primär O_2-Verbrauch ↑ (Stoffwechsel)
- respiratorischer Quotient ↓, Atemfrequenz ↓, p_aO_2 ↓
- stärkere O_2-Bindung an Hämoglobin (Linksverschiebung der O_2-Bindungskurve)
- Surfactantproduktion ↓
- Noradrenalinspiegel ↑, PVR ↑, Myokardkontraktilität ↓, HZV und Herzfrequenz ↓ → bei offenem Foramen ovale oder Ductus Botalli besteht die Gefahr des **Rechts-links-Shunt** unter hypothermen Bedingungen
- Auftreten atropinresistenter Bradykardien (Sinusstillstand bei ca. 10–15 °C und spontanes Kammerflimmern bei Temperaturen <28 °C)

- Blutviskosität ↑, pH ↑
- Hypoglykämie
- Gerinnungsstörungen
- MAC-Wert der volatilen Anästhetika ↓, Wirkdauer der Muskelrelaxanzien↑, Nierenfunktionseinschränkung → renale Fähigkeit zur Harnkonzentrierung nimmt ab

26.1.2.2 Respiration
- Atemfrequenz, Atemwegswiderstand und Compliance verschiedener Altersklassen (◘ Tab. 26.4)
- FRC ist klein (30 ml/kg), Closing Capacity > FRC → p_aO_2 –Werte ↓, Gefahr der Atelektasenbildung ↑, der Sauerstoffverbrauch ist hingegen verdreifacht bzw. bei FG noch höher, die Totraumventilation in allen Altersklassen gleich (2 mlkgKG (◘ Tab. 26.5)

◘ **Tab. 26.4** Atemfrequenz, Atemwegswiderstand und Compliance verschiedener Altersklassen

Alter	Atemfrequenz	Widerstand (cmH$_2$O/l × s)	Compliance (ml/cm H$_2$O)
Neugeborenes	30–40	40	5
6 Monate	28	20–30	10–20
1 Jahr	24		
3 Jahre	22	20	20–40
5 Jahre	20		
8 Jahre	18	1–2	100

◘ **Tab. 26.5** Sauerstoffverbrauch, Atemzugvolumen, Atemfrequenz, Totraumventilation, funktionelle Residualkapazität (FRC)

	Frühgeborenes	Termingeborenes	Erwachsener
Sauerstoffverbrauch	8–10 ml/kgKG/min	6 ml/kgKG/min	3 ml/kgKG/min
Atemzugvolumen	6 ml/kgKG	6 ml/kgKG	6 ml/kgKG
Atemfrequenz (AF)	40–60/min	30–40/min	12–16/min
Totraum	2 ml/kgKG	2 ml/kgKG	2 ml/kgKG
FRC	20–30 ml/kgKG	30 ml/kgKG	34 ml/kgKG

- V_T = 6–8 ml/kg in **allen** Altersklassen
- **effektives Zugvolumen** (V_T) beim NG beträgt 20 ml → notwendige Berücksichtigung des kompressiblen Volumens bei der Respiratoreinstellung
- **alveoläre Ventilation 100–150** ml/kgKG/min (vs. 60 ml/kgKG/min beim Erwachsenen) → schnelleres An- und Abfluten von volatilen Anästhetika
- **Perspiratio insensibilis** über die Luftwege: 15–20 ml/kgKG/Tag

> Das Verhältnis von alveolärer Ventilation (VA) zu funktioneller Residualkapazität (FRC) beträgt beim Erwachsenen 1,5:1; beim NG und Säugling 5:1 → geringer intrapulmonaler Speicher → geringe Hypoxietoleranz und schnellere Entsättigung trotz langer Präoxygenierung!

- der Atemwegsdruck sowie der erforderliche PEEP entspricht bei mechanischer Ventilation dem des Erwachsenen
- **Atemmechanik**: überwiegende Zwerchfellatmung beim NG und SG → hohe resultierende Atemarbeit, besonders bei Meteorismus und Ileus
- **Atemmuster**: periodische Atmung mit Apnoephasen von 2–10 s beim NG, beim FG längere Apnoephasen. Die Apnoeinzidenz liegt bei FG bei durchschnittlich 25 % bei einem FG mit < 1500 g Geburtsgewicht bei 90 %!
- elastischer Thorax → forcierte Spontanatmung (auch über den Tubus) führt zu inspiratorischen Thoraxeinziehungen
- p_aO_2 beim NG: 1 h nach Geburt 50–80 mmHg, kurz nach der Spontangeburt ≈30 mmHg und intrauterin ≈25 mmHg

! **Cave**
Gefahr der retrolentalen Fibroplasie bei hohen inspiratorischen O_2-Konzentrationen: Gefährdung für Neugeborene mit einem errechneten Gestationsalter (intra- und extrauterin) <44 Wochen und pO_2 >80 mmHg für mehr als 3 h oder >150 mmHg für mehr als 2 h.

- durch den hohen Anteil von Hb_F kommt es in den ersten Lebenswochen (bis ≈70 Tage) zu einer Linksverschiebung der O_2-Bindungskurve → verzögerte O_2-Abgabe ans Gewebe
- **schwierigere Atemwege**
  - schwierige Maskenbeatmung aufgrund großer Zunge und länglichem Hinterkopfform (Neutralnullstellung bzw. nur leichte Reklination des Kopfs!)
  - schwierige Intubation: Kehlkopf des Kindes mit seiner großen, weichen U-förmigen Epiglottis steht in Höhe des 3.–4. Halswirbels und im Vergleich zum Erwachsenen auch deutlich ventraler → hierdurch schwierigere Laryngoskopie bzw. Intubation
  - empfindliche Schleimhaut, leichte Ödemneigung besonders nach Manipulationen → Strömungswiderstand ↑
  - schwierige Intubation bei 1,35 % mit Cormack III–IV, schwierige Maskenbeatmung bei 2,2 %, unmögliche Maskenbeatmung bei 0,15 % → mögliche Maßnahmen: Einlegen eines passenden Guedel-Tubus, beidseitiger Eschmann-Griff/eine Person Eschmann-Griff, eine Person beutelt), Beatmung über einen nasopharyngeal vorgeschobenen Tubus und geschlossenen Mund und zugedrückten Nasenloch, Einlegen einer passenden Larynxmaske und anschließend Beatmung
- Trachealänge des NG: 4 cm (⌀ 3,6–4 mm)
  - mit 1 Jahren: 4,5 cm (⌀ 6,5 mm)
  - mit 6 Jahren: 6 cm (⌀ 9 mm)
  - mit 12 Jahren: 6,5 cm (⌀ 10–12 mm)
- Ringknorpel ist bis zur Pubertät die engste Larynxstelle
- der Sog an den Thoraxdrainage sollte bei Kindern nur etwa 10 cmH$_2$O betragen! Thoraxdrainagengröße ◼ Tab. 26.6

◘ **Tab. 26.6**   Thoraxdrainagegröße im Kindesalter, z. B. postoperativ nach kardiochirurgischen Eingriff oder Trauma

Alter	Größe
Säuglinge	12–(16) Ch
Kleinkinder	16–20 Ch
Schulkinder	20–24 Ch

- **notfallmäßige Thorakotomie** nach Trauma oder postoperative Revision bei
  - Blutverlust über die Thoraxdrainagen von **>5 % des Blutvolumens/h** über mehrere Stunden
  - primärem Blutverlust von **30 % des geschätzten Blutvolumens** oder
  - **>10 ml/kgKG/h** Blutverlust über die Drainagen

26.1.2.3 Herz/Kreislauf

- das kindliche Myokard enthält weniger kontraktile Elemente (30 % vs. 60 % beim Erwachsenen), die Herzcompliance entspricht der des Erwachsenen
- Schlagvolumen kann im Bedarfsfall kaum gesteigert werden → **HZV ist stark frequenzabhängig!**
- angeborene Herzfehler in 1–2 %, aber in 50–80 % temporäre Herzgeräusche! **Herzminutenvolumen** (HZV)
  - des Neugeborenen: ca. 250 ml/kgKG/min
  - des 6 Wochen alten Säuglings: 160 ml/kgKG/min
  - des Erwachsenen: ca. 80 ml/kgKG/min
  - → bezogen aufs Körpergewicht höheres Cardiac output (CO) bei Kindern, jedoch entspricht der Herzindex (CI) aufgrund der größeren Körperoberfläche im Verhältnis zum Gewicht dem des Erwachsenen!
- Bradykardien werden schlecht, Tachykardien hingegen gut toleriert

- geringe Neigung zu Kammerflimmern! terminaler Herzrhythmus ist die Asystolie!
- **Herzfrequenz** des NG: 120–160/min, des Säuglings: 100–120/min
- **Blutdruck** bei FG, NG und Kleinkindern richtet sich nach dem **MAP** und sollte bei NG und Säugling ca. 40 mmHg betragen; ◘ Tab. 26.7
  - die Kombination von arterieller **Hypotonie und Hypokapnie** kann zu postoperativen Hirnblutungen, zerebralen Krampfanfällen und kognitiven Störungen führen! Daher sollte der Kinderanästhesist sein Augenmerk mehr auf den Blutdruck richten. Eine Hypotonie ist meist durch eine Hypovolämie und/oder zu tiefe Narkose bedingt!
  - der Blutdruck gibt keine Auskunft über den zerebralen Blutfluss und die zcerebrale Sauerstoffversorgung. Dies hat dazu geführt, dass insbesondere bei kardiochirurgischen Eingriffen im Neugeborenen- und Kleinkinderalter der Einsatz von **NIRS** mit Bestimmung der **regionalen Hirnsauerstoffsättigung (>55 %)** eingesetzt werden *muss*! Geringe NIRS-Werte (<55 %) gehen mit einem schlechteren neurologischen Outcome einher. Die NIRS-Werte korrelieren sehr gut mit den invasiv gemessenen Sättigungswerten in der Jugularvene! Die Bestimmung der c-rSO$_2$ wird auch in Verbindung mit einer Anämie als Transfusionstrigger verwendet!
  - bei arterieller Hypotonie 1. Gabe von Volumen, 2. Anästhesietiefe überprüfen und evtl. 3. Applikation von Vasopressoren:
    - **Akrinor** (1 Amp. pur) 0,1 ml/**3** kgKG
    - **Noradrenalin** (Arterenol) als Perfusor auf der Basis von 0,05–0,2–(0,5) µg/kgKG/min:

◘ Tab. 26.7 Hb-Werte, Blutvolumen und mittlerer Blutdruck (altersabhängig)

	Alter	Hämoglobin (g/dl) (Mittelwert/Perzentile 25)		Blut-volumen (ml/kgKG)	Transfusions-schwelle (Hb/Hkt)	Mittlerer, arterieller Druck MAP in mmHg/ Therapie erforderlich
FG	FG			90	13/40	> 30/< 30 bzw- Alter in Gestations-wo-chen = Untergrenze für MAD in mmHg
NG	1. LW	**19,3**/15,4		85	12/<35	> 40/< 35
	<15 Tage	**16,6**/13,4				
	15–28 Tage	**13,9**/10,7				
Säug-ling	2 Monate	**11,2**/9,4		75	**10**/<30	
	4 Monate	**12,2**/10,3		70	**8**/25	
	6 Monate	**12,6**/11,1				
	9 Monate	**12,7**/11,4				
	12 Monate	**12,7**/11,3				
Klein-kind	1–2 Jahre	**12,0**/10,5				> 50/< 40
	3–5 Jahre	**12,4**/10,9				
Schul-kind	6–8 Jahre	**12,9**/11,3				> 60/< 50
	9–11 Jahre	**13,2**/11,7				
		♀				
	12–14 Jahre	13,3/11,3				
Jugend-licher	15–18 Jahre	13,2/11,2	15,1/13,1			

26

- 0–10 kgKG : 1 mg auf 50 ml Perfusorvolumen
- 11–20 kgKG: 2 mg auf 50 ml Perfusorvolumen
- 21–30 kgKG: 3 mg auf 50 ml Perfusorvolumen
- in der Kinderanästhesie kann immer noch **Dopamin** (10 mg/ml) zur Kreislaufunterstützung ange-wandt werden, Dosierung: 5–10 µg/kgKG/min

▬ Hb-Werte und Blutvolumen sind stark altersabhängig (◘ Tab. 26.7)
▬ Blutersatz bei NG nur mit Erythrozytenkonzentraten, die nicht älter als **4 Tage** sind
▬ Blutbestellung mit dem Neonatologen abklären → nicht immer ist die kindliche

◘ Tab. 26.8 Hämatokritnormalwerte (Hkt) und akzeptabler Grenzwert

Alter	Normaler Hkt (%)	Akzeptabler Hkt (%)
Neugeborene	45–65	30–40
3 Monate	30–42	25
1 Jahr	34–42	20–25
6 Jahre	35–42	20–25

BG auch die geeignete (Antikörper der Mutter im kindlichen Blut!)
- die Lagerungszeit des Erythrozytenkonzentrats sollte gering sein (Hyperkaliämie!), ebenso Zytomegalievirus (CMV)-frei und bestrahlt (FG/NG/Säuglinge)

❯ 3–4 ml Erythrozytenkonzentrat (EK) pro kgKG heben den Hb-Wert um ≈1 g/dl an!

- Blutersatz bei geringen Blutverlusten mit Ringer und Kolloiden (meist HA 5 %)
- Einsatz von künstlichen Kolloiden erst bei Kindern ab dem **2. Lebensjahr**:
  - Gelatine (keine Beschränkung) oder
  - HAES (max. 20 ml/kg)
- notfallmäßige Volumentherapie bei Kindern im Schock: 10–20 ml/kg Humanalbumin 5 % → bis Defizit abgeschätzt werden kann → sekundäre Gabe von EK nach Hkt (◘ Tab. 26.8) und Hb (◘ Tab. 26.7)
- Gerinnungsfaktoren sind nicht plazentagängig; NG haben daher physiologischerweise geringere Konzentrationen an Gerinnungsfaktoren als Erwachsene (minus 30–60 % im Vergleich zum Adultem) → Gabe von Vitamin K (Konakion) postpartal obligat (U1-Untersuchung)!

■ **Maximal tolerabler Blutverlust (MTBV)**

$$MTBV = \frac{Blutvolumen \times \left(Hkt_0 - HKT_{min} \right)}{Hkt_{mittel}}$$

Hkt_0	Ausgangshämatokrit
Hkt_{min}	minimaler Hämatokrit
HKT_{mittel}	$(HKT_0 - HKT_{min})/2$

- Blutvolumen ◘ Tab. 26.7
- bei Hämorrhagien Gabe von Erythrozyten- und Thrombozytenkonzentraten, Antifibrinolytika (Tanexamsäure) und Gerinnungsfaktoren (Fibrinogen, PPSB, Faktor VII) → s. ◘ Abb. 26.1 (mod. nach Wittenmeier E)

26.1.2.4 Infusionstherapie

- präoperativ sollte auf lange Fastenperioden verzichtet werden. Lange Nüchternheitsphasen führen zu inflammatorischen Nebenwirkungen (CRP-Anstieg!). Evtl. intraoperative Flüssigkeitsersatztherapie der Flüssigkeits- und Nahrungsdefizite
- Die neue S1-Leitlinie Perioperative Infusionstherapie bei Kindern empfiehlt seit Sümpelmann et al. (2016) die Anwendung der **10er-Regel.** Davor war die 4-2-1-Regel lange Zeit gültig. Die Applikation erfolgt im NG- und Säuglingsalter kontinuierlich über Spritzen- oder Infusionspumpen. Bei Kleinkindern und kürzeren Eingriffen evtl. auch freilaufend mit 250 ml-Flaschen
- intraoperatives Flüssigkeitsmanagement s. ◘ Tab. 26.9
- bis zum Schulalter sollte eine balancierte Vollelektrolytlösung mit 1–2,5 % Glukose als **Grundinfusion** angewendet werden, z. B. PÄD-I-Lösung mit 1 %iger Glukose. Für kurze Operationen (<1 h) und geringes Gewebstrauma ist eine glu-

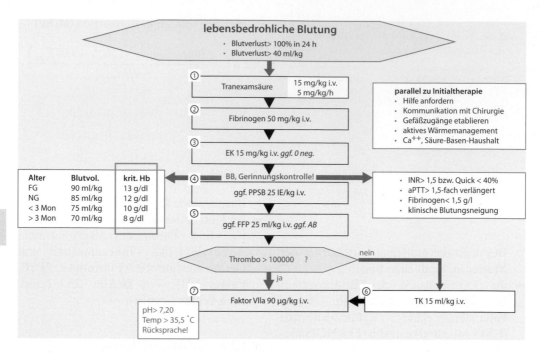

◻ Abb. 26.1   Transfusionsmanagement bei vitaler Hämorrhagie nach Wittenmeier E

◻ Tab. 26.9   Perioperatives Infusionsmanagement bei Kindern

	Infusionslösung	Anfangs- und Repetitionsdosis
Grundinfusion	b-VELG	10 ml/kgKG/h
Flüssigkeitstherapie (Ausgleich von zusätzlichen Defiziten)	b-VEL	X 10–20 ml/kgKG
Volumentherapie (bei klinischer Hypovolämie)	Humanalbumin 5 %, Gelantine, HES 130	x 5–10 ml/kgKG
Transfusion	EK, GFP, Thrombozytenkonzentrat	X 10 ml/kgKG

b-VELG: balanzierte Vollelektrolytlösung mit 1–2,5 % Glucose
b-VEL: balanzierte Vollelektrolytlösung
HES: Hydroxyethylstärke (möglichst < 20 ml/kg; Maximale Infusionsgesamtmenge: 50 ml/kgKG!)
EK: Erythrozytenkonzentrat,
GFP: Gefrierplasma

kosehaltige Grundinfusion für Kinder jenseits des Neugeborenenalters mit kurzer prä- und postoperativer Nüchternheit nicht mehr zwingend notwendig

— die **Flüssigkeitstherapie** soll zusätzliche Flüssigkeitsdefizite ausgleichen, um das extrazelluläre Flüssigkeitsvolumen (EZFV) aufrechtzuerhalten. Das EZFV beträgt bezogen auf das Körpergewicht beim FG 60 %, beim NG 40 %, beim Säugling 30 % und beim Erwachsenen nur 20 %!

— künstliche Kolloide als **Volumentherapie** sind bei Kindern mit normaler Nierenfunktion sicher. Die Kolloide sollten dabei in balancierter Lösung verabreicht werden! Bei HES sollten Präparate der 3. Genration bevorzugt werden (HES 130)

— Der Volumenstatus sollte anhand von klinischen Parametern, wie z. B. der Rekapillarisierungszeit an Stirn oder Sternum, sowie bei größeren Operationen anhand von BGA (Laktat, BE oder zentralvenöse Sättigung) bestimmt werden

— auch gibt die atemzyklusabhängige Schwankung der arteriellen Druckkurve („cardiac cycling") sowie der Anstieg des arteriellen Druckes und des exspiratorischen CO_2 nach externem Druck auf die Leber des Säuglings einen Hinweis auf intravasale Hypovolämie

26.1.2.5 Niere

— intrauterin „ruhendes Organ" → bei Geburt nicht voll entwickelt

— post partum steigt Nierenperfusion rasch an (SVR ↓)

— glomeruläre Filtrationsrate (GFR) des NG ist mit 20 ml/min/1,73 m² klein [die MDRD-Formel („modification of diet in renal disease") gibt die GFR für eine standardisierte Körperoberfläche von 1,73 m² an]

— GFR und renaler Blutfluss (RBF) verdoppeln sich bis zur 2.–4. Lebenswoche; nach dem ersten Lebensjahr werden, bezogen auf die Körperoberfläche, Erwachsenenwerte erreicht

— bei Geburt kleine Poren der Basalmembran → Substanzen mit Molekulargewicht >15.000 (beim Erwachsenen >50.000) werden kaum mehr filtriert → nur geringe

klinische Relevanz bezüglich der meisten Medikamentendosierungen

— renal filtrierte Medikamente können ab der 1. Lebenswoche auf Kilogramm-Basis wie beim Erwachsenen dosiert werden (z. B. bei Aminoglykosidapplikation)

— ausgeprägte tubuläre Unreife → eingeschränkte Fähigkeit zur Harnkonzentrierung (Erwachsenennorm erst mit 2 Jahren) und obligate Na^+-Verluste (bis 2 % der filtrierten Menge)

— intraoperativ ist eine minimale Diurese von 1 ml/kgKG/h anzustreben

26.1.2.6 Leber

— Lebergewicht: 4 % des Körpergewichts beim NG (2 % beim Erwachsenen)

— verschiedene Stoffwechselschritte sind noch unausgereift (z. B. die Glukuronsäurekonjugation und die Acetylierungsvorgänge)

— beim NG findet in gewissem Umfang noch Hämatopoese in der Leber statt!

   — Verlängerte HWZ von Diazepam bei FG und NG im Vergleich zum älteren Säugling

   — Theophyllin wird beim NG zu Koffein abgebaut!

   — Reduzierte Esteraseaktivität in den ersten Lebensmonaten (Remifentanil- und Mivacurium-Verstoffwechselung ↓)

26.1.2.7 Nervensystem

— Nervenleitgeschwindigkeit nimmt mit dem Ausmaß der Myelinisierung zu (bis ≈10. Lebensjahr)

— unvollständig ausgebildete Blut-Hirn-Schranke mit der Gefahr der intrazerebralen Bilirubinablagerung (Kernikterus beim NG!).

— beim FG nur eingeschränkter Baroreflex vorhanden → keine Tachykardie bei Hypovolämie, sondern eher Blutdruckabfall → Orientierung der Flüssigkeitstherapie nach dem systemischen Blutdruck!

- periodische Atmung beim FG infolge Unreife des Atemzentrums (30–95 %) → häufigste Todesursache im 1. Lebensjahr mit einem Maximum um den 2.–4. Monat: **s**udden **i**nfant **d**eath **s**yndrome (SIDS); Inzidenz: 1–3/1000 Neugeborene
- ehemalige FG zeigen gehäuft ausgeprägteApnoephasen nach Allgemeinanästhesie → besonders hohes Risiko bis zur 44. Woche post conceptionem, insgesamt erhöht bis zur 60. Woche post conceptionem → obligates **Apnoemonitoring für 24 h** postoperativ!
- die Apnoeinzidenz von bis dato unauffälligen Neugeborenen ist vom Hämatokrit abhängig: Hkt <30 % führt in bis zu 80 % der NG zur postoperativen Apnoe! (Hkt >30 %: nur 21 % der NG hatten eine Apnoe)

26.2 Anästhesiologisches Management

26.2.1 Präoperative Vorbereitung

■ **Vorbemerkungen**
- das Risiko einer schweren anästhesiebedingten Komplikation ist bei Kindern nach wie vor deutlich höher als bei Erwachsenen (besonders bei Säuglingen und Neugeborenen). Die Komplikationsrate ist abhängig von der Erfahrung und Routine des Kinderanästhesisten. Sie liegt nach der viel zitierten APRICOT-Studie (2016) mit über 31.000 Anästhesien bei **5,2** %. Die Mortalität liegt bei 0,1 %.Daher empfiehlt der BDA die Durchführung von NG- und Säuglingsnarkosen im Kollegialsystem (Anwesenheit eines zweiten, in der Kinderanästhesie erfahrenen Anästhesisten).
- die Mehrzahl der kritischen Ereignisse sind respiratorische Komplikationen. Typisch sind Intubationsschwierigkeiten, Laryngo- oder Bronchospasmus und Apnoe mit konsekutiver Hypoxie. Risikofaktoren sind u. a. Infekte der oberen Atemwege, Asthma bronchiale, Passivrauchen oder Atopien in der Familie. Betroffen sind v. a. gesunde Kinder oder Kinder mit leichteren Allgemeinerkrankungen
- im Gegensatz dazu hat die Mehrzahl der perioperativen anästhesiebedingten Herzstillstände kardiovaskuläre Ursachen. Betroffen sind hier v. a. Kinder mit schweren Begleiterkrankungen
- die präoperative Evaluation in der Kinderanästhesie dient dazu, allgemeine und spezielle anästhesierelevante Risikofaktoren zu erkennen
- die Anamnese spielt hierbei eine wichtige Rolle
- die Medikamente sollten möglichst in Originalkonzentration und nicht verdünnt werden → Applikation mittels Insulinspritzen, auf des NG- und Säuglingsgewicht angepasst (S2e-Leitlinie Kinderanästhesie, Medikamentensicherheit 2017)
- die Dosen der vorgesehenen Medikamente sowie von Notfallmedikamenten sollten vor dem Anästhesiebeginn individuell/gewichtsbezogen berechnet werden! Evtl. Einsatz einer Dosierungstabelle oder des Notfalllineals von J. Kaufmann (▶ www.notfalllineal.de/Tabelle).
- in der Kinderanästhesie sollte die Homöostase mit folgenden Punkten eingehalten werden: Normotension, Normovolämie, Normoxämie, Normokapnie, Normonatriämie, Normoglykämie, Normothermie, Schmerzfreiheit und Angstfreiheit

■ **Anamnese**
- **perinatale Besonderheiten** (bei ehemals Frühgeborenen ist die Inzidenz von Apnoen mit Bradykardien nach einer Allgemeinanästhesie bis zur 60. postkonzeptionellen Woche deutlich erhöht)

- spezielle anästhesierelevante **Vorerkrankungen** (Herzvitien, Gerinnungsstörungen, Muskelerkrankungen, Gesichtsdysmorphien, Allergien, Asthma bronchiale)
- **Infektzeichen** (Fieber >38,5 °C oder subfebrile Temperaturen, rhinitische Zeichen)
  - bei Kindern mit banalem Infekt der oberen Luftwege ist eine Anästhesie auch bei einem elektiven Eingriff vertretbar, sofern die Kinder **kein Fieber >38,5 °C** haben, die Lunge auskultatorisch unauffällig und das Allgemeinbefinden **nicht** beeinträchtigt ist. Bei Kindern mit Infektanzeichen und OP-Indikation sollte auf ein volatiles Anästhetikum verzichtet werden und stattdessen eine **TIVA mit Propofol** durchgeführt werden. Präoperativ ist bei Kindern mit Atemwegsinfekt eine **Salbutamolinhalation** (2,5 mg p.i. für alle Altersklassen) von Vorteil. Eine intravenöse **Lidocaingabe** (1,5 mg/kgKG i.v.) kurz vor der Extubation führt zu einer signifikanten Abnahme von Postextubationslaryngospasmus und Husten
  - bei gut eingestelltem Asthma bronchiale soll die aktuelle Medikation bis unmittelbar vor der Anästhesie fortgeführt werden, bei Zweifeln an der optimalen Einstellung ist ein Pädiater zu konsultieren
- körperliche „Belastbarkeit"
- Körpermaße
- Medikamente
- der Abstand zu **Impfungen** sollte, nach den Empfehlungen Ständigen Impfkommission (StiKo) des RKI (Robert-Koch-Institut), bei Wahleingriffen und Lebendimpfungen >14 Tage, bei Totimpfungen >3 Tage betragen. Diese Empfehlung soll hauptsächlich das Risiko einer Fehlinterpretation von Impfreaktionen, z. B. Fieber als postoperative Komplikation, vermeiden. Die wichtigsten Lebendimpfstoffe sind Masern, Mumps und Röteln

- **Untersuchungen**
- Inspektion der oberen Luftwege und Ohren
- **Auskultation** der Lungen und des Herzens (Herzgeräusche?), Blutdruck, Puls (bei V. a. auf eine bisher unbekannte Herzerkrankung, sollte vor elektiven Eingriffen ein kinderkardiologisches Konsil bzw. eine Echokardiographie durchgeführt werden – auch wenn es meist um ein akzidentelles Herzgeräusch handelt)
- Körpertemperatur
- Hydratationszustand (holonierte Augen, stehende Hautfalten, trockene Zunge,eingefallene Fontanelle, Rekapillarisierungszeit.)

- **Labor**
- nach Anamnese, Alter, geplanter Operation und Untersuchungsergebnis
- allgemeiner Grundsatz bei unauffälliger (Gerinnungs-)Anamnese:
  - gesunde Kinder, kleinere Eingriffe: kein Labor notwendig
  - gesunde Kinder, größere Eingriffe: BZ, Elektrolyte, BB, Gerinnung, Blutgruppe ggf. Erythrozytenkonzentrat kreuzen lassen
  - kranke Kinder: gezielt nach Anamnese und Befund; Herzkinder z. B. EKG + Echokardiographie, Thoraxröntgen

- **Nüchternheit**
- im klinischen Alltag sind nach einer Studie von Dennhardt et al. (2016) Kinder präoperativ länger nüchtern als geplant (7,8 ± 4,5 Stunden (2,5–20 h); 54 % aller Kinder weisen eine >2-stündige Abweichung auf. Dies hat zu einer Verkürzung der Nüchternheitsempfehlungen geführt. Viele Kliniken lassen die Kinder **bis zum Abruf** in den OP trinken und fordern sie auch aktiv zum Trinken auf.

◧ **Tab. 26.10**   Empfohlene Nüchternheit vor Narkoseinduktion

Alter	Feste Nahrung	Klare Flüssigkeit, Tee, Apfelsaft
<1 Jahr	4 h	1 h
>1 Jahr	6 h	1 h

▬ klare Flüssigkeiten sind alle Flüssigkeiten, die keine Teilchen oder Fett enthalten. Alles andere (Milch, Muttermilch und Milchnahrung) wird als Nahrung bezeichnet.

Empfehlungen für die Nüchternheit vor Narkoseinduktion: ◧ Tab. 26.10

▶ Muttermilchersatz weist gegenüber der Muttermilch eine deutlich verlängerte Passagezeit auf!

26.2.2 Pharmakologische Prämedikation

▬ 20–30 min vor Narkoseinduktion
  – Säuglinge <6 Monaten keine Prämedikation
  – orale Prämedikation mit Midazolamsaft 0,5 mg/kg, evtl. kombiniert mit 2 %igen Ibuprofensaft 10 mg/kg
  – ab 25–30 kgorale Prämedikation mit Midazolamtablette (3,75–7,5 mg)
▬ bei Kindern zwischen 10 und 40 kgKG nasal mittels Spezialzerstäuber (**M**ucosal **A**timisation **D**evice , kurz MAD): Midazolam 0,2–0,5 mg/kg (Nebenwirkungen: bitterer Geschmack, ggf. Husten bei Kontakt mit Rachenschleimhaut), evtl. plus Ketamin S 0,5–1 mg/kg
▬ ggf.**rektale** Prämedikation mit Midazolam 0,5 mg/kg

▬ bei **extrem unkooperativen Kindern** kann man die oralen/rektale **Midazolamdosis auf 0,75–1 mg/kg erhöhen** und auch ggf. S-Ketamin beimischen (1–2 mg/kg bzw. 3–5 mg/kg bei schweren Problemen in der Anamnese)
▬ ausnahmsweise bei extrem unkooperativen Kindern: Narkoseeinleitung per inhalationem mit Sevofluran ohne pharmakologische Prämedikation.
▬ zur Prämedikation gehört auch das Anbringen eines EMLA-Pflasters oder von Salbe auf einen Handrücken, das/die ca. 10 min vor der Punktion wieder entfernt wird (Vasokonsriktion der Gefäße durch Prilocain!)

Anmerkung: Immer mehr Kliniken verzichten auf eine pharmakologische Prämedikation mit Benzodiazepinen. Stattdessen wird das Kind beim Legen der Viggo mittels elektronischer Devices (iPad, Smartphone) durch Spiele, Filme oder Zuwendung durch *eine* (Ansprech-)Person abgelenkt.

26.2.3 Besonderheiten von Anästhetika in der Kinderanästhesie

26.2.3.1 Inhalationsanästhetika
▬ rasche Anflutung von volatilen Anästhetika infolge hoher alveolärer Ventilation und niedriger FRC, zusätzlich **geringere Blutlöslichkeit** von Sevofluran beim NG/Säugling (schnelleres Anfluten), jedoch **höhere MAC-Werte** (mit Maximum um den 18. Lebensmonat)
▬ Sevofluran ist das in der Kinderanästhesie bevorzugte volatile Anästhetikum: geeignet zur Maskeneinleitung; süßlicher, angenehmer Geruch und gute Anästhesiesteuerung, evtl. Einsatz von Gesichtsmasken mit speziellen Geruchsstoffen

- **Nebenwirkungen**
- **postnarkotische Verwirrtheitszustände** (Emergence-Delir, bevorzugt bei Knaben im Vorschulalter!)
- Auslösung einer Malignen Hyperthermie (MH) bei Disposition
- Laryngo- und Bronchospasmus bei Kindern mit Atemwegsinfekten

26.2.3.2 Injektionsanästhetika

- Unreife von Zielrezeptoren (GABA-Rezeptor bei Benzodiazepinen)
- altersspezifische Unterschiede bezüglich der Reaktion/Dosierung von Injektionsanästhetika
- verzögerte Elimination

26.2.3.3 Opioide

- im 1. Lebensjahr mit Vorsicht verwenden!
- Thoraxrigidität bei SG nach Opioidgabe (Opioidapplikation erst nach der Intubation und langsame Injektion, ggf. Atropingabe vorab!)
- schwierige Beurteilung eines postoperativen Opioidüberhangs → obligates postoperatives Respirationsmonitoring und Pulsoxymetrie!
- veränderte Pharmakokinetik bei NG: Clearance ↓, HWZ ↑ (wird durch intraabdominelle Operation sowie Erhöhung des intraabdominellen Drucks noch verstärkt)
- gestörte Blut-Hirn-Schranke bei Säuglingen <3 Monate führt infolge eines unreifen Atemzentrums zur erhöhten Apnoe-Inzidenz (bei Säuglingen >3 Monate: Stoffwechselwege voll entwickelt, Plasmaspiegel fallen schnell ab)
- Auftreten von Entzugssymptomatik im Rahmen der Analgosedierung bei Kindern (z. B. → 2–(10) µg/kgKG/h Fentanyl nach initialen Bolus von 5–10 µg/kg):
  - bei Gesamtdosis von >1,5 mg/kg oder kontinuierlicher Infusion über 5 Tagen ist mit 50 %iger Wahrscheinlichkeit

mit einer Entzugssymptomatik zu rechnen
  - bei Gesamtdosis von >2,5 mg/kg oder kontinuierlicher Infusion über 9 Tagen lag die Wahrscheinlichkeit bei 100 %

26.2.3.4 Muskelrelaxanzien

- Unreife der neuromuskulären Übertragung bei NG und Säuglingen
- die maximale ACh-Freisetzung ist eingeschränkt (Fading bei 100-Hz-Tetanus auch ohne Relaxation!)
- erhöhte Empfindlichkeit gegenüber nichtdepolarisierenden Muskelrelaxanzien (ndMR)
- niedrigere Plasmaspiegel von ndMR infolge des größeren Verteilungsvolumens dieser Substanzen bei Anwendung der Erwachsenendosierung → Dosierung ndMR in mg/kg wie Erwachsene
- langsamere renale und hepatische Elimination (außer Succinylcholin und Atracurium)
- eine Restrelaxierung ist fatal, da die Atmung beim NG sowieso erschwert ist

26.2.3.5 Narkoseeinleitung bei Kindern

- i.v.-Zugang in ruhiger Atmosphäre legen (nach Jöhr nur sehr zurückhaltend sollte per inhalationem eingeleitet werden!)
- **Basismonitoring** anschließen (EKG, Pulsoxymetrie, nichtinvasive Blutdruckmessung (zur MAP-Ermittlung vor Narkoseeinleitung), Cuff-Druckmessung bei geblockten Tuben
- evtl. **erweitertes Monitoring:** NIRS (in der Herzchirurgie mittlerweile obligatorisch!), präkordiales Stethoskop (akustische Beurteilung von Herzrhythmus, Atmung/Beatmung und Volumenstatus → bei kleinen Kindern: gute Korrelation zwischen Lautstärke des 1. Herztons und Blutdruck/Volumenstatus!), neuromuskuläres Monitoring (Akzelerometrie), bei größeren Eingriffen oder Katechola-

26

minpflichtigkeit Anlage einer Arterie in A. radialis/A. femoralis mit **arterieller Dauerspülung:**
- <10 kg: Perfusor mit 50 IE Heparin in 50 ml NaCl 0,9 % mit 1–2 ml/h Spülung
- >10 kg: normaler Druckbeutel mit 150 mmHg und ca. 3 ml/h Spülung)
— ggf. Atropin initial 0,02 mg/kg i.v.
— **Opioide**
- Remifentanil in einer initialen Dosis von 1 µg/kgKG langsam i.v. über 60–90 s und anschließend 0,2–0,3 µg/kgKG/min ist aufgrund seiner optimalen Pharmakokinetik das ideale Opioid für die TIVA in Kombination mit Propofol (meist bei Säuglingen bevorzugt!)
- bei Kleinkndern und mittleren Eingriffen auch Alfentanil in einer initialen Dosierung von 20 µg/kgKG und Repetitionsdosen von 10 µg/kgKG i.v. alle 20–30 min
- Fentanyl ist die bevorzugte Substanz für die intraoperative Analgesie bei größeren OPs von kritisch kranken Kindern oder bei hämodynamischer Instabilität
— **Injektionsanästhetika**
- Propofol: 3–5 mg/kg (aufgrund des Injektionsschmerzes wird 0,5 %iges Propofol in der Kinderanästhesie bevorzugt, bei größeren Kindern und Propofol 1 % evtl. Lidocain (0,5 mg/kg) beimenegn
- selten noch Thiopental: (<1 Monat: 3–4 mg/kg, 1 Monat – 1 Jahr: 6–8 mg/kg, >1 Jahr: 5 mg/kg)
— **ggf. Muskelrelaxanzien**
- Atracurium: 0,3–0,5 mg/kg Bolus oder Dauerinfusion Atracurium 0,3–0,5 mg/kgKG/h (auch nach langer Operation rasche Erholung)
- Cisatracurium: 0,1–0,15 mg/kg Bolus, Repetition mit 0,02 mg/kg nach 20–30 min (ab dem 1. Lebensmonat

zugelassen, auch nach langer Operation rasche Erholung)
- Rocuronium: 0,6 mg/kg Bolus, Repetition mit 0,2–0,3 mg/kg nach 20–30 min
- Mivacurium: 0,2 mg/kg Bolus, Repetition mit 0,1 mg/kg nach 10–15 min
- Succinylcholin nur bei Laryngo-, Bronchospasmus und Beatmungsproblemen nach dem Motto: „cannot ventilate – paralyze!" (Jöhr 2021), Neugeborene und Säuglinge 2–3 mg/kgKG i.v., Kinder >1 Jahr: 1,5 mg/kgKG i.v.
- bei Säuglingen und Kleinkindern lassen sich durch die Gabe von Remifentanil (1–2 µg/kgKG) und höher dosierten Propofol (3–7 mg/kgKG) auch ohne ein Muskelrelaxans ausgezeichnete Intubationsbedingungen erreichen (Propofol sollte wegen der längeren Anschlagszeit vor dem Remifentanil injiziert werden). Propofol und Remifentanil werden auch hier zügig nacheinander injiziert.
— eine Rapid Sequence Induction (RSI) wird bei Neugeborenen und Säuglingen selbst bei großer Aspirationsgefahr (Pylorussenose, …) zugunsten einer vorsichtigen Maskenbeatmung mit Vermeidung einer Hypoxämie nicht mehr empfohlen!
— klassische RSI nur noch bei aspirationsgefährdeten Kindern ab dem Kleinkindalter!

❯ Die Oxygenierung des Kindes zu jedem Zeitpunkt der Narkose hat oberste Priorität – das gilt sogar für den Fall einer Aspiration!

26.2.3.6 Inhalationseinleitung
— Anwesenheit eines zweiten, erfahrenen Anästhesisten (oder einer in der Venenpunktion erfahrenen Person) empfehlenswert

- bei **kooperativen Kindern** wird mit einer Maske 1 min präoxygeniert/denitrogenisiert, dann mit einem Frischgasflow von 4 l/min schrittweise Konzentrationserhöhung des volatilen Anästhetikums (Sevofluran), z. B. bei jedem 3. Atemzug bis auf 6–8 Vol.-% **oder** „Single Breath"- oder „Vital Capacity Inhalational"-Induction: 8 % Sevofluran dazuzugeben
- das Einatmen von 8 Vol.-% Sevofluran führt zum schnellen Bewusstseinsverlust
- **nach 2–4 min bzw. nach der Exzitationsphase**, kann ein i.v.-Zugang gelegt, die Narkose mit einem Opioid und Propofol supplementiert werden und anschließend die Narkose mit einer Konzentration des volatilen Anästhetikums von 0,7–1 MAC fortgeführt werden.

26.2.3.7 Aufrechterhältung der Anästhesie, Magensonde

- die Allgemeinanästhesie kann nach der Einleitung als balancierte Anästhesie mit Sevofluran-O_2-Air-Gemisch unter 0,7–1,0 MAC oder als TIVA mit Propofolperfusor (10–15 mg/kgKG/h für ca. 15 min, anschließend 4–10 mg/kgKG/h) aufrechterhalten werden. Die analgetische Anästhesiekompontete erfolgt entweder mit Alfentanil- oder Piritramidboli oder kontinuierlich mit Remifentanilperfusor.
- das Legen einer **Magensonde** erfolgt nach einer individuellen Nutzen-Risiko-Abwägung, auch aus medikolegaler Sicht nicht generell empfohlen
- sinnvoll erscheint die Neuanlage einer Magensonde zur Entleerung flüssigen Mageninhalts, wie beim Dünndarmileus oder der hypertrophen Pylorusstenose (am besten schon auf Station)

- eine liegende Magensonde soll **in jedem Fall vor** der **Narkoseeinleitung entfernt** werden (bessere Intubationsbedingungen und Vermeiden einer Regurgitationsschiene)
- kontinuierliche Temperaturmessung

26.2.3.8 Awareness in der Kinderanästhesie

- das Thema „Awareness" ist auch für Kinder/Kinderanästhesisten relevant. 62 % der zu operierenden Kinder fragen nach, „ob sie während der Narkose aufwachen"
- Inzidenz (abhängig von der Erfassungsmethode):0,002–1,2 %
- Risikofaktoren für Awareness:
  - Art des operativen Eingriffs, insbesondere kardiochirurgische Eingriffe und endoskopische Eingriffe, …
  - schwieriger Atemweg und mehrfache Intubationsversuche
  - Einsatz von Muskelrelaxanzien
  - Einsatz von Lachgas
- Ursachen:
  - Dosierungsfehler (zu niedrige Einleitungs- oder Erhaltungsdosis)
  - Bedienungsfehler oder Gerätedefekt
  - Diskonektion/Paravasat bei TIVAs
  - hämodynamische Instabilität mit notwendiger flacher Anästhesie
  - neuromuskuläre Restblockade
  - unzureichende Analgesie
- Vermeidung von Awareness
  - präoperative Prämedikation mit Midazolam
  - Monitoring der Narkosetiefe mittels BIS-Monitoring (77 %), Entropy (10 %), Narcotrend-Index (7 %) und Cerebral state Index (4 %)
  - Monitoring der neuromuskulären Blockade und hinsichtlich Restrelaxierung

Anmerkung: ab dem 5. Lebensjahr gute Korrelation zwischen BIS-Wert und volatiler Anästhetikakonzentration.

26.2.3.9 Postoperative Übelkeit und Erbrechen bei Kindern

- das Thema PONV wird erst ab dem 3. Lebensjahr relevant
- Riskofaktoren:
  - PONV-Anamnese beim Kind, den leiblichen Eltern oder leiblichen Geschwistern
  - postoperative Opioidapplikation
  - Alter ≥3 Jahre
  - längere Operation (Dauer ≥30 min)
  - Einsatz von volatilen Anästhetika, N_2O und starkwirksamen Opioide
- **Scoring**-System nach Eberhart et al. (2014); jeweils 1 Pkt. bei Vorhandensein
  - PONV-Anamnese, Reisekrankheit
  - Alter ≥3 Jahre
  - OP-Dauer ≥30 min
  - Strabismus-OP, Adenotomie, Tonsillektomie, postoperativ Opioide
- PONV-Wahrscheinlichkeit s. ◘ Tab. 26.11.
- **Therapie**
  - TIVA in Kombination mit einem (rückenmarknahen oder peripheren) Regionalverfahren bzw. Applikation von Nichtopioiden; Verzicht auf Tramadol
  - Gabe von Antiemetika (gemäß Risikostratifizierung, s. ◘ Tab. 26.12)

- vorsichtige Maskenbeatmung zur Vermeidung von Luftinsufflation in den Magen
- großzügige Anlage einer Magensonde in Narkose (insbesondere bei laparoskopischen Operationen)
- Verzicht auf Lachgas
- adäquate Volumentherapie
- begleitend Akupunktur

26.2.3.10 Pädiatrisches Emergence Delir (pädED)

- Definition: akute Bewusstseins- und Aufmerksamkeitsstörung des Kindes in Zusammenhang mit Desorientierung und gestörter Wahrnehmung, hyperaktives motorisches Verhalten und Überreaktion auf äußere Reize im unmittelbaren Zusammenhang mit einer Aufwachphase nach erfolgter Anästhesie.
- Differenzialdiagnose: Postoperative Agitation (meist aufgrund von Schmerzen, Durst, Hunger, Angst, Diplopie, venösem Zugang): Entscheidend bei der Differenzierung zwischen der postoperativen Agitation und dem Delir ist bei letzterem die fehlende Kontaktierbarkeit und die fehlende Wahrnehmung der Umgebung! → Schmerzmessung über KUSS (= kindliche Unbehagens- und Schmerzskala)- oder CHIPPS (= Children's and Infants' Postoperative Pain Scale) bei Kindern <4 Jahre

◘ **Tab. 26.11**   PONV-Wahrscheinlichkeit anhand des Scores von Eberhardt et al. (2014)

Punkte	Wahrscheinlichkeit in %	Risiko	Prophylaxeempfehlung
0	9	Niedrig	Keine
1	10	Niedrig	Keine
2	30	Mittleres	1. bzw. 2. Medikamente aus unterschiedlichen Klassen
3	55	Hoch	2–3 verschiedene Medikamente aus unterschiedlichen Klassen; evtl. TIVA, NDAIDs, Lidocainschema, Akupunktur
4	70	Hoch	

◼ **Tab. 26.12**   Medikamentöse und sonstige Theraoieoptionen bei kindlichem PONV

Medikament	Handels-name	Dosierung (mg/kgKG)	Besonderheiten
Dexamethason	Fortecor-tin	0,15 max. 8 mg	bei Narkoseeinleitung KI.: Glukosestoffwechselstörung, Adipositas, maligne (hämatologische) Tumoren → Cave: Tumorlyse! **Keine** Wundheilungsstörung oder erhöhtes Blutungs-risiko, analgetische Co-Komponente Zentrale Hemmung des Nucleus tractus solitarius
Ondansetron	Zofran	0,1 max. 4 mg	5-HT$_3$-Antagonist Wirkdauer ca. 4 h
Tropisetron	Navoban	0,05–0,1	
Granisetron	Kevatril	0,02	
Polonosetron	Aloxi	0,02	Ab 1 Monat bis 17 Jahre zugelassen, lange Wirkdauer (bis zu 40 h)
Dimenhydrinat	Vomex	0,5–1	Ab dem 6. Lebensjahr, Hemmung von Histamin 1- und -2-Rezeptoren; NW.: trockener Mund, Doppelbilder
Propofol		0,25–0,5	Sedierenter Effekt, Gabe möglichst am OP-Ende
Metoclopramid	Paspertin	0,1–0,2	Extrapyramidale Störungen
Aprepitant		40 mg-Tabl.	Wirkt auf NK1-Rezeptoren; Kinder >12 Jahren; sehr teuer (ca. 30 €/Tablette)
Droperidol	Xomolix	0,01	Dopaminantagonist; Ultima Ratio; nicht zugelassen bei Kindern <2 Jahren; NW.: Torsade de pointes, QT-Intervall-Verlängerung; extrapyramidale Störungen
Volumentherapie zur Vermeidung einer Hypovolämie		30 ml/ kgKG/h	30 ml/kgKG/h hat eine geringere PONV-Inzidenz als 10 mg/kgKG/h; 22 % vs. 54 %
Akupunktur		Pe 6 bds. Ma 36 bds. KG 12	Evtl. bei größeren Kindern und Jugendlichen

- Inzidenz:
  - bis zu 40 % bei Vorschulkindern (3–6 Jahre) nach Sevoflurannarkose
  - bei Schulkindern (6–10 Jahre) 11,5 %
- Riskofaktoren
  - Alter (Cave: 3–6 Jahre), präopera-tive Ängstlichkeit, Operationsart (HNO-Eingriffe, MKG-Spalten-OPs, Strabismus-OPs, Bronchosko-pien, …), Schmerz(intensität), Inha-lationsanästhesie bzw. balancierte Anästhesie, Prämedikation mit Mida-zolam, …
- Klinik: Erfassung mit Hilfe des PED-1-Scores; s. ◼ Tab. 26.13
- Prävention
  - Verbesserung der prä- und postopera-tiven Sedierung (Clonidin, Dexmete-domidin, Midazolam) und der Analgesie (Dipidolor 0,05–0,1 mg/

▣ Tab. 26.13   Pädiatrischer Emergence Score-1 nach Locatelli et al. (2013)

	Das Kind	gar nicht	ein wenig	etwas mehr	viel	sehr viel
Delir-Kriterien (ED I-Score)	...hält Augenkontakt zur Bezugsperson	4	3	2	1	0
	...zeigt zielgerichtete Bewegungen	4	3	2	1	0
	...nimmt seine Umwelt wahr	4	3	2	1	0
Agitations-Kriterien (ED II-Score)	...ist unruhig/ruhelos	0	1	2	3	4
	...ist untröstlich	0	1	2	3	4

ab einem Wert von 9 Punkten liegt mit hoher Wahrscheinlichkeit ein Delir vor (Sensitivität 93% und Spezifität von 94%)!

kgKG i.v. oder Nalbuphin 0,1–0,2 mg/kgKG)
- Propofol als TIVA (max. 4 mg/kgKG/h innerhalb von 24 h) oder als Bolus am Ende der OP (0,5–1 mg/kgKG i.v.)
- Gabe von Clonidin 2 μg/kgKG i.v. oder Ketamin S 1 mg/kgKG i.v.
- Ruhe im Aufwachraum, Vermeiden von grellem Licht

26.2.4   Tubuswahl (mit/ohne Cuff)

- die hohe Rate von subglottischen Postintubationsstenosen bei Säuglingen und Kleinkindern konnte von ehemals bis zu 20 % (1966) auf den gegenwärtigen Stand von ca. 0,5–1 % gesenkt werden – nicht zuletzt aufgrund wesentlicher Verbesserung der Tubusmaterialien und der Intubationstechnik
- in den letzten Jahren hat der Einsatz von Tuben mit speziellen Hochvolumen-Niedrigdruck-Cuffs (Micro-Cuffs) in der Kinderanästhesie deutlich zugenommen; die Tuben sind ab einer Größe von 3,0 mm Innendurchmesser kommerziell erhältlich. Einige Anästhesisten verwenden noch den Cuff-losen Tubus bis zum 6. Lebensmonat.

- **Vorteile von Tuben mit Cuff** gegenüber Tuben ohne Cuff:
  - dichtes Beatmungssystem mit konstantem Atemminutenvolumen (somit auch geringere Kontamination für Personal und Umwelt)
  - besserer Aspirationsschutz
  - Einsatz von niedrigem Frischgasflow mit Einsparung von Narkosegasen
  - genauere Messung von endtidalem CO_2 und Narkosegasen
  - weniger häufiges Wechseln inadäquat großer Tuben. Wird eine Tubus ohne Cuff verwendet, muss in ca. 25 % der Fälle ein Tubuswechsel durchgeführt werden, um die „ideale" Tubusgröße zu erhalten (traumatische Umintubationen und der Einsatz von zu großen Tuben werden in der Literatur als Hauptfaktoren für postextubationsassoziierte Morbidität wie Stridor und subglottische Stenosen genannt)
- **Nachteile von Tuben mit Cuff** gegenüber Tuben ohne Cuff:
  - potenzielle Schäden durch einen zu hoch im Larynx liegenden oder zu stark aufgeblasenen Cuff
  - potenziell zu hoher Cuffdruck
  - Cuffdruck muss überwacht und reguliert werden

- Tubusinnendurchmesser meist kleiner, Atemarbeit bei Spontanatmung deshalb größer. Die erhöhten Atemwiderstände stellen bei der maschinellen Beatmung für moderne Anästhesierespiratoren kein Problem dar. Etwas schwieriger gestalten sich hingegen die Spontanatmung, das Absaugen oder das Entwöhnen von Neugeborenen und Säuglingen vom Respirator, wenn noch kleinere Tuben als üblich gewählt werden
- die korrekte Platzierung des Tubus ist schwieriger. Die zuverlässige Positionierung des Cuffs unterhalb des Larynx erhöht das Risiko einer zu tiefen Intubation. Dies ist besonders von der Wahl der richtigen Tubusgröße abhängig
- die angebotenen Tuben unterscheiden sich hinsichtlich des Cuffs (Form, Größe und Materialbeschaffenheit) ganz erheblich und haben bei gleichem Innendurchmesser u. U. je nach Hersteller unterschiedliche Außendurchmesser (◘ Abb. 26.2; ◘ Tab. 26.14)

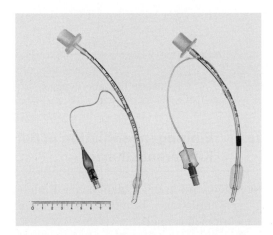

◘ Abb. 26.2 Standardtuben mit 3,5 mm Innendurchmesser und aufgeblasenem Cuff (20 cmH$_2$O): *links* Mallinckrodt Hi-ContourTM (Mallinckrodt Medical, Athlone Irland); *rechts* Rüsch Super Safety Clear Trachealtubus (Willy Rüsch AG, 71394 Kernen Deutschland). Auffällig ist die unterschiedliche Form und Größe der Cuffs. (Aus: Erb und Frei 2001)

26.2.4.1 Tubusgröße

Das zuverlässigste Maß für die Tubusgröße ist das Lebensalter des Kindes (◘ Tab. 26.15). Dies gilt weitgehend auch bei schwerbehinderten und im Gewichts- und Längenwachstum zurückgebliebenen Kindern. Eine Schätzung der Tubusgröße anhand des Kleinfingerdurchmessers wird zwar von vielen Kollegen verwendet, diese Methode hält aber einer wissenschaftlichen Überprüfung nicht stand und ist dem Alter als Prädiktor klar unterlegen.

- bei Verwendung dieser Formeln ist die Wahl des Tubusmaterials zu berücksichtigen
- bei jeder Anästhesie sollte die nächstkleinere und nächstgrößere Tubusgröße bereitliegen!
- bei Verwendung von gecufften Tuben wird die Tubusgröße um 0,5 mm oder gar 1,0 mm kleiner gewählt als bei ungecufften Tuben
- bei der Platzierung des Tubes muss darauf geachtet werden, dass der Cuff unterhalb des Krikoids im dehnbaren Bereich der Trachea, die Tubusspitze jedoch oberhalb der Bifurkation der Trachea zu liegen kommt
- die Tubusauswahl sollte so erfolgen, dass im ungeblockten Zustand ab einem Beatmungsdruck von 20 cmH$_2$O eine hörbare Luftleckage auftritt
- beim Verwenden von Tuben mit Cuff sollte eine kontinuierliche Überwachung des Cuffdrucks durchgeführt werden
- die Trachea sollte bei normalen Atemwegsdrucken (Spitzendruck 20 cmH$_2$O) mit einem **Cuffdruck von 5 bis max. 20 cmH$_2$O** abgedichtet sein
- für die Kinderanästhesie werden spezielle HME-Filter mit geringem Totraumvolumen empfohlen: für bei FG- und NG-Tuben mit ID 3,0 und 3,5 Humid Vent Micro-Filter (= 2,7 ml Totraum), für Kinder zwischen 2 und 20 kgKG Hygro-Vent-Child-Filter (= 24 ml Totraum) und ab 20 kgKG Thermovent-Filter (= 40 ml Totraum)

◻ Tab. 26.14 Innen- und Außendurchmesser verschiedener Endotrachealtuben

Innendurchmesser ID (mm)	Außendurchmesser (mm)					
	Microcuff	Mallinckrodt	Mallinckrodt	Mallinckrodt	Rüsch	Rüsch Super
	Pädiatrietubus (mit Cuff)	Hi-/ Lo-Contour (mit Cuff)	Contour (ohne Cuff)	Safety-Flex (mit Cuff)	Safety-Clear (ohne Cuff)	Safety Clear (mit Cuff)
3,0	4,1	4,3	4,3	5,0	4,0	5,0
3,5	4,8	4,8	4,9	5,2	4,7	5,3
4,0	5,4	5,6	5,6	6,2	5,3	6,0
4,5	6,1	6,2	6,2	6,7	6,0	6,3
5,0	6,7	6,9	6,9	6,9	6,7	6,7
5,5	7,3	7,5	7,5	7,5	7,3	7,3
6,0	8,0	8,2	8,2	8,2	8,0	8,0
6,5	8,7	8,8	8,8	8,8	8,7	8,7
7,0	9,3	9,6	9,6	9,6	9,3	9,3

◻ Tab. 26.15 Näherungsformeln für die Tubusgröße ab 2 Jahren

Alter	Innendurchmesser ID des Tubus (mm)	
	Ohne Cuff	Mit Cuff
Neugeborene	3,5	3,0
6–12 Monate	4,0	3,5
>12 Monate	$(4 \text{ oder}) \, 4,5 + \dfrac{\text{Alter (Jahren)}}{4}$	$(3 \text{ oder}) \, 3,5 + \dfrac{\text{Alter (Jahren)}}{4}$
	Ch = (18 oder) 20 + Alter in Jahren	Ch = 14 oder 16 + Alter in Jahren

- Orientierungshilfe: Tubusgröße, -länge und Fixierung (◻ Tab. 26.16)
- Neugeborene: Fixierung am Nasenloch; 6 cm + 1 cm pro kgKG (z. B. 10 cm bei 4 kg)
- Kinder: Fixierung Zahnreihe; oral (cm) = 12 cm + ½ cm pro Jahr (ab 2 Jahre)

26.2.5 Einlungenventilation in der Kinderanästhesie

- selten wird in der Pädiatrie eine Einlungenventilation benötigt (Ausnahme: Thoraxchirurgie)!
- Einsatz eines Bronchusblockers nach **Arndt mit 5F-Größe** ab einen Lebensalter

◻ Tab. 26.16 Orientierungshilfe: Tubusgröße, -länge und Fixierung

Alter	Körpergewicht (kg)	Innendurchmesser ID (mm) Tubus ohne Cuff	Innendurchmesser ID (mm) Tubus mit Cuff	Tubuslänge vom Mundwinkel (cm)	Tubuslänge von Nasenöffnung (cm)
Neugeborene (<28. Gestationswoche)	<1	2,5	–	6,5–7	8
Neugeborene (28.–34. Gestationswoche)	1–2,5	3,0	–	7–8	9–10
Neugeborene (34.–38. Gestationswoche)	>2,5	3,5	3,0	9–10	11–12
1–6 Monate	5–8	3,5	3,0	11	13
1 Jahr	10	4,0	3,5	12	14
2 Jahre	13	4,5	4,0	13	15
4 Jahre	17	5,0	4,5	14	17
7 Jahre	25	6,0	5,0	17	20
10 Jahre	30	–	5,5–6,0	19	23
12 Jahre	40	–	6,5	21	25

von **1–2** Jahren bzw. ab ≥4,5er-Endotrachealtubusgröße, Inflationsvolumen 2–5 ml

- Einsatz eines **klassischen Doppellumentubus** von Rüsch mit **26-Ch-Größe** ab dem 8–10. Lebensjahr
- Einsatz eines **Univent**-Tubus ab **3,5 ID** bzw. dem 6. Lebensjahr
- Einsatz eines **Fogarty-Kathers bei Kindern <2 Jahre mit 3-F-Größe**, der **neben** dem normalen Tubus vorgeschoben wird

26

26.2.6 Anwendung von speziellen Beatmungssystemen

- **Ulmer Narkosesystem** mit speziellen Kinderschläuchen (ID 10,5 mm) und 0,5 l Handbeutel ab 20 kgKG Anwendung von Erwachsenenbeatmungsschläuchen und 1,5-l-Beutel
- nur noch von historischer Bedeutung: **Kuhn-System** (= Mapleson-System D) für Kinder bis 15–20 kgKG
  - mit 0,5-l-Beutel bis 10 kg oder 1-l-Beutel ab 10 kgKG
  - Frischgasflow >3-mal Atemminutenvolumen
  - vorteilhafter geringer Totraum und Widerstand
  - trockene, kalte Inspirationsluft, hohe Frischgaskosten, kein Atemmonitoring

26.2.7 Gefäßzugänge (je nach Alter)

- 20–24 G ggf. 45–60 min; vorab EMLA-Salbe auf beide Handrücken
- notfalls intraossäre Infusion bei Säuglingen und Kleinkindern
- Punktion des Markraums ca. 2 cm unterhalb der Tuberositas tibiae mit Spezialset (Pencil-point-intraosseus-Needle), notfalls 16-G-Venenkanüle in distaler

◘ Tab. 26.17 Maximale Durchflussrate von Braunülen

Größe in Gauge	Flussgeschwindigkeit in ml/min
24	13
22	36
20	61
interossäre Nadel	10 unter hydrostatischem Druck, 40 unter Druckinfusion

Richtung → **Cave:** Verletzung der Epiphysenfuge
- maximale Durchflussrate: ◘ Tab. 26.17

26.2.8 Auswahl an Medikamenten in der Kinderanästhesie

◘ Tab. 26.18 gibt einen Überblick über die Medikamente in der Kinderanästhesie.

❶ **Cave**
Keine Acetylsalicylsäure bei Kindern wegen möglichen Reye-Syndroms! (akute Enzephalopathie infolge Hirnödem und Leberverfettung mit hepatischer Funktionsstörung bzw. akutem Leberversagen)!

26.2.9 Spezielle Situationen bei Kindern

26.2.9.1 Behandlung von Hypo-/Hyperglykämien

- symptomatische Hypoglykämie
- Minibolus von 200 mg/kg (1 ml G20 %/kg)
- Dauerinfusion 10 mg/kgKG/min (1,5 ml G40 %/kgKG/h)
- asymptomatische Hypoglykämie: Dauerinfusion 5–10 mg/kgKG/min (0,75–1,5 ml G40 %/kgKG/h)

◼ Tab. 26.18 Auswahl an Medikamenten in der Kinderanästhesie

generic name	Präparat	Dosierung	Bemerkungen
Adenosin	Adrekar (3 mg/ml)	50 µg/kg i.v. ggf. Wdh. nach 3 min 100 µg/kg i.v.	bei SV-Tachykardie 1. Amp. (2 ml) = 6 mg
Adrenalin	Suprarenin (1 mg/ml)	10 µg/kg i.v. (1:10 verdünnt: 1 ml = 100 µg)	Reanimation (= 1 ml/10 kg)
		1–5–(10) µg/kg i.v. (1:100 verdünnt: 1 ml = 10 µg)	für schwere anaphylaktische Reaktionen (= 1 ml/10 kg)
		0,1–1 µg/kg i.v. (1:1000 verdünnt: 1 ml = 1 µg)	leichte bis kräftige Stimulation (= 1 ml/10 kg)
Alfentanil	Rapifen (500 µg/ml)	10–20–(30) µg/kg i.v. ED bei balancierter Anästhesie, Repetition 10 µg/kg i.v.	**Cave:** Thoraxrigidität, bei Säuglingen wegen veränderter Verteilungsvolumina längere HWZ als Fentanyl!
Amiodaron	Cordarex (50 mg/ml)	5 mg/kg i.v.	bei ventrikulärer Tachykardie/Kammerflimmern 1. Amp. (3 ml) = 150 mg
Atracurium	Tracrium (10 mg/ml)	0,3 mg/kg i.v. (<3. Monat) 0,5 mg/kg i.v. (>3. Monat)	Repetitionsdosis 0,1–0,15 mg/kg kontinuierliche Infusion: 5–10 µg/kgKG/min
Atropin	Atropin (500 µg/ml)	20 µg/kg i.v. Minimum 100 µg i.v.	Nebenwirkungen: Hyperthermie, Tachykardie, Sekreteindickung
Cafedrin/Theodrenalin	Akrinor (2 ml Amp. = 100 mg/**ml** Cafedrin + 10 mg/**ml** Theodrenalin)	1 Amp. (2 ml) auf 10 ml verdünnt, dann titrieren 0,1 ml/kgKG	ß1- u. (initial) α_1-agonistisch → HF↑, SV↑, HZV↑, **Venentonus↑**, SVR↑)
Chloralhydrat	Chloraldurat	30–50 mg/kg rektal	zur Sedierung
Cisatracurium	Nimbex (2 mg/ml)	0,1–0,15 mg/kg i.v.	Repetition mit 0,02 mg/kg nach 20–30 min, ab dem 1. Lebensmonat zugelassen

(Fortsetzung)

26

◘ Tab. 26.18 (Fortsetzung)

generic name	Präparat	Dosierung	Bemerkungen
Clonazepam	Rivotril (1 mg/ml)	Anfall: 0,1 mg/kg i.v.	Speichelfluss bei Dauertherapie
Desmopressin	Minirin (4 µg/ml)	als Antihämorrhagikum: 0,3–0,4 µg/kg i.v. über 30 min. präop.	
Dexamethason	Fortecortin	0,15 mg/kg i.v.	PONV-Prophylaxe.
Diazepam	Valium	0,2–0,5 mg/kg rektal	zur Sedierung
		0,5 mg/kg i.v.	zur Krampfanfallscoupierung
Diclofenac	Voltaren	1–2 mg/kg p.o./rektal; /kgKG/	max. 3 mg/kgKG/Tag
Dimenhydrinat	Vomex	1,25 mg/kg i.v.	Ab dem 6. Lebensjahr
Dimetinden	(1 mg/ml)	0,1 mg/kg i.v. als Kurzinfusion	H$_1$-Blocker, ab 6. Lebensjahr 1. Amp (4 ml) = 4 mg
Dopamin	(10 mg/ml)	5–10 µg/kgKG/min	Dosisabhängig ß1, α, & ß2, sowie DA1 und DA2 → HF↑, HZV↑, MAD↑, (Splanchnicus↑)
Dobutamin	Dobutrex (50 mg in 50 ml)	5–10 µg/kgKG/min	Dosisabhängig ß1+ und – ß2, → HF↑, HZV↑, SVR↓ MAD ↑
Droperidol	Xomolix (2,5 mg/ml)	0,01 mg/kg i.v.	PONV-Prophylaxe. psychomimetischen Nebenwirkungen, QT-Verlängerungen und Torsade-de-pointes-Tachykardien Kontraindikation: Kinder <2 J (bei Kindern >3 J nur als ultima ratio)
Esmolol	Brevibloc	0,5–1 mg/kg i.v., evtl. Wdh.	kurzwirksamer kardioselektiver β-Blocker
Furosemid	Lasix (1 mg/ml)	0,5–1 mg/kg i.v.	Hypokaliämie, langsame Injektion
Fibrinogen	Haemocomplettan (1/2 g)	30–50 mg/kg i.v.	

Heparin	Heparin-Natrium	Prophylaxe: 100 IE/kgKG/Tag i.v.	Antithromboseprophylaxe bei Kindern meist erst ab der Pubertät notwendig
		Therapie: Bolus von 50 IE/kg, dann 10–25 IE/kgKG/h	
Ibuprofen	Nurofensaft 2 %	5–10 mg/kg i.v./p.o.	alle 6–8 Stunden Maximal 30 mg/kgKG/Tag
	Junior Supp.	z. B. 60 mg Suppositorium	Ab 6 kg oder 3 Monate bis zu 12,5 kg oder 2 Jahre
Ketamin	Ketanest (5 mg/ml)	0,25–0,5 mg/kg i.v 1–2 mg/kg i.v.)	Zur Analgesie Zur Narkose
		0,5–2 mg/kg i.m (Analgesie), 4–6 mg/kg i.m. (Narkose)	Zur Prämedikation
		1–2 mg/kg rektal 8–10 mg/kg rektal	Zur Narkose
S-Ketamin	Ketanest S	jeweils die Hälfte der Dosis von Ketamin	
Lidocain	Xylocain 2 %	1,5 mg/kg i.v.	Vor Narkoseausleitung bei Atemwegsinfektion
Mannitol	Osmofundin 20 %	0,2–0,4 (1,0) = 1–2 ml/kg i.v.	
Metamizol	Novalgin (2-ml-Amp. = 1 g oder 5-ml-Amp. = 2,5 g)	< 1 LJ: 10 mg/kg i.v. sonst 20 mg/kg i.v./p.o./kgKG/	Kreislaufkollaps (Schocksymptomatik) bei schneller Injektion, selten Agranulozytose, Aufklärung vor Gabe notwendig!
Methyprednisolon	Urbason	1–2 mg/kg bis zu 3x/Tag	Bei anaphylaktischer Reaktion; Wirkung erst nach 60–120 min
Metoclopramid	Paspertin	0,15–0,25 mg/kg i.v.	Cave: bei extrapyramidalen Nebenwirkungen Akineton 0,1 mg/kg

(Fortsetzung)

□ Tab. 26.18 (Fortsetzung)

generic name	Präparat	Dosierung	Bemerkungen
Midazolam	Dormicum	0,5–0,75 mg/kg p.o./rektal 0,2–0,3 mg/kg i.v. + Analgetikum zur Einleitung	Prämedikation) bei Kindern: 1–3 h HWZ
		Analgosedierung: 0,1–0,3 mg/kgKG/h + Opioid	
Mivacurium	Mivacron	0,15–0,2 mg/kg i.v. Repetitionsdosis: 0,05 mg/kg	
Morphin		0,05–0,1 mg/kg i.v. als ED Dauerinfusion: Initialbolus von 0,1–0,15 mg/kg; anschließend 0,01–0,06 mg/kgKG/h	zur Analgesie bei schweren Schmerzzuständen und zur Analgosedierung von intubierten Kindern; Säuglinge >6 Monaten: Kombination mit Benzodiazepinen Früh- und Neugeborene: nicht >0,03 mg/kg → Auftreten von Krampfanfällen!
Nalbuphin	Nubain	0,3–0,4 mg/kg i.v.	Zur Teilantagonisierung von Opioiden
Naloxon	Narcanti (0,4 mg/ml)	0,01–0,02 mg/kg i.v.	
Neostigmin	Neostigmin (0,5 mg/ml)	0,02–0,04 mg/kg i.v.	immer Kombination mit Atropin 0,02 mg/kg oder 0,01 mg/kg Glykopyrrolat (Robinul), Antagonisierung erst ab der 2. Antwort bei TOF-Stimulation
Noradrenalin	Arterenol 0–10 kgKG: 1 mg auf 50 ml 11–20 kgKG: 2 mg auf 50 ml	0,1–(0,5)–(1) µg/kg i.v.	leichte bis kräftige Erhöhung des SVR
Ondansetron	Zofran (2 mg/ml)	0,1 mg/kg i.v.	PONV-Prophylaxe. Müdigkeit, Kopfschmerzen, Transaminasenerhöhung, selten extrapyramidale NW

Paracetamol	Ben-u-ron spp	Loading Dose: 35–45 mg/kg rektal Repetition: 15–20 mg/kg rektal oder 10–20 mg/kg p.o.	max. 100 mg/kgKG/Tag für Säuglinge >3 Monate, max. 60 mg/kgKG/Tag für Säuglinge <3 Monate zur kurzfristigen Applikation schon bei Neugeborene zugelassen, Peak erst nach 2–3 h nach Supp.-Gabe, ↑ Risiko für Asthma, Rhinokonjunktivitiden und Ekzemen bei 6. bis 7. Jährigen (▶ Kap. 39)
			bei Intoxikation/Überdosierung: (>150 mg/kg): Lebernekrosen und Leberversagen! Gabe von N-Acetylcystein (▶ Kap. 39)
	Perfalgan (10 mg/ml) als Kurzinfusion	FG+NG: 12,5 mg/kg i.v. Kleinkinder: 15 mg/kg SK > 50 kg: 1,0 g	Alle 6 Stunden; FG+NG: max. 50 mg/kgKG/Tag KK: maximal 60 mg/kgKG/Tag
Pethidin	Dolantin	0,2–0,5 mg/kg i.v. bei Spontanatmung, 0,5–1 mg/kg i.m.	Mittel der ersten Wahl nach Gallenchirurgie
Phenobarbital	Luminal, Luminaletten, Lepinaletten: 1 Tbl. = 15 mg	Tagesdosis: 5–10 mg/kg Loading Dose: 20 mg/kg am 1. Tag; dann alle 12 h: 5 mg/kg	Phenobarbitalspiegel: 30–50 ng/ml Enzyminduktion
Physostigmin	Anticholium (1 mg/ml)	0,04 mg/kg i.v.	Bradykardien, Bronchospasmus
Prednison	Recdodelt	100 mg spp.	Bei Pseudokrupp
Piritramid	Dipidolor (7,5 mg/ml)	0,05–0,1–(0,2) mg/kg i.v. 0,2–0,3 mg/kg i.m.	Wirkdauer 4–6 h
Polonosetron	Aloxi (50 µg/ml)	0,02 mg/kg	Ab 1. Lebensmonat bis zum 17 Jahr zugelassen, lange Wirkdauer (bis 40 h)
Propofol	(5 oder 10 mg/m)	3–5 mg/kg i.v., dann 4–10 mg/kgKG/h	ab 1. Lebensmonat zugelassen
Remifentanil	Ultiva (10 µg/ml)	0,5–1 µg/kg i.v. als Intubationsbolus, Narkoseaufrechterhaltung: 13–30 µg/kgKG/h i.v.; Spontanatmung über Larynxmaske: 2–4 µg/kgKG/h	Cave: Bolusapplikation wegen der Gefahr der respiratorischen Insuffizienz. Skelettmuskelrigidität bei Kindern geringer ausgeprägt als bei Erwachsenen

(Fortsetzung)

◘ Tab. 26.18 (Fortsetzung)

generic name	Präparat	Dosierung	Bemerkungen
Rocuronium	Esmeron (10 mg/ml)	0,6 mg/kg i.v.	Repetition mit 0,2–0,3 mg/kg nach 30–40 min
Salbutamol	Sultanol	2,5–5 mg per inhalationen oder 1 µg/kg i.v.	
Succinylcholin	Lysthenon (20 mg/ml)	1–2 mg i.v. bzw. (3) 4–5 mg i.m.	Bradykardien, MH-Induktion bei Prädisposition, K$^+$-Anstieg
Tapentadol	Palexia – Lsg. in 2 versch. Konzentrationen: 4 mg/ml (< 16 kg), ansonsten 20 mg/ml	1,25 mg/kg p.o.	alle 4 Stunden mittlere Tagesdosis: 7,5 mg/kgKG/Tag
Theophyllin	Euphylong	5 mg/kg i.v.	Tachykardie, bei regelmäßiger Anwendung die ½ Dosis Cave: wird bei NG und Säuglingen zu Coffein metabolisiert!
Thiopental	Trapanal	3–4 mg/kg i.v. bei Neugeborenen 4–5 mg/kg i.v. (>1 Jahr) 6–8 mg/kg i.v.(1 Monat bis 1 Jahr) rektal: 30 mg/kg i.v.	Verdünnung: <10 kg: 10 mg/ml >10 kg: 25 mg/ml
Tramadol	Tramal	0,5–1,0 mg/kg i.v./p.o. 20 Trp. = 0,5 ml = 50 mg	häufig Nausea und Emesis
Tranexamsäure	Cyklokapron	(10)–15–(20) mg/kg i.v.	Bei ausgiebiger intraoperativer Blutung
Vecuronium	Norcuron	0,1 mg/kg i.v.	Repetitionsdosis 0,02 mg/kg
Verapamil	Isoptin	0,1–(0,25) mg/kg i.v.	unter EKG-Kontrolle bei SVT

- therapieresistente Hypoglykämie: Glukagon 0,3 mg/kg i.m. (häufig Kinder diabetischer Mütter)
- therapiebedürftige Hyperglykämie: Actrapid 0,1 E/kg i.v. regelmäßige BZ-Kontrollen

26.2.9.2 Behandlung von Hyperkaliämien

- 10 % Kalziumglukonat 10–25 mg/kg i.v. → Wirkdauer 30–60 min, oder Kalziumchlorid 5 mg/kg
- Natriumbikarbonat 1–2 mmol/kg → Wirkdauer ca. 120 min
- Insulin 1 IE/kg → **1** IE Alt-Insulin + **3 g** Glukose → verschiebt **1** mmol Kalium von extra- nach intrazellulär; z. B. 30 kg Kind mit Kalium von 8 mmol/l; ECV: 20 % des KG = 6 Liter; Zielkalium 5,0 mmol/l: Gesamtkaliummenge, die von extra- nach intrazellulär verschoben werden muss: 6 × 3 = 18 mmol; Infusion von 18 IE Insulin mit 54 g Glukose über 30–60 min

26.2.9.3 Behandlung von Hypokaliämien

- Kaliuminfusion 0,5 mval/kg über 60 min

26.2.9.4 Schwerer Stridor post extubationem

- Anfeuchtung der Inspirationsluft
- ggf. Vernebelung von Epinephrin (MicroNefrin 2 % 0,4 ml auf 3,6 ml 0,9 % NaCl)
- ggf. Prednisolon (Solu-Decortin) 3 mg/kg i.v. oder Dexamethason 0,15–0,3 mg/kg
- ggf. Indometacin bei Kinder ab 2 Jahren (Amuno supp. 50/100) 1–3 mg/kgKG/Tag verteilt auf 2–3 Gaben

26.2.9.5 Laryngospasmus

■ **Ätiologie**
- Irritationsstimulus v. a. bei simultaner flacher Narkose: In- und Extubation, Einsetzen des Guedel-Tubus, der Magensonde, des Laryngoskops oder durch retiniertes Blut/Sekret sowie durch schmerzhafte periphere und vagale Stimuli

■ **Klinik (je nach Verschlussgrad)**
- Stridor und diaphragmale forcierte Atmung bis paradoxe Atembewegungen mit apikalen Thoraxeinziehungen, ein Griff an den Bauch zeigt eine brettharte Bauchdecke → bei sonstigen Atemproblemen, z. B. Verlegung der oberen Luftwege, ist die Bauchdecke weich!

■ **Therapie**
- 100 % O_2-Gabe über Maske, Freihalten der Atemwege, ggf. leichte Kopfreklination oder Esmarch-Handgriff
- vorsichtige Maskenbeatmung (**Cave:** Magenaufblähung → FRC ↓ → Oxygenierung ↓)
- Beseitigung des mutmaßlich auslösenden Stimulus (vorsichtige Sekretabsaugung, Entfernung des Guedel-Tubus)
- Vermeidung schmerzhafter bzw. jeglicher chirurgischer Stimuli
- Vertiefung der Anästhesie mit Hilfe von kurzwirksamen i.v.-Anästhetika (Propofol, Alfentanil, Remifentanil, …)
- ggf. erneute Muskelrelaxation in niedriger Dosierung (Succinylcholin ≈0,2 mg/kg i.v.)
- ggf. Reintubation

26.2.9.6 Kortisonsubstitution bei Kindern

- Indikation: nach längerer Glukokortikoideinnahme (>10 Tage innerhalb der letzten 6 Monate) oder beim AGS (Enzymdefekt der Cortisolsynthese → ACTH ↑↑→ (Androgenproduktion)
- normaler täglicher Cortisolbedarf: 12–15 mg/m² (= 25 mg beim Erwachsenen)
- perioperative Substitution:
- für kleinere Eingriffe 2 mg/kg Hydrocortison i.v.

— für größere Eingriffe 1–2 mg/kg alle 6 h bis zum 3. Tag ggf. orale Substitution ab diesem Zeitpunkt

26.3 Regionalanästhesie bei Kindern

▪ **Indikationen**
— Verdacht aufmaligne Hyperthermie (MH)
— Neugeborene und Frühgeborene mit Apnoe-Bradykardie-Syndrom
— obstruktive Veränderungen der oberen Luftwege (kraniofaziale Dysmorphien)
— intra- und postoperative Analgesie

▪ **Vorteile**
— gute postoperative Analgesie → hohe Patienten- bzw. Elternzufriedenheit
— keine notwendige Applikation von atemdepressiven Opioiden → v. a. bei ehemaligen FG bis zur 60. Woche post conceptionem
— Reduktion des Anästhetikabedarfs bei Kombination der Allgemeinanästhesie mit Regionalverfahren
— geringere Inzidenz von Laryngo- und Bronchospasmen
— geringere Inzidenz von postoperativer Übelkeit und Erbrechen (PONV)

▪ **Kontraindikationen**
— Ablehnung durch die Eltern, unkooperatives Kind oder eingeschränkte geistige und psychische Reife
— Volumenmangel
— Gerinnungsstörungen
— allergische Reaktionen auf Lokalanästhetika (LA) oder **Konservierungsstoffe** (Paraben)
— Icterus neonatorum (Bilirubin verdrängt das LA aus der Eiweißbindung → erhöhte Konzentrationen an freien LA → Gefahr der LA-Intoxikation!)

— Einnahme bestimmter Medikamente mit hoher Eiweißbindung und der Gefahr der Verdrängung der Amidlokalanästhetika aus deren Proteinbindung (Begünstigung durch niedrige Blutproteinspiegel bis zum 6. Lebensmonat). Zu diesen Medikamenten zählen: Diazepam, Phenytoin, Cimetidin, Kalziumantagonisten (plötzlicher Herztod bei Regionalanästhesien und simultaner Kalziumantagonistentherapie sind beschrieben!)
— Bakteriämie oder Sepsis und Infektionen im Bereich der Einstichstelle
— schwere anatomische Missbildungen (z. B. Meningomyelozele)
— floride, nicht abgeklärte neurologische Erkrankungen oder bei drohender Gefahr der Verschlechterung des Patientenzustandes (ICP-Erhöhung) unter/durch die Regionalanästhesie

26.3.1 Lokalanästhetika im Kindesalter

— **Cave** bei Neugeborenen und Säuglingen <6. Monaten besteht aufgrund einer geringeren Proteinbindung als beim Erwachsenen die Gefahr der Lokalanästhetikaintoxikation → Dosisreduktion der LA um 30 % in dieser Altersgruppe
— bei Säuglingen >3 Monaten großes Verteilungsvolumen und längere Halbwertszeit der Lokalanästhetika
— die empfohlenen Höchstdosen von Lokalanästhetika im Kindesalter und Beispiele für den Einsatz von Lokalanästhetika im Kindesalter sind in den Tabellen dargestellt: ◘ Tab. 26.19 listet die Höchstdosen für Lokalanästhetika im Kindesalter auf, ◘ Tab. 26.20 zeigt Beispiele für deren Einsatz

❗ **Cave**
Prilocain nicht beim Neugeborenen anwenden (Methämoglobinbildung).

◼ Tab. 26.19 Empfohlene Höchstdosen von Lokalanästhetika im Kindesalter

Medikament	Maximaldosis für Bolusgabe (mg/kgKG)	Zulassung
Bupivacain (Carbostesin)	2,5	Ab 1. Jahr und für alle Verfahren
Lidocain (Xylocain)	7	
Mepivacain (Scandicain)	5	Ab dem 2. Lebensmonat für Plexus-, Infiltrations- und Leitungsanästhesien
Prilocain (Xylonest)	8	Cave: Methämoglobinbildung im Säuglingsalter!
Ropivacain (Naropin)	3	Ab 1. Jahr für alle peripheren Verfahren Für alle Altersklassen für Kaudal- und Epiduralanästhesie

Anmerkung: die Zugabe von Clonidin 1–2 µg/kgKG zum Lokalanästhetikum führt zur Verdoppelung der Wirkdauer

◼ Tab. 26.20 Beispiele für den Einsatz von Regionalanästhesien im Kindesalter

Eingriff	Regionalanästhesie
Leistenhernie, Orchidopexie	Kaudalanästhesie oder Wundinfiltration oder Ilioinguinalblockade
Ligatur der V. spermatica	Wundinfiltration
Appendektomie	Wundinfiltration
Nabelhernie	Wundinfiltration
Zirkumzision	Peniswurzelblock
Hypospadie	Kaudalanästhesie, Peniswurzelblock
Eingriffe an Blase und Ureter	Kaudalanästhesie
Pyloromyotomie	Weichteilinfiltration

26.3.2 Anatomische Besonderheiten des Neugeborenen und Kleinkind

- Rückenmarkausdehnung
  - Ende des **Rückenmarks** beim NG in Höhe des 3. Lumbalwirbels (**L3**)
  - im **1. Lebensjahr** in Höhe **L2** (beim **Erwachsenen** in Höhe **L1**)
- Periduralraum
  - beim Säugling von gelatinöser Konsistenz → Periduralkatheter kann von kaudal bis thorakal vorgeschoben werden!
  - der Periduralraum verläuft beim Neugeborenen bis zum 4. Sakralwirbel
  - beim 1-jährigen Kind bis zum 3. Sakralwirbel

- Liquormenge
  - Neugeborene und Säuglinge: 4 ml/kg
  - Kleinkinder: 3 ml/kg
  - Erwachsene: 2 ml/kg

> Die Verbindungslinie der beiden Beckenkämme schneidet die Wirbelsäule beim Erwachsenen in Höhe 4./5. Lendenwirbel, beim Neugeborenen in Höhe der Oberkante des Os sacrum.

26.3.3 Pharmakokinetische Besonderheiten des Neugeborenen und Kleinkinds

- großes Verteilungsvolumen
- eingeschränkte Clearance des Lokalanästhetikums bis zum 2. Lebensjahr
- Sequestration von Lokalanästhetika durch die Lunge und das peridurale Fett → protektiver Effekt bezüglich einer LA-Intoxikation!

26.3.4 Technik der Regionalanästhesie

26.3.4.1 Spinalanästhesie bei ehemaligen Frühgeborenen

■ Indikationen
- kurzdauernde Eingriffe (<40 min) bis zu einem Anästhesieniveau von Th10
- besonders bei ehemaligen Frühgeborenen bis zur 60. postkonzeptionellen Woche (nach Befruchtung), v. a. wenn bereits Apnoephasen aufgetreten sind und eine ausgeprägte Trimenonanämie besteht

■ Durchführung
- EMLA-Creme 45–60 min vorher auftragen
- Volumentherapie vor Punktion: 20 ml kristalloide Lösung i.v.

- Punktion im „Sitzen" (Helfer, der das NG/Säugling hält, notwendig!)
- Punktionsort: L5/S1 (nicht höher als L4/L5)
- 22- oder 25-G-Spinalnadel
- keine Liquoraspiration → sonst fraglicher Anästhesieeffekt infolge Verdünnung der LA-Konzentration
- optimale Injektionsdauer sollte ≈20 s betragen → dann maximale Wirkdauer
- Entfernung der Spinalnadel 5 s nach Injektion (geringere Leckage)

Dosis

- isobares Bupivacain 0,5 %:
  - <5 kg: 0,2 ml/kg = 1 mg/kg (ggf. plus 0,1 ml); für Konus und Spritze je nach Set-Typ
  - Kleinkinder: 0,1 ml/kg
  - größere Kinder: 0,05 ml/kg

26.3.4.2 Lumbale Periduralanästhesie

- Risiko neurologischer Schädigung nicht größer als bei Kaudalanästhesie!

■ Punktion
- **Cave:** bei Injektion von größeren Luftmengen in den PDR sind neurologische Schäden beschrieben worden!
- Regel nach Busoni: Abstand Haut-Periduralraum = 10 mm + (Alter × 2) oder 1 mm/kg im Alter von 6 Monaten bis 10 Jahren
- evtl. Herauslaufen des LA an der Kathetereintrittsstelle bei Säuglingen und Kleinkindern mit Katheter-PDA aufgrund eines lockeren Bindegewebes

Dosis

- ist abhängig vom Gewicht (10 kgKG-Grenze) und der Punktionshöhe (kaudal/lumbal/thorakal)

- Ropivacain 0,2 % wird bevorzugt, maximale Ropivacain-Dosis: 3 mg/kgKG/6 h:
- bei Säuglingen <10 kgKG Gabe von nur 0,1 %igem Ropivacain!
- **für kaudale Katheterperiduralanästhesie**
  - Aufspritzen mit Ropivacain 0,2 % **1,0** ml/kgKG (+Sufentanil 0,5 µg/ml Lokalanästhetikum oder Clonidin 2 µg/kgKG); nach 2 h evtl. ca. 1/3 der Anfangsdosis; postoperativ dann kontinuierlich 0,2–0,3 ml/kgKG/h ohne Sufentanil
- **für lumbale Katheterperiduralanästhesie**
  - Aufspritzen mit Ropivacain 0,2 % **0,5** ml/kg (+ Sufentanil 0,5 µg/ml Lokalanästhetikum); nach 2 h evtl. ca. 1/3 der Anfangsdosis; postoperativ dann kontinuierlich 0,2–0,3 ml/kgKG/h ohne Sufentanil
- **für thorakale Katheterperiduralanästhesie**
  - Aufspritzen mit Ropivacain 0,2 % **0,3** ml/kg (+ Sufentanil 0,5 µg/ml Lokalanästhetikum); nach 2 h evtl. ca. 1/3 der Anfangsdosis; postoperativ dann kontinuierlich 0,1–0,2 ml/kgKG/h ohne Sufentanil

- kein postpunktioneller Kopfschmerz bis zum Pubertätsalter
- keine Hypotension bei SPA oder PDA bis zum 8. Lebensjahr

26.3.4.3 Kaudalanästhesie/Sakralblock

▪ **Indikationen**
- Eingriffe unterhalb des Nabels (<Th10) bei Kindern (<8 Jahre) bzw. mit einem Körpergewicht 6–25(–30) kg

- als Bolusmethode oder als Katheterverfahren für maximal 3. Tag bei urogenitalen, anorektalen sowie orthopädischen Eingriffen an der unteren Extremität
- die Katheter lassen sich von kaudal sehr gut epidural vorschieben
- einfach zu erlernendes und sicheres Verfahren: Erfolgsrate bei 80 % nach 32 × Punktieren

> **Dosis**
>
> - zur Supplementierung einer Allgemeinanästhesie:
>   - Bupivacain 0,25 % oder Ropivacain 0,2 %
>   - je nach **Anästhesieausbreitung (Bolusgabe):**
>   1. bis L1: 0,8 ml/kgKG
>   2. bis Th10: 1 ml/kg (z. B. für Leistenhernienoperation)
>   3. bis Th4–6: 1,2 ml/kgKG kontinuierliche Applikation:
>   1. 0,2 mg/kgKG/h für Säuglinge bis 3 Monate
>   2. 0,3 mg/kgKG/h für Kinder bis 1. Lebensjahr
>   3. 0,4 mg/kgKG/h >1 Jahr (20 kgKG entsprechen somit 4 ml/h Ropivacain 0,2 %)
> - durch Zugabe von Clonidin 2 µg/ml LA kann die Anästhesiedauer verlängert werden (Clonidin ist nicht für die peridurale Applikation zugelassen)
> - Testdosis mit 1 µg/kgKG Suprarenin zeigt durch Zunahme der T-Welle und Tachykardie intravasale Fehllage an

▪ **Wirkdauer**
- dosis- und altersabhängig (je jünger das Kind, umso kürzer die Wirkung; bei Neugeborenen maximal 2 h)

- **Durchführung**
- steriles Lochtuch, sterile Handschuhe und ausgiebige Hautdesinfektion
- stumpfe Kaudalnadel (22–20 G)
- Punktion des Periduralraums über den Hiatus sacralis nach Passage des Lig. sacrococcygeum (Klick-Phänomen; ▶ Kap. 19, ▶ Abb. 19.9)
- aufgrund des lockeren Gewebes im Periduralraum kann von einer guten Ausbreitung bis zu thorakalen Segmenten ausgegangen werden
- höher konzentrierte LA-Lösungen (z. B. 0,25 %iges Bupivacain) führen häufiger zu motorischen Blockaden → wird von Kindern als beängstigend empfunden!

- **Komplikationen**
- insgesamt sehr gering; nach Gunter bei mehr als 150.000 Kaudalanästhesien: kein Todesfall, kein peridurales Hämatom, keine peridurale Infektion
- hohe Spinalanästhesie bei versehentlicher Duraperforation
- intraossäre Applikation des LA bei Nadelposition unter dem Periost mit schnellem Anfluten des Lokalanästhetikums im Blut → Krampfanfall!
- Perforation des Rektums
- weitere Komplikationen wie bei der Periduralanästhesie (intraossäre Resorption ≈ intravasal) → Beeinflussung der Motorik und des Wasserlassens
- Hautnekrosen bei versehentlicher subkutaner Applikation von LA **mit Adrenalin** → Applikation von 2–3 mg Nitropflaster!

26.3.4.4 Peniswurzelblock

- **Indikationen**
- Phimosen- und Hypospadieoperatioen

Dosis

- 0,2 ml/kg **Bupivacain 0,5–0,75 %** (ca. 1 mg/kgKG) **ohne Adrenalin** für beide paramedianen Seiten in den subpubischen Raum:
  - 1–12 Monate: 2-mal 1 ml
  - 1–5 Jahre: max. 2-mal 3 ml
  - 6–12 Jahre: max. 2-mal 4 ml
  - Neugeborene: 0,8–1,0 ml Lidocain 1 %

- **Wirkdauer**
1. 12(–24) h

- **Durchführung**
1. Punktionsort: direkt an der Penisumschlagfalte in der Medianlinie
2. Stichrichtung: senkrecht zur Körperoberfläche, jeweils 30° nach links bzw. rechts

❯ Wichtig ist die subfasziale Injektion, d. h. es darf keine Hautquaddel sichtbar werden (◨ Abb. 26.3).

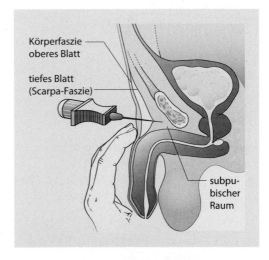

◨ Abb. 26.3 Anatomie der Peniswurzel

■ **Komplikationen**
1. Hämatome
2. Urethralverletzungen

26.3.4.5 Lokale Wundinfiltration
■ **Indikationen**
1. für alle operativen Eingriffe bei Beachtung der Kontraindikationen geeignet

■ **Durchführung**
– Infiltration der Wundränder vor Verschluss der Wunde mit 0,2–0,4 ml/kgKG (= 1 mg/kgKG) Bupivacain 0,25–(0,5 %) (zusätzlich bakteriozider Effekt von Bupivacain) oder 0,5 ml/kgKG Ropivacaion 0,2 %

26.3.4.6 Axilläre Plexusblockade
■ **Punktion**
– Aufsuchen des Plexus axillaris mittels Sonographie mit spezieller „Eishockey-Sonde", evtl. im Sinne von „dual guidance" simultane Nervenstimulation und positiver Reizantwort bei (0,3–)0,5 mA Stromstärke

Dosis

– Meist verwendete Lokalanästhetika:
  – Bupivacain 0,25–0,5 % isobar
  – Ropivacain 0,2–0,375 %
– Dosierung: für beide Lokalanästhetika (Ropivacain und Bupivacain) wird eine Dosis von (0,5)–**1,0**–(1,5) **mg**/kgKG empfohlen, d. h. 30 kg schweres Kind bekommt im mittel 30 mg LA = 15 ml Rovivacain 0,2 % oder 12 ml Bupivacain 0,25 %.
– für Fascienblockade wie z. B. Nervus femoralis/Fascia lata–Blockade mit Ropivacain oder Bupivacain wird eine mittlere Dosis von (0,25–) **0,5**(–0,75) **mg**/kgKG empfohlen.

26.3.4.7 Nervus-ilioinguinalis – und –Nervus-iliohypogastricus-lockade
■ **Indikationen**
– postoperativer oder posttraumatischer segmentaler Leistenschmerz, z. B. nach Herniotomien oder Orchidolysen

Dosis
– 0,1–0,5 ml/kgKG Bupivacain 0,25–0,5 % isobar

■ **Wirkdauer**
– 4–6 h

🛑 **Cave**
Rasche Resorption des LA aus der Abdominalwand, ggf. nur einseitige Blockade unter Beachtung einer Höchstdosis von 2,5 mg/kgKG Bupivacain

■ **Durchführung**
– Infiltration des LA mittels 22- bis 24-G-Nadel medial (0,5–2 cm) und etwas kranial von der Spinailiaca anterior superior
– 2/3 des Volumens subfaszial unter die Externusaponeurose und 1/3 subkutan (❑ Abb. 26.4).
– gerade bei Herniotomien im Kindesalter kann der Ilioinguinalisblock zu einer ersten schmerzfreien postoperativen Phase führen

■ **Komplikationen**
– Vorübergehende Lähmung des N. femoralis
– Kolonperforation

26.3.4.8 Interkostalblockade
■ **Indikationen**
– Thoraxdrainagenschmerz

— Blockade über mehrere Dermatome ober- und unterhalb des Hauptschmerzes

> **Dosis**
>
> — 2–3 ml Bupivacain 0,25 % (pro Interkostalnerv) im Bereich des Angulus costae oder der Axillarlinie um die Interkostalnerven herum

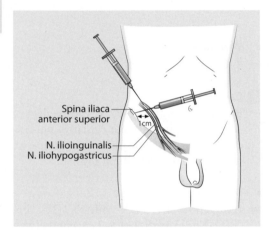

◘ Abb. 26.4 Leitstrukturen des Ilioinguinal- und Iliohypogastrikusblocks

▪ **Wirkdauer**
— 8–12 h

▪ **Durchführung**
— Punktionsort: Angulus costae oder hintere/mittlere Axillarlinie
— Blockade über mehrere Dermatome ober- und unterhalb des Hauptschmerzes (◘ Abb. 26.5)

26.3.4.9 Intrapleurale Katheter
▪ **Indikationen**
— Thoraxeingriffe bzw. Thorakotomien, unilaterale Rippenfrakturen

> **Dosis**
>
> — 20–30 ml **Bupivacain** 0,25–0,5 % oder 1,5 ml/kgKG Bupivacain in den Pleuraspalt nach intraoperativer Katheteranlage oder „blinder" postoperativer Punktion des Pleuraraums und Einlage eines Katheters

▪ **Wirkdauer**
— 4–6 h

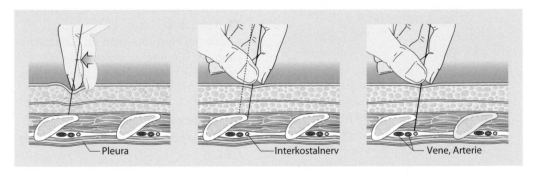

◘ Abb. 26.5 Anatomie der Interkostalregion

Literatur und weiterführende Literatur

Becke K et al (2016) Ambulante Anästhesie bei Kindern. Anästh Intensivmed 57:596–606

Becke K, Eich C, Höhne C et al (2018) Choosing wisely in paediatric anesthesia: an interpretation from the German Scientific Working Group of Paediatric Anaesthesia (WAKKA). Paediatr Anaesth 28:588–596

Dennhardt et al (2016) Kleinkinder: Vorteil optimierter Nüchternzeiten. AINS 5(4):206–206. https://doi.org/10.1055/s-0042-122573

Eberhart L, Morin A, Kranke P (2014) Übelkeit und Erbrechen nach Kindernarkosen. Anästhesiol Intensivmed Notfallmed Schmerzther 49:24–29

Eich C (2015) Rückenmarksnahe Regionalanästhesie. Vortrag vor dem WAKK

Erb T, Frei FJ (2001) Die Wahl des endotrachealen Tubus beim Säugling und Kleinkind: Mit oder ohne Cuff?, Anaesthesist 50:395–400

Ghamari S et al (2019) S2e-Leitlinie: Prävention und Therapie des pädiatrischen Emergence Delir. Anästh Intensivmed 60:445–455

Habre W, Disma N, Virag K, Becke K, Hansen TG, Jöhr M, Leva B, Morton NS, Vermeulen PM, Zielinska M, Boda K, Veyckemans F (2017) APRICOT Group of the European Society of Anaesthesiology Clinical Trial Network. Incidence of severe critical events in paediatric anaesthesia (APRICOT): a prospective multicentre observational study in 261 hospitals in Europe. Lancet Respir Med 5(5):412–25

Jöhr M (2017) Grundlagen der Kinderanästhesie. Anästh Intensivmed 58:138–152

Jöhr M (2021) Die häufigsten Fehler in der Kinderanästhesie. Anästh Intensivmed 62:70–81

Locatell BG et al (2013) Emergence delirium in children: a comparison of sevoflurane and des-flurane anesthesia using the Paediatric Anesthesia Emergence Delirium scale. Paediatr Anaesth 23(4):301–308

S2e-Leitlinie Kinderanästhesie, Medikamentensicherheit (2017) S2e-Leitlinie Medikamentensicherheit in der Kinderanästhesie. Anästh Intensivmed 58:105–118

Sümpelmann R, Röher K, Becke-Jakob K, Brenner L, Breschan C, Eich C, Fideler F, Höhne C, Jöhr M, Kaufmann J et al (2016) S1- Leitlinie 001/032 „Perioperative Infusionstherapie bei Kindern". AWMF.org 2021

Wissenschaftlicher Arbeitskreis Kinderanästhesie (2016) S1-Leitlinie: Perioperative Infusionstherapie bei Kindern. Anästh Intensivmed 57:368–376

Wittenmeier E, Goeters C, Becke K (2016) Patient Blood Management – Ist das Konzept auch bei Kindern sinnvoll? Anästhesiol Intensivmed Notfallmed Schmerzther 51:296–306

Anästhesie in der Hals-Nasen-Ohren-Heilkunde

Cornelius Busch, Michael Heck und Michael Fresenius

Inhaltsverzeichnis

27.1   Vorbemerkungen/Grundsätze – 598

27.2   Besonderheiten bei speziellen Eingriffen – 598
27.2.1   Ohroperation (Tympanoplastik, Stapesplastik, Cholesteatom) – 598
27.2.2   „Kleine" Ohroperation (Parazentese, Paukenröhrchen) – 598
27.2.3   Adenotomie (AT), Tonsillektomie (TE) – 599
27.2.4   Tonsillen-, Pharynxabszess („heiße Tonsillektomie") – 599
27.2.5   Nasenbluten (Epistaxis), Nachblutung nach AT, TE – 599
27.2.6   Kieferhöhlen -, Siebbein-, Stirnhöhlenausräumung (Pansinusoperation) Nasenoperation (Septumplastik, funktionelle Rhinoplastik) – 599
27.2.7   Uvulopalatopharyngoplastik (UPPP) – 600
27.2.8   Parotidektomie (Glandula parotis) – 600
27.2.9   Direkte Laryngoskopie, Ösophagoskopie, Panendo – 600
27.2.10 Fremdkörperentfernung – 600
27.2.11 Laryngektomie, Neck dissection – 600
27.2.12 Laryngeale Laserchirurgie – 601
27.2.13 Tracheotomie – 601
27.2.14 Stimmbandchirurgie oder MLS – 601

© Springer-Verlag GmbH Deutschland, ein Teil von Springer Nature 2023
M. Heck et al. (Hrsg.), *Repetitorium Anästhesiologie*, https://doi.org/10.1007/978-3-662-64069-2_27

27.1 Vorbemerkungen/ Grundsätze

- bei Patienten mit Gefährdung der Atemwege (z. B. Tumoren, Schlaf-Apnoe-Syndrom) keine oder nur leichte Sedierung
- grundsätzlich sind alle **Narkosetechniken** möglich:
  - balancierte Anästhesie
  - TIVA mit Propofol-Remifentanil-Perfusor
- bei fast allen Eingriffen evtl. Infiltration von Lokalanästhetikum mit Adrenalinzusatz (1:200.000 = 5 µg/ml) → Herzrhythmusstörungen
- zur **Relaxierung** eignen sich v. a. kürzer wirkende nichtdepolarisierende Muskelrelaxanzien (ndMR) besonders (z. B. Mivacurium, Atracurium)
- **häufig schwierige Intubationen** (Tumoren, Vorbestrahlung, Abszesse, Weichteilschwellungen etc.) → **HNO-Spiegelbefund** und CT-Befund in Krankenakte ansehen, ggf. Rücksprache mit Operateur, evtl. bei ausreichender Mundöffnung Videolaryngoskop, ggf. bronchoskopische Wachintubation oder in Tracheotomiebereitschaft
- besonders gute **Tubusfixierung**, da intraoperativ nicht mehr zugänglich
- nach Umlagerungen Tubuslage durch Auskultation immer erneut überprüfen
- bei allen Eingriffen in Nase, Rachen, Larynx und Trachea **Extubation erst wenn Schutzreflexe** vorhanden sind (Entfernung der Rachentamponade nicht vergessen), anschließend evtl. stabile Seitenlagerung

27.2 Besonderheiten bei speziellen Eingriffen

27.2.1 Ohroperation (Tympanoplastik, Stapesplastik, Cholesteatom)

- mögliche Narkosetechniken:
  - TIVA mit Propofol-Remifentanil-Perfusor
  - selten balancierte Anästhesie

> **❗ Cave**
> Lachgas bei Trommelfellverschluss/Tympanoplastik. Lachgas mindestens 15–20 min vor Trommelfellverschluss abstellen, da Lachgas schneller in das Mittelohr diffundiert als Stickstoff herausströmt.

- evtl. kontrollierte Hypotension, da blutarmes Operationsgebiet erwünscht ist
- Kopfverband am Operationsende (bei Narkoseführung berücksichtigen)
- Antiemese

27.2.2 „Kleine" Ohroperation (Parazentese, Paukenröhrchen)

- sehr kurzer Eingriff, auch in Maskennarkose oder Larynxmaske möglich
- häufig Kinder mit chronischem Infekt und oft nicht im infektfreien Intervall zu operieren
- im Zweifelsfall immer Intubationsnarkose

27

- mögliche Narkosetechniken:
  - balancierte Anästhesie mit kleinen Dosen von Opioiden (z. B. Alfentanil)
  - TIVA mit Propofol-Remifentanil-Perfusor
- zur Relaxierung kurz wirkendes ndMR, wie Mivacurium (Mivacron), besonders geeignet

27.2.3 Adenotomie (AT), Tonsillektomie (TE)

- RAE- oder Woodbridge-Tubus (Tubusfixierung an Unterkiefermitte)

❗ Cave

Abknicken oder Dislokation des Tubus durch Operateur (einseitige Intubation, akzidentelle Extubation) möglich!

- mögliche Narkosetechniken:
  - balancierte Anästhesie mit kleinen Dosen von Opioiden (z. B. Alfentanil)
  - TIVA mit Propofol-Remifentanil-Perfusor
- zur Relaxierung kurz wirkendes ndMR, wie Mivacurium (Mivacron), besonders geeignet, evtl. keine Relaxierung
- Nachblutung und Verlegung der Atemwege häufigste postoperative Komplikation in den ersten Stunden

27.2.4 Tonsillen-, Pharynxabszess („heiße Tonsillektomie")

- Atemwegsverlegung durch Abszess (schwierige Intubation möglich, **HNO-Spiegelbefund**, ggf. Rücksprache mit Operateur)
- Aufbrechen des Abszesses bei Intubation und Eiteraspiration vermeiden (bei großen Abszessen ggf. vor Narkoseeinleitung Nadelaspiration des Abszesses)
- weiteres: Abschn. 27.2.3

27.2.5 Nasenbluten (Epistaxis), Nachblutung nach AT, TE

- Patienten sind nicht nüchtern (durch verschlucktes Blut) → Rapid-Sequence-Induction (RSI), Magensonde
- evtl. erschwerte Intubation durch Blutkoagel oder frische Blutung
- Absaugung + Magill-Zange bereithalten
- evtl. erhebliche Hypovolämie, Hb-Kontrolle
- über Magensonde absaugen
- Antiemese

27.2.6 Kieferhöhlen-, Siebbein-, Stirnhöhlenausräumung (Pansinusoperation) Nasenoperation (Septumplastik, funktionelle Rhinoplastik)

- Adrenalinspitztupfer
- **Rachentamponade** bei allen endonasalen Eingriffen!
- mögliche Narkosetechniken:
  - balancierte Anästhesie
  - TIVA mit Propofol-Remifentanil-Perfusor
- evtl. kontrollierte Hypotension, um den Blutverlust zu reduzieren
- wegen Nasentamponade Atmung nur über den Mund möglich, daher postoperativ erhöhte Aufmerksamkeit bei Überwachung der Atmung
- **Augen nicht zukleben, nur mit Augensalbe versorgen** → intraoperative Überprüfung M. oculomotorius
- bei kosmetischen Nasenoperationen (funktioneller Rhinoplastik) RAE-Tubus über Unterkiefermitte ausleiten, damit die Nase nicht verzogen wird

27.2.7 Uvulopalatopharyngoplastik (UPPP)

- habituelle Schnarcher sind gehäuft Patienten mit Schlaf-Apnoe-Syndrom, daher nur leichte oder keine präoperative Sedierung
- häufig schwierige Intubation (kurzer Hals, Adipositas, …)
- Woodbridge-oder RAE-Tubus (wegen Sperrer)
- mögliche Narkosetechniken:
  - balancierte Anästhesie
  - TIVA mit Propofol-Remifentanil-Perfusor

27.2.8 Parotidektomie (Glandula parotis)

- mögliche Narkosetechniken:
  - balancierte Anästhesie
  - TIVA mit Propofol-Remifentanil-Perfusor
- kurz wirksame Relaxierung zur Intubation → intraoperativ Überprüfung des N. facialis
- Temperatursonde

27.2.9 Direkte Laryngoskopie, Ösophagoskopie, Panendo

- **häufig schwierige Intubationen** (Tumoren, Vorbestrahlung, Abszesse, Weichteilschwellungen etc.) → **HNO-Spiegelbefund** in Krankenakte ansehen, ggf. Rücksprache mit Operateur, ggf. Videolaryngoskopie bei ausreichender Mundöffnung, evtl. bronchoskopische Wachintubation oder in Tracheotomiebereitschaft
- Woodbridge-Tubus mindestens ID = 7,5
- **Cave:** Abknicken oder Dislokation des Tubus durch Operateur (einseitige Intubation, akzidentelle Extubation) möglich
- mögliche Narkosetechniken:

- balancierte Anästhesie
- TIVA mit Propofol-Remifentanil-Perfusor
- kardiovaskuläre Reaktionen durch Manipulation am Larynx (RR ↑, Tachykardie, Herzrhythmusstörungen) begünstigt durch flache Narkose und Hyperkapnie (Hypoxämie)
- Ödemprophylaxe z. B. mit Dexamethason (Fortecortin) 8 mg

27.2.10 Fremdkörperentfernung

- **sorgfältige Oberflächenanästhesie** des Larynx mit Oxybuprocain (Novesine 1 %) oder Lidocain (Xylocainpumpspray)
- **mehrere Tubusgrößen** müssen vorhanden sein
- mögliche Narkosetechniken:
  - balancierte Anästhesie
  - TIVA mit Propofol- und Remifentanil-Perfusor
- kardiovaskuläre Reaktionen durch Manipulation am Larynx (RR ↑, Tachykardie, Herzrhythmusstörungen) begünstigt durch flache Narkose und Hyperkapnie (Hypoxämie)

27.2.11 Laryngektomie, Neck dissection

- **häufig schwierige Intubationen** (Tumoren, Vorbestrahlung, Abszesse, Weichteilschwellungen etc.) → **HNO-Spiegelbefund** in Krankenakte ansehen, ggf. Rücksprache mit Operateur, evtl. bronchoskopische Wachintubation oder in Tracheotomiebereitschaft (Tracheotomie in Analgosedierung z. B. mit 0,5–2 mg Dormicum, Ketanest (10–20 mg) und niedrig dosiertem Ultiva-Perfusor)
- lange Operationsdauer möglich
- erweitertes Monitoring (Arterie, ZVK, DK, MS, großlumiger venöser Zugang, Temperatursonde)

- mögliche Narkosetechniken:
  - balancierte Anästhesie oder TIVA
- auf Umintubation nach Tracheotomie vorbereiten
- bei Pectoralis- oder Fore-arm-Flap auf Durchblutungsstörungen achten

27.2.12 Laryngeale Laserchirurgie

- Tubusbrandgefahr
- Tubuswahl: Rüsch-Laser-Tubus (teuer)
- tiefe Intubation und sorgfältige Cuffblockung
- keine Augensalbe, Augen des Patienten zukleben und mit feuchtem Tuch abdecken (Schutzbrille für Personal)
- Ödemprophylaxe z. B. mit Dexamethason (Fortecortin) 8 mg (stets auf Schwellung der Atemwege achten)
- bei Tubusbrand Gefahr des Inhalationstraumas
- mögliche Narkosetechniken (möglichst ohne Lachgas):
  - balancierte Anästhesie
  - TIVA mit Propofol-Remifentanil-Perfusor

❶ Cave

O_2-Konzentration so gering wie möglich halten (Brandgefahr), Wasser zum Löschen bereithalten!

27.2.13 Tracheotomie

- so tief wie möglich intubieren
- **Cave:** Cuffverletzung durch Operateur (Cuff über Schnittstelle schieben, manuelle Beatmung), ggf. Cuff vor entscheidendem Schnitt entblocken
- auf Umintubation nach Tracheotomie vorbereiten (Schläuche, Spiraltubus bzw. Trachealkanüle)
- weiteres: ▶ Kap. 64

27.2.14 Stimmbandchirurgie oder MLS

- mögliche Narkosetechnik:
  - TIVA mit Propofol-Remifentanil-Perfusor, da Eingriff unter Jet-Ventilation
- **Indikation Jetventilation**: Stimmlippenaugmentation, Tumorchirurgie mittels Laser (dann mit lasertauglichem Jetkatheter), bronchiale Stenteinlage, Beatmung beim „difficult airway" entweder supraglottisch oder über die Koniotomie
- **Kontraindikationen**: fehlender Atemgasabstrom (z. B. bei Stenose → Barotrauma; i. A. benötigt man mindestens 20 % verbleibenden Atemwegsquerschnitt, bei Jet-Geräten mit Druckbegrenzung „eigentlich" ausgeschlossen), Aspirationsgefahr
- veränderbare Parameter zum Gasaustausch seitens des Jet-Ventilators: Arbeitsdruck, Frequenz, Inspirationsdauer, F_iO_2, Katheterart; patientenseitig bestimmen Compliance und Resistance den Gasaustausch
- bei längeren Eingriffen (>45 min) ggf. CO_2-Kontrolle durch BGA, Einlegen einer LAMA oder Kapnographie (wie z. B. beim Monsoon 3)
- **Vorteile** der Jetventilation: geringer Platzbedarf für die Oxygenierung, wenig Interferenz mit den Manipulationen des Operateurs, geringe Druckbelastung der Atemwegsanastomosen (Thoraxchirurgie)
- **Nachteile** der Jetventilation:
  - kein Atemminutenvolumen einstellbar, Inhalationsanästhesie nicht möglich, Barotraumagefahr, Aspirationsgefahr
  - beim Jet von respiratorisch eingeschränkten Patienten zu laserchirurgischen Eingriffen mit F_iO_2 von 0,21 Sättigungsabfälle
  - keine Anwärmung der Atemluft, deshalb Patienten wärmen

Anästhesie in der Mund-Kiefer-Gesichtschirurgie

Cornelius Busch, Michael Heck und Michael Fresenius

Inhaltsverzeichnis

28.1   Vorbemerkungen/Grundsätze – 604

28.2   Besonderheiten bei speziellen Eingriffen – 604
28.2.1   Zahnsanierung – 604
28.2.2   Zystektomie (Ober- oder Unterkiefer) – 604
28.2.3   Abszess: MKG/Phlegmone im Mundboden-,
           Kiefer-, Wangen- oder Halsbereich – 605
28.2.4   Kieferorthopädische Eingriffe
           (frontobasales Advancement) – 605
28.2.5   Mittelgesichtsfrakturen, Kieferfrakturen – 605
28.2.6   Kraniofaziale Operation (Lippen-Kiefer-Gaumenspalte,
           Pierre-Robin-Syndrom) – 606
28.2.7   Tumoren: Kiefer-Gesichts-Bereich
           im Kiefer-Gesichts-Bereich – 606

© Springer-Verlag GmbH Deutschland, ein Teil von Springer Nature 2023
M. Heck et al. (Hrsg.), *Repetitorium Anästhesiologie*, https://doi.org/10.1007/978-3-662-64069-2_28

28.1 Vorbemerkungen/ Grundsätze

- **häufig schwierige Intubation** (Tumoren, Vorbestrahlung, Abszesse, Weichteilschwellungen, Missbildungen etc.) → **Untersuchungsbefund** in Krankenakte ansehen, ggf. Rücksprache mit Operateur, evtl. bronchoskopische Wachintubation oder in Tracheotomiebereitschaft
- Kieferklemme
  - reflektorisch bei schmerzhaften Abszessen: MKG (nach Analgesie und Relaxierung wird diese meist gelöst)
  - mechanisch nach Entzündungen, bei Tumoren und nach Radiatio (normale Intubation u. U. unmöglich → bronchoskopische Wachintubation)
- **häufig nasale Intubation** notwendig und Ausleitung über Stirn (RAE-Tubus), dabei ist auf eine sorgfältige Fixierung zu achten (Abknicken, Druckstellen vermeiden, Konnektion überprüfen)

❶ **Cave**

Keine nasale Intubation bei schwerem Mittelgesichtstrauma (Liquorfistel), frischer Schädelbasisfraktur oder Gerinnungsstörungen!

- grundsätzlich sind alle **Narkosetechniken** möglich,
  - bei kurzen Eingriffen meist balancierte Anästhesie oder TIVA sinnvoll
  - kleine Eingriffe häufig in Lokalanästhesie mit Stand-by oder Analgosedierung
- evtl. Infiltration von Lokalanästhetika mit Adrenalinzusatz (▶ Kap. 27)
- zur **Relaxierung** eignen sich kürzer wirkende Muskelrelaxanzien besonders (z. B. Mivacurium, Atracurium)

- besonders gute Tubusfixierung, da hinterher nicht mehr zugängig
- nach Umlagerungen Tubuslage durch Auskultation immer erneut überprüfen
- bei allen enoralen Eingriffen und bei **intermaxillärer Verdrahtung Extubation erst wenn Schutzreflexe** vorhanden sind. **Drahtschere** muss immer beim Patienten **griffbereit** sein. In einigen Zentren ist die Verdrahtung durch eine Fixierung mit Gummizügeln ersetzt worden (auch hier Schere immer am Bett!)

28.2 Besonderheiten bei speziellen Eingriffen

28.2.1 Zahnsanierung

- oft ambulante Eingriffe und geistig behinderte Kinder → entsprechende Narkosevorbereitung, -führung. Eine postoperative Überwachung und Betreuung muss gewährleistet sein
- mögliche Narkosetechniken:
  - balancierte Anästhesie
  - TIVA mit Propofol- und Remifentanil-Perfusor
- Rachentamponade
- **Extubation**: MKG **erst, wenn Schutzreflexe** vorhanden sind (Entfernung der Rachentamponade nicht vergessen)

28.2.2 Zystektomie (Ober- oder Unterkiefer)

- mögliche Narkosetechniken:
  - balancierte Anästhesie
  - TIVA mit Propofol- und Remifentanil-Perfusor
- Rachentamponade

28.2.3 Abszess: MKG/Phlegmone im Mundboden-, Kiefer-, Wangen- oder Halsbereich

- schwierige Intubation möglich, **Untersuchungsbefund** ansehen, ggf. Rücksprache mit Operateur
- Aufbrechen des Abszesses bei Intubation und Eiteraspiration vermeiden
- Kieferklemme
  - reflektorisch bei schmerzhaften Abszessen (nach Analgesie und Relaxierung wird diese meist gelöst)
  - mechanisch nach Entzündungen, bei Tumoren und nach Radiatio (normale Intubation u. U. unmöglich → bronchoskopische Wachintubation, bei ausreichender Mundöffnung ggf. auch mit Videolaryngoskopie möglich)
- mögliche Narkosetechniken:
  - balancierte Anästhesie
  - TIVA mit Propofol- und Remifentanil-Perfusor
  - kleinere Abszesse auch in Lokalanästhesie und Analgosedierung möglich

28.2.4 Kieferorthopädische Eingriffe (frontobasales Advancement)

- Dysgnathien (Progenie, Retrogenie, Mikrogenie, Prognathie) mit sagittaler Unterkieferspaltung, Segmentosteotomie oder Le-Fort-I –bis -III-Osteotomie und Plattenosteosynthese oder Knochenspantransplantation
- Intubation nach Absprache mit Operateur (nasal, oral)
- mögliche Narkosetechniken:
  - balancierte Anästhesie
  - TIVA mit Propofol- und Remifentanil-Perfusor

- MS, Temperatursonde, großlumiger venöser Zugang (rückläufig für BGA)
- lange Operationsdauer und größere Blutverluste möglich
- zur Prophylaxe von Weichteilschwellungen häufig Kortikoidgabe
- **Cave:** schwieriger Atemweg bei seltenen Dysmorphien wie Nager-Syndrom (acrofaciale dysostosis) mit extrem kleinen Unterkiefer, nach außen unten verlaufende Lidachsen, fehlendem Gaumensegel, Fehlbildungen des Mittelohrs oder der Ohrmuschel, Fehlbildung an Händen, Unterarmen und Ellenbogengelenken. Selten sind innere Organe betroffen.

28.2.5 Mittelgesichtsfrakturen, Kieferfrakturen

- bei Kieferfrakturen evtl. erschwerte Intubation und Maskenbeatmung (bronchoskopische Intubation bereithalten, ggf. in Tracheotomiebereitschaft)
- nasale Intubation, besonders wenn intermaxilläre Verdrahtung notwendig
- bei **Verdacht auf frontobasale Schädelfraktur keine nasale Intubation!** (bei Schädelbasisfraktur und notwendiger intermaxillärer Drahtfixation ist eine Tracheotomie erforderlich!)
- **Cave:** ebenso keine nasale Magen- oder Temperatursonde!
- mögliche Narkosetechniken:
  - balancierte Anästhesie
  - TIVA mit Propofol- und Remifentanil-Perfusor
- bei allen enoralen Eingriffen und bei **intermaxillärer Verdrahtung/Fixierung durch Gummizüge Extubation erst wenn Schutzreflexe** vorhanden sind. **Drahtschere** muss immer beim Patienten **griffbereit** sein (Entfernung der Rachentamponade nicht vergessen!)

28.2.6 Kraniofaziale Operation (Lippen-Kiefer-Gaumenspalte, Pierre-Robin-Syndrom)

- bei Pierre-Robin-Syndrom häufig schwierige Intubation (Mikrogenie, Glossoptose, mandibuläre Hypoplasie)
- ein- oder mehrzeitiger plastischer Verschluss
  - Abguss für Trinkplatte im Säuglingsalter (Stand by)
  - einseitiger Spaltenverschluss mit 4–6 Monaten
  - harter und weicher Gaumen mit 2–3 Jahren
  - Velopharyngoplastik mit 5–6 Jahren
- Woodbridge-Tubus (Tubusfixierung an Unterkiefermitte), oraler RAE bei Lippenspalte
- mögliche Narkosetechniken:
  - balancierte Anästhesie oder TIVA
- Temperatursonde, MS meist durch Operateur am Ende der OP
- weitere seltene kraniofaziale Dysmorphien mit schwierigem Atemweg:
  - Franceschetti-Syndrom (Fehlbildungen im Gesicht und an Ohren und Augen, Hypoplasie der Mandibula, fliehendes Kinn, schmaler und hoher Gaumen)
  - de-Lange-Syndrom, u. a. Mikrognathie, zerebrale Anfälle, Herzfehler (seltener)
  - Goldenhar-Symptomenkomplex (meist einseitig, betroffene Seite mit dysmorphem Kinn, Auge, Ohr, Anomalien der HWS)
- postoperative Überwachung über Nacht um eine Verlegung der Atemwege nicht zu übersehen (nach Sanierung der LKG kann es zu Anpassungsstörungen der oberen Atemwege kommen)
- Kraniosynostosen: hoher Blutverlust möglich (ggf. Tranexsamsäure 10 mg/kg Bolus und 5 mg/kg/h intraoperativ), Monitoring mit Arterie, DK, Temperatur, EK bereithalten, postoperativ Intensiv

28.2.7 Tumoren: Kiefer-Gesichts-Bereich im Kiefer-Gesichts-Bereich

- **häufig schwierige Intubationen** (Tumoren, Vorbestrahlung, Abszesse, Weichteilschwellungen, Missbildungen etc.) → Untersuchungsbefund in Krankenakte ansehen, ggf. Rücksprache mit Operateur, evtl. bronchoskopische Wachintubation oder in Tracheotomiebereitschaft
- Kieferklemme
  - reflektorisch bei schmerzhaften Abszessen (nach Analgesie und Relaxierung wird diese meist gelöst)
  - mechanisch nach Entzündungen, bei Tumoren und nach Radiatio (normale Intubation u. U. unmöglich → bronchoskopische Wachintubation)
- **häufig nasale Intubation** notwendig und Ausleitung über Stirn (RAE-Tubus oder Magill mit „Krümmer"), dabei ist auf eine sorgfältige Fixierung zu achten (Abknicken, Druckstellen vermeiden)
- besonders gute **Tubusfixierung**, da hinterher nicht mehr zugängig
- nach Umlagerungen Tubuslage durch Auskultation immer erneut überprüfen
- mögliche Narkosetechniken:
  - balancierte Anästhesie oder TIVA mit postoperativer Überwachung auf Intensivstation und ggf. Nachbeatmung
- erweitertes Monitoring (Arterie, ZVK, DK, MS, großlumiger venöser Zugang, Temperatursonde)
- lange Operationsdauer und größere Blutverluste möglich
- beim Transplantat eines freien Lappens auf Durchblutungsstörungen achten
- zur Prophylaxe von Weichteilschwellungen ggf. Kortikoidgabe
- ggf. auf Tracheotomie am Ende der OP vorbereiten

28

Anästhesie in der Augenheilkunde

Cornelius Busch, Michael Heck und Michael Fresenius

Inhaltsverzeichnis

29.1 **Vorbemerkungen/Grundsätze – 608**
29.1.1 Okulokardialer Reflex – 609

29.2 **Besonderheiten bei speziellen Eingriffen – 609**
29.2.1 Katarakt, Vitrektomie – 609
29.2.2 Keratoplastik (KPL) – 609
29.2.3 Glaukom-Operation – 609
29.2.4 Amotio-Operation, Cerclage, Plombe – 609
29.2.5 Tränengangspülung, Dakryozystorhinostomie – 609
29.2.6 Perforierende Augenverletzung – 609
29.2.7 Enukleation – 610
29.2.8 Strabismus – 610
29.2.9 Diagnostische Augenuntersuchung in Narkose – 610

© Springer-Verlag GmbH Deutschland, ein Teil von Springer Nature 2023
M. Heck et al. (Hrsg.), *Repetitorium Anästhesiologie*, https://doi.org/10.1007/978-3-662-64069-2_29

29.1 Vorbemerkungen/ Grundsätze

- sehr häufig alte Patienten mit entsprechenden Vor-, Begleiterkrankungen: die Patienten sind häufig Hypertoniker, relativ hypovoläm und haben eine eingeschränkte kardiale Funktion (vermindertes HZV mit entsprechend längerer Kreislaufzeit) → vorsichtige Dosierung der Hypnotika, besonders bei der Narkoseeinleitung
- auch häufig Kinder zu diagnostischen Eingriffen oder Schieloperationen
- oft kurze Eingriffe, auch in **Larynxmaske** möglich, in jedem Fall auf eine gute Larynxmaskenfixierung zu achten. Im Zweifelsfall (z. B. Operation am offenen Auge, schlechte Lungencompliance, extreme Adipositas, zu viel Leckage) **Intubationsnarkose** durchführen, da die Atemwege intraoperativ meist nicht mehr zugängig sind
- eine besondere Herausforderung an den Anästhesisten stellt auch die Narkoseführung dar. Einerseits ist eine tiefe Narkose erwünscht, da sich der Patient, gerade bei Operationen am offenen Auge, nicht bewegen darf, andererseits handelt es sich um meist schmerzarme Eingriffe. Dies erschwert die Narkosesteuerung besonders bei alten Patienten mit Hypovolämie. Die Opioidgabe sollte niedrig dosiert erfolgen, um eine postoperative Atemdepression zu vermeiden. Intraoperative Blutdruckabfälle werden primär mit Vasopressoren (z. B. Akrinor) und nicht mit Volumen therapiert
- mögliche **Narkosetechniken**:
  - balancierte Anästhesie mit kleinen Dosen von Opioiden (z. B. Alfentanil)
  - TIVA mit Propofol- und Remifentanil-Perfusor
  - häufig auch Eingriffe in Lokalanästhesie mit Stand by
- zur **Relaxierung** eignen sich besonders kürzer wirkende nichtdepolarisierende Muskelrelaxanzien (z. B. Mivacurium); bei Operation am offenen Auge bevorzugen einige Zentren eine Vollrelaxierung (kein Succinylcholin bei Glaukom oder perforierender Augenverletzung) (◘ Tab. 29.1)
- Beachte die **Beeinflussung des intraokularen Drucks**
- mit Auftreten des **okulokardialen Reflexes** muss gerechnet werden

◘ **Tab. 29.1**   Intraokularer Druck (IOD ≈14–20 mmHg) und Narkose

Erhöhung des IOD	Erniedrigung des IOD
Intubation	Sedativa, Tranquilizer
Succinylcholin	Barbiturate
Ketamin	Propofol
Husten, Pressen, Erbrechen	Etomidat (**Cave:** Myoklonien → IOD ↑)
zu flache Narkose	DHB
PEEP-Beatmung	Inhalationsanästhetika (dosisabhängig)
Anstieg des ZVD	nichtdepolarisierende Muskelrelaxanzien
Hypoventilation (pCO$_2$ ↑)	hyperbare Oxygenierung
arterielle Hypertonie	Hyperventilation (pCO$_2$ ↓)
venöse Abflussbehinderung im Kopfbereich	Osmodiuretika
	Carboanhydrasehemmer: Azetazolamid (Diamox)
	Oberkörperhochlagerung

- auch bei Glaukom ist die Atropingabe in niedriger Dosierung durchaus möglich, sobald das Glaukom lokal gut eingestellt ist
- schonende Extubation unter Vermeiden von Husten und Pressen

29.1.1 Okulokardialer Reflex

- Auslösung durch Zug an Augenmuskeln oder Druck auf das Auge (besonders häufig bei Schieloperation)
- Trigemino-(ophthalmiko-)vagaler Reflex mit bradykarden Herzrhythmusstörungen → AV-Block → Asystolie
- **Therapie:** Unterbrechung des chirurgischen Reizes, evtl. Atropin

29.2 Besonderheiten bei speziellen Eingriffen

29.2.1 Katarakt, Vitrektomie

- extra-, intakapsuläre Kataraktextraktion oder Phakoemulsifikation
- Operation am teilweise offenen Auge
- mögliche Narkosetechniken:
  - balancierte Anästhesie mit kleinen Dosen von Opioiden (z. B. Alfentanil)
  - TIVA mit Propofol- und Remifentanil-Perfusor

29.2.2 Keratoplastik (KPL)

- Operation am offenen Auge
- gerade bei Operationen am offenen Auge darf sich der Patient nicht bewegen, Augendruckanstiege intraoperativ sind unbedingt zu vermeiden, ebenso intra-operative Blutdruckanstiege, da eine Protrusion von Augeninhalt zum Verlust des Auges führen kann
- ggf. kontrollierte Hypotension
- mögliche Narkosetechniken:

- balancierte Anästhesie mit kleinen Dosen von Opioiden (z. B. Alfentanil)
- TIVA mit Propofol- und Remifentanil-Perfusor
- zur **Relaxierung** eignen sich besonders kürzer wirkende nichtdepolarisierende Muskelrelaxanzien (z. B. Mivacurium, Atracurium), bei Operation am offenen Auge bevorzugen einige Zentren eine Vollrelaxierung bis zur Bindehautnaht

29.2.3 Glaukom-Operation

- Augeninnendruckanstiege unbedingt vermeiden

29.2.4 Amotio-Operation, Cerclage, Plombe

- oft länger dauernde Eingriffe, daher eher Intubationsnarkose
- **Cave:** Lachgas, wenn Gasblase in den Glaskörper eingebracht wird

29.2.5 Tränengangspülung, Dakryozystorhinostomie

- kurzer Eingriff bei kleinen Kindern (Sondierung des Tränen-Nasen-Gangs, aber auch Spülung oder Rekonstruktion)
- Larynxmaske stellt einen Kompromiss zwischen möglicher Maskennarkose und Intubationsnarkose dar, bietet jedoch keinen sicheren Aspirationsschutz (im Zweifelsfall immer intubieren!)

29.2.6 Perforierende Augenverletzung

- Augeninnendruckanstiege sind unbedingt zu vermeiden (Gefahr von Glaskörperaustritt → Visusverlust)
- mögliche Narkosetechniken:

- balancierte Anästhesie mit kleinen Dosen von Opioiden (z. B. Alfentanil)
- TIVA mit Propofol- und Remifenta-nilperfusor
- zur Relaxierung kurz wirkendes ndMR wie Mivacurium besonders geeignet; kein Succinylcholin

29.2.7 Enukleation

- keine anästhesiologischen Besonderheiten

29.2.8 Strabismus

- meist Kinder
- mögliche Narkosetechniken:
  - balancierte Anästhesie mit kleinen Dosen von Opioiden (z. B. Alfentanil)
  - TIVA mit Propofol- und Remifentanil-Perfusor
- oft kurze Eingriffe an den Augen-muskeln, die sehr gut mit **Larynxmaske** möglich sind, da jedoch in der Regel intraoperativ die Atemwege nicht mehr zugängig sind, ist in jedem Fall auf eine gute Larynxmaskenfixierung zu achten

❗ **Cave**
Möglichst kein Succinylcholin: gehäuftes Auftreten von Bradykardien durch Suc-cinylcholingabe sowie gehäuftes Vor-kommen einer malignen Hyperthermie bei Schielkindern (10-mal häufiger).

- Monitoring: Kapnometrie, Temperatur-sonde ist obligat
- häufig Auftreten des okulokardialen Re-flexes
- PONV-Prophylaxe

29.2.9 Diagnostische Augenuntersuchung in Narkose

- meist kleine oder behinderte Kinder
- Larynxmaske oder Intubationsnarkose, Maskennarkose nur bei kurzen Ein-griffen, falls jederzeit der Zugang zu den Atemwegen möglich ist (Absprache mit dem Operateur) (**Cave:** bei Unter-suchung des Tränen-Nasen-Gangs auch Spülung möglich)
- mögliche Narkosetechniken:
  - balancierte Anästhesie mit kleinen Dosen von Opioiden (z. B. Alfentanil)
  - TIVA mit Propofol- und Remifentanil-Perfusor
- wegen Augeninnendruckmessung kein Succinylcholin oder Ketamin

Anästhesie in der Traumatologie und Orthopädie

Cornelius Busch, Michael Heck und Michael Fresenius

Inhaltsverzeichnis

30.1   Vorbemerkungen/Grundsätze – 612

30.2   Besonderheiten bei speziellen Eingriffen – 612
30.2.1   Totale Endoprothese der Hüfte (Hüft-TEP) – 612
30.2.2   Knie-TEP – 613
30.2.3   Schulter-TEP/ASK – 613
30.2.4   Wirbelsäulenoperationen – 613
30.2.5   Eingriffe im Beckenbereich – 614

© Springer-Verlag GmbH Deutschland, ein Teil von Springer Nature 2023
M. Heck et al. (Hrsg.), *Repetitorium Anästhesiologie*, https://doi.org/10.1007/978-3-662-64069-2_30

30.1 Vorbemerkungen/ Grundsätze

- **Patientenkollektiv**
- breites Patientenkollektiv vom Kleinkind über den jungen (Sport)-Traumapatienten, den elektiven orthopädischen bis zum betagten Traumapatienten
- ältere Patienten haben häufig zusätzliche insbesondere kardiovaskuläre Begleiterkrankungen, bei diesen großzügiger Einsatz von erweitertem intraoperativem hämodynamischem Monitoring (insbesondere invasive Druckmessung)

- **Anästhesieverfahren**

Grundsätzlich sind alle **Narkosetechniken** möglich:
- balancierte Anästhesie mit Opioiden, volatilen Anästhetika und kurz wirksamen nichtdepolarisierenden Muskelrelaxanzien (z. B. Atracurium, Cisatracurium, Rocuronium, Mivacurium)
- total intravenöse Anästhesie (TIVA), z. B. mit Propofol-Remifentanil-Perfusor
- Verfahren der Regionalanästhesie (► Kap. 19), insbesondere Armplexusblockaden für die obere Extremität und SPA für die untere Extremität
- Kombinationsanästhesien in zahlreichen Kombinationen (balancierte Anästhesie und Regionalverfahren: z. B. Knie-TEP in ITN und Femoraliskatheter oder nur PDK oder SPA mit Femoraliskatheter)

- **Operationsverfahren**
- Operationen, die mit erhöhtem Blutverlust in kurzer Zeit einhergehen (z. B. Prothesenwechsel, Skolioseoperationen, Patienten mit Osteitis)
- Operationen mit der Gefahr der hämodynamischen Dekompensation infolge Palacosreaktion
- Operationen mit aufwändigen Lagerungen wie beach-chair oder Bauchlage (► Kap. 20)

- Operationen, die mit der Gefahr von neurologischen Komplikationen einhergehen (Skolioseoperationen und Operationen an der Wirbelsäule) → großlumige periphere Gefäßzugänge, Anwendung perioperativer fremdblutsparender Maßnahmen, einschließlich Eigenblutspende, erweitertes invasives Monitoring, ggf. Neuromonitoring wie z. B. der Rückenmarkbahnen mittels SSEP

30.2 Besonderheiten bei speziellen Eingriffen

30.2.1 Totale Endoprothese der Hüfte (Hüft-TEP)

30.2.1.1 Palacosreaktion

Einbringen von Knochenzement aus **Polymethylacrylat** → Gefahr von Blutdruckabfall, Tachykardie und Abfall der O_2-Sättigung.

- **Mögliche Ursachen**
- eine Depression der Myokardleistung durch allergoid-toxische Reaktion auf eingeschwemmte Monomerpartikel des Knochenzementes
- Mikroembolien in der Lunge durch Knochenmarkreste mit Fettpartikeln, welche beim Einbringen der Prothese durch den Druck in die offenen Gefäßsinus gepresst werden
- pulmonale (Mikro-)Luftembolien → TEE-Monitoring!
- allergische Reaktionen durch vasoaktive Substanzen wie z. B. Histamin
- die Palacosreaktion kann sich auch erst später (z. B. im AWR) manifestieren!

- **Prophylaxe**
- da die Knochenzementmonomere größtenteils für die Palacosreaktion verantwortlich gemacht werden, sollte der Knochen-

zement erst nach Polymerisierung in die Knochenmarkhöhle eingebracht werden! (frühestens 2–3 min nach Durchmischung der Teilkomponenten)

- die Knochenhöhle kann durch eine Drainage oder ein distales Bohrloch entlüftet werden, evtl. Markraumspülung
- ggf. Markraumstopper
- eine ausgeglichene Volumenbilanz, respiratorische und hämodynamische Stabilität vor Einbringen des Knochenzements sollte vorliegen → Beatmung mit 100 % Sauerstoff während der Zementeinbringung

- **Therapie**
- primär assistierte Beatmung mit Maske unter Regionalanästhesie oder kontrollierte mechanische Ventilation mit **100 % Sauerstoff** je nach Ausprägung der Palacosreaktion
- angepasste fraktionierte Vasopressoren- und Volumengabe
- ggf. Adrenalinbolusgaben (z. B. 10-µg-weise), ggf. Reanimation

30.2.1.2 Blutverlust

Infolge der Eröffnung großer Markhöhlen kann es zu hämodynamisch bedeutsamen Blutverlusten kommen (**Cave:** bei Patienten mit kardialem Risikoprofil oder reduziertem Allgemeinzustand) → Monitoring invasivem systemischem Blutdruck, BGA, Diurese, Vermeidung einer Hypovolämie (z. T. schwierig da die Blutung erst steht wenn Prothese oder Spacer implantiert – ausreichend Volumenzugänge).

30.2.1.3 Embolien

Bei der Implantation von Hüftprothesen kann es zur Embolisation von Markrauminhalt (Fett, Knochenmarkzellen, Koagel) oder Luft kommen → bei ITN: Registrierung des endexspiratorischen CO_2 und immer pulsoxymetrisches Monitoring!

- **Anästhesieverfahren**
- Regionalverfahren (SPA/PDA/CSE) und/oder Allgemeinanästhesie (bei einer alleinigen PDA muss die Konzentration des LA hoch genug gewählt sein, um eine ausreichende Muskelrelaxation zu erhalten)
- bei TEP-Wechsel: Bevorzugung der Allgemeinanästhesie
- Bereitstellung von Infusionswärmern, Wärmematte, Cell-Saver und 2–4 Erythrozytenkonzentraten

30.2.2 Knie-TEP

- bei Wiedereröffnung der Blutsperre: Anstieg des Blutverlusts, hämodynamische Instabilität und Gefahr der Knochenzementreaktion
- postoperativ ist eine gute Analgesie notwendig (PCA, PDK oder kontinuierliche N. femoralis- und N. ischiadikus-Blockade)

- **Anästhesieverfahren**
- PDK oder Spinal- oder Kombinationsanästhesie (ITN plus Femoraliskatheter)

30.2.3 Schulter-TEP/ASK

- Allgemeinanästhesie oder Regionalverfahren oder Kombinationsanästhesie (Rotatorenmanschetten mit Katheter, „TEP single shot")

30.2.4 Wirbelsäulenoperationen

30.2.4.1 Überprüfung der Rückenmarkfunktion

Da es bei Skolioseoperationen zu operativ bedingten Rückenmarkschäden kommen kann (Perfusionsstörung der A. spinalis anterior), wird von einigen Operateuren eine intraoperative Überprüfung der Rückenmarkfunktion gewünscht:

- somatosensorisch evozierte Potenziale (SSEP) → mit dieser elektrophysiologischen Methode ist jedoch nur eine Beurteilung des spinalen Hinterstrangs möglich! → eingeschränkte Beurteilbarkeit bei Hypothermie, Hypotonie und Anwendung von volatilen Anästhetika (Aufwachtest als rescue bei Ausfall des Neuromonitorings)!

30.2.4.2 Blutverlust

Bei Wirbelsäuleneingriffen muss infolge der starken ossären Vaskularisation mit erhöhten intraoperativen Blutverlusten gerechnet werden → Cell-Saver-Einsatz.

30.2.4.3 Hypothermie

Bei langen Operationszeiten → Infusionswärmer, Heizmatten und Heißluftgebläse.

30.2.4.4 Pulmonale Traumatisierung bei BWS-Eingriffen

Bei Eingriffen an der ventralen Brustwirbelsäule kommt es teils zur Traumatisierung der Lunge mit konsekutiven Oxygenierungsproblemen → zur Verbesserung der Operationsbedingungen wird vom Operateur der Einsatz des Doppellumentubus mit Einlungenventilation (ELV) erwünscht → die aus der ELV resultierenden Besonderheiten: ▶ Kap. 32.

- **Anästhesieverfahren**
- ggf. in Ein-Lungen-Ventilation bei BWS-Eingriffen

30.2.4.5 Atemweg bei Eingriffen an der HWS

- bei HWS-Eingriffen: schwierige Intubation bzw. primäre fiberbronchoskopische Intubation bei instabiler HWS zur Vermeidung von sekundären Rückenmarkschäden

30.2.5 Eingriffe im Beckenbereich

30.2.5.1 Blutverlust

Präoperativer sowie intraoperativer Blutverlust bei Beckenfrakturen kann von größerem Ausmaß sein.

- Bereitstellung von Infusionswärmern, Wärmematte, Cell-Saver und einer ausreichenden Anzahl von Erythrozytenkonzentraten, ggf. FFP und Gerinnungskonzentrate

- **Anästhesieverfahren**
- ggf. RSI-Einleitung bei retroperitonealem Hämatom (CT-Befund!) und Ileussymptomatik
- auf vaskuläre intraoperative Komplikationen an der unteren Extremität vorbereitet sein, ggf. pulsoxymetrische Sensoren an den Zehen beider Beine anbringen, postoperativer Schall der Beckengefäße

Anästhesie in der Neurochirurgie

Cornelius Busch, Michael Heck und Michael Fresenius

Inhaltsverzeichnis

31.1 Hirndruck (ICP) und Hirndurchblutung (CBF) – 616
31.1.1 Komponenten des intrakraniellen Volumens – 616
31.1.2 Hirndurchblutung (CBF) und zerebraler Perfusionsdruck (CPP) – 616

31.2 Neuromonitoring – 618

31.3 Therapie bei erhöhtem intrakraniellem Druck – 618
31.3.1 Grundsätze – 618
31.3.2 Angestrebte Ziele – 618

31.4 Durchführung der Anästhesie bei Kraniotomie – 622

31.5 Besonderheiten bei speziellen Eingriffen – 624
31.5.1 Hirntumor – 624
31.5.2 Aneurysma der Hirngefäße – 624
31.5.3 Hypophysentumor – 624
31.5.4 Shunt-Operation – 625
31.5.5 Rückenmark-/Wirbelsäulenoperation – 625
31.5.6 Janetta-Operation – 626
31.5.7 Sitzende Position – 626
31.5.8 Schädel-Hirn-Trauma (SHT) – 627

Weiterführende Literatur – 630

© Springer-Verlag GmbH Deutschland, ein Teil von Springer Nature 2023
M. Heck et al. (Hrsg.), *Repetitorium Anästhesiologie*, https://doi.org/10.1007/978-3-662-64069-2_31

31.1 Hirndruck (ICP) und Hirndurchblutung (CBF)

Viele Erkrankungen des ZNS führen letztlich über einen erhöhten intrakraniellen Druck (ICP) zu schweren Hirnschäden oder zum Hirntod. Daher kommen der Überwachung und Therapie des Hirndrucks eine besondere Bedeutung zu.

- **Ursachen eines erhöhten ICP**
- Trauma/Blutung
- Tumor/Metastase
- Infekt/Abszess
- Ischämie/Infarkt
- Posthypoxiezustand
- Hydrozephalus
- hypertensive Enzephalopathie
- metabolische Enzephalopathie

31.1.1 Komponenten des intrakraniellen Volumens

- Hirnparenchym ($\approx$ 80 %)
- zerebrales Blutvolumen (CBV) 100–150 ml ($\approx$**12 %**)
- Liquor cerebrospinalis (CSF) 130–150 ml, davon ½ intrakraniell ($\approx$**8 %**)
- tägliche Sekretionsrate $\approx$ 500 ml (15–30 ml/h) aus Plexus chorioideus der Seitenventrikel (70 %) und durch Ependym (30 %) → 5- bis 6-mal Erneuerung des Liquors pro Tag
- Abfluss über Subarachnoidalraum (im III. und IV. Ventrikel, Rückenmark) und Resorption in den Pacchioni-Granulationen

31.1.1.1 Intrakranielle Compliance

Die intrakranielle Compliance beschreibt die intrakranielle Druck-Volumen-Beziehung (◘ Abb. 31.1). Als Kurve dargestellt hat sie einen flachen horizontalen Anteil als Ausdruck hoher Compliance (Kompensationsphase) und einen steilen terminalen Ab-

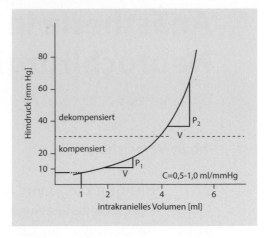

◘ Abb. 31.1 Intrakranielle Compliance

schnitt als Ausdruck niedriger Compliance (Dekompensationsphase).

Bei **intrakraniellen Raumforderungen** (Blutung, Tumor, Ödem) **steigt der ICP nach Ausschöpfung der Kompensationsmechanismen** rasch an. Diese bestehen in Verschiebung von Liquor aus dem Schädel in den spinalen Subarachnoidalraum und einer erhöhten Liquorresorption. Da das Gehirn wenig kompressibel ist, wird dieser Kompensationsmechanismus schnell erschöpft, die intrakranielle Compliance nimmt dann rasch ab und jede weitere Volumenzunahme führt zu exzessiven Anstiegen des intrazerebralen Druckes. Solche Flüssigkeitsverschiebungen geschehen langsam, sodass eine rasch zunehmende Läsion (z. B. Blutung) schneller zu einem ↑ ICP führt als ein langsam zunehmender Prozess (z. B. Tumor).

31.1.2 Hirndurchblutung (CBF) und zerebraler Perfusionsdruck (CPP)

Das intrakranielle zerebrale Blutvolumen (CBV) wird im Wesentlichen durch die zerebrale Durchblutung (CBF) bestimmt.

31.1.2.1 Hirndurchblutung (CBF)

— die Hirndurchblutung (CBF) beträgt normal 45–50–65 ml/min/100 g Gehirn $\approx$ 700 ml/min $\approx$ 15–20 % des HZV (**kritischer Wert 18 ml/min/100 g**)

> Bei einem CBF von 16–20 ml/min/100 g zeigen sich progrediente EEG-Veränderungen bis zur EEG-Nullinie, bei einem CBF von 12–15 ml/min/100 g sind keine evozierten Potenziale mehr ableitbar (reversibler Neuronenuntergang), ein CBF <6 ml/min/100 g jedoch führt zum irreversiblen Neuronenuntergang.

— die Hirndurchblutung (CBF) ist **abhängig** von:
  – zerebraler Autoregulation (MAP von 50–150 mmHg)
  – Metabolismus = „cerebral metabolic rate for oxygen" (CMRO$_2$), p$_a$CO$_2$ und p$_a$O$_2$
  – chemischer Steuerung
  – neurogenen Kontrollen

— der CBF wird innerhalb der Grenzen der **zerebralen Autoregulation** (MAP von 50–150 mmHg) unabhängig vom zerebralen Perfusionsdruck (CPP) durch metabolische (**CMRO2, paCO2, paO2**), chemische und neurogene Faktoren bestimmt. Bei nur 2 % des Körpergewichts und 15 % des HZV spiegelt dies seinen hohen Metabolismus wider. Der **regionale CBF** ist eng mit der metabolischen Lage gekoppelt und steigt bei steigendem **CMRO2** dramatisch an. Der CBF steht auch in direktem Verhältnis zum **paCO2** (ein p$_a$CO$_2$-Anstieg von 40 auf 80 mmHg verdoppelt den CBF, ein p$_a$CO$_2$-Abfall von 40 auf 20 mmHg halbiert den CBF) (◙ Abb. 31.2)

— außerhalb des Autoregulationsbereichs oder bei gestörter Autoregulation ist der CBF direkt druckabhängig

— eine erhöhte Hirndurchblutung (CBF) sollte vermieden werden, da
  – ↑ CBF → ↑ CBV → ↑ ICP

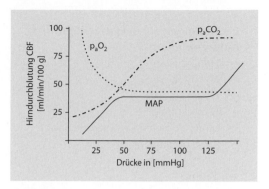

◙ **Abb. 31.2** Physiologische Beziehung zwischen Hirndurchblutung (CBF) und mittlerem arteriellem Blutdruck (MAP), arteriellem O$_2$ (p$_a$O$_2$) und CO$_2$ (p$_a$CO$_2$)

  – eine Vasodilatation im gesunden Hirngewebe einen Steal-Effekt zu Ungunsten von pathologischen Hirnregionen bewirken kann
  – ein hoher CBF bei defekter Blut-Hirn-Schranke ein Ödem begünstigt

31.1.2.2 Zerebraler Perfusionsdruck (CPP)

— der CPP entspricht dem mittleren arteriellen Druck (MAP) minus der Summe von ICP und ZVD → CPP = MAP – (ICP+ZVD)

— ideal zwischen 60 und 70 mmHg

— da der zerebral-venöse Druck im Bulbus der V. jugularis normalerweise Null ist, gilt als guter Näherungswert: CPP = MAP – ICP

— bei einem MAP <50 mmHg ist der CBF reduziert und es können schon leichte Symptome zerebraler Ischämie bei einem CPP >40 mmHg auftreten. Die untere kritische Grenze des MAP bei Normothermie liegt bei 50–60 mmHg, die des CPP bei 35 mmHg. Bei länger als 1–2 Monate bestehender Hypertonie können, aufgrund der Verschiebung der Autoregulationsgrenze nach oben, schon bei einem MAP >50 mmHg zerebrale Ischämien auftreten. Ein ungenügender CBF kann auch hypoxämiebedingt einen ICP-Anstieg verstärken

Bedingungen zur Beeinträchtigung der Autoregulation
- Hypotension
- Hypertension
- Hypoxie
- Hyperkapnie
- zerebrale Ischämie – einschließlich fokaler Ischämie
- zerebraler Vasospasmus
- Trauma
- Krampfaktivität
- volatile Anästhetika

Häufig beeinträchtigen Prozesse, die zu einem ICP-Anstieg führen, gleichzeitig auch die zerebralen Autoregulationsmechanismen.

□ **Tab. 31.1**   ICP-bedingte Sekundärschäden

Intrakraniell	Extrakraniell
epi-, subdurale Hämatome	Hypoxie
posttraumatische Hirnschädigung	Hyperkapnie
Hirnödem	Hypotension
Meningitis, Abszess	Anämie

Zunahme des CBF den ICP erhöhen, bei der SAB hingegen ist es meist eine CSF-Abflussbehinderung, die zum ICP-Anstieg führt. Die Therapie erfolgt, wenn möglich, kausal, rasch und aggressiv
- bei bestehendem Hirndruck soll man den ICP nicht zu rasch senken → Gefahr der Zerreißung von Hirnbrückenvenen oder Einklemmung

31.2 Neuromonitoring

- Pupillenreaktionen
- intrakranieller Druck (ICP-Messung)
- jugularvenöse O_2-Sättigung ($S_{vj}O_2$)
- intraparenchymatöser Gewebssauerstoffpartialdruck ($ptiO_2$)
- transkranielle Dopplersonografie (TCD)
- Infrarotspektroskopie
- EEG-Registrierung
- evozierte Potenziale (SSEP, MEP, AEP)
- neuronenspezifische Enolase (NSE)
- ▶ Kap. 5

31.3 Therapie bei erhöhtem intrakraniellem Druck

31.3.1 Grundsätze

- Verhinderung ICP-bedingter Sekundärschäden (Hirndruckanstiege vermeiden; □ Tab. 31.1)
- beim SHT sind es, neben der Blutung, meist vaskuläre Faktoren, die über eine

31.3.2 Angestrebte Ziele

- Normotonie (CPP 60–70 mmHg, MAP >100 mmHg)
- Normovolämie (zentralvenöser p_aO_2 >70 %; Diurese > 0,5 ml/kg/h)
- Normoglykämie (100–150 mg/dl)
- Normothermie
- Normoxämie unter Beatmung p_aO_2 >80 mmHg
- Normokapnie p_aCO_2 zwischen 30–38 mmHg
- frühe enterale Ernährung

31.3.2.1 Unspezifische Maßnahmen (□ Tab. 31.2)

- Lagerung
- Oberkörperhochlagerung (≈30°)
- **Cave**: Lagerungsbedingten starken MAP-Abfall, ggf. medikamentös anheben
- keine starke Flexion oder Rotation des Kopfes (→ Abflussbehinderung)

◨ **Tab. 31.2** Beeinflussung/Therapie des Hirndrucks

Erhöhung des ICP	Erniedrigung des ICP

intrakranielle Raumforderung
Hirnödem
Kopftieflagerung
Schmerz, Unruhe, Angst
Husten, Pressen, Erbrechen
$p_aCO_2\uparrow$ (Hypoventilation)
p_aO_2 <50 mmHg
Intubation
Succinylcholin
zu flache Narkose
durchblutungssteigernde Anästhetika
(Lachgas, Inhalationsanästhetika)
pH $\downarrow$
arterielle Hypertonie
venöse Abflussbehinderung im Kopfbereich
Beatmung mit PEEP
ZVD $\uparrow$
intraabdomineller Druck $\uparrow$
	unspezifische Maßnahmen:
	– Oberkörperhochlagerung ($\approx30°$)
	– Normothermie bzw. milde Hypothermie (32–36 °C)
	– adäquate Analgesie und Sedation
	– suffiziente Respiration
	– kontrollierte Hyperventilation (p_aCO_2 30–34 mmHg)
	– suffiziente Herz-Kreislauf-Situation
	– Steroide (bei Tumoren)
	– durchblutungssenkende Anästhetika (Barbiturate,
	  Propofol, Etomidat, Sedativa, DHB)
	spezifische Maßnahmen:
	– Osmodiuretika (Mannitol)
	– Liquordrainage
	– Lidocain
	– Dihydroergotamin
	– hypertone NaCl-Lösung (z. B. 200 ml NaCl 10 %)
	– Die Gabe von Glycerol, TRIS oder THAM (Trometamol)
	  wird nicht mehr in erster Linie empfohlen
	– neurochirurgische Dekompression

▪ **Normothermie**
- der zerebrale O_2-Metabolismus – damit gekoppelt der CBF und das CBV – ist bei febrilen Patienten erhöht. Daher ist eine Normothermie anzustreben
- die Hypothermietherapie führt zu einer Reduktion des ICP, zeigt aber bei Patienten mit SHT keinen Reduktion der Mortalität

▪ **Adäquate Analgesie und Sedation**
- Schmerz, Unruhe und Angst sowie Pressen und Husten können den ICP erhöhen
- → Analgosedierung mit Benzodiazepinen, Opioiden
- α_2-Agonisten führen ebenfalls zur Reduktion des zerebralen Blutflusses um bis zu 40 %. Im Gegensatz zu den Hypnotika (Barbiturate, Etomidat, Propofol) kommt es unter den α_2-**Agonisten** (Clonidin, Dexmedetomidin) zu einer **Entkoppelung von CBF und CMRO$_2$**, die CMRO$_2$ bleibt dabei unverändert

❶ **Cave**
Epilepsiebedingter ICP-Anstieg beim sedierten, beatmeten Patienten (Pupillenerweiterungen mit MAP- und ICP-Anstieg).

▪ **Suffiziente Respiration**
- Hypoxie und Hypoxämie erhöhen über CBF und CBV-Zunahme den ICP (p_aO_2 <50 mmHg → $\uparrow$ CBF)
- der PAW sollte so niedrig wie möglich gehalten werden. Ein ICP-Anstieg unter PEEP-Beatmung ist meist hämodynamisch und nicht respiratorisch bedingt und somit zur Verbesserung einer ungenügenden Oxygenation auch bei erhöhtem ICP nicht falsch. Ein PEEP <15 mmHg behindert laut einer Studie an ARDS-Patienten (Boone et al. 2017) weder den venösen Abfluss noch den CBF, bei 55 % der Patienten war die zerebrovaskuläre Autoregulation gestört, optimaler p_aCO_2 32–35 mmHg

- Regulation des CBF über p_aCO_2 (p_aCO_2 ↓ → CBF ↓). Über Hyperventilation (bzw. eine Reduktion des p_aCO_2 auf 30–34 mmHg) lässt sich innerhalb von Minuten der ICP effektiv senken, dennoch sollte man dies aufgrund der Vasokonstriktion nur kurzzeitig einsetzen, bis weitere Therapiemaßnahmen greifen

⊗ **Cave**

Bei einem p_aCO_2 <25–(30) mmHg muss aufgrund massiver zerebraler Vasokonstriktion mit zerebralen Ischämien gerechnet werden. Die Wirkung ist nur von vorübergehender Dauer (Normalisierung der Hirndurchblutung nach ca. 12–24 h trotz fortgesetzter Hyperventilation). Bei akuter Reduktion ist ein Rebound möglich.

▪ **Suffiziente Herz-Kreislauf-Situation**
- eine Hypovolämie ist mit Volumengabe und falls indiziert mit vasoaktiven Substanzen zu therapieren, um einen kritischen Abfall des MAP und somit des CBF zu verhindern

▪ **Steroide**
- haben sich zur Reduktion eines perifokalen und chronischen Ödems und Senkung des ICP bei **Tumoren** als erfolgreich erwiesen, z. B. 6-stündlich 4 mg Dexamethason (Fortecortin)
- Steroide sind aber **ohne Wirkung auf das akute und diffuse Hirnödem** beim SHT und werden daher nicht empfohlen!

▪ **Hypnotika**
- **Barbiturate** senken den zerebralen Metabolismus ($CMRO_2$), somit den CBF und auch den ICP. Sie können auch durch zerebrale Vasokonstriktion den ICP direkt beeinflussen. Sie stellen jedoch **keine allgemein anwendbare Therapie** dar und sind wenigen Einzelfällen vorbehalten
- heutzutage wird auch vermehrt **Propofol** zur ICP-Therapie eingesetzt (EEG-Veränderungen nach Propofol gleichen denen von Thiopental)

- Etomidat spielt wegen der Unterdrückung der Steroidsynthese keine Rolle

▪ **Vermeidung von Hyperglykämie (>150 mg/dl)**
- Ringerlaktat (Hypoosmolarität! → 285–295 mosm/l)

31.3.2.2 Spezifische Maßnahmen
▪ **Osmodiuretika**
- Gabe von Mannitol als Bolusinfusion (3- bis 6-mal 100–125 ml Osmofundin 15 % über 15 min i.v.)
- Mannitol führt zum osmotischen Wasserentzug hauptsächlich aus ödematösen Hirnanteilen und bewirkt eine Reduktion der Blutviskosität, die wahrscheinlich über eine reflektorische Vasokonstriktion eine Abnahme des CBF und ICP bewirkt. Nach ca. 15 min kommt es zu einem leichten ICP-Anstieg. Der maximale ICP-senkende Effekt tritt bei normaler Serumosmolarität nach 30 min ein und hält ca. 2–3 h an. Bei ausbleibender oder ungenügender Wirkung kann diese Dosierung wiederholt werden
- es muss dabei jedoch auf die Serumosmolarität geachtet werden, die 315–330 mosmol/l nicht überschreiten soll

▪ **Liquordrainage**
- durch Einlage einer EVD kann das Liquorvolumen und damit der ICP vermindert werden

⊗ **Cave**

Es muss jedoch bei schon bestehendem erhöhtem ICP das Risiko einer hierdurch verursachten Einklemmung in Erwägung gezogen werden. Bei liegendem intraventrikulärem Katheter führt das Ablassen von CSF zu sofortigem ICP-Abfall. Dieser Effekt ist nur kurzfristig, kann aber intermittierend oder kontinuierlich erfolgen, besonders bei Liquorabflussstörungen (Shunteinlage).

31

- **THAM**
- Tris-Hydroxymethyl-Aminomethan-Puffer beeinflusst sowohl die Liquorazidose als auch ein Hirnödem günstig

- **Lidocain**
- ein ICP-Anstieg bei der Intubation kann durch Lidocain verhindert werden. Lidocain (1,5 mg/kg i.v.) führt auch zur Senkung eines erhöhten ICP, vermutlich durch $CMRO_2$-Reduktion

- **Dihydroergotamin (Dihydergot)**
- hat sich über Verminderung des CBV durch Konstriktion der venösen Kapazitätsgefäße zur ICP-Senkung als wirksam erwiesen. Der Effekt kann über die Wirkdauer von Dihydroergotamin hinaus beobachtet werden, was auf eine gleichzeitige Abnahme des Hirnödems schließen lässt

- **Hypertone NaCl-Lösung**
- hat in experimentellen Untersuchungen zur ICP-Senkung geführt, der durch Mannitol nicht oder nicht mehr entsprechend gesenkt werden konnte

- **Kalziumantagonisten**
- bei der aneurysmatischen oder traumatischen Subarachnoidalblutung (SAB) kommt es zu zerebralen Vasospasmen (distal der Blutung evtl. durch Ischämie dilatierter Gefäße) → Nimodipin (1 Amp. à 10 mg auf 50 ml; Dosis: 2 mg/h oder 15–30 µg/kg/h) erweitert die nichtbetroffenen Gefäße und senkt den CPP

- **N-Methyl-D-Aspartat(NMDA)-Rezeptorantagonisten**
- wie z. B. Ketamin führen experimentell zur Reduktion der Infarktgröße nach fokaler Ischämie und Neurotrauma

- **Bei nicht beherrschbarem Hirndruck**
- forcierte Hyperventilation unter Kontrolle der Oxygenierung (Bulbuskatheter) und ggf. neurochirurgische Dekompression

Exkurs: ICP-senkende Therapie
Eine ICP-senkende Therapie sollte nur dann durchgeführt werden, wenn

- ein erhöhter Hirndruck über eine Druckmessung nachgewiesen wurde (>20–25 mmHg; mittels Ventrikel- oder intraparenchymale Sonde gemessen. Der ICP ist unter Spontanatmung inspiratorisch am geringsten bzw. unter Beatmung endexspiratorisch!)
- eine durchgeführte CT-Untersuchung die Zeichen eines Hirndrucks liefert
- klinische Zeichen eines sich entwickelnden Hirndrucks bestehen (Kopfschmerz, Übelkeit, Erbrechen, Anisokorie bei tentorieller Einklemmung, Atemstillstand bei Foramen-magnum-Einklemmung)

- **Neuroprotektion durch Hypothermie**
- Senkung des zerebralen O_2-Verbrauch ($CMRO_2$) durch Erniedrigung der Körperkerntemperatur → milde (36–34 °C), moderate (33–29 °C), tiefe (28–17 °C) Hypothermie führen zur **Reduktion des Hirnstoffwechsels** durch Reduktion des Funktions- (60 %) und des Strukturstoffwechsels (40 %) im Gegensatz zur Thiopentalgabe, die nur den Funktionsstoffwechsel reduziert → Reduktion der zerebralen Durchblutung infolge Reduktion des HZV und Zunahme des zerebralen Widerstands, der Blutviskosität und des Hämatokrits
- bei **fokalen Insulten** nach zerebralen Ischämien steht ein Nutzen von **milder oder moderater Hypothermie** für das neurologische Outcome aus
- die **tiefe Hypothermie** verschlechtert **nach fokalen ischämischen Insulten** die Prognose. Bei **globaler Ischämie** wird durch die Hypothermie das Auftreten von strukturellen zerebralen Veränderungen lediglich verzögert

- ICP ↓ durch Abnahme des CBF durch alle i.v.-Narkotika
- ICP ↑ durch Anstieg des CBF durch alle Inhalationsanästhetika und N_2O dosisabhängig und in unterschiedlichem Ausmaß (hochdosiert heben sie die Autoregulation der Hirndurchblutung auf)
- bei akutem Hirndruck mit Gefahr der Einklemmung (dekompensierter Hirndruck) kein N_2O oder andere Inhalationsanästhetika
- bei kompensiertem Hirndruck (z. B. wache unauffällige Hirntumorpatienten oder nach Entlastung) können N_2O und Sevofluran bis 1,8 Vol.-% verwendet werden

31.4 Durchführung der Anästhesie bei Kraniotomie

- **Voruntersuchung und Prämedikation**
- bei bewusstseinsgestörten Patienten keine sedierenden Medikamente zur Prämedikation
- bei Patienten mit erhöhtem Hirndruck ist die Prämedikation mit Opioiden kontraindiziert (da Atemdepression → p_aCO_2 ↑ → Anstieg des ICP)
- neurologischen Status unmittelbar vor Einleitung erheben und dokumentieren

- **Monitoring , Ausstattung**
- Mehrkanal EKG-Monitoring (zur Detektion von Ischämien Abl. II und V5)
- Pulsoxymeter, Kapnometer
- Volumenzugang
- arterielle Blutdruckmessung, insbesondere bei zerebralen Gefäßoperationen, bei denen es zu plötzlichen und ausgedehnten Blutverlusten kommen kann, BGA
- Blasenkatheter (Urinausscheidung mindestens 0,5–2 ml/kg/h)
- Magensonde
- Temperatursonde, Wärmematte, Blutwärmer
- ggf. ZVK bei deutlichen kardiovaskulären Vorerkrankungen oder ausgedehnten

Operationen mit erwartetem längerem Intensivaufenthalt (für Kraniotomie nicht erforderlich)

- **Narkoseeinleitung**
- unter Berücksichtigung der Wirkungen von Anästhetika auf das ZNS (◘ Tab. 31.3)
- mit Thiopental oder Propofol, Etomidat (nur bei kardial schwer eingeschränkten Patienten)
- Methohexital (→ epileptiforme Veränderungen im EEG) sollte nicht verwendet werden
- die **Intubation** des voll relaxierten Patienten erfolgt so vorsichtig wie möglich, um Anstiege des MAP (und damit auch des ICP) zu vermeiden (Patient darf weder husten noch pressen, da dies hohe Anstiege des ICP oder eine Einklemmung verursachen kann)
- besonders gute **Tubusfixierung**, da hinterher nicht mehr zugängig. Ebenso darauf achten, dass eine Obstruktion des venösen Rückflusses aus der V. jugularis ausgeschlossen ist, d. h. achsengerechte Lagerung des Kopfes

- **Mögliche Narkosetechniken**
- bei **dekompensiertem Hirndruck**
  - kein Lachgas, keine Inhalationsanästhetika!
- bei **kompensiertem Hirndruck** (z. B. wache unauffällige Patienten mit Hirntumor), außerdem
  - balancierte Anästhesie (N_2O und Sevofluran bis 1,8 Vol.-% oder Desfluran ≤1 MAC können verwendet werden)
  - TIVA mit Propofol-Perfusor und Opioid als Bolusgabe oder Perfusor
  - ggf. kontinuierliche Muskelrelaxierung und neuromuskuläres Monitoring

- **Beatmung**
- **kontrollierte Hyperventilation** auf einen p_aCO_2 von 30–35 mmHg führt über eine zerebrale Vasokonstriktion zu einer Reduktion des zerebralen Blutvolumens

◘ **Tab. 31.3**   Wirkungen von Anästhetika auf das ZNS

	Zerebraler Blutfluss (CBF)	Zerebraler Metabolismus (CMRO$_2$)	Intrakranieller Druck (ICP)	Direkte zerebrale Vasodilatation
Halothan	↑↑	↓	↑	+
Isofluran	↑	↓↓	± → ↑	+
Lachgas	± → ↑	± → ↑	↑	+
Fentanyl	± → ↓	± → ↓	±	−
Sufentanil	± → ↓	± → ↓	±	−
Thiopental	↓↓	↓↓	↓↓	−
Methohexital	↓↓	↓↓	↓↓	−
Etomidat	↓↓	↓↓	↓↓	−
Propofol	↓↓	↓↓	↓↓	−
Ketamin	↑↑	↑	±	+
Midazolam	↓	↓	↓	−

- die Anwendung von PEEP ≤5 cm H$_2$O ist möglich, bei hohem PEEP kann der ZVD erhöht und somit der CPP erniedrigt werden

▪ **Sonstiges**
- die **intravenöse Volumenzufuhr** wird restriktiv gehandhabt (2 ml/kg/h). Isotone Elektrolytlösung werden als Volumenersatzmittel bevorzugt
- **Glukoselösungen** sollten vermieden werden, da die Blut-Hirn-Schranke für freies Wasser durchlässig ist und eine Hyperglykämie den einer zerebralen Minderperfusion folgenden Reperfusionsschaden verschlimmert. (Ursächlich hierfür soll die bei hohen Glukosespiegel größere Möglichkeit der zerebralen Laktatproduktion während Minderperfusion sein). Bei BZ >180 mg/dl Insulin geben!
- **Diuretika**: Zur Reduzierung des ICP können Schleifendiuretika (z. B. Furosemid 0,3–1 mg/kg) oder osmotisch wirksame Substanzen (z. B. Mannitol 0,5–1,5 g/kg KG alle 4–6 Stunden) gegeben werden. Damit Mannitol seine volle Wirksamkeit entfaltet und Flüssigkeit aus dem Interstitium eliminiert, ist jedoch eine intakte Blut-Hirn-Schranke erforderlich. **Cave**: Serumosmolarität

▪ **Postoperativ**
- am Ende der Operation sollte man, um eine vollständige neurologische Untersuchung durchführen zu können, anstreben, den Patienten wach werden zu lassen. Patienten ohne vollständige Schutzreflexe sollten jedoch nicht extubiert werden. Neurologische Untersuchungen sollten regelmäßig durchgeführt werden

❯ Bei jeder postoperativ auftretenden neurologischen Verschlechterung besteht der Verdacht auf eine intrakranielle Blutung oder ein intrakranielles Ödem und ein CT zum Ausschluss behandelbarer Ursachen ist sofort indiziert.

31.5 Besonderheiten bei speziellen Eingriffen

31.5.1 Hirntumor

- ► Abschn. 31.4
- vor Duraeröffnung: 20 mg Dexamethason (Fortecortin) und ggf. 1 ml/kg Mannitol (Osmofundin 15 %)
- **Cave**: Meningeome sind meist stark vaskularisiert

31.5.2 Aneurysma der Hirngefäße

- ► Abschn. 31.4
- Subarachnoidalblutung → zerebrale Vasospasmen (distal der Blutung durch Ischämie evtl. dilatierte Gefäße), wird inzwischen häufig durch die Neuroradiologen gecoilt
- Nimodipin (Nimotop) 15–30 µg/kg/h → erweitert die nichtbetroffenen Gefäße und senkt den CPP (enthält 23,7 Vol.-% Ethanol)
- intraoperativ Indocyanidgrün- (ICG-) Angio nach Maßgabe des Operateurs (hierzu wird ICG aufgelöst und 0,1– 0,3 mg/kg als Bolus i.v. verabreicht)
- KI: Überempfindlichkeit gegen ICG oder Natriumiodid
- vermeiden von starken Blutdruckanstiegen, da ↑ Gefahr von erneuter Blutung
- vor Duraeröffnung: kontrollierte Hyperventilation und Osmotherapie
- kurz vor Clipping **kontrollierte Hypotension:** MAP bei Normotonikern auf 65 (max. 50) mmHg senken
- bei bestehendem Hirndruck ICP nicht zu rasch senken, da Gefahr der Zerreißung von Hirnbrückenvenen

- **Kontrollierte Hypotension**
- **Cave**: Hypertoniker, KHK, hohes Alter
- MAP nicht tiefer als 50–60 mmHg (Autoregulation Gehirn: MAP ≈50–150 mmHg)

- CPP = nicht unter 35 mmHg
- einschleichend beginnen, so kurz wie möglich und ausschleichend beenden
- mindestens 50 % O_2-Anteil
- arterielle BGA, SB-Haushalt überwachen

- **Geeignete Maßnahmen**
- Narkose vertiefen: Opioid, Barbiturat, Benzodiazepin
- Nimodipindosis erhöhen
- Urapidil 10–50 mg i.v.
- Nifedipinperfusor (5 mg/50 ml): beginnend mit 6 ml/h; **Cave**: → Gefäßdilatation
- unterstützend: Lagerungsmaßnahmen

❗ **Cave**
Nitroglycerin → Gefäßdilatation besonders venös (↑ CBF → ↑ ICP) → bei intrakraniellen Aneurysmen daher kein Nitroglycerin!

31.5.3 Hypophysentumor

- mögliche Symptome: Gesichtsfeldausfälle (Chiasma opticum), Akromegalie, Cushing-Syndrom
- Intubationsprobleme bei Akromegalie möglich (evtl. überlanger Spatel notwendig)
- 200 mg Hydrocortison in 50 ml G5 % oder 50 ml NaCl 0,9 % über 24 h
- mögliche Narkosetechniken:
  - balancierte Anästhesie oder TIVA mit Propofol- und Remifentanylperfusor
- erweitertes Monitoring (DK, MS, Temperatursonde, großlumiger venöser Zugang)
- bei transsphenoidalem Zugang:
  - Rachentamponade (mit Operateur absprechen)
  - postoperativ: Nasentamponade
- postoperative Extubation
- postoperative Komplikationen:
  - Diabetes insipidus → Therapie: Desmopressin titriert, z. B. 0,5 µg i.v.

31

– unzureichende Substitution mit Kortikosteroiden (Schwächegefühl, Tachykardie, RR ↓, Temperatur↑)

31.5.4 Shunt-Operation

– meist Patienten mit erhöhtem Hirndruck (subdurale oder epidurale Hämatome, Hydrozephalus, Shuntinsuffizienz, …)
– bei VA-Shunt (ventrikuloatrialer Shunt) → intraoperative Überprüfung der Shuntlage mittels α-Kard
– bei VP-Shunt (ventrikuloperitonealer Shunt) → Eröffnung des Peritoneums
– mögliche Narkosetechniken (ohne N_2O!):
  – TIVA mit Propofol- und Remifentanilperfusor
  – balancierte Anästhesie bei Normaldruckhydrocephalus
  – postoperative Extubation zur neurologischen Beurteilung angestrebt

31.5.5 Rückenmark-/ Wirbelsäulenoperation

31.5.5.1 Bandscheibenoperation (Laminektomie)

– spezielle Lagerungen (Bauchlage/Häschenstellung, Concorde, sitzende Position; ▶ Kap. 20)
– mögliche Narkosetechniken:
  – balancierte Anästhesie
  – TIVA mit Propofol- und Remifentanilperfusor

31.5.5.2 Ventrale Fusion (Cloward-Operation)

– bei mechanisch bedingten medullären Syndromen der Wirbelsäule → ventrale fixierende „Verblockung" der Halswirbelsäule durch Knochenspan (meist Beckenkamm)
– je nach Lagerung Woodbridge-Tubus und kontinuierliche Cuffdruckmessung

– mögliche Narkosetechniken:
  – balancierte Anästhesie
  – TIVA mit Propofol- und Remifentanilperfusor

31.5.5.3 Spaltbildungen der Wirbelsäule

– meist Neugeborene innerhalb der ersten 24 h
– kombinierte Missbildung der Wirbelsäule und des spinalen Nervensystems in unterschiedlicher Ausprägung:
– Spina bifida (offener Wirbelbogen, Rückenmark und -häute unauffällig)
  – Meningozele (Ausstülpung der Rückenmarkhäute bei offenem Wirbelbogen, Rückenmark und Wurzel normal)
  – Meningomyelozele (sackartige Ausstülpung der Rückenmarkhäute, pathologische Rückenmarkanteile und Wurzeln im Bereich der offenen Wirbelbögen mit unvollständiger Überhäutung)
  – Myelozele (wie Meningomyelozele ohne Überhäutung) häufig mit Hydrozephalus
– latexfrei
– Volumenzugang, Kreuzblut
– mögliche Narkosetechniken:
  – balancierte Anästhesie

31.5.5.4 Akute traumatische Wirbelsäulenverletzung mit Querschnitt (Rückenmarktrauma)

– **Cave**: instabile WS-Fraktur (besonders HWS)
– bei HWS-Fraktur: geringe bis keine Beugung im HWS-Bereich (Kopf darf nur sehr wenig gebeugt oder gestreckt werden), großzügige Indikation zur Intubation mittels Videolaryngoskopie, ggf. fiberoptische Intubation
– **Cave**: Keine Gabe von Succinylcholin ab 1. Woche bis 6 Monate (→ Hyperkaliämie)
– Störungen der Atem- und Kreislauffunktion

- bei akutem hohem Querschnitt: Gefahr von Bradykardien und starken RR-Abfall durch Sympathikolyse
- laut Leitlinie kann beim isolierten WS-Trauma eine Gabe von Methylprednisolon diskutiert werden. Die NASCI-III-Studie zeigte keinen eindeutigen Vorteil in der Methylprednisolongruppe. Kontraindikationen für die Gabe von Methylprednisolon sind akutes SHT, perforierende Verletzung, florider Infekt, Herzinsuffizienz, sodass Methylprednisolon nur bei jüngeren Patienen mit einer isolierten Verletzung der WS in Erwägung gezogen werden sollte

31.5.6 Janetta-Operation

- bei Trigeminusneuralgie (Tic douloureux)
  - vaskuläre Dekompression der A. cerebelli superior
- mögliche Narkosetechniken:
  - balancierte Anästhesie
  - bevorzugt TIVA mit Propofol- und Remifentanilperfusor, da Neuromonitoring

31.5.7 Sitzende Position

- für Eingriffe bei infratentoriellen Läsionen (z. B. Kleinhirn) und posteriorer Zugang zum Zervikalmark
- ↑ Gefahr der **Luftembolie** (Inzidenz: venöse Luftembolie ≈30 %, paradox venöse [arterielle] ≈10 %)
- Symptome der Luftembolie: $p_{et}CO_2$ ↓↓, Tachykardie, Arrhythmien, RR ↓, arterielle Hypoxämie, HZV ↓, PAP ↑

- **Monitoring**
- **TEE** (Goldstandard; Nachweisgrenze 0,02 ml Luft pro kg Körpergewicht; präoperativer Ausschluss eines offenen Foramen ovale → paradoxe Emboliegefahr!)

- präkordialer Doppler (rechter Vorhof, 3.-4. ICR rechts) Änderung vom üblichen zu einem donnernden Geräusch, ab 0,05 ml Luft/kg
- typisches Mühlradgeräusch mittels ösophagealem oder präkordialem Stethoskop, erst ab 1,5–4,0 ml Luft/kg
- **$p_{et}CO_2$-Messung** (plötzlich ↓ bei Luftembolie), ab 0,5–1 ml Luft/kg
- deutlich **ZVD** ↑ bei kontinuierlicher Messung
- im **EKG** können eine rechtsventrikuläre Belastung und Arrhythmien auftreten

- **Prophylaxe**
- ZVD: 8 mmHg anstreben, bei sitzender Lagerung allerdings eingeschränkt valide
- PEEP: ≈2–6 mbar (**Cave**: bei offenem Foramen ovale (≈10–30 % der Erwachsenen) arterielle Luftembolie möglich)
- ZVK mit α-Kard in Vorhof legen (Perfusorspritze zum Luft absaugen anschließen). Bei Patienten mit absoluter Arrhythmie ZVK wegen Röntgenkontrolle früh genug präoperativ legen oder direkte Lagekontrolle am OP-Tag mittels TEE und bicavalem Blick
- evtl. N_2O-freie Narkose, da Lachgas das Volumen bei einer Luftembolie vergrößern würde

- **Therapie der Luftembolie**
- F_iO_2 auf 1,0 erhöhen
- Verschluss der offenen Venen (Operationsgebiet evtl. mit Kochsalzlösung auffüllen)
- beidseitige V. jugularis-Kompression behindert den venösen Abfluss und vermeidet somit eine weitere intravasale Luftaufnahme
- **Luft** kann häufig über einen im rechten Atrium liegenden ZVK aspiriert werden
- Linksseitenlage mit gleichzeitiger Kopftieflage kann einen großen Luftembolus daran hindern, vom rechten Ventrikel in

31

die Pulmonalarterie zu wandern (Durant-Manöver)
- Medikamente zur **Stützung des kardiovaskulären Systems**, falls notwendig
- ggf. kardiopulmonale Reanimation

31.5.8 Schädel-Hirn-Trauma (SHT)

■ **Definition**
- Störung der funktionellen und strukturellen Integrität des Gehirns durch äußere Gewalteinwirkung

■ **Einteilungen**
- **offenes SHT** (alle Verletzungen mit Duraeröffnung) und/oder
- **leichtes SHT:** Bewusstlosigkeit und Bewusstseinseintrübung bis zu 1 h, völlige Wiederherstellung (GCS >13–15 Punkte)
- **mittelschweres SHT:** Bewusstlosigkeit und Bewusstseinseintrübung bis zu 24 h (GCS 9–12 Punkte)
- **schweres SHT:** Bewusstlosigkeit und Bewusstseinseintrübung >24 h oder >6 h mit Hirnstammläsion (GCS 3–8 Punkte)

oder
- **Grad I (Commotio cerebri):** keine Substanzschäden des Gehirns, kurze Bewusstlosigkeit, neurologische Ausfälle können vorhanden sein, klingen jedoch innerhalb von 4 Tagen ab
- **Grad II (leichte Contusio cerebri):** Substanzschäden des Gehirns, Bewusstlosigkeit bis zu 1 h, neurologische Ausfälle können bis zu 3 Wochen nachweisbar sein
- **Grad III (schwere Contusio cerebri):** Substanzschäden des Gehirns, Bewusstlosigkeit meist Tage bis Wochen, neurologische Ausfälle länger als 3 Wochen und bilden sich nur langsam, teilweise oder nicht zurück

■■ **Komaeinteilung: Einteilung nach der World Foundation of NeuroSurgery (WFNS, 1976)**
- **Koma I:** Bewusstlosigkeit ohne weitere zentrale neurologische Störungen
- **Koma II:** dazu Anisokorie und/oder Paresen
- **Koma III:** dazu Strecksynergismen
- **Koma IV:** Pupillen weit, reaktionslos, Extremitäten schlaff, Spontanatmung kann vorhanden sein

■■ **Glasgow Coma Scale (GCS; ◘ Tab. 31.4)**

◘ Tab. 31.4 Glasgow Coma Scale (GCS)

	Punkte
Augen öffnen	
spontan	4
auf Ansprache	3
auf Schmerzreiz	2
nicht	1
Beste motorische Antwort (Extremitäten der besseren Seite)	
befolgt Aufforderungen	6
gezielte Abwehr	5
Wegziehen	4
pathologische Beugung	3
Strecken	2
keine	1
Beste verbale Antwort (beim Intubierten schätzen)	
orientiert	5
verwirrt	4
Wortsalat	3
unverständliche Laute	2
keine	1
Summe (maximal 15 Punkte, minimal 3 Punkte)	

- **Mortalität**
- In den letzten 20 Jahren deutlich fallende Mortalität bei gleichzeitig geringeren neurologischen Residuen → verbessertes präklinisches Management

Jahr	1977	1987	1997	2006	2011
Mortalität	52 %	44 %	23 %	17 %	17 %

- wichtig für die Prognose des Patienten ist eine effektive präklinische und frühe intrahospitale Therapie! (golden hour)
- Patienten mit weiten lichtstarren und therapierefraktären Pupillen (>30–60 min) mit einer Glasgow Coma Scale <5 haben eine ungünstige Prognose. Ebenso Patienten mit im CCT nachgewiesener Mittellinienverlagerung >2 cm und Kompression der basalen Zisternen.

- **Pathophysiologie**
- ICP ↑ → CBF ↓

- weitere Abnahme des CBF durch die traumatisch-hämorrhagische Hypotension, sowie durch eine zentralnervöse Blutdruckregulationsstörung (neurogener Schock) möglich → hypotensive Phasen verschlechtern die Prognose des SHT-Patienten
  - kritischer Wert für zerebrale Perfusion: 18 ml/min/100 g Gewebe → unterhalb dieses Werts ist ATP-Gehalt des Gehirn nahezu null, Abfall der O_2-Ausschöpfung bzw. der O_2-Aufnahme → daher jugularvenöse O_2-Sättigung ($S_{vj}O_2$)↑
- zerebrale Oxygenierungsstörung infolge Hypoventilation mit sekundärer Hypoxämie (Störung des Atemzentrums bei Hirnstammschädigung) oder infolge eines neurogenen Lungenödems (selten, nur ca. 1 % der SHT; wahrscheinlich über Stimulation von α-Rezeptoren der Lungenvenen vermittelt)
- weitere Ursachen der zerebralen Hypoxie (◪ Abb. 31.3)

31

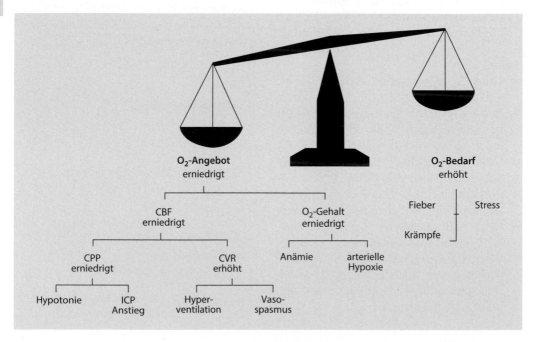

◪ **Abb. 31.3** Ursachen der zerebralen Hypoxie. (*CBF* Hirndurchblutung, *CPP* zerebraler Perfusionsdruck, *CVR* zerebraler Gefäßwiderstand, *ICP* intrakranieller Druck)

- **Symptome**
- ggf. Frakturen der Schädelkalotte (Impressionen, Blut aus dem äußeren Gehörgang, Liquor aus der Nase)
- durch **erhöhten Hirndruck**:
  - Kopfschmerzen, Übelkeit und Erbrechen im Schwall
  - zunehmende Vigilanzstörung
  - Hypertension und Bradykardie (Cushing-Reflex)
  - Pupillenanomalie (Dilatation auf der Läsionsseite)
- durch **Hirnstammkompression**:
  - Hypotension, tiefes Koma, Bewusstlosigkeit, Streckstellung der Extremitäten, max. Pupillenverengung oder träge Lichtreaktion
  - später: Atemstörung (Maschinenatmung, Cheyne-Stokes-Atmung), zunehmende Pupillenerweiterung, Aufhebung der Schmerzreaktion, Versagen von Atmung und Kreislauf (durch Einklemmung)

- **Therapieziel**
- Verhinderung von Sekundärschäden aufgrund eines erhöhten zerebralen O_2-Bedarfs oder reduzierten O_2-Angebots

- **Therapiekonzepte**
- das sog. **Lund-Konzept** mit dem Ziel, das posttraumatische vasogene Hirnödem zu limitieren durch eine Reduktion des mittleren arteriellen Blutdrucks als treibende Kraft → Gabe von β_1-Antagonisten und α_2-Agonisten → das Konzept ist in Mitteleuropa umstritten!
- **CPP-Konzept nach Rosner** mit Erhöhung des MAP ggf. mittels Katecholamin- (Noradrenalin und ggf. Dobutamin) oder Flüssigkeitstherapie (am besten mittels HAES, nach Fachinformation jedoch bei intrakranieller oder zerebrale Blutung kontraindiziert) mit dem Ziel-**CPP >70 mmHg** → bei intakter Autoregulation kommt es zu einem Abfall des ICP und somit zur weiteren Verbesserung des CPP

- **Präklinische Maßnahmen**
- **frühzeitige Intubation und Beatmung** aller Patienten mit einer GCS <8 bzw. von Patienten, bei denen eine rasche respiratorische Verschlechterung befürchtet werden muss (schwere Mittelgesichtsverletzung, hoher Querschnitt). Bei der Intubation nur diskrete Reklination (**Cave**: 10 % haben begleitende HWS-Verletzungen!)
- Normoventilation (Tidalvolumen: 6–8 ml/ kg, p_aCO_2 35–38 mmHg) – eine Hyperventilation mit p_aCO_2 von 30–35 mmHg in Sinne einer Hirndruckprophylaxe sollte nicht mehr durchgeführt werden, allenfalls **milde kontrollierte Hyperventilation**, p_{AW} so niedrig wie möglich halten

> ⊟ **Cave**
> Intubationsprobleme bei Gesichtsverletzungen, HWS-Fraktur!

Schockbekämpfung (ausreichend venöse Zugänge legen, adäquate Volumen- und ggf. Katecholamintherapie → angestrebter systolischer Blutdruckwert ≈ 140 mmHg bzw. **MAP >90–100 mmHg** für Outcome entscheidend)

> ⊟ **Cave**
> Überwässerung mit ICP ↑ bei Anisokorie ggf. Kurzinfusion von Mannit (► Abschn. 31.5.8).

31.5.8.1 Maßnahmen zur Hirndrucksenkung in der Klinik

- **Sedierung** des beatmeten Patienten und notfalls Muskelrelaxierung (CMRO$_2$ ↓ → CBF↓)
- ca. **30°-Oberkörperhochlagerung** mit Kopf in Mittellage
- Normoventilation, Hyperventilation nur bei drohender Einklemmung
- **Mannitol** (1–1,5 g/kg über 10–15 min, 3- bis 4-mal/Tag) → kurzzeitiger ICP ↑, Natrium und Osmolariät bestimmen

- ggf. **Liquordrainage** über intraventrikuläre Drucksonde bei registriertem Hirndruck (ICP >20–25 mmHg)
- ICP-Werte >20 mmHg, die länger als 5 min anhalten, führen zu einer Verschlechterung des neurologischen Outcome!

Bei **Ineffektivität** der oben genannten Maßnahmen:

- **forcierte Hyperventilation** (p_aCO_2 30–35 mmHg) → Änderungen des p_aCO_2 um 1 mmHg führt zu Veränderungen des CBF um 2–4 % (**Cave**: Vermeidung von p_aCO_2-Werten <28 mmHg → Gefahr der zerebralen Ischämie bzw. Verbreiterung der Penumbrazone!)
- Anheben des arteriellen Blutdrucks (**MAP >90–100 mmHg** bzw. **CPP >70 mmHg**) → Gabe von Noradrenalin und/oder Dobutamin; Gabe von isotonen Kristalloiden oder 2–4 ml/kg hypertoner 7,5 %iger Kochsalzlösung bei sehr niedrigem ZVD hochdosierte Barbituratgabe (initialer Bolus von 1,5 g Thiopental oder 10 g Pentobarbital)
- neurochirurgische dekompressive Kraniotomie
  - milde Hypothermie (34–36 °C) durch Oberflächenkühlung → zerebraler O_2-Verbrauch und Freisetzung von toxischen Neurotransmitter ↓; nach neueren Erkenntnissen profitieren nur Patienten mit einer GCS von 5–8 von der milden Hypothermie

- Gabe von THAM 1 mval/kg
- Kortikosteroide obsolet (Wirkung beim Tumorödem gesichert)

Zu vermeiden
- Hypoventilation mit Hyperkapnie
- Hyperventilation mit p_aCO_2 <30 mmHg → zerebrale Vasokonstriktion! (1 mmHg p_aCO_2-Erniedrigung → Abnahme der CBF um 2–4 %)
- Pressen und Husten
- Hyperglykämie (>200 mg/dl)
- Hyperthermie und Kältezittern (am besten milde Hypothermie 34–36 °C)
- Ringerlaktat (Hypoosmolarität! → 285–295 mosm/l)

Weiterführende Literatur

Boone MD, Jinadasa SP, Mueller A, Shaefi S, Kasper EM, Hanafy KA, O'Gara BP, Talmor DS (2017) The effect of positive end-expiratory pressure on intracranial pressure and cerebral hemodynamics. Neurocrit Care 26:174–181

Engelhard K (2016) Neuroanästhesie. Anaesthesist 65:151–162

Juratli TA, Stephan SE, Stephan AE, Sobottka SB (2015) Akutversorgung des Patienten mit schwerem Schädel-Hirn-Trauma. Anaesthesist 64:159–174

Zweckberger K, Sakowitz OW, Unterberg AW, Kiening KL (2009) Intrakranielle Druck-Volumen-Beziehung – Physiologie und Pathophysiologie. Anaesthesist 58:392–397

31

Anästhesie in der Thoraxchirurgie

Cornelius Busch, Michael Heck und Michael Fresenius

Inhaltsverzeichnis

32.1   Prämedikationsvisite – 632
32.1.1   Anamnese – 632
32.1.2   Körperliche Untersuchung – 632
32.1.3   Standarduntersuchungen – 632
32.1.4   Grenzwerte der Lungenfunktion für allgemeinchirurgische Eingriffe, die auf erhöhte Morbiditäts- und Mortalitätsrisiken hinweisen – 632
32.1.5   Präoperative Funktionsdiagnostik bei thoraxchirurgischen Eingriffen – 633
32.1.6   Zusätzliche Untersuchungsverfahren bei Risikopatienten – 634
32.1.7   Präoperative Vorbereitung – 635
32.1.8   Besonderheiten bei Einleitung – 636

32.2   Intraoperatives Monitoring – 636
32.2.1   Doppellumenintubation – 636
32.2.2   Besonderheiten der Seitlagerung – 638

32.3   Einlungenventilation – 639
32.3.1   Pathophysiologie der Einlungenventilation – 639
32.3.2   Hypoxische pulmonale Vasokonstriktion (HPV) – 640
32.3.3   Wahl des Anästhesieverfahrens – 641
32.3.4   Beatmung unter Einlungenventilation – 642

32.4   Anästhesie für spezielle Situationen – 643

32.5   Postoperatives Management und Komplikationen – 643

© Springer-Verlag GmbH Deutschland, ein Teil von Springer Nature 2023
M. Heck et al. (Hrsg.), *Repetitorium Anästhesiologie*, https://doi.org/10.1007/978-3-662-64069-2_32

■ **Historie**

1904	Sauerbruch entwickelt seine Unterdruckkammer
1905	Brauer propagiert Überdruckbeatmung
1940	Einführung der endotrachealen Überdruckbeatmung durch Crafoord
1949	Einführung des Doppellumentubus mit Karinasporn durch Carlens
1962	Einführung des Doppellumentubus nach Robertshaw

32.1 Prämedikationsvisite

Ziel der präoperativen Visite sollte insbesondere die Beurteilung des Ausmaßes und des Schweregrads vorbestehender kardiopulmonaler Erkrankungen sein.

32.1.1 Anamnese

Dabei stellt sich v. a. die Frage nach folgenden Symptomen:
- **Dyspnoe** (bei welcher Belastung? MET?), **Husten** (wie sieht das Sputum aus, Hämoptysen? Liegt Sputumkultur vor?)
- **Rauchen** (tägliche Menge?)
- **Begleiterkrankungen** (MKG-Tumore oder Ösophagus-CA? Neuromuskuläre Erkrankungen?)
- Unterscheidung Emphysematiker (COPD) vs. ILD (interstitielle Lungenerkrankung)
- Bei einer Belastbarkeit <3 Etagen kommt es postoperativ nach Thorakotomie häufiger zu pulmonalen Komplikationen und verlängerten Beatmungszeiten

32.1.2 Körperliche Untersuchung

- **respiratorisches System**
  - Zyanose
  - Atemfrequenz und -muster (obstruktiv oder restriktiv)
  - Rasselgeräusche (feucht, trocken)
- **kardiovaskuläres System**
  - Zeichen einer pulmonalvaskulären Hypertension

32.1.3 Standarduntersuchungen

- **EKG** (Zeichen der Rechtsherzbelastung)
- **Thoraxröntgen** (Trachea- und Hauptbronchusverlauf, Atelektasen, Ergüsse, Pneumothorax, Pneumonie)
- **arterielle BGA** ("blue bloater" – "pink puffer")
- **Lungenfunktion** (Aussage über die Resektabilität)
- Ventilations-, Perfusionsszintigramm
- obstruktive vs. interstitielle Lungenerkrankungen

32.1.4 Grenzwerte der Lungenfunktion für allgemeinchirurgische Eingriffe, die auf erhöhte Morbiditäts- und Mortalitätsrisiken hinweisen

- Vitalkapazität **(VC)** <50 % des Sollwertes oder **<2 l** (für einen effektiven Hustenstoß sollte die **VC** mind. **3-mal so groß** wie das Tidalvolumen **(V_T)** sein)
- forcierte Einsekundenkapazität **(FEV_1)** <50 % bzw. <2 l. Eine **FEV_1** zwischen 0,8 und 2,0 l wird meist mit einem vertretbaren OP-Risiko angegeben, unter 0,8 l ist das Risiko sehr hoch bzw. Kontraindikation besteht
- Die relative Einsekundenkapazität (FEV_1/FVC in%) ist normal bei restriktiven (beide sind niedriger) und kleiner bei obstruktiven (FEV_1 ist kleiner) Lungenerkrankungen
  - FEV_1/FVC >70 % niedriges OP-Risiko
  - FEV_1/FVC <70 % vertretbares OP-Risiko

32

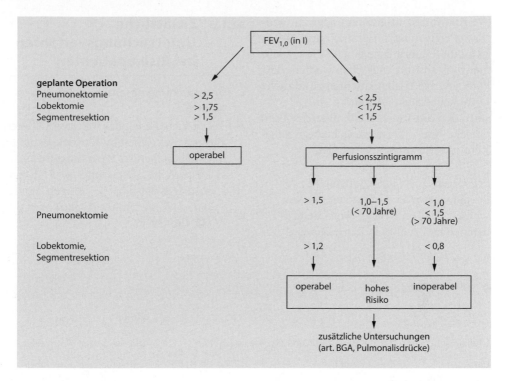

○ Abb. 32.1 Flussdiagramm zur Beurteilung der Operabilität bei pulmonalen Eingriffen. (Mod. nach Deutsche Gesellschaft für Pneumologie und Deutsche Gesellschaft für Herz- und Thoraxchirurgie)

– FEV$_1$/FVC <50 % sehr hohes OP-Risiko oder Kontraindikation
– Atemgrenzwert (AGW) <50 % des Sollwerts oder <50 l/min (normal 125 l/min)
– Diffusionskapazität der Lunge für CO (DL$_{CO}$) <50 % des Sollwerts
– Verhältnis Residualvolumen zu totaler Lungenkapazität (RV/TLC) >50 %
– arterieller pCO$_2$ >46 mmHg und pO$_2$ <50 mmHg

32.1.5 Präoperative Funktionsdiagnostik bei thoraxchirurgischen Eingriffen

– der Standard präoperativer pulmonaler Funktionsdiagnostik besteht im Wesentlichen aus der Spirometrie: mit den Parametern VC, FVC, FEV$_1$, FEV$_1$/VC

– bei pulmonalen Eingriffen ist das folgende Flussdiagramm allgemein anerkannt (○ Abb. 32.1)

▪ **Beurteilung der Operabilität bei pulmonalen Eingriffen**

– werden die angegebenen Grenzwerte für die **absolute FEV$_1$** eingehalten, liegt die postoperative 30-Tage-Mortalität <5 %, es ist funktionelle Operabilität gegeben (○ Abb. 32.1)
– werden diese Grenzwerte unterschritten, muss mit Hilfe der **Perfusionsszintigrafie** die **prognostische FEV$_1$** bestimmt werden
– die prognostische FEV$_1$, v. a. wenn die Relation zum altersabhängigen Soll hergestellt wird, gilt als der **Parameter mit der höchsten prädiktiven Kraft**
– je nach zugrundeliegendem Untersuchungsverfahren fallen die Werte für die prognostische FEV$_1$ zu hoch

(Ventilationsszintigraphie) oder zu niedrig (Perfusionsszintigrafie) aus, auch kann die Untergrenze von 0,8–1,0 l nicht mehr als absolut angesehen werden, deshalb sind bei Risikopatienten zusätzliche Untersuchungen notwendig

— statt der absoluten FEV_1-Werte sollten besser die körpergewichtsbezogenen Relativwerte verwendet werden

❯ Präoperative Xenon-Szintigraphie vor Pneumonektomie, Lobektomie → Ausschluss der Entfernung von brauchbarem oder benötigtem Lungengewebe!

32.1.6 Zusätzliche Untersuchungsverfahren bei Risikopatienten

■ Untersuchung des pulmonalen Gaswechsels

— 3 Kriterien dienen der weiteren Differenzierung der Operabilität bei Patienten mit vorbestehender Partialinsuffizienz:
  – körperliche Belastung (>3 Etagen niedriges Risiko, ≤3 Etagen vertretbar, ≤1 Etage hohes Risiko) oder p_aO_2 (◖ Tab. 32.1)

◖ **Tab. 32.1** Risikoeinschätzung von operativen Eingriffen

			Risiko
Globalinsuffizienz (arterielle Hypoxämie und Hyperkapnie)			sehr hoch oder inoperabel
Partial-insuffizienz in Ruhe	p_aO_2 **<45 mmHg**		sehr hoch oder inoperabel
	p_aO_2 **<45–60 mmHg**		vertretbar und operabel
	p_aO_2 **= 60–65 mmHg**	p_aO_2-Anstieg bei Belastung (geringe V_A/Q-Inhomogenität)	operabel
		p_aO_2-Abfall bei Belastung	
		– hoher Q_s/Q_t-Anteil in Operationsregion	operabel
		– niedriger p_vO_2 in Ruhe und bei Belastung	inoperabel (bei Besserung der kardialen Funktion: bedingt operabel)
		– hohe V_A/Q-Inhomogenität	inoperabel
		– niedrige DL_{CO}	inoperabel
	p_aO_2 **≥66 mmHg**, jedoch unter der Altersnorm		operabel (auch bei mäßigem Abfall unter Belastung)
Partialinsuffizienz in Ruhe, „Übergang" in Globalinsuffizienz (pCO_2-Anstieg) **unter Belastung**			inoperabel **Cave:** Fehlinterpretation: pCO_2-Messung nur im Steady state der Belastung

V_A/Q = Ventilations-Perfusions-Verhältnis, Q_s/Q_t = pulmonaler Shunt, DL_{CO} = Diffusionskapazität der Lunge für CO

32

– Messung des pulmonalen Shunts ($\mathbf{Q_s}$/ $\mathbf{Q_t}$): der **Nachweis eines pulmonalen Shunts** ($\mathbf{Q_s/Q_t}$) erfolgt unter $F_iO_2 = 1{,}0$ → der p_aO_2 sollte >400 mmHg liegen
– Bestimmung der Diffusionskapazität: die Diffusionskapazität der Lunge für CO ($\mathbf{DL_{CO}}$) kann als Maß für die Güte des pulmonalen Gaswechsels gelten; Ventilations-/Perfusions- ($\mathbf{V_A/Q}$-) Inhomogenitäten gehen ebenfalls mit ein. Die DL_{CO} sollte >81 % des altersbezogenen Solls sein

- **Untersuchung der pulmonalen Hämodynamik und O_2-Aufnahme (❏ Tab. 32.2)**
— die absoluten Werte der hämodynamischen Parameter liefern keine geeignete Aussage, **erst das Verhalten unter Belastung gibt verwertbare Aufschlüsse**
— Pumpinsuffizienz des Herzens und nichteinstellbare höhergradige Rhythmusstörungen bedeuten ein deutlich erhöhtes Risiko oder Inoperabilität
— Einfluss der KHK, arterielle Hypertonie, erhöhter PAP, Verminderung der links-, wie rechtsventrikulären Ejektionsfraktion oder Erhöhung der enddiastolischen Volumina auf den perioperativen Verlauf sind bisher nur qualitativ erarbeitet
— die Messung der maximalen oder der symptomlimitierten submaximalen O_2-Aufnahme (VO$_2$ max.) besitzt vielleicht sogar noch einen höheren prädiktiven Wert bezüglich postoperativer Komplikationen und der 30-Tage-Mortalität als die prognostische FEV_1. Erklären ließe sich dies sehr leicht dadurch, dass die kardiale Funktion in bedeutendem Maße Einfluss auf das organbezogene O_2-Angebot hat und damit eine Integration von pulmonalen und kardialen Faktoren in der präoperativen Risikoerfassung bietet

32.1.7 Präoperative Vorbereitung

Folgende Risikofaktoren sollten präoperativ verbessert werden:
— Rauchverbot: Carboxyhämoglobin fällt in 48 h ab, die Verbesserung der Ziliarfunktion und Verminderung der Sputumproduktion erfordert 8–12 Wochen Abstinenz
— bronchiale Sekretion

❏ Tab. 32.2 Untersuchung der pulmonalen Hämodynamik und O_2-Aufnahme (VO$_2$)

Parameter	Messwert	30-Tage-Mortalität nach Pneumonektomie
mittlerer PAP	≤40 mmHg	<10 %
unter Belastung	>40 mmHg	17 %
PVR unter Belastung	≤190 dyn × s × cm^{-5}	<10 %
mittlerer PAP	≤30 mmHg	<10 %
unter unilateraler Ballonokklusion	>30 mmHg (p_aO_2 <55 mmHg?)	27 %
VO$_2$ max.	<15 ml/kg/min	hohes Risiko
	15–20 ml/kg/min	10–18 %
	>20 ml/kg/min	10 %

— Therapie von Atemwegsinfektionen

— Verbesserung der Lungenfunktion nach Gabe von Bronchodilatatoren >15 % ist eine Indikation für eine kontinuierliche präoperative Bronchospasmolyse

32.1.8 Besonderheiten bei Einleitung

— besondere Beachtung verdient die Präoxygenierung: bei Patienten mit interstitiellen Lungenerkrankungen sei auf eine ausreichend lange Denitrogenisierung hingewiesen

32.2 Intraoperatives Monitoring

— Pulsoxymetrie

— Kapnometrie

— arterielle Druckmessung am „unten liegenden Arm" vor Einleitung der Narkose erlaubt, häufige Blutgasanalysen zur Verifikation der Kapnometrie und Pulsoxymetrie und kontinuierliches Blutdruckmonitoring. Die rechte A. radialis weist auf eine Kompression des Truncus brachiocephalicus („innominate artery") hin. Ausgangs-BGA nicht vergessen!

— ZVK auf der zur Thorakotomie ipsilateralen Seite, reicht bei guter Ventrikelfunktion

— evtl. PAK (die Genauigkeit der Messung hängt von der Katheterposition ab)

— evtl. TEE

— Magensonde, Blasenkatheter

— Temperatursonde (rektal, nasopharyngeal)

— Fußbraunüle (Klemmung der V. cava)

> Wesentlicher Nachteil der Doppellumentubi: durch einzelne Lumina können nur Fiberoptikbronchoskope mit Außendurchmesser von max. 4,0 mm eingeführt werden, somit kann kaum zähes Sekret oder Blutkoagel abgesaugt werden.

32.2.1 Doppellumenintubation

◙ Tab. 32.3 zeigt eine Übersicht über die verschiedenen Doppellumentubi (DLT).

■ **Indikationen**

— **absolute**
  — Schutz der gesunden Lunge vor Kontamination
    — intrapulmonale Abszesse und Brochiektasien
    — massive Hämorrhagien (Minderung von Ausgusskoageln)
  — Beherrschung einseitiger Ventilationsprobleme
    — bronchopleurale Fistel
    — große einseitige Lungenzyste oder Bulla
    — tracheobronchiale Verletzungen
    — Operation am Bronchus oder Trachea, Lungentransplantation
  — einseitige bronchoalveoläre Lavage
    — pulmonale alveoläre Proteinose

— **relative**
  — hohe Priorität (aus chirurgischer Sicht)
    — thorakale Gefäß- und Ösophaguschirurgie (thorakales Aortenaneurysma)
    — Lungeneingriffe (Pneumonektomie, Oberlappenresektion)
  — niedrige Priorität (aus chirurgisch/anästhesiologischer Sicht)
    — Mittel- oder Unterlappenresektion bzw. Segmentresektion
    — Thorakoskopie
    — Eingriffe an der thorakalen Wirbelsäule
    — Training und Ausbildung

■ **Durchführung**

— 1 Amp. Glykopyrronium (Robinul, wenig liquorgängig) oder Atropin vorab i. v.

— arterielle Kanüle in Lokalanästhesie und Ausgangs-BGA

— Präoxigenierung

◼ **Tab. 32.3** Doppellumentubi

Bezeichnung	Kennzeichen
Carlens-Tubus	historischer linksseitiger Tubus mit Karinasporn
White-Tubus	rechtsseitiger Tubus mit Karinasporn (Öffnung am Cuff für rechten Oberlappen)
Robertshaw-Tubus	links- oder rechtsseitiger Tubus ohne Karinasporn, mit schlitzförmiger Öffnung im distalen Cuff zur Belüftung des rechten Oberlappens, der endobronchiale Cuff und der zugehörige Ballon sind blau
	3 Größen: klein, mittel, groß (ID = 8,0; 9,5; 11 mm)
Mallinckrodt (Bronchocath)-Tubus bzw. Rüsch-Doppellumentubus	links- oder rechtsseitiger Tubus ohne Karinasporn, mit schrägverlaufendem blauen Cuff und distaler Öffnung zur Ventilation des rechten Oberlappens
	Größen: 35, 37–39 Ch für Frauen, 39 und 41 Ch für Männer Rüsch-Doppellumentubus ab 26 Ch; Mallinckrodt Bronchocath ab 28 Ch erhältlich
Sheridan-I-Tubus	mit zweiteiligem endobronchialen Cuff und großer dazwischenliegender Öffnung
Bronchusblocker (Univent, EZ Blocker Set; Cohen Endobronchialblocker auch für einzelne Lungensegmente), (hauptsächlich Kinder und kleine Patienten)	Single-Lumen-Tubus mit dünnem Seitenkanal, durch den ein Katheter mit Bronchusblockmanschette geführt werden kann (Tubus mit 6,0–9,0 mmID); auf steriler Fläche auf Fiberoptik blaue Schleife auffädeln, erst danach in das Bronchialsystem einführen und unter fiberoptischer Sicht platzieren (Arndt-Bronchusblocker)
	Vorteile: nach Operation kein Tubuswechsel notwendig, geringe Kosten, auch für kleine Lumen (ab 20 Ch) anwendbar
	Nachteile: fehlende Absaug- und Beatmungsmöglichkeit distal des Blockers, unbedingte fiberoptische Lagekontrolle notwendig, leichtes Verrutschen, Kontamination der gesunden Lunge bei Abszess möglich

− normale Einleitung
− Intubation:
  – Einstellen Stimmbänder, Lokalanästhesie mit Xylocain-Pumpspray
  – erst blaues (endobronchiales) Ende nach oben
  – beim Passieren der Zähne Cuff (und natürlich Zähne) nicht beschädigen
  – nach Passage der Stimmbänder mit der Tubusspitze:
  – Entfernung des Führungstabes und Drehung um 90° nach der Seite des zu intubierenden Hauptbronchus
  – Vorschieben bis zum Auftreten eines mäßigen Widerstandes, entsprechend einer intrabronchialen Lage des distalen Tubusende. Hierbei kann es hilfreich sein, den Unterkiefer ipsilateral und „Ohr auf Schulter" kontralateral zu bewegen

– nach Blocken des trachealen Cuffs und Anschluss des Y-Konnektors folgt die Auskultation

❯ Ein linksseitiger Doppellumentubus ist meist leichter zu platzieren als ein rechtsseitiger (Länge Hauptbronchus links: ≈4–4,5 cm; rechts ≈1–2,5 cm) und weniger anfällig für Dislokationen. Durch bronchoskopische Intubation ist jedoch auch ein rechtsseitiger Tubus sicher zu platzieren (wichtig: Murphy-Auge OL-Abgang), daher immer bronchialer Teil weg von der Operationsseite, außer bei Empyem.

Exkurs: Platzierung des Doppellumentubus
Platzierung eines Doppellumentubus (DLT) zur Vermeidung von Komplikationen (z. B. Bronchusruptur, Fehlplatzierung) **nur** unter bronchoskopischer Führung bzw. Kontrolle! Hierdurch kann ein verkürzter (<1,0 cm) Hauptbronchus (bei 1 von 6 Patienten) oder ein Abgang des rechten OL aus der Trachea (Bronchus trachealis bei 1 von 250 Patienten), was eine Kontraindikation für den Einsatz eines rechtsseitigen DLT darstellt, frühzeitig erkannt werden.

■ **Auskultationsmanöver zur Verifikation der korrekten Tubuslage**
▬ Blocken des trachealen Cuffs → Ventilation seitengleich?
▬ Blocken des bronchialen Cuffs (ca. 2 ml) → bei weiterhin seitengleicher Ventilation → Anzeichen, dass der bronchiale Cuff nicht die gegenüberliegende Seite verlegt
▬ selektives Abklemmen beider Seiten nacheinander → nur eine Seite ventiliert → korrekte endobronchiale Seitenlokalisation
▬ Fixierung des Tubus
▬ bronchoskopische Lagekontrolle → spätestens nach der Lagerung auf dem Operationstisch muss die Tubuslage noch einmal bronchoskopisch überprüft werden!

■ **Bronchoskopie zur Sicherung der korrekten Tubuslage**
▬ linksseitiger Doppellumentubus
– über das tracheale Lumen muss die Karina und gerade darunter der obere Anteil des blauen endobronchialen Cuffs sichtbar sein
– über das bronchiale Lumen muss der linke Oberlappenbronchus (ca. 5 cm ab Karina) identifiziert werden
▬ rechtsseitiger Doppellumentubus
– über das tracheale Lumen muss die Karina gesehen werden
– über das bronchiale Lumen muss der Bronchus Intermedius gesehen werden. Der Oberlappenbronchus, der 1–1,5 cm distal der Hauptkarina liegt, muss über das Murphy-Auge identifiziert und platziert werden

❯ **Wichtig**
– Erneute mehrfache Auskultation, besonders nach Seitlagerung im Operationssaal.
– Ebenso erneute bronchoskopische Lagekontrolle nach Lagerung.
– Das Bronchoskop sollte während der gesamten Operation zur Verfügung stehen, insbesondere rechts kommt es aufgrund des kürzeren Hauptbronchus zu Dislokationen.
– BGA nach Seitlagerung – spätestens nach Kollaps der obenliegenden Lunge.

32.2.2 Besonderheiten der Seitlagerung

Die Lagerung erfolgt abhängig vom operativen Zugang:
▬ anteriorer Zugang in Rückenlage
▬ anterolateraler Zugang in Halbseitenlage
▬ posterolateraler Zugang in Seitenlage

32

◘ Tab. 32.4	Lageabhängige Lungenperfusion (in % von der Gesamtlungenperfusion)		
	Stehen und Liegen	**Linksseitenlage**	**Rechtsseitenlage**
Rechte Lunge	≈55 %	≈45 %	≈65 %
Linke Lunge	≈45 %	≈55 %	≈35 %

32.2.2.1 Lageabhängige Lungenperfusion (◘ Tab. 32.4)

— d. h. die **nichtabhängige Lunge** bekommt durchschnittlich ≈**40 %**

— die **abhängige Lunge** durchschnittlich ≈**60 % der Gesamtperfusion**

— bei Seitenlagerung wird die Perfusion der unten liegenden Lunge um ≈10 % gesteigert!

— die abhängige Lunge ist überperfundiert und minderventiliert (die oben liegende Lunge wird bci IPPV stärker gebläht) → Atelektasenbildung in der unteren Lunge begünstigt (+ Tendenz zur Flüssigkeitstranssudation und Ödembildung) Therapie s. unten

— Rechts-links-Shunt ≈10 %, bei Thoraxeröffnung ≈ bis 20 %, p_aO_2 ≈400 mmHg

Die Verteilung der Perfusion erfolgt in Abhängigkeit von Teilwiderständen (R1 = Widerstand nichtabhängiger Lunge, R2 = Widerstand abhängiger Lunge; ◘ Abb. 32.2).

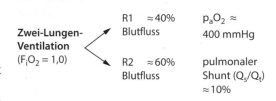

◘ **Abb. 32.2** Zweilungenventilation

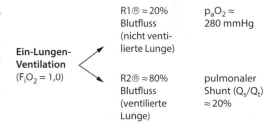

◘ **Abb. 32.3** Einlungenventilation

32.3 Einlungenventilation

32.3.1 Pathophysiologie der Einlungenventilation

— Einlungenventilation führt unweigerlich zu ↑ intrapulmonalem Rechts-links-Shunt (das gesamte Blut der nichtbeatmeten Lunge fließt unaufgesättigt zum linken Herzen zurück) → p_aO_2 ↓ → Hypoxie (sehr variabel), CO_2-Elimination meist ungestört

— Halbierung der Alveolarfläche mit konsekutiven p_aO_2-Abfall, der wiederum abhängig ist von
  – **venöser Beimischung** aus perfundierter, aber nichtventilierter Lunge
  – **Effizienz des Gasaustausches der ventilierten Lunge** sowie dem
  – **HZV**

— 50 % nichtventilierter Lungenanteil ergibt rein rechnerisch einen p_aO_2 von 50 mmHg und einen pulmonalen Shunt (Q_s/Q_t) von ≈40–50 %

— die hypoxische pulmonale Vasokonstriktion (s. unten) ist in der Lage, den Blutfluss nichtventilierter Areale um 50 % und damit den Shunt (Q_s/Q_t) auf ≈20–30 % zu senken und somit den p_aO_2 zu erhöhen (◘ Abb. 32.3)

32.3.2 Hypoxische pulmonale Vasokonstriktion (HPV)

- beschrieben durch von Euler und Liljestrand 1946
- die hypoxische pulmonale Vasokonstriktion ist ein Mechanismus, der durch eine **lokale Erhöhung des pulmonalvaskulären** (Arteriolen mit ⌀ von ≈200 μm) **Widerstands** den Blutfluss von minderventilierten (atelektatischen) Lungenbezirken zu besser ventilierten Lungenarealen umleitet. Dadurch verkleinert sich der funktionelle Rechts-links-Shunt, die arterielle Oxygenierung verbessert sich. Der pulmonale Gefäßwiderstand nimmt zu
- die HPV setzt innerhalb von Sekunden ein und erreicht nach ca. 15 min ihr Maximum; der Sensor für die Steuerung der HPV befindet sich präkapillär
- **Hauptstimulans** für die HPV soll zu **zwei Dritteln der alveoläre O_2-Partialdruck (pAO_2)** und zu **einem Drittel der gemischtvenöse pO_2 (p$_v O_2$)** sein. In der Folge sollen die alveoloarterielle O_2-Partialdruckdifferenz (AadO_2) kleiner und der arterielle pO_2 (p$_a O_2$) größer werden

32.3.2.1 Vier Hauptwirkungen der HPV

- größere Homogenität des Ventilations-Perfusions-Verhältnisses (V_A/Q >0, V_A/Q <∞)
- verringerte alveoloarterielle O_2-Partialdruckdifferenz (AadO_2)
- verringerte venöse Beimischung aus perfundierter, aber nichtventilierter Lunge (pulmonaler Shunt)
- erhöhter arterieller O_2-Partialdruck (p$_a O_2$)

32.3.2.2 Zwei Theorien zum Mechanismus der HPV

- **Die Wirkung wird indirekt über Mediatoren vermittelt**

Dabei nimmt man an, dass die **alveoläre Hypoxie zur Freisetzung vasokonstriktorisch wirksamer Substanzen** (z. B. Katechol-

amine, Histamin und Prostaglandine) ins pulmonale interstitielle Kompartiment und damit zur Vasokonstriktion führt. Es gibt Hinweise für eine Beteiligung jeder dieser Substanzen an der HPV, der Beweis für eine ursächliche Beteiligung an der Entstehung der HPV ist jedoch bislang noch für keine der erwähnten Substanzen erbracht.

- **Die Hypoxie bewirkt eine direkte Vasokonstriktion**

Es gibt Anhalt für eine direkte Wirkung der Hypoxie an der glatten Gefäßmuskulatur über Glykolyse und ATP-Produktion, eine Beeinflussung der Funktion des Kalziumions in seiner Vermittlung der elektromechanischen Kopplung und über eine Hemmung der Kaliumkanäle an pulmonal-arteriellen Muskelzellen.

32.3.2.3 HPV-modulierende Faktoren

- in erster Linie wird eine verminderte **EDRF**-Freisetzung oder -Aktivität („endothelium-derived relaxing factor"), chemisch dem NO entsprechend, diskutiert. EDRF führt, nach Diffusion in die Gefäßmuskelzelle, über die Aktivierung der Guanylatcyclase zur Produktion von zyklischem Guanosinmonophosphat (cGMP) und damit zur Relaxation der Gefäßmuskulatur
- des Weiteren kommen modulierende Einflüsse der vasokonstriktorisch wirkenden **EDCF** („endothelium-derived contracting factor") und **Endothelin** in Frage
- das **autonome Nervensystem** nimmt über die efferente Kontrolle der pulmonalen Gefäße (α- und β-adrenerge Rezeptoren) Einfluss auf den pulmonalen Gefäßtonus
- eine **hypoxische Stimulation der Chemorezeptoren** in der A. carotis und der Aorta kann reflektorisch zu einer pulmonalen Vasokonstriktion führen
- weitere Beeinflussung der HPV durch **extreme Azidose und Alkalose** (unter

hypoxischen Bedingungen führt die Zufuhr von sauren Valenzen zu einer gesteigerten, die Zufuhr alkalischer Valenzen zu einer deutlich verringerten HPV-Antwort)
- die **maximale Reduktion des Blutflusses** bei völlig atelektatischen Lungenbezirken beträgt 60–75 %

32.3.2.4 Beeinflussung der HPV

- **Inhalationsanästhetika** scheinen dosisabhängig mit der hypoxischen pulmonalen Vasokonstriktion zu interferieren
  - wohl schwächen alle Inhalationsanästhetika die HPV-Antwort **in vitro** ab (dosisabhängige Zunahme des Shunts durch Inhalationsanästhetika induzierte Durchblutungssteigerung nichtventilierter Lungenabschnitte), **in vivo** sind die **Befunde widersprüchlich**. Dies liegt vermutlich an der zusätzlichen Überlagerung durch die gleichzeitige Beeinflussung des HZV durch die Inhalationsanästhetika (HZV ↓ → p_vO_2 ↓ → Shuntabnahme).
  - **Lachgas** wird sowohl mit einer Shuntzunahme als auch einer Shuntabnahme in Verbindung gebracht
- **Injektionsanästhetika** (Barbiturate, Benzodiazepine) und **Opioide** beeinflussen die HPV nicht
- **Vasodilatanzien** (Nitroglycerin, Nitroprussidnatrium, Prostaglandin und Prostacyclin) und Kalziumantagonisten (Verapamil, Nifedipin etc.) schwächen die HPV ab
- sowohl ein erhöhter als auch ein erniedrigter **PAP** soll den HPV-Effekt verringern
- **Hypokapnie** (z. B. durch Hyperventilation der noch ventilierten Lunge) führt zur Vasodilatation. Ein erhöhter Atemwegsdruck in der vermehrt ventilierten Lunge, der zu einem erhöhten Gefäßwiderstand führt, wirkt der Vaso-

dilatation entgegen. Insgesamt wird der HPV-Effekt verringert
- **Hyperkapnie** führt zur Vasokonstriktion in der ventilierten Lunge und damit zur partiellen Umverteilung des Blutflusses in die nichtventilierte Lunge
- eine deutlich erniedrigte F_iO_2 (z. B. von 1,0 auf 0,3) verringert den HPV-Effekt durch den resultierenden erhöhten Gefäßwiderstand in der ventilierten Lunge und reduziert so den von der nichtventilierten in die ventilierte Lunge umgeleiteten Blutfluss → Shuntzunahme
- **PEEP in der ventilierten Lunge** erhöht den intraalveolären Druck und damit den Gefäßwiderstand und vermindert so die HPV

32.3.3 Wahl des Anästhesieverfahrens

- mögliche Narkosetechniken:
  - TIVA mit Propofolperfusor (sicher keine Beeinflussung der HPV)
  - balancierte Anästhesie mit Opioiden (Fentanyl, Sufentanil, Alfentanil)
  - evtl. Kombination mit thorakaler PDA
  - **Cave:** erhöhte arteriovenöse O_2-Gehaltsdifferenz bei Kombinationsanästhesie im Vergleich zur Inhalationsanästhesie nach Studien von Reinhart oder Seeling
- bei erhöhter Pneumothoraxgefahr (Lungenzyste, Emphysem) sowie pulmonaler Hypertension → Verzicht auf N_2O (widersprüchliche Beurteilung bezüglich Beeinflussung der HPV)
- erhöhte Wahrscheinlichkeit einer bronchialen **Hyperreaktivität** (Raucher, chronische Bronchitis, COPD)
- evtl. **Lidocainspray** oder Lidocain i. v. (0,5–1 mg/kg) vor Manipulation an den Atemwegen, um die Gefahr eines Bronchospasmus zu vermindern

- ganz besonders aber muss vor Atemwegsmanipulationen bei Patienten mit einer Hyperreagibilität der Atemwege auf eine **ausreichende Narkosetiefe** geachtet werden

32.3.4 Beatmung unter Einlungenventilation

- größtmöglicher Doppellumentubus
- exakte Tubusplatzierung
- TIVA
- Ziel V_T: 8 ml/kg (5–7 ml/kg bei ↑ Beatmungsdruck)
- **Cave:** Hohes Tidalvolumen kann zu einer Blutflussumverteilung in die nicht abhängige Lungenhälfte führen!
- F_iO_2: 0,8–1,0
- **Cave:** Gefahr von Resorptionsatelektasen
- Atemfrequenz richtet sich nach dem p_aCO_2 (Normokapnie bei $\approx$35 mmHg)
- O_2-Insufflation von 1–6 l/min tief endobronchial in nichtventilierte Lunge
- danach ggf. **Stufenplan nach Benumof:**
  - **CPAP von 5 cmH₂O** auf die **nichtventilierte** Lunge nach primärer, kurzer Blähung (erspart die Notwendigkeit einer permanenten F_iO_2 von 1,0)
  - zusätzlich **PEEP von 5 cmH₂O** auf die **ventilierte** Lunge (PEEP-Applikation auf die abhängige Lunge ohne CPAP-Belegung der anderen Lunge führt meist zu keiner Oxygenierungsverbesserung oder ggf. zu einem p_aO_2-Abfall)
  - **CPAP von 10 cmH₂O**
  - **PEEP von 10 cmH₂O**

> **Einlungenventilation**
> - Enge Komunikation mit Operateur.
> - So lange wie möglich werden beide Lungen ventiliert.

- Nach Beginn der Einlungenventilation kann der p_aO_2 bis zu 45 min abfallen.
- Atemfilter auf abgestellte Lunge (Eigenschutz), ggf. CPAP-Beutel.
- Bei Auftreten einer Hypoxie muss eine **Tubusfehllage ausgeschlossen** werden (ein plötzlicher Anstieg des Atemwegsdrucks kann eine Tubusdislokation anzeigen).
- Kontinuierliche Auskultation der untenliegenden Lunge kann nützlich sein.
- **Nicht zögern, auf die Zweilungenventilation überzugehen**, bis ein Patient wieder stabilisiert werden oder die Ursache für die Instabilität des Patienten (Hypoxämie, Hypotension, Arrhythmie) behoben werden kann.
- Notfalls (bei nicht zu beeinflussender Hypoxie) Pulmonalisdrosselung oder Abklemmen der A. pulmonalis durch Chirurgen führt zur Verminderung des Shunts (z. B. bei geplanter Lobektomie oder Pneumonektomie).
- Ggf. inhalative Applikation von NO mit 20–40 ppm in die ventilierte Lunge und/oder Vernebelung von Iloprost (Ilomedin®)
- Bei längeren Eingriffen ggf. Bronchoskopie, um Sekret oder Blut abzusaugen.
- **Vor Verschluss des Thorax** beide Lungen **manuell** mit Atembeutel **blähen**, um Atelektasen wieder zu eröffnen und bis zum definitiven Verschluss nicht aufheben und lückenlos beatmen.
- Am Ende der Operation, falls postoperative Nachbeatmung erforderlich, Umintubation auf Singlelumentubus (**Cave:** erschwerte Intubation durch ödematöse Weichteilschwellungen).

32

32.4 Anästhesie für spezielle Situationen

- bei bronchopleuralen oder tracheoösophagealen Fisteln
- Tracheobronchialchirurgie
- intraoperativ bei z. B. Trachearesektionen, Tracheomalazien
- bei Bestrahlung von Lungentumoren zur Lungenruhigstellung
- CT gesteuerte Punktionen, RFA (DLT)
- pulmonal-alveoläre Proteinose
- starre Bronchoskopie unter TIVA und Jet-Ventilation

Hierzu eignet sich die **Hochfrequenz-Jet-Ventilation** (► Kap. 27).

32.5 Postoperatives Management und Komplikationen

■ **Komplikationen**
- Post-Pneumektomie-Pneumonic, mit hohem Letalitätsrisiko
- bei 40–60 % postoperative respiratorische Störungen (meist Atelektasen, Pneumonie)
- massive Blutung (Nahtinsuffizienz)
- Ausriss des Bronchusstumpfes (→ bronchopleurale Fistel, Spannungspneumothorax, wenn Drainage unzureichend)

- Herniation des Herzens (nach Perikarderöffnung und Pneumonektomie); begünstigend: zu starker Sog über Drainage, ↑ Beatmungsdruck, Lagerung

■ **Postoperative Nachsorge**
- postoperative Nachbeatmung im Aufwachraum oder auf Intensivstation
- BGA und Thoraxröntgen bei Aufnahme!

■ **Postoperative Schmerztherapie**

❯ Eine programmierte Schmerztherapie nach Thorakotomie (besonders nach lateraler Thorakotomie) ist zur Vermeidung von Atelektasen und einer sekundären Pneumonie äußerst wichtig!

- thorakale PDA mit LA und Opioiden
- PCA mit Opioiden
- Interkostalnervenblockade (hohe Resorptionsrate der LA)
- interkostale oder paravertebrale Nervenblockade (2–3 Zwischenräume ober- und unterhalb der Inzision)
- intrapleurale Blockaden (meist über zweckentfremdeten PDK)

■ **Postoperative Atemtherapie**
- Physiotherapie, Atemübungen, Lagerungsdrainagen, Broncho- und Sekretolyse

Anästhesie in der Kardiochirurgie

Cornelius Busch, Michael Heck und Michael Fresenius

Inhaltsverzeichnis

33.1   Besonderheiten bei der Prämedikationsvisite – 647
33.1.1   Anamnese – 647
33.1.2   Körperliche Untersuchung – 647
33.1.3   Aktenstudium – 647
33.1.4   Medikamentöse Prämedikation – 648

33.2   Narkoseführung – 648
33.2.1   Monitoring, Ausstattung – 648
33.2.2   Einleitung – 649
33.2.3   Mögliche Narkosetechniken – 649
33.2.4   Zwischen Einleitung und Hautschnitt – 649
33.2.5   Fremdblutsparende Maßnahmen – 650

**33.3   Operationsablauf mit Herz-Lungen-Maschine
           (HLM) – 650**
33.3.1   Extrakorporale Zirkulation (EKZ), extrakorporaler Kreislauf
          (EKK) – 650
33.3.2   Vorgehen vor EKK – 653
33.3.3   Vorgehen am EKK – 653
33.3.4   Vorgehen beim Beenden des EKK – 657
33.3.5   Probleme und Komplikationen post EKK – 660

33.4   Besonderheiten bei speziellen Eingriffen – 660
33.4.1   Koronarer Bypass (MCB oder IMA, ACVB) – 660
33.4.2   Herzklappenerkrankungen – 660

© Springer-Verlag GmbH Deutschland, ein Teil von Springer Nature 2023
M. Heck et al. (Hrsg.), *Repetitorium Anästhesiologie*, https://doi.org/10.1007/978-3-662-64069-2_33

33.4.3   Narkose bei zyanotischen Vitien – 662

33.4.4   Narkose bei Herzbeuteltamponade – 662

33.4.5   Narkose bei Patienten mit implantierten
Herzunterstützungssystemen – 662

33.4.6   Narkose zur Herztransplantation (HTPL) – 663

33.4.7   Narkose bei herztransplantierten Patienten für
nichtkardiochirurgische Eingriffe – 664

Literatur – 665

- **Historie**
1953: Erste erfolgreiche Herzoperation mit Herz-Lungen-Maschine durch Gibbon

- **Vorbemerkung**
Herzchirurgische Eingriffe werden an Patienten mit angeborenen oder erworbenen Herzfehlern sowie koronarer Herzerkrankung durchgeführt. Die operative Behandlung der koronaren Herzerkrankung steht dabei an vorrangiger Stelle, während Herzklappenersatz und Klappenrekonstruktion infolge des Rückgangs rheumatischer und infektiöser Krankheiten abgenommen haben.

33.1 Besonderheiten bei der Prämedikationsvisite

33.1.1 Anamnese

Besonders
- instabile Angina pectoris, Orthopnoe
- Belastbarkeit (NYHA-Klassifikation)
- arterielle Hypo-, Hypertonie
- zerebrale Durchblutungsstörungen, periphere AVK
- Nierenerkrankungen (Kreatinin, Harnstoff, Restausscheidung)
- Diabetes mellitus
- Lebererkrankungen (Bilirubin, GOT, GPT)
- Gerinnungsstörungen, ASS-Einnahme, AT III besonders bei i. v.-Antikoagulation mit Heparin
- allergische Diathese
- Medikamentenanamnese (β-Blocker, letzte ASS-Einnahme, letzte Einnahme ADP-Rezeptorblocker, …)
- Elektrolytstörungen (Hypokaliämie, Hypomagnesiämie → Rhythmusstörungen)
- infolge der chronischen Diuretikaeinnahme und des verminderten Plasma-

volumens besteht bei vielen dieser Patienten eine relative Hypovolämie sowie eine Hypokaliämie

33.1.2 Körperliche Untersuchung

- Zeichen kardialer Dekompensation
- Radialis-/Ulnarispulse, Allen-Test (zumindest aus forensischen Gründen), ggf. Femoralispulse
- zu erwartende Intubationsschwierigkeiten

33.1.3 Aktenstudium

- Ruhe-, Belastungs-EKG
- Herzkatheterbefund:
  - pulmonale Hypertonie (PAP_{dia} >PCWP oder LVEDP → Hinweis auf erhöhten pulmonalvaskulären Widerstand)
  - Art und Lokalisation der Koronarstenosen
  - Schweregrad des Klappenvitiums, Druckgradient
- Echokardiografie: LV-Funktion (systolisch: Akinesien, Hypokinesien; diastolisch: LVEDP)
- Thoraxröntgen, Routinelabor
- Lungenfunktion, BGA
- Karotisbefund (bei einseitiger Karotisstenose venöse Gefäßpunktion kontralateral, bei beidseitiger Stenose ggf. Punktion der V. subclavia). In Einzelfällen kann die Koronarbypassoperation in Kombination mit einer Karotis-TEA zusammen durchgeführt werden
- Nasen-, Rachenabstrich (Staph. aureus? → Turixin-Vorbehandlung)
- urologischer Befund (Dauerkatheter problemlos möglich? → falls nicht: DK am OP-Vortag legen, da bei Blutung nicht an die HLM gegangen werden sollte)
- EK und evtl. Eigenblut bereitstellen, ggf. TKs

33.1.4 Medikamentöse Prämedikation

– **Fortführung der oralen Medikation am Operationstag**: insbesondere β-Blocker und Antihypertensiva, beim schlecht eingestellten Hypertoniker auch ACE-Hemmer. Digitalis bei Tachyarrhythmia absoluta, ebenso Kalziumantagonisten. i. v.-Nitrate und i. v.-Antikoagulation mit Heparin
– die medikamentöse Prämedikation wird wegen der anxiolytischen Wirkung und der geringen Atem- und Kreislaufdepression vorzugsweise mit Benzodiazepinen durchgeführt
– **starke Prämedikation** beim aufgeregten, hypertonen Koronarpatienten, z. B. Dormicum 7,5 mg
– **zurückhaltende Prämedikation** bei Patienten mit kardialer Kachexie, die an der Schwelle zur Dekompensation stehen, z. B. 10 mg Dikaliumchlorazepat (Tranxilium) p.o.
– **keine orale Prämedikation** bei dekompensierten Patienten
– eine **zusätzliche morgendliche Anxiolyse** bei Patienten, die erst später am Tag auf dem Operationsprogramm stehen, z. B. 10–40 mg Dikaliumchlorazepat (Tranxilium) p.o., auf Abruf dann weitere übliche Prämedikation

▪ **Prämedikation von Herzkindern**
– **präoperativ:**
  – Midazolamsaft (Dormicum) 0,5 mg/kg p.o. oder 0,2 mg/kg Midazolam rektal

33.2 Narkoseführung

33.2.1 Monitoring, Ausstattung

– EKG (Ableitung II und V_5)
– Pulsoxymetrie
– direkte arterielle Blutdruckmessung in Lokalanästhesie vor Einleitung (Arterie mit Verlängerung, da beide Arme angelegt werden)
– oraler Tubus
– endexspiratorische CO_2-Messung
– Magensonde (oral!, da Gefahr des Nasenblutens unter Antikoagulation)
– transurethraler Blasenkatheter (→ Urinausscheidung, Hämolyse)
– Temperatursonde (rektal, nasopharyngeal und evtl. pulmonalarteriell)
– ZVK
– häufig TEE (regionale Wandbewegungsstörungen als sensitiver Indikator einer Myokardischämie, Beurteilung von Klappenvitien)
– evtl. Pulmonaliskatheter zur Volumensteuerung und Detektion von Myokardischämien (jedoch weniger sensitiv als TEE), bei Patienten zur HTX und LVAD-Anlage
– großlumige venöse Zugänge (mit Verlängerung)
– evtl. Neuromonitoring: Pupillenkontrolle (obligat), NIRS (z. B. bei Karotisstenosen oder Aortenbogenchirurgie, minimalinvasiver Mitralklappenchirurgie), SSEP, EEG
– Wärmematte
– Labor (BGA, Hb, Elektrolyte, HC bzw. ACT, ggf. weitere Gerinnungsparameter

▪ **Ziel**
– Prävention von Myokardischämien
– größtmögliche kardiale Stabilität, bei gleichzeitiger Ausschaltung zirkulatorischer Gegenregulationsmechanismen
– Blutdruck und Herzfrequenz sollten ±30 %, besser vielleicht noch innerhalb ±20 % des Ausgangswerts (Mittelwerte der letzten Tage) gehalten werden. Abweichungen hiervon sollten rasch therapiert werden

▪ **Prinzip**
– Titration der Anästhetika nach Wirkung, nicht nach Gewicht
– **Notfallmedikamente** (wie z. B. Adrenalin, Noradrenalin, Lidocain, Atropin, ….) müssen immer bereitliegen

33.2.2 Einleitung

- opiatlastig mit z. B. Sufentanil, Propofol (max. 2 mg/kg), Etomidat eher bei AKS und LVF ↓↓↓, ggf. Midazolam
- ggf. vor Laryngoskopie Oberflächenanästhesie mit Lidocain-Spray
- **Relaxation** mit Pancuronium (sympathomimetische Eigenschaften der Substanz kupieren die vagomimetische Opioidwirkung) oder ein anderes ndMR (z. B. Esmeron)

33.2.3 Mögliche Narkosetechniken

- **Fast-track-Anästhesie** (frühe Extubation innerhalb 1–8 h postoperativ) bei ausgewählten Patienten (abhängig von Alter, Myokardfunktion, geplantem Eingriff) z. B. mit balancierter Anästhesie und niedrig dosierten Opioiden
- **TIVA** mit Remifentanil und Propofol über Perfusor bei Patienten mit guter LVF
- **High-opiat-Technik** (Monoanästhesie) mit Fentanyl ($\approx$50–100 µg/kg), Sufentanil ($\approx$10–20 µg/kg), besonders bei Patienten mit deutlich eingeschränkter LVF, da Opioide kaum kardiodepressiv sind. Bei Patienten mit guter LVF ist es sinnvoll, sie mit Benzodiazepinen und/oder Inhalationsanästhetika zu kombinieren, um eine Amnesie und bessere Unterdrückung der Sympathikusaktivität zu erzielen
- bei schwerer COPD evtl. Kombination mit thorakalem PDK ein Tag präoperativ zur postoperativen Schmerztherapie
- **Lachgas** hat besonders bei Patienten mit schon eingeschränkter LVF einen direkten negativ-inotropen Effekt, bei Gesunden ist dies gering ausgeprägt und kann daher bei Patienten mit guter LVF eingesetzt werden (**wenn, dann jedoch nur vor der EKZ**, da N_2O eine evtl. be-

stehende Luftembolie in den Koronarien verstärken kann)
- **Inhalationsanästhetika** wirken dosisabhängig negativ ino- und lusitrop, dabei bleibt bei Sevo- wie auch Desfluran der Frank-Starling-Mechanismus intakt. Sie dämpfen die Sympathikusaktivität und bewirken eine Amnesie. In Kombination mit Opioiden können niedrig dosiert alle Inhalationsanästhetika problemlos eingesetzt werden
  - **Sevofluran** ist vergleichsweise kreislaufstabil, kardioprotektive Wirkungen sind beschrieben (bis MAC 1,5 kein „coronary steal" im Gegensatz zu Isofluran, die Protektion scheint über NO-Synthetasen vermittelt)
  - **Desfluran** bewirkt bei abrupter schneller Konzentrationserhöhung eine Sympathikusstimulation

33.2.4 Zwischen Einleitung und Hautschnitt

- die stärksten Reize mit der Gefahr von Blutdruckanstieg, Tachykardie und konsekutiver Myokardischämie sind Laryngoskopie, Hautinzision, Sternotomie und Kanülierung der großen Gefäße
- umgekehrt sinkt mit Abschluss der Einleitung und der fehlenden Stimulation der Narkotikabedarf und es besteht die Gefahr der Hypotension

- **Behandlung einer Hypotension**
- Autotransfusion durch Lagerung, primär mit Volumengabe, sekundär mit Katecholaminen (s. unten)
- TEE-gesteuerte Volumengabe
- ggf. nach Einschwemmen eines PA-Katheters Volumensteuerung nach PCWP

- **Behandlung einer Hypertension**
- ausreichende Narkosetiefe (evtl. Addition von Inhalationsanästhetika)

- Antihypertensiva (Nitroglycerin ist das Mittel der ersten Wahl) oder Natriumprussidperfusor

■ **Behandlung einer Myokardischämie**
- Medikament der 1. Wahl ist Nitroglycerin (1:10 verdünnt) 100-µg-weise fraktioniert i. v., anschl. evtl. Perfusor 0,3–5 µg/kg/min (wenn RR >100–120 mmHg)
- positiv-inotrope Substanzen (wenn RR <90–100 mmHg)
  - Dobutamin 1–10 µg/kg/min und/oder
  - Adrenalin 0,01–0,4 µg/kg/min und/oder
  - Milrinon 0,25–0,75 µg/kg/min
- Kalziumantagonisten
  - Verapamil oder Diltiazem bei supraventrikulärer Tachykardie, Tachyarrhythmie bei Vorhofflimmern, -flattern
  - **Cave:** negativ-inotroper Effekt
  - Nifedipin (Adalat) evtl. zur koronaren Vasodilatation
- Amiodaron einsetzen bei: tachykarde supraventrikuläre Herzrhythmusstörungen (AV-junktionale Tachykardie, supraventrikuläre Tachykardie oder paroxysmales Vorhofflimmern) oder tachykarde ventrikuläre Herzrhythmusstörungen
- evtl. β-Blocker, soweit keine Kontraindikationen

33.2.5 Fremdblutsparende Maßnahmen

- ▶ Kap. 4
- präoperative Eigenblutspende (EBS) bei kardiochirurgische Patienten wegen Kontraindikationen meist nicht durchführbar: schwere respiratorische Störungen, schwere kardiale Störungen (z. B. KHK mit instabiler AP, Herzinfarkt vor weniger als 6 Wochen, hochgradige Aorten-, Mitralstenose), Anämie (Hb <11,5 g/dl und Hkt <34 %)

- präoperative Eigenplasmapherese (PPH), auch bei Anämie und sehr alten Patienten durchführbar
- isovolämische Hämodilution vor EKZ; auch hier Limitierung durch Kontraindikationen: Koronar- und Herzinsuffizienz (Herzinfarkt <3 Monate, Herzklappenfehler), schwere restriktive und obstruktive Lungenerkrankungen, Anämie <11 g/dl
- maschinelle Autotransfusion (MAT)
- medikamentöse Beeinflussung des Blutverlusts (▶ Kap. 3):
  - rechtzeitiges Absetzen von Thrombozytenaggregationshemmern und Umstellen auf Heparinperfusor
- Antifibrinolytika:
  - Tranexamsäure (Cyklokapron) hemmt die Bildung von Plasminogen zu Plasmin, 2 (–4) g perioperativ über Perfusor (z. B. 10 mg/kgKG über 30 min und anschließend 1 mg/kgKG/h), evtl. höhere Dosierung bei Reeingriffen, Aortendissektionen oder HTX, Anpassung bei Niereninsuffizienz; neurotoxisch
  - Desmopressin (Minirin) führt zu einer gesteigerten Thrombozytenausschwemmung aus dem Knochenmark (Dosis: 0,3–0,4 µg/kg i. v., s.c.), Evidenz zur Reduktion des Blutverlusts gering, Erwägung bei anhaltender Blutung und vWS und Urämie oder auch induziertem vWS (AKS)

33.3 Operationsablauf mit Herz-Lungen-Maschine (HLM)

33.3.1 Extrakorporale Zirkulation (EKZ), extrakorporaler Kreislauf (EKK)

Der kardiopulmonale Bypass oder die extrakorporale Zirkulation wird für Operationen am nichtschlagenden Herzen eingesetzt.

■ **Füllung der EKZ (Priming)**

– ≈1000 ml bei Erwachsenen

– plasmaisotone Lösungen z. B. Stero-ISO plus 5000–10.000 IE Heparin

– Blut nur bei deutlich anämischen Patienten oder Kleinkindern

– retrogrades autologes Priming (RAP): nach kristalloider Vorfüllung des venösen Systems und des Kardiotomiereservoirs wird dieses in einen venösen Auffangbeutel geleitet und durch 200–300 ml Patientenblut ersetzt. Patient muss durch Vasopressoren kardiozirkulatorisch stabil gehalten werden

■ **Oxygenatortypen**

– **Bubbleoxygenator:** Arterialisierung des Blutes durch Einblasen von O_2 (Gas in Blutphase) → zeitabhängige Erythrozytenschädigung (Hämolyse), gute CO_2-Elimination, Gefahr gasförmiger Mikroembolien → heutzutage kaum noch verwendet

– **Membranoxygenator**: Blut- und Gasphase sind durch eine gaspermeable Membran getrennt → geringe Hämolyse, schlechtere CO_2-Elimination (Verbesserung der CO_2-Elimination durch Erhöhung der Durchflussrate des Gases und/oder gesteigerte Blutflussrate)

■ **Pumpen**

– das venöse Blut fließt entsprechend dem Druckgefälle passiv in die HLM

– das arterielle Blut wird mit einer Pumpe in die Aorta bzw. A. femoralis zurückgepumpt

– dazu werden **Multiflow-Rollerpumpen** verwendet, mit denen sowohl ein pulsatiler als auch nichtpulsatiler Blutfluss erzeugt werden kann

– mit einer Rollerpumpe kann auch ein Sog erzeugt werden, sodass während einer Operation mehrere Rollerpumpen eingesetzt werden, die auch Blut aus dem Operationsgebiet oder speziellen Kanülen absaugen

– bei vorwärts arbeitenden Pumpen wird das Blut nur wenig traumatisiert, bei Sog besteht hingegen eine erhöhte Gefahr der Erythrozyten- oder Thrombozytenschädigung. Daher sollte die Saugung mit möglichst niedriger und konstanter Rollengeschwindigkeit laufen

■ **Kreislauf der EKZ**

– das venöse Blut fließt über Kanülen aus den beiden Hohlvenen (zwei getrennte Kanülen) oder aus dem rechten Vorhof und der unteren Hohlvene (Stufen- oder Two-stage-Kanüle) in die HLM

– in der HLM wird es mit O_2 angereichert, von CO_2 eliminiert und wie gewünscht temperiert und gelangt über die Aorta oder die A. femoralis in den arteriellen Kreislauf des Patienten zurück

■ **Arterielle Kanülierung**

– Kanülierung der Aorta ascendens. Selten der A. femoralis, wenn die Aorta ascendens selbst betroffen ist (z. B. Aortenaneurysma) oder eine Kanülierung aus anderen Gründen nicht möglich ist

❯ Bei Reeingriffen sollte die Leiste immer zum Kanülieren der A. femoralis vorbereitet werden, da mit starken Verwachsungen zu rechnen ist und die Aorta u. U. verletzt werden kann.

■ **Venöse Kanülierung**

Zwei Kanülen oder Two-stage-Kanülen-Technik (◘ Abb. 33.1 und ◘ Abb. 33.2):

– **Zwei Kanülen**

 – Kanülierung der V. cava superior über das rechte Herzohr und der V. cava inferior ebenfalls über das Herzohr oder über die Vorhofswand durch jeweils eine Kanüle

 – bei **totalem Bypass** werden beide Hohlvenen durch ein Tourniquet oder eine Cava-Klemme abgedichtet, sodass das gesamte venöse Blut in die HLM fließt

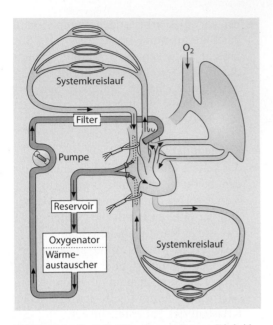

◻ Abb. 33.1   Partieller Herz-Lungen-Bypass. Die beiden Hohlvenenschläuche sind noch nicht fest angeschlungen, sodass nur ein Teil des Bluts in die Maschine fließt und von dort in den Körper zurückgepumpt wird. Der andere Teil des Bluts wird vom Herzen weiter selbst gepumpt

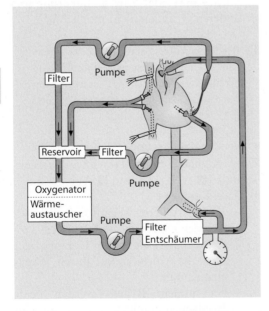

◻ Abb. 33.2   Totaler Herz-Lungen-Bypass. Herz und Lungen sind aus der normalen Zirkulation ausgeschaltet. Die Pfeile geben die Richtung des Blutstroms an. Der arterielle Einstrom erfolgt entweder über die Aorta ascendens oder die A. femoralis

– bei **partiellem Bypass** sind die Tourniquets gelockert bzw. die Cava-Klemmen entfernt, und ein Teil des venösen Bluts fließt weiterhin durch die Lunge und ein Teil wird durch die HLM gepumpt
▬ **Stufenkanüle (Two-stage-Kanüle)**
– Kanülierung über das rechte Herzohr. Die Stufenkanüle wird mit der Spitze in die V. cava inferior vorgeschoben, sodass die weiteren Öffnungen der Stufenkanüle im rechten Vorhof zu liegen kommen
– der Zufluss zum rechten Herzen lässt sich dabei nicht vollständig unterbrechen, sodass Operationen am rechten Herzen oder mit Zugang über den rechten Vorhof (z. B. Trikuspidalklappe, ASD, VSD) nicht durchgeführt werden können, außerdem gelangt ein großer Teil der Kardioplegielösung in die HLM (s. unten)

■ **Kardioplegiekanülierung**
▬ **bei intakter Aortenklappe** erfolgt die Applikation der kardioplegischen Lösung unmittelbar nach Abklemmen der Aorta über eine Kardioplegiekanüle in die Aortenwurzel
▬ **bei mittel- bis hochgradiger Aortenklappeninsuffizienz** wird eine Kanüle nach Aortotomie direkt in die Koronarostien eingeführt
▬ gelegentlich ist eine retrograde Zufuhr der Kardioplegielösung über den Sinus coronarius notwendig (z. B. ausgeprägte Hauptstammstenose, extrem hypertrophierter Ventrikel)

■ **Entlastungs-, Entlüftungskanülen (Vent)**
▬ um eine Überdehnung durch Überfüllung **des linken Ventrikels** während des Herzstillstands zu vermeiden, wird eine Entlastungskanüle **„LV-Vent"** eingelegt. Der LV-Vent wird entweder über eine Pulmonalvene durch den linken Vorhof und die Mitralklappe vorgeschoben oder direkt über die Herzspitze eingeführt.

Besonders bei Aorteninsuffizienz muss der LV-Vent frühzeitig gelegt werden
- nach Einleiten der Kardioplegielösung in die Koronarien fließt diese über den **Sinus coronarius** in den rechten Vorhof und kann hier getrennt abgesaugt werden. Man spricht daher auch vom „**dirty Vent**"
- weitere Absaugmöglichkeiten sind je nach Operation und Operateur möglich (z. B. Pulmonalis-Vent bei Two-stage-Kanüle, um einen totalen Bypass zu ermöglichen)
- über einen „**Koronarsauger**" kann Blut aus dem Operationsgebiet in das Reservoir der HLM abgesaugt werden
- um eine arterielle Luftembolie zu vermeiden, werden je nach Operation (v. a. bei Eröffnung der linken Herzhöhlen) am Ende des kardioplegisches Herzstillstandes **Entlüftungskanülen** in die Aorta ascendens bzw. in die linke Herzspitze eingestochen

33.3.2 Vorgehen vor EKK

- **Antikoagulation**
- vor Anschluss an die HLM wird Heparin (300 IE/kg) i. v. gegeben
- die Kontrolle des Gerinnungsstatus während der EKZ erfolgt mittels der aktivierten Gerinnungszeit (**ACT**) oder mittels Hepcon (**HC**)
- Ziel: ACT >500 s bzw. HC >400 s
- bei ungenügender Heparinwirkung präoperative AT-III-Werte nachsehen, ggf. AT-III-Gabe besonders bei Daueranti-koagulation (Heparinperfusor)
- ACT- bzw. HC-Kontrollen ≈ alle 30 min
- weitere Heparingaben erfolgen entsprechend der ACT bzw. des HC
- mögliches Prozedere bei Patienten mit subakuter bzw. akuter HIT II nach Epoprostenol (Flolan)-Schema (da körpereigenes Prostaglandin der stärkste bekannte Thrombozytenfunktions-inhibitor ist): 0,5 mg Flolan in 50 ml

NaCl lösen, sukzessive über eigenen ZVK-Schenkel einschwemmen: 5 ng/kgKG für 5 min, gefolgt von 10 ng/kgKG für 5 min, gefolgt von 15 ng/kgKG für 5 min, gefolgt von 20 ng/kgKG für 5 min gefolgt von 25 ng/kgKG kontinuierlich. Demnach Zeitbedarf ca 45 min vor geplanter Heparingabe. „Normale" Heparin- (400 IE/kgKG) und später Protamingabe. Kontinuierliche Gabe von 25 ng/kgKG Flolan bis 15 min post Protamin. Cave: Vasodilatation durch Flolan (ggf. Noradrenalinperfusor); Monitoring der gehemmten Thrombozytenaggregation mittels Multiplate möglich

- **Vor Aortenkanülierung**
- Beatmung mit 100 % O$_2$
- Pumonaliskatheter etwas zurückziehen (bei HTPL und Trikuspidalklappenrekonstruktion bis in obere Hohlvene!)
- ausreichende Narkosetiefe und Relaxierung überprüfen, um **Blutdruckanstiege** zu **vermeiden**, ggf. Blutdrucksenkung mit Propofol oder Nitroglycerin. Aufrechterhaltung der Narkose über Propofol-Perfusor oder Gasmischer an der HLM

- **Nach venöser Kanülierung**
- kontinuierliche ZVD-Messung
- auf ZVD-Anstieg und obere Einflussstauung achten (Behinderung des venösen Rückflusses vom Gehirn)

33.3.3 Vorgehen am EKK

- **Beginn des partiellen Bypasses**
- nach Abschluss der arteriellen und venösen Kanülierung kann der Beginn des partiellen Bypasses erfolgen. Während dieser Zeit wird mit 100 % O$_2$ weiterbeatmet

- **Kühlung**
- Kühlung mittels Wärmeaustauscher der HLM (meist 28–32 °C)

- mit Beginn des EKK Wärmematte auf Kühlung einstellen
- zur Oberflächenkühlung des Herzens kann dieses mit Eiswasser übergossen werden

■ **Beginn des totalen Bypasses**
- mit Umleiten des gesamten Bluts über die Herz-Lungen-Maschine beginnt der totale Bypass
- die Beatmung und die zentralen Infusionslösungen werden abgestellt

■ **Aortenabklemmung**
- nach externer Kühlung des Herzens und Eintreten von Asystolie oder Kammerflimmern wird die Aorta in der Regel 2 cm oberhalb der Klappenebene abgeklemmt (**Cave:** artherosklerotische Thrombembolien)
- Beginn der Ischämiezeit des Herzens

■ **Kardioplegie**
- die kardioplegische Lösung (◘ Tab. 33.1) soll den Herzstillstand bewirken und den Energieverbrauch des Myokards auf ein Minimum reduzieren. Des Weiteren soll sie der Energiegewinnung und Membranstabilisierung dienen, eine anaerobe Azidose puffern und durch Hyperosmolarität das bei Ischämie entstehende Myokardödem vermindern
- es gibt verschiedene kardioplegische Lösungen, am häufigsten wird die kardioplegische Lösung nach Bretschneider verwendet, alternativ warme Blutkardioplegie nach Calafiore (Mischung aus Patientenblut/Kalium/Magnesium), kürzere Plegiedauer von 20–30 min, z. B. bei ACB

■ **Myokardialer O_2-Verbrauch (MVO$_2$)**
- **O_2-Verbrauch des Myokards bei Hypothermie** Abnahme des **O_2-Verbrauchs** um 50 % vom Ausgangsniveau pro 7–8 °C Temperaturerniedrigung (◘ Tab. 33.2 und ◘ Tab. 33.3)
- die Blutviskosität steigt pro°C Temperaturabfall um 2 %

❯ Jedes °C Körpertemperatur <37 °C erhöht den pH um 0,015! Ein pH von 7,40 bei 37 °C ergibt bei 27 °C einen pH von 7,55 (dieselbe Blutprobe!), die Messung erfolgt bei 37 °C (Korrektur auf die tatsächliche Patiententemperatur erfolgt

◘ **Tab. 33.2** Myokardialer O_2-Verbrauch in Abhängigkeit von der Temperatur

Temperatur (°C)	% vom Ausgangs-O_2-Verbrauch
37	100
30	50
28	40
25	25–30
20	20
10	10

◘ **Tab. 33.1** Kardioplegische Lösung

NaCl	15 mmol/l	Kaliumhydrogen-2-oxoglutarat	1 mmol/l
KCl	9 mmol/l	Histidin	180 mmol/l
MgCl × 6 H$_2$O	9 mmol/l	Histidin × HCl × H$_2$O	18 mmol/l
Mannit	30 mmol/l	Tryptophan	2 mmol/l

Elektrolyte: K$^+$ 11 mmol/l, Na$^+$ 15 mmol/l, Mg^{2+} 9 mmol/l, Cl$^-$ 60 mmol/l

◘ Tab. 33.3 Myokardialer O_2-Verbrauch unter verschiedenen Bedingungen

	MVO$_2$ (ml/min/100 g)
Herz bei Normothermie (in Ruhe)	8–10
Herz bei Normothermie (unter Belastung)	bis 40–50
flimmerndes Herz	4–7
leerschlagendes Herz	3
kardioplegisch stillgelegtes Herz bei Normothermie	1,5
kardioplegisch stillgelegtes Herz bei 28–30 °C	0,6–1,0
kardioplegisch stillgelegtes Herz bei 17 °C	0,1–0,2

bei entsprechender Eingabe automatisch durch das Gerät).

- die **Applikation** der ca. 4 °C kalten **Kardioplegielösung** erfolgt in der Regel über die Aortenwurzel, gelegentlich durch direkte Kanülierung der Koronarostien, der Abfluss über den Sinus coronarius in den rechten Vorhof
- bei getrennter Kanülierung kann die Kardioplegie über einen Operationssauger abgesaugt werden, bei der Stufenkanüle gelangt sie direkt in die HLM
- gelangt ein Teil der kardioplegen Lösung in die HLM → passagerer Blutdruckabfall
- bei der Stufenkanüle (Two-Stage) gelangt die gesamte Kardioplegie (1–2 l) in die HLM → ausgeprägter Blutdruckabfall, Verdünnung des Bluts und Volumenüberladung, Elektrolytverschiebungen: Na$^+$↓, K$^+$↑, Hb↓ → auf ausreichende Diurese achten, ggf. Stimulation
- vor der Koronarperfusion mit Kardioplegielösung wird z. T. auch

eine Oberflächenkühlung mit Eiswasser durchgeführt. Dabei besteht die Gefahr, dass die im rechts- und linkslateralen Perikard verlaufenden Nn. phrenici Kälteschäden erleiden können („frost bitten phrenicus" → postoperative Zwerchfelllähmung)

- **Perfusionsdruck und Flussrate**
- über die **Höhe des anzustrebenden Perfusionsdrucks (MAP)** während der EKZ gibt es unterschiedliche Ansichten. Die meisten Zentren streben einen MAP von 50–70 mmHg (Kinder 20–40 mmHg) an (◘ Tab. 33.4)
- die Höhe des anzustrebenden Perfusionsdrucks (MAP) während der EKZ sollte in jedem Fall **abhängig vom Gefäßzustand** des Patienten (pAVK, Karotis-, Nierenarterienstenosen), der **Flussrate** und der gewählten **Körpertemperatur** erfolgen
- kurzfristige Druckabfälle unter 30 mmHg werden bei adäquater Perfusion meist problemlos toleriert. In den ersten Minuten der EKZ kommt es häufig zu einem niedrigen MAP durch periphere Vasodilatation und Hämodilution (Primingvolumen, Kardioplegielösung). Ein

◘ Tab. 33.4 Standardflussraten der HLM

	Flussrate der HLM	
	(l/min/m²)	(ml/kgKG/min)
Erwachsene, Normothermie	2–2,6	50–80
pro Grad Temperatur ↓	≈7 %↓	≈7 %↓
	mindestens 1,4	mindestens 34
Kinder, Normothermie	2,2–3,5	80–140
pro Grad Temperatur ↓	≈7 %↓	≈7 %↓
	mindestens 1,4–1,8	mindestens 50

niedriger MAP aufgrund niedriger Fluss-
raten liegt häufig an einem schlechten
venösen Rückfluss durch Fehllage der
venösen Kanüle oder an einer Hypovolämie des Patienten. Kann trotz voller
Flussrate kein ausreichender Perfusionsdruck gehalten werden, ist die Gabe von
Vasokonstriktoren notwendig (z. B. Noradrenalin 5–50 µg)
– bei einem zu hohem MAP ist in erster Linie
eine ausreichende Narkosetiefe zu überprüfen (z. B. Opioide, Benzodiazepine,
Propofol oder Inhalationsanästhetika
über Gasmischer der HLM). In seltenen
Fällen ist die Gabe von Vasodilatanzien
(z. B. Nitroglycerin) notwendig
– die Höhe der **anzustrebenden Flussrate
der HLM** ist **abhängig vom Gefäßzustand**
des Patienten (pAVK, Karotis-, Nierenarterienstenosen), dem **Perfusionsdruck**
und der gewählten **Körpertemperatur**
– CPP = MAP – ICP (5–15 mmHg)
– bei einem MAP <50 mmHg ist der CBF
reduziert und es können schon leichte
Symptome zerebraler Ischämie bei
einem CPP >40 mmHg auftreten. Die
untere kritische Grenze des **MAP bei
Normothermie** liegt bei **50–60 mmHg**,
die des **CPP** bei **35 mmHg**. Bei länger
als 1–2 Monate bestehender Hypertonie
können, aufgrund der Verschiebung der
Autoregulationsgrenze nach oben, schon
bei einem MAP >50 mmHg zerebrale Ischämien auftreten

■ **Störungen während des EKK**
– zu geringer venöser Rückfluss (z. B.
Schläuche knicken oder liegen an, Fehllage der venösen Kanüle, Reservoir hängt
zu hoch, Hypovolämie, venöses Pooling)
– zu geringer arterieller Einstrom
(z. B. Fehllage der Aortenkanüle, Schläuche knicken oder liegen an, Koagelbildung in HLM, defekte Rollerpumpe)

■ **Monitoring während des EKK**
– arterieller Druck (MAP)
– Urinausscheidung

– Temperaturkontrolle (besonders bei
Säuglingen und Kleinkindern ist auch
auf die Kopftemperatur zu achten, da
bei zu tiefer venöser Kanülierung evtl.
eine Seitendifferenz auftreten kann)
– Pupillenkontrolle
– Labor (arterielle und venöse BGA, Hb,
Elektrolyte, ACT bzw. HC, Blutzucker
bei Diabetikern)

■ **Narkose während des EKK**
– bei zunehmender Hypothermie sinkt
auch der Narkotikabedarf (jedoch erst
beim totalen Kreislaufstillstand in tiefer
Hypothermie sind wahrscheinlich keine
Medikamente mehr erforderlich)
– bei zunehmender Erwärmung steigt der
Narkotikabedarf wieder an
– Blutdruckanstiege oder Schwitzen unter
der EKK sind klinische Zeichen eines zusätzlichen Narkotikabedarfs

■ **Totaler Herz-Kreislauf-Stillstand**
– einige Operationen wie z. B. Aneurysma-
operation können nur nach Abstellen der
EKZ im sog. **totalen Kreislaufstillstand**
durchgeführt werden. Die tolerable
Zeit ist vom Ausmaß der Hypothermie
abhängig → bei 18 °C Körperkern-
temperatur bis max. 60 min
– **Hirnprotektion** vor Induktion des Kreis-
laufstillstands
  – Vertiefung der Narkose (Opioide und
  Benzodiazepine)
  – Einsatz einer selektiven Hirnperfusion
  – äußere Kühlung des Kopfs mit Eiswi-
  ckel
  – Optimierung des kolloidosmotischen
  Drucks (KOD-Zielwert: mind. 13–
  15 mmHg)
  – Es gibt keine Evidenz für ein ver-
  bessertes Outcome durch Gabe von
  Thiopental oder eine Prophylaxe mit
  Glukokortikoiden

❯ Die Pupillen werden nach Wiederaufnahme der EKZ erst verzögert wieder
eng!

33.3.4 Vorgehen beim Beenden des EKK

■ **Aufwärmen**
- das Aufwärmen erfolgt nach Anweisung des Operateurs
- Erwärmung mittels Wärmeaustauscher der HLM
- gleichzeitig Wärmematte auf Wärmen einstellen
- Narkosetiefe überprüfen

■ **Beenden der Aortenabklemmung**
- durch Öffnen der Aortenklemme kommt es zur Reperfusion des Myokards und „Auswaschen" der kardioplegischen Lösung aus dem Myokard (Reperfusion)

■ **Partieller Bypass**
- beim partiellen Bypass wird mit niedrigem Tidalvolumen ($F_iO_2 = 1,0$) mitbeatmet
- erneutes Eichen der Messkammern auf Herzhöhe
- **nach langer myokardialer Ischämiezeit** (Aortenklemmzeit) **oder** bei schwer **vorgeschädigtem Myokard** benötigt das Myokard zur Erholung eine **längere Reperfusionszeit**
- beginnt das Herz nicht spontan zu schlagen, wird es mit 10–60 J defibrilliert
- jetzt sollte man sich das Herz ansehen (Kontraktilität, Größe, Herzrhythmus) und ggf. rechtzeitig zum Abgehen von der EKZ medikamentös unterstützen (Vasodilatanzien, positiv inotrope Medikamente)
- routinemäßig werden temporäre atriale und ventrikuläre Schrittmacherelektroden angelegt. Bei bradykarden Rhythmusstörungen wird über die myokardialen Elektroden ein Schrittmacher angeschlossen

■ **Voraussetzungen zum Beenden des EKK**
- Temperatur rektal >36 °C
- ausgeglichener Säure-Basen- und Elektrolythaushalt

- ausreichende Kontraktilität des Herzens
- ggf. kardiovaskuläre Medikamente als Perfusor bereitstellen
- Protamingabe vorbereiten
- ggf. Hämodilutionsblut, EB, EK, FFP und TK bereitstellen

■ **Vorgehen beim Beenden des EKK und mögliche Probleme (◻ Tab. 33.5)**
- vor Beenden des EKK sollten die **Lungen manuell gebläht** werden, um evtl. noch bestehende atelektatische Bezirke zu öffnen. Danach erfolgt die Beatmung mit Tidalvolumen von 6–8 ml/kg und evtl. einem PEEP von 3–6 cm H_2O. Die weiteren Einstellungen werden an der aktuellen BGA orientiert vorgenommen. Vorsichtige Gabe von Katecholaminen, eher Ca^{2+}, da Gefahr der Hypertension, wenn das Reservoirvolumen vollständig zurückgegeben wird. Hypotonie kurzzeitig tolerieren in enger Absprache mit Operateur und Perfusionist
- langsame **Protamingabe** nach Rücksprache mit dem Operateur (s. unten)

■ **Störungen im Säure-Basen – und Elektrolythaushalt**
- ggf. Korrektur mit Natriumbikarbonat nach BGA
- bei $K^+\uparrow$: forcierte Diurese durch Furosemid, Kalziumgabe, ggf. Glukose-Insulin-Infusion (evtl. schon Hämofiltration an HLM)
- bei $K^+\downarrow$: Kaliumgabe
- bei $Ca^{++}\downarrow$: Kalziumgabe und evtl. beim Abgehen von EKK (Hypokalziämie häufig durch EK-Gabe → Ca^{++} als positiv inotrope Substanz nutzbar)

■ **Hypovolämie**
- Volumengabe aus der HLM, dabei ist es sinnvoll, die HLM soweit wie möglich „leerzufahren", um das darin enthaltene Plasma zu erhalten
- rechtzeitiges Bereitstellen von Hämodilutionsblut, EB und EK

▣ **Tab. 33.5** Differenzialdiagnose und Therapie nach EKK (aus Cardiac Anesthesia, Estafanous et al. 2021)

AP	PCWP (LAP)	HZV	Wahrscheinliche Ursache	Therapie
↑	↑	↑	Hypervolämie	Volumenreduktion, Diurese-steigerung, Vasodilatanzien
↑	↑	↓	Vasokonstriktion, Kontraktions-störung	Vasodilatanzien, positiv inotrope Medikamente
↑	↓	↑	Hyperdynamik, flache Narkose	Narkose vertiefen, evtl. β-Blocker
↑	↓	↓	periphere Vasokonstriktion	Vasodilatanzien und Volumengabe
↓	↑	↑	Hypervolämie mit peripherer Vasodilation	abwarten, Vasokonstriktiva
↓	↑	↓	linksventrikuläres Versagen, Bypass-Verschluss?	positiv inotrope Medikamente, Vasodilatanzien, IABP
↓	↓	↑	Vasodilatation	Vasokonstriktiva
↓	↓	↓	Hypovolämie, Blutung, Allergie (PAP, ggf. PCWP)	Volumengabe, ggf. antiallergische Therapie

AP = systolischer arterieller Druck, *PCWP* = Wedgedruck, *LAP* = linksatrialer Mitteldruck, *HZV* = Herzzeitvolumen

■ **Arrhythmien (supraventrikuläre Tachykardie oder Tachyarrhythmia absoluta)**
— Korrektur von Elektrolyt- und Säure-Base-Störungen
— ggf. Kardioversion oder Überstimulation
— Verapamil (Isoptin) 2,5–5 mg i. v., **Cave:** negativ inotroper Effekt
— Digitalisierung oder
— Amiodaron (Cordarex) initial 5 mg/kg (300–450 mg) über minimal 3 min i. v., dann weiter bis 900 mg/Tag über Perfusor

■ **Rezidivierendes Kammerflimmern oder ventrikuläre Tachykardie**
— Korrektur von Elektrolyt- und Säure-Base-Störungen (evtl. zusätzlich Magnesiumgabe)
— Defibrillation
— Lidocain (Xylocain) initial 1–1,5 mg/kg i. v. (50–100 mg), dann weiter 1–4 mg/kg/h über Perfusor oder

— Amiodaron (Cordarex) initial 5 mg/kg (300–450 mg) in minimal 3 min i. v., dann weiter bis 900 mg/Tag über Perfusor

■ **Totaler AV-Block oder Asystolie**
— Korrektur von Elektrolyt- und Säure-Base-Störungen (Kalziumgabe)
— myokardialer Schrittmacher
— evtl. Stimulation mit positiv inotropen Medikamenten (Dobutamin, Adrenalin)

■ **Kontraktilitätsstörungen bei bereits präoperativ schlechter LVF**
— zum Abgehen von der EKZ positiv inotrope Substanzen zur Kontraktilitätsunterstützung verwenden, z. B.
  – Dobutamin (Dobutamin Liquid Fresenius) 1–10-(15) µg/kg/min und/oder
  – Adrenalin (Suprarenin) 0,05–0,4-(1) µg/kg/min und/oder
  – Milrinon (Corotrop) 0,25–0,75 µg/kg/min

33

– Levosimendan, initial 10 min 6–12 μg/kg, danach 0,05–0,2 μg/kg/min

– bei erhöhter Nachlast Vasodilatanzien, z. B. Nitroglycerin (Nitrolingual) 0,3–5 μg/kg/min, und/oder

▬ Kombination von Vasodilatanzien und positiv inotropen Substanzen

▬ bei pulmonaler Hypertonie oder Rechtsherzinsuffizienz evtl. zusätzlich

– Alprostadil/PGE$_1$ (Minprog) 10–50 ng/kg/min oder Iloprost (Ilomedin®) 20 μg inhalativ

– ggf. inhalatives NO 20–30 ppm und/oder Corotrop inhalativ (3 mg/in 10 ml NaCl) über 15 min, um systemische Effekte zu vermeiden

Ist hierdurch keine Verbesserung der Herzfunktion zu erzielen, sollte rechtzeitig die Möglichkeit einer **intraaortalen Ballongegenpulsation** (IABP) zur Verbesserung der Koronarperfusion oder ein **erneuter partieller Bypass** zur Erholung des Myokards und Beseitigung bestehender Probleme in Erwägung gezogen werden.

- **Kontraktilitätsstörungen post EKK**
▬ z. B. durch ungenügenden Fluss im Bypass (zu kleine periphere Gefäße, Vasospasmus, Luft in Koronarien, abgeknickter Bypass, …), perioperativer Myokardinfarkt
▬ primär Behandlung der zugrunde liegenden Störung (falls erkennbar)

⟩ Wichtig

– Exaktes (und wiederholtes) Eichen der Messkammer auf Herzhöhe.

– Immer mehrere Parameter im Zusammenhang und im Verlauf betrachten.

– TEE durchführen.

- **Intraaortale Ballonpumpe (IABP)**
▬ Wirkung: Erhöhung der Koronarperfusion in der Diastole, ausgeprägte Reduktion der linksventrikulären Nachlast, MAP und enddiastolischer Druck fallen leicht

– kardiale Restfunktion von >1,2–1,4 l/min/m^2 notwendig!

– Einführung eines ca. 15 cm langen Ballons meist über eine Leistenschleuse (A. femoralis)

– Entfaltung des Ballons durch Heliuminsufflation in der Diastole im Verhältnis 1:1 bis 1:3 → Triggerung über Oberflächen-EKG oder arterielle Druckmessung

– TEE-Kontrolle → die Spitze des Ballons sollte am Übergang Aortenbogen zur Aorta descendens liegen, unterhalb des Abgangs der linken A. subclavia aus der Aorta → periphere Pulskontrolle der A. radialis links sowie periphere Fußpulse bei Lage über A. femoralis; falls TEE nicht möglich radiologische Kontrolle

– Laktatkontrolle → Anstieg des Laktats bei zu tiefer Lage des Ballons mit konsekutiver Verlegung des Abganges des Truncus coeliacus

- **Gerinnung**
▬ bei **Beenden des kardiopulmonalen Bypasses** wird
▬ **Protamin** eingesetzt (1 ml Protamin 1000 antagonisiert 1000 IE Heparin), um die Gerinnung wiederherzustellen
▬ die Protamingabe sollte **möglichst langsam** und über einen peripheren Zugang gegeben werden, da dadurch die hämodynamischen Auswirkungen geringer sind. Bei **rascher Gabe häufig Blutdruckabfall** durch Vasodilatation (vermutlich histaminvermittelt), **pulmonale Hypertonie** in 0,2–4 % (vermutlich Thromboxan-A$_2$-vermittelt)
▬ nachdem die Hälfte der errechneten Menge gegeben wurde, sollte der Chirurg und der Kardiotechniker informiert werden, da danach die Absaugung von Blut nicht mehr in die EKZ erfolgen sollte (Gefahr der Koagelbildung in der EKZ, womit die EKZ im Notfall nicht mehr verfügbar wäre)
▬ ACT- bzw. HC-Kontrolle nach Protamingabe

- ggf. sind zusätzlich Gerinnungspräparate wie TK, FFP oder Gerinnungsfaktoren erforderlich (besonders nach langer EKK-Zeit)

■ **Flowmessung der Koronarien**
- um den Operationserfolg zu überprüfen bzw. zu dokumentieren, kann eine Flowmessung der Koronarien durchgeführt werden

■ **Thoraxverschluss**
- gelegentlich kommt es bei Thoraxverschluss zu einem passageren Blutdruckabfall
- bleibt der Druckabfall trotz Volumengabe bestehen, sollte u. U. eine Blutung oder ein Abknicken eines Bypasses ausgeschlossen werden

33.3.5 Probleme und Komplikationen post EKK

- Probleme durch operatives Ergebnis (z. B. ungenügende Revaskularisation beim Koronarbypass), veränderte Hämodynamik nach Klappenoperationen oder korrigierten Vitien
- Auswirkungen der EKZ:
  - Gefäßdysregulation
  - Temperaturdysregulation
  - Nachwirkungen der Kardioplegie
  - Störungen der Blutgerinnung (Thrombozytopenie, -pathie, Verdünnungskoagulopathie)
  - Elektrolytimbalancen: Hyperkaliämie, Hyponatriämie, Hypokalzämie
  - Nieren-, Leberfunktionsstörungen sowie gastrointestinale und zerebrale Störungen
  - arterielle Embolien (auch durch versprengte artheromatöse Mikroembolisationen der Aorta oder Herzklappen)
- Nachblutung
- Perikardtamponade
- Low-output-Syndrom

33.4 Besonderheiten bei speziellen Eingriffen

33.4.1 Koronarer Bypass (MCB oder IMA, ACVB)

Patienten, die zu einer koronaren Bypassoperation anstehen, sind insbesondere durch Myokardischämien gefährdet. Blutdruckschwankungen sowie tachykarde und bradykarde Rhythmusstörungen sollten vermieden werden, um die meist eingeschränkte Koronarperfusion nicht noch weiter zu gefährden. Bei minimal invasiven Eingriffen ggf. ELV (entweder mittels DLT oder Bronchusblocker).

33.4.2 Herzklappenerkrankungen

Zu den häufigsten Ursachen von Herzklappenerkrankungen zählen kongenitale und rheumatische Klappenveränderungen. Bei chronischen Erkrankungen der Herzklappen treten Kompensationsmechanismen auf, die das Herzzeitvolumen aufrechterhalten, wie gesteigerter Sympathikotonus, Ventrikelhypertrophie und Dilatation. Diese Kompensationsmechanismen können bereits durch Anästhetika in geringer Dosierung beeinflusst werden und zu einem Abfall des Herzzeitvolumens mit konsekutiver Myokardischämie führen. Ein perioperatives TEE hilft bei der Einschätzung der Volumen- sowie Katecholamintherapie und bei der Beurteilung des operativen Ergebnisses.

33.4.2.1 Aortenstenose

Bei der Aortenstenose ist der Druckgradient zwischen linkem Ventrikel und Aorta erhöht. Es kommt zur Steigerung des LVEDP und zur konzentrischen Linksherzhypertrophie. Das Herz ist anfällig für Myokardischämien auch ohne KHK. Bei Patienten mit schwerer Aortenstenose können bereits

33

geringe Anästhetikadosen eine Kreislauf-depression hervorrufen.

- Tachykardie und RR ↓ vermeiden: bei-des verschlechtert die ohnehin schon gefährdete Koronardurchblutung durch Verkürzung der Diastole bzw. ↓ des dias-tolischen Drucks, bei Tachykardie kein Pancuronium zur Einleitung
- Behandlung der Hypotension primär mit Volumengabe. Mittel der 2. Wahl α-Stimulation mit Noradrenalin, um einen kurzfristigen MAP-Abfall zu the-rapieren. Vorteil gegenüber anderen Katecholaminen: seltener Tachykardie
- ggf. PA-Katheter, um eine Überinfusion und damit LVEDP ↑ bzw. PCWP ↑ zu vermeiden

> **❗ Cave**
> Die Indikation für einen PAK sollte jedoch streng gestellt werden (bestehende pulmonale Hypertonie oder deutlich eingeschränkter LVF), da beim Legen eines PA-Katheters bei Patienten mit Aortenstenose ↑ Gefahr schwerwiegender Rhythmusstörungen bis hin zum Kammerflimmern besteht, da der hypertrophe Ventrikel besonders sensibel ist. Die Reanimation ist wegen der schlechten Koronarperfusion besonders schwierig und häufig erfolglos.

- Behandlung einer Tachykardie: zu flache Narkose ausschließen, Volumenmangel behandeln, O_2-Mangel ausschließen

■ **Sonderfall: idiopathische hypertrophe Subaortenstenose (IHSS)**
- β-Mimetika kontraindiziert (aggravieren die Obstruktion)
- endogene Katecholaminfreisetzung durch ausreichend tiefe Narkose verhindern
- bei Tachykardie: β-Blockade
- Füllungsdrücke (PCWP) im oberen Normbereich halten → Hypovolämie ag-graviert die Obstruktion

33.4.2.2 Aorteninsuffizienz

Bei der Aortenklappeninsuffizienz kommt es durch das Regurgitationsvolumen zwischen Aorta und linkem Ventrikel zur Ventrikel-dilatation und exzentrischen Hypertrophie. Bei chronischem Verlauf erhöht sich der LVEDP und der Vorhofdruck steigt an.

- Herzfrequenzabfall vermeiden (je länger die Diastole, desto größer das Regurgi-tationsvolumen) → keine Kombination von Opioiden und Vecuronium (führt oft zur Bradykardie)
- Anstieg des peripheren Widerstands ver-meiden (erhöht ebenfalls das Regurgita-tionsvolumen)
- Hypovolämie vermeiden bzw. vor Narkoseeinleitung ausgleichen. Katecholamin der Wahl ist Dobutamin wegen peripherer Vasodilatation
- PCWP < LVEDP aufgrund vorzeitigem Schluss der Mitralklappe

33.4.2.3 Mitralstenose

Die Mitralstenose zeichnet sich durch eine Verengung der Klappenöffnungsfläche und einen erhöhten Druckgradienten zwi-schen Vorhof und Ventrikel aus. Mit zu-nehmendem Schweregrad kann es zum pulmonalen Hypertonus und zur Rechts-herzinsuffizienz kommen. Häufig liegt eine absolute Arrhythmie bei Vorhofflimmern vor.

- Tachykardie vermeiden und therapie-ren (längere Diastolendauer → bessere Ventrikelfüllung)
- Knotenrhythmen sehr ungünstig (aktive Vorhofkontraktion fällt weg)
- Hypovolämie vermeiden, Volumen-therapie aber sehr vorsichtig (**Cave:** Überinfusion! → Lungenödem)
- PCWP > LVEDP aufgrund des Gradien-ten über der Stenose! (eher großzügige Indikation zur Katecholamintherapie, aber nicht bei Hypovolämie)
- bei schwerer Hypotension: α-Stimulation

❶ Cave

Indikation für PAK streng stellen, da ↑ Gefahr der Pulmonalarterienruptur, da durch pulmonale Hypertonie starre Gefäße!

33.4.2.4 Mitralinsuffizienz

Die Mitralinsuffizienz führt durch Volumenüberlastung zu Dilatation und Hypertrophie des linken Vorhofs. Anästhetika werden i. Allg. gut toleriert.

- Bradykardie und Anstieg des peripheren Widerstands vermeiden (erhöhen das Regurgitationsvolumen – wie bei Aorteninsuffizienz)
- im Gegensatz zur Mitralstenose ist der linke Ventrikel chronisch volumenüberlastet →weitere Volumenüberladung kann zum Lungenödem führen
- Katecholamin der Wahl ist Dobutamin (Inotropiesteigerung und Senkung des peripheren Widerstands)

33.4.3 Narkose bei zyanotischen Vitien

- Narkoseeinleitung per inhalationem verläuft langsamer durch Rechts-links-Shunt: kardiodepressive Effekte können auftreten, bevor das Kind schläft
- bei intrakardialem Rechts-links-Shunt führt **Ab**nahme des peripheren Gefäßwiderstandes (durch Narkotika) und **Zu**nahme des pulmonalvaskulären Gefäßwiderstands (durch Überdruckbeatmung) zur Zunahme des Shunts
- Behandlung eines „zyanotischen Anfalls" bei infundibulärer Pulmonalstenose: β-Blockade, Volumengabe, α-Stimulation, evtl. Inhalationsanästhetikum

33.4.4 Narkose bei Herzbeuteltamponade

Der grenzgradig kompensierte Patient (normoton, tachykard, gestaute Jugularvenen) kann bei der Narkoseeinleitung innerhalb kürzester Zeit dekompensieren: Abnahme des venösen Rückflusses durch venöses Pooling und erhöhten intrathorakalen Druck unter Beatmung. Ggf. über Perikardiotomia inferior in Analgosedierung

- Einleitung auf dem Operationstisch, Operateur muss bereitstehen, arterieller Zugang obligat
- Vermeidung hoher Beatmungsdrücke (evtl. Verzicht auf Maskenbeatmung – oft ohnehin Rapid-Sequence-Induction erforderlich)
- Anästhetika in reduzierter Dosierung (ggf. Ketamin)
- Volumengabe trotz hohem ZVD bei Narkoseeinleitung
- RR-Abfälle aggressiv mit Vasokonstriktiva behandeln, nach Perikardiotomie ist häufig eine antihypertensive Therapie erforderlich

33.4.5 Narkose bei Patienten mit implantierten Herzunterstützungssystemen

▪ **Mechanische Kreislaufunterstützungssysteme**

Indikationen für mechanische Kreislaufunterstützungssysteme:

- um die Wartezeit für ein Organ zu überbrücken – temporäres System (bridge to transplantat)
- um ein Herz sich erholen zu lassen – temporäres System (bridge to recovery)

33

- unbefristete mechanische Unterstützung, z. B. bei Kontraindikation zur HTX (destination therapy)
- VAD: ventrikuläres Assist device; LVAD (linksventrikuläres Assist device); RVAD (rechtsventrikuläres Assist device); BIVAD: biventrikuläres Assist device; Tandem heart (doppellumige Kanüle) als RVAD
    - Systeme der **1. Generation** haben einen pulsatilen Fluss durch pneumatische oder elektronische angetriebene Pumpen und liegen parakorporal (z. B. Excor)
    - Systeme der **2. und 3. Generation** haben einen nichtpulsativen Blutfluss durch Rotations- bzw Zentrifugalpumpen, diese sind implantiert (also intrakorporal) und werden über eine „driveline" gesteuert (z. B. Heartmate II, HVAD, Incor, Jarvik 2000)
- es gibt eine Reihe von Systemen auf dem Markt. Grundsätzlich muss zwischen univentrikulären und biventrikulären Assist-Systemen unterschieden werden. Da es bei der Implantation solcher Systeme bluten kann, ist die Anlage eines 12-F-Katheters bzw. bei den LVAD eine 9-F-Schleuse obligat

- **Implantation**
- Ziel bei Implantation eines univentrikulären **LVAD**: rechtsventrikuläre Funktion perioperativ aufrechtzuerhalten.
- Monitoring: invasive arterielle Druckmessung, TEE, PA. Monitoring mittels TEE dient zum Ausschluss einer höhergradigen Aorteninsuffizienz oder eines Shuntvitiums vor Implantation sowie nach der Implantation zur Überwachung der linksventrikulären Entlüftung und Füllung (**Cave**: Ansaugen der LV-Kanüle). Fällt das Pumpvolumen ab, ist die häufigste Ursachen Hypovolämie. Kommt es zum schlagartigen Abfall des Pumpenvolumens, ist meist ein Ansaugeffekt der LV-Kanüle die Ursache

- Verwendung von inhalativem NO zur Senkung der rechtsventrikulären Nachlast ist meist erforderlich. Bei den Zentrifugalpumpen (Heartmate II und Berlin Heart Incor) ist das HZV von der Füllung und Nachlast abhängig. Eine Senkung der Nachlast erhöht das Pumpvolumen, indem es den Gradient zwischen Pumpenkammer und Aorta erhöht
- ggf. muss die rechtsventrikuläre Funktion mittels Inotropika und Nachlastsenkung aufrechterhalten werden
- ein niedriger PAP vor der Implantation eines LVADs bei hochgradig reduzierter LV-Funktion zeigt ein Pumpversagen des rechten Ventrikels an, sodass ein LVAD nicht weiterhilft
- bei der Implantation eines **BIVAD** sind Inotropika und ein PAK nicht erforderlich. Das Pumpenvolumen kann nur durch Volumengabe, Erhöhung der Pumpendrehzahl oder Senkung der Nachlast gesteuert werden
    - Monitoring mittels TEE ist auch hier obligat vor Implantation muss eine hochgradige Pulmonalklappeninsuffizienz ausgeschlossen werden

Nach Abgang von der HLM wird das Heparin komplett antagonisiert und eine ACT von 150–180 s angestrebt, auch eine Gabe von Faktoren und TK sind häufig für die Hämostase erforderlich.

33.4.6 Narkose zur Herztransplantation (HTPL)

- **Prämedikation und Vorbereitung**
- keine medikamentöse Prämedikation
- **Antibiotika**: z. B. Imipenem (Zienam) 500 mg vor EKZ, zweite Dosis nach EKZ
- Tranexamsäure (Cyklokapron) nach Rücksprache mit Operateur
- **Immunsuppressiva**: Methylprednisolon (Urbason) 0,5–1,0 g i. v. (nach EKZ)

- **Monitoring, Ausstattung**
- ▶ Abschn. 33.2.1
- ZVK über V. jugularis interna links (alternativ V. subclavia), ggf. zunächst peripheren ZVK in V. basilica vor Einleitung, um zur Einleitung schon Dobutamin laufen zu lassen
- Swan-Ganz-Katheter nur bei kardial extrem grenzwertigen Patienten und ausgeprägter pulmonaler Hypertonie

> Keine Kanülierung der V. jugularis interna rechts, wegen postoperativer Myokardbiopsien!

- **Narkoseführung**
- ▶ Abschn. 33.2.1
- häufig nichtnüchterne Patienten, ggf. Rapid-Sequence-Induction
- bei präoperativer Antikoagulation (Phenprocoumon (Marcumar) oder Thrombozytenaggregationshemmer) ist evtl. die Substitution von PPSB bzw. die Gabe von Desmopressin (Minirin) sinnvoll

- **Zum Abgehen von der EKZ**
- **immer** positiv inotrope Substanzen zur Kontraktilitätsunterstützung verwenden, z. B.
  - Dobutamin (Dobutamin Liquid Fresenius) 1–10-(15) µg/kg/min und/oder
  - Adrenalin (Suprarenin) 0,05–0,4-(1) µg/kg/min und/oder
  - Milrinon (Corotrop) 0,25–0,75 µg/kg/min
- bei pulmonaler Hypertonie oder Rechtsherzinsuffizienz zusätzlich Vasodilatanzien
  - Nitroglycerin (Nitrolingual, Gilustenon) 0,3–5 µg/kg/min und/oder
  - Alprostadil/PGE_1 (Minprog) 10–50 ng/kg/min
  - evtl. inhalatives NO

- **Chirurgische Anastomosen**
- linke und rechte Vorhofanastomose
- Pulmonalarterie
- Aorta

33.4.7 Narkose bei herztransplantierten Patienten für nichtkardiochirurgische Eingriffe

Herztransplantierte Patienten haben ein akzeptables Anästhesierisiko für nichtherzchirurgische Eingriffe und es ist meist kein erhöhtes invasives Monitoring notwendig.

33.4.7.1 Besonderheiten beim herztransplantierten Patienten

- **EKG**
- EKG oft mit zwei P-Wellen
- beim Empfänger bleibt ein Teil des Vorhofs erhalten und auch innerviert
- beim Spenderherz ist der Vorhof vagal denerviert
- die Herzfrequenz entspricht dem Eigenrhythmus des Spenderherzens ohne Vagotonus (d. h. schneller als normal; Ruhefrequenz ≈90–100/min)

- **Reaktion auf Hypotonie und Hypovolämie, Steigerung des HZV**
- **denerviertes Herz**: sympathoadrenerge und vagale Reaktionen fehlen →fehlender bzw. verzögerter Herzfrequenzanstieg bei Hypovolämie. Reaktion nur auf zirkulierende Katecholamine
- die normale Reaktion auf Hypotonie und Hypovolämie mit Reflextachykardie fehlt, das transplantierte Herz reagiert primär mit Erhöhung des Schlagvolumens
- eine Steigerung des HZV ist primär vom venösen Rückfluss abhängig, erst nach 5–6 min reagiert das transplantierte Herz mit Steigerung der Herzfrequenz durch direkte Stimulation des Sinusknoten mit endogenen Katecholaminen, daher sagt man, Herztransplantierte sind **„vorlastabhängig"**, was besonders für die Narkoseeinleitung wichtig ist

■ **Reaktion auf Medikamente**
– Herzfrequenzanstieg auf direkt wirkende Katecholamine, wie z. B. Adrenalin, Dobutamin, Ephedrin, Isoprenalin, Orciprenalin
– Herzfrequenzsenkung nach β-Blocker
– keine Herzfrequenzänderung auf: Atropin, Digoxin, Natriumnitroprussid, Nifedipin, Pancuronium, Neostigmin, Pyridostigmin, Physostigmin

■ **Herzrhythmusstörungen**
– **Ursache** von Herzrhythmusstörungen sind beim Herztransplantierten fehlender Vagotonus, ↑ endogene Katecholaminkonzentration, Transplantatabstoßung
– **Therapie:**
  – Bradyarrhythmie: direkte β-adrenerge Stimulation mit Orciprenalin (Alupent), Herzschrittmacher
  – supraventrikuläre Tachkardie, Vorhofflimmern, -flattern: Verapamil, Procain
  – ventrikuläre Tachykardie: Lidocain sehr vorsichtig, da negativ inotrop!

■ **Hypertonie**
– 75 % aller Herztransplantierten haben eine milde Hypertonie (z. T. aufgrund der Ciclosporintherapie)
– **Therapie:**
  – Kalziumantagonist: Diltiazem (Nifedipin ist wegen starker Vasodilatation weniger gut geeignet)
  – kombiniert mit ACE-Hemmer (wenn notwendig)

– keine β-Blocker, da das transplantierte Herz unter Belastung sehr von endogenen Katecholaminen abhängig ist

■ **Infektion und Immunsuppression**
– Indikation für invasives Monitoring zurückhaltend, wenn dann streng aseptisch, da immunsupprimierte Patienten
– Intubation bevorzugt orotracheal
– bei Transfusion auf CMV-negative Konserven achten
– Ciclosporin ist nephrotoxisch, daher Serumspiegel überwachen

❶ **Cave**
Das transplantierte Herz ist besonders anfällig für Koronarsklerose. In 10–20 % lassen sich nach 1 Jahr und in 50 % nach 5 Jahren angiographisch Koronarsklerosen nachweisen.

❯ Sollte ein ZVK notwendig sein, möglichst die rechte V. jugularis interna meiden (Zugang für Myokardbiopsie).

Literatur

Estafanous FG, Barash PG, Reves JG (2001) Cardiac Anesthesia, Principles and Clinical Practice, 2. Aufl. Lippincott Williams & Wilkens

Anästhesie zur Lebertransplantation

Cornelius Busch, Michael Heck und Michael Fresenius

Inhaltsverzeichnis

34.1 **Pathophysiologische Besonderheiten – 668**

34.2 **Anästhesiologisches Management – 668**
34.2.1 Prämedikation, Vorbereitungen – 668
34.2.2 Monitoring – 669
34.2.3 Narkoseführung – 669

34.3 **Chirurgische Technik – 669**
34.3.1 Präparationsphase – 669
34.3.2 Anhepatische Phase – 670
34.3.3 Reperfusion – 670

34.4 **Anästhesiologische Besonderheiten – 671**
34.4.1 Transfusion – 671
34.4.2 Gerinnung – 671
34.4.3 Elektrolyte – 671
34.4.4 Glukose – 672
34.4.5 Säure-Basen-Haushalt – 672
34.4.6 Niere – 673
34.4.7 Körpertemperatur – 673
34.4.8 O_2-Verbrauch – 673
34.4.9 Besonderheiten bei Kindern – 673

34.1 Pathophysiologische Besonderheiten

- **Kardiovaskuläre Veränderungen**
- meist hyperdynamer Zustand, HZV >10 l/min
- ↓ SVR durch erhöhte periphere a. v.-Shunts → ↓ periphere O_2-Ausschöpfung
- portale Hypertonie

- **Pulmonale Veränderungen**
- meist niedrignormaler p_aO_2 durch
    - ↑ intrapulmonale Rechts-links-Shunts
    - alveoläre Hypoventilation (Aszites)
    - ↓ Diffusionskapazität (Zunahme der Extrazellulärflüssigkeit)
    - Rechtsverschiebung der O_2-Dissoziationskurve (2,3-Diphosphoglycerat)

- **Veränderungen der Nierenfunktion**
- ↓ Rindenperfusion und intrarenale Shunts ↑
- ↑ Konzentration von Renin, Angiotensin, Aldosteron (→ Hypokaliämie)
- ↑ ADH durch ↓ SVR und Hypotension

- **Blutgerinnung**
- Thrombozytopenie (durch Knochenmarkdepression, Hypersplenismus, subklinische DIC) bzw. Thrombozytopathie
- Verminderung der in der Leber produzierten Gerinnungsfaktoren (besonders Faktor VII)
- erhöhte fibrinolytische Aktivität

- **Elektrolytstörungen**
- Hypo- oder Hypernatriämie möglich
- Hypokaliämie (Konzentration von Aldosteron, inadäquate Zufuhr, Diuretika)
- Kalzium meist vermindert

- **Säure-Basen-Haushalt**
- Alkalose (durch Hyperventilation infolge Hypoxämie) oder
- Azidose möglich (durch Lebernekrose und hämodynamische Störungen)

- **Glukosestoffwechsel**
- Hypoglykämie (gestörte Glukoneogenese, ↓ Glykogenolyse, ↓ Glykogenvorräte) oder
- Hyperglykämie (Insulinresistenz und ↑ Glukagonspiegel)

- **Enzephalopathie**
- Ammoniak ↑ (normal: 11–48 µmol/l) → gesteigerte Empfindlichkeit auf Hypnotika, Benzodiazepine, Opioide

34.2 Anästhesiologisches Management

- **MELD-Score**

Die Organvergabe erfolgt nach dem MELD-Score (Model for End-Stage Liver Disease), welcher sich aus den Werten von Bilirubin (mg/dl), Kreatinin (mg/dl, max. 4) und Blutgerinnungszeit (INR) errechnet.

$$MELD-Score = 10 \times \begin{bmatrix} 0{,}957 \times \log\left(Kreatinin\right) \\ +0{,}378 \times \log\left(Bilirubin\right) \\ +1{,}12 \times \log\left(INR\right) + 0{,}643 \end{bmatrix}$$

Der MELD-Score gilt für Patienten älter 12 Jahre. Der maximale Wert beträgt 40. Anhand dieses Scores werden die Dringlichkeit der Transplantation abgeleitet und die Organe verteilt.

34.2.1 Prämedikation, Vorbereitungen

- keine medikamentöse Prämedikation
- Narkoseprotokoll, Protokoll für BGA und Labor, Massivtransfusionsprotokoll
- **Antibiose** z. B. 2 g Ceftriaxon (Rocephin) und 0,5 g Metronidazol (Clont) (zweite Dosis nach 8 h!!)
- **Immunsuppressiva**
    - Methylprednisolon (Urbason) 10 mg/kg i. v. in der anhepatischen Phase

34

- Ciclosporin (Sandimmun) 1,5 mg/kg, nur nach Absprache mit dem Operateur (wegen inhärenter Nierenproblematik)
- **Immunglobuline** erst gegen Ende der Operation bei stabilen Blutungsverhältnissen bzw. nach der Operation auf der Intensivstation
  - **Cytotect** gegen Cytomegalievirusinfektion 1 ml/kg i. v. intraoperativ bei High-risk-Patienten (Spender CMV + und Empfänger CMV-), zusätzlich Ganciclovir (Cymeven) 2-mal 5 mg/kg/Tag i. v.; anschließend 6-mal 500 mg für 6 Wochen
  - **Hepatect** 1-mal 2000 IE i. v. bei Patienten ohne Antikörper gegen Hepatitis B (HBs-Ag-negativ/Anti-HBs-negativ/Anti-HBc-negativ) bzw. bei HBs-Ag-positiven und Anti-HBs-Ak-negativen Empfängern 10.000 IE intraoperativ in der anhepatischen Phase und anschließend 2000 IE/Tag für eine Woche

34.2.2 Monitoring

- EKG
- Pulsoxymetrie
- Kapnometrie
- Magensonde (**Cave:** Ösophagusvarizen)
- arterieller Katheter in A. femoralis und/oder A. radialis rechts
- 3-Lumen-ZVK oder ggf. Pulmonaliskatheter über 9-Fr-Schleuse
- Temperatursonde (rektal, nasopharyngeal, ggf. pulmonalarteriell)
- Blasenkatheter

> Beide Arme werden ausgelagert. Linker Arm ist nur begrenzt nutzbar, keine venösen Zugänge in untere Extremitäten, Wärmematte.

34.2.3 Narkoseführung

- Rapid-Sequence-Induction (RSI) mit Präoxygenierung: orale Intubation, möglichst ohne vorherige Maskenbeatmung (Patient ist nie nüchtern!)
- mögliche Narkosetechniken: balancierte Anästhesie, ggf. intraoperativ Umstellung des Opiats auf Remifentanil wegen eingeschränkter Leberfunktion
- der **ZVD** sollte bei 5–10 mmHg gehalten werden
- die **Beatmung** sollte nach Eröffnung der Anastomosen möglichst ohne PEEP erfolgen (bessere Leberdurchblutung)

34.3 Chirurgische Technik

5 Anastomosen, davon 4 Gefäßanastomosen
- suprahepatische V. cava
- infrahepatische V. cava
- Pfortader (anschließend Leberperfusion!)
- A. hepatica
- Versorgung des Gallengangsystems (Cholezystektomie, anschließend End-zu-End-Anastomose [Choledochocholedochostomie]) mit T-Drain. Bei technischen Schwierigkeiten wird eine Roux-Y-Anastomose mit innerer Schienung durchgeführt

34.3.1 Präparationsphase

- Laparotomie → intraabdominelle Druckentlastung → Störung des Gleichgewichts zwischen Flüssigkeitsabstrom aus Intravasalraum und Aszitesrückresorption
- Kollateralbildungen und fragile Gefäße → schwierige chirurgische Blutstillung, größte kardiovaskuläre Veränderungen durch **Volumenverlust**

- Verschluss von V. portae und V. cava → Zunahme der chirurgischen Blutung durch erhöhte portale Hypertension
- **Therapie:** Volumengabe vor und während Abklemmen, ggf. Vasopressoren

34.3.2 Anhepatische Phase

- Piggy-Back-Technik (V. cava wird nur partiell ausgeklemmt, dadurch weniger hämodynamische Beeinträchtigung). Alternativ Abklemmen von V. portae und V. cava → venöser Rückstrom ↓ um 50 % → ↓ HZV → schwere Hypotension
  - **Therapie:** ggf. niedrigdosiert Katecholamine bereits kurz vor Abklemmen
- ↓ Nierenperfusion, ↑ portale Hypertension mit diffusen Ödemen im Gastrointestinaltrakt
- Gabe von Methylprednisolon (Urbason) 10 mg/kg i. v. als Kurzinfusion. Ciclosporin (Sandimmun) nur nach Absprache mit dem Operateur (wegen inhärenter Nierenproblematik)
- restriktive Volumenzufuhr
- Elektrolyte und Säure-Basen-Haushalt bis zum Ende der anhepatischen Phase korrigieren

34.3.3 Reperfusion

Ausschwemmung von Kalium, sauren Stoffwechselprodukten, vasoaktiven Substanzen (Kininen), fibrinolytischen Substanzen aus Organ, Abfall der Körpertemperatur um 2 °C; ggf. im Effluat Kaliumgehalt nach Spülung des Organs mit G5 und vor Öffnung des venösen Abflusses mittels BGA messen

- **Postreperfusionssyndrom**
- Abfall des systemischen Blutdrucks um mindestens 30 % für mind. 5 min
- schwere Hypotension (häufigste Ursache Rechtsherzversagen)
- Bradykardie
- supraventrikuläre und ventrikuläre Arrhythmien und elektromechanische Entkopplungen bis hin zum Cardiac Arrest können auftreten (Hyperkaliämie)
- PAP ↑, ZVD ↑
- **Therapie:**
  - diese schwerwiegenden hämodynamischen Veränderungen sind passager und verschwinden ≈10–15 min nach Reperfusion (ZVD ↑ und leichte arterielle Hypotension können bestehen bleiben)
  - **Prophylaxe** vor Reperfusion: **Gabe von Kalziumchlorid** 0,5–1 g **und NaHCO$_3$** 1 mmol/kg i. v., um das Postreperfusionssyndrom abzuschwächen, ggf. kleine Dosen positiv inotroper Substanzen (z. B. Adrenalin) und Vasokonstriktoren (z. B. Noradrenalin) bei kardiovaskulärer Depression zur Überbrückung, ggf. niedrig dosiert Dobutrexperfusor zur Reperfusion mitlaufen lassen
  - anschließend Gabe von Ca^{2+} und NaHCO$_3$ nach Wert
  - der ZVD sollte 5–10 mmHg nicht überschreiten → besserer venöser Abstrom aus Transplantatleber (nach übermäßigen Volumenbedarf in der anhepatischen Phase kann evtl. ein Nitro-Perfusor indiziert sein)
- in der Reperfusionsphase sind initial häufige Kontrollen von BGA, Kalium, BZ und Gerinnung (→ **Reperfusionskoagulopathie,** Abschn. 34.3.2) erforderlich

34

- als **Ätiologie** werden diskutiert: akute Hyperkaliämie, Azidose, Hypothermie, systemische Reflexvasodilation, Prostaglandinfreisetzung

34.4 Anästhesiologische Besonderheiten

34.4.1 Transfusion

- Einsatz eines Massivtransfusionssystems wie z. B. Level 1
- Einsatz des Cell-Savers (bis zu 35 % Retransfusion)
- bei Tumorpatienten kein Cell-Saver
- EK-Gabe bei Hb <8 g/dl

34.4.2 Gerinnung

- Ausgangsparameter: Quick, PTT, TZ, Fibrinogen, AT III, Thrombozytenzahl, ggf. -funktion
- die Leber produziert folgende Gerinnungsfaktoren: Faktor I (Fibrinogen), II (Prothrombin), V, VII, IX, X, XI, XII, außerdem die Gerinnungsinhibitoren Antithrombin III, Plasminogen, α_1-Antitrypsin und α_2-Makroglobin

34.4.2.1 Veränderungen durch Massivtransfusion

- Koagulopathie durch Dilution
- Koagulopathie durch Verbrauch

- **Reperfusionskoagulopathie**

Die Konzentration aller Gerinnungsfaktoren fallen mehr oder minder nach der Reperfusion ab (verstärkt durch instabilen Kreislauf und Temperaturabfall von 2 °C).

- **Mögliche Ursachen**
- Dilutionseffekt durch Spülung

- aktive Fibrinolyse (Freisetzung von Plasminaktivatoren aus Endothel der Spenderleber)
- disseminierte intravasale Gerinnung
    - Verlust der hepatischen Clearance-Funktion
    - Antigen-Antikörper-Reaktionen
- Freisetzung von Heparin aus der konservierten Leber („Heparineffekt")
- Hypokalzämie

In der Reperfusionsphase häufige Kontrollen folgender Gerinnungparameter:
- Quick, PTT, Thrombinzeit, Reptilasezeit, Fibrinogen, AT III, Hemochron
- Thrombelastogramm (gut für die zeitnahe Erfassung der Gerinnung, da direkt im OP möglich)
- zur serienmäßigen Beurteilung eignet sich die „clot observation time" (COT) → 3 ml Nativblut in standardisierte Glasröhrchen (Norm: Gerinnung nach 8–12 min/22 °C; keine Gerinnselauflösung)

34.4.3 Elektrolyte

- **Kalium**
- bei Leberzirrhosepatienten besteht eine chronische Hypokaliämie
- **vor Reperfusion keine Kaliumsubstitution**; mit der Reperfusion kommt es zu einem akuten Kaliumanstieg (Einschwemmung aus ischämischen Hepatozyten, verstärkt durch metabolische Azidose)
- vor Freigabe der Transplantatleber werden Kaliumwerte im mittleren bis unteren Normbereich angestrebt. Höhere Werte werden mit Glukose/Insulin therapiert (100 ml 20 % Glukose + 10 IE Altinsulin [1 IE/2 g] nach ½ h Kontrolle), zusätzlich prophylaktische Gabe von Natriumbikarbonat vor Reperfusion (s. oben) → K^+ ↓

- in der Postreperfusionphase kommt es in der Spenderleber (bei guter Transplantatfunktion) durch Diffusion von Kalium von extra- nach intrazellulär zu einer Kaliumverschiebung. Es entwickelt sich eine Hypokaliämie. Jetzt kann und sollte ein K$^+$-Einsatz erfolgen

- **Kalzium**
- (ionisiertes Kalzium: Normalwert 1,1–1,4 mmol/l)
- bei der LTPL besteht die Gefahr einer Citratintoxikation (Serumcitratanstieg mit Abfall des ionisierten Kalziums und Kreislaufdepression)
- die Leber ist normalerweise in der Lage, das 100-fache der normalen Serumcitratkonzentration während einer einzelnen Passage zu metabolisieren. Bei einer Citratüberschwemmung kommt es auch zu einer Hypokalzämie, da Citrat ionisiertes Kalzium bindet
- Hypothermie, verminderte Leberdurchblutung und Hyperventilation erhöhen zusätzlich die Gefahr der Hypokalzämie
- Gesamt-Kalzium-Werte (im Labor gemessen) können irreführend sein
- deutliche Effekte auf die Gerinnung hat die ionisierte Hypokalzämie erst <0,5 mmol/l
- kardiale Phänomene können schon bei Werten <0,75 mmol/l Ca^{2+} auftreten
- eine Ca^{2+}-Substitution erfolgt nicht routinemäßig, sondern nur bei einem erniedrigten ionisierten Kalziumspiegel
- Ca^{2+}-Substitution durch CaCl$_2$ (kein Ca-Glukonat, da vom Lebermetabolismus abhängig)
- **Cave:** Ca-Glukonat und CaCl$_2$ haben verschiedene Molarität, bei CaCl$_2$ wird mehr ionisiertes Ca^{2+} freigesetzt
    - 10 ml Ca-Glukonat 10 % **(0,225 mmol/ml)**
    - 10 ml Ca-Glukonat 20 % (0,45 mmol/ml)
    - 10 ml CaCl$_2$ **(0,5 mmol/ml)**

34.4.4 Glukose

- anhepatische Phase: Hypoglykämie (fehlende Glukoneogenese und Glykogenolyse werden erst ab 90 min relevant)
- Reperfusionsphase: initialer Anstieg durch Glukosefreisetzung aus Spenderleber
- zur Leberpräservation werden meist die HTK (Histidin-Tryptophan-Ketoglutarat) oder die UW- (University of Wisconsin-)Lösung verwendet. Um diese Lösungen und Metabolite sowie Kalium aus dem Organ auszuschwemmen wird gespült. Falls der Operateur eine Spüllösung mit Glukose verwendet, steigt initial nach Reperfusion kurzfristig der Glukosegehalt im Systemkreislauf an. Eine persistierende schwere Hyperglykämie ist ein früher prognostischer Parameter für eine schlechte Transplantatfunktion (sensitiver soll der Quotient aus Plasmaglukosespiegel und Gesamtsauerstoffverbrauch VO_2 sein)

34.4.5 Säure-Basen-Haushalt

- intraoperativ ist sehr **häufig** eine **Azidose** zu beobachten
- **Ursachen:**
    - Zufuhr saurer Metaboliten über Blutprodukte
    - Abklemmen der V. cava inferior
    - reduzierter Abbau von Citrat und Laktat
    - niedrige Körpertemperatur
- die **Korrektur** erfolgt mit Natriumbikarbonat oder Tris-Puffer
- **postoperativ** entsteht durch den Citratmetabolismus eine **metabolische Alkalose**, die mehrere Tage anhält (für jedes metabolisierte Mol Citrat entstehen 3 Mol Bikarbonat). Die metabolische Alkalose kann mit HCl ausgeglichen werden

34

34.4.6 Niere

- eine intraoperative **Oligurie** ist nicht selten
- **Ursachen:**
  - vorbestehendes hepatorenales Syndrom
  - Reduktion der Nierendurchblutung
  - Hypovolämie während großer Flüssigkeitsverschiebungen
  - Nephrotoxizität von Ciclosporin (eher postoperativ)
- rechtzeitige Furosemidgaben bzw. Mannit-Infusionen (Osmofundin 15 %) können eine adäquate Diurese unterstützen
- die Urinmenge sollte mindestens 1 ml/kg/h betragen

34.4.7 Körpertemperatur

Wärmeverluste durch
- große Wundfläche und hohen Volumenumsatz
- Reperfusion des Spenderorgans (neue Leber ca. 1,5 kg, 4 °C) → Temperatursturz um 2 °C → Einsatz von Wärmematten und angewärmten Infusionen

34.4.8 O₂-Verbrauch

Der O_2-Verbrauch VO_2 reduziert sich in der anhepatischen Phase um 25 %. Nach der Reperfusion muss der O_2-Verbrauch bei initialer Transplantatfunktion um 40–50 % ansteigen. Bei fehlendem Anstieg des VO_2 besteht der Verdacht auf eine initiale Nichtfunktion des Transplantats. Diese Veränderungen zeigen in Abhängigkeit von der Grunderkrankung unterschiedliche Profile.

$$VO_2 = \left(c_a O_2 - c_v O_2\right) \times HZV \times 10\left(ml / min\right)$$

$c_a O_2$	$(1{,}39 \times Hb \times S_a O_2) + (0{,}003 \times p_a O_2)$
$c_v O_2$	$(1{,}39 \times Hb \times S_v O_2) + (0{,}003 \times p_v O_2)$
$S_a O_2$	arterielle O_2-Sättigung (Angabe als Absolutwert, z. B. 0,95)
$S_v O_2$	gemischtvenöse O_2-Sättigung (aus Pulmonalarterie)

34.4.9 Besonderheiten bei Kindern

- ein Swan-Ganz-Katheter ist in der Regel bei kleinen Kindern nicht nötig
- der venovenöse Bypass ist nur bei Kindern >20 kg einsetzbar. Je kleiner die anatomischen Verhältnisse, um so mehr behindern die Bypassschläuche die Operation
- **Reperfusionsprobleme** sind bei Kindern **stärker ausgeprägt** als bei Erwachsenen, d. h. eine akute Hyperkaliämie mit Bradykardie bis Asystolie kommt bei bis zu 10 % der Kinder vor
- Anastomosen je nach Alter sehr klein, insbesondere die der A. hepatica. Um einen Verschluss zu vermeiden, wird deshalb häufig direkt postoperativ mit der Antikoagulation begonnen
- Organ häufig zu groß für einen kleinen, ödematösen Körper. Bei forciertem Bauchdeckenverschluss kann sich die Leberperfusion verschlechtern, in diesem Fall wird die Bauchdecke sekundär verschlossen

Anästhesie bei geriatrischen und hochbetagten Patienten

Michael Fresenius, Michael Heck und Cornelius Busch

Inhaltsverzeichnis

35.1 Physiologische Veränderungen – 676
35.1.1 Physiologische Alterungsprozesse – 676
35.1.2 Pharmakologische, altersbedingte Veränderungen – 678
35.1.3 Anästhesiologisches Management von geriatrischen und hochbetagten Patienten – 678

Weiterführende Literatur – 681

© Springer-Verlag GmbH Deutschland, ein Teil von Springer Nature 2023
M. Heck et al. (Hrsg.), *Repetitorium Anästhesiologie*, https://doi.org/10.1007/978-3-662-64069-2_35

■ **Definition nach der WHO**
- **geriatrischer** Patient: Geriatrie-typische Multimorbidität und Alter ≥**70** Jahre
- **betagter** Patient: Alter >**80** Jahre
- **hochbetagter** Patient: Alter >**90** Jahre
- im Jahr 2013 waren 20 % der Bevölkerung in Deutschland >65 Jahre; dieser Anteil wird bis 2040 nochmals deutlich ansteigen! (◘ Abb. 35.1) Etwa. 50 % dieser Personen benötigen in ihrer verbleibenden Lebensspanne einen chirurgischen Eingriff (meist Kataraktoperation, TUR-Prostata, osteosynthetische Maßnahmen bei Femur- oder Humerusfrakturen, Herniotomie, Cholezystektomie etc.)

Ähnlich wie Säuglinge und Kleinkinder keine kleinen Erwachsenen sind, so sind geriatrische Patienten **keine** grauhaarigen und verrunzelten **Erwachsenen**!

■ **Prädiktoren für eine erhöhte perioperative Mortalität**
Das **Alter an sich** ist kein Risikofaktor für eine erhöhte Mortalitätsrate!
Prädiktoren für eine erhöhte perioperative Mortalität geriatrischer Patient sind:

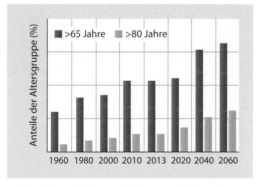

◘ **Abb. 35.1 Demografische Entwicklung in Deutschland.** Anteile der Altersgruppen der Über-65-Jährigen und der Über-80-Jährigen in Deutschland von 1960 bis 2060. (Mod. nach Statistisches Bundesamt, Stand: 2013, Berechnungen: BIB 2015, ▶ http://www.bib-demografie.de)

- der chirurgische Eingriff selbst (Notfalleingriff und/oder Thorax- und abdomineller Eingriff)
- präoperativer Albuminspiegel (reflektiert den Ernährungszustand)
- Anzahl und Schwere von Begleiterkrankungen
- die kumulative Zeit einer tiefen Anästhesiephase (BIS <45) → Neuromonitoring ist empfohlen
- postoperatives kognitives Defizit (POCD) ▶ Kap. 59.

Eine Anästhesie im höheren Lebensalter ist mit einem erhöhten Risiko für den Verlust der Autonomie und einer Verschlechterung des Selbsthilfestatus verbunden! Es treten vermehrt Myokardinfarkte, Apoplexe, Delir und POCD auf!

35.1 Physiologische Veränderungen

35.1.1 Physiologische Alterungsprozesse

- Lipofuszinablagerungen in den Organen
- Verlust von Parenchymzellen und Zunahme von interstitiellem Gewebe → reduzierte Kompensationsmöglichkeit aller Organsysteme:
  - insbesondere Abnahme des Herzzeitvolumens, der GFR und der tubulären Funktion der Niere
  - zwischen dem 30. und 85. Lebensjahr nimmt die Vitalkapazität (VC) der Lunge um 40 % und der Grundumsatz (GU) um 20 % ab
- **Abnahme des Wassergehalts** und der **Muskelmasse** des Körpers, **Zunahme des Fettgehalts** (ca. 35 % zwischen dem 20. bis 70. Lebensjahr) **und** Abnahme **des Blutvolumens** → Änderungen der Ver-

teilungsräume für Anästhetika! → veränderte Verteilungsvolumina; besonders für Substanzen, die eine hohe Proteinbindung und/oder Lipophilie aufweisen (Abnahme des zentralen Verteilungsvolumens mit vergleichsweise höheren Konzentrationen im Plasma und ZNS)!

- **Herz-Kreislauf-System**
- allgemein altersbedingte Arteriosklerose → totaler peripherer Gefäßwiderstand ↑ → Afterload ↑ → Linksherzhypertrophie
- Verlust von Myozyten, Reizleitungsfasern und Sinusknotenzellen
- Abnahme des HZV infolge geringerer Kontraktilitätsleistung
- maximaler koronarer Blutfluss um 65 % vermindert
- Abschwächung der adrenergen Stimulation (**β-Rezeptoren** ↓) → der maximale Anstieg der Herzfrequenz ist beim 75-jährigen Patienten ca. 20 % niedriger als im Alter von 20 Jahren

- **Respiration**
- Abnahme von Vitalkapazität, des exspiratorischen Reservevolumens und der Gesamtcompliance infolge einer Rigidität des Thorax und Abbau der elastischen Lungenfasern → meist restriktive Ventilationsstörungen im Alter → erschwerte Atemarbeit, Abnahme der Kraft und Ausdauer der Atemmuskulatur
- Abnahme von FEV_1 und FVC und Atemgrenzwert
- Zunahme des Residualvolumens und der funktionellen Residualkapazität (FRC)
- Abfall des p_aO_2:

$$p_aO_2 = 102 - \frac{1}{3} Alter$$

- **Neurologie**
- Abnahme der Hirnmasse mit Normdruckhydrozephalus, Neuronenschwund im Cortex und Thalamus
- Abnahme der Nervenleitgeschwindigkeit (NLG)
- Beeinträchtigung des Kurzzeitgedächtnisses
- Abnahme des Seh- und Hörvermögens
- **Abnahme der Neurotransmittersyntheserate** (Morbus Parkinson: Dopaminmangel; Morbus Alzheimer: Acetylcholinmangel in Rinde und zentralen Kernen)
- **Abnahme der Anzahl der Opioidrezeptoren** bei jedoch erhöhter Sensibilität → **Cave:** länger anhaltende Atemdepression bei normaler Dosierung, dasselbe gilt für die Benzodiazepine, deren klinische Wirkung im höheren Lebensalter schlecht abgeschätzt werden kann!

- **Niere**
- GFR ↓, RBF ↓, Wirkung von ADH ↓ → Fähigkeit zur Urinkonzentration nimmt ab! Verminderung des Körperwassers und Verlust von Elektrolyten (mangelnde Rückresorption)
- verminderte renale Elimination von Medikamenten → nach dem 40. Lebensjahr nimmt die GFR jedes Jahr um 1 ml/min ab; d. h. dass ein 70-jähriger Patient im Vergleich zu einem 40-jährigen eine um 30 ml/min reduzierte GFR hat
- **Cave:** Kontrastmittel, NSAR, Hypovolämie
- verminderte Durstperzeption

- **Leber**
- Reduktion der Lebermasse und Reduktion der Leberperfusion → verminderte Proteinsynthese und verminderte Elimination von Substanzen

■ Endokrinium

— 50 % aller geriatrischen Patienten haben eine **pathologische Glukosetoleranz**, 7 % aller Patienten >70 Jahre und 17–25 % der Patienten älter als 85 Jahre haben einen **manifesten Diabetes mellitus**
  – Beachtung von Begleiterkrankungen, die sich aus der Makro- (pAVK, KHK) und Mikroangiopathie (diabetische Nephropathie und Neuropathie) bei Diabetes mellitus ergeben!
  – Beeinflussung der gastralen Motilität (Aspirationsgefahr!) oder des neuromuskulären Monitorings!

■ Thermoregulation

— eingeschränkte Fähigkeit zur Vasokonstriktion führt zur perioperativen Hypothermie, das Kältezittern tritt erst bei niedrigeren Temperaturen auf!

35.1.2 Pharmakologische, altersbedingte Veränderungen

■ Änderung von Pharmakokinetik (Tab. 35.1)

— Aktivitätsabnahme der **Phase-I-metabolisierenden Enzyme** → oxidativer Abbau ↓, Glukuronidierungsvorgänge sind alters**un**abhängig! (Bevorzugung von Lorazepam, Lormetazepam, Temazepam, Oxazepam)

— Abnahme des Verteilungsvolumen und Zunahme des Körperfetts

— **Abnahme** des Albumins (–20 %) und damit **der Proteinbindung** → **höhere Wirkspiegel** der freien, nichtgebundenen Medikamente

— reduzierte Clearance von bestimmten ndMR (Vecuronium, **Rocuronium**) → evtl. Bevorzugung von **(Cis)-Atracurium**, ggf. Mivacurium (diskrete Wirkverlängerung [Plasmacholinesterase ↓ mit zunehmendem Alter])

□ Tab. 35.1 Altersbedingte Veränderung der HWZ

	β-HWZ bei Patienten <40 Jahre	β-HWZ bei Patienten >65 Jahre
Fentanyl	3,1–3,65 h	15,4 h
Alfentanil	1,2–1,6 h	2,3 h
Midazolam	2,5 h	4,3 h
Diazepam	32 h	72 h

■ Änderung von Pharmakodynamik

— erhöhte Rezeptorempfindlichkeit gegenüber Benzodiazepinen und Opioiden

35.1.3 Anästhesiologisches Management von geriatrischen und hochbetagten Patienten

■ Monitoring

— erweitertes, intraoperatives Monitoring empfohlen:

— EEG-Monitoring zur Überwachung der Narkosetiefe (Vermeidung einer zu tiefen Narkose mit Mortalitätszunahme!) → die Zeit der im EEG nachweisbaren „burst suppression"-Phasen sollte kleiner als 5 % der gesamten Anästhesiedauer sein! Tiefere Narkosestadien sollten vermieden werden (BIS-Wert <40 bzw. Narcotrend-Statium E oder F)

Anmerkung: BIS-Wert und Klinik

— 100 wach: Reaktion auf Ansprechen

— 80 milde Sedation – Amnesie: Reaktion auf lautes Ansprechen/Schütteln

> - **60 Allgemeinanästhesie**, keine Reaktion auf lautes Ansprechen
> - **40 tiefe Hypnose**
> - **20–10** „burst suppression"
> - **0** Null-Linie auf EEG, fehlende Hirnaktivität

- Relaxometrie zur Quantifizierung des Muskelrelaxation und Vermeidung von postoperativer Restrelaxation mit Gefahr der Hypoxie und Aspiration
- erweitertes kardiovaskuläres Monitoring (invasive Blutdruckmessung, ST-Strecken-Analyse, semiinvasive Pulskonturanalyse-Verfahren) zur Vermeidung intraoperativer arterieller Hypotoniephasen
- ZVK-Anlage zur Applikation von vasoaktiven Substanzen und perioperativer Flüssigkeitstherapie sowie supplementierender parenteraler Ernährung

■ **Prämedikation und allgemeines perioperatives Vorgehen**

- die medikamentöse Prämedikation stellt insbesondere beim betagten Patienten eine Ausnahme dar! (**Cave**: mögliche paradoxe Reaktion auf Benzodiazepine). Falls eine Prämedikation medikamentös durchgeführt wird, kontinuierlicher Überwachung des Patienten!
- Überprüfung der Medikamentenanamnese und Vermeidung einer Polypharmazie (**Cave**: Medikamenteninteraktion! Überprüfung mittels spezieller Software z. B. AiDClin-Programm)
- frühzeitige Begleitung der (hoch)betagten Patienten durch Angehörige bzw. ihm vertraute Menschen, möglichst bereits schon im Aufwachraum
- Mitgabe von Hörgeräten, Brillen und evtl. Zahnprothesen in den OP (Aufwachraum)
- „Prewarming" des Patienten und präoperative Temperaturmessung (sublingual!)

■ **Regionalanästhesie**

- grundsätzlich können alle regionalanästhesiologischen Verfahren beim geriatrischen Patienten angewandt werden!
- Voraussetzung: Kooperationsfähigkeit, fehlende allgemeine Kontraindikationen!
- in der Alterstraumatologie kann die präoperative Blockade des N. femoralis den intra- und postoperativen Opioidverbrauch deutlich reduzieren und die Lagerung auf den OP-Tisch vereinfachen! Eine gute Schmerztherapie kann die Inzidenz eines postoperativen Delirs reduzieren!
- **Anmerkung**: eine Regionalanästhesie mit **zusätzlich sedierenden, intravenösen Medikamenten** zeigt **keine Vorteile** gegenüber einer Allgemeinanästhesie bezüglich der Einschränkung postoperativer kognitiver Leistungen!

■■ **Rückenmarknahe Anästhesieverfahren**

- veränderte peridurale und spinale Wirkung von (LA-)Anästhetika, da der Blutfluss zum Subarachnoidalraum im Vergleich zum jüngeren Patienten reduziert ist → **längere Wirkung der Lokalanästhetika**!
- das Volumen der Zerebrospinalflüssigkeit reduziert ist → **höhere Ausbreitung der SPA** (Blockade 3–4 Segmente höher im Vergleich zum jüngeren Patienten), verstärkt durch eine geringere Lendenlordose und thorakalen Kyphose!
- **vermehrte systemische Resorption** → die Dura ist im Alter für Lokalanästhetika durchlässiger (**Cave**: LA-Intoxikation, ► Kap. 13)!
- geringere Inzidenz von postpunktionellen Kopfschmerz
- aufgrund der altersbedingten Gefäßveränderungen vermehrt **arterielle Hypotonien**

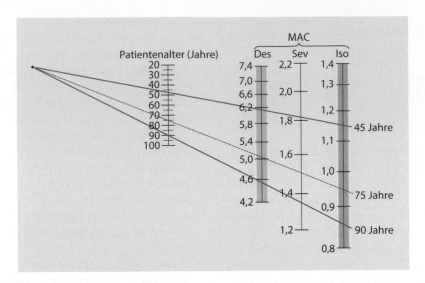

▣ Abb. 35.2   Altersabhängige Abnahme des MAC-Werts (Mod. nach Rivera et al. 2009)

■■ **Periphere Nervenblockaden**
— verkürzte Anschlagszeiten → geringere Anzahl an myelinisierten Nerven
— verlängerte Dauer der motorischen und sensorischen Blockade

■ **Allgemeinanästhesie**
— Abnahme der für eine adäquaten Narkosetiefe notwendigen **volatilen Anästhetikakonzentration** (Abnahme des MAC-Wertes um ca. 0,6 %/Jahr im Vergleich zum 40-jährigen Patienten; ▣ Abb. 35.1) → Verwendung von **Desfluran** und evtl. Sevofluran (rasche Abatmung ohne wesentliche Metabolisierung) (▣ Abb. 35.2).
— **Dosisreduktion der Injektionsdosis** um ca. 30–40 % und langsame Injektion (Vermeidung der Kreislaufdepression). Die kontextsensitive Halbwertszeit von z. B. Propofol (▣ Abb. 35.3) ist verlängert; das Erwachen ist hierdurch verzögert!

— **vermehrte Sensitivität** auf **Opioide**, daher Dosisreduktion; verlängerte Wirkzeit, ausreichend lange postoperative Überwachung! Verwendung von Remifentanilperfusor (organfunktionsunabhängige Elimination)!

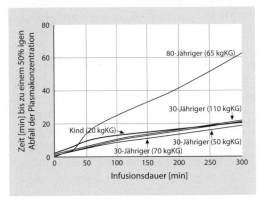

▣ Abb. 35.3   Kontextsensitive Halbwertszeit (altersabhängig) von Propofol (Mod. nach Schüttler 2000)

— **erhöhte Anschlagszeit der Muskelrelaxanzien** bedingt durch verminderte Muskelperfusion; Wirkzeitverlängerung der Steroidmuskelrelaxanzien in Abhängigkeit von eingeschränkter Leber- und Nierenfunktion. So z. B. verlängert sich der „recovery index" (Zeit von einer 75 %igen zu einer 25 %igen neuromuskulären Blockade) für Vecuronium von 15 auf 50 min, für Rocuronium von 13 auf 22 min und für Pancuronium von 40 auf 60 min

35

- zur Einsparung von zentralwirksamen Opioiden sollte die **postoperative Schmerztherapie** mit Metamizol, Paracetamol oder Lidocaininfusion ergänzt werden. Von Vorteil ist für größere viszeralchirurgische Eingriffe die intraoperativ bereits genutzte, thorakale Periduralanästhesie
- eine Normothermie während des gesamten Eingriffes ist wichtig (Vermeidung von Wundinfektion und POD). Risikofaktoren für eine perioperative Hypothermie sind: Alter >60 Jahre, ASA-Klassifikation >1, erniedrigter Body-Mass-Index (BMI), Diabetes mellitus mit diabetischer Neuropathie und präoperative Körperkerntemperatur <36 °C
- vollständige neuromuskuläre Erholung bei Operationsende
- postoperative Druckulkus- und Thrombembolieprophylaxe (an Nierensituation angepasst)

- **Anmerkung**: Ein „triple low" von niedrigen Bispektralen-Index (BIS)-Werten (<20 bzw. EEG-Suppression) und **niedrigem Blutdruck** trotz **niedriger Inhalationsgaskonzentration** geht mit einer erhöhten Letalität und verlängerter Krankenhausverweildauer einher!

Weiterführende Literatur

Rivera R et al (2009) Perioperative drug therapy in elderly. patients. Anesthesiology 110(5):1176–1181

Rundshagen I (2013) Anästhesiologische Strategien bei Hochbetagten. Refresher Course Nr. 39. Aktuel Wiss Anästh 2013:29–33

Schüttler J, Ismen H (2000) Population pharmacokinetics of propofol: a multicenter study. Anesthesiology 92:727–738

Anästhesie bei minimal-invasiver Chirurgie

Michael Fresenius, Michael Heck und Cornelius Busch

Inhaltsverzeichnis

36.1 **Auswirkungen eines Pneumoperitoneum – 684**
36.1.1 Besonderheiten des Kapnoperitoneums – 685
36.1.2 CO_2-Speicherkompartimente – 685
36.1.3 Elimination des intraperitoneal insufflierten CO_2 – 686

36.2 **Komplikationen des Pneumoperitoneums – 686**

Weiterführende Literatur – 687

© Springer-Verlag GmbH Deutschland, ein Teil von Springer Nature 2023
M. Heck et al. (Hrsg.), *Repetitorium Anästhesiologie*, https://doi.org/10.1007/978-3-662-64069-2_36

■ **Indikationen**

laparoskopische Eingriffe

━ im Bereich der Gynäkologie (Diagnostik, Entfernung von Ovarialzysten oder Uterus, Sterilisation, etc.)

━ im Bereich der Abdominalchirurgie (Cholezystektomie, Appendektomie, Hernioplastiken bei Inguinalhernien, laparoskopische Sigmaresektionen,...)

━ im Bereich der Urologie (radikale Prostatektomie oder Nephrektomie mittels DaVinci, …)

━ im Bereich der Traumatologie/Orthopädie bei Eingriffen am Knie-, Schulter- und Hüftgelenk

━ im Bereich der Herzchirurgie (minimalinvasive Bypasschirurgie)

■ **Anästhesieverfahren**

━ Intubationsnarkose mit Magensonde Den Magen möglichst vor OP-Beginn leersaugen wegen Verletzungsgefahr durch die inserierten Trokare

━ ausgeführt als lachgasfreie, balancierte Anästhesie oder

━ als TIVA mit Propofolperfusor und einem Opioid, z. B. Sufentanilboli oder Remifentanilperfusor

36.1 Auswirkungen eines Pneumoperitoneum

Durch den Anstieg des intraabdominellen Drucks (IAP) kommt es zu folgenden Veränderungen:

■ **Hämodynamik**

━ der intraabdominelle Druck (IAP) >15 mmHg führt zur Druckerhöhung in der V. cava inferior und konsekutiver Abnahme des Blutflusses um bis zu 50 %, meist ≈20 %

━ **Abnahme des HZV** um bis zu 70 % aufgrund mangelnder Herzfüllung bzw. Preload (ggf. auch Zunahme des HZV um 10 % bei Kopftieflagerung)

━ **Zunahme** des **totalen peripheren Widerstandes** (SVR) um bis zu 230 % aufgrund eines direkten Effektes der IAP-Erhöhung als auch aufgrund einer erhöhten **Katecholamin-** und **Vasopressinfreisetzung** sowie der **Aktivierung des Renin-Angiotensin-(Aldosteron-)Systems**

━ Dehnung des Peritoneums mit vagaler Reizantwort und Bradykardien

━ Erhöhung des intrathorakalen Drucks mit Anstieg von ZVD, PAP und PCWP

━ → damit ähneln die Effekte nach Anlage des Pneumoperitoneums einer Beatmung mit erhöhtem PEEP

Die Auswirkungen auf die Hämodynamik sind abhängig vom insufflierten Gasvolumen bzw. vom intraabdominellen Druck (IAP) sowie vom intravasalen Volumenstatus:

━ IAP ↑ → venöser Rückfluss ↓ → Preload ↓ → **HZV ↓**

━ IAP ↑ → SVR ↑ → Afterload ↑↑ → **HZV ↓**

■ **Respiration**

━ in Allgemeinanästhesie → Compliance ↓, FRC und Totalkapazität ↓ (≈18 %) sowie Rechts-links-Shunt ↑ (≈17 %)

━ IAP ↑ → Verstärkung der Auswirkungen der Allgemeinnarkose

━ IAP ↑ → Beatmungsspitzen- und -plateaudruck ↑ → Tolerierung höherer, intraoperativer Beatmungsdrücke

━ der Gasaustausch ist nicht beeinträchtigt → $AaDO_2$ normal, jedoch Oxygenierungsbeeinträchtigung durch Reduktion der FRC

━ das Atemminutenvolumen bzw. die alveoläre Ventilation muss zur adäquaten CO_2-Elimination um 20–50 % erhöht werden! Im Sinne der lungenprotektiven Beatmungsstrategie erfolgt dies primär über eine Steigerung der Atemfrequenz. Bei inadäquater CO_2-Elimination und Überschreitung der CO_2-Pufferkapazität → Entstehung einer Hyperkapnie mit respiratorischer Azidose → Abnahme der myokardialen Kontraktilität, systemische Vasodilatation mit Hypotension sowie pulmonale Vasokonstriktion mit Rechtsherzbelastung!

■ **Splanchnikusgebiet**
▬ zu Beginn der CO_2-Insufflation Anstieg des venösen Rückstroms mit konsekutiver Steigerung des Herzzeitvolumens (HZV) aufgrund der Kompression des Splanchnikusgebiets
▬ später bei IAP >15 mmHg Abnahme des venösen Rückstroms aufgrund Anstieg des Venendrucks mit Kollaps der Splanchnikusvenen → venöse Rückstrom ↓ → Vorlast ↓ → Nachlast ↑ → Schlagvolumen ↓ und das HZV ↓
▬ reflektorischer Anstieg der Herzfrequenz zur Aufrechterhaltung eines ausreichenden HZVs

■ **Nierenfunktion**
▬ konsekutive Abnahme des Perfusionsdruck
▬ **vermehrte** Freisetzung von **ADH** und **Aktivierung des Renin-Angiotensin-Aldosteron-Systems** → Reduktion der Urinausscheidung
▬ Gefahr der Tubulusnekrose

■ **Leberfunktion**
▬ IAP ↑ → portalvenösen Blutflusses ↓
▬ transienter Anstieg der Leberenzyme
▬ **Anmerkung**: laparoskopische Eingriffe sind auch bei Patienten mit Child-Pugh-Klasse A- und B- Leberzirrhose sicher!

■ **Endokrinologie**
▬ Anstieg von Vasopressin mit seiner wasserretinierenden und vasokonstringierenden Komponente
▬ Anstieg der **Noradrenalin- und Adrenalinplasmakonzentration**

36.1.1 Besonderheiten des Kapnoperitoneums

▬ die **CO_2-Resorption** ist abhängig von:

– Höhe des intraabdominellen Drucks (die Resorption des insufflierten CO_2 ist bei ↑ IAP infolge einer Kompression der peritonealen Bauchgefäße geringer)
– Peritonealoberfläche
– HZV
– Dauer der CO_2-Insufflation
– Temperaturdifferenz zwischen Gas und Bauchhöhle bzw. Blut

→ eine genaue Vorhersage über das Ausmaß der CO_2–Resorption ist aufgrund der oben genannten multiplen Variablen nur schwer möglich!
▬ Ort der CO_2-Insufflation (retroperitoneal > peritoneal)
▬ **die Elimination** des resorbierten CO_2 erfolgt letztendlich über die alveoläre Ventilation
– AMV verdoppelt → pCO_2-Halbierung
– AMV halbiert → pCO_2-Verdoppelung, jedoch mit zeitlicher Verzögerung

36.1.2 CO_2-Speicherkompartimente

▬ **Speichervermögen** für CO_2 im menschlichen Organismus ≈120 l
– in gelöster Form (abhängig vom Partialdruck)
– chemisch gebunden (in Form von Bikarbonat): $CO_2 + H_2O \leftrightarrow HCO_3^- + H^+$
▬ Speicherkompartimente
– **schnelle Kompartimente:** Blut und parenchymatöse Organe mit hoher Perfusion
– **mittelschnelle Kompartimente:** Muskulatur und Organe mittlerer Perfusion
– **langsame Kompartimente:** Knochen, Fett und schlecht perfundierte Organe (erst nach Tagen)
▬ eine CO_2-Resorption von 2 ml/kgKG führt rechnerisch bei unverändertem Atemminutenvolumen (AMV) zu einem

durchschnittlichen Anstieg des arteriellen pCO_2 um 1 mmHg! D. h. bei einem 75 kg schweren Patienten würde bei 6 l CO_2-Insufflation und vollständiger Resorption der pCO_2 um 40 mmHg ansteigen → Untersuchungen haben jedoch gezeigt, dass unter einem **Pneumoperitoneum** der **pCO_2 nur um ≈10 mmHg** ansteigt, d. h. die tatsächlich aufgenommene Gasmenge ist deutlich geringer (≈1500 ml) als die errechnete Menge
- die **CO_2-Resorption** erfolgt nicht gleichmäßig, sondern ist zu Beginn und am Ende der Gasinsufflation am größten (geringere Kapillarkompression)
- bei der **extraperitonealen Insufflation** kommt es zur kontinuierlich hohen CO_2-Resorption aufgrund der erhöhten Resorptionsfläche (erhöhte Resorption bei der Entwicklung eines Hautemphysems)

36.1.3 Elimination des intraperitoneal insufflierten CO_2

- ein Großteil des Gases wird über den Trokar wieder abgelassen
- Resorption über das Peritoneum (die verbleibende Gasmenge von ≈1500 ml wird überwiegend nach Ablassen des Pneumoperitoneums absorbiert) und „Abatmung" in der postoperativen Phase → erhöhte Atemarbeit

36.2 Komplikationen des Pneumoperitoneums

- **Übelkeit und Erbrechen** (in 50–60 % der Fälle nach Anlage eines Pneumoperitoneums) → Anlage einer Magensonde und diesen leersaugen

- postoperative meist rechtsseitige **Schulterschmerzen**
- **Oxygenierungsstörungen** infolge Abnahme der FRC, Ausbildung von dorso-basal gelegenen Atelektasen
- **Rhythmusstörungen** in ca. 10 % der Fälle (VES bei Hyperkapnie und Sinusbradykardien bei vagaler Reizantwort auf den peritonealen Zug)
- **kardiale Dekompensation** bei Herzinsuffizienz durch Afterload-Erhöhung
- **respiratorische Dekompensation** durch zusätzliche Erhöhung der Atemarbeit bei schwerer obstruktiver oder restriktiver Ventilationsstörung
- **Verletzung intraabdomineller Strukturen** (besonders beim Einstich des ersten Trokars) → präoperativ: Magensonde und Blasenkatheter bei Eingriffen im Unterbauch und kleinen Becken sowie ausreichende Muskelrelaxierung
- **intraoperative Auskühlung** bei vermehrter und längerer Insufflation von kaltem CO_2-Gas
- **Tubusdislokation**: durch den ↑ IAP kann es zu einer kranialen Verschiebung des Zwerchfells möglicherweise auch mit Verlagerung des Lungenhilus und dadurch bedingter Dislokation des Tubus in einen Hauptbronchus kommen
- **Spontanpneumothorax** (selten) infolge
  - Alveolarruptur besonders bei bestehender COPD
  - Übertritt von CO_2 vom Abdomen in die Pleurahöhle durch Zwerchfellruptur
  - Diffusion im dünnen Bindegewebebereich des Trigonum lumbocostale
  - Maßnahme: Zuwarten meist möglich; CO_2 resorbiert sich schnell; bei hämodynamischer Instabilität ggf. Thoraxdrainagenanlage
- **CO_2-Embolie**:
  - Inzidenz: mit 0,0014–0,6 % sehr selten, jedoch hohe Letalität (28 %)
  - Klinik: Hypotension, Arrhythmien bis hin zur Asystolie und Zyanose

36

sowie ein initialer Anstieg der endtidalen CO_2-Konzentration mit sekundärem schnellem Abfall im Rahmen des Herzkreislaufversagens
- Diagnostik: intraoperative Echokardiographie, BGA
- Therapie: Beendigung des Pneumoperitoneums, Kopftief- und Linksseitenlagerung, Beatmung mit 100 % O_2, moderate Hyperventilation, bei hämodynamischer Instabilität Gabe von Noradrenalin, evtl. Dobutamin oder Adrenalin zur Inotropiesteigerung, evtl. Iloprost-Vernebelung oder NO-Inhalation

- **Hautemphysem**
- **Hypothermie** → aktive Wärmung

Weiterführende Literatur

Hömme R (2011) Anästhesie bei laparoskopischen Eingriffen. Anaesthesist 60:175–188

Anästhesie bei Patienten mit implantierten Herzschrittmachern und/oder Defibrillatoren

Michael Fresenius, Michael Heck und Cornelius Busch

Inhaltsverzeichnis

37.1   Herzschrittmacher – 690
37.1.1   Einige Schrittmacherfunktionsmodi und deren Abkürzungen – 690
37.1.2   Allgemeine SM-Probleme/Komplikationen – 691
37.1.3   Möglichkeiten der intraoperativen SM-Stimulation – 691
37.1.4   Anstieg der Reizschwelle von Herzschrittmachern – 691
37.1.5   Anästhesie zur Anlage eines Herzschrittmachers – 692
37.1.6   Anästhesie bei Patienten mit Herzschrittmacher – 692

37.2   Implantierbare antitachykarde Schrittmachersysteme (Defibrillator) – 694
37.2.1   Anästhesie zur Anlage eines Defibrillators – 695

Weiterführende Literatur – 696

© Springer-Verlag GmbH Deutschland, ein Teil von Springer Nature 2023
M. Heck et al. (Hrsg.), *Repetitorium Anästhesiologie*, https://doi.org/10.1007/978-3-662-64069-2_37

37.1 Herzschrittmacher

■ Historie

1882	Erste Stimulation des Herzens durch Zeimsen
1958	Erste subkutane Implantation eines Herzschrittmachers durch Senning und Elmquist in Stockholm
1962	Erster Einsatz eines transvenösen, subkutan platzierten Schrittmachers
2014	Erster intrakardialer Schrittmacher (VVIR-Modus) verfügbar

■ Indikationen
▬ permanenter Schrittmacher
 – AV-Block Grad III (fixiert oder intermittierend)
 – Sick-Sinus-Syndrom (SSS)
 – Bradykardie/Bradyarrhythmie mit
 klinischer Symptomatik
 – Synkopen kardialer Genese
 – Karotis-Sinus-Syndrom mit klinischer
 Symptomatik
▬ passagerer Schrittmacher
 – therapierefraktäre Bradykardie mit
 hämodynamischer Auswirkung
 (z. B. HF <40/min oder Pausen >3 s)
 – bifaszikulärer Block mit Synkopen
 (RSB und linksposteriorer Hemiblock

oder linksanteriorer Hemiblock) →
Gefahr eines intraoperativen totalen
AV-Blocks
 – AV-Block Grad I und Linksschenkel-
 block (LSB)
 – AV-Block Grad II Typ Mobitz

■ Klassifikation der Herzschrittmacher:
◘ Tab. 37.1

37.1.1 Einige Schrittmacherfunktionsmodi und deren Abkürzungen

■ VVI
Stimulation des Ventrikels bei Herzfrequenzabfall unterhalb der SM-Frequenz mit der Gefahr der HZV-Reduktion bei SM-Stimulation
infolge fehlender Vorhofkontraktion und verminderter Ventrikelfüllung.

■ AOO oder VOO
Starrfrequenter oder asynchroner Modus
mit der Gefahr der Induktion von Kammerflimmern und Parasystolie.

■ AAI oder AAT
Bedarfs- oder Synchronmodus, bei dem die
Detektion des Vorhofimpulses entweder zu
einer Hemmung des Schrittmachers führt

◘ Tab. 37.1 NBG-Schrittmacher-Code (North American Society of Pacing and Electrophysiology/ Britisch Pacing and Electrophysiology)

Position I	Position II	Position III	Position IV	Position V
Stimulationsort	Sensingort	Betriebsart	Frequenzadaptation	Multisite Stimulation
O = keine	O = keine	O = keine	O = keine	O = keine
A = Vorhof	A = Vorhof	T = getriggert	R = frequenzadaptiert	A = Multisite Stimulation im Atrium
V = Ventrikel	V = Ventrikel	I = inhibiert		V = Multisite Stimulation im Ventrikel
D = doppelt (A+V)	D = doppelt (A + V)	D = doppelt (T + I)		D = Multisite Stimulation im Atrium und Ventrikel

z. B. VVI: Position I = V, Position 2 = V, Position 3 = I

37

(AAI-Modus) oder bei dem der Schrittmacherimpuls nach der Herzeigenaktion in die anschließende Refraktärzeit des Myokards einfällt → **Indikation**: z. B. eine Sinusknotendysfunktionen bei intakter AV-Überleitungszeit.

■ **VVIR, DVIR und DDDR**

Frequenzadaptierte Schrittmachersysteme, bei denen das HZV über die Herzfrequenzänderung an die jeweilige Belastung adaptiert wird.

Die Steuerung erfolgt über:

- Vibrations- oder Bewegungswahrnehmung (Piezoelektrokristall) (**Cave:** Shivering, z. B. infolge Hypothermie oder durch volatile Anästhetika induziert, führt zum Anstieg der Stimulationsfrequenz)
- Kerntemperatur/zentralvenöse Bluttemperatur
- QT-Intervall
- S_vO_2 (Abnahme der S_vO_2 → HF↑)
- interventrikuläre Impedanz/rechtsventrikuläres Schlagvolumen → Wechsel von Spontanatmung auf maschinelle Beatmung führt zu Thoraximpedanzveränderungen → HF ↑
- rechtsventrikuläre Druckänderung
- Kombination verschiedener Sensoren

37.1.2 Allgemeine SM-Probleme/Komplikationen

- Gefahr von Vorhofflimmern und Kammerflimmern bei Einfall des SM-Spikes in die vulnerable Phase des Myokardaktionspotenzials
- Thrombophlebitis und Thrombose
- Auslösung einer SM-Dysfunktion durch Elektrokautern oder andere elektromagnetische Störungen
- Nichtregistrierung eines intravasalen Volumenmangels bei fehlendem Frequenzanstieg
- Myokardperforation und Perikardtamponade

- Elektrodendislokation → Ausfall der SM-Stimulation und ggf. Auslösung von Arrhythmien durch Elektrodenspitze
- Diaphragmastimulation
- Ösophagusverletzung bei ösophagealer Stimulation (Ösophagusvarizen!)
- Hautreizung beim externen Stimulationsmodus
- Device-Infektion

37.1.3 Möglichkeiten der intraoperativen SM-Stimulation

- mit externen Klebeelektroden (ventrale, präkordiale und dorsale, interskapuläre Positionierung) → bei der transthorakalen Stimulation sind höhere (40–200 mA) und längere (20–40 ms) Reizstromstärken im Vergleich zur transvenösen Stimulation notwendig → infolge Muskelkontraktionen und Schmerz sollte unter Stimulation mindestens eine Analgosedierung durchgeführt werden!
- über Stimulationskanal eines speziellen 5-lumigen Pulmonaliskatheter (Chandler-Sonde der Firma Baxter) oder direkte Platzierung einer Stimulationssonde über eine 5F-Schleuse
- mit Hilfe einer transösophagealen Sonde → Vorschieben der Sonde bis ≈35 cm aboral, bis eine Kammer- oder Vorhofstimulation nachweisbar ist. Kammerstimulation **nicht** immer möglich! **Cave:** bei AV-Block höheren Grades!

37.1.4 Anstieg der Reizschwelle von Herzschrittmachern

Durch
- Hyperkapnie
- Hypernatriämie
- Hypokaliämie → Negativierung des Ruhepotenzials
- Hypoxie

— Mineralokortikoide
— Verkürzung der Impulsdauer → höhere Reizschwelle

37.1.5 Anästhesie zur Anlage eines Herzschrittmachers

— in den meisten Zentren werden die Herzschrittmacher **in Lokalanästhesie**, die vom Kardiochirurgen durchgeführt wird, implantiert
— alternative Verfahren:
  – **Analgosedierung** z. B. mit Alfentanil- und Midazolamboli
  – **Allgemeinanästhesie** (Inhalationsanästhesie empfohlen)

■ **Mögliche intraoperative Komplikationen**
— Luftembolie
— Pneumothorax
— Myokardperforation mit Zeichen der Perikardtamponade oder akuten Blutung
— frühzeitige Elektrodendislokation

■ **Postoperatives Vorgehen**
— radiologische Lagekontrolle der Elektrodenlage
— Elektrolytkontrolle

37.1.6 Anästhesie bei Patienten mit Herzschrittmacher

37.1.6.1 Präoperative Vorbereitung

Minimale präoperative Diagnostik bei Elektiveingriffen:
— EKG (Bestimmung der SM-Abhängigkeit ggf. nach Abschalten eines passageren Schrittmachers)
— Thoraxröntgen [Nachweis über Anzahl, Lage und Verlauf der Elektrode(n)] → Feststellung anhand der Anzahl und Lage der Elektroden, ob es sich um einen Defibrillator, einen Schrittmacher oder um ein CRT-System handelt

— Elektrolytbestimmung (Serumkalium in Normbereich!)
— Einsicht in den Schrittmacherausweis (Implantationszeitpunkt und -grund, derzeitig eingestellter Betriebsmodus und Frequenz, Batteriestatus) → kardiologisches Konsil bei >12 Monaten zurückliegender Kontrolle oder neuaufgetretener kardialen Symptomen nach Implantation

37.1.6.2 Anästhesieverfahren bei Patienten mit Herzschrittmachern

❯ Grundsätzlich sind alle modernen Anästhesieverfahren bei SM-Patienten anwendbar!

— bei **Regionalanästhesien** sollte eine mögliche Beeinflussung der Reizschwelle durch das applizierte **Lokalanästhetikum** vermieden werden. Sonographisch gesteuerte Plexusblockade oder Einzelblock → keine direkte Irritation des SM durch angewandte **Nervenstimulatoren** bei der Platzierung von Plexusanästhesien!
— bei **Allgemeinanästhesien** kann es gelegentlich zu Interaktionen kommen: ausgelöst durch bestimmte **Medikamente** wie z. B.
  – **Etomidat** → Beeinflussung von frequenzadaptierten SM durch **Myoklonien**
  – **depolarisierende Muskelrelaxanzien** → ausgelöste Muskelfaszikulationen führen beim frequenzadaptierten SM-Typ zu Tachykardien (im Falle eines Defibrillators zur Schockauslösung infolge KF-Fehlinterpretation)
  – **Lachgas** → bei frisch implantierten SM kommt es zur Dilatation der Schrittmachertasche mit der Gefahr des Kontaktverlusts des SM-Gehäuses und intermittierendem Funktionsausfall
— weitere Faktoren, welche die Schrittmacherfunktion beeinflussen:

37

– **evozierte Potenziale** (z. B. SSEP bei Karotisoperationen) bei implantierten VDD- oder DDD-Schrittmachern → Stimulationsimpuls kann als Vorhofaktion detektiert und fälschlicherweise an den Ventrikel weitergeleitet werden!
– **Diathermieimpuls** infolge einer Umprogrammierung des SM-Aggregats (Phantomprogrammierung)
– intraoperatives **Elektrokautering** bei synchronisiertem antibradykardem Schrittmachersystem → Detektion des Kauterings als eigene Herzaktion → Pacingausfall (auch AICD können fälschlicherweise das Kautern als KF interpretieren und eine Defibrillation auslösen! → daher sollte die Dauer des Elektrokauterns bei implantierten Defibrillatoren <**5** s betragen, da die Zeit bis zum Erkennen von Kammerflimmern durch den Defibrillator ≥5 s beträgt) → **Empfehlung**: nur **bipolare** Kauter benutzen (Strom fließt nur durch die Pinzette); im Falle des notwendigen Einsatzes eines **unipolaren** Kauters sollte die indifferente Elektrode möglichst weit von SM-Aggregat (**>15 cm**) geklebt werden!

37.1.6.3 Perioperatives Monitoring (◘ Abb. 37.1)

– von dem üblichen Minimalmonitoring bei Allgemeinanästhesien (EKG, NIBP, Narkosegasmonitor, $p_{et}CO_2$) empfiehlt sich besonders die Pulsoxymetrie, das Ösophagusstethoskop und die manuelle Palpation des peripheren Pulses zur Überwachung der Herz-Kreislauf-Funktion! → Ausschluss einer Fehlinterpretation eines myokardial nicht beantworteten SM-Spikes als Herzaktion durch pulsoxymetrisch oder palpatorisch nachgewiesener peripherer Pulswelle(ndefizits)!
– ggf. situationsgerechtes erweitertes Monitoring mit invasiver arterieller Druckmessung

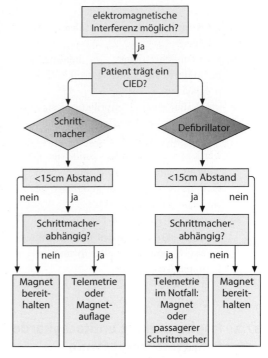

◘ **Abb. 37.1** Algorithmus bezüglich des perioperativen Managements von Patienten mit kardialen Systemen

Beachte bei Schrittmacherpatienten
– intraoperativ sollte auf jeden Fall ein **Magnetring** bereitliegen → **notfalls** (keine prophylaktische) Umprogrammierung des Schrittmachers während der Operation auf einen **VVO**-Modus durch Auflegen eines **Magneten** auf das SM-Gehäuse (◘ Abb. 37.2)
– **frequenzadaptierte** Schrittmacher sollten wenn möglich **präoperativ inaktiviert** werden!
– antitachykarde SM/Defi-Funktionen werden durch Magnetauflagerung deaktiviert → Auftreten von **Para**systolie und Gefahr von Kammerflimmern, wenn der SM-Spike in die vulnerable Phase des Myokards fällt!
– zur Vermeidung einer Elektrodenschädigung sollte die **Anlage eines**

ZVK auf der **kontralateralen Seite** erfolgen!
- Schrittmacherträger benötigen normalerweise keine Endokarditisprophylaxe!
- im Falle einer Defibrillation eines SM-Trägers dürfen die Paddels nicht direkt über dem Gehäuse platziert werden; der Stromfluss sollte rechtwinklig zum Elektrodenkabel bzw. Gehäuse verlaufen und möglichst gering sein (200 J bei KF)!
- postoperative SM-Funktionskontrolle, wenn der Schrittmacher mit einem Magneten in Berührung gekommen ist!

37.2 Implantierbare antitachykarde Schrittmachersysteme (Defibrillator)

- andere Abkürzung: **AICD** (automatischer implantierter Cardioverter-Defibrillator)

- seit 1986 sind AICD auf dem deutschen Markt

■ **Historie**

1962	Erste transthorakale Defibrillation mit Gleichstrom
1980	Erste Implantation eines AICD am Menschen
1989	Erstes multiprogrammierbares ICD-System in der Klinik im Einsatz
1997	Erste Implantation eines kombinierten atrioventrikulären Defibrillators

■ **Indikationen**
- Patienten mit therapierefraktären höhergradigen Rhythmusstörungen (ventrikuläre Tachykardie)
- Patienten mit ventrikulärer Tachykardie (VT) auf der Warteliste zur Herztransplantation
- Zustand nach Reanimation bei Kammerflimmern und persistierenden malignen Herzrhythmusstörungen unter medikamentöser Therapie

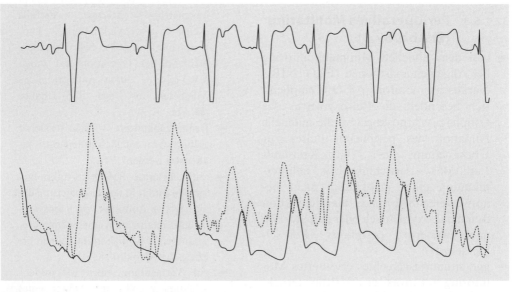

◘ **Abb. 37.2** EKG-Beispiel für die Umprogrammierung eines DDD-SM auf VOO-Modus durch Magnetauflegung → hämodynamische Verschlechterung durch Ausfall der Vorhofkontraktion!

◘ **Tab. 37.2** NBD-Defibrillator–Code (North American Society of Pacing and Electrophysiology/ Britisch Pacing and Electrophysiology)

Position I	Position II	Position III	Position IV
Schockort	Antitachykardie-Stimulationsort	Tachykardie-Detektion	Antibradykardie-Stimulationsort
O = keine	O = keine	E = EKG	O = keine
A = Vorhof	A = Vorhof	H = Hämodynamik	A = Vorhof
V = Ventrikel	V = Ventrikel		V = Ventrikel
D = doppelt (A + V)	D = doppelt (A + V)		D = doppelt (A + V)

z. B. DDED: Position I = D, Position II = D, Position III = E, Position IV = D

■ **Kontraindikationen**

— Patienten mit asymptomatischer VT oder eingeschränkter Lebenserwartung (<6 Monaten)

❯ Gegenwärtig werden Defibrillatoren implantiert, deren Elektroden transvenös über die meist linke V. cephalica oder V. subclavia in den rechten Ventrikel vorgeschoben werden. Eine Sternotomie, wie bei der Anlage von epikardialen Elektrodenspiralen, ist daher nicht mehr notwendig! In den letzten Jahren sind noch kleinere, kompakte Systeme ohne Elektroden auf den Markt gekommen.

■ **Klassifikation (◘ Tab. 37.2)**

37.2.1 Anästhesie zur Anlage eines Defibrillators

Wird ein AICD implantiert, dessen Funktion intraoperativ nach iatrogenem Auslösen von Kammerflimmern getestet wird,

so kommen 2 Anästhesieverfahren zur Anwendung:

— **Analgosedierung** in Kombination mit einer Lokalanästhesie bei überwiegender Spontanatmung und kurzer Maskenbeatmung nach Vertiefung der Anästhesie zur Schockauslösung z. B.
  – Propofolperfusor (2–5 mg/kg/h): Perfusor mit 10 mg/ml ≈0,2–0,5 ml/kg/h und
  – Remifentanilperfusor (2,4–6 µg/kg/h = 0,04–0,1 µg/kg/min): Perfusor mit 1 mg auf 50 ml NaCl 0,9 % (1 ml = 20 µg) ≈0,1–0,3 ml/kg/h
— **Allgemeinanästhesie** in Larynxmaske mit Medikamenten wie bei der Analgosedierung, nur in geringgradig höherer Dosierung oder ggf. als Intubationsnarkose mit nichtdepolarisierendem Muskelrelaxans

37.2.1.1 Perioperatives Monitoring

— von den üblichen Minimalmonitoring bei Allgemeinanästhesien (EKG, NIBP, Narkosegasmonitor, $p_{et}CO_2$ und Pulsoxymetrie) wird eine invasive Druckmessung (A. radialis) und bei deutlich eingeschränkter kardialer Pumpfunktion die Anlage eines ZVK zur evtl. notwendigen Katecholamintherapie empfohlen

– ständige Defibrillationsbereitschaft und bei Spontanatmung Intubationsbereitschaft muss gegeben sein

Weiterführende Literatur

Giebler R (2018) Der Patient mit Schrittmacher und/ oder AICD. Refresher-Course. Aktuelles Wissen für Anästhesisten 44:119–129

Anästhesie bei ambulanten Operationen

Michael Fresenius, Michael Heck und Cornelius Busch

Inhaltsverzeichnis

38.1 Einführung – 698
38.1.1 Auswahlkriterien zur Durchführung ambulanter Anästhesien – 698

38.2 Praktisches Vorgehen – 699
38.2.1 Ausstattung des Anästhesiearbeitsplatzes – 699
38.2.2 Aufklärung – 699
38.2.3 Perioperative Nüchternheit und Prämedikation – 699
38.2.4 Narkoseführung – 701
38.2.5 Postoperative Schmerztherapie im ambulanten Bereich – 703
38.2.6 Postoperative Überwachung und Entlassung – 703
38.2.7 Ambulante Anästhesie bei Kindern – 705

Literatur und weiterführende Literatur – 707

© Springer-Verlag GmbH Deutschland, ein Teil von Springer Nature 2023
M. Heck et al. (Hrsg.), *Repetitorium Anästhesiologie*, https://doi.org/10.1007/978-3-662-64069-2_38

38.1 Einführung

Steigende Fallzahlen im ambulanten Sektor führen auch zu wachsendem Interesse an der ambulanten Anästhesie. Für ein erfolgreiches ambulantes Operieren bzw. anästhesieren ist die wirtschaftliche Durchführung der Anästhesieleistung von großer Bedeutung, d. h. eine verzahnte und eingespielte Zusammenarbeit im Team (organisatorische Effizienzsteigerung der Prozesse), schnelle Wechselzeiten, geringe Komplikationsraten und hoher Komfort und Zufriedenheit des Patienten sowie die ständige Bereitschaft, für Verbesserungsprozesse zu sorgen.

Ambulante Eingriffe können kostengünstiger als im stationären Bereich durchgeführt werden; wobei sich hier die Art der stationären Einrichtung auf die Kosten auswirkt (Krankenhaus > GmbH am Krankenhaus > Vertragsarzt)! Die Zeit der Arbeitsunfähigkeit nach ambulanten Operationen ist kürzer als nach vergleichbaren stationären Eingriffen; auch die Patientenzufriedenheit ist bei ambulanten Eingriffen mit >98 % sehr hoch. Die Letalität nach ambulanten Operationen ist mit 2,4‰ sehr gering.

Eingriffe, die meist ambulant durchgeführt werden, sind z. B. kleine allgemeinchirurgische Eingriffe, Kataraktoperationen (90 %), Adenotomien (95 %), Zirkumzisionen, Karpaltunneloperationen, Portimplantationen, Sterilisationen, Abrasiones, Arthroskopien, … Welche Eingriffe in der Regel ambulant zu erbringen sind und welche sowohl ambulant oder stationär erfolgen können, regelt der dreiseitige AOP-Vertrag.

- **Personelle Voraussetzung**: ausschließlicher Einsatz von Fachärzten oder auch Assistenzärzten, sofern deren Leistungen unter der Assistenz von Fachärzten oder deren unmittelbarer Aufsicht und Weisung mit der Möglichkeit des unverzüglichen Eingreifens erfolgt!

- **Strukturelle Voraussetzungen**: Teilnahme an Qualitätssicherungsmaßnahmen gemäß § 137 SGB V; Einhaltung des Infektionsschutz-, das Transfusions- und das Medizinproduktegesetzes, die Medizinproduktebetreiberverordnung, berufsgenossenschaftliche Vorschriften sowie deutsche und europäische Normen

38.1.1 Auswahlkriterien zur Durchführung ambulanter Anästhesien

A. Operative Aspekte
   - minimales Risiko einer Nachblutung
   - minimales Risiko postoperativ auftretender respiratorischer Komplikationen
   - keine spezielle postoperative Pflegebedürftigkeit
   - rasche postoperative Flüssigkeits- und Nahrungsaufnahme
   - einfach auszuführende Operationen (geringer Instrumentenbedarf, standardisierte Siebe, realistische OP-Zeiteneinschätzung, ökonomisch und ökologisch sinnvolle Abdeckungen etc.); keine Eröffnung von Thorax oder Abdomen
   - ständige Anwesenheit aller Berufsgruppen im Ambulanz-OP
   - der Operateur sollte über eine langjährige Berufserfahrung verfügen

B. Soziale Aspekte
   - Vorhandensein einer ausreichenden sprachlichen und kognitiven Compliance des Patienten, Verständnis für die geplante Prozedur und Möglichkeit zur Nachsorge
   - Bereitschaft des Patienten, sich ambulant operieren zu lassen
   - verantwortliche Person für den Heimtransport sowie verantwortliche Per-

son für die postoperative Überwachung in den ersten 24 h
- in den ersten 24 h sollte die betreuende Person in der Lage sein, Entscheidungen zum Wohle des Patienten zu treffen
- telefonische Erreichbarkeit
- Wohnung mit Minimalstandard (Heizung, Licht, Küche, Bad, Toilette)

C. Medizinische Aspekte
- Einsicht in den geplanten Eingriff und die Nachsorge
- körperlich und psychisch stabiler Patient (ASA I oder II). Bei chronischer Erkrankung (z. B. Diabetes mellitus, Asthma bronchiale, gut eingestellte Hypertonie) auch ASA III, jedoch nur nach anästhesiologischer Konsultation
- Kinder mit normalem Geburtstermin älter als 3 Monate. Bei jüngeren Säuglingen bzw. Frühgeborenen vor der 37. Schwangerschaftswoche frühestens 60 Wochen postpartal, ebenfalls nach anästhesiologischer Konsultation und persönlicher Erfahrung des (Kinder)anästhesisten
- keine Adipositas per magna mit BMI (Body-Mass-Index) >40 kg/m²
- Auswahl des Patienten nach physiologischem Status, nicht nach dem Alter
- präoperativ vorliegende klinische Untersuchung
- vorliegende Einwilligungserklärung sowie Aufklärung über mögliche Komplikationen

Ungeplante Krankenhausaufnahmen nach ambulanter Operation
- Gründe: ◘ Tab. 38.1
- durch verbessertes Risikomanagement konnte die Zahl der Patienten, die nach einer ambulanten Anästhesie ungeplant stationär aufgenommen werden mussten, in den letzten Jahren deutlich reduziert werden. Aktuell werden etwa nur

1,2–1,4 % der Patienten postoperativ stationär aufgenommen
- sog. Outpatient-Surgery-admission-Index (◘ Tab. 38.2) gibt das Risiko für eine ungeplante Krankenhausaufnahme wieder

38.2 Praktisches Vorgehen

38.2.1 Ausstattung des Anästhesiearbeitsplatzes

◘ Tab. 38.3

38.2.2 Aufklärung

- ASA-I- und ASA-II-Patienten können für ambulante Operationen am OP-Tag aufgeklärt werden, jedoch muss der Operateur den Patienten mindestens 24 h vor Beginn des Eingriffs aufgeklärt haben. Die Patientenaufklärung darf aber nicht im OP-Schleusenbereich unmittelbar vor dem geplanten Eingriff erfolgen, sondern sollte noch eine „gewisse" Bedenkzeit einplanen. Auch darf es sich bei den geplanten Eingriffen nicht um „größere Operationen mit beträchtlichen Risiken" handeln!
- Üblicherweise erfolgt die Patientenaufklärung zwischen 2 und maximal 6 Wochen vor der geplanten Operation → An- und Nachforderung von Befunden und Untersuchungen, insbesondere bei ASA-III-Patienten

38.2.3 Perioperative Nüchternheit und Prämedikation

- entspricht den Regeln des stationären Patienten: bis 6 h vor der Narkoseeinleitung kann feste Nahrung aufgenommen werden; für klare Flüssigkeiten gilt eine Karenzzeit von 2 h für Erwachsene

◘ Tab. 38.1 Gründe für eine stationäre Aufnahme nach ambulant geplanter Anästhesie. (Nach Zulfiquer FA, Pattanayak K, 2009)

Grund für stationäre Aufnahme	Anteil
chirurgisch	43 %
– Wunddrainage	15 %
– Harnverhalt	9 %
– ungeplante Ausweitung der Operation	7 %
– Schmerz	7 %
– Blutung	1 %
– Verband	1 %
– sonstige	3 %
anästhesiologisch	25 %
– postoperative Übelkeit und Erbrechen	11 %
– mangelnde Vigilanz	5 %
– anormale Vitalparameter	5 %
– nicht ausreichend zurückgebildete Spinal-/Epiduralanästhesie	3 %
– sonstige	2 %
medizinisch	12 %
– auffällige Anamnese	9 %
– hoher Body-Mass-Index	3 %
sozial	12 %
– keine Begleitung	11 %
– Patientenwunsch	1 %
sonstige	8 %
– spätes Operationsende bzw. lange Operationsdauer	7 %
– unbekannt	1 %
durchschnittliche stationäre Aufnahme nach ambulantem Eingriff	10,3 %

- eine pharmakologische Prämedikation kann auch bei ambulanten Eingriffen erwogen werden, sollte aber dann rechtzeitig gegeben werden, um einen postoperativen „hang-over" zu vermeiden

- eine anxiolytische Prämedikation reduziert das relative Risiko einer vasovagalen Reaktion im Rahmen der Induktion einer ambulanten Spinalanästhesie um 50 % (7,5 % vs. 15 %; n. Gebhardt et al. 2019)

◻ Tab. 38.2 Outpatient-Surgery-Admission-Index (OSAI)

Risikofaktoren	Punkte
Alter ≥65 Jahre	1
OP-Dauer >120 min	1
kardiale Erkrankungen	1
peripher vaskuläre Erkrankungen	1
zerebrovaskuläre Erkrankungen	1
maligne Erkrankungen	1
HIV	1
Regionalanästhesie	1
Allgemeinanästhesie	2

4 oder mehr Punkte gehen mit einer vermehrten stationären Aufnahme einher! (2,8 % der Patienten wurden stationär aufgenommen!)

38.2.4 Narkoseführung

38.2.4.1 Allgemeinanästhesie

a. als **TIVA** mit Propofol als Einleitungshypnotikum und zur Aufrechterhaltung mit Kombination des kurzwirksamen Remifentanils (Ultiva) mit einem Regionalanästhesieverfahren oder eines länger wirksamen Analgetikums
   – meist mit Larynxmaske (klassisch oder mit LAMA der neusten Generation)
b. als **balancierte Anästhesie** mit einem stark wirksamen Opioid z. B. Alfentanil (10–20 µg/kg) oder Piritramid (0,1–0,2 mg/kg) iv. und einem schnell „anflutendem" und gut steuerbarem volatilen Anästhetikum, z. B. Desfluran (Cave: Nachhaltigkeit und Bevorratung von Dantrolene für das Krisenmanagement der malignen Hyperthermie)

◻ Tab. 38.3 Mindestanforderungen an die apparative Ausstattung eines „Standardarbeitsplatzes"

Kategorie	Ausstattung	Arbeitsplatz	verfügbar
essenziell	Anästhesiesystem[a]	X	
	patientennahe Atemgasmessung	X	
	Pulsoxymetrie	X	
	EKG-Monitoring	X	
	Blutdruckmessung	X	
	Körpertemperaturmessung		X
	Defibrillator		X
	Relaxometer		X
	Blutzuckermessgerät		X
empfohlen	Anästhesiebeatmungsgerät	X	
	oszillometrische Blutdruckmessung	X	

[a]Anästhesieatemsystem samt den dazugehörigen Überwachungsgeräten, Alarmsystemen und Schutzvorrichtungen nach DIN EN 60601-2-13 (u. a. immer Druckbegrenzung, Kapnometrie, O_2-Überwachungsgerät, Überwachung des Expirationsvolumens, Diskonnektions- und Apnoealarm)

- eine adäquate Volumenzufuhr während der Allgemeinanästhesie, der konsequente perioperative Wärmeerhalt sowie eine risikoadaptierte PONV-Prophylaxe (s. ▶ Abschn. 38.2.7.3) helfen, postoperative Komplikationen, die zu einer verzögerten Entlassung nach Hause führen, zu vermeiden

38.2.4.2 Lokal- oder Regionalanästhesie

- durch die Einführung von kurzwirksamen Lokalanästhetika ab dem Jahr 2013 hat der Einsatz der SPA im ambulanten Setting für Eingriffe zwischen 40 bis maximal 60 min OP-Dauer zugenommen Spinalanästhesien mit kurzwirksamen Lokalanästhetika
  a. als Sattelblock mit 0,5–1 ml Prilocain 2 % hyperbar (= 10–20 mg) oder Chloroprocain 1 % isobar (Ampres) 2 ml (= 20 mg) oder 1–1,5 ml des längerwirksamen Bupivacain 0,5 % (= 5–7,5 mg) hyperbar intraspinal; Patienten längere Zeit (10–15 min) aufrecht sitzen lassen; für proktologische Eingriffe bestens geeignet!
  b. als **unilaterale SPA** mit 1–2 ml Prilocain 2 % (= 20–40 mg) hyperbar oder 1–2 ml Bupivacain 0,5 % hyperbar intraspinal
  c. als normale SPA mit Prilocain 2 % hyperbar (Takipril) 2–3 ml (= 40–60 mg) oder mit dem etwas kürzer wirksamen Chloroprocain 1 % isobar (Ampres) 4–5 ml (= 40–50 mg) für Eingriffe bis maximal 40 min

■ ■ **Nebenwirkungen und Komplikationen**
- **postpunktioneller Kopfschmerz** (Anwendung von 25-G- oder 27-G-Spinalnadeln)
- **Harnretention** (1,5–3 %) → restriktives Flüssigkeitsmanagement, notfalls Einmalkatheterisierung
  - Risikokollektive für einen Harnverhalt: Patienten nach Leistenhernien-

OPs oder anorektalen Eingriffen (Inzidenz: 17 % bzw. 13 %)
  - Entlassung erst nach beginnender bzw. fortgeschrittener Rückbildung der Blockade
- **transientes neurologisches Syndrom (TNS)**
  - Klinik: mittelstarke bis starke, dumpfe Schmerzen (VAS 3–8), welche innerhalb von 24 h nach einer unauffälligen Spinalanästhesie auftreten und von Hyp- und Dysästhesien in der Glutealregion begleitet sind. Diese können in die untere Extremitäten ausstrahlen
  - Dauer ca. für 1–3 Tage; keine bleibenden Schäden
- **späte Mobilisierung** des Patienten bei längerer motorischer Blockade

■ ■ **Vorteil der Spinalanästhesie bei ambulanten Operationen**
- keine Einschränkung der Vigilanz und anhaltende kognitive Störungen
- Vermeidung von Übelkeit und Erbrechen (Ursache ist meist eine arterielle Hypotonie, die es gilt zu vermeiden)
- kürzere Verweildauer im Aufwachraum

■ **Intravenöse Regionalanästhesie/Block (IVRB)**
- z. B. bei CTS-Operationen; Gabe von 50 ml Prilocain 1 % für die obere Extremitätenblockade intravenös nach Anlage einer Doppelmanschette, die auf 350 mmHg bzw. 100–150 mmHg über den systolischen Blutdruck des Patienten aufgepumpt wird. Die Manschette wird frühestens 30 Minuten nach LA-Gabe abgelassen!
- **Cave**: Induktion einer Methämoglobinämie → Gabe des Antidot 2 % Methylenblau 1–3 mg/kg KG (ca. 10 ml); bei generalisierter LA-Intoxikation mit hämodynamischer Depression bzw. Reanimationspflichtigkeit → schnelle Gabe von Fetten (▶ Lipid rescue)

- **Infiltrationsanästhesie einschl. Peniswurzelblock**
- lokale Infiltration der Wundränder/OP-Gebiet

- **Periphere Nervenblockaden und Plexusblockaden**
- mit sonographischer Steuerung → geringe LA-Mengen eines kurzwirksamen Lokalanästhetikums → kürzere Blockadezeiten und kürzere Überwachungszeiten

38.2.5 Postoperative Schmerztherapie im ambulanten Bereich

- nur in 16 % der Zentren waren Anästhesisten für die postoperative Schmerztherapie zuständig und lediglich 11 % führten eine Schmerzmessung durch was im Gegensatz zu den aktuell gültigen Leitlinien steht
- Therapieoptionen:
    - Nicht-Opioid-Analgetika wie z. B. Ibuprofen 600 mg (max. 6- bis 8-std.; als Tablette, Suppositorium)
    - Opioide z. B. Tilidin-Tabletten (evtl. in retardierte Form)
    - Infiltration der Wundränder mit Lokalanästhetika
    - intraartikuläre Instillation von Lokalanästhetika z. B. 10 ml Ropivacain 0,2 % (**Cave**: Knorpeltoxizität)

38.2.6 Postoperative Überwachung und Entlassung

- prä- bzw. intraoperativ sollte der Patient für die Dauer von mindestens 20 min nach der Anlage einer Regionalanästhesie überwacht werden

- nach der Durchführung eines neuroaxialen Verfahrens sollen die Patienten solange beobachtet werden, bis die Wirkung der Regionalanästhesie deutlich rückläufig ist. Erkennbar an einer Abnahme der sensorischen Blockade um mindestens 2 Segmente oder einer Rückkehr der motorischen Funktionen.
- die Übergabe an die postoperative Betreuungseinheit sollte strukturiert mittels des SBAR-Konzeptes erfolgen (s. ◘ Tab. 38.4)
- Die Entlassung aus dem Aufwachraum erfolgt anhand allgemeiner Checklisten wie z. B.
    - Aldrete–Score zur Beurteilung der Entlassungsfähigkeit eines Patienten aus dem Aufwachraum
    - PADSS (Postanethesia Discharge Scoring System): ◘ Tab. 38.5

Checkliste zur Entlassung ambulanter Patienten

- nach einer Allgemeinanästhesie oder dem einmaligen Einsatz von Opioiden zur Schmerztherapie sind zwei Stunden vergangen
- die respiratorische und kardiozirkulatorische Gesamtsituation ist für mindestens eine Stunde bis zum Entlassungszeitpunkt unauffällig
- der Patient ist zu Person, Zeit und Ort wie vor dem Eingriff orientiert
- nach einem Regionalanästhesieverfahren sind Motorik und Sensorik weitgehend wiederhergestellt
- die Fähigkeit zur Entleerung der Harnblase ist gesichert (wird in den S1-Leitlinen von 2013 nicht mehr obligat für die Entlassung gefordert!)
- der Patient besitzt die Fähigkeit, sich anzuziehen und herumzugehen (je nach Operation) wie vor dem Eingriff
- der Patient ist subjektiv schmerzfrei

◪ **Tab. 38.4** Strukturierte Patientübergabe nach dem SBAR-Konzept (mod. nach von Dossow und Zwissler 2016)

Situation:

- Name
- Alter
- Geschlecht
- Diagnose
- operativer Eingriff/Intervention
- Anästhesieverfahren

Background (Hintergrund):

- Allergien
- Dauermedikation
- Komorbiditäten
- präoperative Diagnostik
- intraoperative Ereignisse
  (z. B.: schwieriger Atemweg,
  schwierige Punktion)
- Wertsachen

Assessment:

- Monitoring, Lagerung, Wärme-
  management
- Zugänge
- **Ort für Applikation von Notfall-
  medikation**
- Volumentherapie, Ein- und Ausfuhr
- kumulativer Blutverlust
- letzte Laborwerte
- Antibiotikagabe, Relaxansgabe,
  Opioidgabe

Recommendation (Empfehlung):

- Operationsdetails: Drainagen
  (welche, Lage)
- Anordnung des Operateurs
- postoperative Schmerztherapie

— Übelkeit, Erbrechen und Benommenheit sind minimal bzw. fehlen
— die Aufnahme von Flüssigkeit ist
ohne Erbrechen möglich und erfolgt
— die Körpertemperatur befindet sich
im Normalbereich
— Absonderungen (Wunden, Drainagen) sind minimal
— nicht benötigte Katheter und Zugänge sind entfernt
— eine erwachsene Begleitperson ist bekannt und anwesend
— der Transport in die häusliche Umgebung ist gesichert
— relevante postoperative Aspekte bzw.
Instruktionen sind besprochen und
liegen dem Patienten schriftlich vor

Dies schließt Empfehlungen zur
Schmerztherapie und Dauermedikation mit ein
— eine Kontaktadresse (Person und
Telefonnummer) ist dem Patienten
bekannt und liegt ihm schriftlich
vor
— der Patient wurde vor und nach der
Operation mündlich und schriftlich
aufgeklärt, innerhalb von 24 h nach
der Operation kein Fahrzeug zu führen, keine Maschinen zu bedienen,
keine Geschäfte oder Abschlüsse jedweder Art zu tätigen und neben den
empfohlenen Medikamenten keine
weiteren Pharmaka oder Drogen zu
sich zu nehmen

38

◼ **Tab. 38.5** Post-anesthetic Discharge Scoring System (PADSS). (Nach Palumbo et al. 2013)

	Parameter	Punkte
Vitalparameter – Änderung (Blutdruck, Herzfrequenz, S_pO_2)	<20 % des präoperativen Ausgangswerts	2
	zwischen 20–40 % des präoperativen Ausgangswerts	1
	über 40 % des präoperativen Ausgangswerts	0
Gehfähigkeit	Sicher, frei	2
	Mit Unterstützung	1
	schwierig / unmöglich	0
PONV	Kein PONV	2
	Mäßig	1
	Stark, mehrere i. v-Medikamente notwendig	0
Schmerzen (nach numerischer Analogskala; NAS)	Minimal (NAS 0–2)	2
	Mäßig (NAS 3–5)	1
	Stark (NAS 6–10)	0
Chirurgische Blutung	Keine/minimal	2
	Mäßig (Verbandswechsel notwendig)	1
	Stark (Revision erforderlich)	0
Spontanurin	Problemlos	2
	Schwierig (mehr als ein Versuch)	1
	Harnverhalt	0

Die Entlassungsfähigkeit ist gegeben, wenn mehr als 9 Punkte erreicht werden, wobei bei Vitalparametern der Wert nicht <2 und bei keinem anderen erfassten Parameter 0 sein darf.

■ **Hinweise für den ambulanten Patienten vor Entlassung**

Folgende Verhaltensmaßgaben sollten dem Patienten nahegebracht werden:
— Straßenverkehr (kein eigenständiges Führen eines Fahrzeugs für 24 h)
— Mobilisation (erste Schritte nur in Begleitung)
— Gefahr der Druck- und Temperaturschädigung (durch Kühlkissen, Wärmflaschen etc.)
— Miktionsprobleme
— postspinale Kopfschmerzen
— transientes neurologisches Syndrom (TNS)

— Wiederkehr neurologischer Ausfälle (Lähmung, Querschnitt, Meningitis)

38.2.7 Ambulante Anästhesie bei Kindern

Es gibt derzeit keine evidenzbasierte Altersgrenze für die ambulante Betreuung von Säuglingen. Ab der 60. Woche nach Konzeption scheint kein erhöhtes Risiko für Apnoen bei ansonsten gesunden Früh- und Neugeborenen mehr vorzuliegen.

38.2.7.1 Kontraindikationen für ambulante Eingriffe im Kindesalter

- schwere bronchopulmonale Erkrankungen
- hämodynamisch relevante kardiale Erkrankungen
- Muskelerkrankungen
- seltene Erkrankungen („rare diseases") mit erhöhtem Anästhesierisiko oder Erkrankungen, bei denen wenig allgemeine Anästhesieerfahrungen vorliegen
- kraniofaziale Missbildungen und Erkrankungen mit erwartet schwierigem Atemweg
- Stoffwechselerkrankungen mit der Neigung zu später Entgleisung (z. B. Glukose-6-Phosphat- Dehydrogenase-Mangel, Glykogenspeicherkrankheiten)
- erhöhtes Apnoerisiko, z. B. schweres kindliches obstruktives Schlaf-Apnoe-Syndrom (OSAS)
- Säuglinge mit anamnestischen Apnoen, „Beinahe-plötzlicher-Kindstod" (near-missed SIDS, sudden infant death syndrome), SIDS bei Geschwistern

38.2.7.2 Aufklärung und Prämedikation

- Prämedikationsgespräch
  - möglichst frühzeitig, spätestens jedoch am Vortag der Operation
- Pharmakologische Prämedikation mit:
  - **Midazolam** 0,5 mg/kg p.o. oder Midazolam 0,2–(0,5) mg/kg + S(+)-Ketamin 0,5–1 mg nasal mit Atomizer (MAD) ca. 30 min vor Einleitung
  - **EMLA**-Salbe ca. 1 h vor Einleitung, spätestens 10 min vor Punktion entfernen → sonst schlechte Punktionsverhältnisse durch Vasokonstriktion
  - evtl. **Ibuprofensaft** (Nurofen 2 %) 10 mg/kg p.o. zur Prämedikation (max. 40 mg/kg/Tag)

38.2.7.3 PONV-Prophylaxe (s. auch ▶ Abschn. 26.2.3.10)

■ POVOC-Score

Das PONV-Risiko für Kinder wird anhand des modifizierten POVOC-Scores (= Post-Operative VOmiting in Children) ermittelt (◘ Tab. 38.6)

38

◘ **Tab. 38.6** POVOC-Score

Risikofaktor	Punkt
PONV-Anamnese	1
Alter ≥3 Jahre	1
OP-Dauer >30 min	1
Augen-OP (z. B. Strabismus-Korrektur), HNO-OP (z. B. Adenotomie, Tonsillektomie)	1
Summe aller Punkte	(0–4 Pkt.)

Therapieempfehlung zur PONV-Prophylaxe bei Kindern anhand der POVOC-Gesamtpunkte		
0–1 Punkte: PONV-Risiko niedrig (bis 10 %)	2–3 Punkte: PONV-Risiko mittel (30–55 %)	4 Punkte: PONV-Risiko hoch (ca. 70 %)
keine Prophylaxe	TIVA ohne N_2O + Dexamethason	TIVA ohne N_2O + Dexamethason + Ondansetron

◻ Tab. 38.7 Pädiatrische postoperative Regionalanalgesieverfahren

Eingriff	LA-/RA-Verfahren	LA/Menge
Zirkumsision	Peniswurzelblock	z. B. Bupivacain 0,5 % **ohne** Adrenalin: 0,1 ml/kg/Seite
Leistenhernie, Orchidopexie	Ilioinguinalis -/Iliohypogastrikusblock	z. B. Ropivacain 0,2 %: 0,4 ml/kg
	Kaudalanästhesie	z. B. Ropivacain 0,2 %: 1–1,25 ml/kg
Kleiner Eingriff: z. B. Nabelhernie, Metallentfernung	Wundinfiltration am Ende der OP	z. B. Bupivacain 0,25 %: 0,2 ml/kg

38.2.7.4 Postoperative Schmerztherapie bei ambulanten pädiatrischen Operationen (► Kap. 26)

▪ **Nichtopioidanalgetika**

In der ambulanten Kinderanästhesie werden Nichtopioidanalgetika (Ibuprofen, Paracetamol und eingeschränkt Metamizol nach Aufklärung) bevorzugt.

Bei mittleren und größeren Eigriffen haben sich Kombinationsanästhesien mit einem Regionalverfahren bewährt (◻ Tab. 38.7).

38.2.7.5 Entlassungskriterien für ambulante Kinder

Vor der Entlassung sollten folgende Kriterien überprüft und dokumentiert werden:

- S_pO_2 unter Raumluft > 1 h > 95 %
- kein Stridor
- stabile Vitalparameter, vollständige Schutzreflexe
- motorisch unauffälliges, waches/orientiertes Kind
- Schmerzen: NRS <4
- kein PONV bzw. therapiertes PONV, trinken möglich
- Verband trocken, keine Blutungshinweise
- Miktion wünschenswert

Literatur und weiterführende Literatur

Bein B, Scholz J, Möllmann M (2014) Ambulante Anästhesie in Klinik und Praxis. 1. Aufl., Thieme-Verlag

von Dossow V, Zwissler B (2016) Strukturierte Patientenübergabe in der perioperativen Phase – das SBAR-Konzept. Anästh Intensivmed 57: 88–90

Gebhardt V, Karst J, Schmittner MD (2019a) Ambulantes Operieren. Refresher-Course. Springer, S 199–210

Gebhardt V, Kiefer K, Weiss C, Schmittner MD (2019b) Influence of anxiolytic premedication on vasovagal reactions and home readiness following outpatient intrathecal anaesthesia-A retrospective analysis. Acta Anaesthesiol Scand 63:468–474

Gebhardt V, Karst J, Schmittner MD (2020) Ambulante Anästhesie. Anaesth Intensivmed 61:453–465

Gemeinsame Empfehlung der DGAI (2017) Präoperative Evaluation erwachsener Patienten vor elektiven, nicht herz-thoraxchirurgischen Eingriffen. Anästh Intensivmed 58:349–364

Hofer H, Vescia F (2017) Ambulante Anästhesie. Anasthesiol Intensivmed Notfallmed Schmerzther 52:666–678

Nagappa M, Subramani Y, Chung F (2018) Best perioperative practice in management of ambulatory patients with obstructive sleep apnea. Current Opin Anaesthesiol 31:700–706

Palumbo P, Tellan G, Perotti B, Pacile MA, Vietri F, Illuminati G (2013) Modified PADSS (Post Anaesthetic Discharge Scoring System) for monitoring outpatients discharge. Ann Ital Chir 84:661–665

Rösslein M (2019) Perioperative Versorgung von Patienten mit obstruktiver Schlafapnoe. Anästh Intensivmed 60:18–28

Wulf H, Kessler P, Steinfeldt T, Volk T, Zoremba M (2013) S1-Leitlinie: Empfehlungen zur Durchführung der Spinalanästhesie bei ambulanten Patienten. www.AWMF.de

38

Akute perioperative Schmerztherapie

Michael Fresenius, Michael Heck und Cornelius Busch

Inhaltsverzeichnis

39.1   Allgemeines – 711
39.1.1   Einführung – 711
39.1.2   Definition – 712
39.1.3   Rechtsgrundlage der Schmerztherapie – 712
39.1.4   Kosten der postoperativen Schmerztherapie – 712
39.1.5   Nachteile und Vorteile der Akutschmerztherapie – 712
39.1.6   Ziele der postoperativen Schmerztherapie – 713
39.1.7   Schmerzprophylaxe im Rahmen der Akutschmerztherapie – 713
39.1.8   Organisationsstrukturen – 714
39.1.9   Gründe für eine ineffektive Akutschmerztherapie – 714
39.1.10 Schmerzmessung – 715
39.1.11 Risiken der medikamentösen Schmerztherapie – 718

39.2   Medikamentöse postoperative Schmerztherapie – 718
39.2.1   Medikamentenauswahl – 718
39.2.2   Opioide – 718
39.2.3   Nichtopioidanalgetika – 720
39.2.4   Kontinuierliche, intravenöse Applikation des Lokalanästhetikums Lidocain – 723
39.2.5   Formen der Medikamentenapplikation in der postoperativen Schmerztherapie – 723

39.3   Koanalgetika in der akuten postoperativen Schmerztherapie – 726
39.3.1   Antidepressiva – 726

© Springer-Verlag GmbH Deutschland, ein Teil von Springer Nature 2023
M. Heck et al. (Hrsg.), *Repetitorium Anästhesiologie*, https://doi.org/10.1007/978-3-662-64069-2_39

39.3.2   Antiepileptika – 726

39.3.3   Clonidin (Catapresan) – 727

39.3.4   Esketamin – 727

39.3.5   Butylscopolamin (Buscopan) – 727

39.4   **Therapie von Nebenwirkungen der akuten postoperativen Schmerztherapie – 728**

39.4.1   Übelkeit und Erbrechen – 728

39.4.2   Obstipation – 728

39.5   **Lokal- und Regionalanalgesie des Erwachsenen – 728**

39.5.1   Vorteile regionaler Techniken – 728

39.5.2   Mögliche regionalanalgetische Verfahren – 728

39.6   **Spezielle Patienten in der postoperativen Schmerztherapie – 729**

39.6.1   Opioidgewöhnte Patienten – 729

39.6.2   Ehemals drogenabhängige Patienten – 730

39.6.3   Chronische Schmerzpatienten – 730

39.6.4   Kinder – 731

39.6.5   Geriatrische Patienten – 736

39.6.6   Schwangere – 737

39.7   **Notfälle in der Schmerztherapie – 738**

39.7.1   Opioidbedingte Atemdepression – 738

39.7.2   Lokalanästhetikaintoxikation – 738

39.7.3   Sekundäre spinale oder intravenöse Katheterfehllage bei PCEA – 739

39.7.4   Spinales, epidurales Hämatom oder Abszess – 739

39.8   **Nichtmedikamentöse Therapiemöglichkeiten bei postoperativen Schmerz – 740**

39.8.1   Gegenirritationsverfahren (TENS, Akupunktur) – 740

39.8.2   Weitere nicht medikamentöse postoperative Therapiemaßnahmen – 740

Literatur und weiterführende Literatur – 740

39.1 Allgemeines

39.1.1 Einführung

Nach einem Fazit des Berufsverbands der Deutschen Anästhesisten (BDA) und des Berufsverbands der Deutschen Chirurgen (BDC) aus dem Jahr 1993 sind erhebliche Defizite bei der Erfüllung des Anspruchs der Patienten auf angemessene Schmerzbehandlung unverkennbar. Die Schmerztherapie in den deutschen Krankenhäusern ist knapp 30 Jahre danach immer noch vielerorts ineffektiv. In einer 2003 gestarteten Studie „Schmerzfreies Krankenhaus" (Maier et al. 2010) mit 3251 Patienten in 25 Kliniken geben 29,5 % der operativen und 36,8 % der konservativ versorgten Patienten moderate bis starke Schmerzen in Ruhe an. Unter Belastung hatten mehr als 50 % aller behandelten Patienten Schmerzen (45,6 % der konservativ behandelten und 29,6 % der operativ versorgten Patienten). Nur 12,4 % aller Patienten waren postoperativ schmerzfrei!

Nach einem Zitat des britischen Arztes David Eastwood aus dem Jahr 1983 „erwarten die Patienten, dass sie im Krankenhaus Schmerzen erleiden, und wir Ärzte stellen sicher, dass diese Erwartung nicht enttäuscht wird". Zur damaligen Zeit steckte die Akutschmerztherapie noch in den Kinderschuhen. Vieles hat sich seitdem verbessert, eine optimale, postoperative Schmerztherapie findet sich aber heutzutage nur in wenigen Krankenhäusern.

Nach einer Umfrage von hat eine gute Schmerztherapie für den Patienten bei der Gesamtbeurteilung der Qualität eines Krankenhauses einen hohen Stellenwert. Sie verbessert das Image des Krankenhauses in der Öffentlichkeit und stellt somit einen Wettbewerbsvorteil dar. Im „global year against acute pain" von Oktober 2010 bis Oktober 2011 haben viele Krankenhäuser sich dafür entschieden, ihre postoperative Schmerztherapie zu optimieren und ggf.

zertifizieren zu lassen. Die Implementierung des Enhanced Recovery after Surgery (ERAS)-Konzeptes in den deutschen Krankenhäusern hat nach der Gründung der ERAS-Society ab dem Jahr 2010 zu einer weiteren intensiven Auseinandersetzung mit dem Thema einer optimalen postoperativen Schmerztherapie geführt. Dennoch sieht die Realität eher ernüchternd aus: Schmerzen liegen postoperativ bei durchschnittlich VAS 5 (laparoskopische Cholezystektomie), VAS 4 (Herniotomie), VAS 6 (Hüft- oder Kniegelenksersatz).

Das Zertifizierungsverfahren wird von verschiedenen Organisationen, z. B. TÜV Rheinland („Initiative Schmerzfreie Klinik"), Certkom e. V. (Qualifizierte Schmerztherapie/ Projekt „Schmerzfreies Krankenhaus") durchgeführt. Es hilft, die bestehenden Organisationsstrukturen interdisziplinär und berufsgruppenübergreifend zu verändern, und die Therapiekonzepte der postoperativen Schmerztherapie auf Station beim pflegerischen und ärztlichen Personal zu implementieren. Die Schaffung eines Pain-nurse- bzw. algesiologischen Fachkraft-Systems ab 2024 Pflegefachfrau/-mann für spezielle Schmerzpflege (Quelle: Deutsche Schmerzpflegegesellschaft e. V.) sowie die Implementierung von speziell in der Schmerztherapie geschulten Pflegekräften (Schmerzmentoren) auf den peripheren Stationen sind hierbei sehr hilfreich.

In der im Jahr 2009 veröffentlichten Version 4.1/ Stand 01.09.2021/ gültig bis 31.08.2026 (Quelle: AWMF Online) S3-Leitlinien zur perioperativen und posttraumatischen Schmerztherapie, die einige hundert Seiten umfasst, sind die aktuellen medikamentösen und nichtmedikamentösen Optionen einer effizienten perioperativen Schmerztherapie von einem Gremium von Schmerztherapeuten erarbeitet worden. Die einzelnen Komponenten wurden hierbei objektiv bewertet und in diesem Kapitel berücksichtigt.

39.1.2 Definition

Postoperative Schmerztherapie ist die (symptomatische) Behandlung akuter Schmerzzustände, die (primär) auf das Operationstrauma zurückzuführen sind. Die Definition grenzt sich von der chronischen Schmerztherapie ab und betont die kausale Therapie.

Der akute Schmerz

- hat eine sinnvolle, evtl. sogar lebenserhaltende Funktion,
- besitzt Warnfunktion, die auf eine Gefahr aufmerksam macht,
- löst über Schmerzwahrnehmung entsprechende Schutzreaktionen aus,
- fördert die Wundheilung durch Ruhigstellung und
- besitzt große Akzeptanz durch die Mitmenschen.

Handlungsbedarf besteht bei einer Schmerzintensität in Ruhe, die auf der VAS mit >30 bzw. auf der NRS mit >3 bzw. 4 angegeben wird. Unter Belastung sollte die Schmerzintensität unter 5 auf der NRS liegen.

Die Schmerzempfindung des operierten Patienten ist, wie bei Patienten mit chronischen Schmerzen, subjektiv. Auch hier sind affektiv-emotionale Faktoren, z. B. Angst, wirksam, die eine Therapie von postoperativen Schmerzen deutlich erschweren können.

In Jena werden seit 1998 Daten zur Struktur- und Prozessanalyse der postoperativen Schmerztherapie im Rahmen von QUIPS (Qualitätsverbesserung in der postoperativen Schmerztherapie) gesammelt. QUIPS ist das weltweit größte Akutschmerzregister ▶ www.quips-projekt.de, die europätische Erweiterung lautet PAIN OUT ▶ www.pain-out.uni-jena.de.

39.1.3 Rechtsgrundlage der Schmerztherapie

Neben der besonderen Bedeutung für die Patientenversorgung hat die postoperative Akutschmerztherapie auch forensische Aspekte, denn die Unterlassung stellt einen Verstoß dar gegen:

- Das Berufsrecht (§ 1, Abs. 2: Leiden lindern und gewissenhafte Ausführung nach den Regeln der Kunst),
- Das Zivilrecht (§ 823, Abs. 1 und 2 BGB, Vermeiden von Gesundheitsschäden)
- Das Strafrecht (§§ 229 und 323c StGB, fahrlässige Körperverletzung durch unterlassene Schmerztherapie und unterlassene Hilfeleistung)
- Das Grundgesetz (Artikel 2, Abs. 2 GG, Recht auf Freiheit von Schmerzen)

Es besteht des Weiteren eine ethisch-moralische Verpflichtung des Arztes gegenüber seinem Patienten und ein ökonomischer Anspruch der Beitragzahler (Vermeidung von kostenintensiven Komplikationen durch adäquate Schmerztherapie bei immer knapper werdenden finanziellen Ressourcen).

39.1.4 Kosten der postoperativen Schmerztherapie

Die direkten und indirekten Kosten der postoperativen Schmerztherapie auf der Grundlage eines multimodalen Konzeptes und bei Betreuung durch einen Akutschmerzdienst belaufen sich je nach Ausstattung auf 75–240 € pro Patient und Aufenthalt, welche die Kliniken zurzeit – trotz möglicher DRG-Kodierung – von den Krankenkassen nicht erstattet bekommen. Eigene Ergebnisse zeigen Kosten von 150–180 € pro Patient und Aufenthalt bei Durchführung der Schmerztherapie durch einen Akutschmerzdienst.

39.1.5 Nachteile und Vorteile der Akutschmerztherapie

Eine inadäquate postoperative Schmerztherapie führt zur

- Erhöhung der Rate an Chronifizierung des akuten Schmerzes
  - insbesondere nach Polytraumata (17–50 %)
  - Thorakotomien (30–40 %) und
  - Amputationen (30–50 %)
- Erhöhung der kurz- und langfristigen Krankheitskosten
- Initiierung von Folgeschäden (Morbidität und Mortalität ↑) und Reduktion der Lebensqualität
- negativen Beeinflussung der kardiopulmonalen, endokrin metabolischen, gastrointestinalen und immunologischen Körperfunktionen
- verzögerten Wundheilung aufgrund eines erhöhten Sympathikotonus
- erhöhten Pneumonierate aufgrund einer schmerzbedingten Atembehinderung
- erhöhten Thromboserate und Anstieg des Blutdrucks aufgrund einer hyperadrenergen Stressreaktion

Vorteile einer effektiven Schmerztherapie sind (modifiziert nach):
- Thromboseprophylaxe aufgrund schnellerer Mobilisierung
- Pneumonieprophylaxe aufgrund besserer Lungenfunktion und leichterem Abhusten
- verbesserte gastrointestinale Funktion und primäre Wundheilung
- Stressprophylaxe mit niedrigerem Sympathikotonus (VO$_2$ ↓, Immunität ↑, Hyperkoagulabilität ↓, Stoffwechselstabilität ↑)
- Vermeidung einer Schmerzchronifizierung insbesondere im unfallchirurgischen/ orthopädischen und gefäßchirurgischen Bereich (z. B. chronisch regionales Schmerzsyndrom [CRPS] Typ II)

39.1.6 Ziele der postoperativen Schmerztherapie

Ziele der postoperativen Schmerztherapie im Kontext eines multimodalen post-

operativen Therapiekonzeptes, z. B. „enhanced recovery after surgery" (ERAS), sind:
- schnelle und effektive postoperative Schmerzkontrolle und hohe Patientenzufriedenheit
- schmerzfreie frühe Mobilisation des Patienten
- frühe enterale Nahrungsaufnahme und rasche Entfernung von Magensonden und Drainagen
- beschleunigte Rekonvaleszenz und frühe Entlassung aus der stationären Behandlung

39.1.7 Schmerzprophylaxe im Rahmen der Akutschmerztherapie

- präoperatives Patientengespräch des Operateurs und des Anästhesisten vom ASD mit Einschätzung des präoperativen Schmerzstatus
- präoperative Erhebung einer Schmerzanamnese (Verifizierung eines vorbestehenden akuten Schmerzes bzw. eines chronischen Schmerzsyndroms), Schmerzmessung und Informationsübermittlung über postoperativ zu erwartende Schmerzen sowie mögliche Therapiekonzepte, wie z. B. PCIA, PCEA oder kontinuierliche Lidocaininfiltration
- Planung des Anästhesieverfahrens (z. B. Kombinationsanästhesie, regionalanästhesiologisches Verfahren bei Amputationen) und des postoperativen Analgesieregimes, Aufklärung des Patienten über die postoperative Schmerzmessung mittels eindimensionaler Analogskala → ein aufgeklärter Patient ist nach der Operation deutlich besser in der Lage, mit dem Auftreten von Schmerzen umzugehen und nach neuesten Erkenntnissen auch deutlich zufriedener mit der Schmerztherapie als ein nicht aufgeklärter Patient!

- Operationsplanung (z. B. Schnittführung: Subkostalschnitt, Längsschnitt und Querschnitt) und Wundverschluss (Klammernaht vs. Nahtverschluss, lokale Infiltration von Lokalanästhetika in den Wundbereich, Anlage einer Lokalinfiltrationsanalgesie, minimal-invasive Operationsverfahren vs. offene Verfahren, Anzahl und Lokalisation von Drainagen, atraumatische Operationstechniken, schonende intraoperative Lagerungsmaßnahmen)
- Einleitung einer präoperativen Schmerztherapie bei vorhandenen Schmerzen (z. B. Ischämieschmerz vor geplanter Amputation, Karzinomschmerz bei neuraler Tumorinfiltration) und konsequente postoperative Schmerztherapie bis zum Erreichen einer akzeptablen Schmerzintensität (NRS ≤ 3)

39.1.8 Organisationsstrukturen

39.1.8.1 Postoperative stationäre Schmerztherapie

Modelle des Akutschmerzdienstes je nach personeller Ressource, Bettenzahl des Krankenhauses und operativem Spektrum:
- konsiliarische, schmerztherapeutische Tätigkeit durch den Anästhesisten auf Anfrage in besonderen Fällen
- Übernahme bestimmter Aufgaben (z. B. Betreuung von Patienten mit PCIA- und PCEA-Pumpen) durch den Akutschmerzdienst nach Absprache mit den stationsführenden Fachdisziplinen
- Übernahme des gesamten stationären Schmerzdienstes durch die Anästhesieabteilung bzw. die „pain nurse"
- fachübergreifender, interdisziplinärer Schmerzdienst im gesamten Krankenhaus

Zurzeit gilt bei fehlender anders lautender Absprache folgende Regelung (Berufsverband der Deutschen Anästhesisten,

Berufsverband der Deutschen Chirurgen): Fachlich zuständig für die Schmerztherapie ist:
- auf chirurgischen Bettstationen und auf chirurgisch geführten Intensivstationen der Chirurg
- im Aufwachraum und auf der anästhesiologisch geführten Intensivstation der Anästhesist in Kooperation mit dem Operateur

39.1.8.2 Struktur des Akutschmerzdienstes (ASD)

Ein Akutschmerzdienst (ASD) sollte folgenden Qualitätsanforderungen genügen:
- mindestens 2-malige Visite pro Tag an 7 Tagen der Woche
- 24-h-Erreichbarkeit
- schriftliche Vereinbarungen zur postoperativen Therapie
- Erhebung und Dokumentation der Schmerzqualität und der Intensität in Ruhe und unter Belastung/Bewegung
- schriftliche Dokumentation des geplanten/durchgeführten medikamentösen/invasiven Behandlungskonzepts

In Deutschland fehlen zurzeit, meist aufgrund fehlender Refinanzierung des Akutschmerzdienstes und hieraus resultierender mangelhafter personeller Besetzung, in den meisten Kliniken etablierte Akutschmerzdienste, die diesem Qualitätsstandard entsprechen. Durch die Implementierung eines ASD kann die Effektivität der postoperativen Schmerztherapie gesteigert werden, und stationäre Komplikationen können frühzeitig erkannt und therapiert werden.

39.1.9 Gründe für eine ineffektive Akutschmerztherapie

In ◘ Tab. 39.1 sind einige Gründe für eine ineffektive, postoperative Schmerztherapie aufgeführt.

Für die Mehrzahl der Patienten mit kleinen und mittleren Eingriffen genügt die Durchführung einer standardisierten, schriftlich fixierten Basisanalgesie nach Stufenkonzept (◘ Abb. 39.1) mit Nicht-Opioiden, z. B. klassische NSAID wie Diclofenac oder Ibuprofen, selektive Cyclooxygenase-2-Hemmer wie Parecoxib oder nach Patientenaufklärung mit Metamizol, evtl. in Kombination mit Oxycodon Injekt i.v. oder Piritramid i.v./s.c. Die postoperative Schmerztherapie wird auf der peripheren Station von speziell geschultem Pflegepersonal (Schmerzmentoren) in Kooperation mit einer zertifizierten „pain nurse" durchgeführt (regelmäßige Visite des Pflegepersonals bzw. Schmerzteams mit Beurteilung des Sedierungsgrades, der Atemfrequenz und der Schmerzintensität anhand der NRS).

39.1.10 Schmerzmessung

Neben Temperatur, Puls, Blutdruck und Atmung ist die Schmerzempfindung der **fünfte** zu registrierende Vitalparameter. Eine Schmerzmessung und Dokumentation sollte in folgenden Situationen zusätzlich durchgeführt werden:

— innerhalb der ersten 24 h postoperativ, z. B. alle 2 h nach einer größeren Operation
— bei neu auftretenden Schmerzen
— bei stärker gewordenen Schmerzen
— vor und 30 min nach einer nicht pharmakologischen Intervention
— vor und nach jeder Schmerzmittelgabe analog zur Wirkzeit des Medikaments, in der Regel 30 min nach i.v.-Gabe bzw. 60 min nach oraler Gabe
— mindestens alle 8 h bzw. 1-mal pro Pflegeschicht

◘ **Tab. 39.1** Gründe für eine ineffektive postoperative Schmerztherapie. (Nach)

Gründe	Häufigkeit [%]
Organisatorische Probleme	63
Zeitmangel	62
Mangelnde Motivation	39
Komplexität der Schmerzbehandlung	38
Schwierigkeit der Schmerzmessung	37
Mangelhafte Kenntnisse über die Schmerzbehandlung	30

◘ **Abb. 39.1** Stufenschema der akuten Schmerztherapie

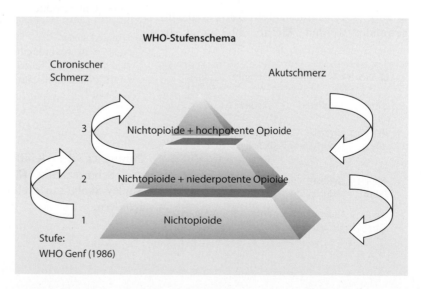

Die Schmerzmessung ist von elementarer Wichtigkeit! Die Schmerzstärke gibt der Patient möglichst selbst an gemäß dem Grundsatz „Wenn es um den Schmerz geht, hat der Kranke recht!" (Selbsteinschätzung). Ist dies nicht möglich (Säuglinge, Kleinkinder, Patienten mit eingeschränkter Bewusstseinslage oder Demenz, kognitive Beeinträchtigungen), erfolgt die Fremdeinschätzung. Dies birgt allerdings die Gefahr der Fehleinschätzung.

Die Schmerzintensität wird mit Hilfe der auch in der chronischen Schmerztherapie verwendeten Skalen gemessen:
- Visuelle Analogskala (VAS): Schmerzintensität zwischen 0 (kein Schmerz) und 100 (unerträglicher, extrem starker Schmerz)
- Numerische Rating-Skala (NRS): 0–10
- Verbale Rating-Skala (VRS): kein – gering – mäßig – mittel – stark – sehr stark

Anmerkung: Aktuell wird in den S3-Leitlinien zur Behandlung des perioperativen Schmerzes die NRS gegenüber der VRS bevorzugt (bessere Erfassung der Schmerzintensität).

39.1.10.1 Schmerzmessung bei Kindern

Bei Kindern können je nach Alter die in ◘ Tab. 39.2 dargestellten Verfahren angewendet werden. ◘ Tab. 39.3 zeigt die

◘ Tab. 39.2 Schmerzmessung bei Kindern

Alter	Methode	Verfahren
Bis 4 Jahre	Fremd-beurteilung	Kindliche Un-behagens- und Schmerzskala (KUSS)
Ab 4 Jahre	Selbst-beurteilung	Smiley-Skala
Ab 8 Jahre	Selbst-beurteilung	NRS, VRS, VAS

◘ Tab. 39.3 Schmerzmessung anhand der Kindlichen Unbehagens- und Schmerzskala (KUSS) nach

Klinische Beobachtung	Bewertung	Punkte
Weinen	Nicht	0
	Stöhnen, Jammern, Wimmern	1
	Schreien	2
Gesichtsaus-druck	Entspannt, lächelt	0
	Mund verzerrt	1
	Mund und Augen grimassieren	2
Rumpfhaltung	Neutral	0
	Unstet	1
	Aufbäumen, Krümmen	2
Beinhaltung	Neutral	0
	Strampeln, Treten	1
	An den Körper gezogen	2
Motorische Unruhe	Nicht vorhanden	0
	Mäßig	1
	Ruhelos	2
Summe aller Punkte		

Anmerkungen:
- 15 s Beobachtungsdauer, Verlauf ist entscheidender als Einzelbeobachtung.
- Ab 4 Punkten besteht manifester Analgetikabedarf!

Parameter der Kindlichen Unbehagens- und Schmerzskala. ◘ Abb. 39.2 zeigt die Smiley-Skala zur Schmerzbeurteilung bei Kindern.

39

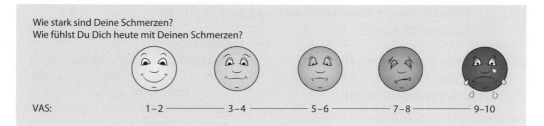

Wie stark sind Deine Schmerzen?
Wie fühlst Du Dich heute mit Deinen Schmerzen?

VAS: 1–2 ———————— 3–4 ———————— 5–6 ———————— 7–8 ———————— 9–10

◻ Abb. 39.2 Smiley-Skala zur Schmerzbeurteilung bei Kindern

◻ Tab. 39.4 BESD-Skala zur Schmerzeinschätzung bei Patienten mit Demenz. Behandlungsziel ist ein Wert von < 4 Punkten. (Nach)

Punkte	0	1	2
Atmung unabhängig von Lautäußerung	Normal	Gelegentlich angestrengtes Atmen, kurze Phasen von Hyperventilation	Lautstark angestrengtes Atmen, lange Phasen von Hyperventilation, Cheyne-Stoke-Atmung
Negative Lautäußerung	Keine	Gelegentliches Stöhnen oder Ächzen, sich leise negativ oder missbilligend äußern	Wiederholt beunruhigtes Rufen, lautes Stöhnen oder Ächzen, Weinen
Gesichtsausdruck	Lächelnd, nichtssagend	Traurig, ängstlich, sorgenvoller Blick	Grimassieren
Körpersprache	Entspannt	Angespannt, nervös hin- und hergehen, nesteln	Starr, geballte Fäuste, angezogene Knie, sich entziehen oder wegstoßen, schlagen
Trost	Trösten nicht notwendig	Ablenken oder beruhigen durch Stimme oder Berührung möglich	Trösten, ablenken, beruhigen nicht möglich

39.1.10.2 Schmerzmessung bei älteren und kognitiv/kommunikativ eingeschränkten Patienten

— Selbsteinschätzung geht vor Fremdeinschätzung mit Hilfe der Verbalen Rating-Skala mit 4–6 Abstufungen (kein – gering – mäßig – mittel – stark – sehr stark)

— Schmerzbeurteilung auf Basis der nonverbalen Schmerzäußerungen und anhand von Beobachtungsskalen oder

— **Anmerkung:** Viele ältere Patienten neigen dazu, vorhandene Schmerzen zu negieren, wenn der Begriff „Schmerz" explizit verwendet wird. Synonyme Begriffe oder Umschreibungen können hierbei hilfreich sein.

39.1.10.3 Schmerzmessung bei Demenz

— Anwendung der BESD-Skala (BESD = Beurteilung von Schmerzen bei Demenz, ◻ Tab. 39.4), die BESD-Skala ist die deutsche Übersetzung der PAINAD-Skala („pain assessment in advanced dementia")

39.1.11 Risiken der medikamentösen Schmerztherapie

39.1.11.1 Risikofaktoren für eine insuffiziente/schwierige Schmerztherapie

Faktoren, die eine postoperative Schmerztherapie schwierig gestalten können, sind:

- präoperativ bestehende Opioidapplikation (> 3 Monate)
- länger bestehende präoperative chronische Schmerzen (> 6 Monate)
- weibliches Geschlecht
- jüngeres Lebensalter
- präoperative Angst, Stress, Depression, Katastrophisieren
- bestehender oder früherer Substanzmissbrauch

39.2 Medikamentöse postoperative Schmerztherapie

39.2.1 Medikamentenauswahl

Anwendung von Nichtopioiden und Opioiden, meist in Kombination anhand eines Stufenkonzepts der postoperativen Schmerztherapie – ähnlich wie das seit Jahren etablierte Behandlungskonzept bei Tumorschmerzen. Bei größeren Eingriffen allerdings gelegentlich beginnend mit dem primären Einsatz von stark wirksamen Opioiden (WHO-Stufe III; ◘ Abb. 39.1).

Die Kombination von Nichtopioiden mit einem Opioidanalgetikum zeigt einen synergistischen analgetischen Effekt im Sinne der „balanced analgesia“, hierdurch Reduktion sowohl der einzelnen Medikamentennebenwirkungen als auch der notwendigen Dosierungen der einzelnen Substanzen.

39.2.2 Opioide

- **Indikationen:**
  - mittelstarke bis starke Schmerzen
  - Thorax- und größere abdominalchirurgische Operationen
  - größere Eingriffe an Skelettsystem und/oder Weichteilen
  - ausgedehnte Tumorchirurgie
- **relative Kontraindikationen der stark wirksamen Opioide, bzw. Dosisreduktion bei:**
  - COPD oder schweres Bronchialasthma
  - Cor pulmonale
  - paralytischer Ileus
  - mittlere bis schwere Leberfunktionsstörungen
  - schwere Atemdepression mit Hypoxie und/oder Hyperkapnie
  - simultane oder in den letzten 14 Tagen vorausgegangene Therapie mit MAO-Hemmern (stimulierende oder hemmende Wirkung auf das ZNS, arterielle Hypo- und Hypertonie)
  - Koma

39.2.2.1 Dosierung stark wirksamer Opioide

Als **retardierte** Darreichungsform (Steigerung der Dosierung nach Bedarf möglich):

- Oxycodon/Naloxon (Targin): 2-mal 5/2,5–10/5–20/10–40/20 mg p.o.
- Oxycodon (Oxygesic): 2-mal 5–10–20–40 mg p.o.
- Hydromorphon (Palladon): 2-mal 4–8–16–24 mg p.o.

Anmerkung: Retardierte Darreichungsformen beginnen nach ca. 1 h zu wirken und zeigt einen analgetischen Effekt über 10–12 h.

Als schnell wirksame orale Darreichungsform:

- Oxycodon (Oxygesic Akut, Hartkapseln): 5/10/20 mg p.o. (max. alle 4–6 h)
- Oxycodon (Oxygesic Dispersa, Schmelztabletten): 5/10/20 mg p.o. (max. alle 4–6 h)
- Hydromorphon (Palladon Kapseln): 1,3 oder 2,6 mg p.o. (max. alle 4–6 h)
- Morphin (Oramorph Trinkampullen): 10/30 mg p.o. (max. alle 4–6 h)

Als schnell wirksame intravenöse Darreichungsform:

- Oxycodon (Oxygesic Injekt): 10 mg/1 ml oder 20 mg/2 ml; fraktioniert 5–10 mg i.v.
- Hydromorphon (Palladon Injekt): 10 mg/100 mg-Amp.; 2–3 mg fraktioniert i.v.

Anmerkung: Der Wirkbeginn der intravenösen und oralen, stark wirksamen Opioide liegt bei 15–30 min; die Wirkdauer bei 4–6 h.

Im klinischen Alltag werden in Deutschland retardierte Opioide zur Basisanalgesie (in Kombination mit NOPA) eingesetzt und durch schnellwirksame Opioide (möglichst in oraler Darreichungsform) als sog. ''Rescue-Dosis'' bei insuffizienter Schmerztherapie (NRS > 3) ergänzt! Meist wird in deutschen Kliniken Oxycodon/Naloxon (Targin) alle 12 h als Basisanalgesie verwendet, bei älteren Patienten und insbesondere bei Patienten mit Niereninsuffizienz sollte Hydromorphon (Palladon) bevorzugt werden (geringe Eiweißbindung, keine aktiven Metabolite etc.). Als Rescue-Medikamente kommen z. B. Oxygesic-akut-Hartkapseln oder Palladon-Tabletten in Frage (◘ Abb. 39.3 und ◘ 39.4).

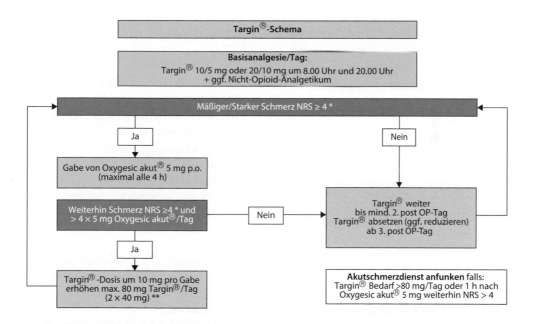

◘ **Abb. 39.3** Beispiel für eine medikamentöse postoperative Schmerztherapie mit Basisanalgesie und Rescue-Dosis. (Adaptiert nach)

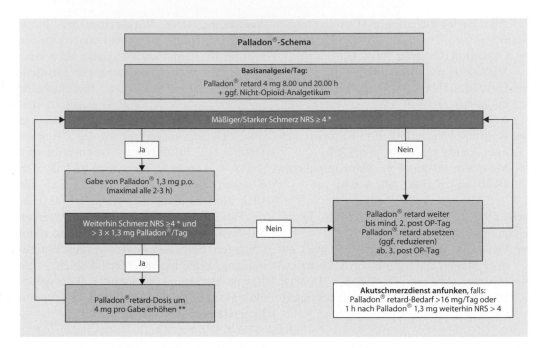

Abb. 39.4   (> 80mg Tagesdosis von Targin-Retardtab. kann das Naloxon beim hepatischen First-pass nicht mehr eliminiert werden!** Beispiel für eine medikamentöse, postoperative Schmerztherapie mit Basisanalgesie und Rescue-Dosis für Patienten mit Niereninsuffizienz. (Adaptiert nach)

39.2.3 Nichtopioidanalgetika

— **Indikationen:**
  – leichte Schmerzen
  – nach kleinen Eingriffen im Skelett- und Weichteilbereich
  – zur Supplementierung einer Schmerztherapie mit Opioiden nach größeren chirurgischen Eingriffen („balanced analgesia")
— **Wirkmechanismus:** Hemmung der peripheren Prostaglandinesynthese durch:
  – unselektive Hemmung des Enzyms Cyclooxygenase (Typ 1 und 2) bei NSAID und nichtsauren Analgetika → Prostaglandin E_2 und Prostaglandin I_2 (Prostazyklin) erniedrigt
  – selektive Cyclooxygenase-2-Hemmung (keine Hemmung der magenschleimhautschützenden Prostaglandin-E-Synthese!)
— **Wirkcharakteristika:** Tab. 39.5

— **Kontraindikationen und Anwendungsbeschränkungen:** gemäß der Europäischen Arzneimittelagentur (EMA, European Medicines Agency) und den Herstellerinformationen:
  – klinisch gesicherte koronare Herzkrankheit
  – klinisch gesicherte zerebrovaskuläre Erkrankung
  – Herzinsuffizienz (NYHA-Stadium II–IV)
  – postoperative Schmerztherapie nach koronarer Bypass-Operation (Parecoxib)
  – unkontrollierter Hypertonus (nur Etoricoxib)
  – erhebliche kardiovaskuläre Risikofaktoren (z. B. Hypertonus, Hyperlipidämie, Diabetes mellitus, Rauchen)
  – periphere arterielle Verschlusskrankheit
— **Nebenwirkungen:** In Tab. 39.6 sind die Nebenwirkungen einiger Nichtopioidanalgetika aufgeführt.

39

◩ **Tab. 39.5** Wirkcharakteristika der Nichtopioidanalgetika

	Ibupro-fen	Diclofenac	ASS	Coxibe	Meta-mizol	Paracetamol
Analgetisch	+++	+++	++	++	+++	++
Antiphlogistisch	++	+++	++	++	(+)	(+/–)
Antipyretisch	++	+	++	–	+++	+++
Spasmolytisch	–	–	–	–	+++	–

39.2.3.1 Saure, antiphlogistische-antipyretische Analgetika (nichtsteroidale Antiphlogistika) (NSAID)

- Salicylate (Acetylsalicylsäure): werden in der perioperativen Phase wegen Erhöhung der Blutungsneigung selten eingesetzt
- Arylessigsäuren (Diclofenac, Indometacin, Acetmetacin): Diclofenac findet breite Anwendung
- Arylproprionsäuren (Ibuprofen, Naproxen, Ketoprofen): Ibuprofen findet breite Anwendung
- **Dosierungsbeispiele:**
  - Diclofenac: 3-mal 50 mg p.o. bzw. 2-mal 75 mg p.o.
  - Ibuprofen: 3-mal 400–600(–800) mg p.o.
  - Ibuprofen: 3 × 400 mg oder 2 × 600 mg i.v., 100 ml Infusionslösung, Einzelgabe über 30 min, nicht länger als 3 Tage

❗ Tageshöchstdosierung von Ibuprofen bei intravenöser Anwendung 1200 mg, bei oraler Anwendung 2400 mg!

absolute Kontraindikationen der meisten NSAID:
- floride Erkrankungen des Magen-Darm-Trakts, z. B. Gastritis, Magen-Darm-Ulzera; nicht gültig für Metamizol und Paracetamol
- Gerinnungsstörungen

- akute und chronische Niereninsuffizienz mit Kreatinin-Clearance <30 ml/min, schwere arteriosklerotische Perfusionsminderung der Niere
- Behandlung mit potenziell nephrotoxischen Pharmaka, z. B. Diuretika, Antibiotika
- schwere Anämie
- Schock
- frischer Myokardinfarkt
- dekompensierte Herzinsuffizienz (NYHA III–IV), Aszites

relative Kontraindikationen:
- Hypovolämie
- nicht eingestellter Hypertonus
- Allergische Diathese, Asthma bronchiale
- Rezidivierende Magen-Darm-Beschwerden, anamnestisch Magen-Darm-Ulzera

Nebenwirkungen:
- Gastrointestinale Blutungen: Das Risiko für eine Blutung im oberen GI-Trakt steigt bei Einnahme eines nichtselektiven NSAID um das 5-fache! Ebenso steigt das Ulkusrisiko mit dem Lebensalter an (<65 Jahre: ca. 7 %; 65–75 Jahre: ca. 25 %).
- Ca. 2000 Todesfälle in Deutschland pro Jahr sind bei der chronischen Einnahme auf die NSAID-Einnahme zurückzuführen!

Vor- und Nachteile der nichtsteroidalen Antirheumatika (NSAID) zeigt ◩ Tab. 39.7

□ Tab. 39.6 Nebenwirkungen einiger Nichtopioidanalgetika

	Blutdruck	Gerinnungssystem	Niere	Leber	Allergische Reaktion	Magen-Darm-Trakt	ZNS
Paracetamol i.v./p.o.				Leberversagen bei Überdosierung			
Metamizol	Gelegentliche Hypotension				Haut, Agranulozytose		
Diclofenac		Temporäre Hemmung der Thrombozytenaggregation		Evtl. Erhöhung der Transaminasen, Leberzellschaden	Haut	Übelkeit, Erbrechen, Durchfall, Auftreten von Ulkus/Blutung	Kopfschmerz, Benommenheit, Schwindel
Parecoxib	Häufig Hyper- und Hypotonie		Erhöhung der Retentionswerte			Evtl. gastrointestinale Ulzera	Zerebrovaskuläre Störungen, Schlaflosigkeit

39

Tab. 39.7 Vor- und Nachteile der NSAID

Vorteile	Nachteile
Gute und andauernde Analgesie Weniger Nausea und Emesis als bei Opioiden Keine Atemdepression Meist antiphlogistisch	Temporäre Hemmung der Thrombozytenfunktion Beeinträchtigung der Nierenfunktion (Cave: Serum-Kreatinin >2 mg/dl; GRF <60 ml/min) Gastrointestinale Komplikationen (bis akute GI-Blutung)

39.2.3.2 Nichtsaure antipyretische Analgetika

- P-Aminophenole bzw. Aniline (Paracetamol, Propacetamol)
- nichtsaure Pyrazolone (Metamizol, Phenazon, Propyphenazon)
- **Dosierungsbeispiele:**
  - Paracetamol: 3 bis 4-mal 1,0 g als schnelle Kurzinfusion über maximal 15 min
  - Pyrazolonderivate: Metamizol 4-mal 1,0 g als langsame Kurzinfusion oder p.o.

39.2.3.3 Selektive Cyclooxygenase-2-Hemmer

- **Coxibe:**
  - Parecoxib (Dynastat): 1-mal 40 mg als Kurzinfusion i.v., Wiederholung nach 6–12 h möglich (max. 80 mg/Tag)
  - Celecoxib (Celebrex): 1-mal 100 mg bis 2-mal 200 mg/Tag p.o. (max. 400 mg)
  - Etoricoxib (Arcoxia): 1-mal (60) – 90 mg p.o.
- **Anmerkung:** Nur Parecoxib (Dynastat) ist zur postoperativen Schmerztherapie zugelassen! Kardiovaskuläre Risikofaktoren als Kontraindikation

39.2.4 Kontinuierliche, intravenöse Applikation des Lokalanästhetikums Lidocain

- **Indikation:** bei größeren Operationen mit zu erwartenden starken postoperativen Schmerzen und bestehender Kontraindikation/Ablehnung des Patienten für einen Periduralkatheter
- **Kontraindikationen:** Reizleitungsstörungen (AV-Block II. und III. Grades, Sick Sinus), Antiarrhythmika in der Vormedikation, alle Schockformen, Herzinsuffizienz, Allergie gegen Lidocain, Geburtshilfe, Myasthenia gravis
- **Durchführung:** initialer Lidocainbolus von 1,5 mg/kgKG i.v. über 10 min vor oder kurz nach der Einleitung, anschließend 1,5 mg/kgKG/h intraoperativ über Perfusor, postoperativ 1,33 mg/kgKG/h für maximal 24 h im intensivmedizinischen Setting, bei extremer Adipositas erfolgt die Dosierung anhand des Normalgewichtes, Dosisreduktion um 50 % bei vorhandener Leber- und/oder Niereninsuffizienz
- **Nebenwirkungen:** Zeichen der Lokalanästhetikaintoxikation, wie z. B. Ohrensausen, metallischer Geschmack, periorale Taubheit, Sehstörungen etc. (s. auch ▶ Kap. 13 für Lipid Rescue)

39.2.5 Formen der Medikamentenapplikation in der postoperativen Schmerztherapie

Methode der Wahl:
- intravenöse, bedarfsorientierte/titrierte Bolusgabe von Opioiden oder
- standardisierte Kurzinfusion von NOPA nach festem Zeitschema

Alternativen:
- subkutane Injektion: auch durch nicht ärztliches Personal, z. B. Piritramid, Oxycodon, Morphin oder Hydromorphon
- rektale Applikation:
  - Nicht-Opioidanalgetika (z. B. Diclofenac, Paracetamol, Metamizol)
  - Nachteil dieses Verfahrens: verzögerter Wirkbeginn und variable intestinale Resorption der Medikamente. Mit Ausnahme von Morphin-Zäpfchen als MSR sind zurzeit keine stark wirksamen Opioide zur rektalen Applikation verfügbar.
- orale Applikation:
  - schwach wirksame Opioide in Tropfenform, z. B. Tilidin/Naloxon (Valoron N)
  - stark wirksame Opioide in niedriger Dosierung, z. B. Oxycodon/Naloxon (Targin) 10/5 mg 12-stündlich p.o. oder Hydromorphon (Palladon) 4 oder 8 mg 12-stündlich p.o.
- Infiltration/Instillation von Lokalanästhetika in den Wundbereich (subkutane oder pleurale Katheter mit Pumpe, z. B. ON-Q-Elastomerpumpe (PainBuster) der Firma Braun)

obsolet sind:
- intramuskuläre Applikationen: Schmerzhaftigkeit der Injektion, langsamer Wirkeintritt, unzuverlässige Resorption und Gefahr des potenziellen Injektionsschadens, z. B. Nervenläsionen, Spritzenabszesse
- transdermale Applikationen: stark wirksame Opioide, z. B. Fentanyl (Durogesic) oder Buprenorphin (Transtec) als Pflaster mit langsamem, dermalem Depotaufbau des Medikaments in den ersten 12 h nach Applikation, daher sehr schlechte Steuerbarkeit

39.2.5.1 Patientenkontrollierte Analgesie (PCA)

Mit Hilfe einer Pumpe werden Schmerzmedikamente appliziert, entweder intravenös (PCIA) oder epidural (PCEA). Programmierung erfolgt individuell nach Alter, Gewicht und Operationstrauma.

Patientenkontrollierte intravenöse Analgesie (PCIA) (◘ Tab. 39.8 und ◘ 39.9)

- wichtigstes Prinzip der postoperativen Schmerztherapie, individuelle Titration des postoperativen Analgetikabedarfes durch den Patienten mittels elektronischen Pumpen (Braun- oder Abbott-Pumpen) oder unterdruckbetriebenen Systemen (z. B. PCA-System von VYGON oder Braun)
- sicheres Verfahren bei Verzicht auf eine Basalrate

39

◘ Tab. 39.8 PCIA-Medikation für Erwachsene (Beispiele). (Mod. nach)

Generischer Name	Handelsname (Beispiele)	Konzentration [mg/ml]	Bolusgröße [mg]	Bolusgröße [mg/kg KG]	Sperrzeit [min]	4-h-Limit [mg/4 h]
Piritramid	Dipidolor	1,0	1,5–2	0,02–0,04	10–15	30–40
Hydromorphon	Palladon Injekt	0,1	0,2	0,01	5–10	4
Oxycodon	Oxygesic Injekt	1,0	1,5–2	0,03	5	15
Morphin	MSI	1,0	1–1,5	0,01–0,05	5–10	30

◘ Tab. 39.9 PCIA-Medikation für Kinder (Beispiele). (Mod. nach)

Generischer Name	Handelsname (Beispiele)	Konzentration [mg/ml]	Bolusgröße [µg/kg KG]	Sperrzeit [min]	4-h-Limit [µg/kg KG/4 h]
Piritramid	Dipidolor	1,0	20–30	10	500
Morphin	MSI	1,0	20	10	350

- **Anwendbarkeit** evtl. schon bei älteren Kindern ab dem 5. Lebensalter („Gameboy-Alter")
- **Anmerkung:** Bei Parallelinfusion immer ein Rückschlagventil verwenden, um über einen retrograden Medikamentenfluss ins Infusionssystem eine unbeabsichtigte Bolusgabe zu vermeiden
- **Indikationen:**
  - Patienten mit ausgedehnten Operationen und fehlender Möglichkeit eines simultanen Regionalanästhesieverfahrens
  - Patienten mit einer Kontraindikation für eine PCEA oder bei denen eine Katheteranlage misslungen ist
  - Patienten, bei denen mit Therapieverfahren, die auf der Normalstation zur Verfügung stehen, keine ausreichende Analgesie erreicht wird
- **Kontraindikationen:**
  - mangelnde intellektuelle Fähigkeit, ein PCIA-System zu bedienen (z. B. verwirrter Patient, Kleinkind)
  - nicht kooperativer/sedierter Patient
  - akute hepatische Porphyrie
  - Allergie gegen Opioide
  - respiratorische Insuffizienz
  - vorbestehende Suchterkrankung (individuelle Entscheidung, gute Überwachung und Betreuung).
- **Vorteile:**
  - bessere postoperative Analgesie und Patientenzufriedenheit im Vergleich zu einer standardisierten Basisanalgesie durch das Pflegepersonal
  - Entlastung der Pflege (ca. 35 min/Patient pro Tag)

- geringe Komplikationsraten (u. a. durch Frühmobilisierung)
- Reduktion der Krankenhausverweildauer
- reduzierter Analgetikabedarf bei Kombination mit Nicht-Opioidanalgetika
- **Nachteile:**
  - durch Opioide bedingt: Atemdepression (ca. 0,3 %), Übelkeit, Erbrechen, Juckreiz, Verwirrtheit, Halluzinationen, Obstipation
  - Personalintensives Verfahren (ASD)
  - Blutdruck- und Herzrhythmusprobleme
  - Thrombophlebitis durch Venenverweilkanüle

Die Sonderform der **Remifentanil-PCA** in der Geburtshilfe ist im ► Kap. 24 beschrieben.

Patientenkontrollierte epidurale Analgesie (PCEA)

- **rückenmarknahe Analgesie** durch lumbalen oder thorakalen Periduralkatheter (PDK)
- Gabe eines Lokalanästhetikums meist mit Zusatz von Opioiden, z. B. Sufentanil 0,5–1,0 µg/ml Lokalanästhetikum über einen PDK
- Applikation als **p**rogrammierter **i**ntermittierender, **e**piduraler **B**olus (PIEB) z. B. jede Stunde 8 ml Lokalanästhetikum oder als Bolus nach Patientenanforderung als klassische PCEA **ohne** Basisinfusionsrate
- **Vorteile** einer (thorakalen) PCEA gegenüber einer PCIA sind:

– bessere Analgesie unter Belastungsbedingungen (Husten, Mobilisation)
– Verbesserung der gastrointestinalen Durchblutungsverhältnisse und der gastrointestinalen Motilität
– bessere Erholung der Lungenfunktion
– geringere Sedierung
– geringere kardiovaskuläre Aktivierung
– Reduktion der postoperativen Hyperkoagulabilität
– ggf. vermindertes Risiko eines Tumorrezidivs/Metastasierung
▬ **Nebenwirkungen** des PDK: arterielle Hypotonie, lokalanästhetikainduzierte Paraparese oder Parästhesie (Cave: Sturzgefahr), Infektionen an der Einstichstelle, epidurale Abszesse, hohe Spinalanästhesien, Lokalanästhetikaintoxikationen, Immobilisation, Blasenentleerungsstörung

Patientenkontrollierte orale Analgesie (PCOA)

Die einzige Möglichkeit zur oralen patientenkontrollierten Analgesie bestand im Zalviso®-System der Fa. Grünenthal in Form der Anforderung von Sufentanil-Sublingualtabletten (15 µg Sufentanil s.l. ≙ 15 mg Morphin p.o. ≙ 5 mg Morphin i.v.).
Die Vermarktung des Zalviso-Systems wurde im April 2021 eingestellt.

39.2.5.2 Sonderformen der Medikamentenapplikation

▬ **„nurse controlled analgesia" (NCA)** bei entsprechender Ausbildung der Pflegefachfrau/-mann in der Schmerzbeurteilung bei Kleinkindern. Eine sorgfältige Überwachung ist bei Kleinkindern nach Opioidgabe (Atemfrequenz, Atemtiefe, Sedierungsgrad, Pulsoxymetrie, Respirationsmonitor) unbedingt notwendig!

▬ **„parents-controlled analgesia"** für Kinder ab dem 1. Lebensjahr nach entsprechender Einweisung der Eltern durch Fachpersonal.

❶ Für beide Verfahren gilt: Außerkraftsetzen der Sicherheitsphilosophie der PCA: Der Patient kann nur dann Boli über die PCA abrufen, wenn seine Vigilanz es erlaubt.

39.3 Koanalgetika in der akuten postoperativen Schmerztherapie

39.3.1 Antidepressiva

▬ **Indikation: neuropathischer Schmerz** mit brennendem Schmerzcharakter
▬ Substanzbeispiele:
– Amitriptylin (Saroten, Amitriptylin-Neuraxpharm etc.): initial 10–25 mg zur Nacht (0-0-1), anschließend Steigerung bis max. 150 mg/Tag (1-0-1)
– Venlafaxin (Trevilor retard): 37,5 mg initial, anschließend Steigerung auf 75–225 mg in retardierter Form (1-0-0)
– Duloxetin (Cymbalta): 30 mg initial, anschließend Steigerung auf ca. 60 mg/Tag (1-1-0)
▬ **Anmerkung:** Die selektiven Serotonin-Reuptake-Hemmer (SSRI), wie z. B. Fluoxetin, Citalopram, Paroxetin, besitzen keinen nachgewiesenen positiven Effekt beim neuropathischen Schmerz!

39.3.2 Antiepileptika

▬ **Indikation:** neuropathischer Schmerz mit einschießender (lanzinierender) Schmerzkomponente
▬ Substanzbeispiele:

◘ **Tab. 39.10** Pregabalin – Dosierung bei Niereninsuffizienz

Kreatinin-Clearance [ml/min]	Gesamttagesdosis		Dosisaufteilung
	Anfangsdosis (mg/Tag)	Höchstdosis (mg/Tag)	
≥60	150	600	2- oder 3-mal täglich
≥30 bis <60	75	300	2- oder 3-mal täglich
≥15 bis <30	25–50	150	Als Einzeldosis oder 2-mal täglich
<15	25	75	Als Einzeldosis
Zusatzdosis nach Hämodialyse	25	100	Als Einzeldosis[a]

[a] Die Zusatzdosis ist eine einzelne, ergänzende Dosis zur Basisdosierung

- Pregabalin (Lyrica): initial 2-mal 75 mg/Tag p.o., nach einer Woche Steigerung auf 300 mg/Tag, maximal 600 mg/Tag in 2–3 Einzeldosen; Dosisreduktion bei Niereninsuffizienz (◘ Tab. 39.10). Kontraindikationen: Schwangerschaft, Stillzeit, Kinder und Jugendliche <18 Jahre, hereditäre Galaktoseintoleranz, Lapp-Laktase-Mangel oder Glukose-Galaktose-Malabsorption
- Gabapentin (Neurontin): initial 3-mal 100 mg p.o., nach einer Woche Steigerung auf bis zu 3-mal 900 mg möglich

39.3.3 Clonidin (Catapresan)

- **Indikation:** starke Schmerzen unter Opioiden → Kombination führt zur Reduktion der notwendigen Opioidgabe um 30–50 %
- **Dosierung:** 2–4 μg/kg KG i.v. über 10–15 min titriert oder 1–2 μg/kg KG/h i.v. über 24 h
- **Nebenwirkungen:** Sedierung, Bradykardie und Hypotonie, paradoxer Effekt (Blutdruckanstieg bei zu schneller Injektion)

39.3.4 Esketamin

- **Indikationen:** Supplement bei (hochdosierter) Opioidtherapie, z. B. bei postoperativen Schmerzen
  - Prophylaxe und Therapie der opioidinduzierten Hyperalgesie bei hochdosierter Opioidtherapie
- **Dosierung:**
  - 0,1 mg/kgKG/h (S)-Ketamin über Perfusor für 24 h
- **Nebenwirkungen:**
  - in dieser niedrigen Dosierung kaum psychotomimetische Nebenwirkungen
  - in höheren (akzidentellen) Dosierungen: Pseudohalluzinationen, unangenehme Träume, Übelkeit, Hypersalivation, Sehstörungen (durch Nystagmus), motorische Unruhe

39.3.5 Butylscopolamin (Buscopan)

- **Dosierung:** 10 mg Suppositorium oder 20 mg i.v.
- Muscarinrezeptorantagonist bei Spasmen der glatten Muskulatur

39.4 Therapie von Nebenwirkungen der akuten postoperativen Schmerztherapie

39.4.1 Übelkeit und Erbrechen

- siehe ▶ Kap. 58 Übelkeit und Erbrechen

39.4.2 Obstipation

- Movicol: 1–3 Beutel/Tag p.o.
- Laxoberal: 10–20–30 Trpf./Tag p.o.
- Laktulose: 10–20 ml/Tag p.o.

Die Dosierungen richten sich nach Stuhlgangfrequenz und Konsistenz.

39.5 Lokal- und Regionalanalgesie des Erwachsenen

39.5.1 Vorteile regionaler Techniken

Neben der Lokalanalgesie kommen in der postoperativen Schmerztherapie auch routinemäßig Verfahren der Regionalanalgesie zum Einsatz. Diese besitzen zahlreiche Vorteile (◘ Tab. 39.11).

39.5.2 Mögliche regionalanalgetische Verfahren

- kontinuierliche Periduralanalgesie mit lumbalem oder thorakalem Zugang bei offenen onkologischen Operationen
- Blockade des Plexus cervicobrachialis als interskalenärer, supraklavikulärer, vertikal-infraklavikulärer oder axillärer Single-shot-Block oder als kontinuierliche Katheterverfahren bei Schulter-Arm-Operationen (insbesondere Endoprothetik)
- Blockade des N. suprascapularis z. B. bei Arthroskopien des Schultergelenkes
- Blockade des N. femoralis und des (distalen) n. ischiadicus bei Knieendoprothetik

◘ Tab. 39.11 Vorteile der Regionalanalgesie im Vergleich zur systemischen Verabreichung von Analgetika. (Mod. nach)

Kriterium	Vorteil
Postoperative Magen-Darm-Atonie	ca. 2 Tage kürzer
Perioperativer Myokardinfarkt	ca. 30 % geringer
Kardiovaskuläre Komplikationen	ca. 75 % geringer
Lungenembolie (ohne Thromboseprophylaxe)	ca. 50 % geringer
Thrombembolie (ohne Thromboseprophylaxe)	ca. 40 % geringer
Pulmonale Infektionen	ca. 30 % geringer
Blutverlust, Blutbedarf	ca. 20–30 % geringer
Postoperative Beatmungsdauer	ca. 40 % kürzer
Chirurgische Komplikationen	ca. 50 % geringer
Reoperations-/Amputationsrate nach peripheren Bypass-Operationen	ca. 50 % geringer
Verweildauer im Krankenhaus nach größeren Eingriffen	>30–50 % kürzer
Erfüllung von Entlassungskriterien	25–30 % früher
Krankenhauskosten	>20–50 % geringer

39

- Blockade des Plexus lumbalis als 3-in-1-Block oder Psoaskompartmentblock
- TAP-Block bei Sectiones caesareae
- Ilioinguinal- und Iliohypogastricus-Blockaden bei Herniotomien
- Anlage eines interpleuralen Katheters bei Thorakotomie (Cave: hohe LA-Blutspiegel)
- Interkostalblockaden oder Serratus anterior Block bei Rippen(serien)frakturen
- kontinuierliche Wundinfiltration mit einem Lokalanästhetikums z. B. mittels Elastomerpumpen, z. B. PainBuster der Firma Braun)
- Kaudalblockaden bei Eingriffen unterhalb des Bauchnabels

Die detaillierte Beschreibung der einzelnen Regionalanästhesieverfahren finden Sie im ▶ Kap. 9 Regionalanästhesie.

39.6 Spezielle Patienten in der postoperativen Schmerztherapie

39.6.1 Opioidgewöhnte Patienten

Postoperativ hoher Analgetikabedarf bei opioidgewöhnten Patienten aufgrund regelmäßiger Verschreibung von starken Opioiden oder i.v.-Drogenabusus durch Down-Regulation der MOR und hepatische Enzyminduktion mit schnellerer Elimination des Opioids.

39.6.1.1 Grundsätze

- Vermeidung von perioperativen Entzugssymptomen und Erreichen einer adäquaten Schmerzkontrolle durch adäquate perioperative Opioidspiegel
- Substitution des gewohnten Opioidbedarfs plus durch die Operation bedingter Analgetikabedarf, evtl. PCIA mit ausnahmsweiser Basisinfusion! **Cave:**

Unerkannte Polytoxikomanie und Gefahr des Missbrauchs der PCA durch den Patienten!

- Umrechnung der präoperativen oralen Morphinsubstitution auf postoperativen intravenösen Morphinbedarf: oraler Morphintagesbedarf dividiert durch 3 = intravenöser Bedarf pro 24 h (kontinuierlich) plus 30 % zusätzlicher Bedarf als Boli plus Nicht-Opioidanalgetika (z. B. 4-mal 1,0 g Metamizol p.o./als KI)

> **🚫 Cave**
>
> Methadon ist nur halb so analgetisch wirksam wie L-Polamidon, da es das D-Enantiomer noch enthält, oder umgekehrt:
>
> L-Polamidon ist analgetisch doppelt so potent wie das Razemat Methadon! Führt bei mit Methadon substituierten Patienten immer wieder zu Unter- oder Überdosierung!

- postoperative Fortsetzung einer vorhandenen Substitutionsmedikation:
  - 70 mg Methadon p.o. entprechen 35 mg Polamidon p.o.
  - 10 mg Polamidon **p.o.** = 5 mg Polamidon **i.v.**
  - analgetische Wirkdauer liegt bei 4–6 h
  - durchschnittlicher Bedarf ist 10–12 ml Polamidon pro 24 h ≙ 50–60 mg
- Verfügbarkeit:
  - L-Polamidon-Amp. à 1 ml = 2,5 mg zur i.m.- und i.v.-Applikation
  - L-Polamidon Lösung 5 mg/ml: 20 Trpf. = 1 ml = 5 mg ; 1 Trpf. = 0,25 mg

> **Tipp**
>
> - Substituierte kennen ihre Dosis L-Polamidon in ml: „30 Pola" ≙ 30 ml L-Polamidon ≙ 150 mg)

❯ Verzicht auf partielle Agonisten oder Agonisten/Antagonisten (z. B. Buprenorphin).

— Bevorzugung von NOPA, ggf. in Kombination, z. B. Metamizol *und* NSAID oder Paracetamol *und* NSAID
— Bevorzugung von regionalanalgetischen Verfahren zur Operation
— bei Unruhezuständen: Gabe von Clonidin (2–4 µg/kg KG i.v.)

39.6.2 Ehemals drogenabhängige Patienten

— Entzugssymptome bis 6 Monate nach Entzug möglich
— erhöhte Empfindlichkeit auf Opioide bzw. vermehrt Nebenwirkungen, z. B. Atemdepression
— Bevorzugung von Nicht-Opioidanalgetika und Regionalanalgesieverfahren (Plexuskatheter, neuraxialer PDK etc.) zur postoperativen Schmerztherapie
— intraoperativ: Gabe von Opioiden mit langer Wirkdauer
— Vermeidung von kurzwirksamen Opioiden mit schnellem Wirkbeginn
— kein PCIA-Verfahren, keine Bolusinjektionen („kick") bzw. die Bolusinjektion über einen sehr langen Zeitraum geben!
— eventuell Gabe von partiellen Opioidagonisten (geringeres Abhängigkeitspotenzial und Ceilingeffekt)
— Bevorzugung von Retardpräparaten oder kontinuierliche, niedrig dosierte Opioidapplikation
— präoperative Aufklärung und Dokumentation über schmerztherapeutisches Vorgehen und Einwilligung des Patienten aus forensischen Gründen

39.6.3 Chronische Schmerzpatienten

39.6.3.1 Grundsätze

— chronische Schmerzpatienten erhalten ihre gewohnte (> 3 Monate) Opioidmedikation perioperativ weiter, wenn operativ vertretbar in retardierter, oraler Form, ansonsten nach Umrechnung in intravenöser Form. Hier ist die gleiche präoperative Substanz zu bevorzugen
— transdermale Systeme (Durogesic-, Norspan-Pflaster) werden unter Berücksichtigung des Pflasterwechsels fortgeführt. Evtl. ist eine präoperative Umsetzung von Buprenorphin-Pflaster auf ein anderes Opioid bei zu erwartenden erhöhten postoperativen Opioidverbrauch sinnvoll
— unter Berücksichtigung des operativen Eingriffs bekommen sie zusätzlich eine intravenöse Opioiddosis in Form einer PCIA (z. B. mit Piritramid oder Oxycodon) oder als kurzwirksame orale Opioide (z. B. Oxygesic akut oder dispersa) oder als zusätzliche intravenöse Basisinfusion auf der Intensivstation
— vorbestehende Koanalgetikamedikation (Antidepressiva und Antiepileptika) werden ebenfalls fortgeführt
— evtl. ergänzende postoperative Schmerztherapie durch ein regionalanästhesiologisches Verfahren in der postoperativen Phase

39.6.3.2 Opioidrotation
— bei einem Wechsel eines Opioids oder der Applikationsform sollte anfangs aus Sicherheitsgründen nur 50 % der errechneten äquianalgetischen Dosis (◻ Tab. 39.12) fest verabreicht werden; dem Patienten muss aber auf Abruf (z. B.

39

◘ **Tab. 39.12** Äquianalgetische Opioiddosierungen

Morphin oral (mg/24 h)	Morphin s.c./i.v. (mg/24 h)	Oxycodon oral (mg/24 h)	Oxycodon s.c./i.v. (mg/24 h)	Hydromorphon oral (mg/24 h)	Fentanyl transdermal (µg/h)
30	10	15	7,5	4	12,5
60	20	30	15	8	25
120	40	60	30	16	50
180	60	90	45	24	75
240	80	120	60	32	100
360	120	180	90	38	150
480	120	240	120	64	200

via PCIA-Modus oder als orale Rescue-Dosis) die Möglichkeit gegeben werden, eine adäquate Bedarfsmedikation zeitnah abzurufen. Die einzelne, orale Rescue-Dosis beträgt hierbei 1/6 der Tagesdosis des Retardpräparats.

- **Beispiel:** Tagesdosis Targin 80/40 mg p.o. Bedarfsmedikation 1/6 des in Targin enthaltenen Oxygesic 80 mg: 80 mg geteilt durch 6 = 13,3 mg → 10–15 mg Oxygesic akut p.o.

❯ Die meisten Patienten brauchen bei der Umstellung auf ein anderes Opioid z. T. deutlich weniger als die errechnete äquianalgetische Dosis. Daher Start nach Rotation mit 50–70 % der ursprünglich eingenommenen Äquipotenzmenge.

39.6.4 Kinder

- ungeborene Kinder können ab der 24. Schwangerschaftswoche Schmerzen verspüren, aufgrund der neuronalen Unreife sogar in höherer Intensität, da die schmerzhemmenden Bahnen noch nicht ausreichend entwickelt sind
- wenn notwendig, sollten auch bei Kindern stark wirksame Analgetika eingesetzt werden. Kinder sind bei gleichen

Eingriffen im Vergleich zu Erwachsenen unterversorgt
- scheinbar harmlose Schmerzreize können bei Früh- und Neugeborenen auf lange Zeit das nozizeptive System sehr negativ beeinflussen
- eine kindgerechte Applikationsweise ist anzuwenden (keine intramuskulären Injektionen, Bevorzugung von Suppositorien)
- Ergänzung der Schmerztherapie durch periphere Blockaden (Herniotomien, Phimosen etc.); Anlage der Blockade wenn möglich intraoperativ unter Allgemeinanästhesie
- Messung der Schmerzintensität:
  - ab 5 Jahren mit Face Pain Scale
  - unter 5 Jahren durch Fremdbeurteilung (physiologische Parameter, Verhalten und KUSS)
  - ältere Kinder nach VAS, NRS oder VRS
- medikamentöse Schmerztherapie bei pädiatrischen Patienten: ca. $\frac{2}{3}$ aller bei Kindern zwischen dem 4. und 12. Lebensjahr angewandten Arzneimittel sind nicht zugelassen („off-label-use")!
- ◘ Tab. 39.13 zeigt die Altersbeschränkung einiger Analgetika.

◧ **Tab. 39.13**   Übersicht über die Altersbeschränkung einiger Analgetika laut
Fachinformationen

Medikament	Zugelassen ab (Alter in Jahren)
Morphin p.o.	18
Morphin i.v.	Geburt
Oxycodon retard p.o.	12
Oxycodon i.v.	12
Hydromorphon	12
Coxibe	18
Dipidolor	Geburt, bei Kindern <1 Jahr mit besonderer Vorsicht
Valoron retard	14
Paracetamol	Geburt
Ibuprofen	3 Monate
Metamizol p.o. und i.m.	3 Monate
Matamizol i.v.	12 Monate

Anmerkung: Die Alterszulassung variieren von
Hersteller zu Hersteller. Die Fachinformation
des einzelnen, angewandten Präparates ist zu
berücksichtigen.

◧ **Tab. 39.14**   Nichtopioidanalgetika zur
postoperativen Schmerztherapie bei Kindern

Substanz	Häufigkeit ([%)
Paracetamol rectal	93
Metamizol	52
Diclofenac	27
Ibuprofen	3
ASS	7

◧ **Tab. 39.15**   Opioidanalgetika zur postoperativen Schmerztherapie bei Kindern

Substanz	Häufigkeit (%)
Piritramid	82
Pethidin	23
Tramadol	29
Fentanyl	8
Morphin	5
Pentazocin	4
Buprenorphin	1,5

— nach einer Umfrage von Bremerich et al.
(2001) kommen Nichtopioidanalgetika
(◧ Tab. 39.14) und Opioidanalgetika
(◧ Tab. 39.15) im Rahmen der postoperativen Schmerztherapie für Kinder
in Deutschland zum Einsatz

39.6.4.1 Nichtpharmakologische Maßnahmen

— sensorische Stimulation durch Auf-
nehmen des Kindes auf den Arm und/
oder enges Umhüllen, sog. „Pucken"
— nichtnutritives Saugen mit oraler süßer
Lösung (0,1–0,5 ml 20 % Glukose für
2 min) vor schmerzhaften Prozeduren,
die analgetische Wirkung wird wahrscheinlich durch eine endogene Opioid-
ausschüttung erreicht
— Einhalten einer normalen Tagesstruktur
(Essen, Schlafen, Aktivität), Reduktion
von Lärm und greller Beleuchtung

39.6.4.2 Nichtopioidanalgetika

◧ Tab. 39.16 gibt einen Überblick über die
empfohlene Dosierung von Nichtopioidanalgetika im Kindesalter.
— **Cave:** Die Verordnung „Paracetamol bei
Bedarf" ohne Dosislimitierung ist ein
Kunstfehler!
— **Anmerkung:** Kinder haben eine geringere Glukuronidierungskapazität als Erwachsene.

39

◻ **Tab. 39.16** Nichtopioidanalgetika bei Kindern

	Altersabhängige Zulassung	Dosierung (mg/kg KG)	Applikations- form	Dosisin- tervall (h)	Tageshöchstdosis (mg/kg KG/Tag)
Paracetamol[a] (Perfalgan, Ben-u-ron)	Ab FG-/ NG-Alter;	NF/FG: 12,5 KK: 15	i.v.	6	FG und NG: 50 (für max. 48 h) KK: 60 (für max. 72 h)
		ED für NG: 20 ED für SG: 30 ED für KK: 40 WD für NG/SG: 15 WD für KK: 20	Rektal		
		ED: 10–20 WD 15 mg/ kg	Oral		

Kontraindikationen: Leber- und Niereninsuffizienz
Anmerkungen: Paracetamol oral in einer Dosis von 40 mg/kg KG ist nach Studienlage effektiv bei Append- ektomie und Tonsillektomie

Diclofenac (Voltaren)	Oral: >6 Jahre Rektal: >15 Jahre i.v.: nein	(0,5) 1	i.v., rektal, oral	8	(2,5)–3 max. 150 mg rektal

Kontraindikationen: allergisches Asthma, Gastritis, Gerinnungsstörungen
Anmerkungen: potentestes NSAID

Metamizol (Novalgin)	Oral: ab 3. Monat Rektal: >4 Jahre i.v.: >1 Jahr	< 1 Jahr: 10 > 1 Jahr 20 i.v./p.o.	i.v., s.c.	6	(60)–80

Anschlagszeit: intravenös 30 min, rektal 60 min und oral 30–60 min
Wirkdauer: 4–6 h
Kontraindikationen: allergisches Asthma, Porphyrie, Glukose-6-Phosphat-Dehydrogenasemangel, Atopie

Ibuprofen (Nurofen 2 % oder 4 %)	Oral: >3 Monate Rektal: >6 kg KG bzw. 30 Monate i.v.: nein	10	i.v., s.c., Supp., Trpf.	6–8	30

(Fortsetzung)

◻ Tab. 39.16 (Fortsetzung)

	Altersabhängige Zulassung	Dosierung (mg/kg KG)	Applikationsform	Dosisintervall (h)	Tageshöchstdosis (mg/kg KG/Tag)
Kontraindikationen: allergisches Asthma, Gastritis *Anmerkungen*: kein erhöhtes Bronchospasmusrisiko bei Asthmakindern!					
Indometacin (Indo-paed)	Ab 2 Jahre	1	i.v., oral (Trpf.)	8	3
Naproxen (Proxen)	Ab 1 Jahr	5–10	i.v., s.c., Trp.	12	30

ED Einzeldosis, *FG* Frühgeborene, *GW* Gestationswoche, *KK* Kleinkind, *NG* Neugeborene, *SG* Säugling, *WD* Wiederholungsdosis

[a] Die Einnahme im ersten Lebensjahr stand im Verdacht, zu erhöhter Häufigkeit von Asthma bronchiale, Rhinokonjunktivits oder Ekzemen zu führen!

◻ Tab. 39.17 Ibuprofen-Saft 2 % (Nurofen)

Gewicht (Alter)	Einzeldosis [ml]	Tagesgesamtmenge
5–6 kg (ca. 6–8 Monate)	2,5	7,5 ml = 150 mg Ibuprofen
7–9 kg (ca. 9 –12 Monate)	2,5	10 ml = 200 mg Ibuprofen
10–15 kg (1–3 Jahre)	5	15 ml = 300 mg Ibuprofen
16–20 kg (4–6 Jahre)	7,5	22,5 ml = 450 mg Ibuprofen
21–29 kg (7–9 Jahre)	10	30 ml = 600 mg Ibuprofen

- Die NSAID-Gabe nach Tonsillektomie kann das Blutungsrisiko postoperativ erhöhen!
- Keine ASS-Gabe bei Kindern <16 Jahren aufgrund der Gefahr der Induktion des Reye-Syndroms!
- Cyclooxygenase-2-Hemmer sind vor dem 18. Lebensjahr nicht zugelassen!
- Dosierungsempfehlung für Ibuprofen-Saft 2 % (Nurofen-junior-Fiebersaft) s. ◻ Tab. 39.17.

39.6.4.3 Opioidanalgetika

Die empfohlene Dosierung von Opioiden im Kindesalter ist in ◻ Tab. 39.18 dargestellt.

- bei Übelkeit Gabe von Dimenhydrinat (Vomex Supp.) als Mittel der 1. Wahl.
- PCIA bei Kindern ab dem „Gameboyfähigen" Alter von ca. 5 Jahren möglich

39.6.4.4 Koanalgetika

Auch in der pädiatrischen Schmerztherapie werden Koanalgetika eingesetzt. Sie sind in ◻ Tab. 39.19 dargestellt.

39.6.4.5 Lokalanästhetika

- Bupivacain ist aufgrund seiner langen Wirkdauer das Mittel der Wahl.
- Vorsicht bei Neugeborenen und Säuglingen unter 3 Monaten aufgrund einer

39

◨ **Tab. 39.18**   Empfohlene Dosierung von Opioiden im Kindesalter

Opioide	Bolusgröße [mg/kg KG]	Basisrate [mg/kg KG/h]	Applikationsform	Wirkdauer [h]	Tageshöchstdosis [mg/kg KG]
Piritramid (Dipidolor)	0,05–0,1	0,01–0,03	i.v.	4–6 (i.v.-Bolus)	Keine
	0,025 (max. 2 mg Bolus)	–	PCIA-Boli		
Morphin	0,02–0,05	0,01–0,03	i.v.	2–4 (i.v.-Bolus)	Keine
	0,02–0,025 (max. 2 mg Bolus)	–	PCIA-Boli	1	
	0,2–0,25	–	p.o.	4	
	Retard: 0,5	–	p.o.	12	
Nalbuphin (Nalpain)	0,3–0,4 (max. ED.: 10 mg)	0,04–0,1	i.v.	3–6	Keine
Tramadol[a] (Tramal) Ab 1. Lebensjahr	i.v.: 0,5–1,0 als KI in 15–20 min	0,25	i.v.	4 (unret.)	i.v.: 6
	0,5–1 (max. 25 mg Gesamtbolus)	–	PCIA-Boli	1	6–8
	Oral retard: 0,5–2,0 Rektal: 0,5–1,5		Oral/rektal	8–12	6–8

[a] Bei kontinuierlicher Gabe keine erhöhte Rate an Übelkeit oder Erbrechen.

◨ **Tab. 39.19**   Adjuvanzien in der pädiatrischen Schmerztherapie

Medikament	Applikationsform	Bolusgröße [mg/kg KG]	Besonderheiten
S-Ketamin	Rektal	2–(5)	In Kombination mit Propofol oder Midazolam
	Nasal	1–2–(3)	
	i.v.	0,25–1–(2)	
Dexamethason	i.v.	0,15 (max. 4 mg)	PONV-Prophylaxe
Clonidin	i.v.	0,001–0,002	Klinische Wirkdauer >12 h
	p.o.	0,002–0,004	
Butylscopolamin	i.v.	0,2	Kombination mit Metamizol bei kolikartigen Schmerzen

◧ Tab. 39.20   Empfohlene Höchstdosen von Lokalanästhetika im Kindesalter

Medikament	Maximaldosis für Bolusgabe (mg/kg KG)	Zulassung
Bupivacain (Carbostesin)	2,5	Ab 1. Jahr und für alle Verfahren
Lidocain (Xylocain)	7	
Mepivacain (Scandicain)	5	ab dem 2. Lebensmonat für Plexus-, Infiltrations und Leitungsanästhesien
Prilocain (Xylonest)	8	Cave: Methämoglobinbildung im Säuglingsalter!
Ropivacain (Naropin)	3	Ab 1. Jahr für alle peripheren Verfahren; Für alle Altersklassen für Kaudal- und Epidural-anästhesie

geringeren Proteinbindung als beim Erwachsenen mit der Gefahr der Lokalanästhetikaintoxikation (LAST)!

- bei Säuglingen unter 3 Monaten großes Verteilungsvolumen und längere Halbwertszeit der Lokalanästhetika
- Prilocain sollte nicht beim Neugeborenen angewendet werden (Methämoglobinbildung)!
- die empfohlenen Höchstdosen von Lokalanästhetika im Kindesalter sind in ◧ Tab. 39.20 dargestellt

39.6.5   Geriatrische Patienten

- 25–50 % der älteren Bevölkerung leiden an gravierenden Schmerzproblemen
- bei älteren Schmerzpatienten besteht die große Gefahr der Schmerzchronifizierung (Schmerz → Immobilisation und Schonhaltung → Inaktivitätsatrophie, Muskel- und Knochenabbau → Hilflosigkeit und Depression, sozialer Rückzug → Verlust der Selbstständigkeit)
- viele ältere Patienten sprechen nicht über den Schmerz (gehört zum Alter und/oder zur Operation)

- erschwerte Schmerzmessung (kognitive Einschränkungen, veränderte sensorische Wahrnehmung)
- **Anmerkung:** Die verbale Rating-Skala (VRS) ist der NRS oder der VAS im Alter vorzuziehen!
- stark veränderte Pharmakokinetik: ungleichmäßige Resorption und Elimination macht die medikamentöse Schmerztherapie problematisch. Gründe hierfür sind gastrointestinale Motilitätsstörungen, Obstipation, veränderte Eiweißbindung ↓ → da Humanalbumin ↓, verändertes Verteilungsvolumen für hydrophile Opioide ↓, für lipophile Opioide ↑, veränderte hepato-renale Elimination → GFR ↓ und Hydroxylierung ↓
- stark veränderte Pharmakodynamik: veränderte bzw. reduzierte Rezeptordichte

39.6.5.1   Angepasste Schmerztherapie bei älteren Patienten

- Bevorzugung von Medikamenten mit geringer Eiweißbindung (z. B. bei Opioiden Hydromorphon → geringere Medikamenteninteraktion, geringere freie Plasma-

spiegel im Vergleich zu Medikamenten mit hoher Eiweißbindung)
— Vermeidung von NSAID (haben hohe Eiweißbindung, Schädigung der evtl. atrophischen Schleimhaut, Beeinträchtigung der Nierenfunktion)
— Anwendung einer um 30–50 % reduzierten Opioiddosis, langsame Dosissteigerung, längere Dosisintervalle, engere Therapiekontrollen
— bei Leberinsuffizienz: Bevorzugung von Substanzen, die nicht in aktive Metabolite umgewandelt werden müssen, Vermeidung von Tramadol, Tilidin/Naloxon oder Buprenorphin
— bei Niereninsuffizienz: Bevorzugung von Tilidin/Naloxon, Hydromorphon, Vermeidung von Morphinsulfat (Akkumulation von aktiven Metaboliten, wie z. B. Morphin-6-Glukuronid)
— Bevorzugung von Regionalverfahren, Verzicht auf Sedativa, Frühmobilisierung

39.6.6 Schwangere

— **Schmerzursachen:**
  – nicht operativ: häufig Kopfschmerzen (Migräne und Spannungskopfschmerz; DD: Eklampsie, Sinusvenenthrombose, SAB, Apoplex, Chorionkarzinom
  – operativ: häufigste Operation während der Schwangerschaft ist die Appendektomie
  – intrapartal (Geburtsschmerz) und postpartal (nach Sectio, Dammriss etc.)
— Schwangere sollten effizient schmerztherapeutisch behandelt werden; hohe Rate an Schmerzchronifizierung (nach Sectio 6–18 %; nach vaginaler Entbindung 4–10 %)

39.6.6.1 Pharmakokinetische Besonderheiten

— GI-Absorption ↓ (Cave: Paracetamol p.o.)
— Verteilungsvolumen ↑
— Proteinbindung ↑
— hepatischer Metabolismus ↑
— renale Elimination ↑

39.6.6.2 Medikamente

— ◘ Tab. 39.21 führt einige Analgetika auf, die während der Schwangerschaft genommen bzw. nicht genommen werden dürfen.

◘ **Tab. 39.21** Medikamentenauswahl während der Schwangerschaft, siehe auch ► www.embryotox.de

Medikament	Besonderheit
Paracetamol	Mittel der 1. Wahl
Ibuprofen	im 3. Trimenon nicht empfohlen
Metamizol	vermeiden, bessere Wahl: s.o.
MCP	unproblematisch
Dimenhydrinat	unproblematisch
ASS	im 3. Trimenon nicht empfohlen wegen evtl. Verschluss' des Ductus arteriosus
Morphin	keine Teratogenität, daher unbedenklich; jedoch keine Gabe unter der Geburt wegen Atemdepression des Neugeborenen. Kein Opiatentzug in der Schwangerschaft!
Sumatriptan	unproblematisch

39.7 Notfälle in der Schmerztherapie

39.7.1 Opioidbedingte Atemdepression

- **Ursachen** einer Atemdepression durch Opioide können sein:
  - postoperativer Opioidüberhang
  - unkritische Gabe/Anordnung von Opioiden auf Station → meist keine engmaschige Kontrolle der Vitalparameter wie Atemfrequenz und Vigilanz
  - Patient nimmt Opioide/Antidepressiva/Sedativa aus eigenem Vorrat ein
  - gesteigerte Empfindlichkeit auf Opioide bei opioidnaiven Patienten oder geriatrischen Patienten
  - fehlerhafte Verabreichungsform → kein Zermörsern von Retardtabletten um diese anschließend z. B. über PEG oder Magensonde zu applizieren
  - falsche Dosierung oder Einstellung der PCA-Pumpe
  - Anwendung einer Basalrate bei PCIA-Anwendung (daher nur ausnahmsweise sinnvoll!)
- **klinische Symptome:**
  - Somnolenz, Stupor oder tiefe Bewusstlosigkeit
  - Bradypnoe mit hohen Atemzugvolumina bis Apnoe
- **Therapie:**
  - partielle Antagonisierung der zentralen Opioidwirkung mit Naloxon (Narcanti)
  - Indikation: opioidbedingte Atemdepression, Opioidüberdosierung
  - 1 Ampulle Naloxon 0,4 mg auf 10 ml mit NaCl 0,9 % aufziehen. Je nach Wirkung langsam fraktioniert 1–10 ml der Lösung (0,04 mg/ml) injizieren bis der Patient suffizient spontan atmet.

- keine orale Gabe möglich, da orale Bioverfügbarkeit lediglich 2 %!
- Halbwertszeit von Naloxon etwa 70 min, klinischer Effekt etwa 45 min

❗ Da oral eingenommene Opioide aber in vielen Fällen erheblich länger wirken (Retardpräparate), muss eine adäquate Monitor-Überwachung des Patienten auf der Intensivstation oder im Aufwachraum gewährleistet sein, um eine erneut auftretende Atemdepression nach Wirkbeendigung des Antagonisten schnellstmöglich zu erkennen und erneut zu therapieren (sog. Remorphinisierung).

39.7.2 Lokalanästhetikaintoxikation

▶ Reihenfolge der LA-Toxizität: Bupivacain >> Ropivacain > Mepivacain > Prilocain > Lidocain

- **Ursachen** einer Lokalanästhetikaintoxikation können sein:
  - akzidentelle intravasale Injektion des LA
  - Überdosierung
  - zu schnelle Resorption des LA vom Injektionsort
  - Hypoxie und/oder Azidose
  - Hypothermie
- **klinische Symptome:**
  - periorales Kribbeln, Geschmacksstörungen (metallischer Geschmack)
  - Kopfschmerz
  - Benommenheit
  - Schwindel, Ohrensausen
  - Muskelzuckungen
  - Tremor, Tinnitus, Doppelbilder, Nystagmus, Verwirrtheit, Bewusstlosigkeit, tonisch-klonische Krampfanfälle, Koma

39

- Hypotension, Bradykardie, EKG-Veränderungen und Rhythmusstörungen
- Apnoe
- **Maßnahmen:**
  - Stoppen der LA-Zufuhr
  - Atemwegssicherung → Vermeidung einer Hypoxie und Azidose → Verschlechterung der klinischen Symptome
  - bei Bradykardie Atropin, evtl. Anlage eines passageren Schrittmachers
  - Katecholamingabe bei hämodynamischer Instabilität
  - leitliniengerechte Reanimation (Details s. ▶ Kap. 64)
  - zur Therapie des zerebralen Krampfanfalles: Benzodiazepine, Thiopental
  - Bei Kreislaufstillstand: Infusion einer 20 %igen Lipidinfusion (Lipidrescue-Konzept) → Bolus von 1,5 ml/kg KG Intralipid 20 % über eine Minute, anschließend kontinuierliche Infusion von Intralipid 20 % 0,25 ml/kg/min (bis hämodynamische Stabilität) → evtl. Dosiserhöhung auf 0,5 ml/kg KG/min bei arterieller Hypotonie, evtl. Bolus nach 3–5 min wiederholen! Maximale Dosierungsempfehlung: 8 ml/kg KG

39.7.3 Sekundäre spinale oder intravenöse Katheterfehllage bei PCEA

- **klinische Symptome:**
  - arterielle Hypotonie
  - motorische Blockade
  - Bewusstseinsstörung
  - bei intravasaler Lage: stark ausgeprägte Müdigkeit, CO_2-Retention, Bradypnoe und enge stecknadelkopfgroße Pupillen
- **Maßnahmen:**
  - Infusion sofort beenden, ggf. Antagonisierung mit Naloxon (Narcanti)

- Verlegung auf die Intensivstation zur Überwachung
- Katheteraspiration
- Blockadeaustestung (bei intravasaler Lage keine sensorische Blockade)

39.7.4 Spinales, epidurales Hämatom oder Abszess

- **klinische Symptome:**
  - isolierte Muskelschwäche (z. B. Fußheberschwäche)
  - Nacken- und Rückenschmerzen
  - neurologische Defizite (sensorisch; Gesäß und Oberschenkel)
  - motorische Blockade (nach thorakaler Epiduralanalgesie)
  - Konus- oder Cauda-equina-Syndrom (nach lumbaler Epidu ralanalgesie)
  - Blasen- und Mastdarmstörungen (z. B. unkontrollierter Stuhlabgang)
- **Diagnostik:**
  - klinische Befunde: Differenzial-Blutbild, Leukozytose, CRP, Fieber, Rötung sowie Druck- und/oder Klopfschmerz über der Kathetereinstichstelle (gilt für Abszess)
  - diagnostisches Verfahren der 1. Wahl bei Verdacht auf ein epidurales Hämatom/Abszess ist die Kernspintomographie (MRT)
- **Therapie:**
  - Stoppen der Lokalanästhetikazufuhr nach Epiduralanästhesie bei motorischer/sensorischer Blockade
  - bei symptomatischer Raumforderung neurochirurgische Intenvention (Laminektomie, Teilhemilaminektomie) innerhalb von 8 h nach beginnender Symptomatik → Prognose des Patienten ist höchstgradig zeitabhängig!
- **Anmerkung:** Das Belassen eines Periduralkatheters über den 4. Tagen hinaus geht mit einem deutlich erhöhten Risiko für einen epiduralen Abszess einher!

39.8 Nichtmedikamentöse Therapiemöglichkeiten bei postoperativen Schmerz

39.8.1 Gegenirritationsverfahren (TENS, Akupunktur)

- Anwendung von TENS mit alternierenden Frequenzen: Reduktion des Opioidbedarfs um bis zu 50 %; gute Wirkung bei Anwendung von alternierenden Frequenzen 2–100 Hz
- Akupunktur: paravertebrale Akupunktur vor Operationsbeginn vermindert den postoperativen Opioidbedarf um 40 %. Die Elektroakupunktur reduziert Schmerz-SEP signifikant im doppelblinden, placebokontrollierten Versuchsaufbau. Akupunktur senkt den Opioidverbrauch und reduziert opioidbedingte unerwünschte Wirkungen

39.8.2 Weitere nicht medikamentöse postoperative Therapiemaßnahmen

- schmerzpsychologische Mitbetreuung (Einweisung des Patienten in kognitiv-verhaltenstherapeutische Verfahren, wie z. B. Ablenkungsstrategien, kognitive Umbewertung und positive Visualisierung sowie Anwendung anderer psychologische Verfahren wie z. B. Imagination, Hypnose, Relaxationsübungen, die alle einen schmerzreduzierenden Effekt haben)
- Initiierung eines Schlaf-Wach-Rhythmus mit Hilfe gewohnter Rituale
- Maßnahmen zur veränderten Aufmerksamkeit (Gespräche, Fernsehen, einen Rhythmus klopfen etc.)
- lokale Kälteapplikation (etabliert)
- Massage

Literatur und weiterführende Literatur

AWMF. S2k-Leitlinie Diagnose und nicht interventionelle Therapie neuropathischer Schmerzen 030-114 von Mai 2019

AWMF. S3-Leitlinie Behandlung akuter perioperativer und posttraumatischer Schmerzen. 001/025; www.awmf.de

Brack A (2019) Nichtopioid-Analgetika in der perioperativen Schmerztherapie. Anästh Intensivmed 2019(60):65–75

Bremerich DH, Neidhart G, Roth B, Kessler P, Behne M (2001) Postoperative Schmerztherapie im Kindesalter Ergebnisse einer repräsentativen Umfrage in Deutschland. Der Anaesthesist 50:102–112

Bremerich H (2019) Schmerztherapie nach Sectio. Anästh Intensivmed 60:394–402. https://doi.org/10.19224/ai2019.394

Maier C et al (2010) Die Qualität der Schmerztherapie in deutschen Krankenhäuser. Etsch Aerztbl; 107 (36):607–614

Poels M, Joppich R, Wappler F (2014) Popstoperative Schmerztherapie. Anästh Intensivmed 55:282–294

Simanski C, Neugebauer E (2003) Postoperative Schmerztherapie. Der Chirurg 74 (3):254–275

Anästhesierelevante Krankheitsbilder

Inhaltsverzeichnis

Kapitel 40   **Anästhesie bei neuromuskulären Erkrankungen** – 743
Cornelius Busch, Michael Heck und Michael Fresenius

Kapitel 41   **Anästhesie bei endokrinologischen Erkrankungen** – 751
Cornelius Busch, Michael Heck und Michael Fresenius

Kapitel 42   **Anästhesie bei chronisch obstruktiven Atemwegserkrankungen** – 761
Cornelius Busch, Michael Heck und Michael Fresenius

Kapitel 43   **Anästhesie bei Niereninsuffizienz** – 771
Cornelius Busch, Michael Heck und Michael Fresenius

Kapitel 44   **Anästhesie bei Leberinsuffizienz** – 775
Cornelius Busch, Michael Heck und Michael Fresenius

Kapitel 45   **Anästhesie bei Adipositas und bariatrischer Chirurgie** – 779
Michael Fresenius, Michael Heck und Cornelius Busch

Kapitel 46   **Anästhesie bei Schlaf-Apnoe-Syndrom** – 787
              Michael Fresenius, Michael Heck
              und Cornelius Busch

Kapitel 47   **Anästhesie bei Rauchern** – 795
              Martin Reuber, Michael Heck, Michael Fresenius
              und Cornelius Busch

Kapitel 48   **Anästhesie bei opioidgewöhnten**
              Patienten – 799
              Pia Reuber, Michael Heck, Michael Fresenius
              und Cornelius Busch

Kapitel 49   **Anästhesie bei Patienten mit maligner**
              Hyperthermie (MH) – 805
              Michael Fresenius, Michael Heck
              und Cornelius Busch

Kapitel 50   **Anästhesie bei Patienten mit Porphyrie** – 821
              Martin Reuber, Michael Fresenius,
              Michael Heck und Cornelius Busch

Kapitel 51   **Anästhesie bei Patienten mit Demenz** – 831
              Michael Fresenius, Michael Heck
              und Cornelius Busch

Kapitel 52   **Anästhesie in Außenbereichen** – 835
              Cornelius Busch, Michael Heck
              und Michael Fresenius

Anästhesie bei neuromuskulären Erkrankungen

Cornelius Busch, Michael Heck und Michael Fresenius

Inhaltsverzeichnis

40.1   Myasthenia gravis – 744

40.2   Lambert-Eaton-Syndrom (paraneoplastische Myasthenie) – 747

40.3   Myotonien und Muskeldystrophien – 747

40.4   Multiple Sklerose – 748

40.5   Neuromuskuläre Erkrankungen und Muskelrelaxanzien – 749

Literatur und weiterführende Literatur – 750

© Springer-Verlag GmbH Deutschland, ein Teil von Springer Nature 2023
M. Heck et al. (Hrsg.), *Repetitorium Anästhesiologie*, https://doi.org/10.1007/978-3-662-64069-2_40

40.1 Myasthenia gravis

Definition

- die Myasthenia gravis ist eine **Autoimmunerkrankung**, bei der **Antikörper gegen die ACh-Rezeptoren der motorischen Endplatte** auftreten. Dadurch ist die Anzahl funktionierender Rezeptoren reduziert und die Struktur der postsynaptischen Membran gestört. Sie kann kongenital (selten diaplazentarer Transport von AK der myasthenischen Mutter zum Foeten) oder erworben sein
- **Inzidenz:** 1:20.000–30.000. Ein Zusammenhang mit Thymusveränderungen ist häufig (10–15 % haben ein Thymom)
- 3–4 % der Patienten haben andere Autoimmunerkrankungen, wie z. B. eine rheumatoide Arthritis, eine perniziöse Anämie oder eine Thyreotoxikose
- ◘ Tab. 40.1

Symptome

- Doppelbilder
- Ptosis
- Muskelschwäche und Muskelermüdung
  - initial: Unfähigkeit der Elevation des Armes über Kopfhöhe
  - die Muskelschwäche verschlimmert sich mit zunehmender Anstrengung und verbessert sich nach Ruhephasen
- **Ossermann-Klassifikation** zur Einteilung der Myasthenia gravis
  - Stadium I: okuläre Myasthenie
  - Stadium IIA: leichte Generalisierung (bulbär oder Extremitäten)
  - Stadium IIB: mittelschwere Generalisierung (bulbär und Extremitäten)
  - Stadium III: schwere Generalisierung mit rascher Progredienz sowie Beteiligung der Atemmuskulatur
  - Stadium IV: schwere Generalisierung, welche sich innerhalb von 2 Jahren aus Grad I oder II entwickelt

Diagnose

Ergibt sich aus der Anamnese und wird durch einen hohen Titer von Antiacetylcholinrezeptorantikörpern (polyklonale IgG-AK anti-nAChR, zu 80–85 % positiv), Antikörper gegen die muskelspezifische Thyrosinkinase (zu 20 % MuSK bei nAChR seronegativen Patienten) im Immunoassay oder durch einen positiven „Tensilon-Test" bestätigt.

Nach Gabe von Edrophonium (Tensilon), einem Cholinesterasehemmer, kommt es zu einer Verbesserung der Muskelfunktion. Objektive Kriterien einer verbesserten Muskelfunktion beinhalten Veränderungen der Ptosis oder der Spirometrie. Neurophysiologische Untersuchungen (EMG) zeigen eine Läsion an der neuromuskulären Endplatte mit Fading und einer posttetanischen Potenzierung

Probleme

- **Muskelrelaxanzien:** Myastheniker reagieren extrem sensibel auf nichtdepolarisierende Muskelrelaxanzien. Ihre Wirkung kann verlängert und die Rückbildung inkomplett sein. Die Reaktion auf Succinylcholin ist ebenfalls abnorm (Unempfindlichkeit oder rasche Entwicklung eines Phase-II-Blocks möglich)
- **respiratorische Schwäche,** die bei manchen Patienten eine postoperative Beatmung erforderlich macht
- **Immunsuppression** als Resultat der medikamentösen Therapie
- **myasthenische Krise:** akute Verschlechterung der klinischen Situation, häufig ausgelöst durch Infektionen
- cholinerge Krise: akute Verschlechterung durch eine Überdosierung von Cholinesterasehemmern; **Symptome:** Schwitzen, Salivation, Abdominalkrämpfe und Diarrhö

◘ **Tab. 40.1**   Übersicht neuromuskulärer Erkrankungen und Muskelrelaxanzien

Erkrankung	Succinylcholin	Nichtdepolarisierende Muskelrelaxanzien	Bemerkung
Akute Denervierung	Vermeiden (→ Hyperkaliämie)	Teilweise Resistenz	Ausbildung cholinerger Rezeptoren über gesamte Muskelmembran (extrajunktionale ACh-Rezeptoren) abhängig von denervierter Muskelmasse nach 2–4 Tagen (max. 10–14 Tage)
Chronische Denervierung – Schädigung des 1. Motoneurons (Apoplex) – Schädigung des 2. Motoneurons (amyotrophe Lateralsklerose)	Fraglich	Möglich Resistenz der betroffenen Körperhälfte möglich Überempfindlichkeit	Extrajunktionale ACh-Rezeptoren
– multiple Sklerose (Encephalomyclitis disseminata)	Vermeiden (→ Hyperkaliämie)	Verlängerte Wirkung, aber auch Resistenz möglich	Extrajunktionale ACh-Rezeptoren
Erkrankungen der motorischen Endplatte		vermeiden → Überempfindlichkeit	
– Myasthenia gravis	Ohne Probleme möglich (**Cave:** Unempfindlichkeit oder Phase-II Block möglich)	Vecuronium 0,002–0,005 mg/kgKG Atracurium 0,09–0,21 mg/kgKG Pancuronium 0,003 mg/kgKG	Nur in kleinen Bolusdosen Cholinesterasehemmer wegen Gefahr der cholinergen Krise meiden (evtl. max. 0,25–0,5 mg Neostigmin)
– Lambert-Eaton-Syndrom	Vermeiden (→ Hyperkaliämie)	Vermeiden → Überempfindlichkeit	Extreme Überempfindlichkeit Cholinesterasehemmer bei Überhang wenig wirksam
Erkrankungen des Muskels		Möglich (**Cave:** Überempfindlichkeit)	
– Muskeldystrophie Duchenne	Vermeiden (Hyperkaliämie, Rhabdomyolyse, maligne Hyperthermie)		
– Dystrophia myotonica (Curshmann-Steinert)	Vermeiden (verursacht Muskelkontrakturen)	anhaltende Myotonien möglich	Antagonisierung → Verstärkung der neuromuskulären Blockade

■ **Therapie**
- Gabe von Cholinesterasehemmern, z. B. Pyridostigmin (Mestinon)
- Thymektomie (nicht bei MuSK-positiven Patienten), sowohl bei Patienten mit einem Thymom als auch bei Patienten mit einer antikörperproduzierenden Thymusdrüse
- evtl. Intensivtherapie im Rahmen einer myasthenischen oder einer cholinergen Krise
- die Behandlung einer myasthenischen Krise kann die Durchführung einer Plasmapherese und die Applikation von Steroiden, Azathioprin, Methotrexat oder Cyclosporin erfordern

■ **Anästhesiologisches Management**
Voruntersuchung und Prämedikation
- Untersuchung der Schluckfähigkeit, da die Bulbärmuskulatur betroffen sein kann
- im Thoraxröntgen evtl. Zeichen einer Aspiration oder eine Verbreiterung des oberen Mediastinums bzw. im Seitenbild eine anteriore Raumforderung (bei Thymom)
- Lungenfunktionsuntersuchungen → Schwäche der Atemmuskulatur (präoperativ arterielle BGA)
- eine Therapie mit Pyridostigmin sollte präoperativ um ca. 20 % reduziert oder am Operationstag abgesetzt werden (einige Autoren 1–4 Tage vorher); die Patienten sollten eher leicht myasthenisch als cholinergisch gehalten werden
- Prämedikation ggf. mit Clonidin

■■ **Narkoseführung**
- wenn möglich Regionalanästhesie
- Intubation in tiefer Inhalationsnarkose und Einsprühen des Larynx mit Lokalanästhetika. Alternativ evtl. eine einzige Dosis Succinylcholin (**Cave:** Unempfindlichkeit oder Phase-II-Block möglich)
- die Überwachung der neuromuskulären Funktion mit einem Nervenstimulator ist essenziell, jedoch sollte das präoperative Muster vor Applikation von Muskelrelaxanzien bekannt sein. Nichtdepolarisierende Muskelrelaxanzien sollten wenn möglich vermieden werden
- sind Muskelrelaxanzien erforderlich, **nur** in **kleinen Bolusdosen**, z. B. Vecuronium 0,002–0,005 mg/kg, Atracurium 0,09–0,21 mg/kg
- eine kleine Serie von 10 Patienten zur Thymektomie wurde mit 0,3 mg/kg Rocuronium relaxiert und postoperativ mit 2 mg/kgKG Sugammadex suffizient antagonisiert, andere Autoren berichten über Fälle bis zu 10 mg/kgKG Sugammadex ohne klinischen Erfolg. Die erforderliche Dosis von Rocuronium scheint sehr variabel und sollte individuell titriert werden (Ulke et al. 2013; Ortiz-Gómez et al. 2014)

❯ Nichtdepolarisierende Muskelrelaxanzien sollten nur in reduzierter Dosis und nur unter Überwachung mit einem Nervenstimulator eingesetzt werden. Die Rückkehr der neuromuskulären Funktion sollte spontan erfolgen; der Einsatz von Cholinesterasehemmern sollte aufgrund der hierdurch auslösbaren cholinergen Krise vermieden werden.
- während einer Thymektomie besteht die Gefahr einer Verletzung der V. cava superior und des Auftretens eines Pneumothorax. Um die systemische Applikation von Medikamenten und Flüssigkeit zu gewährleisten, sollte aus diesem Grund auch eine Fußrückenvene vor Operationsbeginn punktiert sein
- **Cholinesterasehemmer** wegen Gefahr der cholinergen Krise **meiden** (evtl. max. 0,25–0,5 mg Neostigmin)
- eine myasthenische Schwäche kann durch Hypokaliämie, Aminoglykoside und Ciprofloxacin exazerbieren

■■ **Postoperativ**
- evtl. Nachbeatmung mit allmählicher Entwöhnung
- zu den Risikofaktoren für eine myasthene Krise gehören präoperative Dosen

>750 mg Pyridostigmin tgl, Vitalkapazität <2,9 l, Bulbärsymtome, stattgehabte myasthene Krise, anti-nAChR >100 nmol/l und Blutverlust >1000 ml
- die präoperative Therapie sollte postoperativ wieder begonnen werden, jedoch ist der initiale Dosisbedarf häufig niedriger als präoperativ

40.2 Lambert-Eaton-Syndrom (paraneoplastische Myasthenie)

- **Definition**
- das Lambert-Eaton-Syndrom ist gekennzeichnet durch **Antikörper gegen präsynaptisch lokalisierte Kalziumkanäle.** Dadurch wird an der Synapse weniger Acetylcholin freigesetzt. Gehäuftes Auftreten bei paraneoplastischen Erkrankungen (z. B. Bronchialkarzinom, Malignome, …)
- **unter Belastung bessert sich vorübergehend** die daraus entstehende **Muskelschwäche.** Cholinesterasehemmer bewirken keine Besserung. Die Patienten reagieren äußerst sensibel auf depolarisierende und nichtdepolarisierende Muskelrelaxanzien.
- ◘ Tab. 40.1

- **Narkoseführung**
- wie bei Myasthenia gravis (► Abschn. 40.1)
- die Wirkung von nichtdepolarisierenden Muskelrelaxanzien ist noch ausgeprägter als bei der Myasthenia gravis

40.3 Myotonien und Muskeldystrophien

- **Progressive Muskeldystrophie (Typ Duchenne)**
- häufigste Form (3:100.000)

- Beginn im frühen Kindesalter (1.–3. Lebensjahr), betrifft zunächst die Beckengürtel- und Beinmuskulatur
- Beugekontakturen und Fußdeformitäten führen Ende des ersten Lebensjahrzehnts zur Gehunfähigkeit

- **Myotonia dystrophica**
- die Patienten mit Myotonia dystrophica weisen eine charakteristische Fazies auf (frühzeitige Frontalglatzenbildung, fliehende Stirn, Ptosis und häufig Katarakte)
- später kommt es zu einer Muskelhypertrophie im Bereich des Nackens (auch des sternocleidomastoideus), der Schultern und des M. quadriceps. Der Muskeltonus und die Reflexe sind jedoch reduziert
- die Erkrankung ist mit niedrigem IQ, Hodenatrophie, Diabetes mellitus, muskulär bedingtem, respiratorischem Versagen, kardialen Überleitungsstörungen und einer Kardiomyopathie assoziiert. Die betroffenen Patienten sind meistens zwischen 20 und 40 Jahre alt und sterben gewöhnlich in der 6. Lebensdekade im Rahmen kardialer Störungen oder Bulbärbeteiligung

- **Symptome**
- gemeinsames Symptom aller Myotonien ist die verzögerte Erschlaffung der Skelettmuskulatur nach einer willkürlichen Kontraktion. Jede Stimulation führt zu einer langanhaltenden Kontraktion
- bei den Muskeldystrophien steht die progrediente Muskelschwäche im Vordergrund

- **Diagnose**
- die klinische Diagnose wird durch ein EMG und Muskelbiopsie bestätigt

- **Probleme**
- Auslösung der Myotonie durch Kälte, Anstrengung, Zittern, Hyperkaliämie, Succinylcholin und Neostigmin

- respiratorische und kardiale Beteiligung
- gehäuft mit der **malignen Hyperthermie assoziiert** (▶ Kap. 49)

▪ **Anästhesiologisches Management**
Voruntersuchung und Prämedikation
- wegen kardialer und respiratorischer Beteiligung, wenn möglich auch ein **24-h-EKG**, eine **Lungenfunktionsuntersuchung** (reduzierte Vitalkapazität und reduziertes exspiratorisches Reservevolumen) und eine **Kaliumbestimmung**
- die Patienten reagieren **sehr sensibel auf alle depressorischen Medikamente**, sodass eine Prämedikation vermieden werden sollte

▪▪ **Narkoseführung**
- die Indikation eines invasiven kardiovaskulären Monitorings sollte großzügig gestellt werden. Weiterhin sollten die Körpertemperatur und die neuromuskuläre Blockade überwacht werden
- durch **Regionalanästhesien** können bekannte auslösende Medikamente vermieden werden, jedoch wird der myotone Reflex nicht unterdrückt
- sollte eine Allgemeinanästhesie unumgänglich sein, dann sollten die bekannten **Triggersubstanzen Succinylcholin, Neostigmin und Inhalationsanästhetika vermieden** werden
- die Patienten **reagieren sehr sensibel auf** Opioide, Barbiturate und volatile Inhalationsanästhetika. Bereits 1,5 mg/kgKG Thiopental-Na kann eine Apnoe verursachen. Der Einsatz von Propofol bei Myotonia dystrophica wurde als sicher beschrieben
- eine Auskühlung der Patienten muss vermieden werden
- durch die Verwendung von **Inhalationsanästhetika und Succinylcholin** wurden besonders bei Myopathien **schwere Rhabdomyolysen, Hyperkaliämien sowie maligne Hyperthermien** beobachtet.

Succinylcholin verursacht bei Myotonikern **Muskelkontrakturen**, die eine Beatmung für 2–4 min unmöglich machen und lässt sich durch nichtdepolarisierende Muskelrelaxanzien nicht durchbrechen. **Nichtdepolarisierende Muskelrelaxanzien** können eingesetzt werden, mit einer verstärkten Reaktionsweise ist jedoch zu rechnen. Sinnvoll ist die **Überwachung der neuromuskulären Funktion** mit einem Nervenstimulator.

▪▪ **Postoperativ**
- bei kardiovaskulärer Instabilität oder verzögertem Aufwachen sowie verzögerter Wiederkehr der normalen neuromuskulären Funktion ist eine Verlegung der Patienten auf eine Intensivstation erforderlich
- Cholinesterasehemmer zur Antagonisierung haben bei Patienten mit Dystrophia myotonica zu einer Verstärkung der neuromuskulären Blockade statt zur Aufhebung geführt
- Opioide sollten vorsichtig nach Effekt titriert werden
- das Schlucken ist häufig beeinträchtigt und die Magenentleerung verzögert. Da stille Aspirationen bei diesen Patienten häufig sind, sollte eine frühzeitige orale Ernährung vermieden werden

40.4 Multiple Sklerose

▪ **Definition**
Die **multiple Sklerose** ist eine erworbene Erkrankung des ZNS, bei der es willkürlich an zahlreichen Stellen im Bereich des Gehirns und des Rückenmarks zu einer **Demyelinisierung** kommt (**Encephalomyelitis disseminata**).

▪ **Ätiologiehypothesen**
- Virusätiologie „Slow-virus-Infektion"
- Autoimmunisation postinfektiös

- ↑ Inzidenz in gemäßigten Temperaturzonen, bei Stadtbevölkerung und unter wohlhabenden sozioökonomischen Bevölkerungsgruppen im Alter zwischen 15 und 40 Jahren (0,5–1‰), gehäuft HLA-DW2

■ **Symptome**
- aszendierende **spastische Parese** der quergestreiften Muskulatur, ↑ Häufigkeit an Krampfleiden, Gangstörungen (Kleinhirn), **Sensibilitätsstörungen**, ↓ **Sehschärfe**, gestörte Pupillenreaktion (Neuritis nervi optici), **Augenmuskellähmungen** (Doppelbilder), Nystagmus (Nervenbahnen im Hirnstamm), **Schwäche der Extremitäten**, Urininkontinenz, sexuelle Impotenz (Rückenmark), Sprachstörungen
- schubweiser Verlauf (bei Auftreten nach dem 35. Lebensjahr langsame Progredienz)

■ **Diagnose**
- keine spezifischen Labortests; visuell-, akustisch- und somatosensorisch evozierte Potenziale → **verlangsamte Nervenleitgeschwindigkeit**
- Computertomographie: demyelinisierte Plaques
- Eintauchen in 40 °C heißes Wasser provoziert Symptome
- Liquor cerebrospinalis: IgG ↑, „**myelin basic protein**" ↑ (im RIA)

■ **Therapie**
- keine kurative Therapie möglich; **ACTH** oder **Kortikosteroide** verkürzen einen akuten Schub, ein Einfluss auf die Progredienz ist aber fraglich
- ggf. Interferontherapie, Glatirameracetat, „second line" Natalizumab und Fingolimod, evtl. immunsuppressive Therapie mit **Azathioprin** und Cyclophosphamid
- Vermeidung von extremer Erschöpfung, emotionalem Stress und starken Temperaturveränderungen
- Behandlung der Spastik mit Diazepam, Dantrolen und Baclofen; Behandlung schmerzvoller Dysästhesien, toxischer

Krampfanfälle und von Attacken einer paroxysmalen Dysarthrie und Ataxie mit Carbamazepin

■ **Anästhesiologisches Management**
- beachte Auswirkungen von perioperativem Stress; vermeide postoperative Temperaturerhöhung (**Temperaturmonitoring**)
- bei Spinalanästhesie scheint die Neurotoxizität des Lokalanästhetikums höher zu sein als bei PDA
- normalerweise wird eine Allgemeinanästhesie durchgeführt. Es sind keine speziellen Interaktionen zwischen Narkotika und MS bekannt

❗ **Cave**
Erhöhte Kaliumfreisetzung nach Succinylcholin!

- evtl. **verlängerte Wirkung von nichtdepolarisierenden Muskelrelaxanzien** (myasthenieartige Muskelschwäche, verminderte Muskelmasse), aber auch Relaxanzienresistenz möglich (cholinerge Rezeptoren außerhalb der motorischen Endplatte); Hydrocortisonersatz bei Kortisondauertherapie; neurologische Nachuntersuchung zur Erfassung neu aufgetretener Symptome

▶ Bei allen neuromuskulären Erkrankungen ist die Verwendung eines Nervenstimulators zu empfehlen. Tritt eine unerwünscht lange neuromuskuläre Blockade auf, sollte auf eine Antagonisierung mit Cholinesterasehemmern verzichtet und der Patient bis zum spontanen Abklingen der Muskelrelaxation nachbeatmet werden.

40.5 Neuromuskuläre Erkrankungen und Muskelrelaxanzien

◼ Tab. 40.1

40

Literatur und weiterführende Literatur

Johannsen S, Kranke P, Reiners K, Schuster F (2009) Anästhesie bei neuromuskulären Erkrankungen – Besonderheiten im prä- und perioperativen Management. Anasthesiol Intensivmed Notfallmed Schmerzther 44:748–755

Ortiz-Gómez JR, Palacio-Abizanda FJ, Fornet-Ruiz I (2014) Failure of sugammadex to reverse rocuronium-induced neuromuscular blockade: a case report. Eur J Anaesthesiol 31:708–709

Prottengeier J, Amann B, Münster T (2020) Anästhesie bei neuromuskulären Erkrankungen. Anästhesist 69:373–387

Ulke ZS, Yavru A, Camci E, Ozkan B, Toker A, Senturk M (2013) Rocuronium and sugammadex in patients with myasthenia gravis undergoing thymectomy. Acta Anaesthesiol Scand 57:745–748

Anästhesie bei endokrinologischen Erkrankungen

Cornelius Busch, Michael Heck und Michael Fresenius

Inhaltsverzeichnis

41.1 Diabetes mellitus (DM) – 752

41.2 Hyper- und Hypothyreose – 753
41.2.1 Hyperthyreose – 753
41.2.2 Hypothyreose – 754

41.3 Phäochromozytom – 755

41.4 Karzinoid – 756

41.5 Patienten mit Glukokortikoiddauermedikation – 757
41.5.1 Indikationen zur perioperativen Glukokortikoidsubstitution
(◩ Tab. 41.1) – 757
41.5.2 Glukokortikoidsubstitution bei Akutsituationen – 757
41.5.3 Äquivalenzdosen von Kortikosteroiden – 758
41.5.4 ACTH-Stimulationstest – 758
41.5.5 Normale Dauertherapie bei M. Addison – 759

Weiterführende Literatur – 759

© Springer-Verlag GmbH Deutschland, ein Teil von Springer Nature 2023
M. Heck et al. (Hrsg.), *Repetitorium Anästhesiologie*, https://doi.org/10.1007/978-3-662-64069-2_41

41

41.1 Diabetes mellitus (DM)

■ **Definition**
- chronische Systemerkrankung mit absolutem (Typ 1) oder relativem (Typ 2) Insulinmangel
- Inzidenz: ca. 9 % der deutschen Bevölkerung

■ **Einteilung**
- **Typ 1: IDDM** („insulin dependent diabetes mellitus")
  - **1A** autoimmun
  - **1B** idiopathisch
- **Typ 2: NIDDM** („non-insulin dependent diabetes mellitus")
  - **2A** ohne Adipositas
  - **2B** mit Adipositas

■ **Therapie**
- Sulfonylharnstoffe (Steigerung der Insulinausschüttung)
- Acarbose (Hemmung der Glukoseresorption)
- Biguanide (Hemmung der Glukoseresorption und der hepatischen Glukoneogenese aus Laktat mit potenziell gefährlichem Laktatanstieg)
- Insulin (letzte Option)
- 3 verschiedene, exogen applizierbare Insulinarten:
  - Rinderinsulin (3 unterschiedliche AS im Vergleich zu Humaninsulin)
  - Schweineinsulin (1 unterschiedliche AS im Vergleich zu Humaninsulin)
  - rekombinantes Humaninsulin

■ **Möglichkeiten der Einstellungskontrolle**
- Messung von HbA_1 bzw. HbA_{1C} (spiegelt den BZ-Verlauf der letzten 6 Wochen wider, Ziel <7 %)
- Anfertigung von 3 BZ-Tagesprofilen → Umrechnungsfaktor des BZ: mmol/l × 18 = mg/dl
- Diagnostik einer Glukose- und/oder Azetonurie sowie Mikroalbuminurie

- endogene Insulinproduktion anhand des C-Peptids (endogen sezerniertes Proinsulin = C-Peptid und Insulin) (normale Tagesproduktion: 40–50 IE/Tag, sezerniert das Pankreas)
- ein gut eingestellter DM Typ 1 ist gekennzeichnet durch: Normoglykämie, keine Glukosurie, keine Ketonurie

■ **Anästhesiologisch relevante Begleiterkrankungen**
- Mikro- und Makroangiopathie → Wundheilungsstörungen, pAVK, KHK, eingeschränkte Pumpfunktion, erhöhte Infektionsgefahr → perioperative Antibiotikatherapie
- autonome Neuropathie: (≈20–40 % der Diabetiker)
  - Gastroparese → Rapid-Sequence-Induction (RSI) bei hohem Aspirationsrisiko
  - reduzierter Herzfrequenzanstieg bei Belastung
  - schmerzlose Angina pectoris und Gefahr eines stummen Myokardinfarkts
- periphere Polyneuropathie (Verlust des Vibrationsempfindens und des Achillessehnenreflexes) → trophische Störungen mit Fettgewebsnekrosen
- Nephropathie → Niereninsuffizienz (Kimmelstiel-Wilson-Glomerulonephritis)
- diabetische Retinopathie, Blutdruckspitzen wegen Gefahr der Glaskörperblutung vermeiden
- **Cave:** β-Blocker (Verstärkung einer Hypoglykämie; Symptome verschleiert)
- Akutkomplikation des IDDM ist das **ketoazidotische Koma**: Symptome sind Hyperglykämie (üblicherweise <500 mg/dl), Hypovolämie und Hypotonie (aufgrund osmotischer Diurese → 3–5 l Volumendefizit), Ketoazidose (durch ungehemmte Lipolyse Bildung freier Fettsäuren und daraus u. a. Ketonkörper), Elektrolytentgleisungen (K^+), myokardiale Kontraktilitätsstörungen, Koma

— beim **NIDDM** kann es zum **hyperosmolaren Koma ohne Ketoazidose** kommen (die Restinsulinproduktion verhindert eine völlige Enthemmung der Lipolyse). Die Hyperglykämie (>500 mg/dl) bewirkt eine stärkere osmotische Diurese mit bis zu 5–10 l Volumendefizit

■ **Anästhesiologisches Management**
Vorgehen
Diabetische Patienten sollten bei elektiven Eingriffen am Anfang des Operationsprogrammes stehen! → kurze Phase der präoperativen Nüchternheit und schnelle Aufnahme des gewöhnten Ernährungsschemas (wenn möglich).

■■ **Prämedikation**
— ▸ Kap. 15, Tab. 15.15
— Sulfonylharnstoffe bis Vortag; stimulieren die Insulinsekretion → auch postoperativ sind Hypoglykämien möglich (Wirkzeiten bis 24 h)
— Acarbose verzögert die Absorption von Kohlenhydraten im Darm → kein Effekt und kann somit bis zum Vorabend gegeben werden
— Retardinsulin werden bis zum Vortag normal eingenommen
— bei Verdacht auf schlecht eingestellten Diabetes mellitus evtl. Anfertigung eines BZ-Tagesprofils
— Umstellung von Verzögerungsinsulin (Lantus, Levemir, Tresiba) auf Altinsulin → perioperative BZ-Kontrollen (stündlich)

■■ **Am Operationstag**
— **nichtinsulinpflichtiger DM**
  – am Operationstag → engmaschige BZ-Kontrollen und ggf. Gabe von Glukose 10 % oder Altinsulin nach BZ
— **insulinpflichtiger DM sowie nichtinsulinpflichtiger DM vor größeren Eingriffen**
  – Bolustechnik:
    – am Operationstag: nüchtern BZ-Kontrolle → Glukose

10 %-Infusion mit ≈60 ml/h und die ½ der normalen Tagesdosis s.c. → 2- bis 4-stündlich BZ-Kontrolle oder
– Infusionstechnik:
  – am Operationstag: nüchtern BZ-Kontrolle, anschließend Glukose 10 %-Infusion mit 60 ml/h (100–150 g/Tag für 75 kg), und Insulinperfusor (1,5 IE/h) → 2-stündlich BZ-Kontrolle:
– **bei beiden Methoden** je nach BZ zusätzliche Gabe von Alt-Insulin (HWZ: 5–7 min) oder Glukose notwendig (Ziel-BZ: 100–180 mg/dl)
  – BZ >180 mg/dl → 4–8 IE i.v.
  – BZ <100 mg/dl → dann Infusionsgeschwindigkeit erhöhen
  – BZ <70 mg/dl → 20–40 ml Glukose 20 % i.v. (4–8 g Glukose)

❯ Aufgrund der intrazellulär kaliumverschiebenden Wirkung der Glukose-Insulin-Infusion Kalium regelmäßig kontrollieren und ggf. substituieren!

❗ **Cave**
Evtl. erschwerte Intubation durch verminderte Beweglichkeit des Atlantookzipitalgelenks sowie der Larynxregion („stiff joint syndrome")! Regionalanästhesie bevorzugen (weniger BZ-Entgleisungen).

41.2 Hyper- und Hypothyreose

41.2.1 Hyperthyreose

❯ Elektive Eingriffe nur im euthyreoten Zustand (anamnestisch keine Tachykardie, Schwitzen, Diarrhö, kein Hypertonus, kein Tremor), da sonst exzessive Mengen an Schilddrüsenhormon intraoperativ freigesetzt werden können → **Cave**: iodhaltige Kontrastmittel!

- **Ursachen**
- primäre Hyperthyreosen
  - Immunhyperthyreosen (M. Basedow durch Antikörper mit intrinsischer Aktivität gegen TSH-Rezeptoren)
  - thyreoidale Autonomie (autonomes Adenom oder disseminierte thyreoidale Autonomie)
- sekundäre Hyperthyreosen (TSH-Sekretion ↑)
- tertiäre Hyperthyreosen (TRH-Sekretion ↑)

- **Klinik**
- Tachykardie
- gesteigerte Unruhe, feinschlägiger Tremor
- Schwitzen, Wärmeintoleranz
- Gewichtsverlust (verstärkter Energieumsatz)

- **Anästhesiologisches Management**
- präoperative Medikation mit β-Blocker und Thyreostatika nicht absetzen!
- adäquate pharmakologische Prämedikation
- Narkoseeinleitung mit Thiopental (antithyreoidale Eigenschaft), kein Ketamin → Tachykardien
- Narkoseaufrechterhaltung als balancierte Anästhesie mit Sevofluran und Rocuronium oder Atracurium oder Vecuronium (kein Desfluran da verstärkter Metabolismus, kein Pancuronium wegen Vagolyse)
- vorsichtige Dosierung von Sympathomimetika
- HWZ: T_3: 1–2 Tage und T_4: 6–7 Tage

41.2.2 Hypothyreose

Inzidenz ist viel seltener als die der Hyperthyreose.

- **Ursachen**
- primäre (thyreogene) Hypothyreose bei Autoimmunerkrankung (meist Hashimoto-Thyreoiditis), nach Strumaresektion (iatrogen), nach Radioiodtherapie, nach thyreostatischer Therapie
- sekundäre (hypophysäre) Hypothyreose bei Hypophysen**vorderlappen**insuffizienz (meist noch andere Releasing-Hormone betroffen)
- tertiäre (hypothalamische) Hypothyreose

- **Klinik**
- Kälteintoleranz
- Myxödeme (prätibial, periorbital)
- geistige Verlangsamung
- Bradykardie, Niedervoltage-EKG
- ggf. Psychose, Apathie

- **Anästhesiologisch relevante Begleiterkrankungen**
- digitalisrefraktäre Herzinsuffizienz (Myxödemherz → HZV ↓), bradykarde Rhythmusstörungen (ggf. passagerer Schrittmacher), evtl. Perikarderguss
- Störung der Lungenperfusion und des Atemantriebs (p_aO_2 ↓, Myxödemkoma mit CO_2-Narkose infolge Hypoventilation)
- Nebennieren- und Niereninsuffizienz
- Leberfunktionsstörungen (Medikamentenmetabolismus↓ → Narkoseüberhang!)
- evtl. Makroglossie (Intubationsprobleme!), verzögerte gastrale Entleerung (Aspirationsgefahr!)
- Kälteintoleranz und Gefahr der Hypothermie

- **Anästhesiologisches Management**
- zurückhaltende bzw. dosisreduzierte pharmakologische Prämedikation
- ggf. beginnende orale Hormonsubstitution mit 25 µg/Tag L-Thyroxin (T_4) und wöchentlicher Steigerung um jeweils 25 µg/Tag
- bei Myxödemkoma:
  - frühzeitige mechanische Ventilation
  - L-Thyroxinsubstitution (1. Tag: 500 µg i.v., 2–7. Tag: 100 µg/Tag i.v., in der 2. Woche **oral** 100–150 µg/Tag),

– Hydrocortisontherapie mit 100–200 mg/Tag (immer vor der Schilddrüsenhormongabe)

▬ prinzipiell alle Anästhesieverfahren anwendbar → vorher Volumensubstitution bei Hypovolämie

▬ Elektrolytsubstitution (meist Na^+ ↓ und Cl^- ↓)

▬ großzügige Indikation zur postoperativen Nachbeatmung bei Verdacht auf Anästhetikaüberhang

▬ Intensivüberwachung/-therapie

❶ Cave

– Vorsichtige Hormonsubstitution bei koronarkranken Patienten (Gefahr der kardialen Dekompensation und des Herzinfarkts).

– Erhöhte Katecholaminempfindlichkeit auch bei Hypothyreose.

41.3 Phäochromozytom

▪ Definition

Meist benigner, endokrinaktiver Tumor des chromaffinen Gewebes mit Noradrenalin- und Adrenalinsekretion.

▪ Lokalisation

▬ 80–90 % adrenal im Nebennierenmark (10–15 % der Fälle bilateral)

▬ 10–20 % extraadrenal (Grenzstrang, Pankreas, …)

▪ Diagnose

▬ **Messung der Plasmakatecholamine** >2000 ng/l (= sichere Diagnose), 1000–2000 ng/l: Borderline → Durchführung des Clonidintests (0,3 mg p.o.) → bewirkt bei Phäochromozytom keinen Abfall des Katecholaminspiegels, während es beim Gesunden es zu einem Abfall der Plasmawerte kommt

▬ **Messung der Katecholamin-Abbauprodukte** (Vanillinmandelsäure) im Urin (gilt als unzuverlässig bezüglich der Diagnosesicherung)

▬ weitere Diagnostik: Sono, CT, Metaiodobenzylguanidin-Szintigraphie

▪ Vorkommen

▬ isoliert oder

▬ kombiniert mit

– Hyperparathyreoidismus und medullärem Schilddrüsenkarzinom (multiple endokrine Neoplasie Typ II) → Calcitonin ↑ oder

– Neurofibromatose v. Recklinghausen, medullärem Schilddrüsenkarzinom und Phäochromozytom oder

– Hippel-Lindau-Syndrom (Angiomatose des Kleinhirns und der Retina, Nieren-Pankreas-Zysten und Hypernephrom)

▪ Symptome

▬ paroxysmale Hypertension, Tachykardie, Arrhythmie, ST-Streckenveränderung, orthostatische Dysregulation

▬ Schwitzen, Zittern, Glukoseintoleranz

▪ Letalität

▬ von 25–45 % auf 6 % ↓ durchpräoperative α-Blockung

▪ Anästhesiologisches Management

Behandlung der Hypertonie

▬ Phentolamin (Oraverse, Regitin) → lange HWZ, schlecht steuerbar, Tachykardie

▬ Natriumnitroprussid (► Kap. 6)

▬ Adenosin (0,2–1 mg/kg/min)

▬ Magnesiumsulfatinfusion (40 mg/kg Bolus, dann 1–2 g/h)

▬ ggf. Urapidil (Ebrantil)

▪▪ Prämedikation

▬ ausreichende α-Blockade bis zum Vorabend der Operation mit Phenoxybenzamin (Dibenzyran): 2- bis 3-mal 20–40–(80) mg p.o. (Tagesdosis: bis 250 mg)

▬ gute Anxiolyse am Operationstag: z. B. Flunitrazepam 1–2 mg p.o., Midazolam 5–15 mg p.o.

41

❶ Cave
- Keine β-Blockade vor α-Blockade → linksventrikuläres Pumpversagen!
- Kein Atropin!

■■ Narkoseführung
- balancierte Anästhesie
- alle Einleitungsnarkotika, mit Ausnahme von Ketamin möglich
- Muskelrelaxierung: Vecuronium, Rocuronium, Cisatracurium, **kein** Pancuronium (HF), **kein** Atracurium oder Mivacurium wegen Histaminliberation
- **kein** Desfluran (Tachykardie)
- **kein** DHB (α-Blockierung mit konsekutiver Hypotonie oder paradoxe RR-Anstiege)
- bei Arrhythmie oder zur Intubation: 2 % Lidocain i.v.
- nach Venenabklemmung: Volumen und Noradrenalingabe (Boli oder Perfusor)

❯ Auf jeden Fall postoperative Überwachung auf Intensiv- oder Intermediate-care-Station wegen erhöhter Inzidenz von postoperativen hämodynamischen Komplikationen!

41.4 Karzinoid

■ Definition
- enterochromaffiner Tumor, der Serotonin, Prostaglandine, Histamin, Kallikrein (aktiviert wiederum Bradykinin) sezerniert

■ Lokalisation
- am häufigsten im Dünndarm, Appendix, gelegentlich in Pankreas, Magen, Lunge oder Schilddrüse

■ Karzinoidsyndrom
In 5 % der Fälle **Karzinoidsyndrom**: bei Überschreiten des hepatischen Metabolismus oder Leber-Lungen-Metastasen:
- Flush
- Hypotension
- Bronchokonstriktion bzw. asthmoide Beschwerden
- Trikuspidalinsuffizienz (Veränderung der ZVD-Kurve mit hoher a-Welle)
- Endokardfibrose des rechten Ventrikels
- SVES
- abdominelle Schmerzen und Diarrhöen
- Hyperglykämien

■ Diagnose
- Bestimmung der 5-Hydroxyindolessigsäure im Urin

■ Anästhesiologisches Management
- präoperative Durchführung einer Spirometrie und Echokardiografie zur Feststellung der rechtsventrikulären Funktion (RVF) und Auschluss einer Trikuspidalinsuffizienz
- gute Prämedikation, da Aufregung und Stress einen Anfall auslösen können (Sympathikus ↑)
- Gabe eines Serotoninantagonisten Cyproheptadin (Peritol) mit sedierendem Effekt (!) vor dem Operationstag: 3-mal 4 mg p.o.
- H$_1$- und H$_2$-Blocker 10–20 min vor der Narkoseeinleitung
- balancierte Anästhesie unter Vermeidung von Barbituraten, Atracurium, Suxamethonium und Mivacurium bzw. allen Substanzen, die zu einer Histaminfreisetzung führen!

❶ Cave
Unter Regionalanästhesie: Sympathikolyse mit Vasodilatation und Hypotension kann zu reflektorischer Steigerung des

Sympathikotonus führen und einen Anfall auslösen! → adäquate Hydratation
des Patienten.

41.5 Patienten mit Glukokortikoiddauer-medikation

❯ Normalerweise werden unter Ruhe-
bedingungen 20–30 mg Cortisol pro 24 h
produziert. Unter Stress steigt die Cortisolproduktion bis zum 2- bis 10-fachen an.

41.5.1 Indikationen zur perioperativen Glukokortikoidsubstitution (◘ Tab. 41.1)

▬ bei Patienten, die eine **Dauertherapie** von
Glukokortikoiden über der Cushing-
Schwelle erhalten

▬ Patienten, die eine Kortisondauertherapie für länger als einen Monat
innerhalb der letzten 3 Monate vor dem
chirurgischen Eingriff hatten
▬ Patienten zur **Hypophysektomie**
▬ Patient mit bekanntem **Morbus Addison**

❯ Postoperativ ausschleichende Dosisreduktion auf das präoperative Gluko-
kortikoidausgangsniveau! Bei einseitiger Adrenalektomie ist bei
präoperativ intakter NNR-Synthese-
leistung keine Glukokortikoidsubstitution notwendig.

41.5.2 Glukokortikoidsubstitution bei Akutsituationen

◘ Tab. 41.2

◘ **Tab. 41.1**   Perioperatives Steroidbehandlungsregime für Erwachsene

Patient mit Steroidmedikation ≤Cushing-Schwelle		keine zusätzliche Steroidgabe notwendig
Patient mit Steroid-medikation ≥ Cushing-Schwelle	kleiner chirurgischer Eingriff, z. B. Arthro-skopie, Herniotomie und -plastik, laparoskopische Eingriffe, ISRV, Schilddrüsenresektion etc.	normale Steroidmedikation am Morgen der Operation plus 25 mg Hydrokortison zur Anästhesieeinleitung
	mittlerer chirurgischer Eingriff, z. B. abdominelle Hysterektomie, Kolon-segmentresektion, TEP, Revaskularisie-rung der unteren Extremität etc.	normale Steroidmedikation am Morgen der Operation plus 25 mg Hydrokortison zur Anästhesieeinleitung plus Hydro-kortison 100 mg/Tag über 24 h
	großer chirurgischer Eingriff mit Gefahr eines postoperativen „systemic inflamma-tory response syndrome" (SIRS), z. B. kardio- oder thoraxchirurgische Eingriffe, Ösophagogastrektomie, Whipple-Opera-tion, dudenumerhaltende Pankreas-resektion, Proktokolektomie etc.	normale Steroidmedikation am Morgen der Operation plus 25 mg Hydrokortison zur Anästhesieeinleitung plus Hydro-kortison 100 mg/Tag über 24 h (z. B. 4 mg/h) am Operationstag, am Folgetag 50 mg über 24 h und am dritten post-operativen Tag 25 mg Hydrokortison
Glukokortikoidbehandlung oberhalb der Cushing-Schwelle vor <3 Monaten		Behandlung wie unter Steroidtherapie
Glukokortikoidbehandlung oberhalb der Cushing-Schwelle vor >3 Monaten		keine perioperative Steroidgabe notwendig

41

▢ Tab. 41.2   Glukokortikoidsubstitution in Akutsituationen bei Erwachsenen

		Initialdosis i.v.
Schock (kardiogen, ana-phylaktisch, septisch)	Prednisolon (Solu-Decortin H)	1–2 g
	Methylprednisolon (Urbason)	1–2 g
	Dexamethason (Fortecortin)	100–200 mg
akutes Hirnödem (tumorbedingt)	Prednisolon (Solu-Decortin H)	250–1000 mg
	Methylprednisolon (Urbason)	500–1000 mg
	Dexamethason (Fortecortin)	40–120 mg
Status asthmaticus	Prednisolon (Solu-Decortin H)	250–1000 mg
	Methylprednisolon (Urbason)	250–500 mg
	Dexamethason (Fortecortin)	40–120 mg
inhalative Vergiftung	Prednisolon (Solu-Decortin H)	1–2 g
	Methylprednisolon (Urbason)	1–2 g
	Dexamethason (Fortecortin)	100–200 mg
akute Nebenniereninsuffizienz	Hydrocortison	100–300 mg
	Prednisolon (Solu-Decortin H)	50–100 mg
	Methylprednisolon (Urbason)	250–500 mg
	Dexamethason (Fortecortin)	8–16 mg

41.5.3 Äquivalenzdosen von Kortikosteroiden

Das natürlich vorkommende Glukokortikoid Cortisol hat neben der glukokortikoiden auch noch eine mineralokortikoide Wirkung. Die synthetischen Glukokortikosteroide haben mit steigender Potenz keine mineralokortikoide Wirkung (▢ Tab. 41.3).

41.5.4 ACTH-Stimulationstest

– zur Morbus-Addison-Diagnostik
– am Testtag selbst und am darauffolgenden Tag sollte ein Dexamethason-Schutz durchgeführt werden. Dazu werden 2-mal täglich 0,5 mg Dexamethason p.o. verabreicht. Das Testergebnis wird dadurch nicht beeinflusst

■ **Testablauf Kurztest**
– Basalwertbestimmung von Cortisol und ACTH: Abnahme von Cortisol basal und ACTH basal
– Injektion von 0,25 mg ACTH (Synacthen) i.v.
– 30 und 60 min nach Injektion erneute Abnahme von Cortisol und ACTH

■ **Testablauf Infusionstest**
– Basalwertbestimmung von Cortisol und ACTH: Abnahme von Cortisol basal und ACTH basal

◻ **Tab. 41.3** Äquivalenzdosen von Kortikosteroiden

Kortikosteroide	Handelsname	mineralokorti-koide Potenz	glukokortikoide Potenz	Wirkdauer (h)	Cushing-Schwelle (mg/Tag)
Hydrocortison (≈ Cortisol)	Hydrocortison	1	1	8–12	30–50
Prednisolon	Decortin H Solu Decortin H	0,8	4–5	12–36	7,5–10
Prednison	Decortin	0,8	4–5	18–36	7,5–10
Methyl-prednisolon	Urbason	0,5	5–8	12–36	6–8
Triamcinolon	Volon, Volon A	0	5–8	12–36	6–8
Betamethason	Celestan	0	25–30	36–54	1–2
Dexamethason	Fortecortin Decadron	0	25–30	36–54	1–2
Fludrocortison	Astonin H	125	10	24	

- Infusion von 0,5 mg ACTH (Synacthen) über 4–8 h
- 30 und 60 min nach Infusion erneute Abnahme von Cortisol und ACTH

▪ **Bewertung**
- der Basalwert von Cortisol sollte sich bei normaler Funktion mindestens verdoppeln
- bei einem Cortisol-Anstieg >7 µg/dl kann von einer uneingeschränkten NNR-Funktion ausgegangen werden

41.5.5 Normale Dauertherapie bei M. Addison

- 20–30 mg Hydrocortison und 0,05–0,2 mg Fludrocortison (Astonin H) täg-lich entsprechend dem physiologischen Rhythmus (15–5–10 mg)
- bei Belastungen (Operation, Infekte u. a.) Dosissteigerung auf das 2- bis 10-Fache

Weiterführende Literatur

Ballwieser DA, Chappell D, Jacob M (2011) Insulin-resistenz: Bedeutung in Anästhesie und Intensivmedizin Perioperative Stoffwechselkontrolle bei Diabetikern und Nichtdiabetikern. Anasthesiol Intensivmed Notfallmed Schmerzther 46:258–266

Woodcock T, Barker P, Daniel S, Fletcher S, Wass JAH, Tomlinson JW, Misra U, Dattani M, Arlt W, Vercueil A (2020) Guidelines for the management of glucocorticoids during the peri-operative period for patients with adrenal insufficiency: guidelines from the Association of Anaesthetists, the Royal College of Physicians and the Society for Endocrinology UK. Anaesthesia 75:654–663

Anästhesie bei chronisch obstruktiven Atemwegserkrankungen

Cornelius Busch, Michael Heck und Michael Fresenius

Inhaltsverzeichnis

42.1   Grundlagen – 762

42.2   Asthma bronchiale – 763

42.3   Anästhesiologisches Management bei CAO – 766

        Literatur und weiterführende Literatur – 769

© Springer-Verlag GmbH Deutschland, ein Teil von Springer Nature 2023
M. Heck et al. (Hrsg.), *Repetitorium Anästhesiologie*, https://doi.org/10.1007/978-3-662-64069-2_42

42.1 Grundlagen

Zur Erkrankungsgruppe der chronischen Atemwegsobstruktionen („chronic airflow obstruction" = CAO) zählen:
- chronische Bronchitis
- Lungenemphysem
- Bronchiolitis
- Bronchiektasen
- chronisches Asthma bronchiale

Zur **obstruktiven** Lungenerkrankung (= COLD = COPD) zählen:
- chronische Bronchitis
- Lungenemphysem
- small airway disease (Alveolarkollaps der kleinen Atemwege in der Frühphase der Exspiration)

Die obengenannten Erkrankungen sind durch eine Progredienz und **partielle Reversibilität** charakterisiert!

■ **Ätiologie der COPD**
- Rauchen
- bronchiale Hyperreaktivität
- Umweltfaktoren: Luftverschmutzung (Smog, Ozon)
- rezidivierende virale und bakterielle Infekte
- selten α_1-Antitrypsinmangel (**Cave:** Koinzidenz von COPD und Leberinsuffizienz)

■ **Prävalenz**
- 14–17 % der Männer und 7–8 % der Frauen

■ **Pathophysiologie**
Lungenemphysem
Induktion durch Imbalance zwischen Proteasen (freigesetzt durch aktivierte Leukozyten im Rahmen von Infekten) und Antiproteasen (Elastaseinhibitoren) sowie Beeinträchtigung der Elastinneusynthese → Schädigung des elastischen Lungengerüsts → irreversible Erweiterung der Lufträume distal der terminalen Bronchiolen.

- Einteilung des Emphysems in
  - **panlobuläres** Emphysem (alle Lufträume eines Lobulus vergrößert)
  - **zentrilobuläres** Emphysem (zentrale Höhlenbildung: Alveolardestruktion um den respiratorischen Bronchiolus herum beginnend)
- **klinische Einteilung des Emphysematikers** in 2 Typen
  - **Typ A** („**pink puffer**"): asthenischer Habitus, blass-rosige Haut, Leitsymptom ist **Dyspnoe**
  - **Typ B** („**blue bloater**"): pyknischer Habitus, Husten, Auswurf, **Zyanose** und plethorisches Gesicht

■■ **Bronchitis**
- Hypertrophie und Hyperplasie der Bronchialwanddrüsen, Hyperkrinie und Dyskrinie, Umbau des Flimmer- und Zylinderepithels in funktionsloses Plattenepithel → mukoziliare Clearance ↓ → Entzündung der Bronchialwand infolge bakterieller Infiltration
- Obstruktion der kleinen Atemwege durch Schleim und erhöhtem Bronchialmuskeltonus führt zur Überblähung und Atelektasenbildung

■ **Folgen der COPD**
- Abnahme des Atemflows und der alveolären Ventilation → Verteilungsstörungen der Atemluft → Störungen des **Ventilations-Perfusions-Verhältnisses** → Verschlechterung des pulmonalen Gasaustausches
- Zunahme des **Atemwegswiderstands (R)** und Erhöhung der **Atemarbeit** mit der Gefahr der Erschöpfung der Atempumpe → maximale Kraft der Atemmuskulatur nimmt ab
- **Rechtsherzbelastung** infolge Rarefizierung des Kapillarbetts und der Zunahme des pulmonalvaskulären Widerstands (PVR) unter alveolärer Hypoxie durch den Euler-Liljestrand-Reflex → chronisches Cor pulmonale nach Hypertrophie der rechten Herzkammer → evtl.

Zeichen der Rechtsherzinsuffizienz (Beinödeme, gestaute Halsvenen, Hepatomegalie etc.)
— **Air trapping** bei frühzeitigem Alveolarkollaps und Behinderung der Alveolenentleerung durch zähes Sekret → Überblähung der Lunge und Gefahr des Barotraumas (Pneumothorax besonders unter mechanischer Ventilation) → Ausbildung eines Intrinsic- oder Auto-PEEP (erkennbar unter kontrollierter Beatmung an der veränderten Flow-Zeit-Kurve, ◘ Abb. 42.1.)

■ **Veränderung folgender Lungenparameter als Zeichen der Obstruktion**
— Anstieg des Atemwegswiderstands (**R**): $R > 3,5$ cmH$_2$O/l/s
— Zunahme des Residualvolumens (**RV**)
— Abnahme der absoluten **und** relativen Ein-Sekunden-Kapazität (**FEV$_1$ bzw. FEV$_1$/FVC in %**) → bei Abfall der **FEV$_1$ unter** den Wert von **1 Liter** muss mit dem Auftreten eines hyperkapnischen Atemversagens gerechnet werden!
— Zunahme der totalen Lungenkapazität (**TLC**): beim Lungenemphysem > als beim Asthma bronchiale

— Abnahme der Vitalkapazität (**VC**)
— Abnahme des maximalen exspiratorischen Flow (**PEF**) [normal: 8–10 l/s] und des maximalen mittleren exspiratorischen Flow (**MMEF**) [normal: 4,5–5,5 l/s] → Veränderung der Flow-Volumen-Kurve (► Kap. 1)
— Abnahme der statischen Compliance (**C**): C <100 ml/cm H$_2$O

42.2 Asthma bronchiale

■ **Definition**
— **Asthma bronchiale**: variable und reversible Atemwegsobstruktion infolge Entzündung und Hyperreaktivität durch bestimmte Auslöser: physikalische und chemische Reize, Pharmaka (ASS, β-Blocker, Opioide), körperliche Belastung und psychischer Stress
— **chronisches** oder **Dauerasthma**: länger (Wochen bis Monate) anhaltende Asthmasymptome unterschiedlicher Ausprägung
— **Status asthmaticus**: anhaltender (>24 h) schwerer Asthmaanfall, der mit den üblichen Standardmedikamenten nicht durchbrochen werden kann

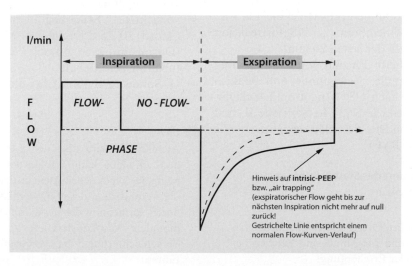

l/min

Inspiration — Exspiration

FLOW   NO - FLOW

FLOW   PHASE

Hinweis auf **intrisic-PEEP** bzw. „air trapping" (exspiratorischer Flow geht bis zur nächsten Inspiration nicht mehr auf null zurück! Gestrichelte Linie entspricht einem normalen Flow-Kurven-Verlauf)

◘ **Abb. 42.1**   Flow-Zeit-Diagramm unter volumenkontrollierter Beatmung bei COPD

42

- **Obstruktion beim Asthmaanfall wird ausgelöst durch**:
  - Bronchospasmus
  - entzündliches Schleimhautödem
  - Verstopfung der Atemwege mit zähem Schleim (Hyper- und Dyskrinie)

- **Inzidenz**
- 5 % bei Erwachsenen und 7–10 % bei Kindern

- **Auslöser**
- Allergene
- bakterielle und virale Infekte (Bronchokonstriktion über vagovagale Reflexbögen)
- Luftverschmutzung mit chemischen und physikalischen Stoffen
- Medikamente (ASS, nichtsteroidale Antiphlogistika)
- physische und psychische Belastung

- **Pathophysiologie**
- IgE-vermittelte allergische Typ-I-Reaktion, wobei die Produktion der IgE-Antikörper durch B-Lymphozyten aufgrund der Dominanz einer speziellen T-Helfer-Subpopulation (TH2-Zellen) mit IL-4-Produktion noch gesteigert wird
- Freisetzung von Histamin, PGD_2, Leukotriene C_4, PAF nach Antigenstimulation der IgE-Moleküle auf der Mastzellmembran (Sofortreaktion innerhalb der ersten 20 min)
- protrahierte Entzündungsreaktion über Eosinophile, Neutrophile und Makrophagen nach 4–24 h (neutrophiler chemischer Faktor NCF, Leukotriene B_4 und insbesondere der plättchenaktivierende Faktor PAF)

- **Einteilung des Status asthmaticus** (◧ Tab. 42.1)

> Normalisierung eines initial erniedrigten p_aCO_2 und pH-Abfall sind Zeichen beginnender Erschöpfung!

◧ **Tab. 42.1** Einteilung des Status asthmaticus nach Blutgaswerten

Stadium I	p_aO_2 normal, p_aCO_2 infolge Hyperventilation ↓
Stadium II	p_aO_2: 53–68 mmHg, p_aCO_2 normal
Stadium III	p_aO_2 <53 mmHg, p_aCO_2 >49 mmHg, respiratorische Azidose: pH <7,35

- **Klinik**
- Giemen, Brummen und Dyspnoe mit verlängertem Exspirium
- auskultatorisch trockene Rasselgeräusche (RG)
- Husten und Auswurf von trockenem, zähem Sekret
- Einsatz der Atemhilfsmuskulatur, paradoxe Atmung mit inspiratorischer interkostaler Einziehung und exspiratorischer Auswärtsbewegung des Abdomens
- Tachykardie, Schwitzen, Unfähigkeit zu sprechen
- bei starker Reduktion des Gasflusses → „silent lung"
- ggf. Zyanose

- **Therapie eines akuten Anfalls bzw. des Status asthmaticus**
- vorsichtige **Sedierung**: Promethacin (Atosil) 10–25 -(50) mg oder Midazolam (Dormicum) 2–5 (–10) mg i. v. unter Intubationsbereitschaft
- O_2-Sonde (2–4 l/min) bei starker Zyanose

🛇 **Cave**

Atemantrieb wird über den p_aO_2 reguliert! O_2-Gabe kann infolge der Hemmung des hypoxischen Atemantriebs und der Veränderung des V_A/Q-Verhältnisses durch Aufhebung der hypoxischen pulmonalen Vasokonstriktion zu einer Verschlechterung der Oxygenierung führen!

■ ■ **Glukokortikoide**
— antiinflammatorischer Effekt (nach 6–12 h einsetzend), Verstärkung der bronchodilatorischen Wirkung von β_2-Sympathomimetika (bereits nach ca. 1–2 h einsetzend)
— initial: 250 mg Prednisolon (Decortin-H) alle 4–6 h i. v. (bis 2 g/24 h), „rasche" Dosisreduktion auf 10 mg/Tag (bis zum 5./6. Tag)

❯ Kortikoidsprays sind beim Status asthmaticus ineffektiv!

Dosis

- 1 Hub bei **Sanasthmax** = 0,25 mg Beclometason-17,21-dipropionat
- 1 Hub bei **Sanasthmyl**-Dosier-Aerosol = 0,05 mg Beclometasondipropionat
- 1 Hub Pulmicort = 0,2 mg Budesonid

■ ■ **Bronchospasmolytika**
— **Parasympatholytika**
 — Bronchodilatation über Hemmung cholinerger Rezeptoren (M_3)
 — **inhalativ**:
  — Atrovent -Aerosol: 1 Aerosolstoß enthält 0,02 mg Ipratropiumbromid
  — Berodual-Dosier-Aerosol: 1 Aerosolstoß enthält 0,02 mg Ipratropiumbromid **und** 0,05 mg Fenoterol-HBr
— **β_2 -Sympathomimetika**
 — Dilatation der glatten Bronchialmuskulatur (cAMP ↑ und Ca^{2+} ↓)
 — u. a. antiödematös und permeabilitätssenkend, Steigerung der mukoziliaren Clearance und der Zwerchfellkontraktilität
 — **subkutan**:
  — Terbutalin (Bricanyl) 0,25–0,5 mg s.c. alle 4–6 h
 — **inhalativ**:
  — Salbutamol (Sultanol) zur Akutbehandlung plötzlich auftretender

Bronchialkrämpfe 1–2 Sprühstöße (= 0,1–0,2 mg) inhalativ; zur Dauerbehandlung werden 1–2 Sprühstöße 3- bis 4-mal täglich inhaliert
— Fenoterol (Berotec) zur Akutbehandlung 1-mal 1 Hub des Dosieraerosol (DA) 100 oder 200 µg; zur Dauerbehandlung 1–2 Sprühstöße Berotec 100/200 DA
— **intravenös**:
 — Reproterol (Bronchospasmin) 0,09 mg (1 Amp.) langsam i. v., evtl. Repetition nach 10 min oder Perfusorgabe mit einer Dosierung von 0,018–0,09 mg/h
 — Salbutamol (Sultanol) 0,25–0,5 mg i. v. und Perfusor mit 1–5 mg/h
— **Methylxanthinderivate**
 — Bronchodilatation infolge cAMP ↑ und Adenosin**ant**agonist
 — Theophyllin (Euphylong)
  — ohne Vorbehandlung: 5 mg/kg als Bolus i. v., anschließend 0,5 mg/kg/h, bei Rauchern 0,8 mg/kg/h, bei niedrigem HZV 0,2 mg/kg/h
  — mit Vorbehandlung: 0,3 mg/kg/h, anschließend intermittierend Spiegelkontrolle (Normalwert: 10–20 µg/ml) (**Cave:** Tachykardie, Rhythmusstörungen)

■ ■ **Therapierefraktärer schwerer Asthmaanfall**
Bei einem „therapierefraktären", schweren Asthmaanfall kann ggf. durch Ketamin oder Adrenalin eine Beatmung umgangen werden:
— Ketamin (Ketanest) 0,5–1 mg/kg i. v. oder Ketamin S 0,2–1 mg/kg, ggf. höher (**Cave:** Steigerung der Schleimsekretion)
— Adrenalin (Suprarenin): 50–100 µg über Maskenvernebelung oder fraktionierte Boli von 5–10 µg i. v. → Bronchodilatation über β_2-Stimulation, aber auch Abschwellung der Bronchialschleimhaut über vasokonstriktorischen α-Effekt (**Cave:** Hypertonie, Arrhythmie)

42

■■ **Weitere experimentelle Ansätze**
- hochdosierte Gabe von Magnesium (2,0 g bzw. unter Beatmung mehr) führt zur Relaxation von glatten Muskelzellen → nicht gesicherter Effekt (gegenwärtig noch experimentell)
- inhalative Furosemidapplikation soll ebenfalls bronchodilatorischen Effekt besitzen
- inhalative Gabe von Helium-Sauerstoff-Gemisch (Heliox). Aufgrund der geringen Dichte des Helium (80–60 %)/O_2-Gemisches kommt es zur Reduktion des turbulenten Atemflusses → Atemwegsresistance ↓ → Atemarbeit ↓

■■ **Respiratortherapie als Ultima ratio**
Indikationen zur Beatmung bei Status asthmaticus:
- Bradypnoe, Schnappatmung, Atemstillstand
- neurologische Komplikationen: Kopfschmerz, Verwirrtheit, Koma
- rascher p_aCO_2-Anstieg (5 mmHg/h und/oder p_aCO_2-Werte von 55–70 mmHg und respiratorische Azidose)

42.3 Anästhesiologisches Management bei CAO

■ **Präoperative Diagnostik**
- Anamnese über Anfallshäufigkeit, Dauer, Intensität und Zeitpunkt des letzten Anfalls
- Thoraxröntgen
  - erhöhte Strahlentransparenz (dunkles Bild) und waagrechtverlaufendes, tiefstehendes Zwerchfell bei Emphysem
  - ggf. horizontalverlaufende Rippen, evtl. prominenter Pulmonalhilus und verstärkte Gefäßzeichnung in den apikalen Lungenfeldern bei pulmonaler Hypertonie
  - rechtsbetonte Herzsilhouette, Einengung des retrosternalen Raums bei

Cor pulmonale, vermehrte bronchovaskuläre Zeichnung bei chronischer Bronchitis (retikulär)
- Lungenfunktion (obligat vor größeren Operationen): typische Flow-Volumen-Kurve: ► Kap. 1
  - bei symptomfreien Asthmatikern: ggf. normale Lungenfunktion
  - bei langjährigem Asthma: z. T. irreversible Veränderungen FEV_1 und VC ↓, während FRC und Resistance ↑
  - Einschätzung des Schweregrads der COPD nach Gold bei Patienten mit FEV_1/FVC <0,7 Die ❍ Tab. 42.2 kombiniert zwei Einteilungen (Vestbo et al. 2013 und ► http://www.goldcopd.org), in der Einteilung A–D werden neben der FEV_1 auch das Risiko für Exazerbationen erfasst
- infektiologisches Monitoring
  - anamnestisch: Husten, eitriger Auswurf
  - Auskultationsbefund (verlängertes Exspirium, Giemen, Brummen, Pfeifen)
  - laborchemisch: Leukozytenzahl, Differenzialblutbild (Linksverschiebung), C-reaktives Protein
  - Körpertemperatur
- arterielle Blutgasanalyse (BGA) bei entsprechender klinischer Symptomatik → Bestimmung des Ausmaßes der respiratorischen Insuffizienz
- ggf. echokardiographische Untersuchung zur Beurteilung der kardialen (rechtsventrikulären) Herzfunktion

■ **Prämedikation**
- vorsichtige Dosierung von Benzodiazepinen (Dormicum, Tavor)
- H_1- und H_2-Blockade
- inhalative Medikation fortsetzen und Medikamente mit in den Operationssaal geben

■ **Anästhesieverfahren**

❯ Regionalanästhesieverfahren bevorzugen, wenn die Funktion der Atemmuskulatur erhalten bleibt (auch bei Flachlagerung!) → geringere Inzidenz an Bronchospasmus.

– Fortführung bzw. Optimierung einer suffizienten antiobstruktiven Dauertherapie

– Sicherstellung einer Infektfreiheit bei elektiven Eingriffen (kein ↑ CRP, Fieber oder verstärkter Auswurf)

– bei stark eingeschränkter Lungenfunktion Verzicht auf präoperative Sedativa/Anxiolytika → Gefahr der vital bedrohlichen Hypoxie

– keine elektive Anästhesieeinleitung bei manifestem Asthmaanfall

■ ■ **Bei Narkoseinduktion und mechanischer Beatmung**

– **Etomidat** (Hypnomidate), **Propofol** (Disoprivan) oder **Ketamin** (Ketanest oder Ketamin S) → Bronchospasmolyse, **Cave:** Hypersalivation, ggf. Atropingabe vorab; sonst eher zurückhaltende Atropinapplikation wegen Sekreteindickung)

– **keine** (Oxy- oder Thio-)**Barbiturate** wegen Histaminliberation

– zurückhaltende Muskelrelaxation mit nichtdepolarisierenden Muskelrelaxanzien (ndMR) vom Steroidtyp (Vecuronium, Rocuronium) oder Cisatracurium als nicht histaminfreisetzendes Benzylisochinolin → Vermeidung eines Relaxanzienüberhangs (keine MR-Antagonisierung, da die Cholinesterasehemmer (z. B. Neostigmin) zur Bronchokonstriktion und gesteigerter Speichel- und Bronchialsekretion führen. Bei notwendiger Rapid-Sequence-Induction kein Succinylcholin (gelegentlich Histaminfreisetzung, Speichel- und Bronchialsekretion), sondern Verwendung von Ro-

curonium (Esmeron) mit 2- bis 3-facher ED$_{95}$-Dosis

– **Inhalationsanästhesie** mit **Sevofluran** oder

– **balancierte Anästhesie** ohne histaminfreisetzende **Opioide** (kein Morphin!)

– Intubation mit großem orotrachealen Tubus und bei **ausreichender Narkosetiefe** → Vermeidung von Pressen gegen den Tubus → Gefahr des Rechtsherzversagens bei akuter **rechtsventrikulärer Nachlasterhöhung**

– ggf. Gabe von Lidocain 2 % vor der Intubation zur Vorbeugung gegen reflexinduzierte Bronchospasmen

– **Frühextubation** nach Wiedererlangung der Schluckreflexe ohne endotracheales Absaugen bzw. **Extubation in tiefer Narkose** → geringere Inzidenz von Broncho- und Laryngospasmus

– ausreichende Volumentherapie → adäquate Vorlast für den hypertrophierten rechten Ventrikel essenziell! → Abnahme der Vorlast durch Überdruckbeatmung und Hypovolämie

– Anwärmung und Befeuchtung der Atemgase

– perioperative Antibiotikatherapie zur Vermeidung von pulmonalen Infekten, die zur akuten respiratorischen Dekompensation infolge Compliancereduktion bei Pneumonie führen können

– postoperative vorsichtige O_2-Zufuhr (2–4 l/min über Nasensonde) → S_aO_2 >90 % bei ausreichenden Hämoglobingehalt oder p_aO_2 >50–60 mmHg

– postoperative Frühmobilisation und Schmerzfreiheit anstreben (→ bessere Ventilation basaler Lungenbezirke)

– postoperative intensive Atemtherapie (Masken- oder Nasen-CPAP, Lagerungsdrainagen, kein Trigger)

– perioperative Antikoagulation wegen erhöhter Thrombembolliegefahr (abnorme Thrombozytenfunktion und gesteigerte Gerinnungsaktivität) bei COPD-Patienten

42

▣ Tab. 42.2 Schweregrad der COPD

Parameter	Leicht (A)	Mittelgradig (B)	Schwer (C)	Sehr Schwer (D)
FEV_1 (%)	≥80	50–80	30–50	<30
Exazerbationen pro Jahr	0–1	0–1	≥2	≥2
Therapie	**Leicht (A)**	**Mittelgradig (B)**	**Schwer (C)**	**Sehr Schwer (D)**
erste Wahl	kurzwirksames Anticholinergikum oder β_2-Mimetikum	langwirksames Anticholinergikum oder β_2-Mimetikum	ICS + langwirksames β_2-Mimetikum oder Anticholinergikum	ICS + langwirksames β_2-Mimetikum oder Anticholinergikum
zweite Wahl	langwirksames Anticholinergikum oder β_2-Mimetikum	langwirksames Anticholinergikum oder β_2-Mimetikum	langwirksames Anticholinergikum und β_2-Mimetikum	ICS + langwirksames β_2-Mimetikum oder Anticholinergikum ± PDE4-Inhibitor
Alternativ (allein oder in Kombination)	Theophyllin	kurzwirksames β_2-Mimetikum oder Anticholinergikum	PDE4-Inhibitor kurzwirksames β_2-Mimetikum und/oder Anticholinergikum Theophyllin	Carbozystein kurzwirksames β_2-Mimetikum und/oder Anticholinergikum Theophyllin

Die Tabelle kombiniert zwei Einteilungen (Vestbo et al. 2013 und ► http://www.goldcopd.org), in der Einteilung A–D werden neben der FEV_1 auch das Risiko für Exazerbationen erfasst.

■ **Intraoperatives Monitoring**
- Kapnographie (Obstruktionsnachweis/-beurteilung)
- Pulsoxymetrie (auch postoperativ)
- Überwachung des Beatmungsdrucks
- invasive Blutdruckmessung → intermittierende BGA, ggf. vor Einleitung in LA als Ausgangs-BGA
- Cuffdruckmessung

■ **Bei obstruktiven Komplikationen**
- 100 % O_2-Beatmung, Handbeatmung
- ggf. Narkosevertiefung mit vorzugweise volatilem Anästhetikum oder Ketamin hochdosiert
- weiteres Vorgehen: ► Abschn. 42.2
- → intraoperative Inhalation/Vernebelung erfolgt über Tubusadapter oder spezieller Vernebelungskammer

- → Vermeidung von Faktoren, welche zur Einschränkung der „Atempumpe" führen:
  - Elektrolytstörungen (Hypokaliämie, Hypophosphatämie, Hypomagnesiämie, Hypokalzämie)
  - hochdosierte Glukokortikoide
  - Fieber, kohlenhydratreiche Ernährung → erhöhte CO_2-Produktion
  - Dys- und Atelektasen, Ergüsse → erhöhte Atemarbeit
- → **Ausschluss anderer obstruktiver Faktoren:** Cuffherniation, tracheobronchiale Sekretretention, Pneumothorax, mechanische Verlegung der oberen Atemwege

■ **Respiratoreinstellung bei Atemwegsobstruktion**
- (möglichst) niedrige Atemfrequenz

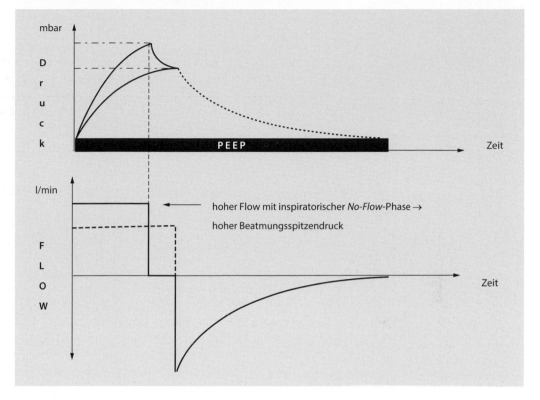

■ **Abb. 42.2**   Druck- und Flow-Kurve bei volumenkontrollierter Beatmung ohne Obstruktion

— reduziertes Atemzugvolumen: 6–8 ml/kgKG (physiologischer Totraum ↑ bei COPD) → Tolerierung höherer p_aCO_2 bei COPD-Patienten (permissive Hyperkapnie mit pH-Werten von 7,15–7,2)

— Atemwegsspitzendruck: <28–30 mmHg

— bei augmentierenden Beatmungsformen mit dezelerierendem Gasflow sollte der inspiratorische Spitzenflow möglichst hoch sein ($\approx$80–100 l/min) → Verlängerung der Exspirationsphase

— bei kontrollierten Beatmungsformen mit konstanter Flowkurve möglichst geringen inspiratorischen Flow einstellen → zur Reduktion des Atemspitzendrucks und Vermeidung von Turbulenzen in den Atemwegen (ggf. Verzicht auf No-flow-Phase) → ■ Abb. 42.2

— Atemzeitverhältnis: 1:2 bis 1:3 einstellen → Entleerung auch der Alveolen mit langer Zeitkonstante (= C × R), Vermeidung von Air trapping

— F_iO_2-Höhe so einstellen, dass die S_pO_2-Sättigung >90 % beträgt

— keine PEEP-Beatmung bei hohem intrinsic PEEP → Messung des intrinsic PEEP mit der Okklusionsmethode

Literatur und weiterführende Literatur

Lumb AB (2019) Pre-operative respiratory optimisation: an expert review. Anaesthesia 74:43–48

Peter M, Spieth PM, Güldner A, Gama M, de Abreu M (2012) Chronic obstructive pulmonary disease. Curr Opin Anaesthesiol 25:24–29

Vestbo J, Hurd SS, Agustí AG, Jones PW, Vogelmeier C, Anzueto A, Barnes PJ, Fabbri LM, Martinez FJ, Nishimura M, Stockley RA, Sin DD, Rodriguez-Roisin R (2013) Global strategy for the diagnosis, management, and prevention of chronic obstructive pulmonary disease: GOLD executive summary. Am J Respir Crit Care Med 187:347–365

Anästhesie bei Niereninsuffizienz

Cornelius Busch, Michael Heck und Michael Fresenius

Inhaltsverzeichnis

43.1   Vorbemerkungen/Grundsätze – 772

43.2   Niereninsuffizienz und Anästhetika – 772
43.2.1   Injektionsanästhetika – 772
43.2.2   Opioide – 772
43.2.3   Muskelrelaxanzien – 772
43.2.4   Inhalationsanästhetika – 773

43.3   Anästhesie zur Nierentransplantation (NTPL) – 773

Weiterführende Literatur – 773

© Springer-Verlag GmbH Deutschland, ein Teil von Springer Nature 2023
M. Heck et al. (Hrsg.), *Repetitorium Anästhesiologie*, https://doi.org/10.1007/978-3-662-64069-2_43

43.1 Vorbemerkungen/Grundsätze

- häufige Begleiterkrankungen: renale Hypertonie und Anämie, Perikarditis
- Anamnese: Restausscheidung, letzte Dialyse? Trinkmenge? metabolische Azidose?
- restriktive Volumentherapie bei Patienten mit deutlich eingeschränkter Diurese oder dialysepflichtiger Niereninsuffizienz (Kaliumkontrolle!)
- Vermeidung von Hypotonie (erhöhte Gefahr des Shuntverschlusses)

❗ Cave
Shuntarm in Watte einwickeln und besonders vorsichtig lagern, keine venösen Zugänge, Arterie nur wenn unbedingt notwendig, postoperative Überprüfung des Shunts; auch anderen Arm möglichst schonen, da dieser bei Transplantatabstoßung und Shuntinsuffizienz benötigt wird!

43.2 Niereninsuffizienz und Anästhetika

43.2.1 Injektionsanästhetika

- **Thiopental, Methohexital:** aufgrund der hohen Proteinbindung (>90 %) wird nur <1 % unverändert renal ausgeschieden, aber verminderte Proteinbindung bei urämischen Patienten → eine um 5 % geringere Plasmaeiweißbindung bewirkt 50 %ige Zunahme der wirksamen Konzentration → **Dosisreduktion** oder anderes Injektionsanästhetikum
- **Etomidat** wird rasch metabolisiert; problemlos anwendbar, nicht Mittel der Wahl beim septischen oder polytraumatisierten Patienten
- **Propofol:** wird in Leber metabolisiert, Ausscheidung **inaktiver** Metaboliten zu 88 % über die Niere
- **Ketamin:** nur 4 % unveränderte Ausscheidung über die Niere

- **Benzodiazepine:** hohe Proteinbindung von 80–90 % → Wirkungsverlängerung bei Niereninsuffizienz → **Dosisreduktion**, evtl. Akkumulation aktiver Metaboliten

43.2.2 Opioide

- **Fentanyl:** unveränderte renale Ausscheidung (≈4–6 %), **Alfentanil** (nur 0,4 %) und **Remifentanil** (5–10 %) sind problemlos anwendbar
- **Sufentanil: Cave:** aktiver Metabolit, der renal ausgeschieden wird
- **Pethidin:** weniger als 5 % werden renal ausgeschieden → pH abgängig: Urin-pH <5 → 25 %ige renale Ausscheidung, aber der neurotoxische Metabolit **Norpethidin** ist von der Nierenausscheidung abhängig
- **Piritramid:** 10 % unveränderte renale Ausscheidung
- **Morphin:** unveränderte renale Ausscheidung ≈1–2 %, jedoch Morphin-6-Glukuronid akkumuliert bei Niereninsuffizienz

43.2.3 Muskelrelaxanzien

Ohne Probleme anwendbar sind wahrscheinlich:

- **Atracurium:** 1/3 Hofmann-Elimination von Leber- und Nierenfunktion unabhängig, jedoch pH- und temperaturabhängig, 2/3 Spaltung durch unspezifische Plasmaesterasen (nicht Pseudocholinesterase!), als Abbauprodukt entsteht u. a. Laudanosin (ZNS-stimulierend und vasodilatierend), das einer renalen Ausscheidung unterliegt
- **Mivacurium:** zu 95–99 % rascher Abbau über Plasma-CHE, nur <5 % renale Ausscheidung
- **Cisatracurium:** zu 70–80 % Abbau über die Hofmann-Elimination und nur zu einem geringen Teil über unspezifische Esterhydrolyse → 80–90 % weniger Lau-

danosin, bei Nierengesunden konnte aber bis zu 15 % Cisatracurium im Urin nachgewiesen werden → organabhängige hepatische und renale Elimination!

Vorsicht ist geboten bei:
- **Succinylcholin**: bei K^+ ↑, Gefahr der Hyperkaliämie
- **Rocuronium**: wird zu 10–30 % renal ausgeschieden; die renale Elimination von **Sugammadex** liegt bei 75 %. Nach Antagonisierung von Rocuronium mittels Sugammadex (4–8 mg/kg) steigt die renale Elimination von Rocuronium auf 65–97 %, 90 % innerhalb von 24 h. Bei Niereninsuffizienz steigt die Eliminationshalbwertszeit von Sugammadex um den Faktor 15
- **Vecuronium**: wird zu 40–50 % renal ausgeschieden → Intubationsdosis führt zu ≈50 % Wirkungsverlängerung bei Niereninsuffizienz
- **Alcuronium**: wird zu 80–85 % renal ausgeschieden
- **Pancuronium**: wird zu 85 % renal ausgeschieden

43.2.4 Inhalationsanästhetika

- **Sevofluran**: Metabolisierungsrate (3–6 %), Abbau zu Fluoridionen und reagiert mit Atemkalk zu Compound A mit nephrotoxischem Potenzial ab 100 ppm. Im klinischen Alltag muss mit max. 40 ppm gerechnet werden. Eine Nephrotoxizität ist bis heute nicht erwiesen, auch nicht bei Niereninsuffizienz
- **Desfluran**: sehr stabil (Metabolisierung ≈ 0,02–0,03 %)
- **Lachgas**: keine renale Biotransformation

43.3 Anästhesie zur Nierentransplantation (NTPL)

► Kap. 23.

Weiterführende Literatur

McKinlay J, Tyson E, Forni LG (2018) Renal complications of anaesthesia. Anaesthesia 73:85–94

Anästhesie bei Leberinsuffizienz

Cornelius Busch, Michael Heck und Michael Fresenius

Inhaltsverzeichnis

44.1 **Vorbemerkungen/Grundsätze – 776**

44.2 **Leberinsuffizienz und Anästhetika – 776**
44.2.1 Injektionsanästhetika – 776
44.2.2 Opioide – 776
44.2.3 Muskelrelaxanzien – 776
44.2.4 Volatile Anästhetika – 777

Weiterführende Literatur – 777

© Springer-Verlag GmbH Deutschland, ein Teil von Springer Nature 2023
M. Heck et al. (Hrsg.), *Repetitorium Anästhesiologie*, https://doi.org/10.1007/978-3-662-64069-2_44

44.1 Vorbemerkungen/ Grundsätze

Zu beachten sind bei Leberinsuffizienz:
- die **veränderten Wirkspiegel** von **Anästhetika mit hoher Eiweißbindung** und die **verlängerte Wirkdauer** von Anästhetika, die einer ausschließlichen oder überwiegenden hepatischen Elimination unterliegen
- **erhöhtes Aspirationsrisiko** bei Patienten mit Leberveränderungen und portaler Hypertension → Narkoseeinleitung ggf. als **Rapid-Sequence-Induction** aufgrund des erhöhten Aspirationsrisikos infolge Aszites oder reduzierter Vigilanz
- ggf. Verzicht auf eine Magensonde aufgrund erhöhter Blutungsgefahr infolge Ösophagusvarizen und pathologischer Gerinnung
- erhöhte Blutungsgefahr bei Anlage von Gefäßzugängen (z. B. ZVK) bei reduzierter plasmatischer Gerinnung und Thrombozytopenie (Hypersplenismus)
- ggf. Niereninsuffizienz infolge eines hepatorenalen Syndroms
- ggf. eingeschränkte Oxygenierung bei portaler Hypertension mit Aszites → funktionelle Residualkapazität der Lunge (FRC) ↓

> Kein elektiver Eingriff bei akuter Hepatitis (hohe perioperative Komplikationsrate von ca. 10 %)!

44.2 Leberinsuffizienz und Anästhetika

44.2.1 Injektionsanästhetika

- Thiopental, Propofol und Etomidat: erhöhte freie Wirkspiegel aufgrund der bei Leberinsuffizienz geringeren Plasmaeiweißbindung, verlängerte HWZ und Reduktion der Leberdurchblutung → nur eingeschränkt anwendbar

- **Ketamin** bei Leberinsuffizienz von Vorteil → keine Beeinflussung der Leberperfusion und normale Wirkdauer
- **Benzodiazepine:** verlängerte Wirkdauer bei Substanzen, die einer primären Hydroxylierung unterliegen (wie z. B. Midazolam, Flurazepam) → keine Wirkverlängerung von Lorazepam und Oxazepam

44.2.2 Opioide

- obwohl eine hepatische Elimination aller Opioide stattfindet, tritt nur bei **Alfentanil** eine **Wirkungsverlängerung** bei Leberinsuffizienz auf (dieser Effekt wird durch Erythromycin- und Propofolgabe noch verstärkt → P450-Interaktion)
- Morphin: nur Glukuronidierung zu Morphin-3-Glukuronid und Morphin-6-Glukuronid im Verhältnis 10:1
- Fentanyl: überwiegende hepatische N-Dealkylierung und Hydroxylierung (nur 4–6 % unveränderte renale Elimination)
- Sufentanil: überwiegend hepatische Dealkylierung und O-Methylierung zu Desmethylsufentanil, nur 5–10 % unveränderte renale Elimination
- Remifentanil: plasmatischer Abbau durch unspezifische Esterasen

44.2.3 Muskelrelaxanzien

- die Anschlagszeit der nichtdepolarisierenden Muskelrelaxanzien (ndMR) kann ggf. infolge eines erhöhten Verteilungsvolumens verlängert sein
- Wirkungsverlängerung von ndMR, die einer hepatischen Verstoffwechselung unterliegen: Hydroxylierung von Pancuronium und Vecuronium, 70 % unveränderte Elimination über die Galle von Rocuronium
- plasmatischer Abbau durch Pseudocholinesterase von Mivacurium und Succinylcholin → ggf. Wirkung ver-

längert bei **Leberversagen** (Succinylcholin kann bei **Leberinsuffizienz** uneingeschränkt angewendet werden, da die Restaktivität der **normalen** Pseudocholinesterase für eine Inaktivierung des depolarisierenden Muskelrelaxans völlig ausreicht. **Cave:** nur bei atypischer Pseudocholinesterase)

– **keine Wirkverlängerung** bei Atracurium, Cisatracurium

44.2.4 Volatile Anästhetika

– Hepatotoxizität der älteren volatilen Anästhetika infolge hoher Metabolisierungsrate → Anstieg der Transaminasen nach 1–3 Tagen
– Halothan: hohe hepatische Verstoffwechselung und Gefahr der weiteren Verschlechterung der Leberfunktion durch „Halothanhepatitis", Senkung der Glukoneogeneserate der Hepatozyten und Hemmung der Proteinsynthese, Hemmung der Glukoseaufnahme und Abfall der Faktor-VII-Aktivität. Potenziell können auch Isofluran und Desfluran eine Halothanhepatitis auslösen, da sie zu TFA metabolisiert werden
– für Sevofluran sind ebenfalls Fälle von Leberversagen beschrieben. Sevofluran wird nicht zu TFA metabolisiert, als Ursache werden Compound A und eine gestörte intrazelluläre Kalziumhomöostase diskutiert
– meist Abnahme der Leberperfusion durch alle volatilen Anästhetika
– allgemein können Inhalationsanästhetika die **Phase-I und -II-Biotransformation** in der Leber hemmen und somit die Clearance von Fentanyl, Ketamin, Lidocain, Pancuronium, Diazepam und Propranolol verlängern
– **Lachgas:** vernachlässigbare Beeinflussung der Leberperfusion, Steigerung der Glykogenolyse infolge Sympathikusstimulation

> ❯ Der Einsatz von Hydroxyethylstärkepräparaten sollte bei Patienten mit Leberinsuffizienz vermieden werden, da es durch deren Speicherung in den RES-Zellen der Lebersinusoide zu einer Zellschwellung und negativen Beeinflussung der hepatischen Mikrozirkulation kommen kann.

Weiterführende Literatur

Camboni-Schellenberg EL, Sinner B (2016) Anästhesie bei Leberinsuffizienz. Anästhesist 65:77–94

Anästhesie bei Adipositas und bariatrischer Chirurgie

Michael Fresenius, Michael Heck und Cornelius Busch

Inhaltsverzeichnis

45.1   Klinische Relevanz der Adipositas – 781

45.2   Veränderungen der Physiologie bei Adipositas – 781

45.3   Anästhesiemanagement – 782

Weiterführende Literatur – 785

© Springer-Verlag GmbH Deutschland, ein Teil von Springer Nature 2023
M. Heck et al. (Hrsg.), *Repetitorium Anästhesiologie*, https://doi.org/10.1007/978-3-662-64069-2_45

■ **Definition**

Übergewicht undAdipositas sind definiert als eine Vermehrung des Körpergewichts durch eine über das Normalmaß hinausgehende Vermehrung des Körperfettanteils. Eine graduierte Klassifizierung der Adipositas ist sinnvoll, um diejenigen Personen zu identifizieren, die ein erhöhtes Morbiditäts- und Mortalitätsrisiko haben, und um adäquate Therapiestrategien entwickeln zu können.

45

■ **Ursachen**

— meistens Hyperalimentatiom durch fettreiche Nahrungszufuhr und Bewegungsmangel
— selten sekundäre Adipositas aufgrund angeborener oder erworbener Hormondefekte, z. B. beim Prader-Willi-, Bardet-Biedl-Ahlstrom- oder Cohen-Syndrom

■ **Beurteilung der Gewichtsabweichung**
anhand
— Body-Mass-Index (>30 kg/m²)
— Fettverteilungsmuster:
– stammbezogene/abdominelle Fetterhöhung („Apfeltyp" oder androider Typ) oder
– periphere Fetterhöhung besonders im Beckengürtel-Gesäß-Bereich („Birnentyp" oder gynoider Typ)
— **Anmerkung**: der androide Typ geht mit einem erhöhten kardiovaskulären Risiko einher!

■ **Inzidenz (Statistisches Bundesamt, www. destatis.de 04/2019)**
— mehr als die Hälfte der Deutschen ist übergewichtig (BMI >25), 67% der Männer und 53% der Frauen
— 24 % sind adipös (BMI >30 kg/m²)
— 2 % sind extrem adipös (BMI >40 kg/m²)
— Aussichten für das Jahr 2040: 50 % der Bevölkerung haben einen BMI >30

■ **Morbidität und Mortalität**
— hohe Rate an chirurgischen Wundinfektionen (30 %)

— hohe Inzidenz an postoperativen Atelektasen (7,5 %)
— erhöhte Pneumonierate (5 %) und respiratorischem Versagen (6 %)
— **Anmerkung**: insgesamt längere Liegezeiten (besonders auf der Intensivstation), erhöhter personeller und apparativer Pflegeaufwand sowie finanzielle Zusatzbelastung für das Krankenhaus

■ **Berechnung des Body-Mass-Index (BMI)**
Der BMI ist der Quotient aus dem Gewicht und dem Quadrat der Körpergröße:

$$BMI = \frac{Gewicht\ (kg)}{Größe\ (m^2)}$$

Beispiel: Größe 1,78 m, Gewicht 96 kg

$$BMI = \frac{96kg}{1,78^2 m^2} = \frac{96kg}{3,17m^2} = 30,3\ \frac{kg}{m^2}$$

■ **Body-Mass-Index bei Erwachsenen**
Übergewicht und Adipositas werden für Erwachsene anhand des BMI klassifiziert (◘ Tab. 45.1):

■ **Begleiterkrankungen bei Übergewicht bzw. Adipositas**
— **metabolisches Syndrom** (arterieller Hypertonus, Hyperlipidämie (HDL ↓, LDL ↑ und Triglyceride ↑), Diabetes mellitus aufgrund einer Insulinresistenz (um das 30-fache erhöht bei einem BMI >30 im Vergleich zu einem BMI unter 22), evtl. Hyperurikämie
— **koronare Herzerkrankung und Herzinsuffizienz** (1,5-mal so hoch bei einem BMI >30 wie bei Normalgewichte)
— **OSAS** (ca. 12- bis 30-fach erhöhtes Risiko bei Adipositas vs. normalgewichtigen Patienten)
— **COPD**
— **pAVK**
— gastroösophagealer Reflux
— Fettleber, Cholecystolithiasis

◘ **Tab. 45.1** WHO-Definition von Übergewicht und Adipositas

	BMI (kg/m²)	Risiko für Begleiterkrankungen
Untergewicht	<18,5	niedrig
Normalgewicht	18,5–24,9	durchschnittlich
Übergewicht	25,0–29,9	gering erhöht
Adipositas Grad I	30–34,9	erhöht
Adipositas Grad II	35–39,9	hoch
Adipositas Grad III (Adipositas permagna oder morbide Adipositas)	≥40	sehr hoch

Ein BMI > 40 wäre eine Körpergröße von 1,80 m bei einem Gewicht von ca. 130 kg!

— Cox- und Gonarthrose
— Tumore an Uterus, Mamma, Prostata und Gallenblase

45.1 Klinische Relevanz der Adipositas

— hohe Koinzidenz von Adipositas mit **arterieller Hypertonie, Diabetes mellitus** bzw. pathologischer Glukosetoleranz, **koronarer Herzkrankheit, kompensierter Herz- und Niereninsuffizienz und plötzlichem Herztod**
— erhöhtes Narkoserisiko infolge der oben genannten Grunderkrankungen und der Gefahr einer Aspiration bei gastroösophagealem Reflux, einer Hypoxämie bei schwierigemAtemweg/Unmöglichkeit der Maskenbeatmung, Obstruktion der oberen Luftwege. Präoperative Eva-

luierung des Patienten richtet sich nach den Empfehlungen der DGAI, wie für nicht adipöse Patienten und unter Berücksichtigung für Risikofaktoren für ein **obstruktives Schlaf-Apnoe-Syndrom** (erhöhte Tagesmüdigkeit, Berichte des Partners über nächtliche Atempausen, eine reduzierte O_2-Sättigung sowie eine Polyglobulie aufgrund rezidivierender Hypoxämien) und ein metabolisches Syndrom (Diabetes mellitus Typ 2 aufgrund Insulinresistenz, Hyperlipidämie und arterieller Hypertonus)!
— schwieriges Atemwegsmanagement (Maskenbeatmung bzw. schwierige tracheale Intubation)
— vermehrte Wundheilungsstörungen und postoperative Pneumonien und Thrombosen
— vermehrter personeller pflegerischer und physiotherapeutischer Aufwand
— besondere bauliche Voraussetzungen im OP (OP-Schwerlasttische bis 350 kg, längere OP-Bestecke, …) und auf Station (Spezialbetten und Toiletten für Patienten >150 kg, …)

45.2 Veränderungen der Physiologie bei Adipositas

▪ **Lunge**
— Reduktion der funktionellen Residualkapazität (FRC) um ca. 40–75 %, des exspiratorischen Reservevolumens und der totalen Lungenkapazität. Das Residualvolumen bleibt gleich. Durch die Narkose wird die FRC bei Adipösen um 50 % vermindert (bei Schlanken nur um 20 %) → erhöhte Inzidenz der intraoperativen Atelektasenbildung
— Überschreiten des „closing volume" → A_aDO_2 und venöse Beimischungen bzw. Shuntzunahme (10–25 % ↑) → schnelle Hypoxie, auch nach Denitrogenisierung → Hypoventilation in abhängigen Lungenabschnitten

45

- Reduktion der Gesamtcompliance der Lunge und überwiegende Verminderung der Thoraxcompliance → Erhöhung der Atemarbeit
- erhöhter O_2-Bedarf infolge hoher Atemarbeit (bis 30 %iger Anstieg) → normaler O_2-Verbrauch der Atemmuskulatur: 1–2 % des Gesamtbedarfes
- meist Hypoxämie und Hyperkapnie

■ **Herz/Kreislauf**
- kardiale konzentrische Hypertrophie mit arterieller Hypertonie (bei Übergewicht >6-fach erhöhtes Risiko, beim BMI >30 kg/m^2 16-fach erhöhtes Risiko), Herzarbeit ↑, HZV ↑ (eine BMI-Zunahme um 1 kg/m^2 geht mit einer Steigerung des Herzzeitvolumens um 80 ml/min) → erhöhtes Schlagvolumen (jedoch normaler Schlagvolumenindex und Arbeit), absolutes Blutvolumen ↑

$$(BV = \frac{70}{\sqrt{BMI / 22}} ; \text{normal } 70\text{–}75 \text{ ml/kg})$$

■ **Leber**
- Fettleber und Leberfunktionsstörungen, Cholezystolithiasis

45.3 Anästhesiemanagement

■ **Präoperative Visite bzw. Prämedikation**
- präoperative Evaluierung von Risikofaktoren und Begleiterkrankungen. Dabei orientiert sich die präoperative Evaluation an den nationalen und internationalen Vorgaben (für Normalgewichtige)
- evtl. Zusatzuntersuchungen: transthorakale oder transösophageale Echokardiographie, Lungenfunktionstest bei größeren Eingriffen, 12-Kanal-EKG und evtl. Belastungs-EKG bei V. a. KHK, pAVK, Diabetes mellitus und Niereninsuffizienz, bei P_sO_2-Werten <96 % und positiver Anamnese präoperativer Ausschluss eines obstruktiven Schlaf-Apnoe-Syndroms (OSAS)

- **Cave:** respiratorische Insuffizienz → zurückhaltende bzw. auf „Normalgewicht" reduzierte pharmakologische Prämedikation
- grundsätzlich **kein** erhöhtes Aspirationsrisiko. Es gelten dieselben Regeln der Nüchternheitskarenz und der Rapid Sequence Induction (RSI) wie bei Normalgewichtigen!
- gezieltes Fragen nach OSAS, evtl. Einsatz eines speziellen Fragebogen nach Chung (2008); bei diagnostizierten OSAS: Verzicht auf eine pharmakologische Prämedikation bzw. nur Clonidin 0,15(–0,3) mg p.o. Bei V. a. auf OSAS und elektivem Eingriff polysomnographische Abklärung und Einleitung einer **CPAP-Therapie** bei positiver Diagnose für **mindestens 4 Wochen** präoperativ
- präoperative Blutzuckerkontrollen bzw. -einstellung

Anmerkung: Auch wenn es technisch deutlich schwieriger ist, sollte ein peripheres oder rückenmarknahes Regionalverfahren bevorzugt werden! Unter Regionalanaesthesie allerdings erhöhte Gefahr von verfahrenassoziierten Infektionen (Diabetes mellitus, tiefe Hautfalten?). Die bariatrischen Eingriffe in Deutschland nehmen jedes Jahr zu: 10,5 Operationen pro 100.000 Einwohner in Deutschland, 99,3 in Benelux und 114,8 OPs in Schweden. Durch die Operation kommt es zu einer Reduktion von kardiovaskulären Komplikationen sowie zur Verbesserung der Situation bei Diabetes mellitus Typ 2.

■ **Anästhesiedurchführung bei Allgemeinanästhesie**
- Narkoseeinleitung des Patienten evtl. im OP-Saal mit Hochlagerung nicht nur des Kopfes, sondern des ganzen Oberkörpers → „**ramped position**" mit Verbesserung der direkten Laryngoskopie und der Apnoe-Zeit nach Narkoseeinleitung
- erschwerte Gefäßpunktion! Einsatz von Ultraschall empfohlen. Nutzung von un-

gewöhnlichen Punktionsstellen (Schulter- und Brustvenen, die bei adipösen Patienten gut sichtbar werden!)
- evtl. großzügige Indikation zur sonographisch gesteuerten ZVK-Anlage
- evtl. invasives hämodynamisches Monitoring (zu kleine Blutdruckmanschetten messen den nach Riva Rocci gemessenen Blutdruck zu hoch!)
- präoperative Oxygenierung bzw. Denitrogenisierung mit 80–100 % Sauerstoff bzw. High-flow-Sauerstoff-Therapie für einige Minuten präoperativ und während der Apnoephase der Intubation (THRIVE-Gerät der Firma Fisher & Paykel)
- Bereitstellung von Hilfsmitteln für das Management des „schwierigen Atemwegs" (Videolaryngoskop, z. B. CMAC mit Spezialspatel Dblade, Eschmann-Stab, Bonfils-Fiberskop bzw. Intubationsbronchoskop)
- Hinweise für eine schwierige Maskenbeatmung bzw. Intubation können sein:
  - eine eingeschränkte bzw. stark eingeschränkte Beweglichkeit des Unterkiefers
  - eine verdickte Nackenregion (Halsumfang **>41** cm bei Frauen, und **>43 cm** bei Männern)
  - vorbestehendes OSAS
  - anamnestisches Schnarchen und ein BMI ≥30 kg/m^2
- Rapid-Sequence-Induction (RSI) bei ausgeprägter Refluxerkrankung und Nichtnüchternheit nach ausgiebiger Denitrogenisierung
- evtl. Beatmung mit >50 % F_iO_2
- Induktion mit Propofol (Dosierung nach totalem aktuellem Körpergewicht!) und Sufentanil (Dosierung nach totalem Körpergewicht) oder Remifentanil (mit Dosierung nach Idealgewicht)
- **nach erloschenem Lidreflex sofortige Muskelrelaxierung** mit Dosierung der ndMR nach **Idealgewicht** (Rocuronium oder Atracurium empfohlen; Atracurium zeigt eine normale Pharmakodynamik und -kinetik im Vergleich zum Normalgewichtigen; Erholungszeit für Vecuronium ist verlängert!)
- Succinylcholin sollte aufgrund der gesteigerten Pseudocholinesteraseaktivität bei adipösen Patienten nach dem tatsächlichen Körpergewicht dosiert werden!
- Überwachung der neuromuskulären Blockade mittels Relaxometrie und der Narkosetiefe mittels EEG-Monitoring, Vermeidung einer Restrelaxierung (TOF-Ratio >0,9 bei Extubation!)
- meist hohe intraoperative Beatmungsdrücke notwendig (→ Pneumothoraxgefahr!)
- PEEP von ≥10 cmH_2O und evtl. intraoperative Recruitmentmanöver (40 cm H_2O) zur Vermeidung einer intraoperativen Atelektasenbildung
- Einstellung der Atemzugvolumina nach dem Idealgewicht (7–8 ml/kg iKG) und evtl. Tolerierung höherer intraoperativer Beatmungsdrücke
- Bevorzugung einer balancierten Anästhesie mit Desfluran als volatiles Anästhetikum, bei Einsatz einer Propofol-TIVA erhöhte Gefahr von Awareness → dann unbedingt EEG-Monitoring!
- leichte Anti-Trendelenburg-Lagerung bei der Narkoseausleitung, späte Extubation nach Wiedererlangen der Schutzreflexe
- postoperative suffiziente Analgesie zur Vermeidung von pulmonalen Komplikationen (Hypoventilation mit Hypoxämie und Hyperkapnie)
- bei längeren OPs evtl. Einsatz von automatischen intermittierenden US-Kompressionsmanschetten zur Thromboseprophylaxe

Tab. 45.2 zeigt die empfohlenen Anästhetikadosierungen bei adipösen Patienten.

Berechnung des idealen Körpergewichts (IKG)

Das ideale Körpergewicht kann auf verschiedene Weisen nährungsweise ermittelt werden:

45

◘ Tab. 45.2 Dosierungsempfehlung von Anästhetika bei Adipositas nach Bein (2009)

Substanzgruppe	Substanz	Dosierungsempfehlung	
		Induktionsdosis	Kontinuierliche Infusion
Hypnotika	Propofol	totales, tatsächliches Gewicht	totales, tatsächliches Gewicht
	Thiopental	reduziert	nicht empfohlen
	Midazolam	totales, tatsächliches Gewicht	Idealgewicht
Opioide	Sufentanil	totales, tatsächliches Gewicht	reduziert
	Fentanyl	Idealgewicht	
	Remifentanil	Idealgewicht	Idealgewicht
Muskelrelaxanzien	Rocuronium	Idealgewicht	reduziert
	Mivacurium	totales, tatsächliches Gewicht	
	Atracurium	Idealgewicht	keine Angaben
	Vecuronium	Idealgewicht	keine Angaben
	Succinylcholin	totales, tatsächliches Gewicht	
Antagonisten	Sugammadex	Idealgewicht oder Idealgewicht + 40?	
	Neostigmin	Totales, tatsächliches Gewicht	Es gibt keine Studien dazu!

1. Faustformel: IKG = Körpergröße (cm) – 100
2. Formel nach Lemmens: IKG = 22 × (Körpergröße im Meter)^2
3. Formel nach Devine (1974):
   - IKG (Männer) = 49,9 kg + 0,89 kg/cm über 152,4 cm Größe
   - IKG (Frauen) = 45,9 kg + 0,89 kg/cm über 152,4 cm Größe

- **Anästhesieführung bei Regionalanästhesie**
- wenn möglich ein regiolananästhesiologsiches Verfahren mittels sonograpgischer Steuerung (auch für Spinal- und Periduralanästhesie mit Tiefenbestimmung) bevorzugen!
- bei Periduralanästhesie Lokalanästhetikadosierung entsprechend reduzieren; erhöhter Fettgehalt und erhöhter Druck im Periduralraum!
- bei Anlage einer Periduralanalgesie sollte ab 130 kg eine lange bzw. extra lange Periduralnadel (11 cm/15 cm) benutzt werden

- **Postoperatives Management**
- O_2-Applikation (z. B. 2 l/min) bei einer SpO_2 < 96 % unter Raumluft
- Oberkörperhochlagerung
- nichtinvasive Beatmung bzw. CPAP-Therapie (10 mbar, F_iO_2 nach P_sO_2-Wert) im Aufwachraum über Gesichtsmaske, wenn trotz O_2-Applikation die SpO_2-Sättigung <92 %
- ausreichend suffiziente Schmerztherapie mit z. B. Piritramidboli bis NRS ≤3, dann PCIA für 24–48 h (Cave: ausgeprägtes OSAS)
- Normothermie und konsequente BZ-Einstellung
- Frühmobilisierung
- medikamentöse Thromboseprophylaxe (gewichtsadaptiert!): übliche Dosis um 50 % erhöhen oder alternativ eine 2-mal tägliche Gabe; erhöhte Thromboseinzidenz aufgrund erhöhter Konzentrationen von Fibrinogen und Plasminogen-Aktivator-Inhibitor-1, sowie verminderte Konzentration von Antithrombin und eine verminderte Fibrinolyseaktivität
- bei Patienten mit OSAS sollte eine postoperative Überwachung für mindestens 1 Tag postop stattfinden. Bei präoperativer Heimbeatmung sollte der Patient zeitnah sein gewohntes Beatmungsgerät einsetzen!

- **Adipositas-Paradoxon**
- übergewichtige und adipöse Patienten (bis Grad II) haben eine geringe Mortalität. Gründe hierfür könnten sein:
  - vermehrte Energiereserve (Katabolie wird besser toleriert)
  - endokrine Funktion der Fettzellen (Interleukin-10, Leptin), dadurch Hemmung proinflammatorischer Zytokine (TNF-α, IL-6)
  - hohe Lipid- und Cholesterolspiegel im Serum binden und neutralisieren Endotoxine und stimulieren die Steroidsynthese in der Nebennierc (Schutzfunktion vor Nebennierenrindeninsuffizienz)
  - Begleitmedikation (Statine) mit positivem Effekt auf das perioperative Outcome
- Anmerkung: gerade kachektische und mangelernährte Patienten mit einem BMI <18,5 kg/m^2 haben eine höhere Mortalität (5 %) als Normalgewichte und morbid-adipöse Patienten (1,2 %)!

Weiterführende Literatur

Association of Anesthetics of Great Britain and Ireland Society for Obesity and Bariatic Anesthesia (2015) Perioperative management of obese surgical patient 2015. Anesthesia 70:859–876

Bone H, Sandfeld C Haselhoff Y (2019) Morbide Adipositas in der Anästhesie und Intensivmedizin. Refresher-Course. Springer, Heidelberg, S 33–40

Chung F et al (2008) STOP questionaire: a tool to screen patients for obstructive sleep apnoea. Anesthesiology 108:812–821

Hüttl T (2014) Adipositaschirurgie – Indikation, Operationsverfahren und Erfolgsaussichten. Klinikarzt 43:198–204

Konrad FM et al (2011) Anästhesie bei bariatrischer Chirurgie. Anästhesist 60:606–616

Thorell A et al (2016) Guidelines for perioperative care in bariatric surgery: enhanced recovery after surgery (ERAS) society recommendations. World J Surg 2016(40):2065–2083

45

Anästhesie bei Schlaf-Apnoe-Syndrom

Michael Fresenius, Michael Heck und Cornelius Busch

Inhaltsverzeichnis

Literatur und weiterführende Literatur – 793

© Springer-Verlag GmbH Deutschland, ein Teil von Springer Nature 2023
M. Heck et al. (Hrsg.), *Repetitorium Anästhesiologie*, https://doi.org/10.1007/978-3-662-64069-2_46

46

■ **Epidemiologie**

3–5 % der Allgemeinbevölkerung leiden an einem Schlaf-Apnoe-Syndrom (SAS). Männer sind davon 2-mal häufiger als Frauen betroffen und insbesondere chirurgische Patienten (24–41 %) mehr als konservativ behandelte. Jedoch ist die Diagnose bei einem Großteil dieser Patienten (81–87 %!) zum Zeitpunkt der präoperativen Untersuchung noch nicht bekannt. Das SAS ist meist mit mehreren Komorbititäten verknüpft (◘ Tab. 46.1).

■ **Mortalität**

5-Jahres-Überlebensrate: 78 %; mit CPAP-Therapie: 96 %

■ **Formen der Schlafapnoe**
— obstruktiv (85 %) (OSAS)
— zentralnervös (10 %)
— gemischt (5 %)

◘ **Tab. 46.1**   Komorbitität bei SAS

Kardiovaskuläre Erkrankungen	Systemarterieller Hypertonus (38 %; bei therapie-refraktärem Hypertonus bis 83 %!)
	Pulmonalarterieller Hypertonus
	Arrhythmien
	Koronare Herzerkrankung ± Herzinsuffizienz*
Metabolische Störungen	Adipositas mit BMI ≥25 kg/m² (bei Adipositas permagna bis 50 %)
	Diabetes mellitus Typ 2
Sonstiges	Polycytaemia vera

* Die Herzinsuffizient führt zu einer nächtlichen Ödemumverteilung in den Kopf-Hals-Bereich!

■ **Definition**

Das OSAS ist charakterisiert durch Phasen oberer Atemwegsobstruktion, die von Apnoe/Hypoventilation mit Hypoxämie, Hyperkapnie sowie rezidivierender Sympathikusaktivierung begleitet werden.

— **Apnoe**: komplette Unterbrechung des oralen/nasalen Luftstroms für länger als 10 s, verbunden mit einem Sauerstoffsättigungsabfall von mehr als 4 %
— **Hypopnoe**: inkomplette Unterbrechung des oralen/nasalen Luftstroms länger als 10 s, verbunden mit einer Reduktion des Tidalvolumens um mehr als 50 %
— **Schlaf-Apnoe**: mindestens 30 Apnoe- oder Hypopnoeereignisse während eines 7-stündigen Schlafs während REM- und Nicht-REM-Phasen
— **Schlaf-Apnoe-Syndrom**: Schlaf-Apnoe mit kardiozirkulatorischen oder zentralnervösen Folgeerscheinungen
— Sonderform **Pickwick-Syndrom**: Schlaf-Apnoe-Syndrom bei ausgeprägter Adipositas, Polyzythämie, Hyperkapnie, Cor pulmonale

■ **Schweregradeinteilung des SAS**

Anhand der Bestimmung des Apnoe-Hypopnoe-Index in der Polysomnographie wird das SAS in 3 Schwergrade eingeteilt:
— **Apnoe-Hypopnoe-Index (AHI)**: Anzahl der Apnoe- und Hypopnoephasen pro Stunde Schlaf. Je nach Untersucher besteht bei einem AHI-Wert <5 keine obstruktive Schlafapnoe, zwischen 5 und 14 ein **mildes** SAS, zwischen 15 und 30 ein **moderates** und bei >30 ein **schweres** SAS

■ **Pathophysiologie**

— ein eindeutiges anatomisch-pathophysiologisches Korrelat findet sich selten. Es besteht eine relative velopharyngeale bzw. oropharyngeale Enge der Luftwege aufgrund eines nachlassenden Muskeltonus

(insbesondere der M. genioglossus = Atemwegsöffner) und häufig eine kleine und retropositionierte Mandibula
— elektromyographische Untersuchungen zeigen eine verminderte prä-inspiratorische neuronale Aktivierung oropharyngealer Muskeln während des Schlafes. Eine Hyperkapnie und Hypoxie verstärken den Atemantrieb. Dies führt zu einer verstärkten Kontraktion des Diaphragmas und Interkostal-muskulatur, was in einer Verstärkung des negativen pharyngealen Atemwegs-drucks resultiert und schließlich in einer Obstruktion der oberen Atemwege. Der velopharyngeale Verschlussdruck ist mit der Häufigkeit und Schwere der Sauerstoffsättigungsabfälle korreliert
— die kardiovaskulären Veränderungen sind der Hauptgrund für die erhöhte Letalität der Patienten mit Schlaf-Apnoe-Syndrom. Diese beträgt bei schweren Fällen in 8 Jahren 37 % (Faßbender et al. 2016)

■ **Klinische Folgeerscheinungen (◘ Tab.** 46.2)

■ **Weitere seltene Begleiterkrankungen (◘ Tab.** 46.3)

■ **Komplikationen der (O)SAS**
Postoperative Komplikationen von SAS werden in ◘ Tab. 46.4 aufgeführt.

■ **Diagnose**
— die Verdachtsdiagnose ergibt sich aus Anamnese und klinischer Untersuchung des Patienten und wird mittels Polysomnographie (PSG) in einem Schlaflabor diagnostiziert. Eine vereinfachte Diagnostik stellt die Kombination aus kontinuierlicher pulsoxymetrischer O_2-Sättigung bei gleichzeitigem kontinuierlichem Monitoring der Atemexkursionen dar. Im Zweifel

◘ **Tab. 46.2** Klinische Folgeerscheinungen und Erkrankungen beim Schlaf-Apnoe-Syndrom

Nacht	Tag
Schnarchen Schlafstörungen Schlaflosigkeit Atemnot und plötzliches Erwachen Albträume Nachtschweiß	Tagesmüdigkeit Leistungsabfall Mundtrockenheit morgendlicher Kopfschmerz sexuelle Dysfunktion

◘ **Tab. 46.3** Begleiterkrankungen und Begleitumstände

Obstruktives Schlaf-Apnoe-Syndrom		Zentrales Schlaf-Apnoe-Syndrom	
pathoana-tomisch	Adipositas Akromegalie Nasenseptumdeviation Tonsillenhypertrophie nasopharyngeale Tumoren Mandibulahypoplasie Larynxdeformitäten	neuro-muskulär	Myasthenia gravis myotone Muskeldystrophie Phrenikusparese
funktionell	Hypothyreose Achondroplasie Alkohol Medikamente (z. B. Benzodiazepine)	neurologisch	Hirnstammtumor bzw. -infarkt bilaterale zervikale Chordotomie Enzephalitis bulbäre Poliomyelitis SHT

◘ Tab. 46.4 Postoperative Komplikationen von Patienten mit OSAS (nach Rösslein 2017)

Organsystem	Postoperative Komplikation
Pulmonal	Hypoxie (OR 2,3) Hyperkapnie Pneumonie Atelektase Bronchospasmus Lungenembolie Notwendigkeit zur NIV-Beatmung und zur post-op.-Reintubation (OR 2,4) ARDS
Kardio-vaskulär	Arrhythmien Ischämie/Myokardinfarkt Lungenödem
Zerebral	Delir Enzephalopathie, Apoplex
Verschiedene Organsysteme	Akutes Nierenversagen (OR 2,4) Gastrointestinale Blutungen Wundhämatome (OR 1,4)
Weitere Komplikationen	Ungeplante Verlegungen auf eine Intensivstation (OR 2,8) Verlängerte Behandlungsdauer (6,8 vs. 5,1 Tage)

sollte jedoch immer die deutlich aufwändigere PSG herangezogen werden
- die Leitsymptome des Schlaf-Apnoe-Syndroms sind: Schnarchen, Atempausen, Tagesmüdigkeit, depressive Verstimmung und Systemerkrankungen wie arterieller Hypertonus, koronare Herzkrankheit und Adipositas
- für den klinischen Alltag in der Prämedikationsambulanz empfiehlt sich der Einsatz des STOP-BANG-Fragebogens mit einer hohen Sensitivität von 88 % (s. ◘ Tab. 46.5)

■ **Therapie**
- allgemein: keine Einnahme sedierender Medikamente, kein Alkohol, **Gewichtsreduktion**, Vermeidung von Schlafdeprivation

- Mittel der Wahl ist **CPAP**, aktuell unklar ist, ob eine frühzeitige Initialisierung einer CPAP-Therapie (5–6 Wochen vor der Operation) von Vorteil ist. Eine vorab bestehende CPAP-Therapie sollte auf jeden Fall perioperativ fortgeführt werden
- von untergeordneter Bedeutung sind oral positionierte Vorrichtungen, die während des Schlafs ein Zurückfallen der Zunge oder der Mandibula verhindern
- **operativ**: je nach Lokalisation der Obstruktion kann eine Adenotomie, Tonsillektomie, Nasenseptumplastik, Tumorexzision, partielle Epiglottektomie oder ein mandibuläres Advancement weiterhelfen. Häufigster Eingriff ist die Uvulopalatopharyngoplastik (UPPP)
- Sauerstoff-Gabe dient grundsätzlich nur zur symptomatischen Therapie

■ **Anästhesie**
- auf sedierende Medikamente wie z. B. Benzodiazepine sollte bei der Prämedikation verzichtet werden, evtl. Gabe von Clonidin 0,15–0,3 mg p.o., notfalls vorsichtige i.v. Sedierung an der OP-Schleuse bei sehr ängstlichen Patienten
- die Patienten sollten im OP-Programm priorisiert werden, um eine längere postoperative Überwachung im Aufwachraum zu gewährleisten, bzw. sollten sie evtl. bei aufgetretenen Problemen für 24 h auf der IMC nachbetreut werden
- eine **Regionalanästhesie** sollte bei diesen Patienten – wenn möglich – bevorzugt werden: bessere postoperative Analgesie, Vermeidung einer schwierigen Maskenbeatmung bzw. orotrachealer Intubation → weniger perioperative Komplikationen (Piepho 2015)
- bei notwendiger Allgemeinanästhesie mit Intubation auf „schwierigen Atemweg" vorbereitet sein (Videolaryngoskop, Intubationsfiberskop, supraglottische Atemhilfen, …), ausgiebige

◘ **Tab. 46.5** STOP-BANG-Fragebogen zum Nachweis eines SAS (nach Chung et al. 2008)

STOP

Snoring	Schnarchen	Schnarchen Sie laut? (der Lebenspartner hört es durch die Tür)
Tiredness	(Tages)müdigkeit	Fühlen Sie sich tagsüber häufig sehr müde und erschöpft?
Observed Apnea	Vom Partner beochachtete Apnoe	Wurden bei Ihnen Atemaussetzer im Schlaf (vom Partner) beobachtet?
Pressure	(Blut)hochdruck	Wurden oder werden Sie auf Bluthochdruck behandelt?

BANG

BMI	Body Mass Index	$>35 \text{ kg/m}^2$
Age	Alter	>50 Jahre
Neck	Halsumfang	>40 cm für Frauen >43 cm für Männer
Gender	Geschlecht	männlich

Auswertung des STOP-BANG-Scores: Für jede mit „Ja" beantwortete Frage wird 1 Punkt vergeben. Punkte STOP-BANG-Fragenbogen	OSA-Risiko		
0–2	Gering		
3	wenn STOP = 2 + männlich		Hoch
	alle übrigen Fälle	Mittel	
4	wenn STOP = 2 + männlich + BMI > 35		Hoch
	alle übrigen Fälle	Mittel	
5–8			Hoch

Oxygenierung- und Denitrogenisierung z. B. mit High-flow-Nasenkanüle, s. auch ► Kap. 45.
Patienten mit OSA und einem **AHI >40** bieten eine **5-fach erhöhte Rate schwieriger Intubationen**
— Oberkörperhochlagerung („ramped position") bei adipösen OSAS-Patienten, sowohl zur Narkoseeinleitung als auch Ausleitung → Verbesserung der funktionellen Residualkapazität (FRC) und der direkten Laryngoskopie

— bei Allgemeinanästhesie Verwendung von gut steuerbaren und kurz wirksamen Anästhetika, z. B. balancierte Anästhesie mit Desfluran oder Propofol jeweils mit einem Remifentanilperfusor, evtl. in Kombination mit einem peripheren Regionalverfahren und/oder Nichtopioidanalgetika (Ibuprofen, Metamizol nach Aufklärung, …). Bei einer epiduralen Kombinationsanästhesie sollte auf Sufentanil epidural verzichtet werden (auf jeden Fall postoperativ!) →

Cave: biphasische, potenziell letale Atemdepression nach 2–3 Tagen postoperativ!

- bei notwendiger Anwendung von Muskelrelaxanzien sollte ein kontinuierliches quantitatives neuromuskuläres Monitoring erfolgen. Eine Restrelaxierung sollte am Anästhesieende nicht existieren (TOF-Ratio >90 %) → großzügige Antagonisierung der neuromuskulären Restblockade
- am OP-Ende sollte eine **Wach-Extubation** erfolgen, d. h. der Patient sollte nicht nur am Tubus suffizient atmen, sondern auf Ansprache die Augen öffnen und orientiert sein
- keine allgemeine Empfehlung für **ambulante Eingriffe** bei OSAS-Patienten, dies ist immer eine individuelle Entscheidung des gesamten Behandlungsteams unter Berücksichtigung des Schweregrades der Schlaf-Apnoe (AHI!), der Invasivität des Eingriffs, der Notwendigkeit von postoperativen Opioiden und der Begleiterkrankungen des Patienten. Hier kann der ASA-Score zu Hilfe genommen werden (◻ Tab. 46.6)
- postoperativ treten bis zum 5. Tag noch vermehrt Hypoxiephasen auf, als Ursache dafür wird ein **REM-Rebound** vermutet (Spätkomplikationen)
- eine CPAP-Therapie sollte postoperativ frühzeitig wieder aufgenommen werden
- kann eine CPAP-Maske z. B. nach einem HNO-Eingriff wegen Verband oder Wunde nicht getragen werden, ist eine postoperative Überwachung auf einer IMC sinnvoll
- eine postoperative Schmerztherapie erfolgt am besten mittels Regionalanästhesie und/oder Nichtopioidanalgetika
- längere **postoperative Überwachung** von OSA-Patienten in Oberkörperhochlagerung. Die Beurteilung der respiratorischen Stabilität des OSA-Pa-

◻ **Tab. 46.6** ASA-Score

Kriterium	Ausmaß	Punkte
OSA-Schwere (AHI oder klinisch)	Kein	0
	Mild	1
	Moderat	2
	Schwer	3
Invasivität der OP und der Anästhesie	Oberflächliche OP in LA/RA ohne Sedierung	0
	Oberflächliche OP, mit leichter Sedierung oder Allgemeinanästhesie oder peripherer Eingriff in SPA/PDA	1
	Periphere OP in Allgemeinanästhesie oder Eingriff an Atemwegen in leichter Sedierung	2
	Ausgedehnter Eingriff oder Eingriff an den Atemwegwegen in Allgemeinanästhesie	3
Bedarf an postoperativen Opioiden	Keine	0
	„Niedrige" Dosierung	1
	„Hohe" Dosierung	3

Gesamtpunktezahl = Punkte der OSA-Schwere + größter Punkt aus einem der beiden Kriterien Invasivität oder Opioidbedarf:

0–3 Punkte: kein erhöhtes perioperatives Risiko

4 Punkte: möglicherweise erhöhtes Risiko

5–6 Punkte: signifikant erhöhtes Risiko, ambulante OP nicht indiziert

Anmerkung: 1 Punkt sollte abgezogen werden, wenn ein Patient bereits präoperativ unter einer CPAP-Therapie bzw. NIV-Therapie steht und diese auch postoperativ dauerhaft fortgeführt werden kann. 1 Punkt sollte addiert werden, wenn ein Patient mit milder oder moderater OSA einen arteriellen Kohlendioxid-Partialdruck (P_aCO_2) von > 50 mmHg aufweist

tienten sollte in einer nichtstimulierenden Umgebung ohne O_2-Applikation erfolgen, möglichst, während der Patient schläft!

— Cave: routinemäßige postoperative O_2-Insufflation → hierdurch verlängern sich die Apnoephasen der OSA-Patienten, ohne dass diese pulsoxymetrisch immer detektiert werden können

— beim Auftreten von kritischen Ereignissen im Aufwachraum sollte eine längerfristige Überwachung auf der IMC stattfinden. Hierzu zählen: S_pO_2 <90 %, Bradypnoe <8 Atemzüge/min, Apnoe ≥10 s, Auftreten von tiefer Sedierung (RASS −3 bis −5, Vorhandensein von starken Schmerzen VAS > 5)

Literatur und weiterführende Literatur

Buttgereit B. Schlaf-Apnoe und ambulante Anästhesie – geht das eigentlich? www.narka2021.de

Chung F, Mokhlesi B (2014) Postoperative complications associated with obstructive sleep apnea. Anesth Analg 118:251–253

Chung F et al (2008) Validation of the Berlin questionaire and American Society of Anesthesiologists checklist as screening tool for obstructive sleep apnea in surgical patients. Anesthesiology 108:822–830

Chung F, Yang Y, Liao P (2013) Predictive performance of the STOP-Bang score for identifying obstructive sleep apnea in obese patients. Obes Surg 23:2050–2057

Faßbender P et al (2016) Obstruktive Schlafapnoe – ein perioperativer Risikofaktor. Dtsch Arztebl Int 113:463–469

Fouladpour N et al (2016) Perioperative complications in obstructive sleep apnea patients undergoing surgery: a review of the legal literature. Anesth Analg 122:145–151

Piepho H (2015) S-1 Leitlinie Attemwegsmanagement. www.awmf.de

Practice Guidelines for the perioperative management of patients with obstructive sleep apnea: an update report by the American Society of Anesthesiologsts Task Force on Perioperative Management of patients with obstructive sleep apnea (2014) Anesthesiology 120:268–286

Rösslein M (2017) Perioperative Versorgung von Patienten mit obstruktiver Schlafapnoe. Refresher-Course. Aktuelles Wissen für Anästhesiten Nr. 43, S 173–183

Rösslein M (2019) Perioperative Versorgung von Patienten mit obstruktiver Schlafapnoe. Anästh Intensivmed 60:18–28

Saur P et al (2012) Ambulante Anästhesie bei Patienten mit obstruktivem Schlafapnoesyndrom. Ergebnisse einer deutschlandweiten Umfrage. Anaesthesist 61:14–24

Anästhesie bei Rauchern

*Martin Reuber, Michael Heck, Michael Fresenius
und Cornelius Busch*

Inhaltsverzeichnis

Literatur und weiterführende Literatur – 798

© Springer-Verlag GmbH Deutschland, ein Teil von Springer Nature 2023
M. Heck et al. (Hrsg.), *Repetitorium Anästhesiologie*, https://doi.org/10.1007/978-3-662-64069-2_47

- **Inzidenz**
- ungefähr ein Drittel aller Patienten, die sich einem operativen Eingriff unterziehen müssen, sind Raucher
- gesunde jüngere Raucher gehören trotz erhöhter Inzidenz an perioperativen Komplikationen definitionsgemäß zur ASA-Klassifikation I (= keine Systemerkrankung, keine Leistungseinschränkung)

- **Pathophysiologische Veränderungen bei Rauchern**
- **bronchiale Hypersekretion** mit Gefahr der Schleimretention bei **reduzierter Zilientätigkeit**

> **Wichtig**
> Raucher weisen eine bis zu 2- bis 6-fach höhere perioperative pulmonale Komplikationsrate auf (Pneumonierate, Atelektasenbildung, etc.) als Nichtraucher! Bei Oberbauch- und Thoraxeingriffen haben Raucher (>20 Zigaretten/ Tag) eine 4-fach höhere Inzidenz an postoperativen Atelektasen!
>
> Junge Raucher haben ein 2,3-fach und übergewichtige Raucher ein 6,3-fach erhöhtes Risiko für anästhesiolgische Komplikationen (Bronchospasmus, Hypoxie, Reintubation etc.).
>
> Raucherinnen haben ein mehr als 25-fach erhöhtes Risiko für einen Bronchospasmus verglichen mit männlichen Rauchern.

- **unspezifische Hyperreagibilität** des Bronchialsystems (erhöhte Raten an Bronchospasmen) → erhöhte Rate von Atemwegskomplikationen auch bei Kindern von Rauchern infolge Passivrauchens → Menge der Nikotinmetabolite (Cotinin) im Urin von Kindern korrelieren mit der Inzidenz von perioperativen Atemwegskomplikationenchronische Inflamation der Atemwege mit Schleimhautschwellung → Rauchen ist ein Prädiktor für die Entwicklung eines obstruktiven Schlaf-Apnoe-Syndroms (OSAS).

- Makrophagen und Neutrophile werden gehemmt
- erhöhte Rate an Wundheilungsstörungen
- ggf. **obstruktive Ventilationsstörungen** (pathologische Lungenfunktionstests mit z. B. erhöhtem Closingvolumen, PEF bzw. PEF_{25} ↓)
- **erhöhte Carboxyhämoglobinwerte** (HbCO 5–15 % bei starken Rauchern) mit daraus resultierender Abnahme des O_2-Gehalts des Blutes, einer Linksverschiebung der O_2-Bindungskurve, der Hemmung der Cytochromoxidase und kompensatorischer Polyglobulie (Blutviskosität ↑). Die **erhöhte Konzentration von HbCO** im Blut führt zu einer **erhöhten Inzidenz von Myokardischämien** während Belastung (nicht nur bei KHK-Patienten, sondern auch bei Patienten ohne bekanntes koronares Risiko). Ein erhöhter „akuter" Zigarettengenuss vor einer Operation korreliert signifikant mit der Inzidenz **intraoperativer ST-Senkungen**. → eine **zumindestens 12- bis 24-stündige Abstinenz** führt zu einer Reduktion der Carboxyhämoglobinwerte. Im Hinblick auf das kardiale Risiko erscheint daher auch eine kurzfristige präoperative Rauchabstinenz (12–48 h) sinnvoll → HWZ CO-Hb bei Raumluft beträgt etwa 320 min!
- **Shisharauchen** verursacht **sehr hohe CO-Hb Spiegel (bis 20 %!)** → 19,1 % der 19- bis 25-Jährigen gibt an, in den letzten 30 Tagen eine Shisha konsumiert zu haben (Reichert C.: Tox Info Suisse, Universität Zürich, 2018)
- gesteigerte indirekte sympathomimetische Stimulation (**Tachykardie**, Anstieg des koronararteriellen und systemischen Widerstands, vermehrte Arrhythmieneigung und ST-Streckenveränderungen) → erhöhte Gefahr der myokardialen Ischämie
- erhöhte Rate an **kardiovaskulären Begleiterkrankungen** (KHK, pAVK)

47

❏ **Tab. 47.1**   Einfluss der Nikotinkarenz auf die Organsysteme (Modifiziert nach Miller, Anaesthesia)

Mehrere Monate Nikotinkarenz	3–4 Wochen Nikotinkarenz	Einige Tage Nikotinkarenz
Hyperreagibiltät/Inflammation des Bronchialsystems ↓	Wundheilungsstörungen ↓	CO-Hb ↓
Makrophagen-/Neutrophilenaktivität ↑	Respiratorische Komplikationen ↓	Episoden mit ST-Senkungen ↓
Zilienaktivität und Sekrettransport ↑		Zyanidspiegel ↓ (verbesserte mitochondriale Funktion)
		Vasodilatation durch sinkende Nikotinspiegel → HWZ Nikotin etwa 2 h

■ **Anästhesiemanagement (❏ Tab. 47.1)**

❶ „Kurzfristiges" Nichtrauchen (<8 Wochen vor einer OP) führt nach aktueller Studienlage nicht zu einer erhöhten pulmonalen Komplikationsrate. Dies wurde in früheren Studien postuliert und ist zwischenzeitlich widerlegt worden (Myers K et al (2011) Arch Intern Med 171:983–989).

— grundsätzlich sollte jeder Nikotinverzicht gefördert werden → Stellenwert der ultrakurzfristigen Nikotinkarenz (OP-Tag) ist noch unklar
— Nikotinpflaster (Ersatzprodukte) gelten als sicher und empfehlenswert im perioperativen Setting
— präoperatives EKG sollte bei Rauchern erwogen werden (zur Verlaufskontrolle bei perioperativen Auffälligkeiten)
— Einleitung: Gabe von Lidocain (0,5–1 mg/kgKG) zur Prävention des hyperreagiblen Bronchialsystems
— beachte den gesteigerten Metabolismus für alle gängigen Narkosemedikamente (s. unten)
— Regionalanästhesie senkt signifikant perioperative Komplikationen bei Rauchern

— Physiotherapie und adäquate Schmerztherapie

■ **Narkosemittelbedarf**
— polyzyklische aromatische Hydrokarbone (PAH) und Nikotin im Tabakrauch aktivieren das Cytochrom P450-System → CYP1A1, CYP1A2 und CYP2E1 → Bedarf Theophyllin, Haldol etc. ↑
— Nikotin aktiviert die UDP-Glucuronyltransferase (UGT) → Bedarf von Morphin/Fentanyl ↑
— gesteigerter Bedarf bei:
  – Propofol (+50 % bei Rauchern, +30 % bei Passivrauchern bei der Induktion und TIVA)
  – Remifentanil (+30 %)
  – Rocuronium (+20 %)
  – Vecuronium (+20 %)
— kleinere Studien zeigen, dass sowohl Raucher als auch Passivraucher einen erhöhten Bedarf an gängigen Narkosemedikamenten besitzen
— der erhöhte Bedarf an Analgetika bei Rauchern unterscheidet sich im Aufwachraum signifikant von Nichtrauchern. Erst ab >1 Monat Nikotinkarenz normalisiert sich der Analgetikabedarf auf das Nichtraucherniveau

- **Einfluss von E-Zigaretten (Vaping) und Cannabis**
  - der Konsum von E-Zigaretten/Vaporen steigt weltweit
  - 4,2 % der 12- bis 17-Jährigen und 6,6 % der jungen Erwachsenen konsumieren E-Zigaretten/Verdampfer (Daten aus D 2018)
  - entgegen dem Trend zum Nichtrauchen steigt die Zahl der Konsumenten von E-Zigaretten in Deutschland
  - schwangere Frauen konsumieren ebenso häufig E-Zigaretten wie nicht schwangere (2019)
  - E-Zigaretten (mit Nikotin) und konventionelles Rauchen unterscheiden sich nicht in den Auswirkungen auf kardiovaskuläre und inflammatorische Effekte (AHA 2020)
  - USA/Kanada: 600 Fälle mit >35 Toten durch **EVALI** („e-cigarette and vaping related akute lung injury"; CDC-Daten aus dem Jahr 2019) → vermutlich Vitamin-E-Acetat-Zusatz bei Verdampfen von illegalem THC-Öl
  - E-Zigaretten können jedoch bei der Rauchentwöhnung helfen und werden als ähnlich effektiv wie Nikotinpflaster beschrieben
  - eine israelische Studie zeigt den zunehmenden Konsum von Cannabisprodukten → >10 % der 18- bis 59-Jährigen (2020)
  - Patienten mit regelmäßigem THC- oder CBD-Konsum haben einen erhöhten Bedarf an Analgetika und Anästhetika
  - das postoperative Schmerzniveau ist signifikant höher (vgl. Narkosemittelbedarf)
  - Implikationen auf das anästhesiologische Procedere stehen noch aus

Literatur und weiterführende Literatur

Feinstein MM et al (2020) Sparking the discussion about vaping and anesthesia. Anesthesiology 132:599

Kraft B (2020) Der Einfluss von Cannabis und Cannabinoiden auf Anästhesie und Analgesie in der perioperativen Phase. Schmerz 34(4):314–318

Millers (2014) Anesthesia 9th Edition: Chapter38 – Preoperative evaluation

Anästhesie bei opioidgewöhnten Patienten

Pia Reuber, Michael Heck, Michael Fresenius und Cornelius Busch

Inhaltsverzeichnis

48.1   Anästhesie bei opioidgewöhnten Patienten – 800

Literatur und weiterführende Literatur – 804

48.1 Anästhesie bei opioidgewöhnten Patienten

■ **Patientengruppen**

1. Patienten nach erfolgreicher Entwöhnung in stabilem Zustand oder Patienten, die über einen langen Zeitraum mit Opioiden behandelt wurden
2. ehemals abhängige Patienten unter Substitution in stabilem Zustand
3. abhängige Patienten, die keine Substitution erhalten
4. chronische Schmerzpatienten unter Opioidtherapie

Dabei bedürfen die ersten beiden Gruppen meist keiner „Sonderbehandlung", anästhesiologisch problematischer sind eher die Patienten mit aktiver Sucht oder chronischen Schmerzen. Diese sollten als Risikopatienten eingestuft werden, und ihre Behandlung erfordert ein spezielles anästhesiologisches Management.

■ **Inzidenz**

- Schätzungen für 2016 (Münchner Institut für Therapieforschung): ca. 166.000 Patienten mit Opioidabhängigkeit, das bedeutet >3/1000 Einwohner zwischen 15 und 64
- Substitutionspatienten 2020 laut Meldungen an das Bundesinstitut für Arzneimittel und Medizinprodukte: 81.300, davon 36,8 % Levomethadon, 36,6 % Methadon, 23,4 % Buprenorphin, dabei Methadon seit 2002 rückläufig (72,1 % → 36,6 %) zugunsten Levomethadon (16,2 % → 36,8 %) und Buprenorphin (9,7 % → 23,4 %)

■ **Probleme**

- oft unberechtigt zurückhaltender Einsatz von Opioidanalgetika, da Angst vor Rückfällen, Cave: analgetische Unterversorgung, Stress und Schmerzen erhöhen das Rückfallrisiko, somit: Opioide sind erlaubt, unter dem Versuch, das bewusste Erleben der psychotropen Opioidwirkung zu vermeiden durch titrationsweise Gabe, retardierte Medikamente, intraoperativ Gabe des Opioids nach dem Sedativum
- Patienten haben Angst vor Schmerzen und sind häufig unzureichend compliant
- Gefahr der Entwicklung einer **Opioidtoleranz** (▶ Abschn. 11.1.12) bei regelmäßigem täglichem Konsum von Opioiden über einen Monat mit einem 30–100 % höheren Opioidbedarf intraoperativ als opioidnaive Patienten
- Entstehung einer **opioidinduzierten Hyperalgesie** (▶ Abschn. 11.1.13) bei einem Entzug oder im Rahmen einer Opioideinnahme
- Schwierigkeiten bei der Differenzierung zwischen Schmerz und Entzug (klinisch zeigt beides Unruhe, Zittern, Kaltschweißigkeit, Schmerzzunahme)
- schwierige Venenverhältnisse bei und nach i.v.-Abusus
- Polysubstanzabhängigkeit

■ **Mögliches Vorgehen bei den unterschiedlichen Patientengruppen**

- grundsätzlich möglich sind alle gängigen Narkoseverfahren mit Bevorzugung peripherer und rückenmarknaher Anästhesie
  Ausnahmen bei opioidgewöhnten Patienten:
  - **keine Antagonisten** (Naloxon, Flumazenil, Prostigmin)
  - **kein Remifentanil** (kann Entzug und Hyperalgesie aufgrund der schnellen Kinetik induzieren)
  - **kein Succhinylcholin** (Rhabdomyolyse)
- betroffene Patienten müssen präoperativ identifiziert werden
- genaue Substanzanamnese (Menge, Art, Dauer, wann letzter Konsum…)!
- interdisziplinäres Therapiekonzept in der Klinik (SOP)

- möglichst auch kleinere Operationen stationär durchführen, ambulante Operationen vermeiden
- Vertrauen schaffen und Entstehung von Angst vermeiden, bei häufig bestehender psychiatrischer Komorbidität (bei Sucht- und auch chronischen Schmerzpatienten)

■ **Perioperatives Management**

Allgemein:

- Weiterführung einer Opioiddauermedikation ohne Unterbrechung perioperativ (auch präoperativ!), um eine physische Entzugssymptomatik zu verhindern
- bei länger dauernden und großen Eingriffen (ggf. mit Nahrungskarenz): Infusion des gewohnten oder alternativen Opioids (die reinen µ-Agonisten sind untereinander austauschbar)
- dabei: keine Kombination mit partiellen Agonisten/Antagonisten (Pentazozin, Nalbuphin oder Tilidin/Naloxon) → Entzugssyndrome

  Ausnahme Buprenorphin: laut Studien (Tröster et al. 2012) und nach klinischer Praxis: keine negativen Interaktionen zwischen Buprenorphin (transdermal oder sublingual-transmukosal in geringer Dosierung) und µ-Agonisten; eher additive und synergistische Effekte! (Patienten unter Substitution)
- intraoperative Gabe von 0,1–0,2 µg/kgKG/h Clonidin (opioidsparend) oder 1,0–2,0 µg/kgKG/min S-Ketamin (antihyperalgetische Wirkung) erwägen
- langsame Dosistitration bis zur gewünschten Schmerzlinderung postoperativ
- wenn Opioide zur Schmerztherapie oral gegeben werden sollen: Retardpräparate
- „Operationsschmerzen" müssen on top behandelt werden (systemisch oder regional)

- Prämedikation mit Benzodiazepinen (z. B. Midazolam 7,5 mg p.o.)

■ **Patienten nach erfolgreicher Entwöhnung**

- Balance anstreben zwischen Vermeidung eines Rückfalls und insuffizienter Schmerzbehandlung
- zur Vermeidung des Erlebens der psychotropen Opioidwirkung: Gabe eines Opioids **nach** Wirkbeginn des Hypnotikums und während der Allgemeinanästhesie unbedenklich
- Bevorzugung der Regionalanästhesie, am besten Katheter in Kombination mit systemischer Analgesie durch antipyretische Arzneien und Clonidin
- bei postoperativ gesteigertem Bedarf an Schmerzmitteln keine kurzwirksamen Opioide mit raschem Wirkeintritt (z. B. wie Fentanyl oder Alfentanil)
- nach kleineren/mittleren Eingriffen: Nichtopioidanalgetika oder niedrig potentes Opioid in Retardpräparation
- nach großen Eingriffen: patientenkontrollierte Analgesie (PCA) mit niedrig dosiertem PCA-Bolus (psychotrope Wirkung gering) und engmaschige Betreuung durch den Schmerzdienst, alternativ Buprenorphin (geringeres Missbrauchspotenzial bei fast fehlender psychomimetischer Wirkung)
- Koanalgetika, Antidepressiva, Antikonvulsiva oder niedrig dosiertes S-Ketamin, Analgetikawirksamkeit ↑
- Cave: protrahiertes Abstinenzsyndrom: Wochen und Monate nach einem Opioidentzug latente neuronale Übererregbarkeit mit Opioidsensibilität ↑ möglich, somit vorsichtige Titration des Opioids bei postoperativer Schmerztherapie, z. B. mit i.v. PCA

■ **Patienten unter Substitution**
— Perioperative Weiterführung der Substitution bei **Levomethadon und Methadon** Cave: unterschiedliche Wirkstärke des Racemats: 10 mg Methadonracemat p.o. = 5 ml Levomethadon p.o. = 2,5 mg Levomethadon s.c.
   Kombination perioperativ ausschließlich mit reinen µ-Agonisten
— **Buprenorphin**: bei hohen Dosierungen im Rahmen einer Substitution: Umstellung auf reine Opioidrezeptoragonisten, um eine Minderung der Wirkung reiner Opioidagonisten durch Verdrängung vom Rezeptor durch Buprenorphin (hohe Rezeptoraffinität) zu vermeiden

■ **Suchtpatienten ohne Substitution**
— Cave: Risiko für Entzugssymptome intraoperativ
— falls keine vitale Bedrohung, keine Anästhesie unter Drogeneinfluss
— perioperative Substitution erwägen

■ **Patienten unter Dauermedikation mit Opioiden**
— frühzeitige Vorstellung beim Akutschmerzdienst der Klinik
— mögliche Dauergabe des Opioids (Morphin oder Piritramid) via PCA: z. B. Hintergrundinfusion von Morphin plus PCA-Bolus mit 50 % der Stundendosis der Hintergrundinfusion, bei höherer Bolusgabe → psychotrope Wirkung ↑, Sperrintervall 10 min (Cave: Hintergrundinfusion nur bei opioidgewöhnten Patienten mit Toleranz gegenüber Atemdepression)

■ **Umgang mit transdermalen therapeutischen Systemen (TTS)**
— in Deutschland Pflaster mit Fentanyl oder Buprenorphin im Handel
— kurze Eingriffe: Belassen des Pflasters perioperativ

— lange Eingriffe: Cave: Hypothermie oder Volumenverschiebungen mit unkalkulierbarer Resorptionsrate des Opioids → Entfernung des Pflasters am OP-Morgen und Umstellung auf i.v. Basalinfusion in adäquater Dosierung
— Dauerbehandlung mit partiellen Agonisten/Antagonisten Buprenorphin **kann** (s.o.), Pentazozin, Nalbuphin und Tilidin/Naloxon **muss** intra- und postoperativ umgestellt werden auf einen reinen µ-Agonisten (◘ Tab. 48.1 und ◘ Tab. 48.2: Äquivalenzdosis)

■ **Physische Abhängigkeit und Entzug**
Wird einem opioidgewöhnten Patienten durch fehlende (abrupte) Zufuhr oder spezifische Antidote die auslösende Substanz entzogen, kommt es zu körperlichen Entzugserscheinungen, die auf die Enthemmung des sympathoadrenergen und des NMDA-Systems zurückzuführen sind. Folge ist die Steigerung der Schmerz-

◘ **Tab. 48.1** Faktoren zur Umrechnung zwischen den Opioiddosierungen (mod. nach LONTS)

Opioid	Faktor (Opioid: Morphin)
Morphin oral	3:1
Buprenorphin transdermal	1:75
Fentanyl transdermal	1:100
Hydromorphon oral	1: (5-)7,5
Morphin oral	Referenz
Oxycodon oral	1:2
Tilidin oral	10:1
Tramadol oral	10:1

◻ **Tab. 48.2** Umrechnungen zwischen den Opioiddosierungen (mod. nach LONTS)

Morphin (mg)	10	20	30	40	60	80	90	120	160	180	240
Buprenorphin TTS (µg/h)	5	10	15	15–35	35	52,5—70	52,5–70	70	87,5	105	140
Fentanyl TTS (µg/h)	**	**	12,5	12,5–25	25	33**	33–50**	50	50–75	75	100
Hydromorphon (mg)	1**	3**	4	5**	8	11**	12	16	21**	24	32
Oxycodon (mg)	5	10	15	20	30	40	45	60	80	90	120
Oxycodon/Naloxon (mg)	5	10	15	20	30	40	*	*	*	*	*
Tilidin (mg)	100	200	300	400	600	*	*	*	*	*	*
Tramadol (mg)	100	200	300	400	*	*	*	*	*	*	*

* Überschreiten der empfohlenen Höchstdosis
** Dosis nicht verfügbar in retardierter Form

48

empfindlichkeit und der perioperativen Stressreaktion.

Die Symptome des Entzugs gelten als suchtauslösend und können zum Rückfall führen.

Leichte Symptome sind u. a.: Unruhe, Kopfschmerzen, Schwitzen, Tränenfluss, Rhinorhö, Gähnen und ein starkes Verlangen nach der Substanz („craving").

Stärkere Entzugserscheinungen sind u. a.: Übelkeit, Erbrechen, Bluthochdruck und Herzrasen, Gliederschmerzen, Schüttelfrost und Fieber, Mydriasis, Angst und psychotische Symptome.

Entzugssymptome können nach Antidotgabe sofort oder innerhalb von Stunden nach der letzten Zufuhr des Opioids beginnen. Dabei halten die körperlichen Symptome einige Tage, die psychischen und das Suchtverlangen deutlich länger an.

Um diese Entzugssymptomatik bei abhängigen Patienten zu vermeiden, sollte eine perioperative Prophylaxe durchgeführt werden. Bei Suchtkranken bietet sich (Levo-)Methadon an, bei chronischen Schmerzen Morphin oder ein anderer μ-Rezeptor-Agonist. Zudem ist die Kombination mit Clonidin zur Abmilderung der sympathoadrenergen Reaktion und Reduktion suchtaktivierender Mechanismen sinnvoll.

- **Umrechnungen zwischen den Opioiddosierungen**
- Wenn ein Opioidwechsel indiziert ist, stellt sich die Frage nach der richtigen Umrechnung der Dosierungen. Im Rahmen der Leitlinie zur Langzeitverordnung von Opioiden bei Nichttumorschmerz" LONTS Stand 01.04.2020 wurden Umrechnungsfaktoren zwischen verschiedenen Opioiden benannt (s. ◘ Tab. 48.1 und 48.2)

Literatur und weiterführende Literatur

Häuser W (2020) 2. Aktualisierung der S3 Leitlinie „Langzeitanwendungen von Opioiden bei chronischen nicht-tumorbedingten Schmerzen (LONTS). Schmerz 34

Lerchl-Wanie G, Angster R (2010) Perioperative Schmerztherapie bei opioidgewöhnten Patienten. Anästhesist 59:657–672

Schnabel A, Rittner HL (2018) Tücken der Opioidrotation in der täglichen Routine. Dtsch Ärztebl 115(42):A-1874/B-1564/C-1550

Stoetzer C, Leffler A, Filitz J (2015) Opioidgewöhnte Patienten – Perioperatives Management. Anästhesiol Intensivmed Notfallmed Schmerzther 50:102–110

Tröster A, Ihmsen H, Singler B et al (2012) Interaction of fentanyl and buprenorphine in an experimental model of pain and cantral sensitization in human volunteers. Clin J Pain 28:705–711

Anästhesie bei Patienten mit maligner Hyperthermie (MH)

Michael Fresenius, Michael Heck und Cornelius Busch

Inhaltsverzeichnis

49.1   Grundlagen – 806

49.2   Auslöser der malignen Hyperthermie – 808

49.3   Symptome – 809
49.3.1   Frühsymptome – 810
49.3.2   Spätsymptome – 810

49.4   Therapie – 811
49.4.1   Soforttherapie – 811
49.4.2   Symptomatische Therapie – 814

49.5   Differenzialdiagnosen – 814

49.6   Screeningverfahren – 815

49.7   Diagnose/Testung – 815
49.7.1   Muskelbiopsie und Halothan-Koffein-Kontrakturtest (In-vitro-Kontrakturtest, IVKT) – 816
49.7.2   Nordamerikanischer Kontraktionstest – 817
49.7.3   Optionale Tests – 817

49.8   Anästhesiologisches Vorgehen bei Verdacht auf maligne Hyperthermie – 818
49.8.1   Voruntersuchung und Prämedikation – 818
49.8.2   Narkoseführung – 818

49.9   Adressen – 819

Literatur und weiterführende Literatur – 820

© Springer-Verlag GmbH Deutschland, ein Teil von Springer Nature 2023
M. Heck et al. (Hrsg.), *Repetitorium Anästhesiologie*, https://doi.org/10.1007/978-3-662-64069-2_49

■ **Historie**

1900	Erste veröffentlichte Berichte über das Problem der Hyperthermie während Narkose
1916	Moschkowitz publiziert eine Übersicht über 12 Fälle mit ungeklärtem postoperativem Temperaturanstieg, welche als Hitzeschlag interpretiert werden
1960	Erstbeschreibung der MH als **eigenständiges** Krankheitsbild durch **Denborough** und **Lovell**
1966	Etablierung des Schweinemodells in der MH-Forschung durch Hall
1967	Snyder und Mitarbeiter synthethisieren das **Hydantoinderivat Dantrolen** als neue Klasse von Muskelrelaxanzien
1970	Einführung des **Halothan-Koffein-Kontraktionstests (HKKT)** von **Kalow** und **Britt** zum Nachweis einer MH-Disposition
1975	Nachweis der Wirksamkeit von Dantrolen zur Therapie der MH durch Harrison
1979	**Einführung von löslichem Dantrolen-Natrium** in die klinische Praxis
1984	Einführung eines **standardisierten Testprotokolls in Europa** durch die ein Jahr zuvor gegründete European Malignant Hyperpyrexia Group (EMHG)
1987	Einführung eines von der EMHG abweichenden Testprotokolls durch die Nordamerikanische MH-Gruppe
1991	Erster Nachweis eines genetischen **Ryanodinrezeptordefekts** (= Kalziumkanal des Skelettmuskels) als MH-Ursache bei **allen** disponierten Schweinen durch Fujii und Mitarbeiter. Der Defekt beruht auf dem Austausch einer einzigen Aminosäure (Arginin durch Cystein) an der 615 AS-Stelle des Rezeptorproteins (Punktmutation der DNA mit Austausch von Cytidin an Position 1843 gegen Tymidin)
1991	Ein ähnlicher Ryanodindefekt konnte im selben Jahr von E.F. Gillard und Mitarbeitern bei ca. 5–10 % der MH-disponierten Personen nachgewiesen werden

49.1 Grundlagen

■ **Definition**

Die maligne Hyperthermie ist eine **pharmakogenetische, subklinische** Erkrankung mit einer Störung der zellulären Kalziumhomöostase nach Triggerung durch bestimmte Anästhetika und anderer Faktoren (Stress, körperliche Belastung bei hohen Außentemperaturen, Lösungsmittel, Drogen, Alkohol).

Die Störung des myoplasmatischen Kalziumstoffwechsels offenbart sich in einer **hypermetabolischen Stoffwechselentgleisung** mit gesteigerter Glykogenolyse und aerobem Stoffwechsel.

Ursächlich sind funktionell veränderte sarkoplasmatische Ca^{2+}-Kanäle, Dihydropyridin- und Ryanodinrezeptoren.

■ **Epidemiologie**

MH tritt auf
— bei Menschen aller Ethnien
— bei beiden Geschlechtern mit Präferenz zum männlichen Geschlecht (m:w = **3**:1)
— in allen Altersklassen (vom Neugeborenen bis zum Greisenalter), jedoch mit Bevorzugung des **Kindesalters** → 60 % aller MH-Episoden bei Kindern <12 Jahren
— weltweite Verbreitung mit geographischer Häufung (gehäufte MH-Inzidenz z. B. in Bludenz/Österreich oder Palmerston/Neuseeland)

■ **Inzidenz**

Die Inzidenz der MH zeigte **große geografische und ethnische Unterschiede!**
— 1:60.000 für Deutschland nach Hartung bei einer genetischen Disposition von 1:2000 bis 1:3000 in der Normalbevölkerung
— 1:15.000 für Kinder und 1:50.000 für Erwachsene in Nordamerika nach Britt
— 1:33.400 für den Stadtbereich Wien bzw. 1:37.500 für Gesamtösterreich nach Hackl

- 1:250.000 in allen Altersgruppen für die skandinavischen Länder nach Ording
- 1:1300–2600 für das Vorarlberg-Gebiet nach Mauritz
- 1:50 bei Kindern mit Strabismus unter Halothan-Succinylcholin-Narkose nach Caroll
- 1:50–1:100 für das Stadtgebiet Palmerston/Neuseeland nach Pollock

Anmerkung: Bei ca. 10 Mio. Operationen mit Anästhesien pro Jahr muss man von ca. 4000 Patienten mit MH-Veranlagung ausgehen (laut Berechnungen von Rüffert/Leipzig).

■ **Letalität**
- vor Dantroleneinführung in den 1970er-Jahren: 60–70 %
- ab Mitte der 1980er-Jahre: 20–30 % → Rückgang bedingt durch frühere Diagnosestellung und effektivere Therapiemöglichkeit
- gegenwärtige Letalität für die fulminante MH-Krise: <3 %
- die Letalität einer MH-Krise ist nach Mauritz von folgenden **Faktoren** abhängig:
  - Operationsdringlichkeit (bei Elektiveingriffen < Akuteingriffen)
  - Narkosedauer (geringere Letalität bei Eingriffen <60 min vs. Operationen >60 min) → fraglich längere Expositionszeit der Triggersubstanz
  - maximale Temperaturentwicklung (höhere Letalität bei Temperaturen von >39 °C → spiegelt das Ausmaß der Stoffwechselentgleisung wider!)
  - Patientenalter [geringere Letalität bei Patienten <20 Jahren (8,7 %) vs. Patienten älter als 20 Jahren (36,8 %)]
  - kein Einfluss des Geschlechts auf die Mortalität (♀:11,1 % und ♂:19,2 %)

❯ Je später die Diagnose gestellt und die Therapie eingeleitet wird, desto schlechter die Prognose des Patienten!

■ **Pathogenese**
- bei der MH nimmt man eine **Störung der Erregungs-Kontraktions-Kopplung** an, welche letztendlich nach Applikation von Triggersubstanzen beim genetisch disponierten Patienten zu einer **Dysregulation der Kalziumhomöostase** mit konsekutiver **Erhöhung der myoplasmatischen Kalziumkonzentration** führt. Zusätzlich wird ein genereller Verlust des Sarkolemms zur Kontrolle von Kalziumkanälen während der MH-Krise postuliert
- die erhöhte myoplasmatische Ca^{2+}-Konzentration führt nach Erreichen einer Schwellenkonzentration zu einer **Aktivierung des kontraktilen Apparats** (→ Muskelrigidität, Masseterspasmus) mit **ATP-Verbrauch** und **Wärmeproduktion**, sowie zur **Aktivierung von Schlüsselenzymen** des Stoffwechsels mit **erhöhter Glykogenolyse** und resultierender nicht Hypoxie bedingter **Hyperlaktatämie**
- **Zusammenbruch der zellulären Energiebereitstellung und Verlust der zellulären Integrität** aufgrund eines erhöhten ATP-Verbrauchs der SR-Kalziumpumpen, einer Laktatazidose und einer intramitochondrialen Kalziumakkumulation mit Entkoppelung der oxidativen Phosphorylierung → Zeichen der Rhabdomyolyse (Kalium ↑, GOT ↑, Myoglobinämie/-urie, Kreatinkinase)

■ **Ätiologie**
- die maligne Hyperthermie zeigt eine familiäre Häufung infolge eines heterogenetischen **autosomal-dominanten** Erbgangs mit **inkompletter Penetranz** und **unterschiedlicher Expressivität** (beim Schwein autosomal-rezessiv!)
- das genetische Korrelat der malignen Hyperthermie beruht bei **50 %** der Patienten auf gegenwärtig 17 verschiedenen Punktmutationen innerhalb des Gens, welches den kalziumabhängigen Kalziumkanal des sarkoplasmatischen

Retikulums der Skelettmuskulatur kodiert. Die Gensequenz dieses auch als **Ryanodinrezeptor (RYR1)** bezeichneten Kalziumkanals liegt auf dem langen Arm des **Chromosoms 19**

- neben einem Gendefekt des Ryanodinrezeptors auf dem Chromosom 19 wurden bei MH-disponierten Personen auf anderen Chromosomen (17, 7, 3, 1) ebenfalls Veränderungen nachgewiesen, welche letztlich auch zu einer Störung der intrazellulären Kalziumregulation führen. Auf **Chromosom 17** befindet sich die Gensequenz des sog. **Dihydropyridinrezeptors** (DHPR) des sarkolemmalen T-Systems, der das einlaufende Aktionspotenzial in einen niedrigen Ca^{++}-Einstrom umwandelt, der wiederum zu einer massiven Kalziumfreisetzung über den sarkoplasmatischen Ryanodinrezeptorkanal führt

- neuerdings gibt es Hinweise auf eine Mitbeteiligung des Serotonin (HT_2)-Rezeptoren-Systems des Skelettmuskels bei der Pathogenese der MH, da im Tiermodell durch die Gabe eines Serotoninrezeptor**agonisten** eine MH-Episode induziert und durch die Vorbehandlung MH-sensibler Schweine mit dem Serotonin**antagonisten** Ketanserin der Ausbruch einer MH verhindert werden kann. Die Stimulation des HT_2-Rezeptors führt über die Aktivierung der Phospholipase C zur Produktion des Second messengers **Inositoltriphosphat (IP_3)**, welche eine Ca^{2+}-freisetzende Wirkung aufweist. Ryanodinrezeptor und IP_3-Zielrezeptor besitzen, wie 1989 Mignery und Mitarbeiter zeigte, ähnliche Aminosäurensequenzen. In der Skelettmuskulatur von Schweinen und MH-disponierter Patienten konnten des Weiteren erhöhte IP_3-Werte nachgewiesen werden

- **Koppelung der MH-Disposition mit bestimmten Muskelerkrankungen**
- klinische MH-Episoden bei Patienten mit **verschiedenen Muskelerkrankungen** wie z. B. Dystrophien (Duchenne oder Becker), Myotonien (Myotonia congenita Thompson), Arthrogryposis multiplex congenita, mitochondriale Myopathien, Myadenylatdeaminase-Mangel, SR-Adenosintriphosphat-Defizit-Syndrom sind beschrieben worden. Es gibt jedoch keine **nachgewiesene Korrelation der malignen Hyperthermie mit diesen Muskelerkrankungen!**

- die nachfolgend aufgeführten **vier** Muskelerkrankungen sind hingegen **immer** mit der MH-Anlage gekoppelt:
  - die autosomal-dominant vererbte **„Central Core Disease"** (CCD), bei der die AS Arginin durch Cystein an Position 163 des Ryanodinrezeptors ersetzt ist und welche mit einer generalisierten Muskelschwäche einhergeht
  - das in Australien vorkommende **King-Denborough-Syndrom** (multiple kongenitale Dysmorphien und eine unspezifische Myopathie)
  - die **„multiminicore disease"** (MMD), seltener die **„nemaline rod myopathy"**
- die **periodische hyperkaliämische Paralyse kann** mit der MH-Disposition gekoppelt sein

❯ Patienten mit neuromuskulären Erkrankungen sollten bei Nichtvorhandensein eines Normalbefunds im In-vitro-Kontrakturtest aus Sicherheitsgründen jedoch wie MHS-Patienten behandelt werden.

49.2 Auslöser der malignen Hyperthermie

Die MH wird durch **pharmakologische** und **nichtpharmakologische** Trigger ausgelöst. Auf welche Weise die Trigger im Detail bei MH-Disposition eine Krise induzieren, ist gegenwärtig nicht bekannt!

49

- die einzelnen Inhalationsanästhetika besitzen unterschiedliche Triggerpotenz. So ist Isofluran in einer Untersuchung nach Mauritz ein geringerer Trigger als Halothan. Halothan war früher mit 70–80 % in Kombination mit Succinylcholin die häufigste Ursache einer MH-Auslösung!
- ein MH-ähnliches Krankheitsbild ist nach Einnahme von Butyrophenon- und Phenothiazin-Neuroleptika als **malignes neuroleptisches Syndrom** (MNS) bekannt, daher sollte auf Substanzen wie Dehydrobenzperidol, Promethazin oder Haloperidol bei MH-Disposition aus differenzialdiagnostischen Gründen verzichtet werden!
- **Stress** wird ebenfalls als auslösender Faktor der malignen Hyperthermie diskutiert, obwohl bisher unklar ist, ob die sympathische Hyperaktivität in der akuten Phase ein primäres oder ein sekundäres Phänomen darstellt → adäquate Prämedikation mit Benzodiazepinen zur Vermeidung des Human-stress-Syndroms

Trigger der malignen Hyperthermie
- **gesicherte Triggersubstanzen**
  - sämtliche **volatilen Anästhetika** (Halothan, Enfluran, Isofluran, Desfluran, Sevofluran, Methoxyfluran, Chloroform, Äther, Cyclopropan)
  - **depolarisierende Muskelrelaxanzien** vom Typ Succinylcholin
  - **Psychostimulanzien** wie Kokain und Antidepressiva, Alkohol
  - galenische **Hilfsmittel** wie z. B. das in Insulinpräparaten als Lösungsvermittler vorkommende 4-Chlor-m-Kresol
  - in Benzindämpfen enthaltene halogenierte Kohlenwasserstoffe, Amphetamine, Ecstasy, exzessiver Alkoholabusus

- **fragliche Triggersubstanzen**
  - physische und psychische Belastungen
  - Phosphodiesterase-III-Hemmer wie z. B. Enoximon
- **sichere Medikamente**
  - Lachgas
  - Xenon
  - **Injektionsanästhetika**
    - Barbiturate
    - Benzodiazepine
    - Etomidat
    - Propofol
    - Ketamin (Razemat und S-Ketamin)
  - sämtliche **Opioide** und Opioidantagonisten
  - sämtliche nichtdepolarisierenden Muskelrelaxanzien
  - Neuroleptika von Butyrophenon- und Phenothiazintyp (DHB, Haldol)
  - Lokalanästhetika vom Ester- und Amidtyp
  - Cholinesterasehemmer und Parasympatholytika
  - Katecholamine (bei fulminanter Krise jedoch zurückhaltend einsetzen)
  - MAO-Hemmer

❶ Cave
Die Gabe von Atropin kann besonders bei Kindern infolge Hemmung der Schweißsekretion zum Temperaturanstieg führen.

49.3 Symptome

Das klinische Erscheinungsbild der MH ist äußerst variabel und kann in 4 Kategorien eingeteilt werden:
- in 57 % der Fälle **milde, abortive Verlaufsformen** mit nur geringer MH-

Symptomatik (z. B. diskreter Masseter-spasmus und postoperatives Fieber)
— in 21 % der Fälle **isolierter Masseter-spasmus** als einzige MH-Manifestation
— **fulminante Krise** in nur 6 % der Fälle mit wenigstens 3 der folgenden Symptome: Hyperkapnie, kardiale Symptome, meta-bolische Azidose, Temperaturanstieg >38,8 °C und generalisierte Muskelrigidi-tät (unterschiedliche Angaben bezüglich der Inzidenz: 6,5–22 % nach Ording und Mauritz)
— perioperative **ungeklärte Todesfälle/Herzstillstände**

Exkurs: Variabilität der Symptomatik
Die Ursache der Variabilität liegt wahrscheinlich neben der unterschiedlichen Expositionsdauer und Potenz der Triggersubstanz in einem genetisch determinierten va-riablen Empfindlichkeitsgrad sowie dem unterschied-lichen Patientenzustand und Alter.

49.3.1 Frühsymptome

- **A: metabolische Zeichen**
— massive **Steigerung der CO_2-Produktion**:
  – Anstieg der $p_{et}CO_2$ (>5 mmHg im Steady state) und abnorm starke Er-wärmung des CO_2-Absorbers unter volumenkontrollierter Beatmung, vio-lette Verfärbung des CO_2-Absorbers
  – ausgeprägte Hyperventilation unter Spontanatmung
— ausgeprägte **metabolisch-respiratorische (gemischte) Azidose**, primär nicht hypoxiebedingte **Hyperlaktatämie, Hyp-oxämie** mit Abfall der pulsoxymetrischen Sättigung ($S_aO_2\downarrow$) und massive Hyper-kapnie in der BGA → bei p_aCO_2 >60 mmHg und BE >-5 bis -7 mmol/l ist eine MH nach Ausschluss anderer Ursa-chen wahrscheinlich!
— unverhältnismäßiges Schwitzen
— marmorierter Hautkolorit (in 70 % der Fälle; bedingt durch Hypoxie und HZV-Abfall)

- **B: kardiovaskuläre Zeichen**
— in **>80** % aller MH-Episoden unklare **Tachykardie/Tachyarrhythmie (meist ventrikuläre Arrythmien)**, nicht erklär-bare Kreislaufinstabilität sowie plötz-liche Herzstillstände → Ursache: ex-zessive Sympathikusaktivierung und endogene Katecholaminausschüttung (HZV↑, SVR↓ während der MH-Krise)

- **C: muskuläre Zeichen**
— **Masseterspasmus** in **50** % der Fälle nach Succinylcholingabe
— in nur 45–60 % der Fälle **generalisierter Rigor der Skelettmuskulatur** → nicht ob-ligates, aber typisches Zeichen der MH

> Bei einer unklaren Zyanose mit Tachy-kardie (bei einem suffizient beatmeten Patienten mit adäquater Narkosetiefe und Volumenstatus) muss an eine MH gedacht werden.

49.3.2 Spätsymptome

— **Rhabdomyolyse** mit **Hyperkaliämie, My-oglobinämie und Myoglobinurie, Trans-aminasen- und CK-Anstieg** im Plasma → CK-Anstiege in nur 50 % der MH-Kri-sen! Bräunliche Verfärbung des Urins aufgrund des Myoglobins
— unterschiedlicher **Anstieg der Körper-temperatur** (von 2 °C/h bis 1 °C/5 min) → jedoch Temperaturen von 37,5–39 °C in 50 % der MH-Krisen; >39 °C in 27 % der MH-Krisen
— maligne **kardiale Arrhythmien** oder Herz-Kreislauf-Stillstand
— disseminierte intravasale Gerinnung (DIC)

⊘ Cave
— Die MH-Symptome können auch in einem größeren zeitlichen Abstand (bis zu 24 h) nach Narkosebeginn auftreten!

– Nicht jeder Kontakt eines MH-Disponierten mit Triggersubstanzen muss zur klinischen MH-Episode/Krise führen!

■ **Komplikationen in der Spätphase**
– Nierenversagen infolge Myoglobinämie, -urie
– zerebrale Krampfanfälle infolge Hirnödems
– generalisierte Blutungsneigung infolge Verbrauchskoagulopathie (DIC)
– Oxygenierungsstörungen infolge Lungenödems
– Leberversagen

■ **Klinische Gradeinteilung der MH-Episoden**
Um die Schwere bzw. den Ausprägungsgrad einer MH-Krise objektiv erfassen zu können und um bei retrospektiver wissenschaftlicher Aufarbeitung die verschiedenen MH-Fälle miteinander vergleichen zu können, wurde 1991 von der NAMHG ein Score-System vorgestellt (❏ Tab. 49.1). Hierbei wird die klinische Symptomatik in 6 Berciche (von ausgeschlossen bis höchst wahrscheinlich) anhand verschiedener Kriterien (Muskelrigidität, Muskelalteration, Azidose, Temperaturerhöhung, Herzrhythmusstörung) eingeteilt (❏ Tab. 49.2).

❯ Die Ranghöhe der klinischen Gradeinteilung der malignen Hypertonie lässt jedoch keinen direkten Rückschluss auf eine Veranlagung zu MH zu (geringe Korrelation der Ranghöhe mit dem Ergebnis des im Nachhinein durchgeführten In-vitro-Kontraktur-Tests)!

49.4 Therapie

Bereits der **Verdacht** auf eine intraoperative MH-Krise zwingt zum sofortigen Handeln, da die Prognose des Patienten von einem frühzeitigen Therapiebeginn abhängt, d. h.

die Therapie der MH muss am Ort der Diagnosestellung eingeleitet werden → keine inner- oder außerklinische Verlegung des Patienten während der MH-Krise.

49.4.1 Soforttherapie

– sofortige Beendigung der **Triggersubstanzzufuhr** (Vapor vom Gerät trennen!) **und Fortführung der Anästhesie als TIVA** mit triggerfreien Anästhetika, z. B. Propofol, Opioid, nichtdepolarisierenden Muskelrelaxanzien
– Hyperventilation (Erhöhung des AMV um das 3- bis 4-fache zur Anpassung an den gesteigerten Stoffwechsel)
– Beatmung mit 100 % O_2 und einem Frischgasflow >10 l/min → Ziel: $p_{et}CO_2$ ca. 5 Vol.-% und eine funktionelle O_2-Sättigung (>96 %)
– Hinzuziehen von weiterem ärztlichen Personal (OA) und Pflege
– sofortige intravenöse Gabe von **Dantrolen (Initialdosis: 2,5 mg/kg) möglichst über einen ZVK**; bei 70 kg Patienten entspricht dies 175 mg = 8,75 Flaschen Dantrolen!
  – evtl. alle 5 min Repetition von 2,5 mg/kg bei fehlender, primärer Dantrolenwirkung; bei positivem Dantroleneffekt weitere Dantroleninfusion in einer am Erfolg orientierten Dosis (Normalisierung von Herzfrequenz, Atemminutenvolumen, Muskeltonus und pH-Wert der BGA)
  – die Diagnose „MH" sollte überdacht werden, wenn mit Erreichen einer kumulativen Dosis von 10 mg/kg innerhalb von 30 min keine Besserung der klinischen Symptomatik auftritt!
  – eine kontinuierliche Dantroleninfusion für die ersten 24 h nach erfolgreicher Primärtherapie zur Vermeidung eines „Wiederaufflammens" der Symptome wird aktuell nicht mehr empfohlen!

◘ Tab. 49.1 Clinical Grading Scale für MH-Verdachtsfälle nach M. Larach

Parameter	Indikator	Punkte
I. Muskelrigidität	generalisierte Muskelrigidität	15
	Masseterspasmus unmittelbar nach Succinylcholingabe	15
II. Muskelalteration	CK im Serum >20.000 U/l nach Anästhesie mit Succinylcholin	15
	CK im Serum >10.000 U/l nach Anästhesie ohne Succinylcholin	15
	colafarbener Urin in der postoperativen Phase	10
	Myoglobin im Urin >60 µg/l	5
	Myoglobin im Serum >170 µg/l	5
	Kalium i.S. >6,0 mval/l (bei normaler Nierenfunktion)	3
III. Respiratorische Azidose	$p_{et}CO_2$ >55 mmHg unter Normoventilation	15
	p_aCO_2 >60 mmHg unter Normoventilation	15
	$p_{et}CO_2$ >60 mmHg unter Spontanatmung	15
	p_aCO_2 >65 mmHg unter Spontanatmung	15
	unklare Hyperkapnie (nach Einschätzung des Anästhesisten)	15
	Tachypnoe (nach Ausschluss anderer Ursachen)	10
IV. Temperaturanstieg	unverhältnismäßig schneller Temperaturanstieg	15
	Temperatur >38,8 °C perioperativ aus unklarer Ursache	10
V. Herzrhythmusstörungen	Sinustachykardie	3
	ventrikuläre Tachykardie/Arrhythmie oder Kammerflimmern	3
VI. Familiennamnese	positive Familienanamnese bei Verwandten 1. Grades	15
	positive Familienanamnese bei Verwandten höheren Grades	5
VII. weitere Faktoren	arterieller BE negativer als −8 mval/l	10
	arterieller pH-Wert <7,25	10
	rapide Besserung der Azidose nach i.v.-Dantrolen-Applikation	5
	CK-Wert in Ruhe erhöht (bei Patienten mit positiver MH-Familienanamnese)	10
	positive MH-Familienanamnese zusammen mit weiteren Indikatoren aus der Eigenanamnese in Bezug auf Narkosen (keine CK-Erhöhung in Ruhe)	10

49

■ Tab. 49.2 Einstufung der MH-Episode		
MH-Rang	**Punkte-bereich**	**Resultierende Wahrscheinlichkeit**
1	0	ausgeschlossen
2	3–9	unwahrscheinlich
3	10–19	etwas weniger als wahrscheinlich
4	20–34	etwas mehr als wahrscheinlich
5	35–49	sehr wahrscheinlich
6	≥50	so gut wie sicher

Exkurs: Dantrolen von der Fa. Norgine

- einzige pharmakologische Therapiemöglichkeit der MH ist gegenwärtig die Applikation von Dantrolennatrium – eine **orange**farbene **kristalline**, schlecht lösliche Substanz
- 1 Inj.-Flasche enthält 20 mg Dantrolen-Natrium, 3 g Mannit und 0,8–1,2 mg Natriumhydroxid → pH der Lösung ca. 9,5 (**Cave: Gewebsnekrosen bei extravasaler Injektion!** → wenn möglich sollte die alkalische Lösung zentralvenös appliziert werden)
- Auflösen mit 60 ml Aqua ad injectabile
- klinische Wirkdauer: 5–8 h
- Haltbarkeit: **3** Jahre

Anmerkung: Mit Ryanodex (Fa. Lyotropic Therapeutics Inc., Ashland, VA, USA) und Azumolene (Fa. Lanospharma Laboratories Co. Ltd., Nan'an Chongqing, China) wurden hydrophile Dantrolenaufbereitungen entwickelt, die aktuell in Europa (noch) nicht zugelassen und auch sehr viel teurer sind als das „klassische" Dantrolen!

- **Wirkmechanismus**
- Dantrolen bindet an den Ryanodinrezeptor der Muskelzelle → Kalziumfreisetzung aus dem sarkoplasmatischen Retikulum ↓, Kalziuminflux aus dem Extrazellulärraum ↓, Stoffwechsel der B-Lymphozyten ↓ → endogene Pyrogene ↓
- **keine** Beeinflussung der **glatten Muskulatur** oder **Herzmuskulatur!** →

entgegen früheren Befürchtungen **keine Beeinflussung der Uterusmuskulatur** von Schwangeren!

- **Pharmakologie**
- orale Verfügbarkeit ≈70 % (sehr variabel!) → Versagen einer oralen Dantrolenprophylaxe aufgrund einer unterschiedlichen Resorption und zu geringer Dantrolenwirkspiegel!
- HWZ: 7–8 h
- Elimination: renale Ausscheidung von zum Teil noch aktiven Metaboliten (u. a. 5-Hydroxy-Dantrolen)

- **Indikationen**
- maligne Hyperthermie (MH)
- malignes neuroleptisches Syndrom (MNS)

Dosis

- **Initialdosis:** 2,5 mg/kg i.v.
- **bei fehlender, primärer Dantrolenwirkung:** Repetition von 2,5 mg/kg i.v.
- **bei positivem Dantroleneffekt:** weitere am Erfolg orientierte Dosis (Normalisierung von Herzfrequenz, Atemminutenvolumen, Muskeltonus und pH-Wert der BGA)

- **Nebenwirkungen**
- hyperkaliämischer Kreislaufstillstand infolge Interaktion von Dantrolen mit Kalziumantagonisten (Verapamil, Nifedipin, Diltiazem)
- Verstärkung der muskelrelaxierenden Wirkung von ndMR durch Dantrolen (→ ggf. Nachbeatmung des Patienten nach höheren Dantrolendosen notwendig)
- „Gefühl der Muskelschwäche" bei wachen Patienten unter Dantrolenwirkung

49.4.2 Symptomatische Therapie

- **Patientenüberwachung und erweitertes Monitoring**
  - Fortführung der Standardüberwachung (EKG, NIBP, S_aO_2, etCO$_2$)
  - Bestimmung der Körpertemperatur
  - Anlage großlumiger, periphervenöser Zugänge
  - Anlage einer arteriellen Kanüle für Blutgasanalysen und eines zentralvenösen Katheters für die Dantrolenrepetition
  - Anlage eines **Dauerkatheters** und Aufrechterhaltung einer ausreichenden Diurese (>1,5 ml/kg/h) ggf. mittels Schleifendiuretika
  - Notfalllabor: BGA, Kalium, Kreatinkinase, Myoglobin, Blutglukose, Bestimmung der Nieren- und Leberparameter sowie der Blutgerinnung (FSP, TAT, …)
  - intensivmedizinische Überwachung des Patienten für mind. 24 h (10 % Rezidive in den ersten 36 h; typischerweise nach 4–8 h)
- **Therapie der Hyperkaliämie**
  - Glukose 20 %, 200 ml mit 20 IE Insulin über 20 min (vorbereitet wird eine Infusion von 500 ml G20 % mit 50 IE Insulin, hiervon werden 200 ml appliziert!)
  - Kalziumchlorid 0,1 mmol/kg i.v.
  - ggf. notfallmäßige Hämodialyse
- **Therapie der Azidose**
  - Hyperventilation bis Normokapnie erreicht
  - falls pH <7,2 → Gabe von 8,4 %igem Natriumbikarbonat i.v. (zentral, ansonsten 4,2 %ige Lösung) unter Berücksichtigung des base exzess
- **antiarrhythmische Therapie zur Therapie von Herzrhythmusstörungen**
  - Amiodaron 3 mg/kg i.v.
  - ggf. Gabe eines Betablockers, z. B. Metoprolol 1–5 mg frakt. i.v.

- **Stabilisierung der Diurese (Ziel >2 ml/kgKG/h)**
  - Furosemid 0,5–1 mg/kg KG → Prophylaxe eines akuten Nierenversagens
  - Infusion balanzierter kristalloider Lösungen
  - ggf. Mannitol 1 g/kg KG (1 Flasche Dantrolen enthält bereits 3 g Mannitol!)
- **Therapie der Hyperthermie**
  - Infusion von 2000–3000 ml gekühlter kristalloider Lösung (4 °C)
  - externe Kühlung: feuchte Tücher, Coolpacks und/oder Kühldecke
  - Kühlung beenden, wenn Temperatur <38,5 °C gefallen ist!
- **Vermeidung einer DIC**
  - bei schweren Verläufen kommt es aufgrund des Schockgeschehens zur Freisetzung von Gewebsthromboplastin → zur Vermeidung einer disseminierten intravasalen Gerinnung mit Verbrauchskoagulopathie (DIC) „Low-dose"-Heparinisierung (100–150 IE/kg KG/24 h) und engmaschige Kontrolle der Gerinnungsparameter

49.5 Differenzialdiagnosen

- insuffiziente Anästhesie und/oder Analgesie
- Infektion oder Sepsis
- Hypoventilation
- Defekt des Narkosegeräts/aufgebrauchter Atemkalk
- Anaphylaxie
- Phäochromozytom
- thyreotoxische Krise
- zerebraler Insult
- neuromuskuläre Erkrankung
- laparoskopische Eingriffe mit iatrogen induzierter Hyperkapnie
- Intoxikation mit Extasy
- malignes neuroleptisches Syndrom (MNS)

49.6 Screeningverfahren

Gegenwärtig gibt es zum Nachweis der MH-Disposition **keine validen Screeningverfahren**!

Unspezifische Hinweise bezüglich einer MH-Veranlagung können sein:

- anamnestisch erhobene, sogenannte **Wachsymptome**
  - rezidivierende Myalgien
  - Muskelkrämpfe
  - grippale Beschwerden
  - unklares rezidivierendes Fieber
- colafarbener Urin nach körperlicher Belastung als Zeichen der Rhabdomyolyse
- erhöhte Kreatinkinasewerte → als Screeningverfahren können sie aber aufgrund einer geringen diagnostischen Spezifität und Sensitivität (ca. 70 %) nicht empfohlen werden! Retrospektiv finden sich zwar bei 50–70 % der Patienten mit klinischer MH-Episode erhöhte CK-Werte (80–120 U/l). Jedoch können bei ca. 10–22 % gesunder Personen oberhalb des Normbereichs liegende CK-Werte nachgewiesen werden!

49.7 Diagnose/Testung

- da der malignen Hyperthermie eine molekulargenetische Heterogenität zugrunde liegt, kann an einem zukünftigen Einsatz von speziellen Gensonden zum Nachweis einer MH-Veranlagung nicht gedacht werden
- der Nachweis eines im Vergleich zum normalen Muskel **gesteigertes Kontraktionsverhalten** des MH-Muskels unter dem Einfluss von **Koffein** und **Halothan**, ist gegenwärtig die einzige Möglichkeit, eine MH-Veranlagung sicher nachzuweisen
- der Test wird als **Halothan-Koffein-Kontraktur-Test (HKKT)** oder In-vitro-Kontraktur-Test (**IVKT**, ◘ Abb. 49.1) bezeichnet

- **Indikationen zur Durchführung des In-vitro-Kontraktur-Tests (IVKT)**
- **alle** Patienten mit MH-suspektem **Narkosezwischenfall** nach einem 3-monatigen Intervall

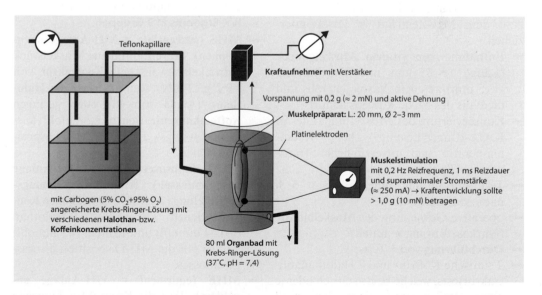

Teflonkapillare

Kraftaufnehmer mit Verstärker

Vorspannung mit 0,2 g ($\approx$ 2 mN) und aktive Dehnung

Muskelpräparat: L.: 20 mm, Ø 2–3 mm

Platinelektroden

Muskelstimulation
mit 0,2 Hz Reizfrequenz, 1 ms Reizdauer und supramaximaler Stromstärke ($\approx$ 250 mA) → Kraftentwicklung sollte > 1,0 g (10 mN) betragen

mit Carbogen (5% CO_2+95% O_2) angereicherte Krebs-Ringer-Lösung mit verschiedenen **Halothan**-bzw. **Koffeinkonzentrationen**

80 ml **Organbad** mit Krebs-Ringer-Lösung (37°C, pH = 7,4)

◘ **Abb. 49.1** In-vitro-Kontraktur-Test (IVKT)

- **alle** Patienten mit aufgetretenem **Masseterspasmus** bei Narkoseinduktion und postoperativem CK-Anstieg (postoperativer CK-Wert >10.000 U/l → Wahrscheinlichkeit der MH-Disposition 80–100 %)
- Personen mit isolierter, aber **familiärer** CK-Erhöhung
- ggf. möglichst **alle** Blutsverwandte und Nachkommen eines nachgewiesenen Anlageträgers
- Patienten mit bestimmten **hereditären Muskelkrankheiten** im Falle einer Muskeluntersuchung im Rahmen der Grunderkrankung

49.7.1 Muskelbiopsie und Halothan-Koffein-Kontrakturtest (In-vitro-Kontrakturtest, IVKT)

Nach Auftreten einer klinisch manifesten malignen Hyperthermie sollte der Patient sich einer Muskelbiopsie in einem der deutschen (z.B., Leipzig, Würzburg) oder österreichischen (Innsbruck, Wien) MH-Zentren bzw. dem MH-Zentrum in Basel unterziehen.

- Entnahme von **vitalem Muskelgewebe** (Länge 15–25 mm und Durchmesser >3,5 mm) aus dem Vastus lateralis und medialis des M. quadriceps femoris
- Konservierung des Muskelpräparates in Krebs-Ringer-Lösung bei Raumtemperatur und unverzüglicher Transport ins Testlabor
- Testdurchführung innerhalb von **5 h** nach Muskelentnahme
- operative Gewinnung der **Muskelbiopsie** (Narkoseführung ► unten)
- **Durchführung** von 4 Tests:
- 2 statische Koffein- und 2 Halothankontrakturtests, welche beide statisch oder je einer statisch und einer dynamisch

durchgeführt werden. Beim dynamischen Test erfährt der Muskel während des Untersuchungsvorganges eine zunehmende Vorspannung infolge kontinuierlicher Dehnung (4 mm/min) bis zu einem Maximum von 30 mN, welche für eine Minute beibehalten wird. Anschließend wird der Muskel innerhalb von 1,5 min auf seine Ausgangsspannung zurückgeführt. Nach einer 3-minütiger Pause beginnt der Dehnungszyklus von Neuem

- nach Vorspannung des Muskelstücks mit 2 mN (= 0,2 g) werden die Muskelfaserbündel in Europa für jeweils 3 min 7 verschiedenen Koffeinkonzentrationen (0,5; 1,0; 1,5; 2,0; 3,0; 4,0 und 32 mmol/l) und 3 verschiedenen Halothankonzentrationen (0,11–0,22–0,44 mmol/l bzw. 0,5–1,0–2,0 Vol.%) ausgesetzt. Nach dem nordamerikanischen Testprotokoll wird nur eine einzige Halothankonzentration getestet (3 %)!
- die Sensitivität des In-vitro-Kontraktur-Tests (**IVKT**) ist 99 %, die Spezifität liegt bei 93 %

■ **Europäische Einteilung nach dem IVK-Ergebnis in 3 Gruppen**
- **MHS (susceptible = MH-Anlage anzunehmen):** Das entnommene Muskelstück entwickelt jeweils eine **Kontraktur** von >0,2 g (2 mN), wenn es **geringen Halothan-** (≤0,44 mmol/l) **oder** geringen **Koffeinkonzentrationen** (≤2 mmol/l) ausgesetzt wird → Diagnose MH-Disposition sicher
- **MHN (nonsusceptible = MH-Anlage ausgeschlossen):** Tritt eine **Spannungsentwicklung** (>2 mN) **erst bei hohen Konzentrationen** von Halothan (>0,44 mmol/l) und Koffein (>3 mmol/l) auf, so gilt die MH-Disposition als ausgeschlossen
- **MHE (equivocal = MH-Anlage ungeklärt):** Tritt die Kontraktur hingegen

entweder nur bei der Halothan- (MHEh) oder nur bei der Koffeinschwellenkonzentration (MHEc) auf, so kann eine MH-Veranlagung weder eindeutig bestätigt noch ausgeschlossen werden. Die Häufigkeit dieser Konstellation in Europa beträgt ca. 13 % und in Deutschland 10 % → Patienten mit diesem Ergebnis werden aus Sicherheitsgründen wie solche mit positivem Testergebnis (MHS) beraten und behandelt.

49.7.2 Nordamerikanischer Kontraktionstest

Vom Europäischen Untersuchungsprotokoll abweichend wurde 1987 in Nordamerika folgendes Kontraktionstest-Protokoll eingeführt:

- **Halothan-Kontraktur-Test** mit einer **einzigen** Halothankonzentration **(0,66 mmol/l** bzw. **3,0 Vol.-%)** für 10 min
- **Koffein-Kontraktur-Test** mit 5 oder 6 verschiedene Konzentrationen (0,5–1–2–4 ggf. 8 mmol/l, wenn die Kontraktionskraft bei 4 mmol/l <1 g ist), für jeweils ≥4 min und 32 mmol für ≥10 min
- **kombinierter Halothan-Koffein-Test** mit einer primären Halothaninkubation mit 1,0 Vol.-% für 10 min und anschließend verschiedene Koffeinkonzentrationen für 4 min (0,25–0,5–1–2–4) und 32 mmol/l für 10 min → **positives Testergebnis** bei Kontraktion ≥1 g nach Exposition von Koffein ≤1 mmol/l

Die Kontraktionsschwelle beträgt in Nordamerika nicht einheitlich 0,2 g, sondern für den Koffeintest 0,3 g (früher 0,2 g) und für den Halothantest 0,5 g (früher 0,7 g).

49.7.3 Optionale Tests

Um die unbefriedigende Zwischengruppe der **MHE**-Patienten zukünftig eindeutig in die Gruppe MHS und MHN differenzieren zu können, werden gegenwärtig mehrere Zusatztests validiert, welche aktuell noch experimentellen Charakter besitzen, in Zukunft evtl. den HKKT bei der MH-Diagnostik ergänzen werden.

- **Ryanodin-Test**

Die kumulative Applikation verschiedener Konzentrationen von **Ryanodin** (0,4–0,8–1,6–10,0 µmol/l), einem aus Tobago stammenden Pflanzenalkaloid, führt im Vergleich zum normalen Muskel bei MHS-Disposition zu einer signifikant **früher** einsetzenden und schnelleren Muskelkontraktion.

- **4-Chlor-m-Kresol-Test (4-CmK)**

Kresol, eine als Konservierungsmittel in verschiedenen Insulin-Präparaten enthaltene Substanz, setzt wie Koffein Kalziumionen aus dem sarkoplasmatischen Retikulum frei. Die Applikation von 4-Chlor-m-Kresol in 6 verschiedenen Konzentrationen (25–50–75–100–150–200 µmol/l) mit einer Expositionszeit von 6 min führt bei MHS-Patienten in allen Konzentrationen zu einer gegenüber normalen Personen signifikant höheren Kontraktion. Das Ausmaß der Kontraktion unter 75 µmol/l 4-CmK bei MHS entspricht der Kontraktionsstärke desselben Muskels unter dem Einfluss von 2,0 mmol/l Koffein. Alle Muskelbiopsien von MHN-Patienten zeigen erst ab Konzentrationen ≥100 µmol/l eine signifikante Kontraktion!

- **DOI-Test (◘ Tab. 49.3)**

Die Zugabe eines speziellen **Serotonin (HT$_2$)-Agonisten** [1-(2,5-Dimethoxy-4-iodphenyl)-2-aminopropan] zum Krebs-Ringer-Bad führt bei **allen** Muskelproben zu einer Kontraktion, welche in der MHS-Gruppe signifikant **früher** und stärker erfolgt als in der MHN-Gruppe. Hinsichtlich des Kontraktionszeitpunkts gab es keine Überlappung der beiden Patientengruppen.

◘ Tab. 49.3 DOI-Test

	DOI (0,02 mmol/l)		DOI (0,02 mmol/l) + Halothan-Test	
	MHS (n = 22)	MHN (n = 17)	MHS (n = 22)	MHN (n = 17)
Beginn der Kontraktion (min)	16,8 ± 1,7*	66,3 ± 5,6	15,1 ± 1,8 [a]	89,7 ± 5,6
maximale Kontraktion (mN)	12,9 ± 1,1*	5,3 ± 0,6	15,9 ± 0,9[a]	3,1 ± 0,4

[a] $p < 0,05$ vs. MHN

Nach 60-minütiger Vorinkubation der Muskelprobe mit DOI kommt es im anschließend durchgeführten Halothantest zu einer **Kontraktionssteigerung** bei MHS-Konstellation, während der Kontraktionsbeginn in der MHN-Gruppe nach Halothanexposition noch verzögert wird.

■ **Test mit einem Phosphodiesterase-III-Hemmer (Enoximon)**

Die kumulative Gabe von Enoximon in 6 verschiedenen Konzentrationen (0,2–1,6 mmol/l) führt zu einer Kontrakturentwicklung der Skelettmuskulatur von normalen Personen, als auch von Patienten mit MH-Veranlagung. Die Kontraktur beginnt bei MHS-Muskeln bei geringeren Enoximonkonzentrationen und ist bei 0,4–1,2 mmol/l Enoximon stärker ausgeprägt als beim normalen Muskel.

49.8 Anästhesiologisches Vorgehen bei Verdacht auf maligne Hyperthermie

49.8.1 Voruntersuchung und Prämedikation

– ruhiges und informatives Aufklärungsgespräch

– adäquate Prämedikation mit Benzodiazepinen (kein Atropin, ggf. β-Blocker zur Unterdrückung einer stressbedingten Sympathikusaktivierung)
– Umstellung einer Kalziumantagonistendauertherapie auf β-Blocker (lebensbedrohliche Hyperkaliämien nach Dantrolengabe unter Kalziumantagonistentherapie!)
– Absetzen und Verzicht auf Neuroleptika (Haloperidol, DHB) aufgrund differenzialdiagnostischer Gründe und Beeinflussung des In-vitro-Kontraktur-Tests
– präoperativ Bestimmung der Transaminasen und des CK-Wertes bei MH-Verdacht als Verlaufskontrolle

49.8.2 Narkoseführung

– **Regional- und Lokalanästhesie** (Anästhesieverfahren der 1. Wahl zur Muskelbiopsie), z. B. SPA/PDA, Plexusanästhesie der oberen Extremität oder 3-in-1-Block (ggf. in Kombination mit einer Infiltrationsanästhesie des N. cutaneus femoris lateralis)
– **triggerfreie Allgemeinanästhesie** (bevorzugt bei Kindern <10 Jahren). Als **sichere Substanzen** gelten: Barbiturate, Propofol, Benzodiazepine, Opioide,

Lachgas und nichtdepolarisierende Muskelrelaxanzien

- die **prophylaktische** intravenöse Gabe von **Dantrolen** (2,5 mg/kg) 45 min vor Operationsbeginn wird gegenwärtig in Europa **nicht** mehr **empfohlen!** → Hackl et al. konnte 1990 anhand von 30 Fällen aufzeigen, dass auch ohne Dantrolenprophylaxe bei Patienten mit MH eine sichere Anästhesie durchgeführt werden kann. Ording aus Kopenhagen führte bei 119 MH-disponierten Patienten komplikationslose triggerfreie Anästhesien durch. Die prophylaktische Dantrolengabe im Rahmen einer **Muskelbiopsiegewinnung** führt sogar zu einer negativen Beeinflussung des Kontrakturtests! Die Inzidenz der MH bei Disposition während/nach triggerfreier Narkose lag in einer kanadischen Studie bei 0,6 %
- Bereitstellung einer sofort verfügbaren und **ausreichenden Dantrolenmenge** im Falle einer MH-Krise (**>36 Flaschen** à 20 mg am Ort der Anästhesieausführung → keine Lagerung in der Zentralapotheke, keine Kooperation mit benachbarten Krankenhäusern). Bereitstellung eines **State-of-the-art-Monitoring** (EKG, MAP, S_pO_2, $p_{et}CO_2$, Temperatur, ggf. arterielle oder venöse BGA)
- Einsatz eines **Narkosegeräts, das nicht mit volatilen Anästhetika kontaminiert ist** → Verdampfer muss entfernt sein
- Bereitstellung von kalten Infusionslösungen und Cool-Pack's
- Therapie einer Bradykardie bei MH-Verdacht nicht mit Atropin, sondern mit Adrenalin 1:100 verdünnt, 0,5 ml- (5 µg)-weise je nach Wirkung

❯ Die Kapnometrie ist sowohl für die Früh- als auch für die Differenzialdiagnose das entscheidende Monitoring und bei Patienten mit Disposition zur MH unverzichtbar!

49.9 Adressen

- **Deutschlandweite Hot-Line für MH-Notfälle**

+49(0)7571 100-2828 (Prof. Klinger W, SRH-Kliniken Sigmaringen)

◻ Abb. 49.2 gibt einen Überblick der MH-Beratungs- und Testzentren in Deutschland, der Schweiz und Österreich.

BOCHUM Beratung (genetische MH-Diagnostik) **Dr. Cornelia Köhler** Klinik für Kinder- und Jugendmedizin Universität Bochum St. Josef-Hospital Alexandrinenstraße 5 44791 Bochum, Deutschland Tel.: +49 (0)234 5092830 Fax: +49 (0)234 5092688 E-Mail: c.koehler@klinikum-bochum.de **COESFELD Beratung** **Dr. Irene Tzanova** Klinik für Anästhesie Christophorus Kliniken Südring 41 48653 Coesfeld, Deutschland Tel.: +49 (0)2541 8947205 E-Mail: irene.tzanova@christophorus-kliniken.de **KÖLN Beratung** **Prof. Dr. Frank Wappler** Klinik für Anästhesiologie und operative Intensivmedizin Klinikum der Universität Witten- Herdecke Krankenhaus Köln-Merheim Ostmerheimer Straße 200 51109 Köln, Deutschland Tel.: +49 (0)221 8907-3863 Fax: +49 (0)221 8907-3868 E-Mail: wapplerf@kliniken-koeln.de www.kliniken-koeln.de	**LEIPZIG Beratung** (In-vitro-Kontrakturtest, genetische MH-Diagnostik) **Prof. Dr. Henrik Rüffert** Klinik und Poliklinik für Anästhesiologie und Intensivtherapie Universitätsklinikum Leipzig Liebigstraße 20 04103 Leipzig, Deutschland Tel.: +49 (0)341 9717700 Fax: +49 (0)341 9717709 E-Mail: mh@uniklinik-leipzig.de www.kai.uniklinikum-leipzig.de **SIGMARINGEN Beratung** **Prof. Dr. Werner Klingler** Klinik für Anästhesie, Intensivmedizin und Schmerztherapie SRH Kliniken Landkreis Sigmaringen Hohenzollernstraße 40 72488 Sigmaringen, Deutschland Tel.: +49 (0)7571 100-2331 Fax: +49 (0)7571 100-2281 E-Mail: anaesthesie.sigmaringen@klksig.de **WÜRZBURG Beratung** (In-vitro-Kontrakturtest, genetische MH-Diagnostik) **Prof. Dr. Frank Schuster** Zentrum für Maligne Hyperthermie Klinik und Poliklinik für Anästhesiologie Zentrum Operative Medizin Universität Würzburg Oberdürrbacher Straße 6 97080 Würzburg, Deutschland Tel.: +49 (0)931 20130735 Fax: +49 (0)931 20130039 E-Mail: AN_MH@ukw.de www.anaesthesie.ukw.de	**BASEL Beratung** (In-vitro-Kontrakturtest, genetische MH-Diagnostik) **Prof. Dr. Thierry Girard** Departement Anästhesie Universitätsspital Basel Spitalstraße 21/Petersgraben 4 4031 Basel/Schweiz Tel.: +41 61 2657254 Fax: +41 61 2657320 E-Mail: thierry.girard@unibas.ch www.anaesthesie.ch/ **WIEN Beratung** (In-vitro-Kontrakturtest, genetische MH-Diagnostik) **Dr. Andrea Michalek** Klinik für Anästhesie und allgemeine Intensivmedizin Universität Wien Währinger Gürtel 18-20 1090 Wien/Österreich Tel.: +43 1 404004144 Fax: +43 1 404006422 E-Mail: mh-info.anaesthesie@univie.ac.at www.meduniwien.ac.at/typo3/index. php?id=1784

◻ Abb. 49.2 Kontaktadressen der MH-Beratungs- und Testzentren in Deutschland, der Schweiz und Österreich. (Aus Wappler F; 2018)

Literatur und weiterführende Literatur

DGAI-Info (2018) S1-Leitlinie. Therapie der Malignen Hyperthermie. Anästh Intensivmed 59:204–208. www.awmf.de

European Malignant Hyperthermia Group. http://www.emhg.org

Gravino E, Heffron JJ, Johannsen S, Jurkatt-Rott K, Rüffert H, Schuster F, Snoeck M, Sorrentino V, Tegazzin V, Lehmann-Horn F (2014) Functional and genetic characterization of clinical malignant hyperthermia crises: a multi-centre study. Orphan J Rare Dis 9:8

Hackl W et al (1990) Anästhesie bei für maligne Hyperthermie anfälligen Patienten ohne Dantrolen-Prophylaxe: ein Bericht über 30 Fälle. Acta Anaesthesiol Scandinavica 34:534–537

Hopkins PM (2011) Malignant hyperthermia: pharmacology of triggering. Br J Anaesth 107:48–56

Huscher S et al (2021) Maligne Hyperthermie – eine präklinische Gefahr? Anästh Intensivmed 62:229–235

Malignant Hyperthermia Association of the United States of America. http://www.mhaus.org

Metterlein T, Schuster F, Graf BM, Anetseder M (2014) Maligne Hyperthermie. Anaesthesist 63:908–918

Mignery GA, Südhof TC, Takei K (1989). Putative receptor for inositol 1,4,5-triphosphate similar to ryanodine receptor. Nature 342:192–195

Schweizerische MH-Gesellschaft: http://www.smhv.ch

Wappler F (2018) S1-Leitlinie Maligne Hyperthermie. Anästhesist 67:529. www.awmf.de: 001/008 Therapie der Malignen Hyperthermie

49

Anästhesie bei Patienten mit Porphyrie

Martin Reuber, Michael Fresenius, Michael Heck und Cornelius Busch

Inhaltsverzeichnis

50.1 **Akuter Schub der akuten hepatischen Porphyrien – 822**
50.1.1 Symptomatik – 822
50.1.2 Laborbefunde – 824
50.1.3 Triggerfaktoren – 824

50.2 **Anästhesiologisches Management – 828**
50.2.1 Beurteilung und Prämedikation – 828
50.2.2 Anästhesiedurchführung – 828
50.2.3 Therapie eines akuten Porphyrieschubs – 829

© Springer-Verlag GmbH Deutschland, ein Teil von Springer Nature 2023
M. Heck et al. (Hrsg.), *Repetitorium Anästhesiologie*, https://doi.org/10.1007/978-3-662-64069-2_50

Definition

Porphyrien sind **genetisch bedingte Enzymdefekte** im Porphyrinstoffwechsel (Hämbiosynthese), charakterisiert durch eine exzessive Produktion von Porphyrinen oder Porphyrinpräkursoren (Delta-Aminolävulinsäure [δ-ALS] und Porphobilinogen [PBL]).

- für die Anästhesie relevant sind nur die **akuten hepatischen Formen**:
  - **akut intermittierende Porphyrie** → Enzym: Uroporphyrinogen-I-Synthetase-Defekt (= Phorphobilinogen-Desaminase)
  - **hereditäre Koproporphyrie** → Enzym: Koproporphyrinogen-Oxidase-Defekt
  - Porphyria variegata → Enzym: Protoporphyrinogen-Oxidase-Defekt
- die **Plumboporphyrie** (im deutschen Sprachraum auch Doss-Porphyrie genannt) könnte ebenfalls anästhesierelevant sein
- die chronischen **kutanen Porphyrien** wie z. B. die Porphyria cutanea tarda sind primär für den Dermatologen von Interesse
- die frühere Einteilung in hepatische und erythropoetische ist obsolet. Heute werden die Porphyrien in akut oder nichtakute Formen unterteilt

---

- **Inzidenz**
- **akut intermittierende Porphyrie:** in Europa 1:20.000, in Lappland 1:1000, bei psychiatrischen Patienten 1:300
- **Porphyria variegata**: vorwiegend weiße Bevölkerung in Südafrika: 1:300

- **Ätiologie und Pathogenese**
- die akuten Porphyrien werden **autosomal-dominant** vererbt
- die primäre Kontrolle der Hämbiosynthese (Abb. 50.1) wird durch das erste Enzym, die **δ-Aminolävulinsäure-Synthase**, ausgeübt (direkte Feedback-Regulation durch Häm, dem Endprodukt dieses Stoffwechselwegs). Je mehr freies Häm vorliegt, umso stärker wird die Aktivität der δ-Aminolävulinsäure-Synthase inhibiert. Umgekehrt wird eine Reduktion des freien Häm-Pools eine Aktivitätssteigerung und Induktion dieses Enzyms bewirken
- normalerweise werden 65–68 % des in der Leber entstehenden Häms zur Synthese von **Cytochrom P$_{450}$** genutzt. Dies bedeutet, dass Alterationen im Cytochrom-P$_{450}$-System Effekte auf die Häm-Biosynthese ausüben können. Durch eine Induktion von Cytochrom P$_{450}$ kann z. B

der freie Häm-Pool akut reduziert werden und der Häm-Biosynthese-Weg eine akute Steigerung erfahren
- die latente Phase bei akuter hepatischer Porphyrie, in der sich die Patienten ohne klinische Symptomatik befinden, kann in einen akuten Schub mit einer Letalität von bis zu 30 % übergehen. Bedingt ist ein solcher Schub durch die akute Steigerung der Aktivität der δ-Aminolävulinsäure-Synthase (z. B. aufgrund einer akuten Cytochrom-P450-Induktion nach Barbituratgabe), wobei insbesondere **δ-Aminolävulinsäure und Porphobilinogen** akkumulieren

50.1 Akuter Schub der akuten hepatischen Porphyrien

50.1.1 Symptomatik

- genetisch bedingt sind unterschiedliche Katalyseschritte der Porphyrin-Hämbiosynthese defizitär. Es kommt zur Akkumulation verschiedener Intermediärmetaboliten vor dem Synthesedefekt → hieraus ergeben sich die entsprechenden Ausprägungen entweder in akuter und/oder kutaner Form

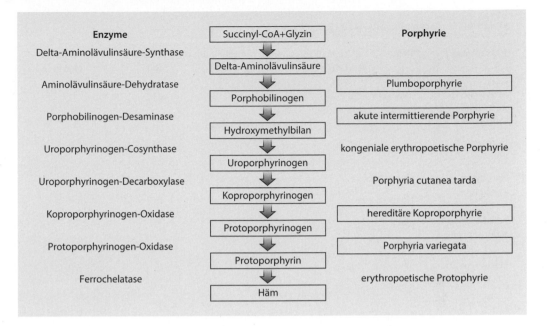

Enzyme	Succinyl-CoA+Glyzin	Porphyrie
Delta-Aminolävulinsäure-Synthase	⬇	
	Delta-Aminolävulinsäure	
Aminolävulinsäure-Dehydratase	⬇	Plumboporphyrie
	Porphobilinogen	
Porphobilinogen-Desaminase	⬇	akute intermittierende Porphyrie
	Hydroxymethylbilan	
Uroporphyrinogen-Cosynthase	⬇	kongeniale erythropoetische Porphyrie
	Uroporphyrinogen	
Uroporphyrinogen-Decarboxylase	⬇	Porphyria cutanea tarda
	Koproporphyrinogen	
Koproporphyrinogen-Oxidase	⬇	hereditäre Koproporphyrie
	Protoporphyrinogen	
Protoporphyrinogen-Oxidase	⬇	Porphyria variegata
	Protoporphyrin	
Ferrochelatase	⬇	erythropoetische Protophyrie
	Häm	

◘ **Abb. 50.1** Hämbiosynthese. Die beteiligten Enzyme sind in der linken Spalte aufgeführt. Die Porphyrie, die mit einem Defekt des entsprechenden Enzyms korreliert, findet sich in der rechten Spalte, wobei die akuten hepatischen Porphyrien eingerahmt sind

- akute intermittierende Porphyrie und Porphyria variegata (PV) bieten ähnliche klinische Manifestationen, bei der PV kommt oft eine Hautbeteiligung (lichtexponierte Haut) hinzu
- die klinischen Symptome der Porphyrie beruhen auf einer akuten **Akkumulation der Porphyrinpräkursoren δ-Aminolävulinsäure und Porphobilinogen**
- eine **Enzephalopathie** und **Neuropathie** ist Ausdruck einer segmentalen Demyelinisierung, sowie axonalen Degeneration. Es kommt zur Imbalance des autonomen Nervensystems, **kolikartige Bauchschmerzen** (bedingt durch die autonome Neuropathie) sind bei bis zu 90 % der Patienten das vorherrschende Symptom akuter Schübe (unnötige Laparatomien bei diesen Patienten sind keine Seltenheit), Erbrechen bei 80 % der AIP

- motorische Ausfälle können bis zu einer aufsteigenden Paralyse vom Typ Guillain-Barré führen →drohende Beatmungspflicht! Parästhesien sind Zeichen der sensorischen Neuropathie
- Manifestationen der Enzephalopathie sind Unruhe- und Verwirrtheitszustände, Psychosen sowie Krampfanfälle
- eine Tachykardie und eine Hypertension, die in 75 % aller akuten Attacken vorliegen, werden im Sinne einer autonomen Neuropathie interpretiert
- eine hypothalamische Störung führt nicht selten zu einer inadäquaten ADH-Sekretion mit konsekutiver **Hyponatriämie** im Sinne eines SIADH (Schwartz-Bartter-Syndrom)
- Erbrechen kann ebenfalls Elektrolytstörungen und Dehyratationen zur Folge haben

�‍□ Tab. 50.1   Porphyrine und -vorläufer **im Urin**

Erkrankung	Phase	δ-Aminolävulinsäure (ALS)	Porphobilino-gen (PBG)	Uroporphyrin (U)	Kopropor-phyrin (K)
akute inter-mittierende Porphyrie	akut	↑↑	↑↑	↑↑	↑
	latent	n	n	n	n
Porphyria cutanea tarda		n	n	↑↑	↑
Porphyria variegata	akut	↑↑	↑	↑	↑↑
	latent	n	n	n	n
hereditäre Koproporphyrie	akut	↑	↑	↑	↑↑
	latent	n	n	n	n
Bleiintoxikation	akut	↑↑	↑↓	n	↑↑
	latent	↑	n	n	↑

50.1.2 Laborbefunde

- zur Beurteilung von Erkrankungen des Porphyrinstoffwechsels ist neben **Porphobilinogen (PBG) und δ-Aminolävulinsäure (ALS)** im Urin, sowie eine Auftrennung der Porphyrine bzw. die Bestimmung der Gesamtporphyrine im 24h Sammelurin sinnvoll (◍ Tab. 50.1). Erst für eine weitere DD ist ggf. eine Bestimmung der Porphyrine im Stuhl, in den Erythrozyten oder im Plasma (nur bei terminaler Niereninsuffizienz) hilfreich (◍ Tab. 50.2)
- der Urin färbt sich bei Luftkontakt rötlich!
- fälschlich erhöhte Werte von Porphobilinogen im Urin durch Phenothiazine, Aminoketone, Chlorpromazin und α-Methyldopa möglich!
- **Watson-Schwartz-Test:** historischer qualitativer Porphobilinogen-Nachweis (ergibt kirschrote Farbe)
- **Hoesch-Test,** ebenfalls historischer Schnelltest auf Porphobilinogen mittels eines Ehrlich-Reagenz →höhere Spezifität durch das Ausbleiben falsch positiver Reaktionen.
- Hyponatriämie durch SIADH (Schwartz-Bartter-Syndrom)

50.1.3 Triggerfaktoren

- **akute Schübe** können **durch Alkohol, Stress, Fieber, Sexualhormone** (Inzidenz bei Frauen deutlich ↑ als bei Männern) **oder Fasten** ausgelöst werden. Rauchen wird ebenfalls angeschuldigt
- insbesondere kommen jedoch **Medikamente wie Barbiturate, Phenytoin, Diclofenac,** Sulfonamide und Griseofulvin, Lidocain, Furosemid, Metoclopramid und andere als Auslöser in Frage, wobei allerdings eine große interindividuelle Variabilität besteht. Die seit 2008 bestehende Medikamentenempfehlung der DGAI wurde aktuell im Jahr 2019 durch die angloamerikanische Fachgesellschaft überarbeitet und über Porphyria-Safe-Lists im Internet ständig aktualisiert. (◍ Tab. 50.3 und ◍ Tab. 50.4)

50

◘ **Tab. 50.2** Differenzialdiagnose Porphyrie

Erkrankung	Porphyrine im Stuhl	Porphobilinogen-Desaminase in den Erythrozyten
akute intermittierende Porphyrie	normal	Aktivität erniedrigt
Porphyria cutanea tarda	erhöht, insbesondere Isokopro-porphyrin	normal
Porphyria variegata	erhöht, insbesondere Proto-porphyrin	normal
hereditäre Koproporphyrie	erhöht, insbesondere Kropropor-phyrin	normal

◘ **Tab. 50.3** Risikoeinschätzung anästhesierelevanter Medikamente bei Porphyrie [Safelist Daten des NAPS (UK) und American Porphyria Foundation (US) aus dem Jahr 2019/20 sowie der Deutschen Gesellschaft für Anästhesiologie und Intensivmedizin (DGAI) aus dem Jahr 2008]

Medikament	NAPS-Safelist 2019/20 (UK: Nat. Acute Porpyhria Service)	Leitlinie Porphyrie (DGAI 2008)
Inhalationsanästhetika		
Sevofluran	*nicht sicher* [a]	wahrscheinlich sicher
Desflurane	sicher	wahrscheinlich sicher
Isoflurane	sicher	wahrscheinlich sicher
Lachgas, Stickoxydul	sicher	sicher
Xenon	keine Angabe	sicher
Hypnotika, Sedativa		
Propofol	sicher mit Einschränkung[b]	sicher
Ketamin	*nicht sicher, gilt auch für S-Ketamin*	wahrscheinlich sicher
Midazolam	sicher mit Einschränkung[b]	wahrscheinlich sicher
Diazepam	sicher	keine Angabe
Lorazepam	sicher	keine Angabe
Flunitrazepam	*nicht sicher*	*nicht sicher*
Etomidat	*nicht sicher*	*nicht sicher*
Barbiturate	*nicht sicher*	*nicht sicher*
Haloperidol	sicher	keine Angabe
Promethazin	sicher	sicher

(Fortsetzung)

◘ **Tab. 50.3**   (Fortsetzung)

Medikament	NAPS-Safelist 2019/20 (UK: Nat. Acute Porpyhria Service)	Leitlinie Porphyrie (DGAI 2008)
Analgetika, Opioide, Nichtopioidanalgetika		
Sufentanil	wahrscheinlich sicher	wahrscheinlich sicher
Fentanyl	sicher	sicher
Alfentanil	sicher	wahrscheinlich sicher
Remifentanil	sicher	sicher
Morphin	sicher	sicher
Buprenorphin	sicher	sicher
Ibuprofen	sicher	keine Angabe
Diclofenac	wahrscheinlich sicher	*nicht sicher*
Etoricoxib	sicher	keine Angabe
Acetylsalicylsäure	sicher	sicher
Paracetamol	sicher	sicher
Relaxanzien		
Succinylcholin	sicher	sicher
Rocuronium	sicher	wahrscheinlich sicher
Cis-Atracurium	sicher	wahrscheinlich sicher
Mivacurium	sicher	keine Angabe
Lokalanästhetika		
Lidocain	sicher mit Einschränkung[c]	unsicher
Ropivacain	*fraglich sicher*[d]	wahrscheinlich sicher
Mepivacain	sicher	keine Angabe
Prilocain	sicher	wahrscheinlich sicher
Bupivacain	sicher	wahrscheinlich sicher
Procain	keine Angaben	sicher
Antagonisten		
Flumazenil	sicher	keine Angabe
Naloxon	sicher	sicher
Neostigmin	sicher	sicher
Atropin	sicher	keine Angabe
Sugammadex	keine Angaben (Einzelfallberichte: sicher)	

[a]American Porphyria Foundation: sicher
[b]Keine hinreichenden Daten bei kontinuierlicher Applikation
[c]Nicht sicher bei intravenöser Applikation (**Cave**: Lidocainschema bei abdominalchirurgischen Eingriffen)
[d]American Porphyria Foundation: Wahrscheinlich sicher mit schwacher Datenlage, jedoch porphyrinogenes Potential über CYP 1A 2 Metabolismus

◘ **Tab. 50.4** Porpyrinogenes Potenzial ausgewählter Antibiotika und Antimykotika

Antibiotika bzw. Medikamentengruppe	Porphyrinogenes Potenzial (nach NAPS/APF)
Penicilline	sicher, auch in Verbindung mit Clavulansäure, keine Daten in Verbindung mit Sulbactam Ausnahme → Flucloxacillin: *nicht sicher*
Cephalosporine	sicher
Fluorchinolone	sicher
Carbapeneme	sicher
Makrolide	unsicher
Aminoglykoside	sicher
Ausgewählte Einzelsubstanzen	
Vancomycin	sicher
Doxycylin	sicher
Linezolid	sicher
Metronidazol	sicher
Fosfomycin	vermutlich sicher
Rifampicin	*unsicher*
Daptomycin	vermutlich sicher
Colistin	vermutlich unsicher (Fachinfo)
Clindamycin	*unsicher*
Chloramphenicol	*unsicher*
Sulfamethoxazol-Trimethoprim (Cotrim)	*unsicher*
Nitrofurantoin	*unsicher*
Antimykotika	
Caspofungin	sicher
Anidulafungin	vermutlich sicher
Micafungin	vermutlich sicher
Amphotericin B	sicher
Nystatin	sicher
Voriconazol	*unsicher*
Ketoconazol	*unsicher*
Itraconazol	*unsicher*
Fluconazol	*unsicher*

NAPS National Acute Porphyria Service (Safe List)
APF American Porphyria Foundation (Database search 2022)

50.2 Anästhesiologisches Management

50.2.1 Beurteilung und Prämedikation

- die Diagnose der Porphyrie wurde in der Regel bereits vorher gestellt. Es muss sichergestellt werden, dass eine Narkose absolut notwendig ist
- da akute Porphyrieanfälle durch exogene Faktoren wie Stress und Hunger ausgelöst werden können, ist eine adäquate präoperative Vorbereitung des gefährdeten Patienten nötig. Zur Vermeidung einer Hypoglykämie erscheint das Anlegen einer glukosehaltigen Infusion am Vorabend des Operationstages sinnvoll!
- nach Beurteilung der psychischen Situation des Patienten sollte evtl. auf eine pharmakologische Prämedikation verzichtet werden oder eine sichere Substanz wie z. B. **Promethazin (Atosil) oder Lorazepam (Tavor)** zur Anwendung kommen!

> Da keine kausale Therapie akuter porphyrischer Attacken zur Verfügung steht, ist die Vermeidung porphyrinogen wirkender Medikamente äußerst wichtig, d. h. die gesamte perioperative Medikation muss überwacht werden. Vermeide Medikamente, die einer Phase-I-Metabolisierung (Hydroxylierung, Oxydierung) unterliegen und bevorzuge Substanzen, die z. B. nur glukuronidiert werden!

50.2.2 Anästhesiedurchführung

■ **Lokal- bzw. Regionalanästhesie**
- die Durchführung einer Lokal- bzw. Regionalanästhesie gilt zumindest in der latenten Phase der Porphyrie als problem-

los und sollte – wann immer möglich – bevorzugt werden
- als Lokalanästhetika kommen **Bupivacain, Prilocain, Mepivacain und Procain** in Frage
- zu **Ropivacain** liegen bisher kaum Daten vor, sodass es aktuell als **fraglich sicher** eingestuft wird!
- bei entsprechender Indikation sollte eine Spinalanästhesie bevorzugt werden, da die Blutspiegel des Lokalanästhetikums nach Spinalanästhesie wesentlich niedriger sind als nach Periduralanästhesie. Jedoch ist diese ebenfalls problemlos möglich.

■ **Allgemeinanästhesie**
- im Falle einer Allgemeinanästhesie steht der Einsatz von Substanzen ohne porphyrinogenes Potenzial im Vordergrund (s. ◘ Tab. 50.3). **Barbiturate** führen zu einer Induktion von Cytochrom P450 und müssen unbedingt vermieden werden!
- **Propofol** wird aktuell als intravenöses Anästhesieeinleitungsmittel vorgeschlagen, die intravenöse Dauergabe von Propofol zur totalen intravenösen Anästhesie z. Z. jedoch nicht empfohlen
- **intraoperativ können folgende Substanzen appliziert werden**:
  - alle gebräuchlichen Opioide werden als sicher oder im Fall von Sufentanil als wahrscheinlich sicher angesehen
  - Desfluran kann sicher eingesetzt werden, Sevofluran wird unterschiedlich bewertet. (UK unsicher, US/D wahrscheinlich sicher)
  - Rocuronium, Cis-Atracurium, Mivacurium und Succinylcholin gelten als sicher
- **Benzodiazepine** müssen generell als eher problematisch bei akuter hepatischer Porphyrie gelten, wobei die kurzfristige, bolusartige Verabreichung von Midazolam sicher ist

- Medikamente mit bekannter porphyrinogener Wirkung sind z. B. **Phenytoin, Nifedipin, Theophyllin, Sulfonamide, Erythromycin oder Diclofenac** (◘ Tab. 50.3)
- Vorsicht ist geboten bei der kontinuierlichen Applikation von Lidocain bei abdominalchirurgischen Eingriffen

■ **Postoperativ**
- besonderes Augenmerk sollte postoperativ auf eine **suffiziente Analgesie** gerichtet werden, da schmerzbedingter Stress schubauslösend wirken kann. Falls ein solcher Schub auftreten sollte, muss der Patient auf die Intensivstation verlegt werden, wo eine Beatmungstherapie erforderlich werden kann
- Nichtopioidanalgetika wie Ibuprofen, Diclofenac und Paracetamol gelten als sicher, Metamizol gilt als unsicher
- Oxycodon (auch in Kombination mit Naloxon), Pethidin, Tramadol und Morphin gelten als (wahrscheinlich) sicher
- Buprenorphin und Fentanyl (in jedweder Präparation) als Vertreter der hochpotenten Opioide gelten als sicher

50.2.3 Therapie eines akuten Porphyrieschubs

- die Therapie des akuten Porphyrieschubes sollte initial in der Unterbrechung des auslösenden Agens bestehen. Hier spielen Stress, Angst und Schmerzen eine wichtige therapierbare Rolle

- symptomatische Therapie der klinischen Ausprägungen
- intensivmedizinische Überwachung im akuten Schub
- Ausgleich der Elektrolytstörungen
- Gabe von Hämin-Arginat (Normosang, Orphan-Europe) in der Dosierung: 1 × täglich 3 mg/kgKG als Kurzinfusion für 4(–7) Tage
- additiv können 4–6 g/kgKG Kohlenhydrate pro Tag in Form von Glukoselösungen verabreicht werden → die früher praktizierte alleinige Gabe von hochdosierter Glukose gilt als obsolet
- Hypertension und Tachykardie: Gabe von Metoprolol, Bisoprolol, Clonidin, Amlodipin oder ACE-Hemmern. Dihydralazin gilt als unsicher
- Krampfanfälle: Gabe von Diazepam/Lorazepam, Levetiracetam oder Gabapentin

❯ Die antikonvulsive Therapie des Porphyriepatienten stellt ein Problem dar, da die üblichen Antikonvulsiva potenziell porphyrinogen wirken. Insbesondere kann die Gabe von Barbituraten bei einem nicht erkannten Porphyrieschub die Symptomatik lebensgefährlich verschlimmern. Levetiracetam und Gabapentin bieten sich als sichere Behandlungsalternativen an.

Anästhesie bei Patienten mit Demenz

Michael Fresenius, Michael Heck und Cornelius Busch

Inhaltsverzeichnis

Weiterführende Literatur – 834

© Springer-Verlag GmbH Deutschland, ein Teil von Springer Nature 2023
M. Heck et al. (Hrsg.), *Repetitorium Anästhesiologie*, https://doi.org/10.1007/978-3-662-64069-2_51

■ Prävalenz
- in Deutschland gab es im Jahr 2009 ca. 1,33 Mio. Demenzkranke mit einem Frauenanteil von 70 %
- ca. 8 % der Über-65-Jährigen leiden derzeit an der Alzheimer-Demenz oder der Demenz vom Alzheimer-Typ (ICD-10 F00) sowie verwandten Demenzformen (vaskuläre Demenz), nutritiv-toxisch bedingte Demenz und andere Formen
- die Prävalenz der Demenz von Alzheimer-Typ (DAT) liegt bei bis zu 3,2 % in der männlichen und 6,4 % in der weiblichen deutschen Bevölkerung, während die rein vaskulär bedingte Demenz nur 1,2 % bzw. 1,3 % bei Männern und Frauen ausmacht
- die Prävalenz nimmt mit dem Lebensalter stark zu und liegt bei 35–45 % bei den über 90-Jährigen und bis zu 60 % bei den über 95-Jährigen

■ Demenzformen
- Demenz vom Alzheimer-Typ
- vaskuläre Demenz im Rahmen von Stoffwechsel- und Kreislauferkrankungen, arterieller Hypertonus, Diabetes mellitus, Hyperlipidämien

■ Pathophysiologie
- Ablagerung von β-Amyloid und Tau-Protein in den Neuronenverbänden. β-Amyloid wirkt vasokonstriktorisch → Verschlechterung der zerebralen Perfusion
- Anmerkung: im Tierversuch konnte nachgewiesen werden, dass einige übliche **volatilen Anästhetika und auch Propofol** die Konzentration der mit einer Demenz verknüpften Proteine **Tau und Beta-Amyloid** im Liquor erhöhen.

■ Therapie
- einige wenige Acetylcholinesterasehemmer wie z. B. Rivastigmin, Donepezil oder Galantamin und Memantin

(NMDA-Rezeptorantagonist → Schutz vor Glutamat)
- **Anmerkung**: Demenzkranke unter cholinerger Dauertherapie weisen eine geringe Herzfrequenzvariabilität und einen pharmakologisch erhöhten Parasympathikotonus auf!
- noch in klinischer Prüfung monoklonale Antikörper gegen β-Amyloid

■ Anästhesie bei Patienten mit Demenz
- derzeit sehr widersprüchliche Studien bzgl. der Auslösung oder Verschlechterung einer bestehenden Demenz durch Anästhetika
- es wird anhand von Laboruntersuchungen angenommen, dass gängige Anästhetika wie Sevofluran, Desfluran und Propofol die Akkumulation von β-Amyloid und Tau-Protein im Liquor erhöhen

■ Screening auf kognitive Störungen bzw. Demenz
- **Uhrentest** nach Schulmann (Ziffernblatt einer Uhr zeichnen lassen und ein bestimmte Uhrzeit einzeichnen lassen), schnell durchführbarer und sensibler Test!
- **Mini Mental State Examination (MMSE)** ▢ Tab. 51.1
- zur **POCD-Diagnostik**: objektiver und validierter computergestützter Test (MAT, Dynamikos GmbH, Mannheim)
- zur **Delir-Diagnostik**: Nursing Delirium Screening Scale [NUDESC], Delirium Detection Score [DDS], Confusion Assessment Methode [CAM], Intensiv Care Delirium Screening Checklist [ICDSC])

■ Klinik
- auch beim nicht dementen, älteren Patienten kann nach einer Operation mit Anästhesie ein POCD, eine POD oder ein akinetisches/hyperkinetisches Delir auftreten

51

◻ **Tab. 51.1** MMSE-Test (Mini Mental State Examination; Mod. nach nach der Deutschen Gesellschaft für Hämatologie und medizinischer Onkologie; DGHO)

Frage nach	Punkte	max. Punkte
Jahreszeit, Wochentag, Datum, Monat, Jahr	je 1	5
Krankenhaus, Station, Stadt, Bundesland, Land	je 1	5
verbale Wiederholung einer vom Untersucher ausgewählten Objektbezeichnung (3-mal z. B. Apfel, Pfennig, Buch)	je 1	3
Subtraktion einer Serie von 7, ausgehend von 100 (93, 86, 79, 72, 65,..) oder Rückwärts-Buchstabierenvon „Stuhl" (L_H_U_T_S)	je 1	5
Erinnerung an die obigen 3 Objektbezeichnungen	je 1	3
Benennung von Kugel-schreiber und Armband-uhr	je 1	2
Wiederholung von „kein wenn und oder aber"	je 1	2
Befolgung einer 3-teiligen verbalen Aufforderung, z. B. nehmen Sie das Blatt Papier, falten Sie es in der Mitte und legen Sie es auf den Boden	je 1	3
Befolgung einer geschriebenen Auf-forderung, z. B. Schließen Sie die Augen		1
Schreiben eines Satzes		1
Nachzeichnen einer komplexeren Figur, z. B. sich überschneidende Fünfecke		1
Summe		**30**

<23 Punkte: leichte Demenz, <10 Punkte: schwere Demenz

■ **Präoperatives Management**

1. strenge Indikationsstellung für die Operation. Überprüfung, ob eine ambulante Operation oder ein Regionalverfahren möglich ist
2. Prämedikationsgespräch im Beisein von Ehepartner, Familienangehörigen. Rechtliche Grundlagen überprüfen (Vorsorgevollmacht, Patientenver-fügung, eingerichtete Betreuung in Gesundheitsfragen, …). Erhebung der Fremd- und Medikamentenanamnese, des Demenzschweregrades, des Be-treuungsstatus und der den An-gehörigen bekannten Schmerz-äußerungshinweise. Lebenshilfen wie Hörgeräte, Sehhilfen und andere Ge-dächtnis- und Kommunikationshilfen (Notizbücher und elektronische Ge-dächtnisstützen) sollten in Absprache mit dem Patienten belassen oder so kurz wie möglich abgenommen werden
3. vertraute Betreuungspersonen und Familienangehörige sollten den Pa-tienten im Wachzustand so lange wie möglich begleiten, evtl. auch bis zu Einleitung und im Aufwachraum
4. Therapie einer präoperativen Anämie im Vorfeld der Operation und Ver-meidung einer Bluttransfusion sowie von Blutzuckerentgleisungen → asso-ziiert mit einer erhöhten Delirrate
5. Weiterführung der Dauermedikation (nach allgemeiner Empfehlung der Fachgesellschaft)
6. perioperative Abschirmung aufgrund der häufig vorhandenen Angst und der vergesellschafteten Depression ist wichtig. Evtl. bei leichter Demenz bzw. auch bei agitierten Patienten re-duzierte Gabe von Midazolam oder Lorazepam (Tavor); Vermeidung von Neuroleptika, Atropin [besser: Gly-kopyrolat (z. B. Robinul) bei Brady-kardie], und Antihistaminika (anti-cholinerger Effekt)
7. Prämedikation mit NSAID unter Be-achtung von KI möglich

■ **Narkoseführung**

1. Aufrechterhaltung einer **Normothermie** (Ausfällung der Tau-Proteine bei Hypothermie)

2. bei Allgemeinanästhesien Einsatz von Neuromonitoring bereits zur Narkoseeinleitung zur Vermeidung extremer Wach- und Tiefschlafphasen (Cave: Burst-suppression-Phasen >5 % der Anästhesiedauer!) und Anwendung von neuromuskulärem Monitoring (hohe Variabilität bezüglich Anschlagszeit und Wirkdauer → 1,5- bis 2-fach höhere ED_{95}; hängt von der Dauer der Antidementivatherapie ab). Evtl. am OP-Ende Antagonisierung von Vecuronium oder Rocuronium mittels Sugammadex (Bridion) möglich! Cave: Verlängerung der Esterhydrolyse von Succinylcholin im Plasma (Verlängerung der Halbwertszeit bis zu 50 min) bei simultaner Anwendung anticholinerger Antidementiva als Dauermedikation

3. titrierte Narkoseinduktion mit Hypnotika/Anästhetika in geringer Konzentration (erhöhte Sensitivität, verlängerte Kreislaufzeit (Distribution und Elimination) → Reduktion auf ca. ein Drittel der üblichen Dosis

4. der Analgetikabedarf von Demenzkranken ist eher erhöht. Daher ausreichende Analgesie mit Opioiden („normale" Initialdosis und **verlängerte** Repetitionsintervalle; Vermeidung einer Überdosierung mit Nicht-Opioid-Analgetika), evtl. Remifentanilperfusor intraoperativ und zur postoperativen Schmerztherapie ein rückenmarksnahes oder peripheres Regionalverfahren

5. Reduktion der volatilen Anästhetikakonzentration (MAC 30–60 %↓) → EEG-Monitoring

6. Normoventilation → Vermeidung einer Hypokapnie mit zerebraler Vasokonstriktion

7. Reduktion des POCD durch:
   - **Lidocain** (1 mg/kgKG) für die ersten 10 Tage postoperativ
   - **Ketamin** (0,5 mg/kgKG) für die erste Woche postoperativ
   - **Piracetam** (2,4 – 4,8 g/d) für die ersten 3 Tage postoperativ, bei Niereninsuffizienz anpassen

8. Reduktion der Inzidenz eines neuen neurologischen Defizits und eines kardialen Ereignisses:
   - **Atorvastatin** (20 mg/d) über 45 Tage perioperativ

■ **Postoperatives Management**

1. adäquate Schmerztherapie, Beurteilung der Schmerzsituation mittels BESD-Demenz-Schmerzskala (► Kap. 39, ► Tab. 39.3)

2. bei demenzspezifischen perioperativen Komplikationen ist an postoperatives kognitives Defizit, postoperative Demenz, Delir, zentrales anticholinerges Syndrom, Serotoninsyndrom und malignes neuroleptisches Syndrom zu denken!

3. weitgehende Vermeidung neuro-/psychotroper Medikation

4. möglichst schnelle Rückverlegung ins häusliche „Setting"

Weiterführende Literatur

Frietsch T, Schuler M, Adler G (2014) Der demenzkranke Patient – Was ist beim anästhesiologischen Management zu beachten? Anästhesiol Intensivmed Notfallmed Schmerzther 49:220–229

Anästhesie in Außenbereichen

Cornelius Busch, Michael Heck und Michael Fresenius

Inhaltsverzeichnis

52.1   Anforderungen – 836

52.2   Analgosedierung – 836
52.2.1   Stadien einer Sedierung – 836
52.2.2   Ziele der Analgosedierung – 837
52.2.3   Patientenauswahl – 837
52.2.4   Medikamentenauswahl – 837

52.3   Spezielle Anforderungen einzelner Prozeduren – 837
52.3.1   Radiologische Untersuchungen – 837
52.3.2   Nuklearmedizinische Untersuchungen – 838
52.3.3   Linearbeschleuniger/Brachytherapie – 838
52.3.4   Kardiologische Untersuchungen – 838
52.3.5   Endoskopie – 838

Weiterführende Literatur – 838

© Springer-Verlag GmbH Deutschland, ein Teil von Springer Nature 2023
M. Heck et al. (Hrsg.), *Repetitorium Anästhesiologie*, https://doi.org/10.1007/978-3-662-64069-2_52

52.1 Anforderungen

Anästhesie wird zunehmend außerhalb des OP-Trakts oder von Intensivstationen benötigt. Zu diesen Arbeitsplätzen gehören u. a. die Radiologie mit CT, MRT und Durchleuchtung; Strahlentherapie mit Linearbeschleunigern; Nuklearmedizin mit PET, Psychiatrie mit EKTs und die Kardiologie mit Klappenimplantationen an Katheterarbeitsplätzen sowie die Endoskopie. Neben erwachsenen Patienten werden dort auch Kinder und Säuglinge betreut.

- **personelle Anforderungen**
  - Facharztstandard und eine entsprechend
  - qualifizierte Assistenz zur Ein- und Ausleitung der Narkose, welche zu diesen Zeitpunkten mit keinen anderen Aufgaben betraut sein darf. Das Assistenzpersonal muss ebenfalls mit der Ausrüstung wie auch den Medikamenten und örtlichen Gegebenheiten vertraut sein und während der Narkose jederzeit verfügbar sein. Insbesondere bei einer Analgosedierung oder Narkose von Kindern ist die Hilfe einer darin erfahrenen Pflegekraft essenziell
- **apparative Ausstattung**
  - hierzu gehört eine kontinuierliche Überwachung mittels
    - EKG, Pulsoxymetrie, Blutdruckmessung
    - Anästhesiesystem mit patientennaher Atemgasmessung (Kapnographie)
  - verfügbar müssen sein:
    - Temperaturmessung, Defibrillator, Relaxometer, BZ-Messgerät
    - für den unerwartet schwierigen Atemweg passende supraglottische Atemwegshilfen
    - Hilfsmittel zur direkten Laryngoskopie
    - Videolaryngoskopie

- Instrumentarium zur translaryngealen/transtrachealen Oxygenierung und Ventilation
- intraossäre Nadel
- empfohlen werden ein Anästhesiebeatmungsgerät, oszillometrische Blutdruckmessung und ein REA-Brett
- **räumliche Anforderungen**
  - ein möglicher Liegendtransport von Patienten
  - ausreichend Platz, um Patienten bei Notfällen adäquat versorgen zu können
  - suffiziente Versorgung mit Sauerstoff (Wand/Flasche)
  - Schutz des Patienten vor den Folgen eines plötzlichen Ausfalls der allgemeinen Stromversorgung (Notstrom/Akku)

Grundsätzlich sind an Arbeitsplätzen außerhalb des Zentral-OPs alle Narkoseverfahren möglich und grundsätzlich sind die Arbeitsplätze nach den genannten Mindestanforderungen auszustatten. Die Qualität der Analgosedierung – insbesondere bei Kindern – steigt mit der Erfahrung des Anästhesisten, Intensivmediziners und des Pflegepersonals. Bei wiederkehrenden Interventionen wie Bestrahlungen sind ein fixes Team für den Patienten, die Angehörigen und das Gelingen der Teamarbeit von Vorteil, bei Kindern und Säuglingen sollte der Anästhesist im Umgang mit den kleinen Patienten erfahren sein.

52.2 Analgosedierung

52.2.1 Stadien einer Sedierung

- **Grad 1**: minimale Sedierung mit wachem und ansprechbarem Patienten
- **Grad 2**: moderate Sedierung mit erweckbaren Patienten – hier ist eine Atemwegssicherung meist nicht vonnöten

- **Grad 3**: tiefe Sedierung, hierbei ist der Patient durch Schmerzreize erweckbar. Allerdings sind die Spontanatmung und Schutzreflexe häufig eingeschränkt, sodass eine Sicherung der Atemwege nötig ist (evtl. mit Guedel/Wendel). Diese Sedierungstiefe wird z. B. bei der Bildgebung von Kindern oder deren Bestrahlung erforderlich. Der Übergang zur Allgemeinanästhesie ist fließend
- **Grad 4**: Bei der Allgemeinanästhesie sind Bewusstsein und Schmerzwahrnehmung vollständig aufgehoben, der Patient zeigt keine Schutzreflexe. Die Atmung ist so eingeschränkt, dass die Atemwege gesichert werden müssen (Lama/Tubus)

Eine Einschätzung der Sedierungstiefe orientiert sich an folgenden Parametern:
- Atmung (Frequenz, Tiefe, Muster) klinisch und mittels Kapnographie
- Herzfrequenz
- Ansprechbarkeit des Patienten
- ggf. Schmerzreaktion

52.2.2 Ziele der Analgosedierung

Die Analgosedierung dient zum einen dazu, medizinische Maßnahmen zu ermöglichen und deren Ergebnis zu verbessern, zum anderen kann so ein gewisser Patientenkomfort erreicht werden. Das Ziel ist:
- Schmerzfreiheit
- Stressreduktion und Minderung von Angst
- Ruhigstellung unkooperativer Patienten

52.2.3 Patientenauswahl

Grundsätzlich können Analgosedierungen bei allen Patienten durchgeführt werden. Mit zunehmender Tiefe der Sedierung und Anzahl der Begleiterkrankungen steigt die Gefahr an lebensbedrohlichen Komplikationen. Risikopatienten weisen folgende Merkmale auf:
- ASA-Klasse >II
- verbale Kommunikation eingeschränkt
- NYHA >II, instabile AP
- Lungenerkrankungen mit partieller oder globaler Ventilationsstörung
- Alter >80 Jahre
- schwieriger Atemweg
- erhebliche Adipositas (BMI >30)

52.2.4 Medikamentenauswahl

Häufig wird eine Analgosedierung intravenös durchgeführt, bei Bedarf in Kombination mit einem Regionalverfahren. Dabei eignen sich Benzodiazepine meist für minimale Sedierungen wohingegen sich für eine suffiziente Analgosedierung z. B. Propofol eignet, ggf. in Kombination mit einem Opioid bei schmerzhaften Prozeduren. Alternativ kann bei schmerzhaften Eingriffen Ketanest verwendet werden.

Nichtmedikamentöse Verfahren zur Bewältigung unangenehmer Prozeduren beinhalten z. B. Hypnose bei Patienten ab dem 5. LJ. Bei Säuglingen kann zur Blutabnahme aus der Ferse non-nutritives Saugen oder „facilitated tucking" Stress reduzieren oder das Lutschen von Glukose.

52.3 Spezielle Anforderungen einzelner Prozeduren

52.3.1 Radiologische Untersuchungen

- meist schmerzfrei und unter Sedierung durchführbar
- Allgemeinanästhesie bei interventionellen Katheteranlagen, Erfordernis eines definierten Atemstillstands oder bei Aspirationsrisiko

- **MRT**
- häufig bei Kindern, da keine Strahlenbelastung
- nachteilig sind die vergleichsweise lange Untersuchungszeiten und die Lautstärke, weshalb z. B. klaustrophobe Patienten eine Sedierung benötigen
- MRT-fähige materielle Ausstattung und Monitoring erforderlich
- gespiegelter Monitor außerhalb des Untersuchungsraums

- **CT**
- meist kurze Untersuchungen
- strahlungsintensiv

52.3.2 Nuklearmedizinische Untersuchungen

- im SPECT (Single Photon Emission Computered Tomography), am PET (Positronen Emissions Tomographie) oder in der Szintigraphie durchgeführte Untersuchungen dauern häufig länger. Hierbei wird die Funktion eines Zielgewebes untersucht. Dazu wird ein Radiopharmakon wie z. B. 18F-FDG injiziert und die Metabolisierung abgewartet. Da dies durch körperliche Aktivität verfälscht werden kann muss z. B. ein Kind durch Analgosedierung im Überwachungsbereich bis zur eigentlichen Aufnahme immobilisiert werden und nach der Untersuchung nochmals im Strahlenbereich nachüberwacht werden

52.3.3 Linearbeschleuniger/ Brachytherapie

- häufig Serienbestrahlungen, bei denen es zu akuten Nebenwirkungen wie Müdigkeit, Hautrötung im Bestrahlungsbereich, Haarausfall oder z. B. bei intrakraniellen Bestrahlungen zu neuroendokriner Dysfunktion kommen kann
- Ganzkörperbestrahlung kann PONV und Diarrhö mit sich bringen
- Atemweg bei Fixierung des Kopfs mit Bestrahlungsmaske nicht zugängig, Maske mit Löchern für O_2-Insufflation und Kapnographie versehen
- Zweitmonitore, Videoüberwachung

52.3.4 Kardiologische Untersuchungen

- neben dem oben genannten Monitoring kann bei kardiozirkulatorisch instabilen Patienten eine invasive Druckmessung und eine Echokardiographie (z. B. Mitralclip) vonnöten sein, ggf. 9-Fr-Schleuse für temporären Schrittmacher

52.3.5 Endoskopie

- Analgosedierung mit Propofol/Ultiva
- Patientengut z. T. aspirationsgefährdet (z. B. durch massiven Aszites), je nach Einschätzung ITN
- ganze Bandbreite von Vorerkrankungen des Magen-Darm-Trakts, z. T. schwer hepatisch vorgeschädigt

Weiterführende Literatur

Heinke W, Hokema F, Thieme V, Kaisers UX (2010) Anästhesie außerhalb des Operationssaals. Anästh Intensivmed 51:467–483

Hall RW, Anand KJS (2014) Pain management in newborns. Clin Perinatol 41:895–924

52

Komplikationen

Inhaltsverzeichnis

Kapitel 53 **Anaphylaktische Reaktion** – 841
*Martin Reuber, Michael Heck, Michael Fresenius
und Cornelius Busch*

Kapitel 54 **Aspiration** – 853
*Martin Reuber, Michael Heck, Michael Fresenius
und Cornelius Busch*

Kapitel 55 **Herzrhythmusstörungen** – 861
Michael Heck, Michael Fresenius und Cornelius Busch

Kapitel 56 **Unbeabsichtigte perioperative Hypothermie** – 869
Michael Fresenius, Michael Heck und Cornelius Busch

Kapitel 57 **TUR-Syndrom** – 875
Michael Fresenius, Michael Heck und Cornelius Busch

Kapitel 58 **Übelkeit und Erbrechen** – 879
Michael Heck, Michael Fresenius und Cornelius Busch

Kapitel 59 **Postoperatives Delir und postoperatives
kognitives Defizit (POCD)** – 889
Michael Fresenius

Kapitel 60 **Intraoperative Wachzustände (Awareness)** – 903
Cornelius Busch, Michael Heck und Michael Fresenius

Kapitel 61 **Lungenembolie** – 907
Cornelius Busch, Michael Heck und Michael Fresenius

Kapitel 62   **Negative pressure pulmonary edema (NPPE) – 915**
Martin Reuber

Kapitel 63   **Nadelstichverletzung – 919**
Cornelius Busch, Michael Heck und Michael Fresenius

Anaphylaktische Reaktion

*Martin Reuber, Michael Heck, Michael Fresenius
und Cornelius Busch*

Inhaltsverzeichnis

53.1   **Pathophysiologie – 842**

53.2   **Diagnostik – 844**
53.2.1   Diagnosestellung nach Klinik – 844
53.2.2   Klinik – 844

53.3   **Symptome und Einteilung des Schweregrads – 844**

53.4   **Therapie – 844**
53.4.1   Allgemeinmaßnahmen – 844
53.4.2   Medikamentöse Therapie – 847
53.4.3   Prophylaktische Maßnahmen – 849

53.5   **Spezielle Krankheitsbilder
(mit Anaphylaxieassoziation) – 850**
53.5.1   Latexallergie – 850
53.5.2   Mastozytose – 851
53.5.3   Hühnereiallergie – 852
53.5.4   Sojaallergie – 852

Literatur und weiterführende Literatur – 852

© Springer-Verlag GmbH Deutschland, ein Teil von Springer Nature 2023
M. Heck et al. (Hrsg.), *Repetitorium Anästhesiologie*, https://doi.org/10.1007/978-3-662-64069-2_53

- **Definition**
- unter einer **anaphylaktischen Reaktion** oder **Anaphylaxie** versteht man eine **allergische Reaktion**, die unmittelbar oder wenige Minuten nach dem Kontakt einer Person mit dem auslösenden Allergen auftritt. In ihrer maximalen Ausprägung spricht man vom **allergischen Schock**
- **anaphylaktische Reaktion** : humorale Allergie vom Soforttyp (Typ I) durch präformierte, membranständige IgE-Antikörper, welche zur Freisetzung verschiedener Mediatoren aus Mastzellen und basophilen Granulozyten führt
- **Anaphylaxie:** Maximalvariante einer akuten allergischen Reaktion
- **pseudo-allergische Reaktion:** direkte, nichtantikörpervermittelte Reaktion mit der Mastzelle etc. → es ist keine vorhergehende Exposition notwendig! Die Überempfindlichkeitsreaktion wird durch chemische oder physikalische Stimuli ausgelöst (Beispiele: Reaktion auf Medikamente, Kontrastmittel oder Knochenzement). Ig-E-unabhängige, MAS-related-G-Protein-gekoppelte Rezeptorstimulation → Komplementaktivierung → Interaktion Kallikrein/Kinin-System und Arachnoidonsäurestoffwechsel. Alternative Begriffe: nichtimmunologische Anaphylaxie und anaphylaktoide Reaktion
- Kreuzallergie: Allergische Reaktion, die sich auf strukturverwandte Antigene eines bereits allergieauslösenden Stoffes bezieht

- **Inzidenz**
- Inzidenz schwerer anaphylaktischer Reaktionen während der Narkose: 1:10.000–1:20.000. Je nach Versorgungsstufe wird die Letalität dieser Hypersensitivitätsreaktionen mit 0,5–9 % angegeben
- die Inzidenz von Latexallergien (2 % der Bevölkerung / 10–17 % med. Personal)

nimmt im Alter von 6–8 Jahren sprunghaft zu; bei Muskelrelaxanzien ist dieser Effekt – mit stetiger Zunahme bis zum Erwachsenenalter – noch ausgeprägter (▶ Abschn. 53.1)

- **Risikokollektiv**
- Erkrankungen des atopischen Formenkreises, Patienten mit Mastozytose
- Patienten mit hohem Lebensalter, kardiovaskulären Risikofaktoren
- Dauermedikation mit: β-Blocker, ACE-Hemmer, NSAID
- Patienten mit bekannter Nahrungsmittelallergie: Bananen-, Avocado-, Kiwi-, Feige- und Maracuja-Allergie
- Kinder mit **angeborenen Fehlbildungen** (31–70 %): Spina bifida, urogenitalen und gastrointestinalen Fehlbildungen sowie Hydrozephalus → häufige Operationen im Kleinkindalter → Antibiotika-/Anästhetikaexposition ↑

- **Auslösende Agenzien (intraoperativ)**
- Muskelrelaxanzien (ca. 60–70 %) (Succinylcholin > Rocuronium > Pancuronium > Vecuronium > Mivacurium > Atracurium > Cisatracurium)
- Latexallergie ist die zweithäufigste Ursache intraoperativer anaphylaktischer Reaktionen (ca. 12–18 % → zunehmend)
- Antibiotika (ca. 8 %), kolloidale Volumenersatzmittel (ca. 5 %)
- Barbiturate, Kontrastmittel, Protamin, Palacos

53.1 Pathophysiologie

- Unterscheidung von 4 Typen der allergischen Reaktion nach Coombs und Gell (◘ Tab. 53.1):
- der perioperativen Anaphylaxie liegt fast immer eine Typ-1- oder eine pseudo-allergische Reaktion zugrunde

◘ Tab. 53.1 Klassifikation allergischer Reaktionen

Typ nach Coombs/Gell (typische Beispiele)	Mechanismus	Zeitverlauf	Besonderheiten
Typ 1 (Latex, Nahrungsmittel, Medikamente)	Ig-E-vermittelte Reaktion	Sekunden bis Minuten → Soforttyp	Antigenbindung an Mastzelle und eosinophile Granulozyten → Ig-E-AK ↑+ Mediatorfreisetzung (Mastzelldegranulation)
Typ 2 (hämolytische Transfusionsreaktion, Agranulozytose → medikamentös induziert)	Zytotoxische Reaktion	einige Minuten	Bildung AK/AG-Komplexe → Aktivierung zytotoxische T-Zellen und Komplementaktivierung → Histamin ↑, Prostaglandin ↑→ Ödeme, Vasodilatation
Typ 3 (exogen-allergische Alveolitis)	Immunkomplexreaktion	2–12 h → Spätreaktion	Immunkomplexe aktiveren Komplementkaskade → neutrophile Granulozyten → Enzymfreisetzung → Entzündungsreaktion
Typ 4 (Arzneimittelexanthem, Kontaktexem auf Nickel)	Zelluläre Immunreaktion	24–48 h	T-Zellen in Lymphsystem und Milz (Gedächtniszellen) → T-Helferzellen setzen Zytokine frei

- Histamin, Leukotriene, Prostaglandine, Tryptase und plättchenaktivierender Faktor sowie das aktivierte Komplementsystem (Anaphylatoxine) sind die maßgeblichen Mediatoren der schweren systemischen Reaktion
- erst der zweite Kontakt mit dem Antikörpergenerator (Antigen) führt zu einer Typ-1-Reaktion! → Ausnahme ist die Kreuzallergie durch strukturverwandte Allergene

■ **Präformierte Mediatoren**

Histamin: die Wirkungen von Histamin werden über H_1- und H_2-Rezeptoren vermittelt

■■ **Wirkung auf H_1-Rezeptoren**
- → Bronchokonstriktion
- → Konstriktion von Gefäßen >80 µm, Dilatation von Gefäßen <80 µm
- → Gefäßpermeabilitätszunahme
- → Koronararterienkonstriktion
- kurz: cholinerge Wirkung der H_1-Rezeptoren

■■ **Wirkung auf H_2-Rezeptoren (cAMP-Messenger-System)**
- → Tachykardie
- → Gefäßpermeabilitätszunahme
- → Koronararteriendilatation
- → Zunahme der Myokardkontraktilität
- → Herzrhythmusstörungen
- → Bronchodilatation
- → erhöhte gastrale Säuresekretion
- kurz: β-vermittelte Wirkung der H_2-Rezeptoren

■■ **Wirkung auf H_3-Rezeptoren**
- Wirkung auf H_3-Rezeptoren in der Lunge und in histaminergen Nervenendigungen im ZNS → Funktion bis jetzt unbekannt
- Proteasen (Tryptase, Chymase)
- neutrophiler chemotaktischer Faktor (NCF)

■ **Neugenerierte Mediatoren**
- PAF
- Prostaglandine E_2, I_2, $F_{2\alpha}$
- Thromboxan A_2
- Leukotriene C_4, D_4, E_4

53.2 Diagnostik

Bestimmung der **Mastzelltryptase** als Marker einer akuten allergischen Reaktion → Blutabnahme sofort nach Ereignis sowie nach 1–2 h, jedoch nicht später als 4 h, und Bestimmung der Baseline für Mastzelltryptase nach einigen Tagen (NICE Guidelines 2020). → Schwache Evidenz der Methode! Zur Identifizierung des Allergens stehen verschiedene Tests zur Verfügung:
- Prick-Test, Scratch-Test, Intrakutan-Test
- ELISA
- RAST

53.2.1 Diagnosestellung nach Klinik

- das **klinische Bild** der Anaphylaxie während einer Anästhesie ist **extrem variabel** – keineswegs ist davon auszugehen, dass mehrere Organsysteme gleichzeitig klinische Symptome zeigen müssen
- bei Kindern in Allgemeinanästhesie ist das Erkennen einer anaphylaktischen Reaktion häufig erschwert und die Diagnose wird häufig (zu) spät gestellt
- klinische Diagnose nach Kriterien der NIAID (National Institutes of Allergy and Infectious Disease) → 1 von 3 Kriterien müssen erfüllt sein:
  - → akuter Beginn (Minuten bis Stunden) mit Symptomen der Haut (Urtikaria, Flush, Angioödem, Schleimhautschwellung) und der Beteiligung der Organsysteme: Respiration oder Kreislauf

  - → Hypotonie nach Kontakt mit bekanntem Allergen
  - → fortschreitende Organmanifestation (2 Organsysteme betroffen) nach möglichem Allergenkontakt

53.2.2 Klinik

Akutes Einsetzen folgender klinischer Zeichen möglich (**Cave**: äußerst variables klinisches Bild) (◨ Tab. 53.2):

 Cave
Maskierung durch chirurgische Abdeckung, Blutdruckabfall und Tachykardie werden als Blutverlust oder Narkoseauswirkungen fehlinterpretiert

53.3 Symptome und Einteilung des Schweregrads

◨ Tab. 53.3 und 53.4

53.4 Therapie

◨ Tab. 53.5

53.4.1 Allgemeinmaßnahmen

- **Stoppen** der **Allergenzufuhr** (schon bei Verdacht)
- O_2-Gabe (bzw. Beatmung mit F_iO_2 von 1,0)
- Volumengabe (1000–3000 ml Vollelektrolytlösung)
- Fach-/Oberarzt und zusätzliche Pflege hinzuziehen!
- Basismonitoring vervollständigen, bei ausgeprägten Reaktionen arterielle und zentralvenöse Kanülierung im Verlauf

53

◘ **Tab. 53.2**   Klinische Symptomatik der schweren anaphylaktischen Reaktion → Anaphylaxie

Einteilung	Bereiche	Symptomatik
A	Airway	→ Husten, Heiserkeit → inspiratorischer Stridor, kloßige Sprache, Einziehungen der Fossa jugularis
B	Breathing	→ Dyspnoe, Giemen, Bronchokonstriktion (exspiratorischer Stridor) → Lungenödem, Hypersekretion → Hypoxie, Apnoe
C	Circulation	→ Hypotonie, Schocksymtomatik bis Kreislaufstillstand → Tachykardie, Arrhythmie, ST-Streckenveränderungen (Senkung/Hebung)
D	Disability	→ Unruhe, Angstgefühl, Kopfschmerzen → Parästhesien, Grand-Mal-Anfall, Bewusstseinsstörung bis Koma
E	Exposure	→ Gastrointestinale Beschwerden (Übelkeit, Diarrhö) → Hautveränderungen (Erythem, Flush, Exanthem, Urtikaria) → Schleimhautveränderungen (Ödeme, Angioödem = Quincke-Ödem)

◘ **Tab. 53.3**   Stadieneinteilung nach Ring u. Messmer (Modifiziert nach der S2k-Leitlinie der DGAKI 2021)

Stadium	Herz-Kreislauf	Respiration	Haut	Abdomen
I			Flush, Urtikaria, Angioödem, Juckreiz	Unwohlsein
II	Arrhythmien Tachykardie (Anstieg >20/min) Hypotonie (Abfall >20 mmHg)	Rhinorrhö, Heiserkeit, Dyspnoe	Flush, Urtikaria, Angioödem, Juckreiz	Übelkeit
III	Schock	Bronchospasmus, Larynxödem, Zyanose	Flush, Urtikaria, Angioödem, Juckreiz	Erbrechen, Defäkation
IV	Herz-Kreislauf-Stillstand	Atemstillstand	Flush, Urtikaria, Angioödem, Juckreiz	Erbrechen

Stadium I–II: allergische Reaktion, ab Stadium III: Anaphylaxie

◻ Tab. 53.4   Einteilung der perioperativen Anaphylaxie (nach ANZCA Guidelines 2017)

Grad A → Moderate Anaphylaxie → Alteration eines wichtigen Organ- systems	Grad B → Lebensbedrohliche Anaphylaxie	Grad C → Anaphylaxie assoziierter Herz -Kreislauf/Atmungsstillstand
Kardiovaskuläres System		
Tachy-/Bradykardie Hypotonie Nicht lebensbedrohliche Arrhythmie	Lebensbedrohliche Brady-/Tachykardie Hypotonie <60 mmHg	Herz-/Kreislauf-Stillstand/ Beatmung nicht möglich
Respiratorisches System		
Husten, Atemnot Schluckstörungen, Rhinorrrhoe, Hypersalivation, Abfall der SpO_2	Beatmungsschwierig- keiten Beatmungsdruck >40mbar S_pO_2-Sättigung unter 90 %	–
Andere Organsysteme		
Bewusstseinsveränderungen Agitation Gastrointestinale Symptome	-	

Exkurs

Die gebräuchliche Stadieneinteilung nach Ring und Messmer findet sich vor allem im deutschsprachigen Raum und wurde in leicht modifizierter Form in der S2k-Leitlinie der DGAKI von 2021 erneut publiziert. Die in ◻ Tab. 53.3 verwendete Stadieneinteilung der ANZCA zur perioperativen Anaphylaxie beschreibt die klinisch relevanten Auswirkungen und Schweregrade anhand konkreter Surrogatparameter und stellt somit eine wertvolle Alternative zur klinischen Bewertung dar.

Grad A → entspricht etwa Stadium 2 (II)
Grad B → entspricht etwa Stadium 3 (III)
Grad C → entspricht Stadium 4 (IV)
Ausschließliche Hautreaktionen werden im deutschsprachigen Raum mit Stadium 1 bezeichnet (geringe klinische Relevanz).
◻ Tab. 53.4 beschreibt die Therapieoptionen, die sich in einigen Publikationen finden. Sie können als Anhaltspunkte für eine stadiengerechte Therapie dienen. Im Vordergrund sollte jedoch immer eine vorausschauende und bedarfsadaptierte Therapie stehen.

53

❶ Cave

5–10 % der Patienten nach schwerer Anaphylaxie erleiden einen biphasischen Krankheitsverlauf mit erneuter Verschlechterung nach Stunden. Eine intensivmedizinische Überwachung ab

dem Grad B (entspricht Stadium 3) sollte erfolgen. Trotz schwacher Evidenz kann die Gabe von Glukokortikoiden und Histaminrezeptorantagonisten (H_1) einen biphasischen Verlauf verhindern oder abmildern (NIAID Guidelines 2020).

■ **Tab. 53.5**   Stadiengerechte Therapie der Anaphylaxie

Stadium		Therapie	Anmerkung
alle Stadien		Antigenzufuhr stoppen, Beruhigung, evtl. weiterer Gefäßzugang; notfalls intraossärer Zugang	Infusionsleitung ebenfalls wechseln! Fach-/Oberarzt und zusätzliche Pflege hinzuziehen!
I		Volumengabe, **H$_1$-Blocker:** z. B. Dimetindin 0,1 mg/kgKG oder Clemastin 0,05 mg/kgKG i. v.	
II–III	Respirationstrakt	**O$_2$-Gabe**, evtl. frühzeitige Intubation; Bronchodilatoren, z. B. – **Salbutamol inhalativ** (2,5–5 mg über Vernebler) – **Adrenalin inhalativ 3–5 mg „pur"** über Vernebler – **Salbutamol** 1 µg/kg i. v. – **Theophyllin** 5 mg/kg i. v.	
	Kreislaufsystem	**Volumengabe:** 20 ml/kg (Kinder) oder 1–3 l Vollelektrolytlösung (Erwachsene) – **Adrenalin** 150–500 µg **i. m.** bzw. – **Adrenalin** 1–10 µg/kgKG titriert **i. v.** (1:100 verdünnt 1 ml = 10 µg) – **Noradrenalin i. v.** (Arterenol) 1:10–1:100 verdünnt (0,1–1 µg/kgKG), wenn Adrenalin unzureichend **Ziel RR >100 mmHg sys.** Erwäge: Glukagon 1 mg langsam i. v. bei β-blockierten Patienten und kein Ansprechen auf Adrenalin (evtl. Repetitionsgabe)	Adrenalin i. m. (M. vastus lateralis): – 0–6 J.: 150 µg; – >6–12 J.: 300 µg – >12 J./Erwachsene: 500 µg; Adrenalin bewirkt: Bronchodilatation, kardiale Kontraktilitätssteigerung und Reduktion der Freisetzung von Mediatoren aus der Mastzelle Adrenalin ist das wichtigste Medikament zur Behandlung der Anaphylaxie
	Immunsystem	Kortikosteroide i.v. z. B. – 1–2 mg/kgKG Methylprednisolon (Decortin) oder – 0,15–0,3 mg/kgKG Dexamethason	Antiinflammatorische Wirkung frühestens nach 60–120 min; anschl. bis 3-mal/24 h
IV		**CPR** nach aktuellen Leitlinien	

53.4.2   Medikamentöse Therapie

– erfolgt unter Berücksichtigung des Allergiestadiums und der klinischen Dynamik
– Ziel ist es, das Fortschreiten der Allgemeinsymptome zu verhindern
– **Merke:** Der anaphylaktische Schock ist immer ein distributiver Schock!

53.4.2.1   Katecholamine

■ **Adrenalin (Suprarenin)**

– Nutzung der α- und β-mimetischen Wirkung (α → Vasokonstriktion, positive Inotropie, antiödematöse Wirkung, β$_2$ → Bronchodilatation)
– Dosierung je nach Stadium und Wirkung:
   – **inhalativ** (3–5 mg = 3–5 ml) über Vernebler →

– **i.m.:** 150–500 µg (Gabe in den M. vastus lateralis, mittlerer seitlicher Oberschenkel):
  – 0,5 mg unverdünnt bei Erwachsenen und Jugendlichen ab 12. Lebensjahr
  – 0,3 mg beim Schulkind
  – 0,15 mg beim Säugling und Kleinkind (6 Monate bis 6 Jahre)
– **i.v.:** 1–10 µg/kg titriert: (1:100 verdünnt 1 ml = 10 µg), 0,5 ml- (5 µg)-weise oder kontinuierlich i.v., je nach Wirkung
  – beim Erwachsenen Boli à 100 µg (z. B. 1 mg in 100 ml NaCl lösen, entspricht 10 µg/ml),
  – beim Kind 1 µg/kg KG, jeweils bis zur klinischen Besserung. Bei (noch) nicht vorhandenem Zugang i.m.

❯ Das wichtigste Medikament zur Behandlung der Anaphylaxien ist **Adrenalin**. Die i.m. Gabe ist wegen der geringeren kardiozirkulatorischen Nebenwirkungen und der Depotwirkung der i.v.-Gabe vorzuziehen (Ausnahme CPR). Repetitionsintervall 10–15 min, bis eine klinische Besserung eintritt.

❯ Neben dem M. vastus lateralis kann alternativ der M. deltoideus punktiert werden. Die Punktionstiefe sollte bei M. vastus lateralis 20 mm und bei M. deltoideus 25 mm (Männer) bzw. 15–20 mm (Frauen) betragen, um eine sichere i.m.-Applikation zu gewährleisten. Bereits ab Grad A bzw. Stadium 2 sollte Adrenalin erwogen werden!

■ **Noradrenalin (Arterenol)**
▬ Nutzung der α-mimetischen Wirkung (α → Vasokonstrtiktion, antiödematöse Wirkung)
▬ 1:10–1:100 verdünnt (1–100 µg) i. v., wenn mit Adrenalin kein Erfolg zu erzielen ist

53.4.2.2 Histaminrezeptorenblocker

■ **H_1-Blocker**
▬ Dimetinden (Fenistil): 0,1 mg/kg ≈1–2 Amp. à 4 mg (4 ml) langsam i. v.
▬ Clemastin (Tavegil): 0,05 mg/kg ≈1–2 Amp. à 2 mg (5 ml) langsam i. v.

■ **H_2-Blocker**
▬ Ranitidin als H_2-Blocker zur parenteralen Gabe ist nicht mehr auf dem deutschen Markt verfügbar. Der Nutzen dieser Therapie konnte ebenfalls nicht hinreichend belegt werden.

❯ Eine H_1-Blockade sollte trotz geringer Evidenz immer erfolgen.

❯ Ranitidinhaltige Medikamente wurde am 01.04.2020 durch die FDA und EMA wegen Verunreinigungen mit Nitrosaminen (NDMA) vom Markt genommen. Cimetidin als parenterale Alternative wird als Ersatzpräparat wegen hoher Nebenwirkungen und geringen Nutzens vermutlich keine Anwendung finden.

❯ **Beachte:** Nur H_1-Rezeptor-Blocker der 1. Generation haben bisher die Zulassung in der Behandlung der Anaphylaxie.

53.4.2.3 Glukokortikoide
▬ Kortikosteroide sind zwar frühestens 60–120 min nach der Applikation antiinflammatorisch wirksam – sie können aber Spätsymptome verkürzen, Bronchospasmen lösen und damit den weiteren Verlauf einer Anaphylaxie abschwächen (Siehe: biphasischer Verlauf)

53

- spezifischer Effekt: Hemmung der Phospholipase A_2 über Lipocortin → Leukotriene-Neusynthese ↓ Wirkung erst nach 1–2 h
- unspezifischer Effekt (nicht zweifelsfrei belegt): membranstabilisierend und gefäßabdichtend bereits nach 10–30 min. Hierbei ist die Anzahl der Moleküle und nicht die glukokortikoide Potenz entscheidend! z. B. präoperativ: Methylprednisolon (Urbason) 1 mg/kg p.o.
- Dosis je nach Stadium:
  - z. B. 50–250–1000 mg Prednisolon (Solu-Decortin H) i. v. oder
  - z. B. 8–40–120 mg Dexamethason (Fortecortin) i. v.

❗ Cave

Langsam spritzen oder als Kurzinfusion über mindestens 5 min! Bolusgabe selbst kann Histamin freisetzen!

53.4.3 Prophylaktische Maßnahmen

- ausführliche Erhebung der Allergie-und Medikamentenanamnese und Verträglichkeitsabfrage
- Vermeidung von Allergieauslösern (latexfreies OP- und Anästhesiematerial, möglichst früh im OP-Programm, OP-Beschilderung, Markierung im OP-Plan)
- aufgrund der Dosisabhängigkeit der unspezifischen Histaminfreisetzung sind **Dosisreduktion** und **langsame Injektion** (Histaminfreisetzung ist auch abhängig von der Injektionsgeschwindigkeit) über 30–60 s wirkungsvolle Maßnahmen zur Verminderung lokaler oder systemischer Histaminwirkungen
- Metamizol und Protamin nicht als Bolus, sondern stets als Kurzinfusion verabreichen

- Muskelrelaxanzien langsam injizieren
- bei Antibiotikaallergie: Antibiotika sollten zur Differenzierung einer allergischen Reaktion zeitlich grundsätzlich versetzt zur Narkoseeinleitung gegeben werden!
- **Anmerkung**: bei bekannter Penicillinallergie sollte nur auf ein Cephalosporin der 1. Generation (Cefazolin) verzichtet werden! Cephalosporine der 2. und 3. Generation können unter engmaschiger Beobachtung appliziert werden! (Kreuzallergie sinkt mit steigender Generation der Cephalosporine → 10 % bei 1. Generation → <1 % bei 2. Generation)
- die prophylaktische Gabe von Antihistaminika und Kortikosteroide reduziert ebenfalls die freigesetzte Menge von Histamin. Echte allergische Reaktionen werden weder durch eine langsame Injektion noch durch eine Rezeptorblockade mit Antihistaminika beeinflusst

Medikamentöse Prämedikation:
Eine mögliche Anaphylaxieprophylaxe bei anaphylaktischer Prädisposition Antihistaminika (H1-Antagonisten), Kortikosteroide
- **Vorabend:**
  - Dimetinden (Fenistil) 2 Tbl. à 1 mg oder 1 Ret.-Kps. à 2,5 mg und
  - Cimetidin 1 Kps. à 200 oder 400 mg und
  - Prednisolon (Decortin H) 1 Tbl. à 50 mg
- **morgens:**
  - Dimetinden (Fenistil) 2 Tbl. à 1 mg oder 1 Ret.-Kps. à 2,5 mg und
  - Cimetidin 1 Kps. à 200 oder 400 mg und

- Prednisolon (Decortin H) 1 Tbl. à
  50 mg
- **oder vor Einleitung** (mind. 1 Stunde
  vor Exposition)
  - Dimetinden (Fenistil) 0,1 mg/kg
    ≈ 2 Amp. à 4 mg als Kurzinfusion
    und
  - Prednisolon (Solu-Decortin H)
    100–250 mg i. v.

Beachte: Die ÖGARI nimmt im Jahr
2019 Stellung zur medikamentösen Prophylaxe und deren Sinnhaftigkeit bzw.
sehr schwachen Evidenz. Die dort genannten Medikamente entsprechen jedoch den amerikanischen Empfehlungen
und sind hier eher unüblich.

- **prophylaktische Gabe empfohlen** bei:
  - Patienten mit anamnestischer Über-
    empfindlichkeit gegenüber Kontrast-
    mitteln (10,9 % Rezidivrate für
    schwere Reaktionen) und
    i.v.-Anästhetika
  - Patienten mit allergischer Diathese
    (15,1 % Rezidivrate für schwere Re-
    aktionen beim Asthmatiker)
  - Patienten mit Mastozytose (1 h vor
    Expostition i. v.)

53.5 Spezielle Krankheitsbilder (mit Anaphylaxieassoziation)

53.5.1 Latexallergie

- Latex besteht aus Isoprenmolekülen,
  welche durch den sog. „rubber elonga-
  tion factor" zu Polyisopren (Natur-
  kautschuk) und anschließend künstlich
  durch Erhitzen mit Schwefel zu Gummi
  verarbeitet werden (Vulkanisation)
- **60 %** der Latexallergien sind **Typ-I-
  Reaktionen**: Freisetzung von Histamin

(>1 ng/ml) mit Spitzenspiegel schon nach
5–15 min, gelegentlich erst nach 3–8 h
- **40 %** sind **Typ-IV-Reaktionen** nach Coombs u. Gells; Hier sind Zusatzstoffe
  (Farbstoffe, Antioxidanzien etc.) im
  Latex die Auslöser der Allergie. Sie tritt
  meistens etwa 12 h nach Kontakt auf.
  Die betroffene Hautstelle reagiert mit
  einer Rötung, Papeln- oder Bläschen-
  bildung. Juckreiz kann hinzutreten. Man
  spricht auch von einem Kontaktekzem
- Reaktion meist beim primären Austasten
  der Bauchhöhle mit Latexhandschuhen

❗ Cave

Medizinisches Personal hat eine hohe
Sensibilisierungsrate bezüglich Antibiotika oder Latexderivaten (bis 17 % bei
atopisch veranlagten Patienten, 11 % der
Zahnärzte).

- **Kreuzreaktion** mit Kastanien und Bananen möglich!
- **Risikofaktoren**
  - Spina bifida (60 % dieser Patienten-
    gruppe)
  - berufliche Latexexposition, medizini-
    sches Personal
  - Allergiker, Asthmatiker
  - bestehende bekannte Nahrungsmittel-
    allergie
  - multiple Medikamentenallergien
  - Patienten mit chronischen Er-
    krankungen und Zustand nach rezidi-
    vierenden Katheteranlagen
- nach einer Untersuchung von Brown et al.
  weisen in zunehmendem Umfang ca. 12,5 %
  aller Anästhesisten eine Latexallergie und
  24 % eine Kontaktdermatitis auf
- bei der Latexallergie weisen jedoch nur
  2,4 % klinisch Symptome auf und
  ca. 10 % **keine Symptome** bei nachweisbaren IgE-Antikörpern. → Eine Vermeidung von Latexpartikeln kann eine
  zukünftige klinische Latexallergie in diesen besonderen Fällen vermeiden helfen!

53

Auf jeden Fall sollte die aerogene Sensibilisierung durch an Handschuhpuder haftenden Latexpartikeln vermieden werden
- eine Latexallergie ist eine **ernstzunehmende und schwere Komplikation** – in der Literatur sind bis zu 7 % tödliche Verläufe beschrieben
- die beste Maßnahme zur Verhinderung einer Latexallergie ist die konsequente Schaffung eines latexfreien Umfelds

53.5.2 Mastozytose

- die Mastozytose ist eine seltene Systemerkrankung mit einer Prävalenz von 1:25.000 bis 1:30.000, gekennzeichnet durch eine Anhäufung von Mastzellen in Haut, Gastrointestinaltrakt, Leber, Milz, Lymphgewebe und Knochenmark

- Anästhesie bei Patienten mit Mastozytose bleibt eine Herausforderung – unabhängig von der Form und der Ausprägung der Mastozytose
- Kinder mit Mastozytose haben ein erhöhtes Anaphylaxierisiko – eine sorgfältige Medikamenten- und Allergieanamnese, erhöhte Vigilanz sowie die Möglichkeit der unmittelbaren Notfalltherapie sind unabdingbar
- mind. 1 h vor Narkosebeginn sollen Antihistaminika und ein Glukokortikoid verabreicht werden → schwache Evidenz (Siehe Anaphylaxieprophylaxe)
- die Mastozytose manifestiert sich im Kleinkindesalter (als kutane Mastozytose, oft passager) oder in der mittleren Lebensdekade → Patienten mit anamnestisch multiplen Allergien (Tab. 53.6)

Tab. 53.6   Vermutlich sichere Medikamente bei Mastozytose (Mod. nach Hinkelbein 2009)

Medikamenenklasse	Geringes Risiko/vermutlich sicher	Ungeeignet/unsicher
Hypnotika	Propofol, Ketamin	Barbiturate, Etomidate (unklar)
Volatile Anästhetika	Isofluran, Sevofluran	Desfluran (unterschiedliche Angaben in der Literatur)
Muskelrelaxanzien	Cis-Atracurium, Succinylcholin (unklar), Rocuronium (unklar)	Atracurium, Pancuronium, Mivacurium, Alcuronium
Opioidanalgetika	Fentanyl, Sufentanil, Remifentanil (unklar) Alfentanil (unklar)	Morphin, Pethidin, Tramadol
Nichtopioidanalgetika	Paracetamol	Metamizol, NSAID (unklar)
Lokalanästhetika	Bupivacain, Ropivacain, Mepivacain, Prilocain	Lidocain, Procain, Methylparaben (→ Konservierungsstoff in 50 ml Glasflaschen verschiedener LA)
Sedativa	Diazepam, Midazolam, Flunitracepam	
Sonstiges	Naloxon, Atropin (unterschiedliche Angaben in der Literatur)	Gelantine-/HAES-Lösungen Nichtmedikamentöse Trigger: Kälte, Stress, Angst, Schmerzen

53.5.3 Hühnereiallergie

- die IgE-vermittelte Hühnereiallergie ist eine häufige Nahrungsmittelallergie im Kindesalter. Die Hühnereiallergie gilt unter Anästhesisten vielfach als Kontraindikation für den Einsatz von Propofol (enthält zur Emulsifikation und Stabilisierung Ei-Lecithin und Sojaöl) – ein Zusammenhang zwischen einer vorbestehenden Allergie und der Reaktion auf Propofol ist jedoch nicht belegt
- das in der Propofolzubereitung enthaltene Ei-Lecithin wird aus erhitztem denaturiertem Eigelb gewonnen und enthält lediglich minimale Spuren von Eigelb, nicht aber von Eiweiß
- Propofol kann aller Wahrscheinlichkeit nach auch bei Kindern mit Hühnereiallergie als sicher gelten, (Bagley, L. Pediatric anaesthesia 2021) jedoch nicht bei Kindern mit positiver Anamnese für Hühnereianaphylaxie (Martinez, S.: J Investig Allergol Clin Immunol 2019)

53.5.4 Sojaallergie

- Propofolzubereitungen enthalten Sojaöl in raffinierter Form, wobei die allergenen Proteine während des Raffinationsprozesses entfernt werden. Die Restmenge an Sojaprotein in Propofol ist minimal (ca. 1,4 ppm) und zu gering, um eine allergische Reaktion hervorrufen zu können. Daher **gilt Propofol** bei einigen Experten **auch bei der Sojaallergie als nicht kontraindiziert**

Literatur und weiterführende Literatur

American Academy of Allergy, Asthma and Immunology (AAAI): Anaphylaxis – a 2019 practice parameter update and GRADE analysis

Hinkelbein J (2009) Mastozytose: Pathologie und anästhesiologische Implikationen für die Praxis Anästh Intensivmed 50:508–518

S2k-Leitlinie der Deutschen Gesellschaft für Allergologie und klinische Immunologie (DGAKI) Update 2021 in Allergo J. 2021; 30(1): 20–49.

Stellungnahme der ÖGARI zur Anaphylaxie-Prophylaxe 2019

Aspiration

Martin Reuber, Michael Heck, Michael Fresenius und Cornelius Busch

Inhaltsverzeichnis

54.1 **Grundlagen – 854**

54.2 **Therapie – 855**

54.3 **Prophylaktische Maßnahmen – 856**
54.3.1 Rapid-Sequence-Induction (RSI) – 856

Literatur und weiterführende Literatur – 859

© Springer-Verlag GmbH Deutschland, ein Teil von Springer Nature 2023
M. Heck et al. (Hrsg.), *Repetitorium Anästhesiologie*, https://doi.org/10.1007/978-3-662-64069-2_54

54.1 Grundlagen

- **Definition**
- Eindringen von Fremdkörpern oder Flüssigkeiten aus dem Gastrointestinal- in den Respirationstrakt
- lateinisch: ad=an, spirare=atmen
- Regurgitation ist etwa 3-mal häufiger als Erbrechen

- **Inzidenz**
- 0,7-4,7 %/10000 Anästhesien, elektiver operativer Eingriff → 1:16000; Notfall- eingriff → 1:540
- Aspiration ist die häufigste Ursache für anästhesiebedingte Todesfälle
- es besteht kein Unterschied in der Häufig- keit der Aspiration zwischen Intubation und (korrekt indizierter) Larynxmaske
- die Inzidenz korreliert mit der ASA- Klasse (ASA I→ 1:9200 vs. ASA IV→ 1:1400)

- **Mortalität**
- die aspirationsbedingte Mortalität sinkt seit etwa 30 Jahren kontinuierlich → Peak um 1986 mit Einführung der 1. Generation Larynxmaske!
- aspirationsbedingte Mortalität → 1:350.000 (Daten aus GB → NAP4-Studie)

54

- **Zeitpunkt der Aspiration**
- ≈ 1/3 präoperativ (bei Laryngoskopie)
- ≈ 1/3 postoperativ (bei Extubation)
- ≈ 1/4 intraoperativ (stille Aspiration)
- außerhalb des Operationssaales wird die Aspirationsinzidenz perioperativ mit 1:25 angegeben

- **Nachweis einer Aspiration**
- Beobachtung des Aspirationsgeschehens
- Farbgebung des abgesaugten Tracheal- sekretes (grünlich, bräunlich)
- saurer pH des abgesaugten Tracheal- sekrets → Lackmusteststreifen (rot → pH<4,5)
- bronchoskopischer Nachweis von festen Nahrungsbestandteilen

- im Verlauf Bildgebung → Röntgen- thorax zeigt Aspirationsstraßen

- **Symptome**
- Oxygenierungstörung → dauerhafter S_pO_2-Abfall >5 %
- Auskultation: Bronchospastik, Laryngo- spastik, Giemen/Brummen, grobe Ras- selgeräusche (RG)
- 30 % Entwicklung eines ARDS (alle Schweregrade möglich → Mortalität wiederum 30 %)
- 64 % aller Patienten mit Aspiration zeigen keine klinischen Zeichen (Warner 1993)

- **Aspirationsgefährdete Patienten- gruppen (vgl. auch ◻ Tab. 54.2)**

Erhöhtes Gastrales Volumen:
- nichtnüchterne Patienten
- verzögerte Magenentleerung (Schwan- gerschaft ab (2.) 3. Trimenon, Ileus, Opiate, Atonie)
- Hypersekretion (Schmerzen, Stress, Trauma)
- Organinsuffizienzen (Leber-/Nierenin- suffizienz, Diabetes mellitus)

Laryngeale Inkompetenz:
- neuromuskuläre Erkrankungen (M. Par- kinson, Dystrophien, multiple Sklerose, ALS)
- Schluckstörungen jedweder Genese (Bei- spiel: nach Schädel-Hirn-Trauma)

Erhöhtes Regurgitationsrisiko:
- Hiatushernie, Pylorusstenose
- Achalasie (Ösophagusmotilitätsstörung), Zenker-Divertikel, Ösophagusstenosen
- nach bariatrischer Chirurgie
- erhöhter intraabdomineller Druck (Adi- positas, Tumormasse, Aszites)
- gebrechliche (Frailty) Patienten
- höhere ASA-Klassifikation (s. oben)

Weitere beeinflussende Faktoren:
- HNO/MKG-Eingriffe
- Lagerung (Tendelenburg- oder Stein- schnittlagerung)

– Länge des chirurgischen Eingriffs >2 h, laparoskopische Chirurgie
– flache Narkose, PORC, Laryngospasmus mit Mageninsufflation

❯ Postoperative Beobachtung ist wichtig, da es in den nächsten Stunden zu einer pulmonalen Verschlechterung kommen kann. Husten, Dyspnoe oder Saturierungsstörung → IMC- oder Intensiv-Verlegung anstreben.

– 64 % der Patienten mit Aspiration entwickeln innerhalb von 2 h keinerlei Symptomatik. Auch nach der 2-h-Grenze traten bei diesen Patienten keine weiteren respiratorischen Probleme auf

■ **Auswirkungen**
– **mechanische Verlegung** der oberen Luftwege durch Nahrungspartikel
– **Mendelson-Syndrom** (1946): Aspiration von saurem Magensaft (chemische Pneumonitis)
– **Aspirationspneumonie** bei Aspiration von saurem Magensaft mit Volumina >0,4 ml/kg (>25 ml, in neueren Arbeiten >0,8 ml/kg) und einem pH-Wert von <2,5
– abzugrenzen von der **chemischen Pneumonitis** ist die sekundäre Aspirationspneumonie

54.2 Therapie

■ **Vorgehen bei Verdacht auf Aspiration**
– Patienten mit Verdacht auf eine Aspiration müssen im AWR 2–4 h mit einem Pulsoxymeter überwacht werden
– bei klinischer Verschlechterung (Spastik, Giemen, Sättigungsabfall, O_2-Bedarf) sind diagnostische Maßnahmen wie z. B. arterielle Blutgasanalyse (p_aO_2) und ggf. Thoraxröntgenaufnahme erforderlich
– Patienten, die während eines Überwachungszeitraumes von 2 h klinisch unauffällig bleiben, können danach auf eine periphere Station verlegt oder im Falle einer ambulanten Operation nach Hause entlassen werden. Dokumentierte postanästhesiologische Visite anstreben!

■ **Vorgehen bei gesicherter Aspiration**
– sofortige Absaugung des Aspirats aus dem Oropharynx (vor der ersten Beatmung)
– endotracheale Intubation (wenn Aspiration bei Einleitung), endotracheal absaugen, erst dann beatmen
– bei nicht desaturierten Patienten und großen Mengen die sofortige Trendelenburg-Lagerung (Kopf tief) zur Vermeidung der Regurgitation und Ablaufen/Absaugen des Magensekretes erwägen → Intubation in Kopftieflagerung (schwieriger)
– Beatmung zuerst mit 100 % O_2 und einem PEEP von 5–10 cmH_2O. F_iO_2 nach aktuellem p_aO_2 schrittweise reduzieren
– bei elektivem Eingriff individuelle Nutzen-Risiko-Abwägung. Das Ausmaß der pulmonalen Aspiration kann innerhalb von 2 h nach Aspiration sicher beurteilt werden → falls möglich, temporäre Versorgung bei unaufschiebbaren Eingriffen
– Bronchoskopie nach Aspiration. Ziel: Inspektion, Absaugen flüssigen Aspirats und kleinerer Aspiratpartikel, Dokumentation des Lokalbefundes. Eine endobronchiale Lavage ist obsolet → Ausdehnung der Pneumonitis vergrößert sich
– pH-Bestimmung des Aspirats (falls möglich)
– mikrobiologische Probenasservierung (falls später Antibiotika nötig)
– bei Bronchospastik: β_2-Mimetika (Salbutamol) initial i. v., dann per inhalationem, alternativ Theophyllin
– keine Glukokortikoide
– keine prophylaktische Antibiotikatherapie nach Aspiration von saurem Mageninhalt
– Antibiotika nur bei Nachweis einer Infektion (meist 48 h später) oder nach Aspiration von Darminhalt bei Risikopatienten. Dann kalkulierte Therapie:

- Ampicillin/Sulbactam oder
- Cefuroxim + Metronidazol oder
- Ceftriaxon + Clindamycin
- Überwachung (Pulsoxymetrie, ggf. arterielle Blutgasanalysen (p_aO_2), Röntgenthorax bei Auftreten klinischer Symptome, Verlaufskontrollen)
- die Therapie orientiert sich an der Schwere des klinischen Verlaufs
- nach 2 h ist eine weitere Verschlechterung unwahrscheinlich: Extubationsversuch, wenn Patient klinisch unauffällig und stabil ist
- bei leichten Verläufen kann postoperativ eine Extubation versucht werden. Bleibt die arterielle O_2-Sättigung unter Atmung von Raumluft für 2 h >90 % und sind die Patienten klinisch unauffällig, ist eine weitere Verschlechterung der Lungenfunktion unwahrscheinlich
- im Zweifel wird der Patient beatmet auf eine Intensivstation verlegt → kinetische Lagerungstherapie und Bauchlagerung erwägen, protektive Beatmung

Exkurs: Antrumsonographie

Die sonographische Untersuchung des Antrums kann präoperativ bereits dazu beitragen, Patienten mit erhöhtem Risiko einer Aspiration zu detektierten. Studien zu diesem Thema zeigen die enorme Varianz der Patienten hinsichtlich ihrer Nüchternheit (bis 24 h Dauer).

Da die stündliche gastrale Magensaftsekretion ca. 1,5 ml/kgKG beträgt, wird hier die Grenze zur Nüchternheit diskutiert. Patienten mit mehr als 1,5 ml/kgKG (>100 ml bei 70 kg) gelten als nicht nüchtern. Hierzu wird die Fläche des Antrums bestimmt und in Korrelation zum gastralen Volumen gesetzt. Die Aussagekraft dieses Verfahrens ist noch stark abhängig von der Expertise des Untersuchers und den Umgebungsbedingungen. Grundsätzlich gilt: Bei sonographisch detektierter Flüssigkeit im Antrum ist der Patient nicht nüchtern.

54.3 Prophylaktische Maßnahmen

- Identifizierung von aspirationsgefährdeten Patienten
- prüfe die Möglichkeit alternativer Anästhesieverfahren (Regionalanästhesie)
- eher großzügige Indikationsstellung zur RSI oder modifizierten RSI (s. ▶ Abschn. 54.3.1)
- Identifikation von Risikopatienten mittels Antrumsonographie (s. oben)
- frühzeitiges Legen einer Magensonde, ggf. Spezialsonde erwägen wie Aspisafe NG+
- Facharztstandard → Risikofaktor für eine Aspiration ist **mangelnde Erfahrung**!
- Einleitung bei hoher Aspirationsgefahr mit 2 Anästhesisten
- vermeide eine postoperative Restrelaxierung (PORC) → hoher Anteil stiller Aspirationen im AWR → TOF-Ratio >0,9 (quantitative Bestimmung)
- medikamentöse Prophylaxe ist sehr umstritten; anhand von Surrogatparametern wie: Magensaft-pH und Magensaftvolumen scheinen H_2-Blocker, PPI und Natriumcitrat von Vorteil zu sein
- Weiterführung bei Dauermedikation mit PPI und Therapieerfolg → Non-Responder-Rate bis 35 %

◘ Tab. 54.1

54.3.1 Rapid-Sequence-Induction (RSI)

- **Definition**
- unterschiedliche Modifikationen einer Narkoseeinleitung bei aspirationsgefährdeten Patienten werden als **R**apid-**S**equence-**I**nduction (RSI), Ileuseinleitung, Blitz-Intubation, Crush- oder Crash-Intubation) bezeichnet
- immer öfter wird die RSI auch als RSII (Rapid-Sequence-Induction and Intubation) bezeichnet und somit die ge-

54

Tab. 54.1 Medikamentöse Aspirationsprophylaxe (aus: S1-Leitlinie"Geburtshilfliche Anästhesie 2020)

Applikationsart	Antazida	H2-Blocker	Protonenpumeninhibitoren
oral	Natriumcitrat 30 ml 0,3 molar (10 min)	Ranitidin 300 mg (2 h)	Omeprazol 40 mg (3–6 h)
intravenös	-	Ranitidin 50 mg (1 h)	Pantoprazol 40 mg (0,5–1 h)

→ Beachte die Anlehnung aus der geburtshilflichen Anästhesie (Fehlende Leitlinie RSI bzw. RSII)
→ Bedenke die gestörte Darmpassage bei einigen aspirationsgefährdeten Patientengruppen
→ Möglichkeit der Nichtverfügbarkeit einzelner Substanzgruppen → H2-Rezeptorantagonisten

samte Prozedur bis zur Sicherung des Atemweges beschrieben

- **Ziel:** rasche und tiefe Einleitung der Narkose mit Sicherung der Atemwege und unter Vermeidung einer Hypoxie und Aspiration
- Die RSI ist ein nicht evidenzbasiertes Verfahren hinsichtlich ihrer Wirksamkeit zur Vermeidung einer Aspiration
- zahlreiche „Modifikationen" der RSI werden beschrieben → Beispiel: vorsichtige Zwischenbeatmung mit Krikoiddruck oder Reduzierung der Relaxansdosierung
- bis 2022 existiert keine deutsche Leitlinie zum Themenkomplex der RSI, jedoch finden sich Empfehlungen in verschiedenen anderen Leitlinien wie „prähospitales Atemwegsmanagement"

- **Indikationen**
- Tab. 54.2

- **Vorgehen**
- gut vorbereiteter Arbeitsplatz mit zwei Laryngoskopspateln, passende Endotrachealtuben mit Cuff, Intubations- und Atemwegshilfen (Führungsstab, Guedel-Tubus), Hilfsmittel zur Atemwegssicherung für den schwierigen Atemweg liegen bereit → Videolaryngoskop, Larynxmaske mit Magensondenkanal wie Ambu Aura Gain (2. Generation Larynxmasken)

Tab. 54.2 Absolute und relative Indikationen zur Rapid-Sequence-Induction (Mod. nach Mencke et al. 2021)

Absolute Indikationen	Relative Indikationen (mod. RSI möglich)
Patienten mit Ileus oder Stenosen im oberen Gastrointestinaltrakt	Adipöse Patienten[a] (BMI >35), Patienten nach bariatrischer Chirurgie
Schwangere (2. Trimenon bis 24 h nach Geburt)	Hiatushernie-/ Zenker-Divertikel
Patienten mit akutem Abdomen	Symptomatischer Reflux ohne Therapie
Patienten mit Polytrauma oder fehlende Schutzreflexe (Koma)	Gastropathie (Diabetes, Nieren-/ Leberinsuffizienz)
Patienten mit Platzbauch	Nicht elektive Patienten <6 h Nüchternheit

[a]Adipositas als „per se" Risikofaktor wird kritisch diskutiert. (Vgl. Buchholz V, et. al. Surg Obes Relat Dis 9:714–717 2013)

- gut vorbereitetes Team → Absprache **vor**, nicht während der Prozedur!
- sicherer i.v.-Zugang (überprüfen!)

- **Magensonde** legen und absaugen (Eine Magensonde garantiert keinen leeren Magen!)
- liegende Magensonde vor Narkoseeinleitung entfernen
- es gibt keinen Beweis dafür, dass eine bestimmte **Lagerung** eine Aspiration verhindern kann. Durch Oberkörperhochlagerung soll der passive Reflux von Mageninhalt in die Mundhöhle vermieden werden. Bei aktivem Erbrechen ist das wirkungslos. Kopftieflagerung um 40° behindert das Atemwegsmanagement und die Intubation erheblich. Die Lagerung erfolgt so, dass optimal beatmet und intubiert werden kann (Rückenlage und Kopf in Neutralposition)
- Präoxygenierung/Denitrogenisierung mindestens 3 min mit dicht sitzender Maske bei F_iO_2 von 1,0
- alternativ im Notfall → mindestens 8 tiefe Atemzüge in 60 s
- Opioidgabe, sofern keine Kontraindikationen vorliegen
- Hypnotikum und Relaxans werden zügig nacheinander injiziert
- Einleitung mit Hypnotikum, z. B. Propofol, Thiopental oder Ketamin in ausreichend hoher Dosierung (keine Titrationstechnik)
- bei kardial eingeschränkten Patienten kann mit langen Anschlagszeiten der Medikamente gerechnet werden. Dies führt oft zu unnötig hohen Hypnotikadosen. In diesen Fällen können die Verwendung von Ketamin und/oder die prophylaktische Gabe eines kardiovaskulär aktiven Medikaments das Risiko einer Kreislaufdepression reduzieren
- ist jedoch das kardiovaskuläre Risiko wesentlich höher als das Aspirationsrisiko, sollte die Indikation für eine traditionelle Ileuseinleitung überdacht werden, evtl. sollte sogar eine Titrierung des Hypnotikums und eine Zwischenbeatmung in Erwägung gezogen werden
- **Rocuronium** 1,0-1,2mg/kgKG (3-fache ED_{95}) → Dosierung nach dem Idealgewicht, alternativ **Succinylcholin** 1–1,5 mg/kgKG → Dosierung nach dem absoluten Körpergewicht (beachte Kontraindikationen für Succinylcholin)
- bei unerwartet kurzen Operationen muss bei Rocuronium eine verlängerte Beatmung in Kauf genommen werden. Alternativ kann der Patient ggf. mit **Sugammadex** antagonisiert werden
- in Ausnahmefällen lassen sich durch die sequenzielle Gabe von Remifentanil (mind. 4 µg/kgKG) und Propofol (2–3 mg/kgKG) auch ohne ein Muskelrelaxans ausgezeichnete Intubationsbedingungen erreichen (Propofol sollte wegen der längeren Anschlagszeit vor dem Remifentanil injiziert werden). Wird Remifentanil in dieser hohen Dosierung gegeben, ist jedoch bei kardial eingeschränkten Patienten mit relevanten kardiovaskulären Nebenwirkungen zu rechnen
- eine **sanfte Zwischenbeatmung** (für geübte Anwender) nach Narkoseeinleitung mit einem Druck von **höchstens 10–15 cmH₂O** führt zu keiner Luftinsufflation in den Magen, stellt eine optimale Oxygenierung sicher und garantiert damit optimale Intubationsbedingungen (eine maschinelle druckkontrollierte Beatmung durch den Respirator kann vorteilhaft sein, weil auf diese Weise gleichbleibende Tidalvolumina bei geringen Atemwegsspitzendrücken möglich sind)
- primäre Maskenbeatmung bei Patienten mit verminderter FRC → keine „klassische" RSI bei Säuglingen und Kleinkindern
- es gibt keine Evidenz dafür, dass ein Unterlassen der Maskenbeatmung während der Apnoezeit das Risiko einer Aspiration senkt
- Krikoiddruck = Sellick-Handgriff (wird nicht mehr empfohlen)
- nach Intubation erneutes Legen einer Magensonde
- **Merke**: Das ausreichend wirkende und adäquat dosierte Relaxans ist der entscheidende Faktor für eine RSI unter bestmöglichen Bedingungen!

54

— **Merke**: Der ungeduldige oder unerfahrene Anästhesist provoziert durch zu frühe Intubationsversuche das aktive Erbrechen des Patienten. Dies zeigt sich auch in der NAP4-Studie → Unerfahrenheit ist *der* Risikofaktor für ein Aspirationsgeschehen!

Exkurs: Krikoiddruck

Sellick beschrieb 1961 seinen Krikoiddruck im Sinne einer vorläufigen Betrachtung im Lancet. In Großbritannien folgte eine rasche Verbreitung dieses Handgriffes. Später übernahmen Anästhesisten weltweit dieses Manöver als Bestandteil der RSI in die tägliche Praxis. Spätere Untersuchungen und Diskussionen von Kritikern und Befürwortern wechselten sich in schöner Regelmäßigkeit ab.

Für die korrekte Durchführung muss ein hoher Druck auf den Kehlkopf ausgeübt werden (Männer 30 Nm = 3 kg und Frauen 20 Nm = 2 kg) → Auslösen von Erbrechen durch die Anwendung möglich!

Fun Fact: Mencke schlägt als Simulation der korrekten Kraft eine vorne verschlossene 50 ml Perfusorspritze vor. Eine Stempelkompression von 12 ml (20 Nm = Frauen) und 17 cm (30 Nm = Männer) entspricht der für die korrekte Durchführung nötigen Kraft.

Oft kommt es jedoch zu einer Lateralisierung des Ösophagus nach links an den M. longus colli und somit zu einem ungenügenden Schutz vor Regurgitation. Ebenfalls verschlechtern sich die Intubationsbedingungen erheblich unter diesem Manöver.

Fazit: Birrenbaum et al. konnten in der IRIS-Studie 2019 (3500 Notfallpatienten) keinen Vorteil hinsichtlich der Vermeidung von Aspirationspneumonien, schweren Pneumonien oder der Mortalität durch das Sellick-Manöver nachweisen.

Literatur und weiterführende Literatur

Birenbaum A et al (2019) IRIS Investigators Group Effect of cricoid pressure compared with a sham procedure in the rapid sequence induction of anesthesia: the IRIS randomized clinical trial. JAMA Surg154:9 17

Cook T 2011 4. National audit project: major complications of airway management in the UK

Menke T et al (2021) Neue Aspekte der RSI einschließlich Behandlung der pulmonalen Aspiration. Anaesthesist 70:171–184

Miller anesthesiology (8 edn): airway management in the adults S. 1655 ff

Miller anesthesiology (2014) (8 edn): airway management in the adults S. 1655 ff Churchill, Livingstone

Sellick, BA (1961) Cricoid pressure to control regurgitation of stomach contents during induction of anaesthesia Lancet 19:2(7199):404–6

Warner MA (1993) Clinical significance of pulmonary aspiration during the perioperative period. Anesthesiology Jan;78(1):562–62

Weiterführende Literatur

NAP4: Major Complications of Airway Management in the United Kingdom https://www.niaa.org.uk/NAP4-Report

Herzrhythmusstörungen

Michael Heck, Michael Fresenius und Cornelius Busch

Inhaltsverzeichnis

55.1 **Arten von Herzrhythmusstörungen – 862**

55.2 **Ursachen von Herzrhythmusstörungen – 862**

55.3 **Differenzialdiagnose und Therapie – 862**
55.3.1 Reizleitungsstörungen – 862
55.3.2 Bradykarde Rhythmusstörungen – 863
55.3.3 Tachykarde Rhythmusstörungen – 864

55.4 **Arrhythmien – 866**
55.4.1 Respiratorische Sinusarrhythmien – 866
55.4.2 Regellose Sinusarrhythmie – 866
55.4.3 Supraventrikuläre Extrasystolie (SVES) – 866
55.4.4 Vorhofflimmern, Vorhofflattern – 867
55.4.5 Ventrikuläre Extrasystolie (VES) (◘ Tab. 55.1) – 867

Weiterführende Literatur – 868

© Springer-Verlag GmbH Deutschland, ein Teil von Springer Nature 2023
M. Heck et al. (Hrsg.), *Repetitorium Anästhesiologie*, https://doi.org/10.1007/978-3-662-64069-2_55

55.1 Arten von Herzrhythmusstörungen

In der Klinik haben sich verschiedene Einteilungen für Arrhythmien etabliert.

- **Ätiologie:** Reizbildungsstörungen (normotop – vom Sinusknoten ausgehend – und heterotop – außerhalb des Sinusknoten entstehend), Reizleitungsstörungen (SA-, AV- und Schenkelblock), Präexzitationssyndrome (WPW u. a.)
- **Frequenz:** Bradykardie und Tachykardie
- **Lokalisation:** supraventrikulär und ventrikulär

55.2 Ursachen von Herzrhythmusstörungen

- **Erkrankungen**
- angeborene Herzfehler, idiopathisch, evtl. fehlende Fusion des Reizleitungssystems oder entzündlich, z. B. bei Autoimmunerkrankung
- KHK, Herzinfarkt
- Erkrankung des Herzmuskels (Myokarditis, dilatative Kardiomyopathie, Hypertonie)
- Z. n. Herzchirurgie (Herzklappenersatz, VSD-Verschluss, septale Myektomie bei HOCM, Koronararterienbypass, Hochfrequenzablation)
- Infektionen (Endokarditis, Lyme-Borreliose, andere bakterielle, virale oder sonstige Infektionen)
- neuromuskuläre Erkrankungen (myotone Dystrophie)
- infiltrative Erkrankungen (Amyloidose, Sarkoidose, Hämochromatose, Karzinoid)
- neoplastische Erkrankung (Primärtumor, Metastasen, nach Strahlentherapie)
- Kollagenosen (systemischer Lupus erythematodes, Sjögren-Syndrom, Sklerodermie)
- rheumatoide Arthritis
- Medikamente (Digitalis, β-Blocker oder andere Antiarrhythmika)

- **Weitere Ursachen**
- Narkosetiefe
- Beatmungsprobleme (z. B. Hypoxie, Hyperkapnie)
- Störungen des Säure-Basen-und Elektrolythaushalts (v. a. Alkalose, Azidose, Hypokaliämie)
- Volumenstatus, Hämodynamik
- Katheterlage
- Körpertemperatur
- Medikamente (Anästhetika, Muskelrelaxanzien, Lokalanästhetika, Psychopharmaka, …)
- chirurgische Stimulation
- intrakranielle Drucksteigerung

> Ist eine kausale Therapie von Herzrhythmusstörungen nicht (oder nur zu langsam) durchführbar oder drohen die Rhythmusstörungen eine hämodynamische Instabilität zu verursachen, dann ist eine medikamentöse (symptomatische) Therapie durchzuführen.

55.3 Differenzialdiagnose und Therapie

55.3.1 Reizleitungsstörungen

55.3.1.1 SA-Block

- **Ursachen**
- sehr vielfältig, entweder am Herzen selbst oder im vegetativen Nervensystem
- auch endokrinologische und psychische Ursache
- auch Medikamente wie z. B. β-Blocker können einen SA-Block auslösen

- **SA-Block in der Anästhesie**
- SA-Block ist in der Regel in einer Drei-Punkt-Ableitung nicht zu diagnostizieren
- ein SA-Block Grad I bedarf keiner Behandlung
- nur wenige Patienten mit einem SA-Block bedürfen einer Therapie. In aller

Regel ist dies nur der Fall, wenn der Block Symptome wie Synkopen oder Herzleistungsschwäche verursacht.
- Versuch mit Atropin 0,5–1 mg i. v.
- ggf. Adrenalin 0,1–1 µg/kg i. v. ([unverdünnt 1 ml = 1000 µg – 1:1000 verdünnt = 1 ml = 1 µg] 1 ml/10 kg)

55.3.1.2 AV-Block

■ **Ursachen**
- oft Medikamente (Digitalis, β-Blocker oder andere Antiarrhythmika), Hyperkaliämie
- Herzerkrankungen

AV-Block Grad I

■ **EKG**
- AV-Überleitung konstant verzögert, PQ verlängert >0,2 s

■ **Therapie**
- bedarf meist keiner Behandlung

AV-Block Grad II (Typ Mobitz I oder Wenckebach)

■ **EKG**
- PQ wird länger, bis eine Überleitung ausfällt

■ **Therapie**
- Atropin 0,5–1 mg i. v.
- evtl. Orciprenalin (Alupent) 0,5 mg i. v. (1:10 verdünnt, 5–10 ml), Cave: off label use!
- Orciprenalin sollte aufgrund vielfältiger Nebenwirkungen (z. B. Senkung des diastolischen Blutdrucks mit Steigerung der Ischämie sowie proarrhythmische Effekte) nur ausnahmsweise eingesetzt werden

AV-Block Grad II (Typ Mobitz II oder Hay)

■ **EKG**
- fixiertes Blockverhältnis 2:1/3:1/4:1, PQ konstant (normal oder verlängert)

- Prognose ist im Vergleich zum Wenckebach-Block ungünstiger, da die Gefahr besteht, dass der Rhythmus in einen totalen AV-Block übergeht

■ **Therapie**
- Ursache suchen und beseitigen
- Überbrückung bis zur definitiven Versorgung mit Schrittmacher (transkutan, transvenös passager oder permanent)
- Atropin 0,5–1 mg i. v.
- ggf. Adrenalin 0,1–1 µg/kg i. v. ([unverdünnt → 1 ml = 1000 µg – 1:1000 verdünnt → 1 ml = 1 µg] 1 ml/10 kg)

AV-Block Grad III (totaler AV-Block)

■ **Frequenz**
- <40/min Kammerrhythmus
- 40–60/min Knotenrhythmus
- evtl. Adam-Stokes-Anfall, wenn lange Zeit bis Ersatzrhythmus

■ **Therapie**
- Ursache suchen und beseitigen
- Überbrückung bis zur definitiven Versorgung mit Schrittmacher (transkutan, transvenös passager oder permanent)
- Atropin 0,5–1 mg i. v.
- ggf. Adrenalin 0,1–1 µg/kg i. v. ([unverdünnt → 1 ml = 1000 µg – 1:1000 verdünnt → 1 ml = 1 µg] 1 ml/10 kg)
- ggf. Reanimation

55.3.2 Bradykarde Rhythmusstörungen

Frequenz <60/min, kritische Grenze <40/min

55.3.2.1 Sinusbradykardie

- Frequenz <60/min, regelmäßig

■ **Ursachen**
- physiologisch im Schlaf, Sportler
- ↑ Vagotonus (reflektorisch bei direkter Laryngoskopie, Karotisdruck, ↑ Liquordruck)

- toxisch: Digitalis, β-Blocker, Chinidin
- Sick-Sinus-Syndrom
- Hypothyreose, Hypothermie, Hyperkaliämie, Myokardischämie, Hirndruck
- Remifentanil, Succinylcholin
- Vorzeichen einer zu flachen Narkose (gefolgt vor einer Tachykardie)

■ **Therapie**
- Ursache suchen und beseitigen
- Atropin 0,5–1 mg i. v.
- ggf. Adrenalin 0,1–1 µg/kg i.v. ([unverdünnt → 1 ml = 1000 µg – 1:1000 verdünnt → 1 ml = 1 µg] 1 ml/10 kg)

55.3.2.2 Sick-Sinus-Syndrom (Sinusknotensyndrom)

- isoliert oder kombiniert: Sinusbradykardie, Sinusarrest oder SA-Block, Tachykardie-Bradykardie-Syndrom (paroxysmale supraventrikuläre Tachykardie oder Vorhofflattern/Vorhofflimmern)

■ **Diagnose**
- Sinusknotenerholungszeit nach Vorhofstimulation verlängert
- unzureichender Frequenzanstieg nach Atropin; Belastungs-EKG → Frequenz ↑

■ **Therapie**
- Grunderkrankung
- Schrittmacher bei Symptomen (Schwindel, Synkopen)

55.3.3 Tachykarde Rhythmusstörungen

55.3.3.1 Sinustachykardie

- Frequenz >90/min (120–140/min), kritische Grenze >170/min

■ **EKG**
- normale P-Welle, PQ normal

■ **Ursachen**
- physiologisch: Kinder, körperliche/seelische Belastung (Angst, Schmerzen)

- regulatorisch: RR ↓, Fieber, Hypovolämie, Anämie
- toxisch: Atropin, Kaffee (Koffein), Nikotin
- Herzinsuffizienz, Hyperthyreose
- zu flache Narkose

■ **Therapie**
- Ursache suchen und beseitigen
- selten Verapamil (Isoptin) 5 mg (0,1 mg/kg) langsam i.v.
- oder β-Blocker: Esmolol (Brevibloc) 0,5-1 mg/kg i.v., Metoprolol (Beloc) p.o., Landiolol (Rapibloc) 0,1 – 0,3 mg/kg

55.3.3.2 Paroxysmale supraventrikuläre Tachykardie (PSVT)

- Frequenz 160–220/min (über Minuten bis Stunden)

■ **EKG**
- P-Welle nicht immer eindeutig sichtbar
- QRS normal oder funktioneller Schenkelblock meist RSB (evtl. Rückbildungsstörungen)
- DD: Kammertachykardie

■ **Ursachen**
- vegetativ labile Patienten, kongenitale Anomalie (WPW-, LGL-Syndrom)
- Herzerkrankungen (KHK, Infarkt, Myokarditis)

■ **Therapie**
- die meisten Patienten mit PSVT benötigt entweder keine oder lediglich im Anfall eine vorübergehende medikamentöse Therapie (bei klinischer Symptomatik)
- Vagusreiz (einseitiger Karotisdruck, Karotismassage, kalte Getränke, Valsalva-Pressversuch)
- Verapamil (Isoptin) 5 mg (0,1 mg/kg) langsam i.v. (**Cave:** RR ↓)
- selten β-Blocker: Esmolol (Brevibloc) 0,5–1 mg/kg i.v. oder Ajmalin (Gilurytmal) 50 mg langsam i.v. unter EKG-Kontrolle

- Ajmalin besonders bei WPW-Syndrom oder unklarer Ätiologie → kein Verapamil, wenn unklar, ob supraventrikuläre oder ventrikuläre Tachykardie
- ggf. Adenosin (Adrekar) 6–12 mg schnell i.v. (Cave: kann Kammerflimmern begünstigen)
- ggf. Digitalis bei Herzinsuffizienz (z. B. 0,4 mg Novodigal)
- ggf. Amiodaron, falls kein Effekt durch andere Antiarrhythmika eintritt oder andere Medikamente kontraindiziert sind (z.B. initial 5 mg/kg KG über 3 min)

55.3.3.3 Vorhoftachykardie mit Block

■ **EKG**
- P-Welle deformiert, im Gegensatz zu Vorhofflattern isoelektrisch zwei P-Wellen
- wechselnde AV-Überleitungsstörungen 2:1/3:1/totaler AV-Block

■ **Ursachen**
- oft Digitalis induziert! (evtl. gleichzeitig K$^+$ ↓)

■ **Therapie**
- Digitalispause (evtl. K$^+$ auf hochnormale Werte bringen)
- Digitalis, wenn nicht dadurch ausgelöst

55.3.3.4 Vorhofflattern, Vorhofflimmern

- Vorhofflattern: Frequenz 220–350/min (EKG: P-Wellen sägezahnartig)
- Vorhofflimmern: Frequenz >350/min (EKG: grobe Flimmerwellen)

■ **Ursachen**
- Mitralvitien, KHK besonders Infarkt, dilatative Kardiomyopathie
- Hyperthyreose, Sick-Sinus-Syndrom
- Hypovolämie

■ **Therapie**
primär Frequenzkontrolle
- Ursache suchen und beseitigen (ggf. Optimierung von Serumkalium oder Hypovolämie)
- β-Blocker (Cave: Herzinsuffizienz)
- oder Verapamil (Isoptin) 5 mg i.v. (keine Kombination mit β-Blockern, nicht bei LVEF <40 %)
- oder Diltiazem (Dilzem) 25–50 mg i.v.
- oder Digitalis i.v. (bis 1,6 mg Novodigal/24 h) bei Hypotonie von Vorteil, nicht bei HOCM
- Cave: Vorhofflattern ohne Digitalisierung (Gefahr der 1:1-Überleitung)

sekundär Rhythmusregularisierung
- Propafenon (Rytmonorm) 0,5–1 mg/kgKG i.v. über 3–5 min
- Amiodaron (5 mg/kg)
- evtl. Elektrokonversion

postoperativ Rezidivprophylaxe
- 2/3 der Rhythmisierungsdosis für 6 Wochen, dann reduzieren
- bei rezidivierendem Vorhofflimmern evtl. Dauerprophylaxe

55.3.3.5 Ventrikuläre Tachykardie (VT)

- Frequenz >160/min

■ **EKG**
- QRS verbreitert (schenkelblockartig)
- fehlende Zuordnung von P-Wellen + QRS-Komplex (AV-Dissoziation)

■ **Ursachen**
- meist bei vorgeschädigtem Herzen (KHK, Infarkt, Myokarditis u. a.)

■ **Therapie**
Bei hämodynamisch instabilen Tachykardien ist eine sofortige Beendigung durch Kardioversion oder Defibrillation not-

wendig. Eine hämodynamisch (noch) stabile Tachykardie ist Domäne der medikamentösen Therapie mit Antiarrhythmika.

■■ bei hämodynamisch stabiler Tachykardie
- Antiarrhythmika der Klasse Ib (Ia, III)
- Ib: Lidocain (Xylocain) 100 mg (1,5 mg/kgKG) i.v., ggf. wiederholen, dann Perfusor mit 2–4 mg/min **oder**
- Ia: Propafenon (Rytmonorm) 0,5–1 mg/kgKG i.v. **oder**
- III: Amiodaron (Cordarex) 150–300 mg (5 mg/kgKG) i.v. über 3 min, keine zweite Injektion früher als 15 min, danach weitere Aufsättigung mit 300 mg über 20–120 min, danach ≈1 g/Tag

■■ bei pulsloser VT
- sofortige Defibrillation (2–3 J/kg KG) und CPR
- ansonsten Antiarrhythmika der Klasse Ib (Ia, III) s. oben

55.3.3.6 Kammerflattern, Kammerflimmern

- Kammerflattern: Frequenz 180–250/min (Haarnadelkurve im EKG)
- Kammerflimmern: Frequenz >250/min

■ Ursachen
- meist schwere Herzerkrankungen → ↑ Risiko bei VES höherer Lown-Klassifizierung (Salven, R-auf-T-Phänomen)
- Stromunfall

■ Therapie
- bei funktionellem Herz-Kreislauf-Stillstand umgehend Herzdruckmassage mit Defibrillation
- + Antiarrhythmika der Klasse Ib (Lidocain) **oder** III (Amiodaron) s. oben
- CPR nach Schema

55.4 Arrhythmien

55.4.1 Respiratorische Sinusarrhythmien

- Inspiration ↑, Exspiration ↓
- physiologisch bei jungen Patienten

55.4.2 Regellose Sinusarrhythmie

- atemunabhängig

■ Ursachen
- Sick-Sinus-Syndrom (Bradykardie und Tachykardie)
- ischämische Herzerkrankungen

■ Therapie
- Grunderkrankung
- ggf. Schrittmacher

55.4.3 Supraventrikuläre Extrasystolie (SVES)

■ EKG
- Sinusknoten-ES: P normal, PQ-Zeit normal, Post-ES-Intervall normal, QRS normal
- Vorhof-ES: P deformiert, PQ verlängert, Post-ES-Intervall verlängert
- AV-Knoten-ES: mit retrograder Vorhoferregung: P negativ (in II, III)
  - obere: P vor QRS-Komplex, PQ-Zeit verkürzt
  - mittlere: P im QRS-Komplex
  - untere: P nach QRS-Komplex

■ Ursachen
- bei Gesunden: emotionale Erregung, Übermüdung, Genussmittel (Alkohol, Koffein, Nikotin)
- KHK, Vitien mit vergrößerten Vorhöfen, Cor pulmonale

55

— Hyperthyreose
— Elektrolytstörungen (Hypokaliämie)

▪ **Therapie**
— SVES bei Gesunden bedürfen keiner Behandlung
— Behandlung erst, wenn sie gehäuft auftreten, dann möglichst kausal
— Digitalis bei Herzinsuffizienz
— Antiarrhythmika der Klasse Ia Propafenon

55.4.4 Vorhofflimmern, Vorhofflattern

▶ Abschn. 55.3.3

55.4.5 Ventrikuläre Extrasystolie (VES) (◱ Tab. 55.1)

▪ **EKG**
— QRS deformiert (außer bei Bündelstamm-ES)
— Post-ES: kompensatorische Pause, außer bei
  – interpolierter VES (nur bei relativer Bradykardie, PQ-Zeit der Post-ES-Erregung)
  – VES mit retrograder Vorhoferregung (P hinter QRS, P negativ in II, III)
— ab Lown-Klasse 4 erhöhte Gefahr von Kammerflimmern

▪ **Ursachen**
— vereinzelte ventrikuläre Extrasystolen können auch beim Herzgesunden auftreten, meist liegt jedoch eine strukturelle Herzerkrankung vor (z. B. KHK, Herzinsuffizienz, -infarkt, Myokarditis, Vitien, Hypertonie)
— Elektrolytstörungen

◱ **Tab. 55.1** Einteilung der ventrikulären Extrasystolien nach Lown

Klasse	Häufigkeit und Art der ventrikulären Extrasystolien	n:ES
0	keine VES	1:1 Bigeminus
1	monotope VES <30/h oder <1/min	1:2 Trigeminus
2	monotope VES >30/h oder >1/min	2:1 Extrasystolie
3a	einzelne multiforme VES (= polytope VES)	n:1 vereinzelte ES
3b	Bigeminus	1:n Salven
4a	Couplets (gekoppelte VES)	
4b	Salven (gehäuftes Auftreten)	
5	frühzeitig einfallende VES mit R-auf-T-Phänomen	

▪ **Therapie**
— monotope ES ohne Krankheitswert: keine Therapie
— monotope ES mit subjektiver Beeinträchtigung: mildes „Sedieren" (verbal/medikamentös)
— VES bei Herzinsuffizienz: Digitalisierung (Novodigal 0,4 mg i.v.)
— VES bei Digitalisüberdosierung:
  – Digitalis absetzen, Phenytoin (Phenhydan) initial 125 mg i.v.
  – K^+, wenn AV-Block
— „maligne" VES: gehäufte (>5/min), Salven von ES, polymorphe ES oder früheinfallende ES (R-auf-T):

- Antiarrhythmika der Klasse Ib (Ia, III)
- Ib: Lidocain (Xylocain)
- Ia: Propafenon (Rytmonorm)
- III: Amiodaron (Cordarex)
- bei kardial kranken Patienten (z. B. Myokardinfarkt, KHK) evtl. β-BlockerSotalol (ca. 20 mg i.v.)
- zusätzlich: Magnesium (Magnesiocard) 1–2 Amp. i.v.

Weiterführende Literatur

Hadjamu N, Azizy O, Wakili R (2020 Mar) Approaches to atrial fibrillation with tachycardia transition. Herzschrittmacherther Elektrophysiol. 31(1):20–25

Höltgen R, Bandorski D, Bogossian H, Brück M, Wieczorek M (2020) Emergency management of regular supraventricular tachycardias. Herzschrittmacherther Elektrophysiol. 31:10–19

55

Unbeabsichtigte perioperative Hypothermie

Michael Fresenius, Michael Heck und Cornelius Busch

Inhaltsverzeichnis

56.1   Hypothermie – 870

56.2   Maßnahmen zur Vermeidung von perioperativer Hypothermie – 872

56.3   Kältezittern (Shivering) – 873

Weiterführende Literatur – 874

© Springer-Verlag GmbH Deutschland, ein Teil von Springer Nature 2023
M. Heck et al. (Hrsg.), *Repetitorium Anästhesiologie*, https://doi.org/10.1007/978-3-662-64069-2_56

56.1 Hypothermie

- **Definition**
- Körperkerntemperatur **<36 °C** beim Erwachsenen und **<36,5 °C** beim Kind (Messmethoden ▶ Kap. 5)

Anmerkung: die Körperkerntemperatur ist ein Vitalparameter!

Die Körperkerntemperatur des **erwachsenen Menschen** liegt zwischen 36,0 und 37,5 °C (Level of Evidenz LoE IIa). Sie unterliegt bei normalem Schlaf-Wach-Rhythmus einer zirkadianen Temperaturschwankung von ca. ±0,5 °C (Tiefstwerte frühmorgens und Höchstwerte am frühen Abend). Frauen haben gegenüber Männern eine leicht höhere Temperatur, die in der 2. Zyklushälfte nochmals um etwa 0,5 °C steigt. Körperliche Aktivität führt zu einem Anstieg der Körpertemperatur von bis zu 3 °C!

Die rektal gemessene Normaltemperatur bei **Kindern bis 5 Jahren** beträgt 36,5–38,0 °C (Level of Evidenz IIb).

- **Inzidenz**
- die Inzidenz der postoperativen Hypothermie wird in aktuellen Erhebungen mit bis zu **70 %** angegeben

- **Risikofaktoren für die Entwicklung einer perioperativen Hypothermie**
  A. **patientenspezifische Risikofaktoren**:
     - Alter >60 Jahre
     - erniedrigtes Körpergewicht
     - ASA-Klassifikation ≥2
     - Diabetes mellitus mit diabetischer Neuropathie
     - präoperative Körperkerntemperatur <36 °C
  B. **anästhesiebezogene Risikofaktoren**:
     - kombinierte Allgemein- und Regionalanästhesie (Vasodilatation)
     - lange Anästhesiedauer (OP-Dauer >2 Stunden)
     - hohe spinale Blockade bei rückenmarknaher Regionalanästhesie

     - hohe Infusionsvolumina (insbesondere ohne Infusionswärmer)
  C. **operationsbezogene Risikofaktoren**:
     - Größe des chirurgischen Eingriffs
     - Operationsdauer >2 Stunden
     - hohe Volumina an Spülflüssigkeiten (>20 l)
     - Transfusion **ungewärmter** Blutkonserven (+4 °C)
  D. **umgebungsbezogene Risikofaktoren**:
     - niedrige OP-Raumtemperatur (<21 °C)

Anmerkung: Klinisch relevante Unterschiede zwischen verschiedenen Anästhetika wie z. B. Sedativa und Opioiden im Hinblick auf Temperaturregulation und Entstehung einer perioperativen Hypothermie konnten nicht nachgewiesen werden!

- **Nebenwirkungen einer perioperativen Hypothermie**
- erhöhte **kardiale Komplikationen** → Herzrhythmusstörungen (16 % vs. 7 % bei Normothermie) und Herzinfarkte
- **Gerinnungsstörungen** mit vermehrter Blutungsneigung (LoE Ia) und erhöhter perioperativer Transfusionsbedarf
- erhöhte Inzidenz von **Wundinfektionen**, Wundheilungsstörungen und (LoE Ia) → Vasokonstriktion und Abnahme der subkutanen Sauerstoffpartialdrucks → präoperative Wärmezufuhr mit konvektiven Wärmedecken reduzierte die Wundinfektionsraten von 14 auf 5 %!
- vermehrt Druckulzera
- verlängerter Krankenhausaufenthalt
- postoperatives **Shivering** (LoE Ia) → Erhöhung des O_2-Verbrauchs um ca. 40 %
- verlängerte Wirkung von Anästhetika/Substanzen durch veränderte Pharmakokinetik, z. B.
  - Atracurium: chirurgische Wirkdauer ↑; Erholungsindex nahezu konstant
  - Propofol: höhere Plasmaspiegel unter Hypothermie infolge Reduktion der Leberperfusion um ca. 30 %

– Citratabbauminderung nach Massivtransfusion
- **Linksverschiebung der O$_2$-Bindungskurve** → Verschlechterung der Gewebsoxygenierung infolge verminderter O$_2$-Abgabe
- Veränderung des Säure-Basen-Haushalts (jedes Grad Celsius unter der Körpertemperatur von 37 °C erhöht den pH um 0,015!)
- Anstieg der Blutviskosität und des Hämatokrits durch Sequestration intravasaler Flüssigkeit → Blutviskosität steigt pro °C-Temperaturabfall um 2 % an
- Hämolyse unter Hypothermie bei Präexistenz von **Kälteagglutininen** vom IgM-Typ z. B. bei Mykoplasmenpneumonie, Mononukleose mit polyklonaler IgM-Vermehrung oder Morbus Waldenström (Non-Hodgkin-Lymphom mit monoklonaler IgM-Vermehrung)

■ **Ursachen der unbeabsichtigten Hypothermie**
- operative Auskühlung des Patienten durch inadäquate Raumtemperatur und lange Operationszeiten, verstärkt durch Verdunstungskälte bei eröffneten Körperhöhlen, Konvektion und Wärmeleitung
- intravenöse Infusion von kalten Infusionslösungen und Blutprodukten
- Wärmeverluste über den Respirationstrakt bei Beatmung mit kalten inspiratorischen Gasgemischen (besonders bei hohem Frischgasflow)
- Insufflation von kalten Endoskopiegasen bei laparoskopischen Eingriffen
- Verlust des physiologischen Wärmeschutzes durch Verbrennungen
- Wärmeverluste bei extrakorporalen Kreisläufen (Plasmapherese, kontinuierliche Hämofiltrations- und intermittierende Dialyseverfahren etc.)
- zerebrale Temperaturregulationsstörungen durch das **Anästhesieverfahren und Anästhetika**

– alle Allgemeinnarkosen führen über ein **Umverteilungsphänomen** des Blutes vom Körperkern zur dilatierten Körperperipherie, durch Wärmeabstrahlung des Körpers und durch konvektive Wärmeverluste zu einem Abfall der Kerntemperatur. Der Temperaturverlauf gliedert sich in 3 Phasen:
1. rascher Temperaturabfall in der ersten bzw. ersten 1,5 Stunden nach Narkosebeginn (bis 0,8 °C anfangs)
2. anschließend ca. 0,4 °C/h für weitere 2 Stunden
3. ab der 3.–5. Anästhesiestunde meist kein weiterer Abfall der Körperkerntemperatur → Wärmeverlust = Wärmeproduktion bzw. thermoregulatorische **Vasokonstriktion** der Peripherie mit niedrigem Niveau von 33–34 °C → meist beginnende Fehlfunktion der Pulsoxymetrie

■ **Steuerung der Körpertemperatur**
- der Mensch ist homoiotherm, d. h. die Körpertemperatur ist unabhängig von der Umgebungstemperatur
- Regulation der Körpertemperatur erfolgt durch den **Hypothalamus;** über den engen Bereich (36,0–37,5 °C Kerntemperatur) im Rahmen eines zirkadianen Rhythmus
- anatomisches Korrelat ist der **Nucleus praeopticus medialis**
- Abgabe der Wärmeenergie über **inneren** und **äußeren Wärmestrom** (von der Körperoberfläche zur Umgebung). Zu letztgenanntem zählen
  - die **Konduktion** (Übertragung der Wärme von Molekül zu Molekül),
  - die **Konvektion**, welche den Hauptanteil des Wärmeverlusts ausmacht (Mitführung der Energie infolge Bewegung des Trägermedium (= Luft),

– die **Evaporation** (Verdunstung z. B. des Desinfektionsmittels, Wärmeabgabe über Schweiß, Perspiratio insensibilis) und
– die **Strahlung** (Wärmetransport über nicht an ein Medium gebundene Strahlung z. B. Infrarot)

- **Allgemeine Empfehlungen zur perioperativen Körpertemperaturmessung**
- die Köperkerntemperatur sollte 1–2 h vor Beginn der Anästhesie durch die vorbereitende Organisationseinheit gemessen und auf dem Anästhesieprotokoll vermerkt werden
- intraoperativ sollte die Messung der Körperkerntemperatur kontinuierlich oder zumindest regelmäßig, alle 15 min, erfolgen
- eine Temperaturmessmöglichkeit sollte zur Grundausstattung jedes Anästhesiearbeitsplatzes gehören

Anmerkung: nur bei ca. 25 % der Patienten wird während einer Allgemeinanästhesie und nur in 16 % der Fälle bei Patienten während einer Regionalanästhesie die Körperkerntemperatur gemessen!

- **Empfehlung zur Temperaturmessung – Methode und Ort**
- perioperativ soll die **sublinguale** Temperatur gemessen werden (LoE Ib, Empfehlungsgrad A)
- alternativ sollte intraoperativ die **naso-/oropharyngeale** Temperatur gemessen werden
- abhängig vom OP-Gebiet, sollte intraoperativ die ösophageale, vesikale u. direkt tympanale Temperatur gemessen werden (LoE IIa, Empfehlungsgrad A)
- perioperativ soll bei **Kindern bis 2 Jahren** die Temperatur **rektal** gemessen werden (LoE Ib, Empfehlungsgrad A). Die Methode ist bei Erwachsenen nicht geeignet (LoE IIb, Empfehlungsgrad B)

- die Infrarot-Ohr- und axilläre Temperaturmessung sollen perioperativ **nicht** eingesetzt werden (LoE Ib, Empfehlungsgrad A)

- **Aktive Wärmezufuhr**
  a. über konvektive Wärmegeräte (Wärmegebläse wie z. B. BairHugger, …)
  b. über konduktive Wärmedecken d. h. Wärmeleitung zwischen zwei Oberflächen, die in direktem Kontakt stehen. Konduktive Wassermattenanzüge sind effektiver als konvektive Verfahren. Aufgrund des hohen Preises können sie nur bei Spezialindikationen sinnvoll eingesetzt werden

- **Kontraindikation für eine aktive Wärmezufuhr**
- Wärmung von nicht durchbluteten Körperarealen (z. B. distal einer Abklemmung eines arteriellen Gefäßes)

56.2 Maßnahmen zur Vermeidung von perioperativer Hypothermie

- **Maßnahmen präoperativ in der holding area und im OP-Saal**
1. aktive Wärmung des Patienten vor der Einleitung einer
   1. Allgemeinanästhesie (LoE Ia, Empfehlungsgrad A)
   2. Anlage einer Epidural- oder Spinalanästhesie (LoE Ib, Empfehlungsgrad B) → konvektive Wärmung sollte für ca. 20 min (mindestens 10 min) erfolgen!
2. aktive (konvektive) Wärmung während der Operation/Narkose (von Beginn der Narkoseeinleitung bis zum Ende der Narkose) sollten alle Patienten mit einer Anästhesiedauer länger als 30 min aktiv

56

gewärmt werden (LoE Ib, Empfehlungs-grad A). Bei Patienten, die vorgewärmt wurden, kann bei einer Anästhesie-dauer von <60 Minuten auf eine aktive intraoperative Wärmung verzichtet werden!

3. adäquate Raumtemperatur
   - OP Saaltemperatur bei Erwachsenen mindestens 21 °C,
   - bei Kindern mindestens 24 °C
4. Anwärmen von Infusionen und Trans-fusionen
   - eine intraoperative Infusionswärmung sollte bei höheren Infusionsraten (>500 ml/h) ergänzend eingesetzt wer-den. Die sog. **Inline-Wärmung** sollte bevorzugt werden (LoE II, Empfehlungsgrad B). Bei massiver Transfusion Einsatz von Wärme-systemen z.B. der Ranger von 3 M
   - **Cave**: Patienten mit offenem Foramen ovale Freisetzung von 1–3 ml Gas pro Liter Infusionslösung
5. Anwärmen von Spüllösungen
   - intraoperativ verwendete Spül-lösungen sollen auf ca. 38–40 °C vor-gewärmt werden (LoE 1b, Empfehlungsgrad A). Spüllösungen für Gelenkspülungen müssen nicht vorgewärmt werden
6. Patientenisolation
   - zusätzlich zur aktiven Wärmung sollte die größtmögliche nicht aktiv gewärmte Körperoberfläche isoliert werden

Anmerkung: Die Ausleitung einer All-gemeinanästhesie sollte nur in Normother-mie erfolgen!

■ **Maßnahmen auf Station**
- bei Aufnahme auf die postoperativ nach-sorgende Organisationseinheit sollte die Körperkerntemperatur sublingual ge-messen werden.
- bei postoperativ hypothermen Patienten sollte bis zum Erreichen der Normothermie eine aktive Patientenwärmung, z. B. mit einer konvektiven Wärmedecke, erfolgen.

- bei postoperativ hypothermen Patienten sollte bis zum Erreichen der Normother-mie die Körperkerntemperatur regel-mäßig (z. B. alle 15 Min.) gemessen werden.

56.3 Kältezittern (Shivering)

Zur Wärmeproduktion bzw. Temperatur-erhaltung reagiert der Körper mit Kälte-zittern und Vasokonstriktion (das Shivering ist nicht immer gleich erkennbar). Kälte-zittern wird vom Patienten als subjektiv un-angenehm empfunden und birgt bei pulmo-nalen und kardialen Risikopatienten ein hohes Risiko.

■ **Inzidenz**
- bis zu 60 % der Patienten nach All-gemein- und Regionalanästhesie. Post-operatives Shivering wird weniger bei Kindern und häufiger bei jüngeren Er-wachsenen beobachtet. Shivering erst ab einem Alter von 4–6 Jahren
- die einzelnen Anästhesieverfahren zeigen eine unterschiedliche Inzidenz für post-operatives Shivering: Inhalations-anästhesie > TIVA mit Propofol
- durch Hypothermie bedingtes post-operatives Shivering tritt erst dann auf, wenn die Wirkung der verwendeten An-ästhetika nachlässt

■ **Negative Effekte des Shiverings**
- Anstieg des O_2-Verbrauchs um ca. 40 % (kann bis zum 4- bis 6-fachen an-steigen)
- Anstieg des Eiweißkatabolismus
- erhöhte Inzidenz von Arrhythmien und kardialer Dekompensation (erhöhte Plasmanoradrenalinspiegel)
- Anstieg des AMV und evtl. O_2-Sättigungsabfälle, Gefahr der pulmona-len Dekompensation bei Vorerkrankung
- Anstieg des ICP und des intraokulären Drucks

■ **Therapie**
- primär **konvektive oder konduktive Wärmezufuhr** (immer!)
- sekundär **pharmakologische Intervention** (LoE IIa, allerdings „off-label use"!)
  - **Pethidin** (Dolantin) 25–50 mg bzw. 0,35–0,7 mg/kg i.v.
    - höhere Effektivität bezüglich der Unterdrückung des Kältezitterns durch Pethidin als durch andere Opioide (wahrscheinlich spielt die Interaktion mit den κ-Opioidrezeptoren eine Rolle, daneben bindet Pethidin auch noch an α_{2B}-**Adrenorezeptoren**)
  - **Clonidin** (Catapresan) 75–150 μg bzw. 0,15–0,3 μg/kgKG i.v. (geringere als die oben genannten Clonidindosen sind oft ineffektiv)
    - keine Beeinflussung der Aufwachzeiten oder der postoperativen Vigilanz
  - **Wirkprinzip:** wahrscheinlich durch ein Resetting der zentralen Schwelle zur Auslösung von Kältezittern
- alternativ bzw. Medikamente der 2. Wahl:
  - **Tramadol** (Tramal) 1–3 mg/kg; Wirkung wahrscheinlich über α_2-Adrenorezeptoren (Cave: PONV!)
  - **Magnesiumsulfat** 30 mg/kgKG i.v. (Cave: muskelrelaxierender Effekt!)

❯ Eine Thermogenese durch Shivering wird durch die Allgemeinanästhesie sowohl beim Kleinkind als auch beim Erwachsenen blockiert!

Weiterführende Literatur

S1-Leitlinie Vermeidung der perioperativen Hypothermie. 001–018; 5/2019; www.awmf.de

TUR-Syndrom

Michael Fresenius, Michael Heck und Cornelius Busch

© Springer-Verlag GmbH Deutschland, ein Teil von Springer Nature 2023
M. Heck et al. (Hrsg.), *Repetitorium Anästhesiologie*, https://doi.org/10.1007/978-3-662-64069-2_57

■ **Definition**

— Einschwemmung größerer Mengen von hypotoner Spüllösung über den prostatischen Venenplexus oder von Uterusvenen ins Gefäßsystem mit klinischer Symptomatik einer hypotonen Hyperhydratation

■ **Inzidenz**

— 1–10 % aller TUR-Prostata-Operationen (→ perioperative Mortalität von 0,2–0,8 %)
— seltener bei perkutaner Nephrolitholapaxie
— 4–15 % bei Hysteroskopien

■ **Zusammensetzung der Spüllösung**

— gegenwärtig werden halbisoosmolare Lösungen wie z. B. Purisole SM (Fresenius) verwendet: 27 g Sorbit und 5,4 g Mannit pro Liter Spüllösung (= 178 mosmol/l, pH 4,5–7)
— → da die Spüllösungen auch 1,5%iges Glycin (= 212 mosmol/l) enthalten, können nach Einschwemmung von glycinhaltigen Lösungen infolge Stimulation der NMDA-Rezeptoren Krämpfe und Sehstörungen (temporäre Blindheit) auftreten!

■ **Klinik**

— **zentralnervöse Störungen** (Unruhe, Übelkeit und Erbrechen, Desorientiertheit, Halluzinationen, zerebrale Krämpfe; bedingt durch zunehmendes Hirnödem unter Hypoosmolarität)
— kardial bedingte Symptome (systolische und diastolische arterielle **Hypertonie**, primär Tachykardie, **Reflexbradykardie** und Zentralisation)
— intravasale hypoosmolare Hyperhydratation mit **ZVD-Anstieg** und **Hyponatriämie** (→ Dyspnoe, Hypoxämie bei Lungenödem)

— **Gerinnungsstörungen** (Verdünnungsthrombozytopenie, Aktivierung der plasmatischen Gerinnung durch Einschwemmung von Gewebsthrombokinase)
— evtl. Hypothermie bei schneller Resorption nicht warmer Spüllösung

Die **Ausprägung** des TUR-Syndroms ist abhängig von:
— Einschwemmvolumen und Einschwemmrate bzw. dem Überschreiten der Kompensationsmöglichkeit (>230 ml/10 min)
— Druck der Spüllösung (Höhe der Spülflüssigkeit sollte **<60 cm** betragen!)
— intravasaler Druck (abhängig vom intravasalen Volumen und Patientenlagerung, z. B. Kopftieflagerung → Abnahme des Druckes im Plexus prostaticus → höhere Einschwemmrate)
— Resektionsdauer (**Cave:** Resektionszeit >60 min!)
— Erfahrung des Operateurs und Ausmaß der transurethralen Adenomresektion
— Alter des Patienten (Hydratationsstatus nimmt mit dem Alter ab → hierdurch höhere Einschwemmraten)
— intravesikaler Druck (<15 cmH_2O) → häufige Entleerung der Blase oder Entlastung der Blase durch suprapubische Drainage

■ **Intraoperative Überwachung**

— neurologische Überwachung des wachen Patienten mit rückenmarknaher Anästhesie (mest Spinalanästhesie) → beste und einfachste Überwachungsmethode!
— ZVD → am besten kontinuierliche Überwachung beim beatmeten Patienten
— Serumnatriumkonzentration → Durchführung intermittierender Blutgasanalysen (BGA):
  – leichtes TUR-Syndrom: Na^+ 135–125 mmol/l

- mittleres TUR-Syndrom: Na$^+$ 125–120 mmol/l
- schweres TUR-Syndrom: Na$^+$ 110–120 mmol/l
- sehr schweres TUR-Syndrom: Na$^+$ <110 mmol/l
- Zeichen einer intravasalen Hämolyse mit Urinverfärbung, LDH ↑, freies Hb ↑, Haptoglobin ↑, Serumkalium ↑, Hkt ↓
- Abfall der Serumosmolarität
- Nachweis exspiratorischer Ethanolkonzentration mit dem Alkometer (2 % Ethanol als Marker) ab Einschwemmmengen von 100 ml/10 min
- Berechnung des **absorbierten Volumens** nach folgender Formel:

Reabsorbiertes Volumen

$$= \left(\frac{\text{präop} \cdot \text{Serumnatrium}}{\text{postop} \cdot \text{Serumnatrium}} \right) \times ECF - ECF$$

wobei ECF = 0,2 × kgKG

- **Therapie**
- schnellstmögliche Beendigung der Operation
- Erhöhung der inspiratorischen O$_2$-Konzentration
- Einschränkung der Flüssigkeitszufuhr
- Gabe von **Schleifendiuretika** (Furosemid 20 mg i.v.), bei Vorbehandlung mit Diuretika evtl. höhere Furosemidgaben (≥40 mg i.v.)
- Aufrechterhaltung einer intravasalen Normovolämie unter Schleifendiuretikagabe mit „physiologischer" Kochsalzlösung (0,95 %ige NaCl-Lösung)
- **nur bei ausgeprägter klinischer Symptomatik** (zerebraler Krampfanfall, kardiale Dysfunktion) Ausgleich des Serumnatriums mit **3 %iger NaCl-Lösung** (513 mmol/l) **<100 ml/h** bzw. 1,5–2,0 mmol/l/h bis Na$^+$-Konzentration >125 mval/l →

nicht bei asymptomatischen Patienten mit **normaler Osmolarität**

🛈 **Cave**
Zügiger Elektrolytausgleich → Gefahr der zentralen pontinen Myelinolyse (osmotisches Demyelinisierungssyndrom); ggf. Substitution von Kalzium und Magnesium nach Serumkonzentration.

- **NaCl-Substitution**: Na$^+$-Bedarf (mval) = 0,2 × (Na$^+_{SOLL}$ – Na$^+_{IST}$) × Körpergewicht in kg
- Ausgleich der metabolischen Azidose mit 8,4 %igem Natriumbikarbonat über ZVK
- evtl. zur Überbrückung der kardialen Instabilität bei Hyperhydratation kardiale Unterstützung (Vorlastsenkung mit Nitroglycerin und Verbesserung der Inotropie mit Katecholaminen [Dobutamin])
- evtl. bei respiratorischer Dekompensation: Masken-CPAP, ggf. Intubation und CMV + PEEP

⟩ Ein TUR-Syndrom kann auch nach Stunden (bis 24 h) durch sekundäre Einschwemmung nach Perforation oder nach primärer Einschwemmung ins perivesikale Gewebe und anschließender Reabsorption (z. B. im Aufwachraum) auftreten!

- **Anmerkung**: weitere Komplikationen bei der TUR-Prostata mit und ohne TUR-Syndrom:
  - Perforation der Blase → Zunahme des intraabdominellen Drucks → erhöhte Atemanstrengungen beim wachen Patienten oder erhöhter Beatmungsdruck bzw. respiratorische Komplikationen beim beatmeten und anästhesierten Patienten

- intraoperative und postoperative Blutung → Gefahr der sekundären Hyperfibrinolyse bei Prostataeingriffen → Gabe von 1–2 g Tranexamsäure nach ROTEM/ClotPro-Diagnostik oder Verdünnungskoagulopathie mit Thrombozytopenie bei TUR-Syndrom. Der Blutverlust unter der TUR-Postata kann bestimmt werden, indem die blutige Spüllösung gesammelt und der Hämatoktit der Spüllösung bestimmt wird:

$$Blutverlust = \left(\frac{\begin{array}{c} \text{Hämatokrit der Spüllösung} \\ \times \text{Volumen der Spüllösung} \end{array}}{\text{Starthämatokrit des Patienten}} \right)$$

- sekundäre Blasenhalskontraktur

Übelkeit und Erbrechen

Michael Heck, Michael Fresenius und Cornelius Busch

Inhaltsverzeichnis

58.1   Grundlagen – 880

58.2   Beeinflussende Faktoren für Inzidenz und Ausmaß von PONV – 880

58.3   Komplikationen von schwerer PONV – 881

58.4   Risikoscores und prognostizierte PONV-Inzidenz – 881

58.5   Prophylaxestrategie – 882
58.5.1   Prophylaxestrategie bei Erwachsenen – 882
58.5.2   Prophylaxestrategie bei Kindern – 883

58.6   Therapie bei PONV – 883
58.6.1   Antiemetika – 883
58.6.2   Therapie bei Kinetosen – 886
58.6.3   Anhang: Serotoninrezeptoren – 886

       Weiterführende Literatur – 887

© Springer-Verlag GmbH Deutschland, ein Teil von Springer Nature 2023
M. Heck et al. (Hrsg.), *Repetitorium Anästhesiologie*, https://doi.org/10.1007/978-3-662-64069-2_58

58.1   Grundlagen

■ **Ursachen**
- Irritationen durch Chirurgie bzw. Anästhesie (▶ Abschn. 58.2)
- Medikamente (z. B. Opioide, Antibiotika, Dopamin)
- Erkrankungen des Magens, des Gallesystems, des Pankreas, bei akuten gastrointestinalen Infektionen, bei Nierenkoliken, bei Hirndruck (frühmorgendliches, schwallartiges Erbrechen), in der Frühschwangerschaft (Vomitus gravidarum oder Hyperemesis gravidarum), unter Chemo- oder Strahlentherapie
- psychisch ausgelöstes Erbrechen
- Erbrechen bei Hypotension (z. B. Sectio in Spinalanästhesie)
- Kinetosen

■ **Pathophysiologie**
Erbrechen wird ausgelöst durch:
- direkte Stimulation der chemorezeptiven Triggerzone (**CTZ**) im Bereich der Area postrema am Boden des 4. Ventrikels durch Substanzen wie z. B. Opioide, Herzglykoside, Zytostatika (Cisplatin) oder Stimulation über zentrale dopaminerge (**DA$_2$**)- Rezeptoren, sowie serotoninerge (**5-HT$_3$**), histaminerge (**H$_1$, H$_2$**) und muskarinische (**M$_1$**) Afferenzen
- afferente Impulse aus dem Gastrointestinaltrakt → Dehnungsreize und enterale Serotoninfreisetzung (Stimulation von peripheren Serotoninrezeptoren)
- afferente Reize aus den Vestibularisgebieten, welche zu einer Stimulation zentraler muskarinerger M$_2$-Rezeptoren führen (z. B. bei Kinetosen, nach N$_2$O-Gabe)
- → über die Rezeptoren der Chemorezeptortriggerzone (CTZ) werden emetische Stimuli an das Brechzentrum im Hirnstamm in der Nähe des Tractus solitarius (Vagusgebiet) weitergeleitet, wo die muskuläre Koordination des Brechzeizes erfolgt

■ **Inzidenz von PONV („postoperative nausea and vomiting")**
- 35–52 % der Patienten klagen über postoperative Übelkeit, davon Erbrechen ≈25 %

58.2   Beeinflussende Faktoren für Inzidenz und Ausmaß von PONV

■ **Patientenabhängige Faktoren**
- altersabhängig (Kinder unter 3 Jahren erbrechen selten; Maximum der Emesisrate zwischen dem 11. und 14. Lebensjahr)
- Geschlecht: Frauen > Männer (Maximum bei Frauen in der Menstruationsphase; relatives Risiko von ca. 2–3)
- Psyche: gefördert durch psychogenen Trigger
- Zustand nach vorangegangenem postoperativem Erbrechen
- Nichtraucher
- Patienten mit anamnestischer Reise- und Seekrankheit (Kinetosen) → relatives Risiko von ca. 2–3

■ **Chirurgische Faktoren**
- Art des operativen Eingriffs: hohe Inzidenz des PONV bei
  - laparoskopischen und/oder gynäkologischen Eingriffen (35 % bzw. 60 %)
  - abdominelle Eingriffe (besonders Operationen an Gallenwegen, Magen und Duodenum → Dilatation von Hohlorganen als Trigger)
  - Eingriffen im Trigeminusbereich
  - gastrale Irritationen (z. B. Blutaspiration)
  - Eingriffe am Auge oder Ohr (bei Kindern: Emesisinzidenz von 50–80 %)
  - bei Kindern insbesondere Strabismusoperation, Adenotomie/Tonsillektomie
  - Zahnextraktionen
  - ESWL

58

- **Anästhesiologische Faktoren**
- Medikamente mit emetogenem Effekt
  - Lachgas (Mittelohrdruckveränderungen, Magendistension, Interaktion mit Opioidrezeptoren. Das relative Risiko von Lachgas gegenüber Luft liegt bei ca. 1,3, sodass dieser Effekt bei einer Patientengruppe mit geringer Erbrechensinzidenz statistisch nicht nachweisbar ist, wohl aber bei „Risikopatienten" mit einer Inzidenz von über 50 % signifikant nachweisbar wird)
  - Opioide (insbesondere Tramadol) (höhere Emesisinzidenz bei höherer Opioiddosis) → Stimulation der Opioidrezeptoren im CTZ oder Sensibilisierung des Vestibularorgans
  - volatile Anästhetika (relatives Risiko von ca. 2–3 gegenüber Propofol)
  - Ketamin
  - Naloxon
  - Cholinesterase-Hemmer
- nach intraoperativen hypotensiven Phasen
- gastrale Irritationen (z. B. Luftinsufflation bei Maskenbeatmung oder Fehlintubation)

58.3 Komplikationen von schwerer PONV

- Dehydratation (besonders bei Kindern)
- Elektrolytstörungen (besonders bei Kindern)
- verzögerte Entlassung aus dem Aufwachraum oder bei ambulanten Patienten nach Hause → Mehrkosten!
- erhöhte Inzidenz von Nahtinsuffizienzen und Nachblutungen (Zustand nach Karotis-Operation, Struma-OP, Hautlappentransplantation etc.)
- Gefahr der Aspiration
- psychische Belastung

◘ Tab. 58.1   Risikoscore nach Apfel

Risikofaktoren	Punkte
weibliches Geschlecht	1
Nichtraucher	1
bekannte PONV nach früheren Anästhesien oder anamnestische Reisekrankheit (Kinetose)	1
vermutliche Gabe von Opioiden postoperativ	1
maximale Punktesumme	4

◘ Tab. 58.2   Risikoscore nach Koivuranta

Risikofaktoren	Punkte
weibliches Geschlecht	1
Nichtraucher	1
bekannte PONV nach früheren Anästhesien	1
anamnestische Reisekrankheit (Kinetose)	1
Operationsdauer >60 min	1
maximale Punktesumme	5

❯ Die Qualität der geleisteten Anästhesie wird vom Patienten anhand seines **postoperativen Befindens** beurteilt – Schmerzfreiheit, Fehlen von Übelkeit, Erbrechen, Muskelschmerzen nach Succinylcholin (!), Punktionshämatomen.

58.4 Risikoscores und prognostizierte PONV-Inzidenz

◘ Tab. 58.1, ◘ Tab. 58.2 und ◘ Tab. 58.3. Die für erwachsene Patienten entwickelten Scores zur Risikoeinschätzung sind nicht

◫ **Tab. 58.3**   Prognostizierte PONV-Inzidenz

Vorliegen von Risiko-faktoren	PONV-Inzidenz nach Apfel (%)	PONV-Inzidenz nach Koivuranta (%)
0	10	17
1	21	18
2	39	42
3	61	54
4	79	74
5	–	87

◫ **Tab. 58.4**   Modifizierter Risikoscore (POVOC-Score) für Kinder

Risikofaktor	Punkt-bewertung
Operationsdauer ≥30 min	1
Alter ≥3 Jahre	1
Strabismusoperation, Adenoto-mie/Tonsillektomie	1
Anamnese für PONV/Reisekrank-heit beim Kind oder Verwandten 1. Grades (Geschwister, Eltern)	1

auf Kinder übertragbar. Diese Lücke wurde durch den **POVOC-Score** (POVOC-Score = Postoperative Vomiting in Children-Score) geschlossen (◫ Tab. 58.4).

58.5   Prophylaxestrategie

58.5.1   Prophylaxestrategie bei Erwachsenen

◫ Tab. 58.5

◫ **Tab. 58.5**   Risikoadaptiertes Therapie-schema für Erwachsene nach Apfel

Vereinfachter Score (Punkte)	PONV-Risiko	Maßnahme
0 und 1	<25 %	keine Prophylaxe
2	25–50 %	Strategie I **oder** II
3 oder 4	>50 %	Strategie I + II

58.5.1.1   Strategie I: Reduzierung emetogener Einflüsse

— **Verminderung volatiler Anästhetika**
  – Regionalverfahren bevorzugen, wenn möglich oder
  – TIVA mit Propofol (evtl. mit Remifentanil und frühzeitiger Gabe eines Nicht-Opioid-Analgetikums)
— **Reduzierung von Opioiden**
  – Kombinationsanästhesie
  – Prophylaxe mit hoch dosierten Nicht-opioidanalgetika
— **adäquate Volumentherapie** (30 ml/kgKG/h balancierte Infusionslösg. hat eine geringere PONV-Inzidenz als 10 mg/kgKG/h; 22 % vs. 54 %)

58.5.1.2   Strategie II: prophylaktische Antiemetika-Gabe

— **frühzeitig nach der Narkoseeinleitung**
  – Dexamethason 4 mg i.v.
  – oder Ondansetron (4 mg i.v.) bzw. Tropisetron (2 mg i.v.) bzw. Granisetron (1 mg i.v.) bzw. Dolasetron (12,5 mg i.v.)
  – oder Dimenhydrinat 62,5 mg i.v.
  – oder ggf. Kombination der oben genannten Substanzen
— präoperative Akupunktur (s. unten)

58

◻ **Tab. 58.6** Risikoadaptiertes Therapieschema für Kinder

Punkte/ Faktoren	PONV- Risiko	Wahrschein- lichkeit (%)	Maßnahme
0	Niedrig	9 %	keine Prophylaxe
1	Niedrig	10 %	
2	Mittleres	30 %	1–2 antiemetische Medikament(e)/Maßnahmen, z. B. TIVA (ohne N$_2$O) ± Dexamethason
3	Hoch	55 %	
4	Hoch	70 %	2–3 antiemetische Medikament(e)/Maßnahmen, z. B. TIVA (ohne N$_2$O) + Dexamethason ± 2. Antiemetikum + Akupunktur

58.5.2 Prophylaxestrategie bei Kindern

◻ Tab. 58.6

58.6 Therapie bei PONV

- ◻ Tab. 58.7 gibt Empfehlungen zur Prophylaxe bzw. Therapie von PONV mit Antiemetika
- im Falle einer bereits erfolgten antiemetischen Prophylaxe sollte zur Therapie von PONV in der unmittelbaren postoperativen Phase (<6 h nach Prophylaxe) auf Substanzen einer anderen Klasse übergegangen werden
- bei rezidivierender PONV sollten mehrere Antiemetika im Sinne einer „balancierten" antiemetischen Therapie angewandt werden!
- für die Substanzen Droperidol und Ondansetron ist die geringere Wirksamkeit einer Repetitionsdosis zur unmittelbar postoperativen Therapie nachgewiesen

58.6.1 Antiemetika

- **5-HT$_3$-Rezeptorenblocker (Serotoninrezeptorantagonisten)**
- aufgrund der umfassenden Datenlage zu den Serotoninantagonisten kann die initiale Therapie von PONV durch die Gabe von Serotoninantagonisten für den Fall keiner durchgeführten Prophylaxe bzw. einer Prophylaxe mit einer Substanz aus einer anderen Klasse empfohlen werden
- 4 mg Ondansetron ist nach klinischen Untersuchungen beim PONV **nicht** besser wirksam als **1,25 mg Droperidol**, aber **effektiver als 10 mg Metoclopramid**

- **Kortikoide**
- **Dexamethason** weist einen antiemetischen Effekt auf, der mit dem etablierter Antiemetika (5-HT$_3$-Antagonisten/Dopaminantagonisten) vergleichbar ist. Besonders effektiv ist die Substanz, wenn sie in Kombination mit anderen Antiemetika gegeben wird. In diesem Fall verstärkt sie signifikant die antiemetische Wirkung der jeweiligen Partnersubstanz

58

□ Tab. 58.7 Empfohlene Antiemetika zur Prophylaxe bzw. Therapie von Übelkeit und Erbrechen

Substanz/Handelsname	Klasse	Dosierung Prophylaxe (i.v., Erwachsene mg)	Dosierung Prophylaxe (i.v., Kinder mg/kgKG[a])	Bemerkungen
Dexamethason/Fortecortin	Kortikosteroide	4	0,15	Gabe zur Einleitung, da der antiemetische Effekt erst bis zu 2 h später einsetzt; KI.: Glukosestoffwechselstörung, Adipositas, maligne Tumoren → Cave: Tumorlyse! Zentrale Hemmung des Nucleus tractus solitarius NW.: perinealer Juckreiz
Ondansetron/Zofran	5-HT₃-Antagonisten	4	0,1	Müdigkeit, Kopfschmerzen, Transaminasenerhöhung, selten extrapyramidale Nebenwirkungen, Plazentagängigkeit und Transfer in Muttermilch Wirkdauer: 4 h
Tropisetron/Navoban		2	0,1	Pruritus, Kopfschmerzen, Appetitlosigkeit
Granisetron/Kevatril		1	0,02	Kopfschmerzen, Obstipation, Flush, epigastrisches Wärmegefühl
Dolasetron/Anemet		12,5	0,35	Kopfschmerzen, Bradykardie, Transaminasenerhöhung
Ramosetron		300 µg		Zur PONV-Therapie bereits in Japan als Irribow zugelassen
Polonosetron/Aloxi			0,02	Ab 1. Lebensmonat bis 17 Jahre zugelassen, lange Wirkdauer (bis 40 h), gut geeignet bei ambulanten OPs (in der Schweiz und in Österreich zugelassen)

Droperidol/Xomolix	Butyrophenone	0,625–1,25	0,01- (0,05)	psychomimetische Nebenwirkungen, QT-Verlängerungen und Torsade-de-pointes-Tachykardien; Kontraindikation: Kinder <2 Jahre (bei Kindern ≥2 Jahren nur als Mittel der 2. Wahl)
Dimenhydrinat/Vomex	Antihistaminika	62	0,5 mg	Sedation
Scopolamin	Anticholinergikum	1,5		Nur Erwachsene, Pflasterwechsel alle 3 Tage; gut auch bei Kinetosen
Haloperidol/Haldol	Neuroleptika (Dopaminantagonisten)	0,5–1,5		Nicht bei Kindern anwenden!
Aprepitant	NK1-Rezeptorenantagonist	125–80		Kinder >12 Jahren für die ematogene Chemotherapie zugelassen
Fosaprepitant	NK1-Rezeptorenantagonist			Prodrug von Aprepitant, in D aktuell nicht zugelassen

[a]Dosierungen für Kinder sollten die für Erwachsene empfohlene Gesamtdosierung nicht überschreiten.

- **Neuroleptika**
- Wirkmechanismus: Blockade von Dopaminrezeptoren (**DA$_2$**) in der Area postrema mit hoher Affinität
- Butyrophenone: DHB (Droperidol) 1,25 mg i.v. bzw. 20–50 µg/kg); die Herstellung von DHB wurde 2001 in Deutschland eingestellt, kam im Juni 2008 als Xomolix neu auf den deutschen Markt

- **Benzamid- und Benzimidazolonderivate**
- Wirkmechanismus: Blockade der Dopaminrezeptoren, im geringen Ausmaß auch von Histamin- und Serotoninrezeptoren
- Metoclopramid (Paspertin): Erwachsene: 10 mg, Kinder: 0,15–0,25 mg/kg i.v.
  - Hemmung der Pseudocholinesterase durch Metoclopramid → Succinylcholin- und Mivacuriumwirkung theoretisch verlängert!
  - HWZ: 2,5 h
- Domperidon (Motilium): 3-mal 1 Tbl. (= 10 mg) p.o.
- Alizaprid (Vergentan): 3-mal 1 Amp. (à 50 mg) i.v. (ab dem 14. Lebensjahr, bei ematogener Chemotherapie), Nebenwirkungen: Spätdyskinesien

- **Propofol**
- guter antiemetischer Effekt für einige Stunden bezüglich PONV bei **kontinuierlicher** Propofolapplikation (>1 mg/kg/h), kleinere Boligaben bei Narkoseausleitung sind größtenteils ineffektiv
- die antiemetische Wirkung von Propofol beruht wahrscheinlich auf:
  - einer dämpfenden Wirkung auf die kortikalen/subkortikalen Afferenzen, einschließlich des Brechzentrums
  - einer unspezifischen Wirkung auf den 5-HT$_3$-Rezeptor und
  - einer Verminderung der Serotoninfreisetzung im ZNS

- **Akupunktur**
Akupunkturpunkt:. Perikard 6 (P 6) oder Neiguan bds.: zwischen den Sehnen des M. palmaris longus und M. flexor carpi radialis, ≈3 cm proximal der Handgelenkbeugefalte. Die Akupunktur für PONV funktioniert nur, wenn man sie beim wachen Patienten pränarkotisch durchführt; zusätzlich können noch die Akupunkturpunkte Ma 36 bds. und der Meisterpunkt des Magens KG 12 genadelt werden.

58.6.2 Therapie bei Kinetosen

- **Scopolamin** als Pflaster (Tropanalkaloid) (Scopoderm TTS)
  - nach einer Anfangsdosis von 140 µg wird für ca. 72 h kontinuierlich 5 µg/h Scopolamin freigesetzt!
  - nach Entfernung des Pflasters sinkt der Plasmawirkspiegel innerhalb von 24 h auf ca. 30 % des Ausgangswertes ab
- **Antihistaminika**
  - Dimenhydrinat (Vomex): 1- bis 2-mal 1 Amp. à 62 mg/Tag i.v., i.m. oder 1- bis 2-mal 1 Supp. à 40/150 mg rektal

58.6.3 Anhang: Serotoninrezeptoren

Einteilung der Serotoninrezeptoren in **4 Gruppen:**
- **5-HT$_1$-Rezeptor**
  - Wirkung: Gefäßerweiterung und Tachykardie
  - 5-HT$_{1A}$-Rezeptoragonisten erniedrigen über hemmendes G-Protein die intrazelluläre cAMP-Konzentration → Anxiolyse und antidepressive Wirkung (z. B. Azapirone)
  - Urapidil entfaltet über diesen Rezeptortyp auch seine antihypertensive Wirkung als selektiver Agonist

58

- der 5-HT$_{1D}$-Rezeptoragonist Sumatriptan (Imigran) steht seit 1993 als Migränemittel zur Verfügung

■ **5-HT$_2$-Rezeptor**
- Wirkung: Vasokonstriktion, Schmerzverarbeitung, Regulation von Schlaf- und Sexualverhalten
- Second messenger des Rezeptors ist IP$_3$
- Methylsergid (Deseril) ist ein Antagonist am 5-HT$_{2C}$-Rezeptor und Pizotifen (Sandomigran) ist ein 5-HT$_{2A}$-und 5-HT$_{2C}$-Rezeptorantagonist; beide Präparate sind Migränemittel

■ **5-HT$_3$-Rezeptor**
- Blockade wirkt antiemetisch, anxiolytisch, antipsychotisch
- 5-HT$_3$-Rezeptorantagonisten: Ondansetron, Granisetron, Tropisetron und Dolasetron

■ **5-HT$_4$-Rezeptor**
- G-Protein gekoppelter Rezeptor, der die Acetylcholin-Freisetzung und damit die Darmperistaltik kontrolliert

→ Agonisten sind Gastrokinetika (z. B. Cisaprid p.o. [Propulsin]; nicht mehr auf dem Markt!)

❯ Das Bundesinstitut für Arzneimittel und Medizinprodukte hat am 28.06.2000 aufgrund lebensbedrohlicher Herzrhythmusstörungen das Ruhen der Zulassung für cisapridhaltige Arzneimittel angeordnet!

Weiterführende Literatur

Crandell JT (2004) Perineal pruritus after the administration of iv dexamethasone. Can J Anaesth 51:298–399

Eberhart L, Morin A, Kranke P (2014) Übelkeit und Erbrechen nach Kindernarkosen. Anästhesiol Intensivmed Notfallmed Schmerzther 49:24–29

Rüsch D, Eberhart LHJ, Wallenborn J, Kranke P (2010) Nausea and vomiting after surgery under general anesthesia – an evidence-based review concerning risk assessment, prevention, and treatment. Dtsch Arztebl Int 107(42):733–741. https://doi.org/10.3238/arztebl.2010.0733

59.1   Delir und Delirmanagement

- **Definition**

Unter Delir/Delirium versteht man eine akut auftretende, reversible, kognitive Störung (Bewusstseins- und Aufmerksamkeits- sowie Denk- und Gedächtnisstörungen, Desorientiertheit, Sinnestäuschung bis zu Halluzination evtl. Sprachstörung). Diese entwickelt sich innerhalb von Stunden und Tagen und ist durch 3 Hauptkomponenten gekennzeichnet:

- Negativsymptomatik/Akinesie oder Hypokinese und Schläfrigkeit
- produktiv-psychotische Symptomatik
- Agitation

- **Differenzialdiagnose unklarer Vigilanzstörungen und psychischer Verwirrtheitszustände**

- Medikamentenüberhang (Opioide, Muskelrelaxans)
- respiratorische Störungen (Hypoxie, Hyper- oder Hypokapnie)
- Störungen im Wasser- oder Elektrolythaushalt
- volle Harnblase
- Hypoglykämie
- Hypo- und Hyperthyreosen (akut)
- Hyper- und Hypothermie
- neurologische Komplikationen (SHT oder zerebrale Raumforderung)
- Störungen der hormonellen Homöostase
- chronische Kortikoidtherapie
- psychiatrische Krankheitsbilder

- **Häufigkeit**
- bei chirurgischen Patienten: 5,1 % für kleine Eingriffe und bis zu 52,2 % für umfangreiche Operationen wie z. B. Aortenchirurgie
- im intensivmedizinischen Bereich entwickeln 80 % der beatmeten und 50 % der nichtbeatmeten Patienten ein Delir

- **Einteilung anhand von drei Phänotypen**
- hyperkinetisches Delir: 5–15 % (Maximalvariante: exzitatorische Variante)
- akinetisches Delir: >30 % (Maximalvariante: Katatonie), 75 % der Fälle werden nicht detektiert!
- Mischform: mit fluktuierender Symptomatik, 55–65 %

- **Ursache**
- Neurotransmitterimbalanzen zwischen Dopamin und Acetylcholin in frontobasalen Hirnanteilen und/oder
- überschießende inflammatorische Reaktion → zirkulierende proinflammatorische Zytokine aktiveren durch Kontakt mit dem Endothel der Hirngefäße mikrogliale Zellen. Die Mikroglia schüttet wiederum selbst proinflammatorische Zytokine aus!

- **Folgen**
- signifikant **erhöhte Mortalität** bei Patienten mit Delir nach 1 Jahr (im Vergleich zu Patienten ohne Delir) → 34 % vs. 15 % (ohne Delir); aber auch die Delirdauer ist von prognostischer Bedeutung (mit jedem Delirtag sinkt die 1-Jahres-Überlebensrate um ca. 10 %!)
- **verlängerter Intensiv- und Krankenhausaufenthalt** (im Schnitt um 10 Tage verlängert!)
- Steigerung der **Krankenhaus- bzw. Behandlungskosten** → um den Faktor 1,3–1,4 erhöht
- erhöhte Rate an **dauerhaften, postoperativen, kognitiven Störungen (POCD)** nach einem Delir (ca. 25 % der Patienten!; einer milden Alzheimer-Demenz vergleichbar)
- erhöhte Rate an Komplikationen wie Dekubitus, Thrombose, Embolie und Pneumonie erhöhte Reintubationsrate beim hypoakiven Delir

- vermehrt Stürze und Frakturen, Wunddefekte, Sternuminstabilitäten (Herzchirurgie) bei hyperaktivem Delir

■ **Risikofaktoren**
Die Risikofaktoren für ein Delir werden unterteilt in

A. **patientenspezifische Risikofaktoren**
- Alter >65 Jahre
- Schweregrad der Erkrankung (APACHE-II-Score) wie z. B. Sepsis
- vorbestehende Demenz und/oder Depression
- Substanzabusus (Alkohol)
- größere Operation, insbesondere in der Herzchirurgie oder Unfallchirurgie (**traumatische Hüftoperation!**)
- Elektrolytstörung und Dehydratation
- männliches Geschlecht
- Immobilisation, Hör- und Sehschwäche
  Anmerkung: das Emergency-Delir im Kindesalter wird im ▶ Kap. 26 „Anästhesie bei Kindern" abgehandelt!

B. **iatrogene und Umweltfaktoren**
- psychoaktive Medikamente
- Polypharmazie
- Schmerz und emotionaler Stress
- Isolation (fehlender Besuch), Fixierung und unbekannte Umgebung
- Blasenkatheter
- Schlafentzug und Mangel an Tageslicht
- zentral anticholinerge Medikation (Atropin, Benzodiazepinen), Parkinson-Medikamente, Antiarrhythmika (β-Blocker, Digitoxin),
- Transfer zu anderen Stationen (!)

■ **Labormarker**
- erniedrigte Plasmaspiegel der Metalloproteinase-9 (MMP-9) und Protein C
- erhöhte Plasmaspiegel des löslichen Tumor-Nekrose-Faktor-Rezeptor 1 (sTNFR1)

■ **Score-Systeme**
Was nicht registriert wird, kann nicht detektiert werden! Daher sollte ein regelmäßiges, gezieltes Screening auf delirante Symptome mit einem validem und reliablem Delir-Score erfolgen!

Die frühe Diagnose eines Delirs ist für das Outcome von entscheidender Bedeutung. Im klinischen Alltag bieten sich zur Eruierung eines Delirs verschiedene Scores an:
- Confusion Assessment Methode in ICU (CAM-ICU) mit einer Sensitivität von 79 %bund Spezifität von >90 % (◘ Abb. 59.1)
- Intensive Care Delirium Screening Checklist (ICDSC) mit einer Sensitivität von 99 % und einer Spezifität von ca. 64 % (◘ Tab. 59.1)
- Nursing Delirium Screening Scale (NU-DESC) (◘ Tab. 59.2)
- Delirium Detection Score (DDS) (◘ Tab. 59.3)
- 3 D-CAM (3 Minutes Diagnostic Interview for CAM-defined Delirium) mit einer Sensitivität von 95 % und einer Spezifität von 94 %
- CAM-S (Confusion Assessment Method Severity)
- **Anmerkung:** die beiden letztgenannten Scores sind für die Anwendung auf der peripheren Station entwickelt worden. Die anderen Scores dienen dem Scoring auf der Intensivstation! Nach einer Umfrage von Luetz et al. (2013) wird nur auf 27 % der Intensivstationen ein Delir-Screening durchgeführt.
Das Ergebnis des Delir-Monitorings soll mindestens 8-stündlich bzw. einmal pro Pflegeschicht dokumentiert werden.

■ **Ursachen**
Die Ursachen für das Auftreten von Entzugssymptomen sind vielfältig und können anhand des Merksatzes: „**I watch death**" aufgelistet werden:
- Infektion
- Entzug (**withdrawal**)
- akute metabolische Störung (Hypoglykämie, Hepatopathie, …)
- Trauma

CAM-ICU Arbeitsblatt

Merkmal 1: akuter Beginn oder schwankender Verlauf Positiv, wenn entweder in 1 A oder 1 B mit JA beantwortet	Positiv ☐	Negativ ☐

1A: Ist der geistige Zustand des Pat. anders als vor der Erkrankung?

ODER

1B: Zeigt der Pat. in den letzten 24h Veränderungen in seinem Geisteszustand, z. B. anhand der Richmond-Skala (RASS), Glasgow Coma Scale (GCS) oder vorausgegangener Delir-Einstufung?

Merkmal 2: Aufmerksamkeitsstörung Positiv, wenn einer der beiden Scores (2A oder 2B) kleiner als 8 ist. Zuerst die ASE-Buchstaben versuchen. Falls Pat. diesen Test durchführen kann und das Ergebnis eindeutig ist, Ergebnis dokumentieren und weiter zu Merkmal 3. Falls der Pat. den Test nicht schafft oder das Ergebnis nicht eindeutig ist, werden die ASE-Bilder angewendet. Falls beide Tests notwendig sind, werden die Ergebnisse der ASE-Bilder zur Einstufung verwendet.	Positiv ☐	Negativ ☐

2A: ASE-Buchstaben: Einstufung notieren (NE für nicht erfasst) Anleitung: Sagen Sie dem Patient:„Ich lese Ihnen jetzt hintereinander einige Buchstaben vor. Wenn Sie ein „A" hören, drücken Sie meine Hand." Dann die folgenden Buchstaben in normaler Lautstärke vorlesen: A N A N A S B A U M (alternativ könnte z.B. A B R A K A D A B R verwendet werden) Einstufung: als Fehler wird gewertet, wenn Pat. die Hand bei einem „A" nicht drückt und wenn Patient die Hand bei einem anderen Buchstaben als dem „A" drückt.	Summe (von 10):

2B: ASE-Bilder: Einstufung notieren (NE für nicht erfasst)	Summe (von 10):

Merkmal 3: unorganisiertes Denken Positiv, wenn die Summe aus Score 3A und 3B weniger als 4 ergibt	Positiv ☐	Negativ ☐

3A: Ja/Nein Fragen (entweder Set 1 oder Set 2 verwenden, falls notwendig tageweise abwechseln)	Summe (3A und 3B) _____ (max. 5)

Set 1	**Set 2**
1. Schwimmt ein Stein auf dem Wasser?	1. Schwimmt eine Ente auf dem Wasser?
2. Gibt es Fische im Meer?	2. Leben Elefanten im Meer?
3. Wiegt ein Kilo mehr als 2 Kilo?	3. Wiegen zwei Kilo mehr als ein Kilo?
4. Kann man mit einem Hammer Nägel in die Wand schlagen?	4. Kann man mit einem Hammer Holz sägen?

Summe: _____ 1 Punkt für jede richtige der 4 Antworten, max. also 4)

3B: Aufforderung

Sagen Sie dem Patienten:„Halten Sie so viele Finger hoch", (Untersucher hält 2 Finger hoch) „jetzt machen Sie dasselbe mit der anderen Hand" (ohne dass erneut die Anzahl der gewünschten Finger genannt wird). Falls Pat. nicht beide Arme bewegen kann, wird für den 2. Teil der Frage die Anleitung„fügen Sie einen Finger hinzu" gegeben.

Summe: _____ max. nur 1 Punkt, wenn Pat. alle Anleitungen vollständig ausführen kann

Merkmal 4: Bewusstseinsstörung Positiv, wenn der aktuelle RASS von Null verschieden ist	Positiv ☐	Negativ ☐

Gesamt CAM-ICU (Merkmale 1 und 2 UND entweder 3 oder 4 positiv)	Positiv ☐	Negativ ☐

59

◨ **Abb. 59.1**   CAM-ICU Arbeitsblatt. (Nach der S3-Leitlinie 2020)

◻ **Tab. 59.1** Intensive Care Delirium Screening Checklist (ICDSC). (Nach der S3-Leitlinie 2020)

1. Veränderte Bewusstseinslage

Keine Reaktion oder die Notwendigkeit einer starken Stimulation, um irgendeine Reaktion zu erhalten, bedeutet, dass eine schwere Veränderung der Bewusstseinslage vorliegt, welche eine Bewertung unmöglich macht. Befindet sich der Patient die meiste Zeit der Untersuchungsperiode im Koma oder im Stupor, so wird ein Strich eingetragen (–), und für diese Untersuchungsperiode wird keine weitere Bewertung vorgenommen. | 0–1

Ist der Patient schläfrig oder reagiert nur bei milder bis mittelstarker Stimulation, wird dies als eine veränderte Bewusstseinslage mit 1 Punkt bewertet.

Wache oder leicht erweckbare Patienten werden als normal betrachtet und mit keinem Punkt bewertet. Übererregbarkeit wird als eine nicht normale Bewusstseinslage mit 1 Punkt bewertet.

2. Unaufmerksamkeit

Schwierigkeiten einem Gespräch oder Anweisungen zu folgen. Durch äußere Reize leicht ablenkbar. Schwierigkeit, sich auf verschiedene Dinge zu konzentrieren. | 0–1

Tritt eines dieser Symptome auf, wird es mit 1 Punkt bewertet.

3. Desorientierung

ein offensichtlicher Fehler der entweder Zeit, Ort oder Person betrifft, wird mit 1 Punkt bewertet | 0–1

4. Halluzination, Wahnvorstellung oder Psychose

Eindeutige klinische Manifestation von Halluzination oder Verhalten welches wahrscheinlich auf einer Halluzination (z. B. der Versuch, einen nicht existierenden Gegenstand zu fangen) oder Wahnvorstellung beruht. | 0–1

Verkennung der Wirklichkeit.

Tritt eines dieser Symptome auf, bekommt der Patient 1 Punkt.

5. Psychomotorische Erregung oder /Retardierung

Hyperaktivität, welche die Verabreichung eines zusätzlichen Sedativums oder die Verwendung von Fixiermitteln erfordert, um den Patienten vor sich selber oder anderen zu schützen (z. B. das Entfernen eines Venenkatheters, das Schlagen des Personals). | 0–1

Hypoaktivität oder klinisch erkennbare psychomotorische Verlangsamung.

Tritt eines dieser Symptome auf, bekommt der Patient 1 Punkt

6. Unangemessene Sprechweise/Sprache oder Gemütszustand

Unangemessene, unorganisierte oder unzusammenhängende Sprechweise. | 0–1

Im Verhältnis zu bestimmten Geschehnissen und Situationen unangemessene Gefühlsregung.

Tritt eines dieser Symptome auf, wird es mit 1 Punkt bewertet.

7. Störung des Schlaf-Wach-Rhythmus

Weniger als 4 h Schlaf oder häufiges Aufwachen in der Nacht (das beinhaltet nicht Erwachen, das durch das medizinische Personal oder durch laute Umgebung verursacht wurde). | 0–1

Die meiste Zeit des Tages schlafend.

Tritt eines dieser Symptome auf, wird es mit 1 Punkt bewertet.

8. Wechselnde Symptomatik

Fluktuation des Auftretens eines der Merkmale oder Symptome über 24 h (z. B. von einer Schicht zu einer anderen) wird mit 1 Punkt bewertet. | 0–1

Beurteilung anhand der Punktsumme: 0 Pkt. = kein Delirium, 1–3 Pkt. = Verdacht auf subsyndromales Delirium, ≥4 Pkt. = Delirium

◻ Tab. 59.2 Nursing Delirium Screening Scale (NU-DESC). (Nach der S3-Leitlinie 2020)

Symptome	Symptom-intensität
1. **Desorientierung**: Manifestierung einer Desorientierung zu Zeit oder Ort durch Worte oder verhalten oder Nichterkennen der umgebenden Personen	0–2
2. **Unangemessenes Verhalten**: zu Ort und/oder Person, z. B. Ziehen an Kathetern oder Verbänden, Versuch, aus dem Bett zu steigen, wenn es kontraindiziert ist, usw.	0–2
3. **Unangemessene Kommunikation**: zu Ort und/oder Person, z. B. zusammenhanglose oder gar keine Kommunikation; unsinnige oder unverständliche sprachliche Äußerungen	0–2
4. **Illusionen/Halluzinationen**: Sehen und oder Hören nicht vorhandener Dinge, Verzerrung optischer Eindrücke	0–2
5. **Psychomotorische Retardierung**: verlangsamte Ansprechbarkeit, wenige oder keine spontane Aktivität/Äußerung, z. B. wenn der Patient nicht angestupst wird, ist die Reaktion verzögert und/oder der Patient ist nicht richtig erweckbar	0–2

Beurteilung anhand der Punktsumme: ≥2 Punkte: ja, es liegt ein Delir vor, <2 Punkte: nein, kein Delir

◻ Tab. 59.3 Delirium Detection Score (DDS). (Nach der S3-Leitlinie 2020)

Orientierung	0: orientiert zu Person, Ort, Zeit, Fähigkeit zur Konzentration 1: nicht sicher orientiert zu Ort/Zeit, Unfähigkeit zur Konzentration 4: nicht orientiert zu Ort und oder Zeit 7: nicht orientiert zu Ort, Zeit und Person
Halluzinationen	0: normale Aktivität 1: gelegentlich leichte Halluzinationen 4: permanent leichte Halluzinationen 7: permanent schwere Halluzinationen
Agitation	0: normale Aktivität 1: leicht gesteigerte Aktivität 4: moderate Unruhe 7: schwere Unruhe
Angst	0: keine 1: leichte Angst 4: gelegentlich moderate Angst 7: Panikattacken
Schweißausbrüche	0: keine 1: meist unbemerkt, v. a. Hände 4: Schweißperlen auf der Stirn 7: starkes Schwitzen

Beurteilung anhand der Punktsumme: ≥7 Punkte: ja, es liegt ein Delir vor, <7 Punkte: nein, kein Delir

59

- pathologisches ZNS (**C**NS pathology)
- **H**ypoxie
- Mangelerkrankungen (**d**eficiencies)
- **E**ndokrinopathie
- **a**kute vaskuläre Erkrankungen/Ischämie
- **T**oxine/Drogen
- Schwermetallvergiftung (**h**eavy metals)

> Bei allen deliranten Patienten sollte als Erstes eine akute respiratorische Insuffizienz bzw. Hypoxie ausgeschlossen werden!

- **Nichtpharmakologische und pharmakologische Prävention**
- Möglichst **intensive perioperative Betreuung** von delirgefährdeten Patienten durch speziell.geschultes Begleitpersonal
- **Reorientierung** des Patienten in der frühen postoperativen Phase (z. B. Besuch der Familie, durch Uhr und Kalender in Sichtweite), kognitive Stimulation (Zeitunglesen, Fernsehen und Gespräche), frühzeitige Benutzung von Brille, Hörgerät etc. (mit in den OP geben), Zimmerwechsel vermeiden, Konstanz des Pflegepersonals
- **adäquate Schmerztherapie** (gute Regionalanalgesie mit thorakaler und lumbaler Periduralanästhesie, PCIA, festes Schmerztherapieregime mit stark wirksamen Opioiden und Nichtopoidanalgetika)
- **Verzicht auf eine pharmakologische Prämedikation** nach Rücksprache mit dem Patienten → bei großer Angst zur Vermeidung von Stress ggf. doch eine pharmakologische Prämedikation, zur Vermeidung von präoperativer Dehydratation noch bis 2 h vor den Eingriff trinken lassen
- Schlafverbesserung, Aufrechterhaltung des Tag-Nacht-Rhythmus, Vermeidung von Schlafentzug (Nachtruhe einhalten und Lichtreduktion über Dimmerfunktion)
- **Frühmobilisierung** von Patienten zur Reduktion der Inzidenz und Dauer von de-

liranten Zuständen (1B-Empfehlung) und postoperative Oberkörperhochlagerung
- frühzeitige enterale Ernährung mit genügender Narhrungs- und Flüssigkeitszufuhr, frühzeitige Entfernung von Drainagen, Magensonde, nicht notwendigen Gefäßzugängen, Blasenkatheter
- Vermeidung von psychoaktiven Medikamenten, Ausschluss von Infektionen
- Vermeidung von Polypharmazie und bei Intensivpatienten eine zu tiefe Sedierung (RASS unter –1)!

Anmerkung. Durch die oben aufgeführten Maßnahmen kann die Delirinzidenz um 44 % gesenkt werden!

- **Pharmakologische Prävention**
- Verzicht auf Benzodiazepine (Ausnahme: Entzugsdelir!)
- Gabe von Melatonin 0,5 mg p.o. für 14 Tage (Reduktion der Delirinzidenz)
- evtl. Haloperidol 0,5 mg i.v. + kontinuierlich 0,1 mg/h für 12 h oder 2 × 0,5 mg/Tag, evtl. Physostigmin (Anticholium) 2 mg als langsame KI i.v.
- eine prophylaktische, pharmakologische Therapie mit Dexmedetomidin (Dexdor) wird nicht empfohlen (2C-Empfehlung)

Anmerkung: der Gemeinsame Bundesausschuss hat für die Erprobung von Qualitätsverträgen die „Prävention des postoperativen Deliriums von älteren Patienten" in die Agenda aufgenommen (▶ www.g-ba.de//information/beschluesse/2960)!

- **Therapie (zeitnah)**
Zeitnahe symptomatische Therapie bei:
- **Agitation**: Gabe von **Dexmedetomidin** (Dexdor) bei fehlenden Benzodiazepin- oder Alkoholentzug (2B-Empfehlung), ansonsten kurzwirksame Benzodiazepine (z. B. Midazolam) bei akutem Delir und Gabe von langwirksamen Benzodiazepinen, z. B. Lorazepam (Tavor pro injectione 2 mg oder Tavorta-

bletten 0,5/1/2,5 mg oder Tavor expidet 1/2,5 mg)

- **sympathischer Hyperaktivität**: Gabe von Clonidin (initial 300 µg i.v. anschließend Perfusor), β-Blockern (z. B. Beloc zok mite) und Magnesium (1–2 g Magnesium i.v.), evtl. Dexmedetomidin (Dexdor)
- **produktiven-psychotischen Symptomen**: Gabe von
  - des **Erstgenerations-Neuroleptikums** Haloperidol (Haldol) 0,5–2 mg i.v., (möglichst <4 mg/Tag)
  - neuere **Zweitgenerations-Neuroleptika**:
    - Risperidon (z. B. Risperdal-Lösung 1 mg/ml oder Risperdal-Filmtablette 0,5/1/2/3/4 mg oder QUICKLET-Schmelztablette 1/2/3/4 mg; initial 2-mal 0,25–0,5 mg p.o.)
    - Olanzapin (Zyprexa) 2,5/5/7,5/10/15/20 mg; 1-mal 2,5–5 mg p.o.
    - Quetiapin (Seroquel, Quentiax, …) 15/50/100/150/200/300/400 mg; initial 2-mal 50–200 mg p.o. → zeigte in einigen Studien eine geringere Inzidenz an Delir sowie eine kürzere Delirdauer und geringere Delirintensität
    - Ziprasidon (Zeldex, Ziprasidon-Actavis, …) 20/40/60/80 mg, Dosis: 80-160mg/Tag
  - keine Empfehlung (1B-Empfehlung) für Rivastigmin (Exelon, Revistagmin neuraxpharn 4,6 mg Pflaster oder Hartkapseln p.o.) → höhere Letalität!
- **Anmerkung**: keine Gabe von antipsychotischen Substanzen bei Patienten mit bekanntem Risiko für Torsade de points/QT-Zeitverlängerung bzw. Einnahme von Medikamenten, die zur Verlängerung der QT-Zeit führen (2C-Empfehlung)!

59.1.1 Delir bei Alkoholentzugssyndrom

- **Negativeffekte des Alkohols**
- Unterdrückung der REM-Schlafphasen, der Schlaftiefe; schnellerer Wechsel der Schlafphasen
- in hohen Dosen: Atemdepression
- bei akuter Intoxikation: Verminderung der kardialen Kontraktilität, periphere und zentrale Vasodilatation (Ausnahme: Koronararterien) mit Reflextachykardie → Anstieg des O_2-Verbrauchs mit ggf. Angina-pectoris-Symptomatik
- bei chronischem Abusus: dilatative Kardiomyopathie (DCM) mit eingeschränkter systolischer Pumpfunktion, arterieller Hypertonus, Leberschaden (Steatosis hepatis, Leberzirrhose, portale Hypertension, Hypersplenismus)
- hormonelle Änderungen: T3 und T4 ↓, Kortisol ↓, Hypoglykämie durch Verminderung der Glukoneogenese und Verstärkung der Insulinwirkung

- **Wirkmechanismus**
- Alkohol blockiert die NMDA-Rezeptoren → Gedächtnisverlust und Amnesie während Alkoholintoxikation
- Alkohol stimuliert den $GABA_A$-Rezeptor
- Alkohol stimuliert auch spannungsabhängige Kalziumkanäle → Krampfanfälle nach Alkoholexzess
- Alkohol führt zu einer Funktionsstörung des Locus coeruleus und der Hirnstammnuclei → vermehrte Sekretion von Adrenalin und Noradrenalin
- Alkohol blockiert die ADH-Sekretion → Gefahr der Exsikkose und gesteigertes Durstgefühl
- Alkohol führt zu Elektrolytstörungen: Magnesiummangel (Anstieg der Krampfschwelle), Hypokaliämie (Herz-

59

rhythmusstörungen), Zinkmangel (Zn bindet an Zink- und Magnesium-rezeptoren, die wiederum mit NMDA-Rezeptoren gekoppelt sind. Fehlende Hemmung auf NMDA-Rezeptoren und vermehrte NMDA-Rezeptorpräsentation bei Zink-Mangel)

■ **Inzidenz**
- \>100 g Alkohol/Tag bzw. 36 l/Jahr reiner Alkohol
- 10 % der Männer und 3–5 % der Frauen müssen in den westlichen Industrienationen als **alkoholkrank** eingestuft werden
- 30–60 % der alkoholabhängigen Patienten entwickeln ein Entzugssyndrom während der postoperativen Behandlung

■ **Mortalität**
- bei ausgeprägtem Delir: ca. 5 %

⊕ **Cave**
Bei chronischer Einnahme von >80–120 g Alkohol am Tag über mehrere Jahre hinweg muss bei Abstinenz mit einem Entzugsdelir gerechnet werden!

■ **Laborparameter bei chronischem Alkoholabusus**
- CDT ↑ (kohlenhydratdefizientes Transferrin) spezifischer als γ-GT und MCV
- γ-GT ↑ (Differenzialdiagnose: Cholestase und andere Lebererkrankungen)
- MCV ↑ (Differenzialdiagnose: megaloblastäre Anämie durch Vitamin-B_{12}-Mangel und Folsäuremangel)

■ **Begleiterkrankungen**
- chronische Gastritis
- Leberzellschaden (Hepatomegalie, Alkoholhepatitis, Leberzirrhose)
- äthyltoxische Kardiomyopathie
- chronische Pankreatitis oder evtl. akuter Schub
- Hüftarthrose
- Elektrolytstörungen

- Magnesiummangel: Anstieg der Krampfschwelle
- Hypokaliämie mit Herzrhythmus-störungen
- Zinkmangel
— Klebsiellenpneumonie, TBC
— alkoholtoxische Myopathie und zerebelläre Degeneration etc.

■ **Klinik**

■ ■ **Vorzeichen des Alkoholentzugs**
- Desorientiertheit
- Halluzinationen
- Tremor
- Schlaflosigkeit
- Hyperkinesie
- motorische Unruhe
- Nesteln
- Fieber, Tachykardie, Hypertonie, vermehrtes Schwitzen
- Elektrolytstörungen, Störungen des SBH, Anämie
- Pankreatitis
- Hepatopathien

■ ■ **Im Vollbild**
- Tachykardie, Hypertension
- Gesichtsröte, starkes Schwitzen, Hyperventilation mit Alkalose
- Ataxie, Tremor, Artikulationsstörungen (verwaschene Sprache)
- Übelkeit, Erbrechen
- Denkstörungen, Verwirrtheit, Halluzinationen (optisch), Suggestibilität

■ **Pathophysiologie**
Komplexe Imbalance neuronaler Transmitter:
- **Acetylcholinsynthese** ist aufgrund einer Abnahme des zerebralen oxidativen Metabolismus vermindert → Besserung der klinischen Symptomatik nach Physostigmingabe (Anticholium) möglich. Hemmung der Acetylcholinfreisetzung durch direkte Alkoholwirkung

- **Aktivität von inhibierend wirkenden GABA-Rezeptoren** ist reduziert → Auftreten von zerebralen Anfällen im Rahmen des Entzugs → Gabe von Benzodiazepinen (Clonazepam, Diazepam, Midazolam)
- Anzahl von **dopaminergen Rezeptoren** im **limbischen System** ist erhöht → vegetative Übererregbarkeit und Halluzinationen möglich → Besserung auf Haloperidol (Haldol)
- ungebremste **sympathische Aktivierung** und Noradrenalinfreisetzung → Besserung auf Clonidin (Catapresan oder Paracefan) und Dexmetedomidin (Dexdor)

- **Therapie**
- Ausgleich von **Flüssigkeitsdefiziten** und Beseitigung von **Elektrolytstörungen** wie z. B. Hypomagnesiämie (0,2 mmol/kg Magnesium) → Magnesium ist auch für den Thiamin-(B_1)-Stoffwechsel notwendig (Thiamin zu Thiaminpyrophosphat; funktioneller Thiaminmangel bei Magnesiumdefiziten)
- **additive und symptomorientierte Maßnahmen**
  - Sedierung mit **Benzodiazepinen (Mittel der 1. Wahl)**:
    - Midazolambolus 3–5 mg i.v. und/oder Midazolamperfusor 2,5–10 mg/h
    - Chlordiazepoxid-(Tranxilium-)Perfusor 200–400 mg/24 h
    - Oxazepam 10 mg p.o.
    - Flunitrazepam (Rohypnol) 0,2–2,0 mg Boli, anschließend 0,015–0,08 mg/kg/h
  - Clonidin (Paracetan, Catapresan), Beginn mit initialem Bolus von 150 µg i.v. und anschließend 120–240 µg/h bzw. 2–6 µg/kg KG/h → Verringerung der Tage mit Entzugssymptomatik und Behandlungsdauer
  - Neuroleptika (**Cave:** Senkung der Krampfschwelle): Haloperidol (nephro- und kardiotoxisch, Gefahr des MNS); Dosis: 3–5(–10) mg i.v. initial und anschließend alle 4 h 5–10 mg Haloperidol i.v.
  - evtl. β-Blocker bei malignen Herzrhythmusstörungen
  - evtl. Physostigmin (Anticholium) 2 mg in 100 ml NaCl 0,9 % über 30 min
  - evtl. γ-Hydroxybuttersäure (50 mg/kg Bolus und 10–20 mg/kg/h kontinuierlich) → nicht im Prädelir mit Halluzinationen, da die Substanz selbst eine halluzinogene Wirkung besitzt!

⊗ **Cave**

Kein postoperativer direkter Entzug aufgrund einer Hyperalgesie und Steigerung des Stressstoffwechsels!

- **Prophylaxe**
- evtl. Rohypnol 2 mg p.o. und/oder Clonidin 150 µg p.o.
- evtl. Ethanolsubstitution (15–150 mg/kg/h) (**Cave:** Antabussyndrom bei Metronidazol, Cephalosporinen)

⊗ **Cave**

Keine simultane Gabe von Alkohol und Substanzen, die die Acetaldehyddehydrogenase hemmen wie z. B. Metronidazol (Clont), Cephalosporine wie z. B. Ceftriaxon (Rocephin), Cefotetan (Apatef), Cefoperazon (Cefobis), Cefmenoxim (Tacef) und Chloralhydrat!

59.2 Postoperative kognitive Dysfunktion (POCD)

- **Definition**
- neu aufgetretene kognitive Funktionsstörung nach einem operativen Eingriff bzw. Narkose
- Diagnosestellung erfolgt mittels psychometrischer Testverfahren prä- und postoperativ: 4 Tests: „Rey Auditory Verbal Learning"-Test (Worte-Lern-Test), der „Trail Making"-Test-A und –B (Kombinationsvermögen), der „Groo-

59

ved Pegboard"-Test (Geschicklichkeits-tes auf einem Steckbrett) und der „Digit Span"-Test (Erinnerungsvermögen für Zahlenreihen

- häufige klinische Symptome sind Ge-dächtnisstörungen und die eingeschränkte Fähigkeit, intellektuelle Aufgaben zu be-wältigen

■ **Inzidenz**
- bei etwa 12 % der Über-60-Jährigen be-stand 3 Monate nach der Operation eine postoperative kognitive Dysfunktion (POCD)
- spezielle Patientenkollektive, z. B. mit Koronarsklerose oder vorbestehender subklinischer Demenz haben eine höhere Inzidenz für POCD

■ **Risikofaktoren**
- das Alter, zerebrale, kardiale sowie vas-kuläre Vorerkrankungen, Alkohol-abusus, niedriger Ausbildungsstand sowie Komplikationen intra- oder post-operativ und postoperatives Delir
- ausgedehnte Operationen, Sekundärein-griffe infolge OP-Komplikationen

■ **Folgen von POCD**
- POCD ist assoziiert mit einer schlechte-ren Rekonvaleszenz und vermehrter In-anspruchnahme von sozialen Transferleistungen
- Patienten mit POCD weisen eine höhere Mortalität auf

■ **Ursache**
- multifaktoriell
- Triggerfunktion hat sicherlich die immunologische Antwort auf einen ope-rativen Eingriff! → in tierexperimentellen Untersuchungen führen peripher-chirurgische Eingriffe durch die Aktivie-rung der inflammatorischen TNFα/NF-κB abhängigen Signalkaskade zur Störung der Blut-Hirn-Schranke auf-

grund der Freisetzung von Zytokinen. Dieses erleichtert den Makrophagen die Migration in den Hippocampus und führt zur Beeinträchtigung der Gedächt-nisleistung
- Aktivierungen von antiinflammatorischen cholinergen Signalkaskaden blockieren diesen Mechanismus → Ausschüttung proinflammatorischer Zytokine

■ **Differenzialdiagnose postoperativer neurologischer Störungen mit kognitiver Leistungsminderung**
- ◙ Tab. 59.4

■ **Prävention und Therapie**
- perioperatives kognitives Training, geria-trische Begleitung, möglichst ambualn-ter Eingriff
- Vermeidung intra- und postoperativer, chirurgischer Komplikationen
- minimal invasive Eingriffe → geringe in-flammatorische Reaktion
- Verwendung kurzwirksamer An-ästhetika (Remifentanil, Desfluran?, in Zukunft xenon-basierte Allgemein-anästhesie?, …)
- Verzicht auf Benzodiazepine zur Prä-medikation
- adäquate O_2-Versorgung aller Gewebe intraoperativ
- zeitnahe Aufrechterhaltung der Homöostase durch eine ausgewogene Elektrolyt-, Glukose- und Volumen-bilanz
- Vermeidung peri/intraoperativer Hyper-glykämie >200 mg/dl bei Nicht-diabetikern
- evtl. Steuerung der Narkosetiefe mittels EEG-Analyse (BIS) → aktuell sehr kont-roverse Datenlage bzgl. Effizienz
- **Anmerkung**: aktuell gibt es keinen Hin-weis, dass ein regionalanästhesio-logisches Verfahren die Inzidenz von POCD im Vergleich zur Allgemein-anästhesie reduzieren kann!

□ Tab. 59.4 Differenzialdiagnose postoperativer neurologischer Störungen mit kognitiver Leistungsminderung. (Nach Rundshagen 2014)

	Symptome	Diagnose	Zeitraum	Prognose
postoperative kognitive Dysfunktion (POCD)	postoperativ neu aufgetretene kognitive Defizite (Gedächtnisleistung, Kombinationsvermögen, psychomotorische Geschicklichkeit, …)	psychometrische Testverfahren prä- und postoperativ	unmittelbar postoperativ auftretend, Dauer ggf. bis zu etwa 6 Monate	reversibel innerhalb von Tagen/Monaten
delirantes Syndrom	kognitive Defizite, Halluzinationen, wechselnde Bewusstseinslage u. a.	diverse Delir-Skalen; z. B. Nu-DESC, Cam-ICU	in Abhängigkeit von Ursache Tage bis Wochen (z. B. Entzug, entzündliche Komplikation)	reversibel, sofern Grunderkrankung behandelbar
zentral-anticholinerges Syndrom (ZAS)	agitierte oder komatös/schläfrige Form	ex iuvantibus nach erfolgreicher Therapie mit Physiostigmin (2 mg als KI i.v.)	unmittelbar postoperativ	reversibel nach medikamentöser Therapie
demenzielles Syndrom	Gedächtnisstörung, Beeinträchtigung: abstraktes Denken, Urteilsvermögen; zentrale Werkzeugstörungen (Aphasie, Apraxie, Agnosie und/oder exekutive Dysfunktion), Persönlichkeitsveränderungen	diverse Demenztests; z. B. Mini-Mental-State-Test, Syndrom-Kurz-Test, Demenz-Detection-Test	progrediente Entwicklung über Monate bis Jahre	ungünstig, keine kurative Therapie
akinetische Krise	Akzentuierung einer Parkinson-Symptomatik mit ausgeprägter Akinesie und der Unfähigkeit, sich zu verbalisieren	Anamnese: Unterbrechung der Parkinson-Medikation	unmittelbar oder Stunden postoperativ	reversibel nach Gabe der Parkinson-Medikation

59

Literatur und weiterführende Literatur

Luetz A et al (2013) Das Delir auf der Intensivstation. Weiterbildung in der Intensivmedizin und Notfallmedizin. Springer, Berlin, S 33–43

Rundshagen I (2014) Postoperative kognitive Dysfunktion. Dtsch Aerztebl Int 111(8):119–125

S3-Leitlinie „Analgesie, Sedierung und Delirmanagement in der Intensivmedizin" (DAS-Leitlinie 2020). http://www.awmf.de Nr.: 001/012

Saczynski MER, Quach L et al (2012) Cognitive trajectories after postoperative delirium. NEJM 367:30–39

Zoremba N, Coburn M (2019) Acute confusional states in hospital. Dtsch Arztebl Int 116:101–106

Intraoperative Wachzustände (Awareness)

Cornelius Busch, Michael Heck und Michael Fresenius

Inhaltsverzeichnis

Literatur und weiterführende Literatur – 906

© Springer-Verlag GmbH Deutschland, ein Teil von Springer Nature 2023
M. Heck et al. (Hrsg.), *Repetitorium Anästhesiologie*, https://doi.org/10.1007/978-3-662-64069-2_60

■ **Definition**

— **unerwünschte Wachheit** während der Narkose (Awareness) und eine **Erinnerung** an Ereignisse während der Operation (Recall)

— nur ca. 1/3 der Patienten geben die Awareness unmittelbar nach der Narkose an. Der Großteil nimmt die intraoperative Wachheit mit Erinnerung erst einige Tage (bis 30 Tage nach der OP) später aktiv wahr!

■ **Inzidenz**

— 2 Fälle pro 1000 Narkosen (0,1–0,2 %) → 8000 bzw. 16.000 betroffene Patienten pro Jahr

— bei Risikokonstellation:
  – 1:100 (herzchirurgische Eingriffe)
  – bei gynäkologischen Eingriffen (insbesondere Sectio caesarea): 4 %
  – bei Polytrauma-Patienten: 11–43 %

— **Anmerkung**: die Inzidenz für Awareness ist bei Kindern im Vergleich zu Erwachsenen um den Faktor **8–10** erhöht → schnellere Umverteilung von Anästhetika und damit geringere Sicherheit für ausreichende Wirkplasmaspiegel!

■ **Ursachen**

— **zu flache Narkoseführung bei simultaner Anwendung von Muskelrelaxanzien** (Sectiopatientinnen, Patient mit Hypovolämie oder eingeschränkter kardialer Reserve)

— **Fehlinterpretation** der zur **Beurteilung der Narkosetiefe** herangezogenen Parameter (arterieller Blutdruck, Herzfrequenz, Pupillenweite, Hautfeuchtigkeit, Tränenfluss, Abwehrbewegungen etc.)

— **erhöhter Anästhesiebedarf** (jüngere Patienten, Raucher, Drogenabusus [Alkohol, Opioide, Amphetamine])

— **Gerätefehlbedienung oder Gerätedysfunktion** (leerer/defekter Verdampfer, Infusiomatdefekt, i.v. Zugang paravenös, …)

■ **Begünstigende Faktoren**

— **Medikamentenmissbrauch,** chronische Schmerzpatienten, (Langzeit-)Opioidtherapie

— Patienten mit ASA-Klassifikation $\geq$III

— Adipositas mit unterschätzter Pharmakokinetik

— anamnestisch oder erwartete schwierige Intubation

— Alter <60 Jahre und Kinder

— genetische Disposition (Melanocortin-1-Rezeptor-Mutation)

— bestimmte Eingriffe mit evtl. flacher Narkoseführung (Sectio caesarea, Notfalleingriffe im Nachtdienst, OPs bei Patienten mit hämorrhagischem Schock, herzchirurgische Eingriffe mit HLM, akute traumatologische Eingriffe, …)

— Opioid-N_2O-Muskelrelaxans-Narkose ohne volatile Anästhetika

— Verzicht auf Benzodiazepine und (großzüger) Einsatz von Muskelrelaxanzien

- **Klassifikation intraoperativer Wachheitszustände (◘ Tab. 60.1)**

◘ **Tab. 60.1** Klassifikation intraoperativer Wachheitszustände

Grad	Intraoperativ		Unmittelbar postoperativ	Spät postoperativ (>1 Woche)	Bezeichnung
0	bewusstlos	keine Zeichen	keine Erinnerung	keine Erinnerung	adäquate Anästhesie
1	bei Bewusstsein	klinische Zeichen, IFT +	keine Erinnerung	keine Erinnerung oder Folgen	intraop. Wachheit mit obliterierter ex-/impliziter Erinnerung
2	bei Bewusstsein, verbale Stimuli	klinische Zeichen, IFT +	keine Erinnerung	keine explizite Erinnerung, implizite Erinnerung ohne Folgen	intraop. Wachheit mit impliziter Erinnerung
3	bei Bewusstsein	klinische Zeichen, IFT +	keine Erinnerung	PTSD/ Albträume etc., keine explizite Erinnerung	intraoperative Wachheit mit impliziter emotionaler Erinnerung
4	bei Bewusstsein	klinische Zeichen, IFT +	explizite Erinnerung ± Schmerz	explizite Erinnerung, keine Folgen	intraoperative Wachheit, belastbarer Patient
5	bei Bewusstsein	klinische Zeichen, IFT +	explizite Erinnerung, Leiden und /oder Schmerz	explizite Erinnerung, PTSD/ Albträume	intraoperative Wachheit mit Folgen

IFT + = isolierte Unterarmtechnik: vor Injektion der Relaxanzien wird der Arm so abgebunden, dass dieser nicht relaxiert wird. Während der OP kommt alle 60 s die Anweisung per Tonband: „Wenn Sie das hören, dann öffnen und schließen Sie die Finger." Bei Awareness reagieren die Patienten entsprechend; *PTSD* = posttraumatische Belastungsstörung

- **Folgen**
- langanhaltende psychische Störungen (Albträume, Schlafstörungen, Angstzustände, Depression, posttraumatische Belastungsstörung und Neurosenentwicklung)
- juristisch geforderte Schadensersatzansprüche (Entschädigungssumme in UK > USA [18.000 $] > Finnland)

- **Maßnahmen zur Vermeidung von intraoperativer Awareness**
- Personaltraining zur Früherkennung von flachen Narkosen und Sensibilisierung für das Thema „Awareness"
- Prämedikation mit Benzodiazepinen (keine Sicherheitsgarantie!)
- ausreichende Induktionsdosis (über die Schlafdosis hinaus), Repetition des Hyp-

notikums bei prolongierter Intubations-
phase
- Verzicht oder restriktive Anwendung
  von Muskelrelaxanzien mit neuromuskulärem Monitoring, Vermeiden,
  falls möglich (keine komplette Paralyse)!
- Supplementierung der Opioidanästhesie
  mit ausreichender **volatiler Anästhetikakonzentration** ($\geq$0,6-fache MAC); bei alleiniger Inhalationsnarkose volatile Konzentration >1,0 MAC verwenden! Setzen
  von Gerätealarmgrenzen (<0,7 MAC
  und >1,3 MAC), deren Unterschreitung
  beim Narkoseausleiten bestätigt werden
  müssen!
- bei notwendiger flacher Narkoseführung
  intraoperative Applikation von Benzodiazepinen, Ketamin (S) (z. B. bei Sectio-
  einleitung), Supplementierung mit Inhalationsanästhetika in niedriger
  Konzentration
- möglichst Einsatz eines intraoperativen
  Neuromonitorings bei Risikopatienten
  (cEEG von Dräger oder Narkotrend-
  Monitor), insbesondere bei TIVA $\rightarrow$ Reduktion der Awareness-Inzidenz um den
  Faktor 5
- akustische Abschirmung des Patienten,
  Vermeidung lauter Geräusche oder Gespräche und/oder Kopfhörer mit/ohne
  Musik sowie negative Kommentare über
  den Patienten und seine Erkrankung
- regelmäßige Überprüfung des Narkosegeräts, Verwendung von Infusionspumpen mit Druck- und Volumenalarm,
  sicherer i.v.-Zugang bei TIVA-Narkose
  und Verwendung eines Rückschlag-
  ventils

- **Maßnahmen bei erkannter Awareness**
- unverzügliches und ruhiges Ansprechen
  des Patienten
- Operateur darüber informieren und evtl.
  kurze Operationspause einlegen
- Vertiefen der Narkose (intravenöse
  Opioid- und Hypnotikumgabe); die Applikation von Benzodiazepinen in der

Situation wird kontrovers diskutiert $\rightarrow$
spätere mangelnde aktive Verarbeitung
des Wachheitszustands!
- postoperative Visite im Aufwachraum,
  auf Station am 3–5. Tag und in der 2.
  postop. Woche nochmalige standardisierte postoperative Befragung

> **Postoperatives standardisiertes Inter-
> view**
> (Mod. nach Brice et al. 1970 und Pilge
> und Schneider 2013)
> 1. Was ist das Letzte, an das Sie sich er-
>   innern, bevor Sie eingeschlafen sind?
> 2. Was ist das Erste, an das Sie sich er-
>   innern, nachdem Sie wieder auf-
>   gewacht sind?
> 3. Erinnern Sie sich an etwas zwischen
>   diesen Zeitpunkten?
> 4. Hatten Sie Träume während Ihrer
>   Operation? Wenn ja: angenehm/un-
>   angenehm?
> 5. Was war das Unangenehmste im Zu-
>   sammenhang mit Ihrer Operation?

- bei Anzeichen der posttraumatischen
  Belastungsstörung frühzeitig Psycho-
  logen und Psychiater einbinden!

Literatur und weiterführende Literatur

Bischoff P, Rundshagen I (2011) Unerwünschte Wachheit während der Narkose. Dtsch Aerztebl Int
108:1–7

Bischoff P, Rundshagen I, Schneider G (2015) Unerwünschte Wachphänomene (Awareness) während der Allgemeinanästhesie. Anaesthesist
10/2015

Brice DD, Hetherington RR, Utting JE (1970) A
simple study of awareness and dreaming during
anaesthesia. Br J Anaesth 42:535–554

Pilge S, Schneider G (2013) Awareness – klinische Relevanz. Anasthesiol Intensivmed Notfallmed
Schmerzther 48:48–55

Lungenembolie

Cornelius Busch, Michael Heck und Michael Fresenius

Inhaltsverzeichnis

61.1   Thrombembolie – 908

61.2   Luftembolie – 913

61.3   Fettembolie – 914

Literatur und weiterführende Literatur – 914

© Springer-Verlag GmbH Deutschland, ein Teil von Springer Nature 2023
M. Heck et al. (Hrsg.), *Repetitorium Anästhesiologie*, https://doi.org/10.1007/978-3-662-64069-2_61

61

■ **Definition**

Partielle oder komplette Verlegung der pulmonalarteriellen Strombahn durch thrombotisches Material, Fett, Luft/Gas, Fremdkörper (Katheter) oder Fruchtwasser, welche zu einer Störung des Gasaustauschs und der Hämodynamik führt.

61.1 Thrombembolie

■ **Inzidenz**

— symptomatische Lungenembolie in den USA: ca. 700.000 Fälle/Jahr, von denen 10 % in den ersten Stunden tödlich verlaufen

— in Deutschland ca. 126/100.000 Einwohner aller Altersstufen mit ähnlicher Letalität

■ **Letalität**

— abhängig vom Ausmaß der Embolie und vorbestehender kardiopulmonaler Erkrankung; bei manifester rechtsventrikulärer Dilatation und Pumpschwäche ca. **22 %**; bei kreislaufstabilen Patienten zwischen **2,5** und **8 %**

🛇 **Cave**

Die hohe Frühmortalität zwingt zum raschen Handeln (innerhalb von 1–2 h ereignen sich 50–90 % aller durch eine LE induzierten Todesfälle)!

❯ Die Mehrzahl der letalen Embolien verläuft in Schüben mit Schwindelanfällen, kurzfristigen Synkopen, unklarem Fieber und Tachykardie.

■ **Ätiologie**

— **meist Phlebothrombose der tiefen Bein- oder Beckenvenen** nach z. T. längerer Immobilisation mit Thrombembolie in die Pulmonalarterie bei erster Mobilisation oder Pressen

— **Risikofaktoren** für eine Thrombose sind: Adipositas, Operation, Schwangerschaft (Gerinnungsfaktoren ↑ und venöser Blutfluss ↓), orale Antikonzeption (besonders in Kombination mit Rauchen), Dehydratation bei Diabetes mellitus oder unter Diuretikatherapie, maligne Tumoren (z. B. Pankreaskarzinom), lange Flug- oder Busreisen, AT III-Mangel, Protein-C- oder -S-Mangel, Thrombozytosen (z. B. nach Splenektomie oder bei essenzieller Thrombozytämie) sowie durch heparin-induzierte Thrombozytopenie (HIT) und Faktor-V-Mutation

■ **Pathophysiologie (⬛ Abb. 61.1)**

— primär: mechanische Verlegung der Lungenstrombahn

— sekundär (wahrscheinlich bedeutsamer bezüglich der klinischen Symptomatik): reflektorische und durch Mediatoren (Serotonin, TXA_2, Histamin und Zytokine) ausgelöste **Vaso-** und **Bronchokonstriktion** mit akuter Rechtsherzbelastung → PVR ↑, Rückstrom zum linken Herzen ↓ und HZV ↓

■ **Klinik**

Die klinische Symptomatik variiert sehr stark (von völliger Beschwerdefreiheit bis zur Schocksymptomatik).

— plötzlich auftretende Dyspnoe, Tachypnoe (≈85 %), Zyanose, Husten (evtl. mit Hämoptoe)

— Thoraxschmerzen (≈85 %), besonders inspiratorisch mit infradiaphragmaler Schmerzprojektion

— Todesangst (≈60 %)

— Schwitzen (≈30 %), Fieber

— hämodynamische Instabilität mit Hypotension, gestaute Halsvenen (hoher ZVD)

— Rhythmusstörungen (z. B. Sinustachykardie, Vorhofflimmern, Extrasystolie)

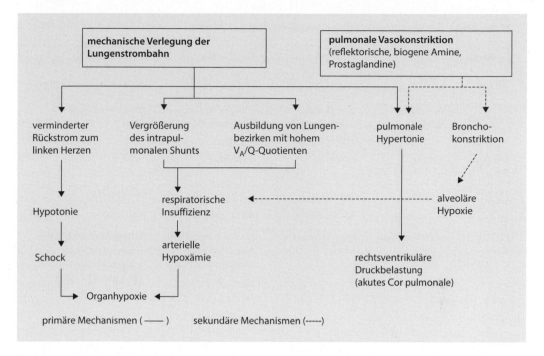

Abb. 61.1 Pathophysiologie der Lungenembolie. (Mod. nach Lorentz 1990)

— evtl. abgeschwächtes Atemgeräusch
— Pleurareiben bei Pleuritis oder abgeschwächtes Atemgeräusch bei Atelektasenbildung (infolge Surfactantverlust, nach 3–4 h beginnend) und Pleuraerguss
— auskultatorisch: ggf. permanent gespaltener 2. Herzton mit akzentuiertem Pulmonaliston, ggf. 4. Herzton
— Beurteilung des Schweregrads: **Tab. 61.1**

⊘ Cave
Bei entsprechenden klinischen Rahmenbedingungen, z. B. Immobilisation (Gips, Bettlägrigkeit etc.), und/oder Zeichen der Phlebothrombose immer an eine Lungenembolie denken!

■ Diagnostik
— **Klinik!** → nur ca. 30 % der Lungenembolien werden intravital diagnostiziert!

— Blutgasanalyse (ggf. nicht erklärbare Verschlechterung) p_aO_2 ↓ und meist p_aCO_2 ↑ intraoperativ mit Hilfe der Kapnometrie nachweisbare Differenz zwischen $p_{et}CO_2$ und p_aCO_2
— → bei Spontanatmung und nicht ausgeprägter Lungenembolie kann ggf. durch Erhöhung des Atemminutenvolumens infolge zentraler Atemstimulation durch Hypoxämie eine Hypokapnie vorliegen
— erhöhte arteriovenöse Sauerstoffdifferenz ($avDO_2$) und bei erniedrigtem HZV metabolische Azidose
— abrupter ZVD-Anstieg oder hoher ZVD (>10 mmHg)
— Leukozytose, D-Dimere ↑, FSP ↑, TAT ↑

■■ EKG
Oft nur flüchtige Veränderungen (engmaschige EKG-Kontrollen und Vergleich mit dem Vor-EKG!):

61

◨ Tab. 61.1 Schweregrade der Lungenembolie (nach Grosser 1988)

Stadium	I	II	III	IV
Klinik	leichte Dyspnoe, thorakaler Schmerz	akute Dyspnoe, Tachypnoe, Tachykardie, thorakaler Schmerz	akute schwere Dyspnoe, Zyanose, Unruhe, Synkope, thorakaler Schmerz	zusätzlich Schocksymptomatik, evtl. Reanimationspflichtigkeit
arterieller RR	normal	erniedrigt	erniedrigt	Schock
MPAP	normal	meist normal	25–30 mmHg	>30 mmHg
p_aO_2	>80 mmHg	70–80 mmHg	60–70 mmHg	<60 mmHg
Gefäßverschluss	periphere Äste	Segmentarterien	ein Pulmonalarterienast (>50 % der Lungenstrombahn)	Pulmonalarterienhauptstamm oder mehrere Lappenarterien (>66 % der Lungenstrombahn)

— Änderung des Lagetyps nach rechts oder S_IQ_{III}-Typ (**Mc-Ginn-White**-Syndrom)
— ST ↑ in V_1–V_2, terminal negatives T in III, I
— Rechtsschenkelblock: kompletter/inkompletter (oberer Umschlagspunkt [OUP] >0,03 s und QRS-Dauer >0,12 s)
— evtl. P pulmonale (p >0,25 mV in II, III, oder aVF bzw. p >0,15 mV in V_1, V_2)
— Verschiebung der Übergangszone nach links (S überwiegt bis in V5/6)

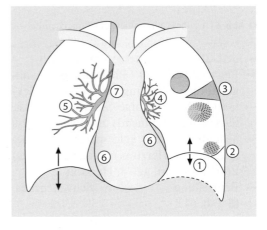

◨ Abb. 61.2 Radiologische Zeichen bei Lungenembolie. Zahlen: Text. (Mod. nach Kügler 2005)

▪▪ Thoraxröntgen (◨ Abb. 61.2)

Nur in 40 % der Fälle typisch positiver Befund! → Vergleich mit Voraufnahmen!

1. Zwerchfellhochstand auf der Embolieseite und verminderte Exkursion des Zwerchfells
2. basale Verschattung, kleine Pleuraergüsse
3. Zeichen des Lungeninfarkts bei simultaner Linksherzinsuffizienz (Inzidenz: ≤10 %) → segmentale Verschattungen, selten die oft beschriebene dreieckförmige Lungenverdichtung

4. Kalibersprung der Gefäße oder „Hilusamputation" in 30 % der Fälle, evtl. „Gefäßlücken" oder periphere Aufhellung nach dem Gefäßverschluss (Westermark-Zeichen)
5. Hyperämie der kontralateralen Seite
6. Herzschattenverbreiterung (Dilatation des rechten Ventrikels)
7. Dilatation der V. azygos und der V. cava superior

▪▪ Echokardiographie
- **Dilatation** des rechten Vorhofs/Ventrikel mit **Septumdeviation** in den linken Ventrikel während der Systole und reduzierter Kontraktilität, ggf. Darstellung des dilatierten Pulmonalarterienstamms und einer Trikuspidalinsuffizienz (Zeichen des pulmonalen Hypertonus) oder in ca. 10 % der Fälle direkter Thrombusnachweis im Pulmonalarterienstamm

▪▪ Pulmonalarterielle Druckmessung
- Anstieg des vorher normalen mittleren pulmonalarteriellen Drucks korreliert mit dem Ausmaß der LE: bei kardiopulmonal gesunden Patienten gilt ein MPAP von 40 mmHg als **kurzfristige obere** Belastungsgrenze für den rechten Ventrikel

▪▪ Spiral-CT oder durch Gadolinium verstärktes NMR
- beide Verfahren → besitzen eine hohe Sensitivität und Spezifität (Nachweis von Embolien bis auf die Ebene der Segmentarterien bis zum Durchmesser von 1 mm) → CT-Angio ist das Standardverfahren

▪▪ Pulmonalisangiographie
- Gefäßabbruch, Füllungsdefekte → sehr hohe Sensitivität und Spezifität

▪▪ Perfusionsszintigraphie mit radioaktiv markiertem Humanalbumin
- hohe Sensitivität (99 %), jedoch **geringe Spezifität** ca. 40 %

Erhärtung der Diagnose durch zusätzlichen Nachweis einer Thrombose im tiefen Bein-Becken-Venensystem durch Phlebographie oder Duplexsonographie

▪ Prävention
- Antikoagulation
- frühzeitige postoperative Mobilisierung
- Kompressionsstrümpfe
- Normovolämie

▪ Therapie
Therapieziel
- hämodynamische Stabilisierung
- Verhinderung eines weiteren appositionellen Thrombuswachstums
- Rekanalisierung des verschlossenen Gefäßes

▪▪ Allgemeinmaßnahmen
- Hochlagerung des Oberkörpers, absolute Bettruhe, intensivmedizinische Überwachung, vorsichtige Lagerung bei operativer Intervention
- O_2-Sonde (6–10 l/min) bei Spontanatmung, bei respiratorischer Insuffizienz maschinelle Beatmung mit ausreichend O_2
- Heparin bei fehlender Kontraindikation und LE-Schweregrad **I** und **II** (initial 5000–10.000 IE als Bolus, dann 800–1200 IE/h über Perfusor → PTT ≈1,5- bis 2-facher Normalwert) → Senkung der Letalität um 25 %; beim kreislaufstabilen Patienten auch direkt Antikoagulation mit NMH oder NOAKs möglich (Rivaroxaban und Apixaban zugelassen)
- Volumengabe zur Erhöhung der rechtsventrikulären Vorlast
- wenn Pulmonalarteriendruck ↑ oder klinisch massiv gestaute Halsvenen:
- Nitro-Perfusor (1–6 mg/h; 0,25–1 µg/kg/min) bei ausreichendem arteriellem Blutdruck
- bei **Hypotension**: Kombination mit **Noradrenalin** (Arterenol) → Verbesserung der rechtsventrikulären Perfusion (= MAP-RVEDP)
- Analgesie (Piritramid oder Pethidin) und Sedierung (Midazolam, Valium)
- Anlage eines zentralen Zugangs (ZVD-Messung)
- bei Schock oder Reanimationspflichtigkeit: Adrenalin → die Reanimationsmaßnahmen sollten bei LE ausreichend lange durchgeführt werden, ggf. Lyse (mindestens über 2 h)

61

▪▪ Spezielle Maßnahmen

– **Lysetherapie** bei massiver oder fulminanter LE mit **hämodynamischer Instabilität und/oder refraktärer Hypoxämie (Stadium III und IV nach Grosser)** mittels Urokinase, Streptokinase oder rt-PA nach Lyseschemata (◘ Tab. 61.2)

– vor Lysetherapie Kreuzblut abnehmen und EK im Falle von Blutungskomplikationen bereitstellen; engmaschige Hb-Kontrolle

– die **rt-PA-Lyse** ist aufgrund eines schnelleren Wirkbeginns und doppelter Lyserate bei der fulminanten LE gegenüber der Urokinase oder SK-Lyse von Vorteil, ggf lokal über selektiv plazierten Katheter

– **notfallmäßige Embolektomie** unter Einsatz der extrakorporalen Zirkulation (EKZ), ohne EKZ mittels katheterbasierter Embolektomie bzw. Fragmentation, ultima ratio ECMO

❶ Cave

Die Embolektomie ohne EKZ (Trendelenburg-Operation) ist durch eine hohe Letalitätsrate gekennzeichnet!

▪ Rezidivprophylaxe

– Antikoagulation mit Cumarinen: bei Lungenembolie Reevaluation nach 6–12 Monaten, bei rezidivierenden Lungenembolien >2 Jahre, ggf. lebenslang, Indikation zu einer verlängerten Erhaltungstherapie abhängig von Begleitfaktoren. NOAKs mit Zulassung zur Erhaltungstherapie: Rivaroxaban, Dabigatran, Apixaban, Edoxaban

– evtl. Implantation eines Cava-Schirmes (Greenfield – oder Mobin-Uddin-Schirm), wird nicht mehr empfohlen aufgrund hoher Raten an Venenthrombosen und weiteren lebensbedrohlichen Komplikationen im Langzeitverlauf

◘ Tab. 61.2 Lyseschemata bei Lungenembolie

Urokinase	Streptokinase	Gewebsplasminogenaktivator (rt-PA)
Standardlyse nach dem UPET-Protokoll[a]: Bolusinjektion von 4400 IE/kg i.v. über 20 min, anschließend 4400 IE/kg/h i.v. über 12–72 h + i.v.-Heparinisierung (1,5- bis 2-fache PTT-Verlängerung)	**Standardlyse** nach dem USPET[b]-Protokoll: primär 250 mg Prednisolon (Solu-Decortin) vor der Lyse Bolusinjektion von 250.000 IE i.v. über 20 min, anschließend 100.000 IE/h über 24–72 h (Thrombinzeitverlängerung auf das 2- bis 4-Fache und Fibrinogenspiegel um ca. 400 mg/dl) und i.v.-Heparinisierung (1,5- bis 2-fache PTT-Verlängerung)	**Standardlyse:** 100 mg i.v. über 2 h und im Anschluss i.v.-Heparinisierung (1,5- bis 2-fache PTT-Verlängerung) oder 10-mg-Bolus, anschließend 50 mg in der 1. Stunde und 40 mg in der 2. Stunde
oder	oder	oder
Kurzlyse nach Goldhaber: 1 Mio. IE i.v. über 10 min, anschließend 2 Mio. IE bis zum Ablauf der 2. Stunde	**Kurzlyse** nach „Infarktprotokoll": primär 250 mg Prednisolon (Solu-Decortin) vor der Lyse Bolusinjektion von 1,5 Mio. IE i.v. über 30 min und i.v.-Heparinisierung (1,5- bis 2-fache PTT-Verlängerung)	**Boluslyse:** 0,6 mg/kg i.v. über 2 min und im Anschluss i.v.-Heparinisierung (1,5- bis 2-fache PTT-Verlängerung)

[a]UPET: Urokinase Pulmonary Embolism Trial
[b]USPET: Urokinase, Streptokinase Pulmonary Embolism Trial

61.2 Luftembolie

■ **Definition**

– meist perlschnurartiges Eindringen von Luftblasen ins venöse System nach Eröffnung von nichtkollabierten Venen (Vv. epiploicae, Vv. diploicae, Vv. emissariae und Sinus matris, Halsvenen und Strumagefäßen) bei vorhandenem Druckgradienten zum rechten Herzen

– die dabei **aufgenommene Gas-/Luftmenge** hängt von folgenden Faktoren ab:

– Druckgradient zwischen rechtem Herzen und Lufteintrittspforte bzw. Volumenstatus des Patienten

– Blutflussgeschwindigkeit und Luftblasengröße

– Gefäßquerschnitt

– Reibungskräfte der Luftblasen an der Gefäßwand

– Einteilung des Schweregrads: ◘ Tab. 61.3

◘ **Tab. 61.3** Einteilung des Schweregrades einer venösen Luftembolie (nach Matjasko et al. 1985)

Grad	Veränderung
1	nur Dopplergeräuschänderung
2	Dopplergeräuschveränderung + zentralvenöse Luftaspiration
3	Symptome wie bei Grad 2 + Abfall des endexspiratorischen CO_2-Anteils
4	Symptome wie bei Grad 3 + Hypotension und/oder Arrhythmien
5	Schocksymptomatik und Reanimationspflichtigkeit

■ **Operationsarten**

– vorwiegend in der Neurochirurgie bei Operationen in sitzender Position, vereinzelt bei Hals- und Strumaoperationen, bei extrakorporaler Zirkulation und während der Gasinsufflation bei laparoskopischen Eingriffen, Leberchirurgie

■ **Diagnose**

– **Echokardiographie** mit Vierkammerblick (Nachweis auch von paradoxen Embolien; jedoch personal- und kostenintensives Monitoring)

– dopplersonographischer Nachweis von eingedrungener Luft im rechten Herzen durch Veränderung des Dopplertons (Platzierung der Dopplersonde im 2./3. ICR rechts) → neben der Echokardiographie sensitivste Methode zum Nachweis einer Luftembolie

– Stethoskopgeräusch (raues systolisches Geräusch bis zum Mühlradgeräusch bei größerer Luftembolie steigernd), Zunahme der Herzfrequenz und paukende Herztöne

– deutliche **ZVD-Erhöhung** bei kontinuierlicher Messung und ggf. Aspiration von Luft über den Katheter › sollte unter AlphaCard-Monitoring im Atrium oder an der Übergangszone Atrium/V. cava superior liegen!

– **Abfall des endexspiratorischen CO_2** (>0,4 Vol.-%) und hahnenkammartige CO_2-Kurve in der Kapnometrie (unterschiedlicher CO_2-Anteil der aus den verschiedenen Lungenabschnitten stammenden Exspirationsluft)

– **RR-Abfall**

– Blutgasanalyse (Abschn. 61.1)

■ **Prophylaxe**

– vorsichtige Lagerungsmaßnahmen des Patienten, bei dem sich das Operationsgebiet oberhalb des Herzniveaus befindet

– ggf. PEEP-Beatmung

– ausreichender Hydratationszustand → ZVD von 5–10 mmHg anstreben → hierdurch Reduktion des Druckgradienten

– bei entsprechendem Risiko keine N_2O-Applikation

– keine Druckinfusion bei Plastikflaschen

61

■ **Therapie**
- manuelle Beatmung mit 100 % Sauerstoff mit Valsalva-Manöver
- chirurgisches Abdecken oder Spülen des Operationsgebietes mit 0,9 % NaCl → Vermeidung eines weiteren Eindringens von Luft
- ggf. Jugularvenenkompression durch Chirurgen/Anästhesisten
- Flachlagerung des Patienten bzw. Kopftief- und **Linksseiten**lagerung
- Luftaspiration bei liegendem zentralem Katheter
- ggf. hyperbare Sauerstofftherapie → Verkleinerung der Gasblasen und Verbesserung der Herzleistung infolge gesteigerter Oxygenierung (p_aO_2 >2000 mmHg)
- medikamentöse Rechtsherzunterstützung (Abschn. 61.1)
- ggf. kardiopulmonale Reanimation

61.3 Fettembolie

■ **Inzidenz**
- sehr selten, vorwiegend bei Polytrauma oder bei jungen Patienten mit Frakturen der langen Röhrenknochen, nach chirurgischer Aushöhlung der Markhöhle, nach kardiopulmonaler Reanimation, hoher externer Fettzufuhr, selten bei operativer Absaugung von Fettgewebe

■ **Klinik**
- Symptome: (Abschn. 61.1)
- akute Dyspnoe, die auch in ein ARDS münden kann
- neurologische Störungen (Einschränkung der Vigilanz bis Somnolenz)
- Pleurareiben
- nach 12–72 h **petechiale Hämorrhagien** in der Haut, im Bereich des Gaumens und subkonjunktival
- DIC-Symptomatik (Thrombozytensturz!)
- Fieber

■ **Diagnose**
- ▶ Abschn. 61.1

- BAL: Nachweis von Alveolarmakrophagen mit **intrazellulärem Fett** (Cut-off point: >5 % der vorhandenen Leukozyten)
- erhöhte Blutfette
- Fettnachweis im Urin
- Augenhintergrundspiegelung (ggf. Nachweis von Cotton-wool-Herde)
- Schädel-CT meist unauffällig, während das NMR Schädigungsareale aufweist

■ **Pathophysiologie**
- Eindringen von Fettpartikeln aus der Markhöhle in die Blutbahn nach Läsion der Blutgefäße
- Zurückhaltung von Fettpartikeln in den Lungengefäßen → Abbau durch pulmonale Lipasen zu freien Fettsäuren, welche die kleinen Gefäße und die alveolokapilläre Membran schädigen → Freisetzung vasoaktiver Amine und Prostaglandine
- veränderte Lipide im Serum → Zusammenfluss von Chylomikronen zu größeren Fetttröpfchen

> Prävention der Fettembolie: Frühosteosynthese, insbesondere bei Frakturen der langen Röhrenknochen!

■ **Therapie**
- ▶ Abschn. 61.1, „Allgemeinmaßnahmen"

Literatur und weiterführende Literatur

Grosser KD (1988) Akute Lungenembolie. Behandlung nach Schweregraden. Dtsch Ärztebl 85:587–594

Kügler D (2005) Komplikation Lungenembolie. J Trauma Berufskrankh 7:S231–S237

Lorentz A (1990) Lungenembolie. In: Komplikationen in der Anästhesie. Springer, Berlin/Heidelberg

Matjasko J, Petrozza P, Cohen M, Steinberg P (1985) Anesthesia and surgery in the seated position: analysis of 554 cases. Neurosurgery 17:695–702

Olschewski H (2020) Neue ESC/ERS-Leitlinien für Lungenembolie. Pneumologe 17:365–375

Werth S, Beyer-Westendorf J (2018) Diagnosis and treatment of pulmonary embolism in challenging populations. Hamostaseologie 38:87–97

Negative pressure pulmonary edema (NPPE)

Martin Reuber

Inhaltsverzeichnis

Weiterführende Literatur – 917

62

■ **Bezeichnung und Definition**
- NPPE, „negative pressure pulmonary edema", „athlets lung edema", Unterdrucklungenödem, Postextubationslungenödem
- nichtkardiales Lungenödem infolge eines ausgeprägt negativen Inspirationsdrucks mit Übertritt von Flüssigkeit aus den Lungenkapillaren in das Lungeninterstitium und die Alveolen

■ **Pathophysiologie**
- infolge einer forcierten Inspiration bei verschlossenen oberen Atemwegen kommt es zu einem negativen intrapleuralen Druck von bis zu –100 (-130) cmH$_2$O (Mueller-Manöver oder inverser Valsalva)
- erhöhter venöser Rückstrom zum rechten Herzen → Erhöhung des hydrostatischen, transpulmonalen Drucks → Abpressen von Flüssigkeit in das Interstitium der Lunge → Diffusionsstrecke erhöht → V/Q-Mismatch (p$_a$O$_2$ ↓) und erhöhte Atemarbeit (Compliance der feuchten Lunge ↓)
- es resultiert durch diesen Sog zunächst ein Übertritt von eiweißarmer Flüssigkeit (Transsudat) aus den Lungenkapillaren in das Interstitium und Alveolen, bei schwerwiegender pulmonaler Schädigung auch ein Exsudat (z. B. durch Kapillarruptur)

■ **Inzidenz, Epidemiologie, Risikofaktoren**
- Inzidenz in der Literatur 1:1000 bei 1:2000 Vollnarkosen
- unerkannte NPPE und leichte Verläufe vermutlich deutlich häufiger
- Prognose gut bei frühem Therapiebeginn, fulminate Verläufe möglich (ARDS)
- Risikogruppe: Patienten mit hoher Thoraxcompliance und guter muskulärer Kraft
- Männer 80 %, Frauen 20 %
- gesunde Patienten ASA I–II, BMI <30

- Jugendliche >15 Jahre
- HNO, Eingriffe an oberen Atemwegen (65 % der NPPE), Analgosedierung mit Tonusverlust der Larynxmuskulatur
- obstruktive Schlafapnoe (OSAS)
- Postextubationslaryngospasmus (häufigste Ursache), Verlegung der oberen Atemwege (Zurückfallen der Zunge)
- intraoperativer Laryngospasmus bei Einsatz der Larynxmaske

■ **Diagnosestellung und Klinik**
Stattgehabtes Obstruktionsereignis und nach Ausschluss kardialer Ursachen, sowie mindestens 5 von 7 der folgenden Kriterien:
- Desaturierung (S$_p$O$_2$ <93 %, bei F$_i$O$_2$ 0,21)
- schaumig-blutiges Trachealsekret → alveoläre Hämorrhagie
- Auskultation mit feuchten RG
- BGA: p$_a$O$_2$ ↓
- radiologischer Nachweis eines Lungenödems
- Unruhe, Hyperventilation, später pulmonale Erschöpfung
- O$_2$-Zufuhr via Sonde von >5 l/min im AWR nötig

■ **Therapie**
- Erkennen und Beseitigen einer Obstruktion
- CPAP-Masken-Therapie (wichtigster Therapiebaustein ist PEEP)
- Reintubation (>50 % in den ersten 15 min) und Beatmung mit hohem PEEP
- Gabe von Glukokortikoiden bei Larynxschwellung als Ursache (HNO, frustrane Intubationsversuche. etc)
- Gabe von Diuretika oft nicht sinnvoll, da intravasales Volumen ↓

❯ Das NPPE ist eine vergleichsweise häufige Komplikation mit durchschnittlich 1 Fall/ Monat in einer mittelgroßen Anästhesieabteilung. Die „Dunkelziffer" liegt vermutlich höher. Die Verweildauer im Krankenhaus und Komplikationen nach

NPPE sind signifikant erhöht. Tragischerweise betrifft diese Komplikation meist die jungen, gesunden Patienten.

Exkurs: NPPE und COVID-19

Klinisch und radiologisch kann ein NPPE bedeutende Ähnlichkeiten mit dem Krankheitsbild des COVID-19 entwickeln. Hier wurden bereits einige Fallberichte im Jahr 2021 publiziert. Ähnlichkeiten ergeben sich aus:

- Milchglastrübungen im CT-Thorax bzw. Röntgenthorax
- bihiläre Infiltrationen
- Dyspnoe und Desaturierungsphase
- therapeutisch gutes Ansprechen auf HF, CPAP-Therapie

Anamnestisch können ein akutes Ereignis der Obstruktion (obere Atemwegesverlegung) und die CT-diagnostische Differenzierung zwischen eher zentralen Trübungen durch die alveolare Hämorrhagie (NPPE) und eher peripheren Verschattungen (COVID-19), sowie fehlendes Fieber wegweisend sein.

Weiterführende Literatur

Alb M et al (2006) Negative-pressure pulmonary edema. AINS 41(2):64–78

Holzgreve A et al (2020) CT-Findings in NPPE. Diagnostics 10:749

Nadelstichverletzung

Cornelius Busch, Michael Heck und Michael Fresenius

Inhaltsverzeichnis

63.1   Therapie – 920

63.1.1   Allgemeine Maßnahmen – 920

63.1.2   Relevante virale Infektionen – 920

63.1.3   Relevante bakterielle Infektionen – 921

63.1.4   Relevante mykotische Infektionen – 921

63.2   Vermeidung von Nadelstichverletzungen – 921

Literatur – 921

© Springer-Verlag GmbH Deutschland, ein Teil von Springer Nature 2023
M. Heck et al. (Hrsg.), *Repetitorium Anästhesiologie*, https://doi.org/10.1007/978-3-662-64069-2_63

63.1 Therapie

63.1.1 Allgemeine Maßnahmen

- unverzüglich die Blutung aus dem Stichkanal anregen, um Fremdmaterial aus der Wunde zu entfernen. Dauer 1–2 min
- Desinfektion des Stichkanals mit Desinfektionsmittel auf alkoholischer Basis, ggf. Spreizung der Wunde durch Hilfsperson. Dauer 2–4 min → Effektivität bzw. Eindringtiefe des Desinfektionsmittels kann nur an der entstehenden Schmerzintensität beurteilt werden!
- Abschätzen der Infektionsgefahr nach Patientenanamnese, Art und Menge des eingebrachten Materials
- Dokumentation des Verletzungshergangs und eingeleitete Maßnahmen im Rahmen der Berufsunfallmeldung
- Antikörperbestimmung aus dem Serum des Patienten bzw. der verletzten Person zum Nachweis der Seronegativität zum Unfallzeitpunkt, Wiederholung der serologischen Kontrollen nach 6 Wochen, 3 und 6 Monaten
- entstehende Kosten werden nach Meldung des Untersuchungsergebnisses von der **gesetzlichen Unfallversicherung** übernommen!
- ggf. Postexpositionsprophylaxe (PEP) durchführen

63.1.2 Relevante virale Infektionen

63.1.2.1 Hepatitis B

- Hepatitis-B-Virus mit **hoher Infektiösität** bei Stichverletzung (in 15–20 % Entstehung einer chronischen Hepatitis)
- Maßnahmen: wenn kein ausreichender Impfschutz vorhanden ist (Anti-HBs-Titer **<100** mIU/ml) sofortige Nachimpfung (ggf. Durchführung eines „Schnell-Tests")

- bei **Nichtgeimpften Simultanimpfung** mit HBs-Antigen (HBV AXPRO i. m. oder Twinrix = A+B Hepatitis) **und** HBV-Hyperimmunglobulin (Hepatect 6–10 IE/kg i. v.)

> Hepatitis-B-Impfung „schützt" auch vor Hepatitis D (Super- und Simultaninfektion)!

63.1.2.2 Hepatitis C

- Hepatitis-C-Virus mit geringerer Infektionsgefahr als Hepatitis B (ca. 3–4 % nach Nadelstichverletzung)
- HCV-Hyperimmunglobulin oder Chemoprophylaxe sind derzeit **nicht** verfügbar.
- bei HCV-Infektion Therapie mit direkt antiviral wirkenden Substanzen wie Proteinaseinhibitoren (z. B. Simeprevir, Paritaprevir/Ritonavir), NS5A-Inhibitoren (z. B. Daclatasvir, Ombitasvir, Velpatasvir), nichtnukleosidischen Polymeraseinhibitoren (z. B. Dasabuvir) oder nukleosidischen Polymerase (BS5B)-Inhibitoren (z. B. Sofosbuvir) möglich (Rosien et al. 2017)

63.1.2.3 Humanes Immunschwächevirus (HIV)

- humanes Immunschwächevirus mit geringer Infektionsgefahr (1:300 nach Stichverletzung, je tiefer die Verletzung, desto größer das Infektionsrisiko)
- bei hoher Infektionsgefahr derzeitige DAIG-Empfehlung (2020) zur Kombination eines Integrase-Hemmers (Raltegravir) und zweier Inhibitoren der Reversen Transkriptase (Tenofovir und Emtricitabin) innerhalb von 2 h (nicht bei Schwangerschaft!) über 4 Wochen. Einnahme je früher desto besser, nach 72 h nicht sinnvoll
- alternativ kann anstatt des Integrasehemmers der Protease-Inhibitor Lopinavir eingesetzt werden (z. B. Schwangerschaft). Als Alternative zu der oben

genannten kombinierten Inhibition der reversen Transkriptase ist die Kombination Zidovudin und Epivir möglich

63.1.3 Relevante bakterielle Infektionen

Mykobakterien bei HIV-Patienten, Borrelien, Treponema pallidum

63.1.4 Relevante mykotische Infektionen

Keine, außer Kryptokokkämie beim immunsupprimierten Patienten oder Cryptococcus neoformans (Therapie: Gabe von Fluconazol 400 mg/Tag für max. 6 Tage)

63.2 Vermeidung von Nadelstichverletzungen

▪ **Allgemeine Verhaltensregeln**
— bruch- und stichsichere Behälter (z. B. „Sharp-Boxen") mit Abwurfmöglichkeit für geschlossene Blutentnahmesysteme einsetzen

— Abwurfbehälter nur vollständig zusammengesetzt verwenden
— Einwurföffnung der zu ¾ gefüllten Behälter sicher verschließen
— Sicherheitskanülen benutzen

▪ **Vorgehen bei Blutentnahmen**
— bei Risikopatienten nur erfahrenes Personal einsetzen
— Handschuhe tragen
— Nadeln sofort nach Gebrauch durch Abdrehen/Abziehen am Rand der Einwurföffnung in den Behälter entsorgen
— **Nadeln immer selbst entsorgen**

❶ **Cave**
— Niemals den Schutzköcher wieder auf die Nadel setzen („Recapping").
— Niemals in den Abwurfbehälter greifen.
— Niemals Abwurfbehälter überfüllen.
— Niemals Nadeln auf einem Tablett oder einer Nierenschale liegen lassen.

Literatur

Rosien U, Frederking D, Grandt D (2017) Chronische Hepatitis C: Umwälzungen in der Therapie durch direkt antiviral wirkende Substanzen. Arzneiverordn Prax 44:70–77

Notfallmedizin

Inhaltsverzeichnis

Kapitel 64   **Kardiopulmonale Reanimation (CPR) – 925**
              Michael Fresenius, Michael Heck und Cornelius Busch

Kapitel 65   **Schock – 941**
              Cornelius Busch, Michael Heck und Michael Freseniuss

Kapitel 66   **Polytrauma – 945**
              Cornelius Busch, Michael Heck und Michael Fresenius

Kapitel 67   **Anästhesie bei Verbrennungen – 951**
              Cornelius Busch, Michael Heck und Michael Fresenius

Kapitel 68   **Endokarditisprophylaxe – 957**
              *Martin Reuber, Michael Heck, Michael Fresenius
              und Cornelius Busch*

Kapitel 69   **Historie auf einen Blick – 963**
              Michael Heck, Michael Fresenius und Cornelius Busch

Kapitel 70   **Praktische Hinweise – 967**
              Michael Heck, Michael Fresenius und Cornelius Busch

Kardiopulmonale Reanimation (CPR)

Michael Fresenius, Michael Heck und Cornelius Busch

Inhaltsverzeichnis

64.1   Reanimationsempfehlungen für Erwachsene – 927
64.1.1   Allgemeine Grundlagen der Techniken – 927
64.1.2   Basic Life Support (BLS) und Verwendung des automatisierten externen Defibrillators (AED) – 928
64.1.3   Advanced Life Support (ALS; ◖ Abb. 64.3) – 928
64.1.4   Postreanimationsphase – 934

64.2   Reanimationsempfehlungen für Neugeborene und Kinder – 936
64.2.1   Reanimation des unmittelbar Neugeborenen – 936
64.2.2   Reanimation im Kindesalter – 938

Literatur und weiterführende Literatur – 939

© Springer-Verlag GmbH Deutschland, ein Teil von Springer Nature 2023
M. Heck et al. (Hrsg.), *Repetitorium Anästhesiologie*, https://doi.org/10.1007/978-3-662-64069-2_64

■ **Historie**

Jahr	Ereignis
1956	therapeutische Empfehlung des Kammerflimmerns mit Elektrizität (Zoll et al.)
1958	Einführung der Mund-zu-Mund-Beatmung (Safar et al.)
1960	erste Empfehlung zur Thorax-Kompressionsmassage
1966	First Conference on CPR
1992 und 1998	Empfehlungen der ERC zur Reanimationsbehandlung
2000	Seit 2000 regelmäßige Überarbeitung von Empfehlungen zur Reanimations-behandlung durch die International Liaison Committe on Resuscitation (ILCOR) mit Veröffentlichung im fünfjährigen Turnus; hieran anlehnend gibt die ERC zeitgleich die für Europa gültigen Leitlinien heraus
2021	Herausgabe der aktuellen Empfehlungen zur Reanimationsbehandlung durch die ILCOR bzw. ERC

64

■ **Vorbemerkungen**

In Europa erleiden – in Abhängigkeit der Definition – zwischen 350.000 und 700.000 Menschen pro Jahr einen plötzlichen Kreislaufstillstand. Nur ca. 50 % der Betroffenen können präklinisch „erfolgreich" reanimiert werden, sodass sie mit einem wieder-erlangten Kreislauf (ROSC = return of spontanous circulation) in die Klinik eingeliefert werden. Nur ca. 10–15 % aller re-animierten Patienten überleben ohne neurologisches Defizit.

Die **Intention der neuen Leitlinien** ist an-knüpfend an die Leitlinien der Vorjahre eine Verbesserung der Praxis der Wiederbelebung und letztlich der Überlebensrate mit gutem neurologischem Ergebnis, die trotz großer Anstrengungen immer noch sehr schlecht ist!

Gründe für die vorhandene stagnierende Erfolgsquote sind:
- fehlende Interventionsbereitschaft der Notfallzeugen
- später Beginn der Reanimationsmaß-nahmen (jede Minute des Herz-Kreislauf-Stillstands reduziert die Überlebenswahr-scheinlichkeit um 7–10 %; ◘ Abb. 64.1)

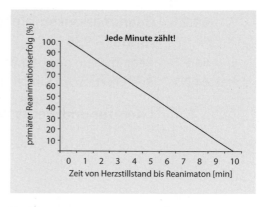

◘ **Abb. 64.1** Abhängigkeit der Überlebensrate vom Zeitpunkt des CPR-Beginns nach Herz-Kreislauf-Stillstand

- mangelnde Qualität der Thorax-kompression
- ungezielte Behandlung im Post-reanimationsstadium

■ **Ursachen des Kreislaufstillstands**
- **Primäre (kardiale) Ursachen (etwa 80 %):**
  - Myokardinfarkt
  - Herzrhythmusstörungen
    - Elektrolytentgleisungen

– Intoxikation, Medikamentenüberdosierung
– Elektrounfall
■ **Sekundäre Ursachen (innerhalb weniger Minuten zum Kreislaufstillstand führend):**
– Asphyxie
– Verlegung der oberen Luftwege
– Beinahe-Ertrinken
– O_2-Mangel der Umgebungsluft
– alle Schockformen, einschließlich Anaphylaxie
– Lungenembolie
– Perikardtamponade

■ **Klinik des Kreislaufstillstands**
■ Bewusstlosigkeit innerhalb von 10–15 s nach Kreislaufstillstand
■ ggf. zerebrale Krämpfe nach 15–45 s nach Kreislaufstillstand
■ Atemstillstand, Schnappatmung bei primärem Kreislaufstillstand nach 15–40 s
■ Pupillenerweiterung und Verlust der Lichtreaktion nach 30–60 s
■ Veränderung des Hautkolorits

Als Merkmale des Kreislaufstillstands werden „Kein Anzeichen für einen Spontankreislauf" und „Nicht normale Atemtätigkeit" gewertet. Allein diese beiden Kriterien triggern den unverzüglichen Beginn der CPR-Maßnahmen des Erwachsenen. Bei krampfenden Patienten soll ausdrücklich eine reanimationspflichtige Situation ausgeschlossen werden! Schnappatmung soll aktiv „diagnostiziert" und als „nicht normale Atmung" beurteilt werden.

64.1 Reanimationsempfehlungen für Erwachsene

64.1.1 Allgemeine Grundlagen der Techniken

Die qualitativ hochwertige Technik der Reanimationsbehandlung ist sowohl beim Basic Life Support(BLS) als auch beim Advanced Life Support(ALS) ein entscheidender Faktor für den Reanimationserfolg.

Pulskontrolle ist nur für den geübten und erfahrenen ALS-Anwender empfohlen als zusätzliches Kriterium beim Suchen nach „Zeichen für einen Spontankreislauf".

■ **Herzdruckmassage (HDM)**
■ Druckpunkt der Herzdruckmassage (HDM) befindet sich in der Mitte des Brustkorbes, d. h. auf der unteren Hälfte des Brustbeins
■ die Kompressionstiefe beträgt mindestens **5** bis max. **6** cm, die Kompressionsfrequenz beträgt **100–120/min** in einem Verhältnis von **30:2** (HDM zu Beatmung) für nicht intubierte Patienten
■ der Druck soll in senkrechter Achse ausgeübt werden
■ die Finger sollen verschränkt werden
■ es ist auf eine vollständige Entlastung zwischen den Druckmassagen zu achten, ohne dabei jedoch den Hautkontakt zu verlieren
■ beim intubierten Patienten und bei Nutzung einer supraglottischen Atemwegshilfe soll HDM möglichst asynchron zur Beatmung mit einer Frequenz von 100–120/min erfolgen. Ist dies nicht effektiv möglich, soll ein Wechsel von 30:2 beibehalten werden
■ **geringste Pausen** der Basisreanimation verschlechtern die Prognose deutlich! Daher sollten jegliche Unterbrechungen („No-flow-Phase") bei der Thoraxkompression vermieden werden! Bereits 5–10 s Pause führen zu einem Zusammenbruch der aufgebauten Zirkulation!
■ Unterbrechung der HDM darf nur für spezielle Interventionen (z. B. Defibrillation) erfolgen und soll nicht länger als 5 s andauern
■ möglichst eine steife Unterlage verwenden; Luftmatratzen entlüften! Keine harte Evidenz für Nutzung von Rückenbrettern; wenn diese genutzt werden,

darf durch das Unterlegen die HDM nicht nennenswert unterbrochen werden!

■ Beatmung
- nach initial 30 Thoraxkompressionen erfolgen 2 Beatmungsversuche, anschließend wieder 30 Thoraxkompressionen usw.
- die Inspirationszeit der Beatmung beträgt 1 s
- F_iO_2 möglichst 1,0
- für Erwachsene im Kreislaufstillstand beträgt das Verhältnis von Kompressionen zu Beatmungen 30:2

64.1.2 Basic Life Support (BLS) und Verwendung des automatisierten externen Defibrillators (AED)

- der Basic Life Support (BLS; ■ Abb. 64.2) umfasst bereits seit 2010 die Anwendung eines automatisierten externen Defibrillators (AED). Durch Defibrillation in den ersten 3–5 min kann die Überlebensrate auf 50–70 % angehoben werden!

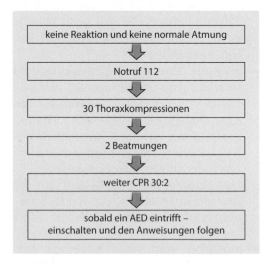

keine Reaktion und keine normale Atmung

⬇

Notruf 112

⬇

30 Thoraxkompressionen

⬇

2 Beatmungen

⬇

weiter CPR 30:2

⬇

sobald ein AED eintrifft – einschalten und den Anweisungen folgen

■ Abb. 64.2 Basic Life Support (BLS) für Erwachsene

- durch Geübte soll im BLS weiterhin eine Atemspende erfolgen
- durch Ungeübte und bei telefonisch angeleiteter Reanimation soll nur eine Herzdruckmassage erfolgen („only-compression CPR")

64.1.3 Advanced Life Support (ALS; ■ Abb. 64.3)

- für alle erweiterten Maßnahmen unter Reanimation, die die Basismaßnahmen HDM und Defibrillation ergänzen, ist i. d. R. lediglich nachgewiesen, dass sie früher und häufiger zu einem „return of spontaneous circulation" (ROSC) führen. Einen Überlebensvorteil verschaffen sie größtenteils nicht. Daher sind sie als zweitrangig einzustufen und dürfen eine hochwertige HDM nicht gefährden.

64.1.3.1 Rhythmustherapie
Grundsätzlich werden defibrillierbare und nicht defibrillierbare Rhythmen bei Reanimation unterschieden:
- **defibrillierbar**:
  - Kammerflimmern (VF)
  - pulslose ventrikuläre Tachykardie (pVT)
- **nicht defibrillierbar**:
  - Asystolie
  - elektromechanische Dissoziation (EMD) = pulslose elektrische Aktivität (PEA)

■ Defibrillation
- Die simultane Depolarisation einer kritischen Myokardmasse durch eine ausreichende Strommenge zur Wiederherstellung einer geordneten elektrischen Erregung mit effektiver Kontraktion.

Bereits 5–10 s Pause der HDM reduzieren den Schockerfolg! Daher **max. 5 s Pause**. Während des Ladevorgangs weiter HDM durchführen → Achtung: Klare Ansage des Schocks!

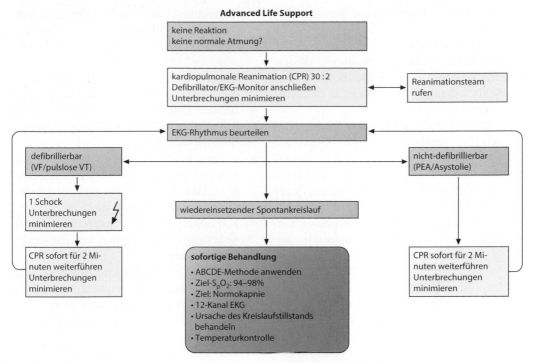

Abb. 64.3 Advanced Life Support (ALS) für Erwachsene

— Ein-Schock-Strategie ist weiterhin gültig
— ausgenommen hiervon sind Defibrilla-
tionen bei beobachtetem Beginn des
Kammerflimmerns und angeschlossenem
einsatzbereitem Gerät (z. B. im Herzkatheter, auf der Intensivstation). Hier 3
Schocks hintereinander bis zum Erfolg,
ansonsten mit HDM beginnen

■ **Defibrillierbare Rhythmen**
— bei schockbarem Rhythmus soll die Defibrillation unverzüglich erfolgen

— 25–50 % der Arreste weisen initial VF
auf; die „Dunkelziffer" ist deutlich höher
anzunehmen, zumal die Hauptursache
für den plötzlichen Herztod nach wie vor
die kardiale Ursache darstellt. Dies bestätigen auch Auswertungen von früh
eingesetzten AED. Hier ist die VF-Rate
mit bis zu 76 % deutlich höher
— **neu:** Bei Zweifel in der Diagnosestellung
eines feinen Kammerflimmerns in Abgrenzung zur Asystolie soll im Gegensatz
zu den bislang gültigen Leitlinien im

Zweifel eine Defibrillation durchgeführt werden!

- Pause der HDM muss auf das Minimum reduziert werden (z. B. durch Weiterdrücken bei Laden des Defibrillators)
- Schockabgabe über Klebepads zu bevorzugen
- seit 2015 werden nur noch Empfehlungen für biphasische Defibrillation gegeben. Bei Anwendung alter monophasischer Geräte sollen die Leitlinien von 2010 zur Anwendung kommen (jeder Schock mit 360 J)
- erster Schock: 150 J bei biphasischem Rechteckimpuls bzw. biphasisch abgeschnittenem Exponentialimpuls; bei Verwendung eines gepulsten biphasischen Impulses 120–150 J. Bei weiteren Schockabgaben ist die Energie zu steigern
- nach erfolgter Defibrillation sofort CPR ohne Pulskontrolle für 2 min; erst dann erneute EKG-Analyse und erneutes Suchen nach Anzeichen für eine Spontanzirkulation. Danach bei persistierendem Herz-Kreislauf-Stillstand alle 2 min erneute Defibrillation

❯ Die Defibrillation bei VF oder pVT sollte so früh wie möglich erfolgen. Jede Minute Defibrillationsverzögerung verschlechtert die Wahrscheinlichkeit zu überleben um 7–10 %!

- **Nicht defibrillierbare Rhythmen**
- im Vordergrund steht neben der Beseitigung möglicher Asphyxie auslösender Ursachen und der Beatmung die zügige Gabe von Adrenalin
- in ca. 25 % der Fälle kann unter Reanimation eines asystolen Rhythmus ein defibrillierbarer Rhythmus erreicht werden

64.1.3.2 Beatmung

- für die Beatmung soll die HDM nicht länger als 10 s unterbrochen werden
- die Intubation ist als Goldstandard durch den Geübten zu betrachten. Der

Ungeübte kann auf supraglottische Atemwegshilfen ausweichen. Die Reanimationssituation ist keine Übungssituation!

- Expertenkonsens: >95 % Erfolg in maximal 2 Intubationsversuchen gilt als geübt
- für das Einführen des Tubus durch die Stimmritze soll die HDM max. 5 s unterbrochen werden
- auch unter Anwendung von supraglottischer Atemwegshilfe soll eine kontinuierliche HDM angestrebt werden. Ist dies nicht effektiv möglich, dann 30:2
- Kapnographie soll nach Atemwegssicherung immer genutzt werden; sie erlaubt Aussagen über
  - korrekte Lage des Endotrachealtubus
  - die Beatmungsfrequenz zur Vermeidung von Hyperventilation
  - Qualität der HDM (genauer Grenzwert ist nicht bekannt)
  - Frühzeitiges Erkennen eines ROSC → unnötige Adrenalingabe kann so vermieden werden
  - Prognose; niedrige $etCO_2$-Werte sind mit einem schlechten Outcome vergesellschaftet. Ein niedriger $etCO_2$-Wert soll aber nicht als alleiniges Entscheidungskriterium gewertet werden.
- arterielle Blutgasanalyse (BGA) spiegeln unter Reanimation nicht die metabolische Situation im Gewebe wider → zentralvenöse BGA ist aussagekräftiger

64.1.3.3 Medikamentöse Therapie (▢ Tab. 64.1)

- Anlage eines peripheren Venenzugangs zu bevorzugen, da i. d. R. schnell und ohne größere Risiken zu platzieren
- schnelle Bolusinjektion, danach 20 ml NaCl 0,9 % und Anheben der Extremität für 10–20 s
- lässt sich kein peripherer Venenzugang etablieren, kann eine intraossäre Punktion erfolgen
- **keine** endobronchiale Applikation mehr empfohlen

◻ **Tab. 64.1** Übersicht über typische Reanimationsmedikamente

Medikament	Indikation
Adrenalin (Epinephrin)	**Asystolie/PEA:** 1 mg i.v./i.o. sobald möglich Wiederholung alle 3–5 min bis eine spontane Zirkulation oder ein Rhythmuswechsel erreicht ist
	VF/pVT: Nach der dritten erfolglosen Defibrillation 1 mg i.v./i.o. Wiederholung alle 3–5 min bis eine spontane Zirkulation erreicht ist
	Anmerkung: Verbesserung der myokardialen und zerebralen Perfusion durch α-adrenerge Wirkung. Die β-adrenerge Wirkung (Inotropie, Chronotropie) kann zu einer Verbesserung des koronaren und zerebralen Blutflusses führen, jedoch auch zu gesteigertem O_2-Verbrauch des Myokards, Arrhythmogenität und Zunahme des arteriovenösen Shunts. Für Adrenalin 1 mg i.v. konnte im Vergleich zu Placebo und im Gegensatz zu einer Hochdosistherapie Adrenalin und auch zu Vasopressin eine erhöhte Rate des Überleben bei Krankenhausaufnahme als auch eine erhöhte Rate des 3-Monats-Überlebens gezeigt werden. Eine Verbesserung des neurologischen Outcomes kann auch weiterhin nicht nachgewiesen werden.
Amiodaron (Cordarex)	Nach der 3. erfolglosen Defibrillation Gabe von 300 mg i.v./i.o.; evtl. Repetition mit 150 mg i.v./i.o. nach der 5. erfolglosen Defibrillation bei wiederauftretendem oder schockrefraktärem VF/pVT
	Anmerkung: gesicherte Verbesserung des Kurzzeitüberlebens bei präklinischer Anwendung im Vergleich zu Placebo; kein Einfluss auf neurologisches Outcome
Lidocain 2 %	Wie Amiodaron auch Verbesserung des Kurzzeitüberlebens bei OHCA, aber keine Verbesserung des neurologischen Outcomes; in ERC-Guidelines nur als nachrangig empfohlen, da in Europa Amiodaron inzwischen deutlich gebräuchlicher im Rahmen der Reanimation ist. 100 mg i.v./i.o. nach 3. Defibrillation; evtl. nach 5. Defibrillation 50 mg repetieren
Atropin	Wird im Rahmen der Reanimation nicht empfohlen
Natriumbikarbonat	Nicht routinemäßig unter CPR empfohlen Nur erwägen bei Hyperkaliämie oder Intoxikation mit trizyklischen Antidepressiva
	Initiale Dosierung: 50 mmol einer 8,4 %igen Lösung
Magnesiumn	Nicht routinemäßig unter CPR empfohlen Nur bei Torsade de pointes oder nachgewiesener Hypomagnesiämie
	Initiale Dosierung: 2 g i.v./p.o. (4 ml [8 mmol] einer 50 %igen Magnesiumsulfatlösung)
Kalzium	Nicht routinemäßig unter CPR empfohlen Nur bei PEA, die bedingt ist durch – Hyperkaliämie – Hypokalzämie – Überdosis von Kalziumantagonisten
	Initiale Dosierung: 10 ml Kalziumchlorid 10 %; Kalziumgluconat ist aufgrund der notwendigen Abspaltung in der Leber in der Reanimationssituation weniger geeignet, da die Wirkung auf eine suffiziente Leberperfusion angewiesen ist.

(Fortsetzung)

◘ Tab. 64.1   (Fortsetzung)

Medikament	Indikation
Vasopressin	Wird z. Zt. nicht empfohlen
	Anmerkung: Es konnte bislang nicht überzeugend gezeigt werden, dass Vasopressin trotz der theoretischen Vorteile eines fehlenden β-sympathomimetischen Effektes, der längeren Halbwertszeit und einer besseren Wirksamkeit auch bei sauren Verhältnissen im Vergleich zu Adrenalin zu einer Outcome-Verbesserung führt. Verbesserung des Langzeitüberlebens (3 Monate) wurde nur für Adrenalin 1 mg i.v. gezeigt.
Thrombo-lytika	Bei Kreislaufstillstand mit Versagen der Standard-CPR als Einzelfallentscheidung, wenn eindeutige Hinweise auf eine thrombotische Ätiologie des Kreislaufstillstands im Sinne einer Lungenembolie vorhanden sind.
	Mit der Entscheidung zur Lysetherapie unter Reanimation ist gleichzeitig die weitere Dauer der Reanimationsbemühungen auf 60–90 min bestimmt
	Medikamente: Alteplase (Actilyse):10 mg i.v. über 2 min., dann 90 mg/2 h Reteplase (Rapilysin): 10 IE i.v. über 2 min, nach 30 min 10 IE Tenecteplase (Metalyse): körpergewichtsadaptiert – <60 kg: 6000 U Tenecteplase – 60–70 kg: 7000 U Tenecteplase – 70–80 kg: 8000 U Tenecteplase – 80–90 kg: 9000 U Tenecteplase – >90 kg: 10.000 U Tenecteplase

Exkurs: Fibrinolytische Therapie unter Reanimation
Die fibrinolytische Therapie wird unter Reanimation als „Rescue-Lyse" nur empfohlen, wenn eine Lungenembolie als Ursache vermutet wird bzw. nachgewiesen ist. Für das Gesamtpatientenkollektiv konnte bislang keine Überlegenheit der präklinischen Lysetherapie bezüglich der Überlebensrate gezeigt werden. Im Gegenteil: Es scheint nach einer großen Studie und einer Metaanalyse zu einer erhöhten Inzidenz intrakranieller Blutungen zu kommen. In der Subgruppe der Patienten mit Lungenembolie gibt es in einzelnen Studien Hinweise auf einen Überlebensvorteil sogar mit neurologisch besserem Outcome. Auch hierzu ist die Studienlage allerdings nicht eindeutig.

Aufgrund der möglicherweise bestehenden positiven Effekte der Subgruppe der Lungenemboliepatienten wird die Lysetherapie empfohlen. Zur Vermeidung einer „inflationären" Stellung der Verdachtsdiagnose Lungenembolie sei darauf hingewiesen, dass lediglich 2–9 % der außerklinischen und 5–6 % der innerklinischen Reanimationspatienten eine Lungenembolie als Ursache aufweisen!

Für die Dosierung unter Reanimation gibt es in den jeweiligen Fachinformationen keinen Hinweis. Lediglich Alteplase ist für die Lyse der koronaren Thrombose und der Lungenembolie (außerhalb der Reanimation) zugelassen. Reteplase und Tenecteplase sind lediglich für die Lysetherapie der koronaren Thrombose zugelassen. Die Dosierungen des Off-label-use sollten sich aus diesen Überlegungen heraus zumindest im Fall der Alteplase an der Dosierempfehlung für die Therapie der Lungenembolie orientieren. Eine Therapie mit Heparin und Aspirin scheint hier analog zur Behandlung in einer Nichtreanimationssituation sinnvoll. Da die Lysemedikamente mit den meisten anderen Medikamenten über den gleichen venösen Zugang gegeben interagieren, sollte möglichst ein zweiter Zugang etabliert werden. Ansonsten ist die zeitlich frühere Gabe mit Nachspülen von NaCl 0,9 % durch den gleichen Zugang notwendig.

64.1.3.4   Mechanische Kompressionshilfen

Für automatische Thoraxkompressionshilfen konnte weiterhin kein Vorteil für das Überleben gezeigt werden. First-Line-Therapie ist daher weiterhin die manuelle Thoraxkompression! Lediglich in speziellen

Situationen können die Geräte qualitativ hochwertige Thoraxkompressionen sicherstellen helfen:
- prolongierte Reanimation (z. B. nach Lysetherapie, bei Hypothermie, zur Vorbereitung eines extrakorporalen Verfahrens)
- Reanimation im Herzkatheter
- präklinische Reanimation unter Transport, wenn spezielle klinische Interventionen zur Behebung reversibler Ursachen in Betracht kommen (z. B. PCI)

64.1.3.5   Extrakorporale CPR (eCPR)

Kann für selektierte Patienten eine Rescue-Therapie darstellen, um die Zeit zur Behebung einer reversiblen Ursache durch beispielsweise PCI zu überbrücken bzw. einen suffizienten Kreislauf während dieser Maßnahme zu gewährleisten.

Üblicherweise genutzte Einschlusskriterien sind:
- beobachteter Arrest mit begonnener Laienreanimation
- Beginn der eCPR <60 min nach Start der CPR
- jüngere Patienten (beispielsweise <65–70 Jahren) ohne schwerwiegende Vorerkrankungen
- bekannte oder vermutete behebbare Ursache des Arrests
- etabliertes präklinisches sowie innerklinisches Konzept

64.1.3.6   Sonographie unter Arrest

- Point of care Ultrasound (POCUS) soll nur durch geübte Anwender bei kardialem Arrest angewendet werden
- keine relevante Unterbrechung der CPR verursachen
- Detektion behebbarer Ursachen wie Pneumothorax oder Perikard-

tamponade; v. a. im Rahmen der Traumareanimation daher wichtiger Bestandteil der Entscheidung zur invasiven Clamshell-Thorakotomie
- dilatierter rechter Ventrikel darf nicht als Hinweis auf eine massive Lungenembolie gewertet werden
- Abbruch der CPR nicht allein aufgrund des sonographischen Befundes

64.1.3.7   Besondere Umstände

Grundsätzlich muss unter Reanimation versucht werden, die Ursache des Arrestes zu beheben. Vor Beenden der Reanimation sollen die 4 Hs und die HITS als behebbare Ursache ausgeschlossen werden:
- 4 H's:
  - Hypoxie
  - Hyper-/Hypokaliämie … und andere Elektrolytstörungen
  - Hyper-/Hypothermie
  - Hypovolämie
- HITS:
  - Herzbeuteltamponade
  - Intoxikation
  - Thrombose (Herz/Lunge)
  - Spannungspneumothorax

■ **Perioperative Reanimation**
- Ursache ist meist ein Problem der Atemwegssicherung
- Reanimation bei Blutungskomplikationen ist mit höchster Mortalität vergesellschaftet

■ **Reanimation der Schwangeren**
- zusätzlich zur Standardreanimation ist bei >20. Schwangerschaftswoche oder Uterusstand über Nabelniveau die manuelle Uterusverlagerung auf die linke Seite und wenn möglich Linksseitenlage

auf harter Unterlage (z. B. OP-Tisch) empfohlen
- Entscheidung zur Entbindung bei Gestationsalter >20 Wochen oder Uterus über Nabelniveau, wenn ROSC nicht innerhalb von 4 min erreicht ist; Ziel: Partus 5 min nach Arrest

64 ▪ **Reanimation des Traumatisierten**

Es wurde bereits 2015 ein eigener Algorithmus zur Reanimation des traumatisierten Patienten erstellt. Die arrestauslösenden bzw. -unterhaltenden Ursachen sollen hierbei aggressiv therapiert werden.
- Behandlung reversibler Ursachen hat Vorrang vor der Thoraxkompression (Don't pump an empty heart)
- Spannungspneu bei 5 % aller Polytraumata, davon 13 % reanimationspflichtig
- Thoraxdrainage effektiver als Nadelpunktion; einer Nadelpunktion als Überbrückung muss eine Minithorakotomie folgen
- Perikardiozentese wenn notwendig möglichst ultraschallgesteuert; bei traumatischem Hämatoperikard in der Regel ineffektiv wegen Klottbildung bei initial noch vorhandener guter Gerinnung
- keine CPR bei Massenanfall von Verletzten, wenn mehr Patienten als Helfer vorhanden
- Die „resuscitative thoracotomy" (RT) – in der Regel als Clamshell-Thorakotomie durchgeführt – ist eine leitlinienkonforme Notfallprozedur, die unter folgenden Voraussetzungen durchgeführt werden kann:
  - Equipment (Ausrüstung vorhanden?)
  - Enviroment (Umgebung geeignet? Abschirmung möglich? …)
  - Expertise (Technik bekannt und geübt? Instruierbare Helfer vorhanden?)
  - Elapsed Time (letztes Lebenszeichen wie Kontaktierbarkeit, Bewegung oder Pupillenreaktion <15 min)

Ziel ist die sofortige Behebung reversibler Ursachen. Die Todesursachen von 15,2 % der Traumatoten wurden post mortem in einer Analyse als möglicherweise bzw. sicher überlebbar eingestuft. In einer systematischen Literaturrecherche wurden 12 % der Patienten, bei denen präklinisch eine RT durchgeführt wurde, entlassen.

64.1.4 Postreanimationsphase

Die Therapien in der Postreanimationsphase zielen auf die Stabilisierung des Kreislaufs und auf das Erzielen eines bestmöglichen neurologischen Ergebnisses ab.

▪ **Postreanimationssyndrom**

Das Postreanimationssyndrom umfasst
- persistierende arrestauslösende Pathologie
- zerebrale und kardiale Schäden als Folge der Reanimation
- systemische Antwort auf Ischämie und Reperfusion

Das klinische Erscheinungsbild ist vergleichbar mit dem einer Sepsis.

▪ **Atemwegsmanagement, Oxygenierung und Beatmungskontrolle nach ROSC**
- bei komatösen Patienten Sicherung der Atemwege weiterführen
- bei kurzer Arrestzeit und normaler zerebraler Funktion und Atemtätigkeit Intubation meist nicht notwendig; Sauerstoffgabe, wenn Sauerstoffsättigung unter 94 % liegt
- Reduzierung der F_iO_2 von 1,0 erst, wenn arterielle Blutgasanalyse zur Verfügung steht. Ziel: S_aO_2 94–98 % oder arterieller Sauerstoffpartialdruck p_aO_2 von 75–100 mmHg
- sowohl Hypoxämie als auch Hyperoxämie vermeiden

- normwertigen arteriellen Kohlenstoffdioxidpartialdruck anstreben
- Hypokapnie unter gezieltem Temperaturmanagement möglich
- lungenprotektive Beatmung mit 6–8 ml/kgKG (Idealgewicht)
- bei zielgerichtetem Temperaturmanagement Blutgasanalysen **einheitlich** entweder temperaturkontrolliert oder nichttemperaturkontrolliert verwenden

■ **Zielgerichtetes Temperaturmanagement**

Bereits vor der geplanten Veröffentlichung der Leitlinien 2005 wurde 2003 von der ERC aufgrund überzeugender Studienlage (Bernard et al., HACA-Studie 2002) das Konzept der therapeutischen Hypothermie als Empfehlung herausgegeben. Dieses Konzept wurde 2015 relativiert und in das Konzept eines „zielgerichteten Temperaturmanagements" (TTM) umbenannt. Die Unterscheidungen im Empfehlungsgrad für die verschiedenen Grundrhythmen bzw. dem Auftreten als „out-of-hospital cardiacarrest" (OHCA) oder „in-hospital cardiac arrest (IHCA) von 2015 wurden in den aktuellen Leitlinien aufgehoben. Eine aktuell publizierte Studie zeigt keinen Vorteil des TTM im Vergleich zur zielgerichteten Normothermie mit frühzeitiger Therapie von Fieber (<37,8 °C) bezüglich der Überlebensrate nach 6 Monaten. In der Hypothermiegruppe kam es häufiger zu kreislaufkompromittierenden Arrhythmien. Möglicherweis ist hier in Kürze eine Revision der Empfehlungen der ALS-Leitlinien zu erwarten. Aktuell in den Leitlinien empfohlen ist eine Zieltemperatur von 32–36 °C für 24 h sowohl für OHCA als auch IHCA bei allen bewusstlosen Personen nach Reanimationsbehandlung unabhängig vom initialen Grundrhythmus.

- danach Wiedererwärmung 0,25–0,5 °C/h
- Fieber für 72 h nach Arrest nicht tolerieren

- Kühlung nicht prähospital mit kalten i.v.-Infusionen beginnen
- keine routinemäßige Verwendung von Muskelrelaxantien nach ROSC, bei Shivering unter TTM weiter sinnvoll

Zur Kühlung können verschiedene Verfahren eingesetzt werden:
- 4 °C kalte kristalloide Infusion (4 ml/kgKG/30 min) → wird wegen vermehrtem Lungenödem bei KH-Aufnahme nicht mehr empfohlen!
- Eisbeutel und/oder nasse Handtücher zur Hilfe bei der Aufrechterhaltung
- Kühldecken und Kühlkissen
- Wasser- oder Luftzirkulationsdecken
- intravaskuläre Wärmeaustauscher → Vorteil: genaue Steuerung möglich

■■ **Mechanismen der Hypothermie nach ischämischen Ereignissen**

- Reduktion der allgemeinen Reaktionsgeschwindigkeit:
  - Reduktion des Glukose- und des O_2-Verbrauchs (5–7 % pro °C Temperaturabfall)
  - Reduktion des Laktat- und Pyruvatspiegels (bei noch vorhanden energiereichen Phosphaten)
- Inhibierung der Apoptose
- Reduktion von freien Radikalen
- Reduktion von exzitatorischen Neurotransmitter
- Veränderung der Genexpression
- Veränderung der Koagulopathie
- Immunsuppression
- beim Schädel-Hirn-Trauma:
  - Reduktion des Hirnödems
  - Senkung des Hirndrucks
  - Reduktion der inflammatorischen Antwort

■■ **Nebenwirkungen der Hypothermie**
- erhöhte Blutungsneigung
- erhöhte Infektionsrate

- erhöhte Inzidenz an Herzrhythmusstörungen

■ **Blutzuckereinstellung**
- Zielbereich 140–180 mg/dl
- Hypoglykämien (<70 mg/dl) vermeiden
- starke Schwankungen des Blutzuckerspiegels vermeiden (erhöhte Mortalität)

64.2 Reanimationsempfehlungen für Neugeborene und Kinder

Die aktuellen Guidelines unterscheiden nicht mehr zwischen Säuglingen und Kindern bis zur Pubertät. Sie gelten für 0–18 Jahre alte Kinder gleichermaßen. Lediglich die Versorgung unmittelbar Neugeborener nimmt eine Sonderstellung ein.

Ist das Alter unklar, und der Jugendliche erscheint wie ein Erwachsener, kann er nach dem Erwachsenenalgorithmus behandelt werden.

64.2.1 Reanimation des unmittelbar Neugeborenen

■ **Allgemeines**
Die Versorgung des unmittelbar Neugeborenen ist eine i. d. R. planbare Situation. Daher sollten Materialien sorgfältig bereitgelegt und die personellen Zuständigkeiten vorher festlegen werden.

Das unmittelbar Neugeborene mit einer nicht suffizienten oder nicht regelmäßigen Spontanatmung und/oder mit einer Herzfrequenz <100/min ist mit Wiederbelebungsmaßnahmen zu behandeln. Diese sind allerdings nicht wie beim Erwachsenen unbedingt mit einer Herzdruckmassage (HDM) zu kombinieren. In der Regel ist eine effektive initiale Maskenbeatmung bei geöffneten Atemwegen ausreichend, um eine deutliche Besserung der Parameter herbeizuführen.

10–20 min nach Ausschöpfung aller empfohlenen Maßnahmen einer Reanimation und Ausschluss reversibler Ursachen ist das Risiko eines schlechten Outcomes sehr hoch. Die weitere Strategie soll dann im Team und mit der Familie besprochen werden.

■ **Absaugen**
Es soll kein routinemäßiges oropharyngeales Absaugen erfolgen. Dies ist lediglich bei Verlegung der Atemwege angezeigt.

Absaugen kann zu
- verzögertem Einsetzen der Spontanatmung
- Laryngospasmus
- vagusinduzierter Bradykardie führen

■ **Initiale Beatmung**
- 5 effektive Beatmungen bei geöffneten Atemwegen und Kopf in Neutralposition
- 2–3 s pro initialem Atemhub
- max. 25 cmH$_2$O beim Frühgeborenen (<32. SSW)
- F$_i$O$_2$ 0,21 beim Neugeborenen > 32. SSW
- F$_i$O$_2$ 0,21–0,3 beim Frühgeborenen (28–31. SSW)
- F$_i$O$_2$ 0,3 beim Frühgeborenen (<28. SSW)
- Ziel: SpO$_2$ > 80 % 5 min nach Partus

Hierdurch kommt es i. d. R. zu einem raschen Anstieg der Herzfrequenz innerhalb von 30 s. Bei Ausbleiben dieses Effekts sind vermutlich keine suffizienten Beatmungen durchgeführt worden; daher erneut Kopf- und Maskenposition kontrollieren und Atemwege öffnen. Weitere Beatmungen bei Besserung der Klinik mit einer Frequenz von 30/min und 1 s/Atemhub. Erst wenn ausbleibender Erfolg der Beatmung, erwägen, F$_i$O$_2$ schrittweise zu erhöhen. Ziel ist eine ausreichende präduktale O$_2$-Sättigung (Messung an der rechten Hand!). Beim reifen Neugeborenen ist die Sättigung unter

Geburt etwa 60 %. Nach 10 min werden Werte über 90 % erreicht.

- **Indikationen zur Intubation**
- Notwendigkeit des Absaugens der unteren Atemwege bei V. a. tracheale Verlegung
- trotz Reposition des Kopfes u./o. der Maske keine suffiziente Beatmung (deutliches Anheben des Thorax) zu erreichen
- längere Beatmungsdauer absehbar
- Thoraxkompressionen notwendig (dann auch F_iO_2 auf 1,0 steigern)
- spezielle Überlegungen (z. B. kongenitale Zwerchfellhernie, geplante tracheale Surfactantgabe)

- **Herzdruckmassage (HDM)**
- bei Herzfrequenzen <60/min muss, wenn die 5 initialen Beatmungen keinen Effekt haben, die HDM erfolgen
- 2-Daumen-Technik mit Umfassung des Thorax ist der 2-Finger-Technik überlegen:
  - Erreichen höherer systemischer Blutdrücke
  - Erreichen eines höheren koronaren Perfusionsdrucks
- steht nur ein Helfer zur Verfügung ist 2-Finger-Technik praktikabler
- Wechsel von HDM und Beatmung im Verhältnis 3:1 (mit Druckfrequenz von ca. 120/min)
- nur bei vermuteter kardialer Ursache Verhältnis von 15:2 erwägen
- bei Notwendigkeit von HDM kann F_iO_2 auf 1,0 erhöht werden
- nach 30 s erste Kontrolle der Herzfrequenz. HDM erst beenden, wenn Spontanherzfrequenz über 60/min erreicht ist

- **Medikamente**
- als Zugang ist ein Nabelvenenkatheter zu bevorzugen. Er kann i. d. R. bis zum 3. Lebenstag in die Nabelvene eingeführt werden. Steht im Notfall kein Nabelvenenkatheter zur Verfügung, kann hierfür auch eine 18- oder 20-G-Braunüle

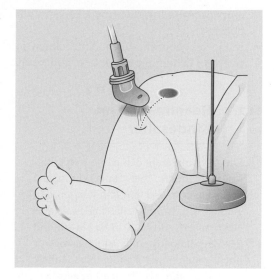

O Abb. 64.4 Intraossärer Zugang. Steriles Vorgehen: Punktion der proximalen Tibia ca. 1–3 cm unterhalb der Tuberositas tibiae, 10° kaudale Einführung der intraossären Nadel bis ins Knochenmark („loss of resistance"), Aspirationsversuch, Druckinfusion, Fixierung der Infusionsleitungen über Pflastersteg

verwendet werden. Eine intraossäre Punktion soll vorgenommen werden, wenn kein venöser Zugang etablierbar ist (O Abb. 64.4)
- Adrenalin soll so schnell wie möglich angewendet werden, wenn die Herzfrequenz unter Beatmung und HDM nicht über 60/min ansteigt. Initial 10–30 µg/kg; Wiederholung alle 3–5 min bei ausbleibendem Erfolg; bei weiteren Gaben 10–30 µg/kgKG

- **Therapeutische Hypothermie**
- innerhalb von 6 h soll eine therapeutische Hypothermie (33,5–34,5 °C) für 72 h initiiert werden; Wiedererwärmung soll über mindestens 4 h erfolgen
- abgesehen von der induzierten Hypothermie im Rahmen der Postreanimationsbehandlung ist grundsätzlich das Neugeborene vor Wärmeverlust zu schützen
- Frühgeborene ohne vorheriges Abtrocknen abgesehen vom Gesicht in Folie

einpacken und mit warmen Tüchern zudecken
- reife Neugeborene nach Abtrocknen in
warme Tücher einpacken bzw. zudecken

64.2.2 Reanimation im Kindesalter

▷ Die Asystolie stellt den häufigsten initialen Rhythmus bei außerklinischem
Kreislaufstillstand im Kindesalter dar,
gefolgt von Bradykardie und pulsloser
elektrischer Aktivität. Die Mortalität
des Kreislaufstillstands ist nach wie vor
hoch, wenn auch Kinder eine höhere
Überlebensrate als Erwachsene zeigen.

■ **Allgemeines**
- sofortiger Beginn der CPR für eine Minute, erst dann den Notruf absetzen (call
fast!)
- untrainierte Laienhelfer sollen die Reanimation analog zur Erwachsenen-CPR
durchführen.

■ **Beatmung**
- bei Vorhandensein eines Atemstill-
standes oder von Schnappatmung **5 initiale Beatmungshübe**.
- Vermeidung einer Hyperventilation bzw.
Hypokapnie
- blockbare Tuben sind für Säuglinge und
Kinder (aber nicht für Neugeborene)
genauso sicher wie ungeblockte, wenn
Lage, Größe und Cuffdruck (<25 mmHg)
sorgfältig gewählt und überwacht werden
- Wahrscheinlichkeit der initial richtigen
Größenauswahl des Tubus bei blockba-
rem Tubus höher

■ **Herzdruckmassage**
- Druckpunkt in unterer Thoraxhälfte
(Säuglinge und Kinder)

- Verhältnis Kompression zu Beatmung
15:2
- Säuglinge (<1 Jahr): 2-Daumen-Technik
mit Umfassen des Thorax zu bevorzugen. 2-Finger-Technik bei einzelnem
Helfer praktikabler
- Kinder: je nach Größe des Kindes Kompression mit einer oder mit zwei Händen
- Frequenz 100–120/min
- Drucktiefe: 1/3 Thoraxdurchmesser, nie
tiefer als 6 cm

■ **Defibrillation**
- Energie: 4 J/kg für den ersten und alle
weiteren Schocks (◻ Abb. 64.5)
- AED-Anwendung bei Kindern >1. LJ
mit entsprechenden Klebepads
- nach Defibrillation: 2 min CPR, dann
erst Puls- und EKG-Kontrolle

■ **Medikamente**
- zügige Anlage eines i.v.-Zugangs zur
Adrenalingabe, da Kinder i. d. R. asystol
vorgefunden werden
- ist der i.v.-Zugang nicht etablierbar,
i.o.-Nadel einführen
- Adrenalindosierung: 10–30 μg/kg i.v.
oder intraossär, (evtl. alle 3–5 min
wiederholen)
- Bei VF/pVT: Adrenalin 10–30 μg/kg i.v./
i.o. nach dem 3. erfolglosen Schock (evtl.
alle 3–5 min wiederholen)
- Bei VF/pVT: Amiodaron 5 mg/kg i.v./i.o.
nach 3. und 5. erfolglosem Schock erwägen

■ **Zielgerichtetes Temperaturmanagement**
- nach einem Kreislaufstillstand: Fieber
aggressiv behandeln (≤37,5 °C)
  zielgerichtetes Temperaturmanagement
im Bereich der milden Hypothermie sollte
nur von erfahrenen Behandlern durchgeführt werden. Sonst kann eine Temperatur von beispielsweise 36 °C angestrebt
werden

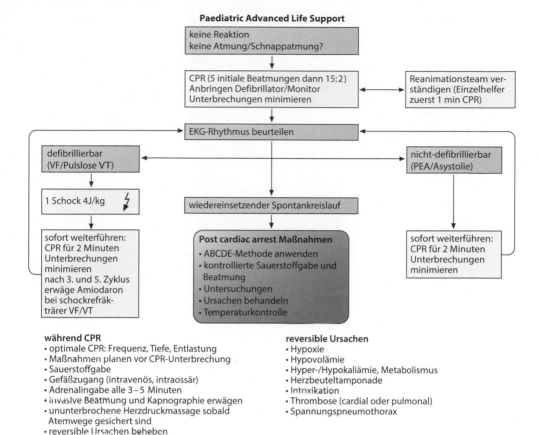

Abb. 64.5 Advanced Life Support (ALS) für Kinder

Literatur und weiterführende Literatur

Bartos J et al (2020) The Minnesota mobile extracorporeal cardiopulmonary resuscitation consortium for treatment of out-of-hospital refractory ventricular fibrillation: program description, performance, and outcomes. https://doi.org/10.1016/j.eclinm.2020.100632

Bernard et al (2002) Milde therapeutical hypothermia to improve neurological outcome after cardiac arrest. N Engl J Med; 346:549–556

Blublak R (2020) DIVI-Kongress 2020: Was sich in den Reanimationsleitlinien ändern wird. Ärztezeitung 10.12.2020

Dankiewicz J et al., for the TTM2 Trial Investigators (2021). Hypothermia versus normothermia after out-of-hospital cardiac arrest. N Engl J Med; 384:2283–2294

grc-org.de (2021) Die Reanimationsleitlinien 2021

Madara J, Roehr CC, Ainsworth S et al (2021) Versorgung und Reanimation des Neugeborenen nach der Geburt. Leitlinien des European Resuscitation Council 2021. Notfall Rettungsmed. https://doi.org/10.1007/s10049-021-00894-w

Rott N, Scholz KH, Busch HJ et al (2020) 50. Cardiac Arrest Center Audit – Zertifizierung erfolgreich etabliert. Notfall Rettungsmed 23:370. https://doi.org/10.1007/s10049-020-00761-0

Rott N, Dirks B, Böttiger BW (2021) Die neuen Reanimationsleitlinien 2021 in der deutschen Übersetzung – die BIG-FIVE-Überlebensstrategien gewinnen deutlich an Bedeutung. Notf Rett Med:1–2. https://doi.org/10.1007/s10049-021-00882-0. [Epub ahead of print]

Soar J, Böttiger BW, Carli P et al (2021) Erweiterte lebensrettende Maßnahmen für Erwachsene. Leitlinien des European Resuscitation Council 2021. Notfall Rettungsmed. https://doi.org/10.1007/s10049-021-00893-x

Yannopoulos D et al (2020) Advanced reperfusion strategies for patients with out-of-hospital cardiac arrest and refractory ventricular fibrillation (ARREST): a phase 2, single centre, open-label, randomised controlled trial. Lancet 396:1807–1816

Schock

Cornelius Busch, Michael Heck und Michael Fresenius

Inhaltsverzeichnis

Weiterführende Literatur – 943

© Springer-Verlag GmbH Deutschland, ein Teil von Springer Nature 2023
M. Heck et al. (Hrsg.), *Repetitorium Anästhesiologie*, https://doi.org/10.1007/978-3-662-64069-2_65

- **Definition**
- unzureichende Durchblutung vitaler Organe unterschiedlicher Ausprägung mit resultierender Gewebshypoxie und Laktatazidose als Ausdruck eines Missverhältnisses zwischen O_2-Angebot und O_2-Bedarf
- Störungen, die dem Schock zugrunde liegen:
  - absolute oder relative ungenügende Herzleistung
  - vermindertes intravasales Blutvolumen
  - Regulationsstörungen der **Makro-** und **Mikrozirkulation**

Schockformen

> **Schockformen**
> - kardiogener Schock
> - obstruktiver Schock
> - hypovolämischer Schock
> - distributiver Schock

▪▪ Kardiogener Schock
Verminderte Pumpleistung: Cardiac index (CI) <2,2 l/min/m^2 und PCWP >20 mmHg, bedingt durch:
- **systolische Dysfunktion**/Kontraktilitätsminderung infolge Myokardinfarkt, Ischämie oder globaler Hypoxie, ischämische oder dilatative Kardiomyopathie, Herzkontusion, metabolische Störungen wie Hypokalzämie, metabolische Azidose oder Hypophosphatämie, negativ inotrope Medikamente (β-Blocker, Kalziumantagonisten oder andere Antiarrhythmika)
- **diastolische Dysfunktion** infolge Ischämie, ventrikuläre Hypertrophie, **restriktive Kardiomyopathie**, Klappenvitien (Mitralstenose, Endokarditis, Mitral- und Aorteninsuffizienz, Papillarmuskeldysfunktion), Arrhythmien (supraventrikuläre oder ventrikuläre Tachykardien, tachykarde Rhythmusstörungen mit behinderter Ventrikelfüllung)

▪▪ Obstruktiver Schock
- **Behinderung der Auswurffunktion** des Herzens (fulminante **Lungenembolie**, kritische Aortenstenose, hypertroph-obstruktive Kardiomyopathie [**HOCM**])
- **Behinderung der passiven Ventrikelfüllung** (akute Perikardtamponade, urämische oder konstriktive Perikarditis bei Zustand nach Tuberkulose, erhöhter intrathorakaler Druck (Spannungspneumothorax, massive Pleuraergüsse), erhöhter intraabdomineller Druck (Schwangerschaft, Aszites, paralytischer Ileus mit Distension der Darmschlingen)

▪▪ Hypovolämischer Schock
Herabgesetzter venöser Rückstrom zum Herzen bei normaler Pumpfunktion → meist intravasale Hypovolämie, bedingt durch:
- Hämorrhagien (akute kritische Abnahme des vaskulären Volumens mit Verlust der O_2-Transportkapazität)
- gastrointestinale Blutung aus Ulcera ventriculi et duodeni oder Ösophagusvarizen, Hämorrhoidalblutung
- traumatisch: Aortendissektion oder -aneurysma
- osmotische Diurese (Diabetes mellitus)
- gastrointestinale Flüssigkeitsverschiebungen (Ileus, toxisches Megakolon)
- Sequestration von großen Flüssigkeitsmengen wie z. B. bei Verbrennungen

▪▪ Distributiver Schock
Pathologischer Anstieg der Gefäßpermeabilität bei:
- **Sepsis** bzw. SIRS bei Endotoxinämie
- **anaphylaktische** oder **anaphylaktoide** Reaktionen und Anaphylaxie

– **anaphylaktische** Reaktion: humorale Allergie vom Soforttyp (Typ I nach Coombs u. Gell) durch präformierte, membranständige IgE-Antikörper (auf Mastzellen, basophilen Granulozyten, Endothelzellen, Thrombozyten), welche zur Freisetzung von Histamin und anderen Mediatoren (Leukotriene, PAF) führt

– **anaphylaktoide** Reaktion (Pseudoallergie): **direkte, nicht antikörpervermittelte** Reaktion des allergischen Substrates mit der Mastzelle, keine vorhergehende Exposition notwendig

– **Anaphylaxie**: Maximalvariante einer akuten allergischen Reaktion

▬ **toxisches Schocksyndrom** (beim TSS durch Staphylokokken oder Streptokokken bedingt)

▬ **neurogener** bzw. **spinaler Schock**

■ **Therapie**

Gemäß der zugrunde liegenden **Schockform**, z. B. bei

▬ **kardiogenem Schock:** Gabe von Katecholaminen, IABP, assist device, Akut-PTCA bei Koronarinsuffizienz etc.

▬ **obstruktivem Schock:** Perikardpunktion oder Pericardiotomia inferior bei Tamponade

▬ **distributivem Schock:** differenzierte Volumentherapie, Gabe von Adrenalin bei anaphylaktischem Schock etc.

▬ **hypovolämischem Schock:** Volumentherapie, ggf. Gabe von Blut und Blutprodukten je nach Ausprägung

■ **Regelmechanismen bei Schock**

▬ Steuerung des Blutdrucks über Dehnungsrezeptoren in A. carotis und Aortenbogen sowie Chemorezeptoren zur Messung der O_2-Spannung bzw. H^+-Konzentration → nehmen Einfluss auf das Vasomotorenzentrum in der Pons und Medulla oblongata → sympathikotone Steigerung und Umverteilung des Blutflusses zu lebenswichtigen Organen wie Herz und Gehirn und Abnahme der Perfusion von Haut und Gastrointestinaltrakt

▬ Zunahme der postganglionären Katecholaminfreisetzung, vermehrte Nebennierenmark- und -rindenhormonsekretion (Renin ↑, Angiotensin II ↑, Aldosteron)

▬ Anstieg der ADH-Sekretion (ADH ↑)

▬ Abfall des atrial-natriuretischen Faktors (ANF ↓)

▬ über β_1-Rezeptoren: Zunahme der Herzfrequenz und der Myokardkontraktilität

Weiterführende Literatur

Kislitsina ON, Rich JD, Wilcox JE, Pham DT, Churyla A, Vorovich EB, Ghafourian K, Yancy CW (2019) Shock – classification and pathophysiological principles of therapeutics. Curr Cardiol Rev 15:102–113

Lier H, Bernhard M, Hossfeld B (2018) Hypovolämisch-hämorrhagischer Schock. Anästhesist 67:225–244

Polytrauma

Cornelius Busch, Michael Heck und Michael Fresenius

Inhaltsverzeichnis

66.1   Grundlagen – 946

66.2   Allgemeine Therapierichtlinien der Primärversorgung – 946

66.3   Therapie bei speziellen Verletzungen – 948
66.3.1   Schädel-Hirn-Trauma (SHT) – 948
66.3.2   Rückenmarktrauma – 948
66.3.3   Abdominaltrauma – 948
66.3.4   Thoraxtrauma – 948
66.3.5   Extremitätenverletzungen – 949
66.3.6   Gefäß – und Amputationsverletzungen – 949

Weiterführende Literatur – 949

© Springer-Verlag GmbH Deutschland, ein Teil von Springer Nature 2023
M. Heck et al. (Hrsg.), *Repetitorium Anästhesiologie*, https://doi.org/10.1007/978-3-662-64069-2_66

66.1 Grundlagen

■ **Definition**
— gleichzeitige Verletzung mehrerer Körperregionen oder Organsysteme, wobei wenigstens eine Verletzung oder die Kombination **lebensbedrohlich** ist (◘ Tab. 66.1)

■ **Ursachen**
— meist Verkehrs- und seltener Arbeitsunfälle (mit stumpfen Organ- und Gewebstraumatisierungen)
— Stürze oder Sprünge aus großen Höhen
— selten Verschüttungen oder Verletzungen durch herabstürzende Gegenstände

■ **Mortalität**
Die Mortalität wird beeinflusst
— in der **Frühphase** (<24 h) durch Verblutung, schweres SHT, schwere respiratorische (z. B. Spannungspneu) oder kardiozirkulatorische Störungen sowie primär tödliche Verletzung wie z. B. Aortenabriss/-ruptur beim Dezelerationstrauma
— in der **Spätphase** durch primäre oder sekundäre Hirnschädigung, Entwicklung

eines SIRS und MOV aufgrund der Gewebstraumatisierung und anschließender Freisetzung von Mediatoren (Ischämie-, Reperfusionsschaden)

■ **Die Behandlung eines Polytraumas wird erschwert durch**
— nicht erhebbare oder nur spärliche Anamnese
— nicht offensichtlich erkennbare schwere Verletzungen
— Maskierung vital bedrohlicher Verletzungen durch kleine, optisch eindrucksvollere Begleitverletzungen wie z. B. Skalpierungswunde vs. HWS-Verletzung
— ungünstige primäre Versorgungsbedingungen (z. B. bei eingeklemmten Patienten)

66.2 Allgemeine Therapierichtlinien der Primärversorgung

■ **Vorbemerkungen/Grundsätze**
— von besonderer Bedeutung ist die **Vermeidung von Früh- und Spätkomplikationen** durch adäquate Primärversorgung des polytraumatisierten Patienten
— Beseitigung eines Ungleichgewichts zwischen O_2-Angebot (HZV ↓, Hb ↓ und Hypoxie) und O_2-Bedarf (erhöht infolge Schmerz, Angst und Aufregung)
— Ersteinschätzung des Traumapatienten nach der **ABCDE-Regel** (A – airway, B – breathing, C – circulation, D – disability, E – environment)
— bei Intubation: Präoxygenierung, potenziell schwierigen Atemweg in Betracht ziehen, Kapnographie benutzen, Indikation für Etomidat kritisch stellen, Rapid-Sequence-Induction, alternative Methoden zur Atemwegssicherung vorhalten

◘ **Tab. 66.1** Verletzungsmuster

Verletzungsart	Erwachsene (rel. %)	Kinder (rel. %)
Extremität	86	86
SHT	65	64
Thorax	49	30
Abdomen	25	44
Becken	31	13
HWS	6	–
BWS	6	–
LWS	4	–
>100 % möglich wegen Mehrfachverletzungen		

- **Suffiziente Analgesie**
- Durchführung einer suffizienten Analgesie am Unfallort
- **Cave**: vasodilatierende Analgetika wie Morphin oder Pethidin

- **Suffiziente Oxygenierung**
- frühzeitige **Narkoseeinleitung** und kontrollierte Beatmung (100 % O_2) im Falle einer existenten respiratorischen Insuffizienz, einer Bewusstlosigkeit oder SHT mit Glasgow Coma Scale <9 sowie bei schweren Schockzuständen (keine Anästhetika mit α-blockierender Wirkung, z. B. Dehydrobenzperidol)

> ❗ **Cave**
>
> Bei der Intubation des Polytraumatisierten sollte grundsätzlich von einer Verletzung der HWS ausgegangen werden → vorsichtige orale Intubation unter Fixierung der HWS in Neutralposition durch einen Helfer oder nach Immobilisation der HWS durch starre Halskrawatte.

- bei polytraumatisierten Patienten mit niedrigem Hb-Wert kann der **physikalisch gelöste O_2-Anteil** an Bedeutung gewinnen: bei reiner O_2-Atmung unter Atmosphärendruck beträgt der p_aO_2 ca. 650 mmHg, der Anteil des physikalisch gelösten O_2 somit 1,95 ml/100 ml Blut ($p_aO_2 \times 0,003$ ml/100 ml/mmHg) → bei einem Blutvolumen von 5 l entspricht dies 100 ml O_2 oder 1/3 des globalen O_2-Bedarfs!

- **Volumentherapie**
- bei **traumatisch-hämorrhagischem Schock** mit Kristalloiden und Kolloiden, ggf. Katecholamintherapie (Noradrenalin 0,05–0,2 µg/kg/min), keine Kochsalzlösung zur Volumentherapie beim Polytrauma
- bei primär **nicht stillbarer, präklinischer Blutung** anfangs eher zurückhaltende Volumentherapie mit **permissiver Hypotension** und raschem Kliniktransport (nach Anlage von großlumigen Gefäßkanülen → jedoch „short time on scene"), ggf. Tranexamsäure applizieren
- die Volumengabe wird z. T. kontrovers diskutiert, da in kontrollierten Studien die Letalität nach Volumenzufuhr gerade bei **penetrierenden Thoraxverletzungen** signifikant erhöht war

Exkurs: Art der Volumentherapie
Einige Autoren vertreten die Auffassung, **Kristalloide** seien im Vergleich zu kolloidalen Lösungen bei der Behandlung von traumatisierten Patienten von Vorteil; andere sind der Meinung, die Kristalloide würden infolge einer Permeabilitätsstörung die O_2-Diffusionsstrecke im Gewebe verlängern.

Hypertone Kochsalzlösungen („**small volume resuscitation**") bei hypotensiven Patienten mit SHT oder Polytrauma ist eine „Kann-Option".

❯ Hypokaliämie beim polytraumatisierten Patienten bedingt durch ↑ Cortisol, ADH- und Adrenalinausschüttung → β-Stimulation → Kaliumshift von extranach intrazellulär.

- **Additive Maßnahmen**
- bei jedem polytraumatisierten Patienten sollte bis zum Beweis des Gegenteils von einer Wirbelsäulen-/ Rückenmarkverletzung ausgegangen werden!
- → vor Mobilisation des Patienten: Anlegen einer immobilisierenden Halsmanschette (StifNeck), zur Vermeidung weiterer Gewebsschädigungen Anwendung von Vakuummatratze und Schaufeltrage, ggf. Lufttransport in ein geeignetes Traumazentrum wegen Zeitvorteil

66.3 Therapie bei speziellen Verletzungen

66.3.1 Schädel-Hirn-Trauma (SHT)

▶ Kap. 31.

66.3.2 Rückenmarktrauma

▶ Kap. 31.

66

66.3.3 Abdominaltrauma

- Anamneseerhebung
- vor Analgetikagabe: Untersuchung des Abdomens in allen 4 Quadranten (Druckschmerz, Abwehrspannung, Verletzungszeichen)
- sofortiges Legen mehrerer großlumiger Gefäßzugänge (16- bis 14-G-Braunülen)
- zügiger Transport in die Klinik bei Verdacht auf intraperitoneale Verletzung (kein sog. „stay and play" am Unfallort, „golden hour of shock", also schnellstmöglicher Transport in geeignete Klinik)
- frühzeitige Intubation und Beatmung bei Zeichen der respiratorischen Insuffizienz → Beeinträchtigung der Zwerchfellmotilität und Abnahme der funktionellen Residualkapazität (FRC) bei Verletzung der Oberbauchorgane!

❯ Verletzung grundsätzlich aller intraabdomineller Organe möglich; in erster Linie Milz- oder Leberruptur, -zerreißung, -quetschung.

66.3.4 Thoraxtrauma

- **frühzeitige Beatmung** entsprechend dem Verletzungsmuster (stumpfes oder penetrierendes Thoraxtrauma)
- ggf. Anlage einer Thoraxdrainage
- in der Klinik obligate **bronchoskopische Kontrolle** des tracheobronchialen Systems bei **allen** Patienten mit Thoraxtrauma!

66.3.4.1 Verletzungsmuster

- **Thoraxwand**
- Rippenserienfrakturen mit paradoxer Atmung, instabilem Thorax und/oder Pneumothorax (**Cave** Spannungspneumothorax)

- **Lungenparenchym**
- tracheobronchiale Durchtrennungen
- Lungenkontusion ($\approx$20 %) mit Ventilations-Perfusions-Störungen infolge:
  - Mikroatelektasenbildung
  - sekundärem interstitiellem/intraaveolärem Lungenödem (erst nach Stunden) → FRC ↓, Compliance ↓, Synthesestörung von Surfactant, ggf. Diffusionsstörung → Gefahr der Entwicklung eines ARDS
  - pulmonaler Widerstandserhöhung durch freigesetzte Mediatoren sowie Azidose und Hypoxie (Euler-Liljestrand-Reflex)

- **Pleuraraum**
- Pneumothorax ($\approx$18 %)
- Hämatothorax ($\approx$50 %)
- offene Thoraxverletzung
- Spannungspneumothorax

- **Mediastinum**
- Ruptur der großen Gefäße ($\approx$2 %) wie z. B. thorakale Aortendissektion oder Aortenruptur bei axialem Dezelerationstrauma
- Zwerchfellruptur ($\approx$4 %) → Nachweis von lufthaltigen Darmschlingen im Thorax (meist links)
- Ösophagusruptur → Mediastinalemphysem
- Perikardtamponade → Beck-Trias mit Hypotension (HF ↑, HZV ↓), leisen Herztönen und hohem ZVD bzw. gestauten Halsvenen, atemabhängige Pulsdruckvariabilität mit Pulsus paradoxus, elektrischer Alternans, periphere Nieder-

voltage → aggressive Volumentherapie zur Füllung des rechten Ventrikels, Vermeidung einer positiven Überdruckbeatmung vor Entlastung des spontan atmenden Patienten

- Myokardkontusion (16 %) mit Herzrhythmusstörungen, kardialer Kontraktionsbeeinträchtigung und Enzymanstieg (CK/CK-MB und Troponin T)

66.3.4.2 Indikationen zur Thoraxdrainage (klinische Zeichen)

- Hautemphysem
- instabiler Thorax und geplanter Lufttransport
- hoher Beatmungsdruck
- fehlendes/abgeschwächtes Atemgeräusch (korrekte Tubuslage!) mit folgenden Kriterien:
  - hoher Beatmungsdruck
  - gestaute Halsvenen
  - Hypotonie (<80 mmHg)
  - Tachypnoe
  - ggf. Rhythmusstörungen

> Bei größeren Blutverlusten über die angelegte Thoraxdrainage: präklinisches Abkemmen der Drainagen (Versuch der Tamponierung), Drainage nur bei Beatmungsproblemen öffnen!

66.3.5 Extremitätenverletzungen

- adäquate Volumentherapie → Schockindex nach Allgöwer >1 (HF/RR) bei intravasalem Volumenverlust von >30 %
- bei **offenen Frakturen**: sterile Abdeckung mit Metalline-Folie, welche erst im Operationssaal wieder entfernt werden sollte

- Reposition dislozierter Extremitätenabschnitte (einmaliger Versuch zur Schmerzlinderung und Durchblutungsverbesserung) ggf. nach Analgetika und/oder Hypnotikagabe z. B. 1–2 mg Midazolam und Ketamin in subanästhetischen Dosen (–0,5 mg/kg i.v.)
- möglichst schnelle primäre osteosynthetische Versorgung des polytraumatisierten Patienten → geringere Mortalitätsraten!
- **Blutverlust bei geschlossenen Frakturen:**
  - Oberarm: bis 800 ml
  - Unterarm: bis 400 ml
  - Becken: bis 5000 ml
  - Oberschenkel: bis 2000 ml
  - Unterschenkel: bis 1000 ml

66.3.6 Gefäß – und Amputationsverletzungen

- bei traumatischer Amputation bzw. Verletzung großer Gefäße **Blutstillung** durch:
  - Stufenschema aktive Blutung:
    - Kompression
    - Hochlagerung
    - Tourniquet: im absoluten Ausnahmefall distales Setzen einer Klemme am Gefäßstumpf
- **Konservierung und Kühlung des Amputats** in sterilen Beuteln, die z. B. ohne direkten Eiskontakt auf Eiswasser gelegt werden

Weiterführende Literatur

Hilbert-Carius P, Wurmb T, Lier H, Fischer M, Helm M, Lott C, Böttiger BW, Bernhard M (2017) Versorgung von Schwerverletzten – Update der S3-Leitlinie Polytrauma/Schwerverletzten-Behandlung 2016. Anaesthesist 66:195–206

Anästhesie bei Verbrennungen

Cornelius Busch, Michael Heck und Michael Fresenius

Inhaltsverzeichnis

67.1   Schätzung des Verbrennungsausmaßes – 952

67.2   Phasen der Verbrennungskrankheit – 953
67.2.1   Reanimations- oder Schockphase – 953
67.2.2   Behandlungs- und Erholungsphase – 954

67.3   Elektrounfall – 955

67.4   Inhalationstrauma – 955

Weiterführende Literatur – 955

© Springer-Verlag GmbH Deutschland, ein Teil von Springer Nature 2023
M. Heck et al. (Hrsg.), *Repetitorium Anästhesiologie*, https://doi.org/10.1007/978-3-662-64069-2_67

- **Definition**

Es gibt keine verbindliche Definition für Verbrennungen, jedoch handelt es sich um eine schwere Verbrennung bei:
- Verbrennungen II. Grades, oberflächlich und tiefdermal mit >15–20 % Körperoberfläche (KOF) bei Erwachsenen oder >10–15 % KOF beim Kind
- Verbrennungen III. Grades: >10 % KOF
- Verbrennungen im Bereich des Gesichts, Hand, Fuß, Genitale
- Inhalationstrauma
- elektrische Verbrennungen
- Verbrennungen im Rahmen eines Polytraumas

- **Inzidenz**
- ca. 1000–1500 Patienten pro Jahr

Verbrennungsgrade
- **I. Grad:** wegdrückbare Rötung, keine Blasenbildung → nur Epidermis geschädigt
- **II.. Grad:** Blasenbildung, feuchter Wundgrund, starke Schmerzen nach meist kurzer Hitzeeinwirkung wie z. B. bei Explosionen
  - oberflächlich dermal: Erythem gut wegdrückbar
  - tief dermal: Erythem knapp wegdrückbar
- **III. Grad:** trockener Wundgrund, keine Schmerzen, Verlust von Haaren und Nägeln, nichtblutend bei tiefer Inzision (meist nach längeranhaltender Hitzeeinwirkung)
- **IV. Grad:** zusätzlich zur Hautschädigung Verletzung von Knochen, Sehnen, Muskeln und Nerven z. B. infolge Hochspannungsunfällen → keine Schmerzen!

67.1 Schätzung des Verbrennungsausmaßes

- ◻ Abb. 67.1
- nach **der Neunerregel** von **Wallace** (Handfläche des Patienten ohne die Finger entspricht ca. 1 % KOF) oder
- nach dem **Lund-Browder**-Schema bei Kindern
- **Kriterium zur Klinikeinweisung**
  - Patienten mit Verbrennungen II. oder III. Grades mit einem Ausmaß von 15 % beim Erwachsenen und 5 % beim Kind → schlechte Prognose, wenn die Summe aus Alter und prozentualer Ausdehnung der Verbrennungsfläche >100 ist; bei >80 besteht Lebensgefahr; bei <80 ist ein Überleben der Verbrennung wahrscheinlich!
- **Kriterium zur Verlegung in eine Spezialklinik**
  - Patienten mit Verbrennung II: Grades >20 % KOF oder Verbrennung III. Grades >10 % KOF

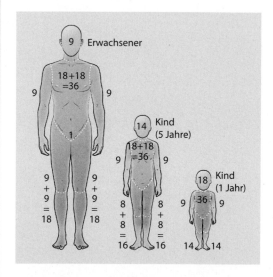

◻ **Abb. 67.1**   Schätzung des Verbrennungsausmaßes

- Kinder und ältere Patienten bereits mit Verbrennungen II. Grades >10 % KOF
- Patienten mit Verbrennungen an Gesicht, Händen und Genitalien

67.2 Phasen der Verbrennungskrankheit

67.2.1 Reanimations- oder Schockphase

- gesteigerte Permeabilität der Kapillarmembran für 1–2 Tage
- Hypovolämie infolge massiver Elektrolyt- (Na^+ ↓) und Flüssigkeitsverschiebung → Hb-Konzentration, Viskositätsanstieg, Sludge-Phänomen, Freisetzung vasoaktiver Substanzen mit konsekutiver Abnahme der Organperfusion
- in der Spätphase Gefahr des Auftretens eines MODS mit akutem Nierenversagen oder ARDS sowie Schädigungen des ZNS und des Intestinums

■ **Präklinische Erstmaßnahmen**
- **Kaltwassertherapie** (20–25 °C Wasser) **nur initial bei Verbrennungen <15 % KOF** zur Schmerzlinderung und zur Minderung des thermischen Insultes in den tieferen Schichten für 10–20 min. Bei großflächigen Verletzungen >15 % KOF, bei Kleinkindern, Säuglingen, Neugeborenen, bei intubierten und beatmeten Patienten ist auf die Kühlbehandlung zu verzichten, da eine Hypothermie laut Leitlinien mit einer signifikant erhöhten Letalität einhergeht
- anschließend **sterile Abdeckung** der Wunde
- **Feststellung des Verbrennungsgrades** sowie zusätzlicher Begleitverletzungen

- Beginn der **Infusionstherapie** → Anlage von venösen Zugängen in primär nicht geschädigten Hautarealen
- **adäquate Schmerzbekämpfung** mit Pethidin, Piritramid, Ketamin (bis 0,5 mg/kgKG i.v.), ggf. zusätzlich Sedierung mit Midazolam (1-mg-Boli)
- **Sicherung der Atemwege** und einer adäquaten Oxygenierung

■ **Klinische Erstmaßnahmen**
- **Reinigung** der verbrannten Hautstellen von Schmutz und Ruß meist in Intubationsnarkose, bei Verdacht auf Inhalationstrauma: bronchoskopische Untersuchung der Atemwege
- **Überprüfung des Tetanusschutzes** (ggf. aktive und passive i.m.-Impfung)

■ **Infusionstherapie**
- die Zusammensetzung des Flüssigkeitsersatzes wird kontrovers diskutiert:
  - Kolloide sollen zu schwer resorbierbaren Ödemen und Niereninsuffizienz führen
  - aber auch Ringer-Laktat birgt die Gefahr einer Niereninsuffizienz (bei zu kleinem Angebot) sowie die eines Lungenödems
  - hypertone NaCl-Lösungen reduzieren die Ödeme, bewirken aber eine übermäßige Na-Belastung und sind mit einer erhöhten Inzidenz des ANV vergesellschaftet
  - mehrheitlich wird der Volumenbedarf nach der **Parkland-Baxter-Formel** berechnet

❯ Das Infusionsregime richtet sich nach dem Ausmaß der verbrannten Hautfläche; das chirurgische Vorgehen richtet sich nach dem Grad der Verbrennung (ab tief dermaler Verbrennungen II. Grades).

◘ Tab. 67.1   Infusionsregime bei Verbrennung

		Ringer-Laktat	Kristalloide
Parkland-Baxter	1. Tag	4 ml/kg × % verbrannte KOF, erste Hälfte erste 8 h, zweite Hälfte folgende 16 h	
	2. Tag		700–2000 ml oder 20–60 % des kalkulierten Plasmavolumens
modifiziert nach Brooke	1. Tag	2 ml/kg × verbrannte KOF; Kinder <30 kg: 3 ml/kg	
	2. Tag		0,3–0,5 ml/kg × % verbrannte KOF
Ludwigshafen	1. Tag	% verbrannte KÖF × 4 ml/kg, je ¼ der Gesamtmenge in den ersten beiden 4 h-Intervallen und je ¼ in den folgenden 8 h Intervallen (4/4/8/8)	

67

- **Infusionsregime** nach der
  - Baxter- oder Parkland-Formel oder modifizierte Brooke-Formel (◘ Tab. 67.1)
  - bei beiden Infusionsregimes 50 % der errechneten Menge in den ersten 8 h, der Rest über 16 h
  - nach Shiners Burns Institute Galveston (in 24 h 5000 ml pro m^2 **verbrannte KOF** + 2000 ml/m^2 KOF [Erhaltungsbedarf]; Zusammensetzung Ringerlaktat und Glukose 50 g/l und Albumin 12,5 g/l)
- **Infusionsregime bei Kindern nach ausgeprägten Verbrennungen**
  - Erhaltungsmenge 1800 ml/m^2 Körperoberfläche (KOF) + Substitutionsmenge von 6 ml/kgKG/% verbrannte KOF (davon 50 % in den ersten 8 h)
  - Therapieziel: Diurese >1 ml/kgKG/h und spezifisches Gewicht des Urins <1020 mosmol/l
- Steuerung der Flüssigkeitstherapie bei Erwachsenen über die in ◘ Tab. 67.2 aufgelisteten Zielgrößen

◘ Tab. 67.2   Zielgrößen für die Steuerung der Flüssigkeitstherapie bei Erwachsenen

Herzfrequenz	<120/min
MAP	>80 mmHg
ZVD	2–7 mmHg
MPAP	9–19 mmHg
PCWP	2–7 mmHg
Herzindex	>2,5 l/min × m^2 KOF
Diurese	>0,5–1,0 ml/kg/h Kinder: >1–2 ml/kg/h bzw. 20–30 ml/m^2/h
Hkt	30–35 % (jedenfalls <50 %)

67.2.2 Behandlungs- und Erholungsphase

- Prophylaxe von Stressulzera
- Infektprophylaxe und ggf. antibiotische Therapie bei Zeichen des Wundinfekts nach vorheriger Abstrichentnahme

- frühzeitige enterale Ernährung zur Erhaltung der intestinalen Barrierefunktion
- verminderte Sensibilität auf **nichtdepolarisierende** Muskelrelaxanzien

> Infolge einer erhöhten Sensibilität keine depolarisierenden Muskelrelaxanzien (auch nicht in den ersten 5 Tagen oder nach 2–3 Monaten) → denervationsähnliches Phänomen mit Ausbreitung der Acetylcholinrezeptoren über die ganze Muskelzelle und nicht nur auf die subsynaptische Membran. Tödliche Hyperkaliämien nach Succinylcholin beschrieben!

67.3 Elektrounfall

- **Elektrothermische Wirkung des Stromes**
- **Niederspannung** (<1000 Volt, <5 A), z. B. Hausstrom, 90-Volt-Telefonnetz
  - elektrophysiologische Wirkung des Stroms bei Niederspannung: Asystolie, Kammerflimmern, SVES, VES, Überleitungsstörungen, Myokardinsuffizienz
- **Hochspannung** (>1000 Volt)
  - Lichtbogenunfall → rein thermische Schädigung
  - Unfälle, bei denen der Körper Teil des Stromkreises war → ausgiebige Gewebsschädigung vorwiegend der Muskulatur mit Koagulationsnekrosen, auch kardiale und zerebrale Schädigungen → Myoglobinurie mit Gefahr des ANV

- **Therapie**
- 25 g Mannitol initial, gefolgt von 12,5 g/h über 6 h, soll die renale Ausscheidung des Myoglobins erleichtern
- Alkalisierung des Harns

67.4 Inhalationstrauma

- Inzidenz: ca. 40 %

- **Klinik**
- Rötung von Rachen und Larynx
- Husten mit rußigem Auswurf, Heiserkeit und inspiratorischem Stridor → thermische Schädigung der unteren Luftwege

- **Therapie**
- frühzeitige Intubation bei supraglottischer Stenose infolge Ödembildung und bronchoskopische Kontrolle bei intubierten Patienten zur Beurteilung des Inhalationstraumas
- keine systemischen Glukokortikoide, fraglicher Nutzen von inhalativen Glukokortkoiden
- Kontrolle von CO- und Methämoglobin konzentrationen mittels CO-Oxymeter in der Klinik: CO-Vergiftung mit hypoxämischer Hypoxie → Gabe von 100 % O_2 (HWZ von HbCO bei einer F_iO_2 von 1,0: 0,5 h)

Weiterführende Literatur

Guilabert P, Usúa G, Martín N, Abarca L, Barret JP, Colomina MJ (2016) Fluid resuscitation management in patients with burns: update. Br J Anaesth 117:284–296

Snell JA, Loh N-HW, Mahambrey T, Shokrollahi K (2013) Clinical review: the critical care management of the burn patient. Crit Care 17:241

Endokarditisprophylaxe

Martin Reuber, Michael Heck, Michael Fresenius und Cornelius Busch

Inhaltsverzeichnis

68.1　Empfehlungen zur Endokarditisprophylaxe – 958
68.1.1　Kardiale Erkrankungen mit dem höchsten Risiko für eine infektiöse Endokarditis (IE), für die eine Prophylaxe bei Hochrisikoprozeduren empfohlen wird – 958
68.1.2　Eingriffe, die einer Endokarditisprophylaxe bedürfen – 959
68.1.3　Keine Endokarditisprophylaxe – 959
68.1.4　Rationale Antibiotikatherapie im Rahmen der Endokarditisprophylaxe (◨ Tab. 68.2 und 68.3) – 960

Literatur – 961

© Springer-Verlag GmbH Deutschland, ein Teil von Springer Nature 2023
M. Heck et al. (Hrsg.), *Repetitorium Anästhesiologie*, https://doi.org/10.1007/978-3-662-64069-2_68

68.1 Empfehlungen zur Endokarditisprophylaxe

Modifiziert nach den Leitlinien
- der **American Heart Association** (AHA) 2017
- der **Deutschen Gesellschaft für Pädiatrische Kardiologie** 2014 (In Überarbeitung, Neufassung Ende 2023 geplant)
- Leitlinien der European Society of Cardiology (ESC) 2015
- Kommentar zu den ESC-Leitlinien durch die Deutsche Gesellschaft für Kardiologie 2016

Die Leitlinien zeigen:
- deutliche Reduktion der Indikationen für eine Endokarditisprophylaxe mit Antibiotika im Vergleich zu früheren Empfehlungen
- prophylaktische Antibiotikagabe nur noch bei Höchstrisikopatienten im Rahmen (zahnärztlicher) Höchstrisikoeingriffe
- gute Mundhygiene und regelmäßige zahnärztliche Kontrollen für Prävention der infektiösen Endokarditis (IE) bedeutsamer als Antibiotikaprophylaxe
- Beachtung von Sterilität und Desinfektion bei Manipulation an intravenösen Kathetern und medizinischen Eingriffen zwingend erforderlich!

68.1.1 Kardiale Erkrankungen mit dem höchsten Risiko für eine infektiöse Endokarditis (IE), für die eine Prophylaxe bei Hochrisikoprozeduren empfohlen wird

◻ **Tab. 68.1** Empfehlung: Antibiotika Prophylaxe bei zahnmedizinischen Eingriffen ACC/AHA vs ESC (mod. nach Neidenbach, R)

ACC/AHA (2017)	ESC (2015)
Anamnestisch vorangegangene infektiöser Endokarditis	
Patienten nach Herzklappenersatz	Patienten mit Herzklappenprothese Patienten mit Transkatheterklappe Patienten mit Prothesenmaterial zur Klappenrekonstruktion
Herztransplantierte Patienten mit Klappeninsuffizienz oder strukturell abnormaler Klappe	
Patienten mit angeborenem Herzfehler (AHF) inklusive: → native zyanotischem AHF → Shuntanlage oder Conduit → behobener AHF 6 Monate nach dem Eingriff → behobener AHF mit Restdefekten in der Nähe des implantierten Fremdmaterials	Patienten mit angeborenem Herzfehler → s. ACC/AHA-Empfehlung, zusätzlich: → behobener AHF mit Restshunt oder persistierenden Klappeninsuffizienzen (lebenslange Prophylaxe)
ACC: American College of Cardiology, AHA: American Heart Association, ESC: European Society of Cardiology	

68.1.2 Eingriffe, die einer Endokarditisprophylaxe bedürfen

- **Grundsätzliches zur Endokarditisprophylaxe**
- sehr geringe Evidenz über die Effektivität einer Endokarditisprophylaxe / Leitlinien seit Jahren nicht aktualisiert (Stand 2022)
- vemutlich ist das Bakteriämierisiko bei der täglichen Zahnpflege oder beim Kauen höher als bei einer Zahnbehandlung
- unnötige Antibiotikagaben stellen ein Risiko für den Patienten dar, auch hinsichtlich zu erwartender oder sich entwickelnder Resistenzen
- eine Endokarditisprophylaxe sollte somit nur bei in ◘ Tab. 68.1 genannten Patientengruppen erfolgen
- die Antibiotikaprophylaxe sollten die Viridans-Streptokokken in die Kalkulation einbeziehen

- **Zahnärztliche Eingriffe**
- nur bei zahnärztlichen Eingriffen, bei denen es zu einer Manipulation der Gingiva oder der periapikalen Zahnregion oder zu einer Perforation der oralen Mukosa kommt (z. B. Zahnsteinentfernung, Zahnextraktion und Zahnimplantation)

- **Eingriffe am Respirationstrakt**
- Operationen an den oberen Luftwegen, bei denen die Schleimhaut verletzt wird, z. B. Tonsillektomie, Adenotomie
- Bronchoskopien mit Entnahme von Gewebeproben (PE) oder Lasertherapie, starre Bronchoskopie

- **Eingriffe an infektiösem Gewebe**
- Abszesse, Phlegmone u. a.

68.1.3 Keine Endokarditisprophylaxe

- **Zahnärztliche Eingriffe**
- für Injektion von Lokalanästhetika (in nichtinfiziertes Gewebe), intraoraler Nahtentfernung, Röntgenaufnahmen der Zähne, Platzierung oder Einstellung von prothetischen oder kieferorthopädischen Verankerungselementen, Platzierung kieferorthopädischer Klammern, bei Lippentraumata oder Traumata der oralen Mukosa sowie physiologischem Milchzahnverlust

- **Eingriffe am Respirationstrakt**
- Laryngoskopie, orale/nasale Intubation
- flexible Bronchoskopie ohne Biopsie

- **Eingriffe am Gastrointestinal- und Urogenitaltrakt**
- transösophageale Echokardiographie
- Gastroskopie, Koloskopie (auch mit Biopsie)
- Blasenkatheter, Zystoskopie

- **Eingriffe an Haut und Weichteilen**
- eine Prophylaxe mit Antibiotika wird für keine Prozedur empfohlen (außer bei infiziertem Gewebe!)

- **Herz- oder gefäßchirurgische Eingriffe**
- bei herz- oder gefäßchirurgischen Eingriffen, bei denen Fremdmaterial implantiert wird, auch bei der Implantation von Herzschrittmachern oder Defibrillatoren, soll grundsätzlich eine perioperative Prophylaxe gegeben werden. Diese soll innerhalb von 30–60 min vor der Prozedur begonnen werden. Für ein Abweichen von der präoperativen Einmalgabe, auch bei spezieller Indikations-

stellung, existiert keine gesicherte Evidenz. Vor anderen sterilen Prozeduren, wie z. B. dem Einführen von zentralen Venenkathetern wird explizit keine Prophylaxe empfohlen.

68.1.4 Rationale Antibiotikatherapie im Rahmen der Endokarditisprophylaxe (◘ Tab. 68.2 und 68.3)

— **Anmerkung**: Die Empfehlungen beziehen sich nur auf Eingriffe an nicht-infiziertem Gewebe! Bei Eingriffen an infiziertem Gewebe bei Risikopatienten wird empfohlen, in Abhängigkeit vom Infektionsort auch organtypische potenzielle Endokarditiserreger mitzubehandeln (z. B. bei Infektionen der oberen Atemwege und bei Haut- und Weichteilinfektionen Streptokokken- und Staphylokokkenspezies, bei gastrointestinalen oder urogenitalen Prozeduren Enterokokken)

— eine Studie aus Holland zeigt eine Zunahme von Endokarditiden in zeitlichen Zusammenhang mit veränderten Leitlinienempfehlungen zur Endokarditis-

68

◘ **Tab. 68.2**   Antibiotika zur Endokarditisprophylaxe

| | | 30–60 min vor dem Eingriff als Einzeldosis | |
	Antibiotikum	Erwachsene	Kinder
keine Penicillin- oder Ampicillinallergie	Amoxicillin[a] oder Ampicillin[a,b]	2 g p.o. oder i.v.	50 mg/kg p.o. oder i.v.
Penicillin- oder Ampicillinallergie	Clindamycin[c,d]	600 mg p.o. oder i.v.	20 mg/kg p.o. oder i.v.

[a] Alternativ: Penicillin G oder V
[b] Alternativ Cefazolin, Ceftriaxon 1 g i.v. für Erwachsene bzw. 50 mg/kg i.v. bei Kindern
[c] Alternativ Cefalexin: 2 g p.o. für Erwachsene bzw. 50 mg/kg p.o. bei Kindern oder Clarithromycin 500 mg p.o. für Erwachsene bzw. 15 mg/kgKG p.o. bei Kindern
[d] **Cave**: Kein Einsatz von Cephalosporine bei Patienten mit früherer Anaphylaxie, Angioödem oder Urtikaria nach Einnahme von Penicillin oder Ampicillin.

◘ **Tab. 68.3**   Notwendigkeit der perioperativen Prophylaxe (PAP) **und** einer Endokarditisprophylaxe erwachsener Patienten ohne Organinsuffizienzen

Notwendige PAP	PAP und zusätzliche Endokarditisprophylaxe
Cephalosporin der 1. oder 2. Generation (± Metronidazol)	Ampicillin + Sulbactam 3 g i.v.
Penicillinallergie (kein gastrointestinaler Eingriff)	Clindamycin 600 mg p.o./i.v.
Penicillinallergie (Eingriff am GI-Trakt)	Vancomycin 1 g i.v.[a] + Ciprofloxacin 400 mg i.v. ± Metronidazol 500 mg i.v.

[a] Beachte Infusionsdauer von Vancomycin <1 h → Entwicklung eines „Red-Man"-Syndroms → Pseudoallergie mit Schwellung im Kopf-Hals-Bereich und Hautrötung.

prophylaxe (vorgestellt bei der Jahrestagung 2015 der American Heart Association [AHA] in Orlando, Florida)
- eine weitere retrospektive Trendanalyse aus England zeigt ebenfalls einen Anstieg infektiöser Endokarditiden (vorgestellt von Dayer 2014) weitere prospektive Studien sind notwendig, um eindeutige Klärung zu bringen

Literatur

AHA/ACC focused update guidelines (2017) Circulation 25: e1159–e1195
Dayer MJ (2014) AHA Scientific Sessions. Chicago
Leitlinie. „Infektiöse Endokarditis und Endokarditisprophylaxe im Kindes- und Jugendalter" Stand 2014 (zur Zeit in Bearbeitung) geplante Fertigstellung: 04.07.2023
Neidenbach P et al (2019) Versorgung von Erwachsenen mit angeborenem Herzfehler. Herz 44:553–572

Historie auf einen Blick

Michael Heck, Michael Fresenius und Cornelius Busch

© Springer-Verlag GmbH Deutschland, ein Teil von Springer Nature 2023
M. Heck et al. (Hrsg.), *Repetitorium Anästhesiologie*, https://doi.org/10.1007/978-3-662-64069-2_69

69

628	Harvey beschreibt den Blutkreislauf
1733	der Pfarrer und Naturforscher Stephen Hales führt als Erster eine invasive Blutdruckmessung bei einem Pferd durch
1772	Joseph Priestley, englischer Wissenschaftler, entdeckt das Lachgas (N_2O)
1842	erster Einsatz von Äther zur Anästhesie durch Long (1815–1878); erst 1949 publiziert
1843	Horace Wells demonstrierte eine erfolglose Lachgas-Anästhesie im Massachusetts General Hospital in Boston im Rahmen einer Zahnextraktion
1846	16. Oktober: T.G. Morton demonstriert die erste erfolgreiche Äthernarkose am Patienten Gilbert Abbott im Massachusetts General Hospital in Boston
1847	Chloroformnarkose in der Geburtshilfe durch Simpson
1847	24. Januar: erste Narkose in Deutschland (Weickert und Obenaus in Leipzig)
1848	erster dokumentierter Anästhesietodesfall (Hannah Greener) unter Chloroformnarkose
1851	Aufklärung des Wirkmodus von Curare durch Bernard
1853	Snow anästhesiert Königin Victoria mit Chloroform
1862	Felix Hoppe Seyler isoliert durch Kristallisation den Blutfarbstoff Hämoglobin
1884	Lokalanästhesie der Cornea mittels Cocain durch Koller
1888	erste Fingerblockade durch Oberst
1890	Maske zur Äthertropfnarkose durch Schimmelbusch
1891	erste Lumbalpunktion durch Quincke
1898	erste von Bier durchgeführte Lumbalpunktion mit 0,5 %iger Cocainlösung in Kiel
1905	erster Einsatz des von Einhorn im selben Jahr synthetisierten Procain während SpA durch den Chirurgen Friedrich Wilhelm Braun
1911	Hirschel: axilläre Plexusblockade; Kulenkampff: supraklavikulärer Zugang zum Plexus
1912	Leipziger Chirurg Arthur Läwen wendet Curare erstmals klinisch an
1920	Einteilung der Äthernarkose in Stadien nach Guedel
1923	erster Dreibetten-Aufwachraum am John-Hopkins-Hospital für neurochirurgische Patienten
1938	Meperidin-Einführung – erstes synthetisches Opioid
1942	Griffith und Johnson setzen erstmals Tubocurare während einer Appendektomie unter Cyclopropannarkose ein
1948	Alquist: Einteilung der Adrenorezeptoren
1953	Einführung des Facharztes für Anästhesie in der BRD
1955	Einführung von Chlorprocain
1956	erste klinische Anwendung von Halothan durch Johnstone
1957	Einführung des Dibucain-Tests durch Kalow und Genest
1959	Einführung der klassischen NLA durch De Castro und Mundeleer

1960	Erstbeschreibung der malignen Hyperthermie (MH) als eigenständiges Krankheitsbild durch Denborough und Lovell
1960	Anwendung von Methoxyfluran durch Artusio
1963	Einführung von Bupivacain
1967	Erstbeschreibung des ARDS durch Ashbaugh et al. im Lancet
1970	Swan und Ganz führen den Pulmonaliskatheter in die klinische Praxis ein
1973	Identifikation der Opioidrezeptoren durch Pert und Snyder
1977	erste kontinuierliche arteriovenöse Hämofiltration (CAVH) durch Kramer in Göttingen
1977	Propofol von Kay und Rolly synthetisiert
1979	klinische Einführung von Dantrolen zur Behandlung der MH, von Synder synthetisiert und von Harrison zur Therapie der MH vorgeschlagen
1983	Gründung der European Malignant Hyperpyrexia Group (Zusammenschluss von Ärzten aus 8 europäischen Ländern)
1983	Erstbeschreibung der Larynxmaske durch den Briten Brain
1989	klinische Einführung von Propofol
1990	klinische Einführung von Sevofluran in Japan
1991	klinische Einführung von Desfluran in den USA
1992	Einführung von Mivacurium
1995	Einführung von Desfluran in Deutschland
	Einführung von Rocuronium
1996	Einführung von Remifentanil, Cis-Atracurium und Sevofluran in Deutschland
1997	Einführung des Lokalanästhetikums Ropivacain (Naropin) und Ketamin-S in Deutschland
2007	Zulassung von Xenon in Deutschland sowie weiterer europäischer Ländern
2008	Zulassung von Sugammadex in Deutschland
2011	Einführung von Dexmedetomidin in Deutschland
2020	Zulassung von Liposomalen Bupivacain (Exparel) in Deutschland
2021	Zulassung von Remimazolam (Byfavo) in der EU

Praktische Hinweise

Michael Heck, Michael Fresenius und Cornelius Busch

Inhaltsverzeichnis

70.1   Organspende – 968
70.1.1   Hirntoddiagnostik – 968
70.1.2   Multiorganentnahme – 968

70.2   Sauerstoffkonzentration bei verschiedenen Applikationsformen – 969

70.3   Umrechnungstabellen für Laborwerte → Normalwerte (SI-Einheiten) – 969

70.4   „Umrechnung" INR und Quick – 969

70.5   Umrechnungstabellen für sonstige Einheiten – 969

© Springer-Verlag GmbH Deutschland, ein Teil von Springer Nature 2023
M. Heck et al. (Hrsg.), *Repetitorium Anästhesiologie*, https://doi.org/10.1007/978-3-662-64069-2_70

70.1 Organspende

70.1.1 Hirntoddiagnostik

- Nachweis **erloschener Hirnfunktionen** (Koma, Areflexie, fehlender Atemantrieb)
- Ausschluss folgender Faktoren: Schockzustand, Unterkühlung, Intoxikation, Medikamentenüberhang oder Muskelrelaxation, Stoffwechselentgleisungen
- spezieller **Nachweis von neurologischen Defiziten:**
  - fehlende Reaktion der Pupillen auf Lichteinfall
  - Ausfall des okulozephalen Reflexes („Puppenkopfphänomen")
  - Ausfall des Kornealreflexes
  - fehlende Reaktion von starken Schmerzreizen im Gesichtsbereich (N. trigeminus) → bei tief komatösen (aber nicht hirntoten) Patienten führen solche Schmerzreize zu erkennbaren Muskelzuckungen und unspezifischen Reaktionen
  - Ausbleiben des Würge- und Hustenreflexes, z. B. unter endotrachealem Absaugen
  - pathologischer „Apnoetest"
  - **Apnoetest:** primär Beatmung mit reinem Sauerstoff, anschließend Reduktion der maschinellen Beatmung (Senkung von Atemfrequenz und/oder Tidalvolumen) und Induktion einer Hyperkapnie infolge Hypoventilation. Nachweis eines Anstiegs des arteriellen Kohlendioxidpartialdrucks auf mehr als 60 mmHg durch arterielle BGA; Dokumentation eines fehlenden Atemantriebs (sowohl klinisch anhand fehlender Thoraxbewegungen als auch beatmungstechnisch anhand fehlender Triggerung von Atembemühungen am Respirator)
- **Wiederholung der klinischen Untersuchung** zum Nachweis der Irreversibilität der Hirnschädigung **nach 12 h bei** primärer Hirnschädigung und **nach** mindestens **3 Tagen** nach sekundärer Hirnschädigung
- **alternativ kann die 2. Untersuchung** durch apparative Zusatzuntersuchung ersetzt werden:
  - Feststellung nicht vorhandener hirnelektrischer Aktivität mittels „Nulllinien-EEG"
  - Verlust von evoziertem Potenzial, z. B. erloschene akustisch evozierte Potenziale (AEP)
  - Hirnperfusionsszintigrafie oder transkranielle Dopplersonographie zum Nachweis des zerebralen Zirkulationsstillstandes
- **eine zerebrale Angiographie wird nicht mehr empfohlen!**
- **für Kinder <2 Jahren gelten besondere Algorithmen für die Hirntoddiagnostik!**

70.1.2 Multiorganentnahme

- **Anästhesiologisches Management**
- nach Eintreten des Hirntods sollten die unten genannten Zielparameter beim Organspender aufrechterhalten werden. Eine Relaxierung soll dabei die Explantation der Organe vereinfachen
- respiratorische Zielparameter (p_aO_2 80–150 mmHg, p_aCO_2 36–40 mmHg, S_aO_2 >95 %, S_vO_2 ≥70 %, PEEP ≤5 mmHg, bei Lungenexplantation Tidalvolumen V_t <8 ml/kg, F_iO_2 bei Lungenexplantation <0,4)
- Einhaltung eines mittleren arteriellen Drucks von 70–110 mmHg, ZVD 7 ± 2 mmHg, PCWP 10 ± 2 mmHg, SVR 700–1000 dyn × s/cm^5, CI 3,5–5 l/min × m^2
- Einhaltung einer ausreichenden Nierenfunktion: Urinausscheidung >100 ml/h (>1–1,5 ml/kg/h)
- bei Kreislaufinstabilität, Hypotension oder Hypovolämie:
  - großzügige Infusion kristalloider Lösungen, z. B. 2500–4000 ml Vollelektrolytlösung über 24 h

70

– ggf. kontinuierliche Katecholamin-therapie, z. B. Noradrenalin 0,1–1 µg/kg/min
- Aufrechterhaltung eines ausgeglichenen Elektrolyt- und Säure-Basen-Haushalts
  – bei Hypokaliämie: Substitution mittels KCl-Infusion nach Serumwert
  – bei Hypernatriämie: Furosemid (20 mg) + Substitution mittels Gluko-se-5 %-Lösungen
  – bei zentralem Diabetes insipidus: evtl. Minirin max. 4 µg i.m./8 h wegen Vasokonstriktion im Splanchnikusge-biet
  – bei Hyperglykämie: Insulinperfusor, nach Blutzuckerwert 2–6 IE Insulin/h
- Hydrocortison 10 mg/h
- Körpertemperatur soll >35 °C (Hypo-thermie → Herzrhythmusstörungen) bei Hypothermie: externe Wärmung mittels Gebläse oder Wärmedecken
- Antibiotika nach Absprache
- Vollheparinisierung 300 IE/kg i.v. kurz vor Kaltperfusion
- Zurückziehen des ZVK vor Abklemmen des Herzens

◘ **Tab. 70.1** O_2-Konzentration bei ver-schiedenen Applikationsformen

Applikationsform	O_2-Flow (l/min)	F_iO_2
Nasensonde	1	0,24
	2	0,28
	3	0,32
	4	0,36
	5	0,40
	6	0,44
Sauerstoffmaske ohne Reservoir	5–6	0,40
	6–7	0,50
	7–8	0,60
Sauerstoffmaske mit Reservoir	6	0,60
	7	0,70
	ab 8	0,80

❯ Im geschäftlichen und amtlichen Ver-kehr dürfen nur SI-Einheiten verwendet werden!

70.2 Sauerstoffkonzentration bei verschiedenen Applikationsformen

◘ Tab. 70.1

70.3 Umrechnungstabellen für Laborwerte → Normalwerte (SI-Einheiten)

Die Einheiten des internationalen Ein-heitensystems (SI-Einheiten) sind durch das „Gesetz über Einheiten im Messwesen in Deutschland" verbindlich geworden (◘ Tab. 70.2).

70.4 „Umrechnung" INR und Quick

Quick-Werte sind von Labor zu Labor unterschiedlich (abhängig von Reagenz, Charge und Bestimmungsmethode). Die Umrechnung von individuellen Labor-werten kann daher nur durch das er-mittelnde Labor erfolgen. ◘ Tab. 70.3 ist nur **als Anhaltspunkt** zu sehen und **keine Umrechnungstabelle.**

70.5 Umrechnungstabellen für sonstige Einheiten

◘ Tab. 70.4, ◘ Tab. 70.5, ◘ Tab. 70.6 und ◘ Tab. 70.7.

◻ Tab. 70.2   Umrechnung von Laborwerten in SI-Einheiten bei Blutuntersuchungen

Parameter		Normwerte Konventionelle Einheit	SI-Einheit	Umrechnungsfaktor (konventionell → SI)
Hämatokrit	E	♂: 41–50 %		
		♀: 46 %		
Erythrozyten	E	♂: 4,5–5,9 Mio./ml		
		♀: 4,0–5,2 Mio./ml		
Hämoglobin:	E	♂: 14–18 g/dl	♂: 8,7–11,2 mmol/l	0,621
		♀: 12–16 g/dl	♀: 7,5–9,9 mmol/l	
MCH	E	27–34 pg		
MCHC	E	30–36 g/dl		
MCV	E	85–98 fl		
Leukozyten	E	4000–11.000/µl		
Differenzialblutbild	E			
Granulozyten				
– stabkernige neutrophile G.		0–5 %		
– segmentkernige neutophile G.		50–70 %		
– eosinophile G.		0–5 %		
– basophile G.		0–2 %		
Monozyten		2–6 %		
Lymphozyten		25–45 %		
Thrombozyten	E	150.000–400.000/µl		
Retikulozyten	E	4–15‰ (20.000–75.000/ml)		
BSG (BKS)	C	♂: 3–10 mm (1 h)		
		♀: 6–20 mm (1 h)		
C-reaktives Protein (CRP)	P/S	<0,5 mg/dl	<5 mg/l	10
Elektrolyte				
Natrium	S	310,5–333,5 mg/dl	135–145 mmol/l	0,435
Kalium	S	13,685–21,505 mg/dl	3,5–5,5 mmol/l	0,265
Chlorid	P/S	347,9–397,6 mg/dl	98–112 mmol/l	0,282
Kalzium (gesamt)	S	8,822–10,426 mg/dl	2,2–2,6 mmol/l	0,250

70

▣ Tab. 70.2 (Fortsetzung)

Parameter		Normwerte Konventionelle Einheit	SI-Einheit	Umrechnungsfaktor (konventionell → SI)
Kalzium (ionisiertes)		4,411–5,614 mg/dl	1,1–1,4 mmol/l	0,250
Magnesium	S	1,75–4 mg/dl	0,7–1,6 mmol/l	0,411
Phosphat, anorganisch	S	2,387–4,805 mg/dl	0,77–1,55 mmol/l	0,3229
Eisen	S	♂: 80–150 µg/dl	♂: 14–27 µmol/l	0,179
		♀: 60–140 µg/dl	♀:11–25 µmol/l	
Ferritin	S	30–200 µg/l	63,3–422 pmol/l	2,109
Transferrin	S	200–400 mg/dl	2,0–4,0 g/l	001
Blutgase (arteriell) pH	B	7,35–7,45		
pO_2		70–100 mmHg	9,31–13,3 kPa	0,133
pCO_2		36–44 mmHg	4,78–5,85 kPa	0,133
BE		−2,5 bis +2,5 mmol/l		
Standardbikarbonat		22–26 mmol/l		
CO-Hb	S	0,5–1,5 % (Raucher 5 %)		
Met-Hb	S	0,2–1,5 %		
Fibrinogen[a]	P	200–450 mg/dl	5,9–13,5 µmol/l	0,03
partielle Thromboplastin-zeit (PTT)	P	20–45 s		
Thrombinzeit (TZ)	P	17–24 s		
Thromboplastinzeit (Quick)	P	70–130 %		
Antithrombin (AT III)	S	75–125 %		
Gesamteiweiß	S	6–8,4 g/dl	60–84 g/l	10
Eiweißelektrophorese (Elektrophorese)	S			
Albumin		3,5–5,5 g/dl (45–68,6 %)	35–55 g/l	10
α_1-Globulin		0,13–0,39 g/dl (1,4–3,4 %)	1,3–3,9 g/l	10
α_2-Globulin		0,54–0,93 g/dl (4,2–7,8 %)	5,4–9,3 g/l	10
β-Globulin		0,59–1,14 g/dl (7–10,4 %)	5,9–11,4 g/l	10

(Fortsetzung)

◘ Tab. 70.2   (Fortsetzung)

Parameter		Normwerte Konventionelle Einheit	SI-Einheit	Umrechnungsfaktor (konventionell → SI)
γ-Globulin		0,58–1,52 g/dl (12,1–17,7 %)	5,8–15,2 g/l	10
Immunglobulin A (IgA)	S	0,09–0,45 g/dl	0,9–4,5 g/l	10
Immunglobulin G (IgG)	S	0,8–1,8 g/dl	8–18 g/l	10
Immunglobulin M (IgM)	S	0,06–0,26 g/dl	0,6–2,6 g/l	10
freies Thyroxin (fT$_4$)	S	0,5–2,3 ng/dl	7–30 pmol/l	14
freies Trijodthyronin (fT$_3$)	S	3,0–6,0 pg/ml	4,6–9,2 pmol/l	1,53
Thyreoglobulin	S	<50 ng/ml		
TSH basal	S	0,3–3,5 mU/l		
TBG	S	12–30 µg/ml		
Bilirubin (gesamt)	P/S	0,2–1,1 mg/dl	3,4–18,8 µmol/l	17,1
– direkt	P/S	0,05–0,3 mg/dl	0,9–5,1 µmol/l	
– indirekt	P/S	<0,8 mg/dl	<13,7 µmol/l	
α-Amylase	P/S	<140 U/l		
Lipase	S	30–180 U/l		
alkalische Phosphatase (AP)	P/S	65–220 U/l		
LDH	S	120–240 U/l		
GOT (ASAT, AST)[a]	S	♂: <19 U/l (10–50 U/l)		
		♀: <15 U/l (10–35 U/l)		
GPT (ALAT, ALT)[a]	S	♂: <23 U/l		
		♀: <18 U/l		
γ-GT (GGT)[a]	S	♂: <28 U/l		
		♀: <18 U/l		
Creatinkinase (CK)	P/S	<80 U/l		
CK-Isoenzym MB (CK-MB)	P/S	<6 % der CK		
Cholinesterase (CHE)	S	3000–8000 U/l		
Kreatinin	S	0,5–1,2 mg/dl	44–106 µmol/l	88,4
Harnstoff	S	10–55 mg/dl	1,7–9,3 mmol/l	0,17
Harnsäure	S	2,6–6,4 mg/dl	155–384 µmol/l	60

70

◘ **Tab. 70.2**   (Fortsetzung)

Parameter		Normwerte		Umrechnungsfaktor (konventionell → SI)
		Konventionelle Einheit	SI-Einheit	
Laktat	S	6–20 mg/dl	0,66–2,22 mmol/l	0,111
Cholesterin (gesamt)	P/S	120–240 mg/dl	3,1–6,2 mmol/l	0,026
HDL	P/S	>50 mg/dl	>1,3 mmol/l	0,026
LDL	P/S	<150 mg/dl	<3,87 mmol/l	0,026
Triglyzeride	S	75–200 mg/dl	0,83–2,3 mmol/l	0,0112
Glukose nüchtern	B/S	70–100 mg/dl	3,9–5,6 mmol/l	0,0555
HbA_1	E	5–8 % des Hb		
HbA_{1C}	E	<7 % des Hb (<8–9 % bei Diabetikern)		
Osmolalität	S	280–300 mosm/kg		
Ammoniak	P/S	♂: 19–80 µg/dl	♂: 11–48 µmol/l	0,59
		♀: 25–94 µg/dl	♀: 15–55 µmol/l	

B = Vollblut, P = Plasma, S = Serum, C = Citratblut, E = EDTA-Blut

ªAngaben zu den Normwerten in der Literatur unterschiedlich; unbedingt laborspezifische Angaben beachten!

SI = Système International d'Unités = Internationales Einheitensystem

◘ **Tab. 70.3**   INR und Quick bei unterschiedlichen Reagenzien

INR	1,0	1,5	2,0	2,5	3,0	3,5	4,0	4,5	5,0	
Quick (%)	100	50	35	28	24	20	17	15	13	Reagenz 1
Quick (%)	100	59	31	25	22	10	18	16	14	Reagenz 2
Quick (%)	100	51	33	25	20	16	14	12	11	Reagenz 3
Quick (%)	100	45	28	20	16	13	11	9	8	Reagenz 4

□ Tab. 70.4 Einheiten für Druck und Festigkeit

	Pa[a]	bar[a]	cmH$_2$O	at	atm	Torr (mmHg)
1 Pa (= 1 N/m^2 = 10 dyn/cm^2)	1	0,00001	$1,01972 \times 10^{-2}$	$1,01972 \times 10^{-5}$	$0,98692 \times 10^{-5}$	0,0075062
1 bar	100000	1	1019,72	1,01972	0,98692	750,062
1 cmH$_2$O	98,0665	0,000980	1	0,001	$0,967841 \times 10^{-3}$	0,735559
1 at (= 1 kp/cm^2)	98066,5	0,980665	1000	1	0,967841	735,559
1 atm	101325	1,01325	1033,227	1,033227	1	759,9988
1 Torr (= 1 mmHg)	133,3224	0,001333224	1,35951	0,00135951	$1,31579 \times 10^{-3}$	1

[a] gesetzliche Maßeinheiten

70

□ **Tab. 70.5** Einheiten der Energie, Arbeit und Wärmemengen

	J[a]	kWh[a]	kcal
1 J (= 1 Nm = 1 Ws)	1	$2{,}77778 \times 10^{-7}$	$2{,}38920 \times 10^{-4}$
1 kWh	3.600.000	1	860,11
1 kcal	4186,8	$1{,}16264 \times 10^{-3}$	1

[a] gesetzliche Maßeinheiten

□ **Tab. 70.6** Einheiten der Leistung (= Energiestrom, Wärmestrom)

	W[a]	kW	kcal/s	kcal/h	kp m/s	PS
1 W (= 1 Nm/s = 1 J/s)	1	0,001	$2{,}39 \times 10^{-4}$	0,860	0,102	0,00135962
1 kW	1000	1	0,239	860	102	1,35962
1 kcal/s	4190	4,19	1	3600	427	5,69
1 kcal/h	1,16	0,00116	0,0002778	1	0,119	0,00158
1 kpm/s	9,81	0,00981	0,00234	8,43	1	0,0133
1 PS	735,49875	0,73549875	0,176	632	75	1

[a] gesetzliche Maßeinheiten

□ **Tab. 70.7** Flüssigkeitsmaße für Arzneimittel

1 Wasserglas	170–220 cm³
1 Tasse	150 cm³
1 Esslöffel	15 cm³
1 Dessertlöffel	10 cm³
1 Teelöffel	5 cm³
20 Tropfen	1 cm³

1 cm³ = 1 ml

Serviceteil

Stichwortverzeichnis – 979

© Springer-Verlag GmbH Deutschland, ein Teil von Springer Nature 2023
M. Heck et al. (Hrsg.), *Repetitorium Anästhesiologie*, https://doi.org/10.1007/978-3-662-64069-2

Stichwortverzeichnis

A

A. Adamkiewicz 438
A. axillaris 468
– Punktion 121
A. brachialis
– Punktion 121
A. femoralis
– Punktion 121
A. radialis
– Punktion 121
AB0-System 90
ABCDE-Regel 946
Abciximab 59
Abdominaltrauma 948
Abnabelung 529
Absaugkanal 405, 407
Abszess 604, 605
– periduraler 531
Acarbose 375, 381, 752
ACD-Stabilisator 92
Acetaldehyddehydrogenase 898
Acetylcholin 302
Acetylcholinesterasehemmer
– Demenz 832
Acetylsalicylsäure 59, 60
– Wirkungen 721
ACh-Rezeptor 303
ACTH-Stimulationstest 758
activated clotting time 64, 65
Addison, Morbus 757
– Diagnostik 758
Additivlösung 92
Adenin 92
Adenom
– autonomes 754
Adenosin 755, 865
Adenotomie 599
Adipositas 780
– Anästhesiemanagement 782
– Definition 780
– physiologischische Veränderungen 781
– schwangere Patientin 522
Adjuvanzien 346
ADPtest 70
Adrenalin 171, 765, 848
– Allergie 847
– Herzrhythmusstörungen 863
– Reanimation 931
Adrenorezeptoren 170
Advanced Life Support 927
– Erwachsene 928
after drop 560

α_2-Agonisten 495
Agonisten, Opioide 270, 278
Agonisten-Antagonisten, Opioide 271
AGT-Tubus 405
Air trapping 398, 763
Airtraq-Laryngoskop 415
Airway Exchange Catheter 418, 421
Ajmalin 864
akinetische Krise 900
Akrinor 176
Akromegalie 412
Aktionspotenzial 335
Akupunktur 740, 886
akustisch evozierte Potenziale 164
akutes Koronarsyndrom 51
akutes Lungenversagen
– postoperatives 432
Akutschmerzdienst 714
Akutschmerztherapie 712
– ineffektive 714
Albumin 971
Albumintest 105
Alcuronium 307, 308, 317, 773
– Dosierung 317
Alfentanil 278, 279, 282
– Dosierung 283
algesiologische Fachkraft 711
Alizaprid 886
Alkalisierung 377
Alkalose 35
– Ausgleich 41
– metabolische 40
– respiratorische 39
Alkoholabusus 896
Alkoholentzugsyndrom 896
Alkoholismus 36
Allen-Test 362, 494, 647
Allergie
– Lokalanästhetika 342
– Muskelrelaxanzien 305
– Prophylaxe 849
allergische Reaktion 842
– Kolloide 33
Allgemeinanästhesie
– ambulante 701
– triggerfreie 818
allgemeine Gasgleichung 201
Allgöwer-Schockindex 949
Alpha-Kard 913
ALS 927
Alterungsprozesse 676
Altinsulin 381
Alzheimer, Morbus 677

Alzheimer-Demenz 832
Ambu-Beutel 418
ambulante Anästhesie
– Kinder 705
ambulante Operationen
– Aufklärung 699
– Entlassung 703
– Kinder 705
– Vorgehen 699
Amino-Amid LA 340
Amino-Ester LA 339
δ-Aminolävulinsäure 822, 823
Amiodaron 658, 866, 868
– Reanimation 931
Amitriptylin 726
Ammoniak 973
Amnesie 377
Amnioninfusionssyndrom 542
Amontons-Gesetz 201
Amotio-Operation 609
Amputationsverletzung 949
β-Amyloid 832
amyotrophe Lateralsklerose 745
Analgesie 377
– Kreißsaal 533
– patientenkontrollierte 724
    – epidurale 725
    – intravenöse 724
    – orale 726
– Polytrauma 947
– Sectio caesarea 532
Analgetika
– Applikationsverfahren 723
– nichtsaure antipyretische 723
– postoperativ
    – Applikationsverfahren 723
– saure, antiphlogistisch-antipyretische 721
analgetische Potenz 277
Analgosedierung 836
– γ-Hydroxybuttersäure 258
Anämie 99, 100
Anamnese 362
anaphylaktische Reaktion 842
anaphylaktoide Reaktion 942
Anaphylaxie 842, 942, 943
– Therapie 847
Anästhesie
– adipöser Patient 782
– ambulante 698
– balancierte 756
– geriatrischer Patient 676
– HNO-Eingriffe 598
– Kinder 559, 568
– Neugeborene 557
– Patient mit Herzschrittmacher 692
– Patient, opioidgewöhnter/-abhängiger 800
– Raucher 796

– rückenmarknahe 447
– Schwangerschaft 536
Anästhesiearbeitsplatz 115
– Ausstattung 699
Anästhesieaufklärung 371
Anästhesieausbreitung 443
Anästhesiegasmessung 123
Anästhesierisiko 383
Anästhetika
– Leberinsuffizienz 776
– Niereninsuffizienz 772
– volatile 809, 906
– ZNS-Wirkungen 623
Aneurysma, Hirngefäße 624
Anforderungen
– Außenbereichanästhesie 836
Angiopathie 71
anhepatische Phase 670, 672
Anionenlücke 41
Anisokorie 627, 629
Anschlagzeit 165, 304
Antabussyndrom 898
Antagonist-Agonisten, Opioide 292
Antagonisten 271, 295
– Muskelrelaxanzien 317
Antdepressiva, postoperativ 726
Antiacetylcholinrezeptorantikörper 744
Antibiotika
– Wechselwirkungen 325
Anticholinergika 326, 327
– Prämedikation 378
Antiemetika 882, 883
Antiemetikum 259
Antiepileptika, postoperativ 726
Antifibrinolytika 77, 650
Antihistaminika 849
Antihypertensiva 494
Antikoagulation 85, 447, 912
– HIT 85
– medikamentöse Hemmung 49
Antikonvulsiva 379
Antikörper 90
– granulozytenspezifische 97
Antikörpersuchtest 105, 106
Antithrombin 49, 64
– AT III 971
Antithrombotika 447
Anti-Trendelenburg-Lagerung 505
$α_1$-Antitrypsinmangel 762
Antrumsonographie 856
Anxiolyse 377
Aorta
– Echokardiographie 156
– Klemmen 654
Aortenaneurysma 497
– abdominelles 497
– Einteilung nach DeBakey 502

– EVAR 501
– rupturiertes 502
– thorakales 501, 502
– thorakoabdominelles 502
Aortendissektion 503, 948
Aorteninsuffizienz 155
Aortenklappeninsuffizienz 378, 503, 652, 661
Aortenstenose 143, 155, 379, 660
Apfel-Score 881
APGAR-Wert 528, 553, 554
Apixaban 52
Apnoe 22, 562
– Definition 788
– Frühgeborene 568
Apnoe-Bradykardie-Syndrom 588
Apnoe-Hypopnoe-Index 788
apnoische Oxygenierung 22
Apoplex 369
ARDS 432, 948, 953
Area postrema 880
Argatroban 52
Arrhythmie 658, 866
Arrhythmien 862
arterielle Verschlusskrankheit
– periphere 504
arterieller CO_2-Partialdruck 158
arterieller O_2-Partialdruck 158
Arthrogryposis multiplex congenita 808
Articain 345
Arzneimittelinteraktionen
– narkoserelevante 194
– Vermeidung 195
ASA-Klassifikation 364
Asphyxie
– fetale 527, 537
– intrauterine 556
– neonatale 552
A.-spinalis-anterior-Syndrom 446, 504
Aspiratinsprophylaxe 381
Aspiration 854
– Prophylaxe 856
Aspirationsgefahr 381
Aspirationspneumonie 855
Aspirationsprophylaxe 377, 419, 528, 530
Aspirationsrisiko 407, 525, 752, 776
Aspirationsschutz 406, 408, 416
Aspisafe 381
ASPItest 70
Asthma bronchiale 14, 763
Asthmaanfall, therapierefraktärer 765
Asystolie 658, 928
Aszites 668, 776
Atelektasen 686
Atemarbeit 8
Atemdepression 677
– opioidbedingte 738

– peridurale 457
Atemgeräusch 403
Atemgrenzwert 11, 633, 677
Atemhilfe
– supraglottische 407
Atemkalk 224
Atemmechanik 12
Atemminutenvolumen 398
Atemmuskel 6
Atemstillstand 22
Atemstörung 629
Atemtherapie 767
Atemwege
– Anatomie 426
– schwierige 409
Atemwegsdruck 397
Atemwegsobstruktion
– chronische 762
Atemwegssicherung 410
Atemwegswiderstand 13, 200, 203, 762
– Injektionsanästhetika 261
Äther 224
Atmung
– äußere 6
– innere 6
Atracurium 307, 308, 312, 772
– Dosierung 313
– Myasthenie 746
Atropin 326, 327, 863
– Dosierung 328
Atrovent 765
Aufklärung 370
– Geburtshilfe 523
Augenheilkunde 607
– Diagnostik in Narkose 610
Augenverletzung, perforierende 609
Auskultation 203
Austauschtransfusion,
   Neugeborene 107
Austreibungsphase 524, 534
Autoimmunerkrankung 744
automatisierter externer Defibrillator
– automatisierter externer 928
autonome Sicherheitsreserve 303
Autotransfusion, maschinelle 650
AV-Block 863
– totaler 658, 863
Avogadro-Gesetz 201
Awareness 265, 527, 904, 905
– Kinder 573
Azetonurie 752
Azidose
– Ausgleich 40
– hyperchlorämische 28, 42
– metabolische 39, 810
– respiratorische 39

B

Bag-in-bottle-Prinzip 389
balanced analgesia 718
balancierte Elektrolytlösungen 29
Ballonmagensonde 381
Ballonpumpe, intraaortale 659
Bandscheibenoperation 625
Barbiturate 238, 240, 620
– Methohexital 243
– Prämedikation 378
– Wirkung auf Feten 519
Barbotage 441
bariatrische Chirurgie 491
Baroreflex 567
Barotrauma 418
Basedow, Morbus 754
Basic Life Support 927
– Erwachsene 928
Basismonitoring 114
Bauchlage 484
Beach-chair-Lagerung 486
Beatmung
– Einlungenventilation 639, 642
– Einlungenventilation, Kinder 578
– Herz-Kreislauf-Stillstand 928
– Hochfrequenz-Jet-Ventilation 643
– lungenprotektive 432
  – Einlungenventilation 433
– Neugeborene 936
– physiologische Veränderungen 12
– Reanimation 930, 938
– Zweilungenventilation 639
Beatmungsvolumen 391
Bechterew, Morbus 411
Beckenendlage 525
Beck-Trias 948
Bedside-Test 105, 106
Beißschutz 421
Belastungs-EKG 370
Benzer-Quotient 18
Benzocain 345
Benzodiazepine 243, 244
– Prämedikation 245, 378
– Wirkung auf Feten 520
Benzylisochinolinderivate 302, 310
Benzylisochinoline 310
Bernoulli-Gesetz 204
Berodual 765
BeSD-Skala 717
Betamethason 759
Betäubungsmittelgesetz 296
Betäubungsmittelverschreibungsverordnung 296
Bezold-Jarisch-Reflex 441, 465
Bier-Block 478
bifemoraler Bypass 500
Biguanide 752

Bikarbonat 685
Bilirubin 972
Bioimpedanz 150
Bioreactance 151
Biotransformation 192
BIS-Wert 678
Bivalirudin 52
biventrikuläres Assist device 663
Blasenatonie 441, 446
Blasenkatheter 125
Bleomycin 377, 510
Blockade 450
– intrapleurale 643
– Lokalanästhetika 337, 338
– motorische 450, 452
– sensorische 452
β-Blocker 494
BLS 927
blue bloater 762
Blut, Normalwerte 103
Blutdruck
– Kinder 563
Blutdruckmessung
– invasive 119
– nichtinvasive 117
Blutgasanalyse 39, 156, 909
– Normalwerte 971
Blut-Gas-Verteilungskoeffizient 212
Blutgruppen 90
– Antigene 90
– Bestimmung 105
Blut-Hirn-Schranke 567, 623
Blutprodukte 91
Blutsenkungsgeschwindigkeit 970
Blutsperre 478
Bluttransfusion 107
Blutung 74
– postpartale 543
Blutungsanamnese 363
Blutungszeit 66
Blutuntersuchung 970
Blutverlust
– maximal tolerabler 565
Blutviskosität 654, 871
Blutvolumen 27
– alte Patienten 676
Blutzucker
– Tagesprofil 381
Body-Mass-Index 780
– Definition 780
– Erwachsene 780
Bohr-Effekt 22
Bohr-Gleichung 7
Boyle-Mariotte-Gesetz 201, 392
Brachytherapie
– Analgosedierung 838

Bretschneider-Lösung 654
Bricanyl 765
bridge to recovery 662
bridge to transplantat 662
Bridging 58
Broca-Index 17
Brody-Formel 393
Bromazepam 244
Bronchiektase 762
Bronchitis
– chronische 762
– chronisch-obstruktive 14
Bronchocath-Tubus 404, 637
Bronchoskop 419, 421
Bronchoskopie 423, 638
– Durchführung 424
– flexible fiberoptische 424
– Komplikationen 424
– Monitoring 424
– starre 423
Bronchospasmolytika 765
Bronchospasmus 642, 767
Bronchusblocker 404, 637
Brooke-Formel 954
Bubbleoxygenator 651
buffy coat 92
Bupivacain 344, 521, 734
Buprenorphin 278, 292
– Dosierung 294
BURP-Manöver 414
Butylscopolamin
– postoperativ 727
Butyrophenon 886
Bypass
– kardiopulmonaler 650, 659
– koronarer 660
– partieller 652
– totaler 651

C

Cafedrin 176
Calabadion 323
Cannabiskonsument 798
cannot intubate, cannot ventilate 418
Carbetocin 547
Carboxyhämoglobinwert 796
cardiac arrest, Postreperfusionssyndrom 670
cardiac index 942
Cardioverter-Defibrillator 694
α-card-System 127
Carlens-Tubus 404, 637
Catapresan 458
Catechol-O-Methyl-Transferase 172
Cauda-equina-Syndrom 446
Cava-Schirm 912

CCS-Klassifikation 365
Ceiling-Effekt 239, 244
Cell-Saver 671
Central Core Disease 808
cerebral metabolic rate for oxygen 617
Certkom 711
Chandler-Sonde 502, 691
Charles-Gesetz 201
Chemonukleolyse 382
Chloralhydrat 259
– Dosierung 260
Chlordiazepoxid 898
4-Chlor-m-Kresol-Test 817
2-Chloroprocain 344
Chlorprocain 520
Cholesteatom 598
Cholesterin 973
cholinerge Krise 744
Cholinesterase 516, 972
Cholinesterasehemmer 317, 746, 748
Cholinorezeptoren 303
chronic airflow obstruction 762, 766
Chymopapain 382
Ciclosporin 670
Cilostazol 60
Cisatracurium 307, 308, 313, 772
– Dosierung 314
Citrat 92
Clamping 654
– Aortenchirurgie 499, 500
– Karotischirurgie 496
Clearance 678
Clemastin 848
Clonazepam 244
Clonidin 874, 898
– peridurale 458
– postoperativ 727
Clonidintest 755
Clopidogrel 59, 60
Closed-loop-TCI 261
Closing Capacity 9
Closing Volume 9
clot firmness 69
clot formation time 69
Cloward-Operation 625
CO_2-Absorber 386, 388
CO_2-Detektor 403
CO_2-Elimination 387
CO_2-Embolie 686
CO_2-Nachweis 403
CO_2-Partialdruck 22
CO_2-Produktion 20
CO_2-Resorption 685
CO_2-Speicherkompartimente 685
coagulation time 69
CO-Bildung 399

Codein 290
Cola-Effekt 403
COLtest 70
Combitubus 405, 418
Commotio cerebri 627
Compliance 12
– intrakranielle 616
Compound A 217, 399
COMT 172, 175
Concord 484
Confusion Assessment Methode 832, 891
Conn-Syndrom 36
Contusio cerebri 627
Conus medullaris 438
Cook-Stab 418, 421
Coombs u. Gell-Einteilung 943
Coombs-Test 105
– direkter 105
– indirekter 106
COPD 762
– Schweregrad 766
Cormack und Lehane-Einteilung 410
Cortisol 758
Cortisolproduktion 757
Cotton-wool-Herd 914
COVID-19 917
Coxibe 723
– Wirkungen 721
CPAP
– Schlaf-Apnoe-Syndrom 790
CPD-A-1-Stabilisator 92
CPP-erhöhende Maßnahmen 629
Crawford-Nadel 453
C-reaktives Protein 970
Creatinkinase 972
critical illness polyneuropathy 6
Crush-Niere 501
Cryptococcus neoformans 921
CT
– Analgosedierung 838
Cuff
– bronchealer 638
– trachealer 638
Cuffed Oropharyngeal Airway 409
Curare 311
Cushing-Reflex 629
Cushing-Schwelle 757
Cyclooxygenase-2-Hemmer, selektive 723
Cymeven 669
Cyproheptadin 756
Cystofix 125
Cytochrome P450 192
– Induktoren 197
– Inhibitoren 197
– Substrate 196
Cytotect 669

D

Dabigatran 52
Dakryozystorhinostomie 609
Dalton-Gesetz 202
damage-control resuscitation 74
Dampfdruck 212
Danaparoid-Natrium 52, 85, 86
Dantrolen 811
Dauermedikation
– präoperative 372
DaVinci-System 509
D-Dimere 65, 83
DeBakey-Einteilung 502
Declamping 657
– Aorta 500
declamping shock 500
Defektkoagulopathie 71
Defibrillation 658, 866, 928
– Kinder 938
Defibrillator 928
– Anästhesie 695
– implantierbarer 694
– Indikationen 694
Defizit, neurologisches 497
Dehydratation
– hypertone 35
– hypotone 35
Dehydrobenzperidol
– Dosierung 259
Dehydrobenzperidol, DHB 258
Dekompressionserkrankung 202
Delir 890
– akinetisches 890
– Alkoholabusus 896
– Diagnostik 832
– hyperkinetisches 890
– Management 890
– Score-Systeme 891
– Therapie 895
Delir, postoperatives
– Kinder 574
delirantes Syndrom 900
Delirium Detection Score 832, 891, 894
Delta-Opioid-Rezeptor 269
deltoid sign 465
Demenz 832
– perioperatives Management 833
demenzielles Syndrom 900
Denitrogenisierung 22, 394, 419
Depolarisationsblock 304
Dermatome 441
Desfluran 217, 228, 396, 399
Desirudin 52
Desmopressin 650
Devine-Formel 785

Dexamethason 758, 759, 882, 883
Dexmedetomidin 255
– Dosierung 256
Dextrane 30
Dextrose 92
Dezelerationstrauma 946, 948
Diabetes insipidus 39, 624
Diabetes mellitus 381, 752
– anästhesiologisches Management 753
– insulinpflichtiger 753
– nichtinsulinpflichtiger 381, 753
Diagnostik
– kardiale 370
– präoperative 367
Diathese, allergische 382
Diazepam 244
Dibucain-Test 323, 324
DIC 73
Diclofenac
– Nebenwirkungen 722
– Wirkungen 721
Differenzialblockade 338
Differenzialblutbild 970
Diffusionskapazität 633
Digitalis 865
Dihydroergotamin 621
Dihydropyridinrezeptor 808
Dikaliumclorazepat 244, 245, 249
Dimenhydrinat 882, 885, 886
Dimetinden 848
dirty Vent 653
disseminierte intravasale Gerinnung
– maligne Hyperthermie 810
Dissoziationskonstante 336
dissoziative Anästhesie 254
distributiver Schock 942
Diuretika 623
DLCO 633
Dobutamin 175
Dobutamin-Stress-Echokardiographie 370
DOI-Test 817
Dolasetron 882, 884
Domperidon 886
Dopamin 173
Dopaminrezeptoren 173
Doppellumenintubation 504, 636
– Ösophaguschirurgie 491
Doppellumentubus 404, 421, 614
Doppler-Sonde, ösophageale 148
Dopplersonographie
– präkordiale 626
– transkranielle 161, 496
Doss-Porphyrie 822
Double-burst-Stimulation 166
Down-Regulation 170
2,3-DPG 21

Drogenabhängige 730
Droperidol 258, 883, 885, 886
Druck
– intraabdomineller 684, 685
– intrakranieller 618
– intrathorakaler 684
– transpulmonaler intrapleuraler 12
– zentralvenöser 909
Druck, Einheiten 974
Druckluft 392
Dualblock 304
Duchenne-Muskeldystrophie 745, 747
Ductus Botalli 552, 561
Duloxetin 726
DUR 304
Durant-Manöver 627
Duraperforation 445, 456
Dysgnathie 605
Dyshämoglobin 16, 157
Dysmorphie, kraniofaziale oder laryngeale 588
Dysostosis mandibulofacialis 412
Dyspnoe 632
Dystrophia myotonica 745

E

EASY-Tube 415, 418
Ebrantil 755
ecarin clotting time 64
Echokardiographie 151, 152
– Klappenvitien 155
– Notfall 152
ED 165
ED95 304
Edoxaban 52
EDRF-Freisetzung 640
Edrophonium 320, 744
– Dosierung 320
EEG 163, 497
EEG-Veränderung 617
Eigenblutspende, präoperative 650
Eigenplasmapherese, präoperative 650
Eingriff
– kieferorthopädischer 605
– laparoskopischer 684
Einklemmung 620
Einlungenventilation 614, 639, 642
– Kinder 578
– lungenprotektive 433
Einsekundenkapazität
– forcierte 632
– relative 632
Einspritzsysteme 393
Einstellungsanomalie 524
Einverständniserklärung 362
Einwaschphase 394

Einwilligung 370
Eisen 971
Eisenmangel 99
Eiweißelektrophorese 971
EKG, präoperatives 369
EKG-Monitoring 114
Eklampsie 541
Elastance 13
Elektrokautering 693
Elektrokonversion 865
Elektrolyte
– Normalwerte 970
Elektrolythaushalt
– gestörter 657
– Störungen 35
Elektrolytverschiebungen
– Wechselwirkungen 326
elektromechanische Dissoziation 928
Elektroresektion, transurethrale
– Blase (TUR-Blase) 508
– Prostata (TUR-Prostata) 508
Elektrostimulationskanüle 461
Elektrounfall 955
Embolektomie 912
Embolie, paradoxe 626
EMLA 345
Encephalomyelitis disseminata 745, 748
Endokarditis
– Prophylaxe 382
– Risiko 382
Endokarditisprophylaxe 694, 958
– Indikationen 959
– rationale Antibiotikatherapie 960
Endoprothese, totale, der Hüfte 612
Endoskopie
– Analgosedierung 838
endothelium-derived contracting factor 640
endothelium-derived relaxing factor 49
Endotrachealtubus 203
– Größen 578
– Kinder 578
endovascular aneurysm repair 501
Energiebedarf 20
Enfluran 224, 396
Enoximon 178
– maligne Hyperthermie 818
Entlassung, ambulante Operationen 703, 707
Entlastungskanüle 652
Entzugssymptomatik 891
Enukleation 610
Enzephalopathie 668, 823
Ephedrin 176
EPH-Gestose 529
Epiduralabszess 739
Epiduralhämatom 739
Epiglottitis 411
Epinephrin 171

Epistaxis 599
Eptifibatid 59
Erbrechen 728
– Kinder 574
– Pathophysiologie 880
– Pneumoperitoneum 686
– Prophylaxe 882
Erector-spinae-Plane-Block 476
Ergometrie 370
Erholungsindex 165, 304
Eröffnungsphase 524, 534
Erregungsleitung 332
Erythropoetin 102
Erythrozytenkonzentrat 92, 106
– Neugeborene 564
Eschmann-Style-Bougie 415
Esketamin
– postoperativ 727
Esmolol 864
espiratorischer Quotient 20
ESWL 511
Etidocain 345
Etilefrin 176
Etomidat 250, 260
– Dosierung 251
Euler-Liljestrand-Reflex 762, 948
Evaporation 872
EVAR 501
Eventerationssyndrom 490
evozierte Potenziale 164
– somatosensorisch 496, 504
extrakorporale Zirkulation 650
Extrasystolie
– supraventrikuläre 866
– ventrikuläre 867
Extrazellulärflüssigkeit 26
Extremitätenverletzung 949
Extubation 604
E-Zigaretten 798

F

facilitated tucking 837
Faktor-IX-Mangel 71
Faktor-VIII-Mangel 71
Faktor-VII-Konzentrat 76
Faktor-V-Leiden 908
Faktor-Xa-Inhibitoren 55
Faktor-X-Inhibitoren 52
Fasciculus lateralis 460
Fasciculus medialis 460
Fasciculus posterior 460
Fast-flush-Test 119
Fast-track-Konzept
– Kardiochirurgie 649
– Kolonchirurgie 491

Faszienblock 475
Faszikulation 306
Fehlintubation 405, 410
Fenoterol 765
Fentanyl 278, 279, 281
– Dosierung 282
Ferguson-Regel 212
Ferritin 971
fetale Asphyxie 537
Fettembolie 914
Fettgewebe, braunes 560
Fettgewebe-Blut-Verteilungskoeffizient 212
Fibrinmonomere 65
Fibrinogen 47, 64, 77, 971
Fibrinogenmangel 64, 77
Fibrinolyse 44, 62, 71
– Hemmung 62
Fibrinspaltprodukte 65
Fibroplasie, retrolentale 562
Fick-Diffusionsgesetz 518
Fick-Gesetz 6, 20
Fingercuff 149
Floppy-infant-Syndrom 520
FloTrac-Sensor 133
Flowmeter 392
Flowreduktion 396
Flow-Volumen-Kurve 14
Fludrocortison 759
Fluidisationstheorie 359
Flumazenil 249
– Dosierung 249, 250
Flunitrazepam 244, 245, 898
Fluothane 220
Flüssigkeitsbedarf 27
– basaler 27
– bei Operationen 27
Flüssigkeitsersatzmittel 27
Fondaparinux 52
Foramen ovale 552, 626
fraktionelle Sättigung 157
Franceschetti-Syndrom 412, 606
Fremdgasakkumulation 398
Fremd-Gas-Bolus-Test 11
Fremdkörperentfernung 600
Fresh frozen Plasma 96
– Dosierung 97
– Indikationen 96
– Nebenwirkungen 97
Frischgas 395
Frischgaseinleitung 391
Frischgasflow 387, 389, 395, 397
Frischgasflowkompensation 389
frontobasales Advancement 605
frost bitten phrenicus 6
Fruchtwasserembolie 542
Frühextubation 767
Frühgeborene 560

Frühmobilisation 767
Frühschwangerschaft 880
Führungsdraht 405
Furosemid 673, 766
Fußblock 480
Fusion, ventrale 625

G

Gabapentin 727
GABA-Rezeptoren 257
Ganciclovir 669
Gantacurium 322
Gasaustausch, alveolokapillärer 6
Gasflaschenvolumen 201
Gashydrattheorie 359
Gasmonitoring 122
Gasreservoir 389, 391
Gastroschisis 558
Gasversorgung 392
Gay-Lussac-Gesetz 201
Geburtsauslösung, vorzeitige 537
Geburtseinleitung 517
Geburtshilfe, Analgesie 533
Geburtsverlauf 524
Gefäßchirurgie
– Aorta 497
– interventionelle 501
– Karotis-TEA 495
– konventionelle 498
– periphere 504
Gefäßverletzung 949
Gefäßzugang Kinder 580
Gehirn-Blut-Verteilungskoeffizient 212
Gelatine 33
gemischtvenöse Sättigung 157
Geriatrie 675
– Demenz 832
Gerinnung 44, 49
– Diagnostik 47
– Monitoring 62
– natürliche Hemmung 49
– Phasen 46
– plasmatische 47, 49
– Störungen 71
– thrombozytäre 59
Gerinnungsfaktoren, Synthesestörungen 71
Gerinnungsmanagement 102
Gerinnungsstörungen 876
Gerinnungszeit, aktivierte 653
Gesetz idealer Gase 201
Gesetz nach Bernoulli 204
Gesetz nach Boyle-Mariotte 201
Gesetz nach Dalton 202
Gesetz nach Gay-Lussac 201
Gesetz nach Henry 201
Gesetz von Amontons 201

Gestationshypertonus 538
Gewebefaktor 47
Gewebshypoxie 942
Gewebsplasminogenaktivator 62, 912
Glandula parotis 600
Glasgow Coma Scale 627, 947
Glaukom-Operation 609
Gleichgewichtssystem 389
Globalinsuffizienz 634
Glottisödem 405
Glukokortikoiddauermedikation 757
Glukokortikoide
– Allergie 848
Glukokortikoidsubstitution 757
Glukose 92
Glukosetoleranz, pathologische 678
Glutathionkonjugation 180
Glykopeptidrezeptor-IIb/IIIa-Antagonisten 59
Glykopyrronium 327, 328, 378
– Dosierung 329
golden hour 628
Goldenhar-Symptomenkomplex 606
Granisetron 882, 884
Granulozyten 970
Greenfield-Schirm 912
Greenlight-Laser 508
Guedel-Narkosestadien 226
Guedel-Tubus 418, 587
Guillain-Barré-Syndrom 96

H

4 H 933
H_1-Blocker 848
H_1-Rezeptoren 843
H_2-Blocker 848
H_2-Rezeptoren 843
H_3-Rezeptoren 843
Hagemann-Faktor 47
Hagen-Poiseuille-Gesetz 13, 203
Haldane-Effekt 158
Haloperidol 898
Halothan 220, 228, 396, 777
– Hepatitis 221, 777
Halothan-Koffein-Kontraktur-Test 815, 816
Halskrawatte 947
Halsschmerz 406
Hämatokrit
– Normalwerte 104, 565, 970
Hämatothorax 948
Hämbiosynthese 822
Hämodialyse 510
Hämodilution, isovolämische 650
Hämodynamik, pulmonale 635
Hämoglobin 20, 22
– minimale Konzentration 103
– Normalwerte 104, 970
– oxygeniertes 16

Hämolyse 871, 877
Hämophilie 71
Hämorrhagie, petechiale 914
hämorrhagische Diathese 71
Hämostase 44
– primäre 44
– sekundäre 44
hängender Tropfen 453
Harnsäure 972
Harnstoff 972
Hashimoto-Thyreoiditis 754
Hautemphysem 686
Hay-Block 863
HbA_1C 752
HBs-Antigen 920
HBV-Hyperimmunglobulin 920
HCN-Kanal, Blockade 334
HCV-Hyperimmunglobulin 920
Heliox 766
HELLP-Syndrom 541, 542
Hemmkörperhämophilie 78
Henderson-Hasselbalch-Gleichung 336
Henry-Gesetz 16, 201
Heparin 49, 653, 659, 911
– hochmolekulares 49
– niedermolekulares 49, 50
– unfraktioniertes 49
Heparinantagonisierung 78
Heparinoid 85
Hepatect 669
Hepatitis, akute 776
Hepatitis B 920
Hepatitis C 920
Hepatitis D 920
hepatorenales Syndrom 673
Hepcon 653
Herzbeuteltamponade 141, 662
Herzdruckmassage
– Erwachsene 927
– mechanische Kompressionshilfen 932
– Neugeborene 937
– Reanimation 938
Herzerkrankung
– koronare 647
Herzfehler
– zyanotischer 662
Herzfrequenz
– Monitoring 116
Herzinsuffizienz 178
Herzkatheteruntersuchung 141
Herzklappenerkrankungen 660
Herzklappenersatz 647
Herzklappenvitien
– Echokardiographie 155
Herz-Kreislauf-Stillstand
– Postreperfusionssyndrom 670
– totaler 656
– Ursachen 926

Herz-Lungen-Maschine 650
Herzminutenvolumen 563
Herzrhythmusstörung
– Kalium 36
Herzrhythmusstörungen 686, 862
– bradykarde 863
– tachykarde 864
Herzschrittmacher 37, 690, 864
– Anästhesie 692
– Indikationen 690
– Kardiochirurgie 657
– Komplikationen 691
– passagerer 690
– permanenter 690
Herztransplantation 663
– Narkose 664
Herzunterstützungssystem,
  mechanisches 662
Herzzeitvolumen
– Messung 131, 145, 148
Hessel-Shuntfraktion 19
HFJV 418
Hiatus sacralis 458
HIFU 511
high intensity focused ultrasound 511
High-flow-Anästhesie 393, 395, 396
High-opiat-Technik 649
High-volume-low-pressure (Lanz)-Tubus 404
Hilusamputation 910
HIPAA-Test 84
HIPA-Test 84
Hirndruck 616, 625, 880
– dekompensierter 622
– erhöhter 616, 629
– nicht beherrschbarer 621
Hirndurchblutung 616
Hirninfarkt 494
Hirnnervenparese 446
Hirnprotektion 656
Hirnschädigung 946
Hirnstammkompression 629
Hirntoddiagnostik 968
Hirntumor 624
Hirudin 64
Histamin 756, 843
Histaminfreisetzung 377
Histaminrezeptorenblocker
– Allergie 848
HIT 81
– Antikoagulation 85
– Antikörper 84
HITS 933
HIV 920
HLM 502
HNO-Spiegelbefund 598–600
Hochfrequenz-Jet-Ventilation 643
– transtracheale 418
Hochspannungsunfall 955

Hofmann-Elimination 312, 313, 772
Homovanillinmandelsäure 172
Horner-Syndrom 446, 460, 465, 467
Horovitz-Quotient 18
5-HT3-Rezeptorenblocker 883
Hüfner-Zahl 16
Hüft-TEP 612
Hühnereiallergie 852
Humanalbumin 34
Human-stress-Syndrom 809
Hybridoperation 502
Hydrocortison 758, 759
Hydromorphon 278, 289, 718
– Dosierung 290
γ-Hydroxybuttersäure 256, 898
– Dosierung 258
Hydroxyethylstärke 30
5-Hydroxyindolessigsäure 756
Hyperalgesie
– opioidinduzierte 277
hyperbare Sauerstofftherapie 914
Hyperemesis gravidarum 880
Hyperfibrinolyse 62, 64, 65
Hyperglykämie 752
– Kinder 580
Hyperhydratation
– hypertone 35
– hypotone 35
Hyperkaliämie 36, 748
– Kinder 587
– maligne Hyperthermie 810
Hyperkalzämie 38
Hyperkapnie 810
Hyperkoagulabilität 63, 71, 515
Hyperlaktatämie 807
– maligne Hyperthermie 810
Hypernatriämie 39
Hyperparthyreoidismus 755
Hyperperfusionssyndrom 497
Hyperreagibilität 796
Hyperreaktivität
– bronchiale 642
Hyperreflexie
– autonome spinale 511
Hypersekretion
– bronchiale 796
hypertensive Krise 499
Hyperthermie, maligne 806
– Auslöser 808
– Disposition 815
– Prämedikation 379
– Symptome 809
– Therapie 811
Hyperthyreose 753
Hypertonie
– pulmonale 659
– renale 772
– Schwangerschaft 538

Hyperventilation
– forcierte 630
– kontrollierte 622
Hypnotika 620
Hypoglykämie
– Kinder 580
– neonatale 556
Hypokaliämie 35
– Kinder 587
Hypokalzämie 37
Hyponatriämie 38, 876
Hypooxygenation 15
Hypoparathyreoidismus 37
Hypophysektomie 757
Hypophysentumor 624
Hypopnoe
– Definition 788
Hypotension
– permissive 947
Hypotension, permissive 74
Hypothermie 621, 654, 870
– milde 630, 935
– Nebenwirkungen 935
– Neugeborene 937
– perioperative 870
– tiefe 621
– Vermeidung 872
– Wechselwirkungen 326
Hypothyreose 754
Hypoventilation
– alveoläre 18
Hypovolämie 657
– neonatale 556
hypovolämischer Schock 942
Hypoxämie 15
Hypoxie 15
– alveoläre 640
– mütterliche 537
hypoxische pulmonale Vasokonstriktion (HPV) 640
HZV 684

I

IABP 659
Ibuprofen, Wirkungen 721
Icterus neonatorum 588
i-gel 407, 408
Ileumconduit 509
Ileus 491
Ileuseinleitung 381, 490
Iliohypogastrikusblock 707
Ilioinguinalisblock 707
ILMA-Fastrach 415
Iloprost 642
immobile Nadeln 461
Immunglobuline 669
Immunkoagulopathie 71

Immunmodulation, transfusionsassoziierte 107
Immunschwächevirus, humanes 920
Immunsuppression 665
Immunsuppressiva 663, 668
Impfung 371
3-in-1-Block 471
infectious serious hazard of transfusion 107
Infektanämie 102
Infiltrationsanästhesie 703
Infusionstherapie
– Kinder 565
– Verbrennung 953
Inhalationsanästhesie 261
– Gefahren 225
Inhalationsanästhetika 215, 227, 228, 392, 394, 516
– Anforderungen 213
– Kinder 570
– Konzentration 396
– Narkosetheorien 213
– Niedrigflussnarkose 398
– Niereninsuffizienz 773
– Umweltaspekte 227
– Wechselwirkungen 325
– Wirkung auf Feten 520
Inhalationstrauma 601, 952, 955
Injektionsanästhetika
– Kinder 571
– Leberinsuffizienz 776
– Niereninsuffizienz 772
Injektionsanästhetikum 232
– Auswirkungen auf die verschiedenen
   Organsysteme 260
– ideales 232
– Überblick 260
Injektionslokalanästhetika 342
Injektionsschmerz 334
Inkompatibilität 195
Inodilatoren 178
Inoprotektoren 179
Inositoltriphosphat 808
Inotropie 175
INR 62
Insufflation, extraperitoneale 686
Insulin 752
Insult
– fokaler 621
– ischämischer 369
Intensive Care Delirium Screening Checklist 832,
   891, 893
Interkostalblockade
– Kinder 593
Interkostalnervenblockade 470, 643
interstitielle Flüssigkeit 26
interventionelle Kardiologie, Analgosedierung 838
Intoxikation
– Lokalanästhetika 346
intrakranieller Druck

– Injektionsanästhetika 261
– Messung 159
Intrakutan-Test 844
intraokularer Druck 608
– Glaukom 609
intraossärer Zugang 580, 937
intraossärer Zugang, Neugeborene 937
intravenöse Regionalanästhesie, ambulante 702
Intrazellulärflüssigkeit 26
Intubation 403
– bronchoskopische 420
– erschwerte 526
  – Kinder 562
– fiberendoskopische 420
– fiberoptische 415, 419
– Hypophysentumor 624
– Komplikationen 404
– Kriterien 403
– nasotracheale 403
– orotracheale 403
– retrograde 416, 419
– schwierige 23, 409, 411, 419, 598, 600, 604, 606
– Screening 412
Intubationsfiberskop 415
Intubationslarynxmaske 415
Intubationstracheoskop 419
In-vitro-Kontraktur-Test 815, 816
Ion trapping 521
Ipratropiumbromid 765
Ischämie
– globale 621
– prolongierte 494
Ischiadikusblockade 473
ISHOT 107
Iso-Antikörper 90
Isofluran 219, 228, 396, 398
Iso-Shunt-Diagramm 19
isotone Kochsalzlösung 27
i.v.-Anästhetika
– Geburtshilfe 517

J

Jackson-Position
– verbesserte 414
Janetta-Operation 626
Jetventilation 601
Jet-Ventilation 204
Jet-Ventilationskatheter
– Ravussin 418
jugularvenöse O_2-Sättigung, Messung 160

K

Kalium 35
– LTX 671

Kaliumkanal
– spannungsgesteuerter 334
Kallikrein 756
Kälteagglutinine 91, 871
Kältezittern 873
Kaltwassertherapie 953
Kalzium 37
– LTX 672
– Reanimation 931
– Relaxanzien 326
– zelluläre Homöostase 806
Kalziumantagonisten 621
Kalziumkanal
– präsynaptischer 334
Kalzium-Sensitizer 179
Kammerflattern 866
Kammerflimmern 658, 866, 928
Kapnographie 123
Kapnometer 403
Kapnometrie 122, 398, 505, 909
Kapnoperitoneum 685
Kappa-Opioid-Rezeptor 269
α-Kard 625
Kardialer Risikoindex nach Goldman 362
Kardiochirurgie 151, 645
kardiogener Schock 942
Kardioplegie 654
Kardioplegiekanülierung 652
Kardioplegielösung 652
Kardioprotektion 372
Kardiotoxizität
– Lokalanästhetika 347
Karotischirurgie 494, 495
Karotis-TEA 495
Karzinoid 756
Karzinoidsyndrom 756
Katarakt 609
Katecholamine 170, 847
– Indikationen 171, 172
– künstliche 175
– natürliche 171
– Nebenwirkungen 172
– Rezeptorstimulation 170
Katheter, intrapleuraler 594
Katheterfehllage 739
Kationenaustauscher 37
Kaudalanästhesie 458, 459, 707
– Kinder 591
Kauter
– bipolarer 693
– unipolarer 693
Keratoplastik 609
Kernig-Zeichen 446
Kernikterus 567
Ketamin 252, 260, 765, 776
– Dosierung 254
– Wirkung auf Feten 519

Ketoazidose 753
Kety-Schmid-Formel 134
Kieferfraktur 605
Kiefergelenkankylose 411
Kieferhöhlenausräumung 599
Kieferklemme 604–606
Kimmelstiel-Wilson-Glomerulonephritis 752
Kinder
– Altersstufen 560
– ambulante Anästhesie 705
– Anästhesie 560, 568, 590
  – Medikamente 580
– Infusionstherapie 565
– Inhalationsanästhetika 216
– Körperoberfläche 560
– Lebertransplantation 673
– Neugeborene 552 (*siehe auch* dort)
– Nichtopioidanalgetika 733
– physiologische Besonderheiten 560
– PONV 574
– PONV-Prophylaxe 883
– PONV-Wahrscheinlichkeit 882
– Prämedikation 246
– Reanimation 938
– Regionalanästhesie 590
– Succinylcholin 309
– Tubusgröße 577
– Verbrennung 954
Kinderanästhesie 398
Kinderurologie 512
Kindliche Unbehagens- und Schmerzskala
  (KUSS) 716
Kinetose 880, 886
King-Denborough-Syndrom 808
Klappenrekonstruktion 647
Kleiber-Formel 393
Kleinkind 560
Klippel-Feil-Syndrom 412
Knie-Ellenbogen-Lage 486
Knieprothese 613
Knochenmarktransplantation 94
Koagulation 44
Koagulopathie 71
– disseminierte intravasale 71
– traumainduzierte 73
Koanalgetika, perioperative Schmerztherapie
– bei Kindern 734
Kochsalzlösung, hypertone 947
Kochsalztest 105
kognitive Funktionsstörung, postoperative 898
kognitive Leistungsminderung, postoperative 899
Koinduktion 247
Koivuranta-Score 881
Kolloide 29
– künstliche 30
– natürliche 34

kolloidosmotischer Druck 26
Koma
– Einteilung nach der World Foundation of
  NeuroSurgery 627
– Glasgow Coma Scale 627
– hyperosmolares 753
– ketoazidotisches 752
Kombitubus nach Frass 415
3-Kompartiment-Modell 264
Komplexbildung 193
Kompressionssyndrom 515
Konduktion 205, 871
Koniotomie 418, 420
Kontraktilitätsstörungen 658
Kontraktionstest 817
Kontrastmittel 382
kontrollierte Hypotension 624
Konvektion 204, 205, 871
Kopfschmerz
– postspinaler 445
Koproporphyrie, hereditäre 822
Koronarbypass 660
koronare Herzerkrankung 647
Koronarsauger 653
Koronarsyndrom, akutes 49
Korotkoff-Geräusche 118
Körperflüssigkeit 26
Körperkerntemperatur 870
Körperoberfläche 560
Körpertemperatur
– Anstieg 810
– Messung 125
Kortikosteroide
– Äquivalenzdosis 758
Kosteneinsparung 388
Kraniosynostosen 606
Kraniotomie 622
Krankenhausaufnahme, ambulante
  Operationen 699
Kreatinin 972
Kreatinkinase, maligne Hyperthermie 815
Kreislaufstillstand, plötzlicher 926
Kreislaufunterstützungssystem, mechanisches 662
Kreissysteme 389
Kresol 809
Kreuzallergie 842
Kreuzprobe 105
Krikoiddruck 414, 859
Krikothyreotomie 419, 420
Krise, myasthenische 746
Kristalloide 27
Kruger-Thiemer-Modell 265
Kuhn-System 580
Kuhn-Tubus 404
Kumarine 49
KUSS 716

L

Labordiagnostik, präoperative 368
Laborwerte 970
Lachgas 222, 228, 392
– Konzentration 398
– Kreißsaal 533
– Sperre 393
Lachgasdiffusion 214
Lagerung 484
Lagerungsschäden 484
Laktat 973
Laktatazidose 807, 942
Lambert-Eaton-Syndrom 745, 747
laminare Strömungen 202
Laminektomie 625
Laplace-Gleichung 203
Lappentransplantation 606
Laryngektomie 600
Laryngoskopie
– direkte 600
– schwierige 409, 410
Laryngoskopspatel 415
Laryngospasmus 767
– Kinder 587
Larynxmaske 405, 415, 416, 418
– Augenheilkunde 608, 610
– Größeneinteilung 406
– i-gel 407
– Indikationen 407
– Kontraindikationen 407
– ProSeal 407
Larynxtubus 407
Laserchirurgie, laryngeale 601
Lasertubus 405
Laser-Tubus 601
Latenzphase 524
Lateralsklerose, amyotrophie 745
Latexallergie 842, 850
Laudanosin 312, 313
Lavage, bronchoalveoläre 636
L-Cystein 322
Lebendimpfstoffe 371
Leberchirurgie 491
Leberinsuffizienz 737, 776
Lebertransplantation 667
Lemmens-Formel 785
LENOXe 222
Leriche-Syndrom 504
Leukozytendepletion 93, 97
Levobupivacain 344
Levo-Methadon 291
Levosimendan 180
LGL-Syndrom 864
Lichtbogenunfall 955
LiDCO, Messwerte 137

LiDCO-System 136
Lidocain 342, 521, 866, 868
LIDO-Studie 180
Linde-Verfahren 392
Linearbeschleuniger, Analgosedierung 838
Linksherzhypertrophie 677
Linksherzversagen 499
linksventrikuläres Assist device 663
Lipidpertubationstheorie 213
Lipofuszinablagerung 676
Lippen-Kiefer-Gaumenspalte 411, 606
Liquor cerebrospinalis 439, 616
Liquordrainage 620, 630
Liquordruckmessung 504
Lithium
– Relaxanzien 326
Lithiumverdünnungsmethode 136
LMA-Fastrach 415
Lokalanästhesie
– bei Kindern 480
– hyperbare 451
– isobare 451
– perioperative Schmerztherapie 728
Lokalanästhetika 339, 351
– Allergie 342
– amidartige 520
– antibiotischer Effekt 334
– bei Kindern 734
– esterartige 520
– Geburtshilfe 517
– Intoxikation 346, 556, 738
– Kinder 588, 589, 736
– Maximaldosis 348
– Nebenwirkungen 341
– Relaxanzien 326
– Repetitionsdosis 338
– Stellenwert von Adjuvanzien 346
– Substanzen 342
– Toleranzentwicklung 338
– topische 345
– Toxizität 346
– Toxizität, systemische 444
– Wirkung auf Feten 520
longitudinaler Block 337
Lorazepam 244, 245
Lormetazepam 244, 245
Loss-of-resistance 453
Lösungen, additive 92
Lowe-Formel 394
Low-flow-Anästhesie 387, 395, 396, 398
Lown-Klassifikation 867
Low-output-Syndrom 148, 403, 660
L-Thyroxin 754
Lücke, radiale 469
Ludwigshafen-Formel 954
Luftembolie 626, 913

Lund-Browder-Schema 952
Lund-Konzept 629
Lunge 9
– Anatomie 5
– Gastaustausch 6
– Perfusion 7
Lungendurchblutung 552
Lungenembolie 505
– Inzidenz 908
– Lysetherapie 912
– Pathophysiologie 908
– Rezidivprophylaxe 912
– Schweregrad 910
– Symptomatik 908
Lungenemphysem 14, 762
Lungenerkrankung, obstruktive 762
Lungenfunktion 632, 766
– Grenzwerte 632
– präoperative Diagnostik 633
Lungenfunktionsuntersuchung 369
Lungeninfarkt 910
Lungenkontusion 948
Lungenödem
– neurogenes 628
– nichtkardiales 916
– Tokolyse 518
Lungenperfusion 6, 639
– lageabhängige 639
lungenprotektive Beatmung
– intraoperative 432
Lungenversagen, akutes 141
LV-Vent 652
Lymphadenektomie
– retroperitoneale 510
Lymphozyten 970
Lysetherapie 912

M

MAC 210
MacIntosh-Spatel 415
MAC-Wert 396
Magensaftsekretion 377
Magensäure, Sekretionshemmung 377
Magensonde 381, 419
Magill-Tubus 404, 421
Magnani-Score 84
Magnesium 766, 868, 971
– Reanimation 931
– Relaxanzien 326
Magnesiumintoxikation 556
Magnesiumsulfat 755
Magnetring 693
Mainzer-Adapter 415
Majortest 105
Makroangiopathie 752
Makroglossie 411

Makrognathie 411
maligne Hyperthermie 806
– anästhesiologisches Vorgehen 818
– Auslöser 808
– Diagnose 815
– Differenzialdiagnosen 814
– Einteilung 816
– Krise 810
– Myotonie 748
– Regionalanästhesie 588
– Schielkinder 610
– Screening 815
– Symptome 809
– Therapie 811
– Trigger 307
malignes neuroleptisches Syndrom 809
Mallampati-Einteilung 362, 412
Mallinckrodt 637
Mallinckrodt-Tubus 404
Mannit 673
Mannitol 629
MAO 172
Mapleson-System 580
Marsh-Modell 265
maschinelle Autotransfusion 650
Maskenbeatmung
– schwierige 409
Masken-CPAP 877
Maskennarkose 526
Masseterspasmus 810
– maligne Hyperthermie 816
Massivtransfusion 671
– Kalzium 37
Mastozytose 851
Mastzelltryptase 844
maximal tolerabler Blutverlust 104, 565
Mc-Ginn-White-Syndrom 910
MDRD-Formel 567
Medication Appropriateness Index 195
Medikamente zur Sedierung 837
Megadosis 323
Mehrlingsschwangerschaft 525, 529
Mekoniumaspiration 556
MELD-Score 668
Membrana cricothyreoidea 419
Membranexpansionstheorie 334
Membranoxygenator 651
Mendelson-Syndrom 855
Meningitis 446
Meningomyelozele 625
Meningozele 625
Mepivacain 343, 521
Metaiodobenzylguanidin-Szintigraphie 755
Metamizol
– Nebenwirkungen 722
– Wirkungen 721
Methadon 291

Methämoglobin 955
Methämoglobinämie 479
Methämoglobinbildung 341
MetHb-Bildung 521
Methergin 518
Methohexital 243, 260
Methylergometrin 518
Methylnaltrexon 296
– Dosierung 296
Methylprednisolon 758, 759
Methylxanthinderivate 765
Metoclopramid 883, 886
Meyer-Overton-Regel 211, 358
MICA-Score 364
mid humeral approach nach Dupré 471
Midazolam 244–246, 260, 764, 898
– Dosierung 247
– Dosierung zur Prämedikation 246
Mikroangiopathie 752
Mikrognathie 411
Mikrozirkulation 942
Milrinon 179
Mini Mental State Examination 832
minimal alveolar concentration 210
minimale Hemmkonzentration 337
Minimal-flow-Anästhesie 387, 395, 396
Minortest 105
Mitralinsuffizienz 143, 155, 662
Mitralstenose 143, 379, 661
Mittelgesichtsfraktur 605
Mivacurium 307, 308, 311, 772
– Dosierung 312
MMSE-Test 833
Mobin-Uddin-Schirm 912
Mobitz-Block 863
MODS 953
Monday-Morning-Syndrom 225
Monitoring
– EKK 656
– erweitertes 126
– intraoperatives 636
– N. recurrens 492
– Neurochirurgie 622
– perioperatives 693
Monoaminoxydase 172
Monozyten 970
Montevideo-Einheit 516
Morbidität, mütterliche 525
Morphin 278, 280
– bei Kindern 735
– Wirkprofil 457
Morphin-Opioid-Rezeptor 269
Mortalität 946
– patientenbedingte 383
Moschkowitz-Syndrom 96
motorisch evozierte Potenziale 164
MRT, Analgosedierung 838

Mueller-Manöver 916
Mühlradgeräusch 626, 913
Multifaktor-Risiko-Index 412
Multiflow-Rollerpumpe 651
multiminicore disease 808
Multiorganentnahme 968
Multiplate 70, 102
multiple Sklerose 530, 748
Murphy-Tubus 404
Murray-Formel 17
Muskelbiopsie 816
Muskeldystrophie 747
– maligne Hyperthermie 808
– progressive 747
Muskelrelaxans-Enkapsulator, steroidaler 320
Muskelrelaxanzien 307, 745
– Allergie 305
– Antagonisierung 317
– Awareness 906
– depolarisierende 305, 955
– Kinder 571
– Leberinsuffizienz 776
– Myasthenie 744
– Myotonie 748
– nichtdepolarisierende 310, 745, 749
– Niereninsuffizienz 772
– pseudo-allergische Reaktion 842
– Wechselwirkungen 324
– Wirkung auf Feten 520
Muskelrigidität 810
Muskelschwäche 744
Muttermilch 570
Myadenylatdeaminase-Mangel 808
Myasthenia gravis 744, 745
– Benzodiazepine 245
– Ossermann-Klassifikation 744
Myasthenie, paraneoplastische 747
Myelozele 625
Myoglobin 22
Myoglobinämie 807
– maligne Hyperthermie 810
Myokardinfarkt 384
Myokardischämie 384, 648, 650
– Monitoring 116
Myokardkontusion 949
Myopathie, mitochondriale 808
Myotonia congenita Thompson 808
Myotonia dystrophica 747
Myotonie 747
Myxödem 754
Myxödemkoma 754

N

N. iliohypogastricus 475
– Kinder 593

N. ilioinguinalis 475
- Kinder 593
N. medianus 471, 479
N. musculocutaneus 469, 471
N. obturatorius 473, 508
N. peronaeus profundus 480
N. peronaeus superficialis 480
N. phrenicus 5
N. radialis 471, 480
N. saphenus 472, 480
N. suprascapularis 470
N. suralis 480
N. ulnaris 471, 479
- Innervationsgebiet 465
Nabelvenenkatheter 937
NaCl-Lösung, hypertone 621, 630
NaCl-Substitution 877
Nadelstichverletzungen 920
Nager-Syndrom 605
Nahinfrarotspektroskopie 161
Nalador 547
Nalbuphin 278, 294, 735
- Dosierung 295
Naloxon 295, 738
- Dosierung 295
Narkose, zu flache 904
Narkoseeinleitung
- Kinder 571
- Relaxanzien 323
Narkosefragebogen 362
Narkosegasreservoir 389
Narkosegaszusammensetzung 395
Narkosegeräte
- Sicherheitsvorschriften 393
Narkosestadien 226
Narkosesysteme 386
- flowgesteuerte 387
- offene 386
- Ulmer 580
Narkosetheorien 213
Narkosetiefe 397
Narkosezwischenfall, maligne Hyperthermie 815
Nasenbluten 599
Nasen-CPAP 767
Nasenoperation 599
Nasensonde 969
NasOral-System 419
Natrium 38
Natriumbikarbonat 40, 672
Natriumkanäle 332
Natriumnitroprussid 755
Nebenschilddrüse
- Chirurgie 492
Neck dissection 600
nemaline rod myopathy 808
Neoblase 509

Neostigmin 318
- Dosierung 319
Nephrolitholapaxie
- perkutane 509
Nervenblockade 460, 471, 475
- Faszienblock 475
- periphere 479
- sonographiegesteuerte 462
Nervenfaser 335
Nervenstimulation 165, 461, 471, 749
Neugeborene 107, 560
- Anästhesie 557
- anatomische Besonderheiten 589
- Atemmechanik 562
- Atemmuster 562
- Erstversorgung 552
- Geburtsgewicht 560
- glomeruläre Filtrationsrate 567
- Herzminutenvolumen 563
- Icterus neonatorum 588
- Reanimation 555, 936
- Tubusgröße 577
Neunerregel von Wallace 952
Neuritis nervi optici 749
Neurofibromatose v. Recklinghausen 755
neurogener Schock 943
Neuroleptika 886
- Prämedikation 379
- Wirkung auf Feten 520
Neuromonitoring 159, 618, 648, 906
neuromuskuläre Blockade 303
neuromuskuläre Sicherheitsreserve 305
neuromuskuläre Übertragung 302
neuromuskuläres Monitoring 165
Neuropathie 823
Neuroprotektion 621
Neurotoxizität
- Lokalanästhetika 347
Nichtdepolarisationsblock 304, 332
Nichtopioidanalgetika
- Kinder 707, 732
- Nebenwirkungen 722
- perioperative Schmerztherapie 720
  - bei Kindern 732
- Wirkcharakteristika 721
Nichtrückatmungssysteme 386, 387
Niedrigflussnarkose 217, 387, 393-395
- Kontraindikationen 398
- Monitoring 397
- Steuerung 397
Nierendurchblutung 499
Niereninsuffizienz 737, 772
- Anästhetika 772
Nierenlagerung 508
Nierenprophylaxe 500
Nierentransplantation 510

Nierenversagen 174
– akutes 502
Nifedipin 188
Nikotinabstinenz 635
Nikotinkarenz 383, 797
NIM FLEX EMG-Endotrachealtubus 405
NISHOT 107
NMDA-Rezeptorantagonisten 621
NMDA-Rezeptoren 897
NO 640
NOAK 58
– Lungenembolie 912
non infectious serious hazard of transfusion 107
non shivering thermogenesis 561
Noradrenalin 174
– Allergie 848
Notfallechokardiographie 152
Notfallkrikothyreotomie 420
Notfallmedikamente 648
Notfallrohr 419
Notsectio 525
Nottracheotomie 418
NovoSeven 77
NSAID
– Kontraindikationen 721
– Nebenwirkungen 721
– perioperative Schmerztherapie 721
NTPL 510
Nüchternglukose 973
Nüchternheit
– Kinder 570
– präoperative 379, 381
Nuklearmedizin, Analgosedierung 838
Numerische Rating-Skala 716
nurse controlled analgesia 726
Nursing Delirium Screening Scale 832, 891, 894
Nu-Trake 418, 420
NYHA-Klassifikation 365, 647

O

O_2-Angebot 20
O_2-Aufnahme 20
O_2-Ausschöpfung 16
O_2-Austausch, transpulmonaler 18
O_2-Bindungskapazität 16
O_2-Bindungskurve 20, 562, 871
– Lageveränderung 21
O_2-Differenz, arteriovenöse 909
O_2-Gehalt 16
O_2-Gehaltsdifferenz, arteriovenöse 16
O_2-Konzentration 969
– inspiratorische 396
– Messung 122
O_2-Messung
– inspiratorische 393

O_2-Partialdruck 17, 20, 22
– alveolärer 17, 640
O_2-Partialdruckdifferenz
– alveolo-arterielle 18
O_2-Verbrauch 20
– myokardialer 654
– nach LTX 673
O_2-Vorrat 22
Oberflächenladungstheorie 334
Oberkiefer 604
Obstipation 728
obstruktiver Schock 942
Obturatoriusblockade 508
Ödemprophylaxe 601
OELM-Manöver 414
Ohm-Gesetz 200
Ohroperation 598
– kleine 598
okulokardialer Reflex 608, 609
– Strabismus 610
Oligurie
– intraoperative 673
Omphalozele 558
Ondansetron 882–884
Operation
– ambulante, Aufklärung 371
– kraniofaziale 606
Operationstrauma 712
Opiate 269
Opioide
– Altersbeschränkung 732
– Äquivalenzdosen 804
– Definition 269
– Depression 556
– Einteilung 270
– Entzugsymptome 804
– Kinder 571, 734
  – perioperative Schmerztherapie 732
– Leberinsuffizienz 776
– Niereninsuffizienz 772
– Patient, opioidgewöhnter/-abhängiger 800
– peridurale 457
– peridurale/spinale 276
– perioperative Schmerztherapie 718
  – bei Kindern 732
– Pharmakologie 272
– PONV 881
– Prämedikation 379
– Rescue-Dosis 719
– Schwangerschaft 297
– stark wirksame 718
– Wirkung auf Feten 519
– Wirkungen 273
Opioidgewöhnung 729, 800
opioidinduzierte Hyperalgesie 277
Opioid-Peptide 269

Opioidrezeptoren 269, 270
– alte Patienten 677
Opioidüberhang 738
Opioidwechsel 730
Optosafe 415
Orciprenalin 177, 863
Organogenese 536
Organspende 968
Oropharyngealtubus 409
Osmodiuretika 620
Osmofundin 673
Osmolalität 26, 973
Osmolarität 26
Ösophagoskopie 600
Ösophagusatresie 557
Ösophagusresektion 491
Ösophagusvarizen 776
Ossermann-Klassifikation 744
Otamixaban 52
Outpatient-Surgery-admission-Index 699
Oxazepam 244, 898
Oxford-non-kinking-Tubus 404
Oxycodon 278, 288, 718
– Dosierung 289
Oxygenatortypen 651
Oxygenierungsindex 18
Oxygenierungsstörung 686
Oxytocin 517, 544

P

P pulmonale 910
pädiatrische Fertiglösungen 29
PAGGS-M-Additivlösung 92
pain nurse 714, 715
PAIN OUT 712
PAINAD-Skala 717
Palacos 382, 612
Palm-Print Test 414
Pancuronium 307, 308, 316, 773
– Dosierung 317
Pankreaschirurgie 491
Pansinusoperation 599
Paracetamol
– Nebenwirkungen 722
– Wirkungen 721
Paralyse, periodische hyperkaliämische 808
Parästhesie 452
Parasympatholytika 326, 765
Parasympathomimetika 317
Parasystolie 693
Parazentese 598
Parecoxib 720, 723
– Nebenwirkungen 722
Parkinson, Morbus 677
Parkland-Baxter-Formel 953, 954
Parotidektomie 600

Partialagonisten, Opioide 271, 292
Partialinsuffizienz 634
Passivrauchen 797
Patient
– geriatrischer 675
– Lagerung 484
– mit Herzschrittmacher
  – Anästhesie 692
– nichtnüchterner 381
– opioidabhängiger 800
– opioidgewöhnter 800
– pädiatrischer 730 (*siehe auch* Kinder)
Patient-Blood-Management 100
Patil-Test 413
Paukenröhrchen 598
PDA
– thorakale 456
Pencil-point-intraosseus-Needle 580
Pencil-point-Nadel 450
Peniswurzelblock 512, 703, 707
– Kinder 592
Pentazocin 292
Perfusionsdruck 655
– zerebraler 175, 616
Perfusionsszintigramm 632
Periduralanästhesie 438, 452
– Geburtshilfe 457
– geburtshilfliche 536
– Indikationen 441
– Kinder 590
– Technik 452
– thorakale 456, 490
– Vorteile 452
– Zugänge 453
periduraler Abszess 531
Periduralkatheter 455, 725
– Komplikationen 455
Periduralraum 439, 453, 516
– Kleinkind 589
Perikarderguss 503
Perikardtamponade 503, 660, 948
periphere Gefäßchirurgie 504
periphere Nervenblockade, ambulante 703
Perivaskulärblock 466
permissiver Hypotension 947
Perspiratio insensibilis 27
PET 838
Petechien 914
Pethidin 278, 285, 874
– Dosierung 286
Pfaundler-Hurler-Syndrom 412
P-Glykoprotein 193
Phamakokinetik 192
Phäochromozytom 379, 382, 755
Pharmakodynamik 193
– Altersveränderungen 678
Pharmakokinetik, Veränderungen im Alter 678

Pharynxabszess 599
Phase-I-Block 304
Phase-II-Block 304
phasischer, frequenzabhängiger Block 338
Phenothiazine 379
Phenoxybenzamin 755
Phentolamin 188, 755
Phenytoin 867
Phlebothrombose 908
Phlegmone 605
Phosphat 92, 971
Phosphodiesterase-III-Hemmer 178
Phospholipidschicht 359
Phrenikusparese 460, 465, 467
pH-Wert 158
Physostigmin 898
Phytotherapeutika 373
PiCCO-Messwerte 135
PiCCO-System 134
Pickwick-Syndrom 788
Pierre-Robin-Syndrom 412, 606
Piggy-Back-Technik 670
pink puffer 762
Piritramid 278, 287
– bei Kindern 735
– Dosierung 287
Piroximon 179
Plasmacholinesterase 306, 323
Plasmaersatzmittel 29
Plasmaexpander 29
Plasmapharese 96
Plasmaproteinbindung 521
Plasmavolumen 26
Plasminogen 48
Plasminogenaktivator 62
Plasminogen-Aktivator-Inhibitor 44, 62
Plateaudruck 389
Plattform EV1000 138
Plazentapassage 519
Plazentaperfusion 176
Plazentaschranke 528
Pleuradruck 12
Pleuraerguss, Echokardiographie 156
Plexus brachialis 460
Plexus chorioideus 439
Plexus lumbosacralis 471
Plexusblockade
– axilläre 468
– Dauer 469
– interskalenäre 464
– Kinder 593
– Kontraindikationen 470
– supraklavikuläre 466
– Übersicht 469
– vertikale infraklavikuläre 467
– zervikale 495
Plexusblockade, ambulante 703

Plexus-brachialis-Blockade 460
Plexus-cervicalis-Blockade 458
Plumboporphyrie 822
Pneumonie
– Diagnostik 425
Pneumonitis, chemische 855
Pneumoperitoneum 686
– Ablassen 686
– Auswirkungen 684
– Komplikationen 686
Pneumothorax 556, 948
Pneumothoraxgefahr 641
POCD 898
POCD-Diagnostik 832
Point-of-Care-Analyse 67
Polar-Tubus 405
Polyarthritis, primäre chronische 411
Polymethylacrylat 612
Polysubstanzabhängigkeit 800
Polytrauma 946
Polytrauma, Primärversorgung 946
PONV 880
– Inzidenz 882
– Kinder 574
– Komplikationen 881
– Prophylaxe 882
    – Kinder 706
– Risikoscores 881
– Therapie 883
Poolplasma 97
Poolthrombozyten 97
Porphobilinogen 822, 823
Porphyria variegata 822
Porphyrie 822
– akute 822
    – intermittierende 822
– anästhesiologisches Management 828
– cutanea tarda 822
– Differenzialdiagnose 825
– Therapie 829
– Triggerfaktoren 824
– variegata 822
Porphyrinstoffwechsel 822
Post tetanic count 167
Postanesthesia Discharge Scoring System 705
postoperative nausea and vomiting 880
postoperatives Lungenversagen 432
postpartale Blutung 543
postpunktioneller Kopfschmerz 530
Postreanimationssyndrom 934
Postreperfusionphase 672
Postreperfusionssyndrom 670
Potenzial
– evoziert 693
– somatosensorisch evoziertes 614
POVOC-Score 706, 882
PPSB 75, 76

Präeklampsie 529, 540
Präkurarisierung 310
Prämedikation 362, 648
– Adipositas 782
– Anaphylaxieprophylaxe 849
– Benzodiazepine 245
– geriatrischer Patient 679
– Kinder 246
– medikamentöse 377
– orale 570
– rektale 570
– schwierige Intubation 412
Prämedikationsvisite 494, 632, 647
Präoxygenation 527
Präoxygenierung 22, 419, 420
Prasugrel 59, 60
Prednisolon 758, 759, 765
Prednison 759
Pregabalin 727
Prick-Test 844
Prilocain 341, 343, 521
Priming-Technik 323
PRIND 494
Proaccelerin 47
ProAQT-Sensor 134
Procain 344
Prognathie 411
Promethacin 764
Propafenon 865–868
Propofol 232, 260, 262, 886
– Dosierung 237
– Geburtshilfe 528
– Sojaallergie 852
– TIVA 263
Propofolinfusionssyndrom 237
ProSeal-Larynxmaske 407
Prostaglandin 756
Prostatektomie
– radikale 509
– roboterassistierte laparoskopische (DaVinci) 509
Prostazykline 49
Protamin 78, 657
Protein C 46, 48, 49
Protein S 46, 48, 49
Protein Z 46, 48
Proteinbindung 677, 678
Prothrombin 44, 47
Prothrombinzeit 63
Pseudoallergie 943
pseudo-allergische Reaktion 842
Pseudocholinesterase 777
Pseudohypokaliämie 36
Pseudothrombopenie 98
Psoas-Kompartmentblock 474
Pulmonalarteriendruck 8, 499
Pulmonalarterienkatheter 20, 139
– Anlage 141

– Druckkurven 142
– Indikationen 139, 141
– Komplikationen 142
– Kontraindikationen 141
– Überwachung 139
Pulmonalarterienruptur 143, 662
pulmonale Hypertonie 659
Pulmonalisangiographie 911
Pulmonaliskatheter 648, 691
pulmonalvaskulärer Widerstand 200
PulsioFlex-Monitoring 134
Pulskonturanalyse 135
– kalibrierte 134
– nichtkalibrierte 133
pulslose ventrikuläre Tachykardie 928
Pulsoxymetrie 116
Punktion
– transarterielle 468
Pupillenkontrolle 656
Pyridostigmin 319, 746
– Dosierung 320

Q

Quadratus-lumborum-Blockade 477
Quarantäneplasma 97
Querschnittslähmung 511
Quick-Trach 418
Quick-Wert 62, 63, 969
Quincke-Nadel 450
QUIPS 712

R

Rachentamponade 599
radialer Block 337
Radius in der 4. Potenz 203
RAE 606
RAE-Tubus 405
Rapibloc 186
Rapid-Sequence-Induction 306, 381, 490, 526, 614, 669, 752, 776, 783, 856
– praktisches Vorgehen 857
Raucher 796
Rauchverbot 635
– präoperatives 383
Ravussin, Jet-Ventilationskatheter nach 418
Reanimation
– Erwachsene 927
– Kinder 938
– Medikamente 171, 930, 938
– Neugeborene 555, 936
– schwangere Patientin 523
Recall 904
Recapping 921
Rechtsherzbelastung 762, 908

Rechtsherzinsuffizienz 659
Rechts-links-Shunt 561, 639, 668
Rechtsschenkelblock 910
rechtsventrikuläres Assist device 663
Recurrensmonitoring 492
Reflex, trigemino-(ophthalmiko-)vagaler 609
Reflexbradykardie 175
4-2-1-Regel 27
Regionalanalgesie
– Kinder 707
Regionalanästhesie 728
– geriatrischer Patient 679
– intravenöse 478
– Kinder 588, 590
– rückenmarknahe 438
Regurgitation 405
Regurgitationsgefahr 516
Reichel-und-Ulmer-Formel 17
Reizleitungsstörungen 862
Reizschwelle 691
Rekurrensparese 460, 465
Relaxierung, Augenheilkunde 608
Relaxometrie 165
Remifentanil 278, 279, 284
– Dosierung 285
– TIVA 263
Remimazolam 247
Remorphinisierung 738
Reperfusion
– Leber 670, 672
Reperfusionskoagulopathie 670, 671
Reperfusionsschaden 946
Reperfusionszeit 657
Repetitionsdosis 338
Reproterol 765
Reptilasezeit 64
Rescue Lyse 932
Reservevolumen 10
Residualkapazität, funktionelle 10, 677
Residualvolumen 9, 10
Resistance 13
Resorption 192
Resorptionsatelektase 18
Retard-Insulin 381
Retikulozyten 970
retrogrades autologes Priming (RAP) 651
Revised Cardiac Risk Index (RCRI) nach Lee 364
Reye-Syndrom 580
Reynold-Zahl 203
α_1-Rezeptoren 170
α_2-Rezeptoren 170
β-Rezeptoren 170
Rezeptortheorie 333
rezeptorvermittelte Wirkung 213
Rhabdomyolyse 748, 807
– maligne Hyperthermie 810
Rhesus-Faktor 90, 105

Rh-Inkompatibilität 71
Rhinoplastik, funktionelle 599
Rigor, maligne Hyperthermie 810
Ring-Adair-Elwyn 405
Ringer-Laktat-Lösung 28
Ringer-Lösung 28
Risikoabschätzung 362
Risikofaktoren, kardiale 365
Ristocetin 81
Ristocetin-Kofaktor 79
Rivá-Rocci 118
Rivaroxaban 52
Robertshaw-Tubus 404, 637
Rocuronium 307, 308, 314, 773
– Dosierung 315
Rohypnol 898
Ropivacain 343, 521
ROSC 926
Rosenthal-Faktor 47
Rosner-CPP-Konzept 629
Rotationsthrombelastometer 67
ROTEM 102
ROTEM-Analyzer 67
rt-PA 62
rt-PA-Lyse 912
Rückatmung 386, 387
– Systeme 387
Rückenlage 484
Rückenmarkfunktion, Überprüfung 613
Rückenmarkverletzung 625, 947
Rückenschmerzen 446
Ruhedehnungskurve 12
Ruhepotenzial 335
Rumpel-Leede 66
Rüsch-Doppellumentubus 404
RUSSLAN-Studie 180
Ryanodinrezeptor 808
Ryanodin-Test 817

S

SAB 624
SA-Block 862
SAG-M-Additivlösung 92
Sakralblock 512
– Kinder 591
Salbutamol 765
Salzsäure 41
Samsoon und Young-Einteilung 412
Sattelblock 452
Sauerstoffmaske, Reservoir 969
Säugling 560
Säure-Basen-Haushalt 39, 871
– gestörter 657
– nach LTX 672
Schädelfraktur, frontobasale 605

Schädel-Hirn-Trauma 627
– Einteilung 627
– geschlossenes 627
– offenes 627
– Pathophysiologie 628
– schweres 946
Schilddrüse
– Chirurgie 492
Schimmelbusch-Maske 386
Schlaf-Apnoe-Syndrom 598, 600
– Anästhesie 790
– Auswirkungen 789
– Begleiterkrankungen 789
– Definition 788
– Diagnose 789
– Epidemiologie 788
– Pathophysiologie 788
– Therapie 790
Schlafinduktion 377
Schlagvolumen 563
Schmerzfreie Klinik 711
Schmerzintensität 716
Schmerzmessung 715
– bei älteren Patienten 717
– bei Demenz 717
– bei Kindern 716
Schmerzprophylaxe 713
Schmerztherapie
– ambulante 703
– bei geriatrischen Patienten 736
– in der Schwangerschaft 737
– inadäquate postoperative 712
– Kinder 707
– Koanalgetika 734
– nicht medikamentöse 740
– Notfälle 738
– Patient, opioidgewöhnter/-abhängiger 800
– perioperative 709
    – Kosten 712
– postoperative 441, 712, 718
    – Drogenabhängige 730
    – Kinder 731
    – Koanalgetika 726
    – Nebenwirkungen 728
    – opioidgewöhnte Patienten 729
    – Patient mit chronischen Schmerzen 730
    – stationäre 714
    – Ziele 713
– Rechtsgrundlage 712
– Risiken 718
Schnüffelposition 414
Schock 629
– allergischer 842
– anaphylaktischer 847, 942
– distributiver 942
– Formen 942, 943
– hypovolämischer 942

– Index nach Allgöwer 949
– kardiogener 942
– neurogener 943
– obstruktiver 942
– Regelmechanismen 943
– spinaler 943
– traumatisch-hämorrhagischer 947
Schocksyndrom, toxisches 943
Schrittmacher 863
Schulkind 560
Schulmann-Test 832
Schulterschmerz 686
Schwangerschaft 515
– Anästhesie 536
– Intubation 411
– Opioide 297
– Reanimation 933
– Schmerztherapie 737
schwierige Intubation 409
– Hinweise 411
– Management 414, 419
– Präoxygenierung 23
schwieriger Atemweg
– Kinder 562
Scopolamin 886
Scratch-Test 844
Screening-Methode 362
second hit 432
Second-Gas-Effekt 214
Sectio caesarea 524, 529
– Allgemeinanästhesie 525
– Analgesie 532
– Awareness 904
– geplante 525
– Intubationsnarkose 528
– notfallmäßige 525
– Periduralanästhesie 532
– postmortale 523
Sedierung 377, 836
– Medikamente 837
– Patienten 837
– Stadien 836
Seitlagerung 485, 638
Sekretionshemmung 377
Sekundärschaden 629
1-Sekunden-Kapazität 11
– relative 11
Seldinger-Technik 141
Sellick-Handgriff 859
Sepsis 942
– Pulmonalisarterienkatheter 141
Septumplastik 599
Serotonin 756
Serotoninfreisetzungstest 83
Serotoninrezeptor 886
Serotoninrezeptoragonisten, maligne
    Hyperthermie 808

Serotoninrezeptorantagonist 883
Serotoninsyndrom 275
Serumantikörper 90
Severinghaus-Formel 394
Sevofluran 215, 228, 396, 399, 773
Sheridan-I-Tubus 404, 637
Shivering 379, 445, 870
– Kinder 561
– Therapie 874
Shunt
– intravasaler 496
– pulmonaler 635
– ventrikuloatrialer 625
– ventrikuloperitonealer 625
Shuntarm 511, 772
Shuntarm, Lagerung 484
Shunt-Operation 625
SIADH 38
Sicherheitsmonitoring 114
Sicherheitsvorschriften
– Narkosegeräte 393
Sick-Sinus-Syndrom 864, 866
Siebbeinoperation 599
SI-Einheiten 969
silent lung 764
Single-breath-O_2-Methode 11
Sinus coronarius 653
Sinusarrhythmie 866
Sinusbradykardie 863
Sinustachykardie 864
SIRS 942, 946
Skalenuslücke 465, 466
S-Ketamin 252, 253
– Dosierung 254
Skolioseoperation 613
Slow-virus-Infektion 748
small airway disease 14, 762
small volume resuscitation 947
Sojaallergie 852
Solvent/Detergent-Verfahren 97
somatosensorisch evozierte Potenziale 164, 496, 504, 614
Sonographie
– Nervenblockade 462
Spannungspneumothorax 421, 948
SPECT 838
Spektroskopie
– infrarotnahe (NIRS) 497
Spina bifida 625, 850
Spinalanästhesie 438, 450
– ambulante 702
– Kinder 590
– Technik 450
– tiefe 452
– totale 443
– Zugänge 450
spinaler Schock 943

Spinalkanüle 450
Spinal-Periduralanästhesie
– kombinierte 456
Spiral-CT 911
Spitzendruck 389
Spontanabortrate 536
Spontanpneumothorax 686
Sprotte-Nadel 450
Spüllösung 876
SR-Adenosintriphosphat-Defizit-Syndrom 808
Stabilisator 92
Stammzelltransplantation 94
Standardlagerungen 484
Stapesplastik 598
statischer Block 337
Status asthmaticus 763, 764
Steinschnittlage 485, 508
Stellatumblockade 467
Sternotomie 649
steroidaler Muskelrelaxans-Enkapsulator 320
Steroidderivate 302, 310, 314
– Alcuronium 302
Steroidgabe, perioperative 757
Stethoskop, präkordiales 626
Stewart-Hamilton-Gleichung 145
Stewart-Hamilton-Prinzip 134
Stickoxydul 222, 228
stiff joint syndrome 753
stiff man syndrome 411
Stiffneck 947
Stimmbandchirurgie 601
Stimulation, transthorakale 691
Stirnhöhlenoperation 599
STOP-BANG-Fragenbogen 790
Stoßwellenlithotripsie
– extrakorporale 511
Strabismus 608–610
Streptokinase 62, 912
Stridor
– Kinder 587
Struma 411
Stuart-Prower-Faktor 47
Stufenkanüle 652
Stumpfdruckmessung 496
Subaortenstenose, idiopathische hypertrophe 661
Subarachnoidalblutung 621
Subarachnoidalraum 450
Succinylcholin 304, 305, 307, 308, 745, 773, 809
– Augenheilkunde 608
– Dosierung 309
– Kinder 309
– Strabismus-OP 610
Sufentanil 278, 279, 283
– Dosierung 284
– Wirkprofil 457
Sugammadex 320
– Dosierung 322

Sulfonylharnstoff 381, 752
suprapubischer Blasenkatheter 125
SVR 684
Switchen 58
Sympathikolyse 441, 468
Sympathikusblockade 441, 450, 456, 530
Sympathomimetika 765
synaptischer Spalt 303
Syndrom der inadäquaten ADH-Sekretion 38
Syndrom, hepatorenales 776
Syndrom, zentrales anticholinerges 379
Syntocinon 517
systemvaskulärer Widerstand 200
Szintigraphie 838

T

Tachyarrhythmia absoluta 658
Tachykardie 864
– maligne Hyperthermie 810
– paroxysmale supraventrikuläre 864
– supraventrikuläre 658
– ventrikuläre 658, 865
Tandem heart 663
target controlled infusion 263
Tau-Protein 832
Taylor-Zugang 451
TCI 263, 265
TEE 648
Temperatur
– Messung 872
  – perioperative 872
– Steuerung 871
Tensilon-Test 320, 744
Teratogenität 536
Terbutalin 765
Tetracain 345
TEVAR 501
Theodrenalin 176
Theophyllin 765
Theorie des kritischen Volumens 359
Theorie des modulierenden Rezeptors 333
Thermodilution 134
Thermodilutionsmethode 145
Thermogenese 874
Thermoregulation 560
Thiaminstoffwechsel 898
Thiopental 240, 260, 776
– Dosierung 243
thoracic endovascular aortic repair 501
thorakale Periduralanästhesie 490
Thorakotomie 504, 636
– notfallmäßige 563
Thoraxchirurgie 632
Thoraxdrainage 948, 949
Thoraxtrauma 948
Thrombasthenie Glanzmann 76

Thrombektomie 505
Thrombelastogramm 66
Thrombembolie 908
Thrombin 44
Thrombin-Antithrombin-Komplex 65
Thrombin-Burst 44, 46
Thrombininhibitoren 53
– direkte, Dabigatran 52
Thrombinzeit 64, 971
Thrombolytika, Reanimation 932
Thrombomodulin 49
Thrombopathie 71
Thromboplastin 47
– partielles 48
Thromboplastinzeit, partielle 63, 971
Thromboseprophylaxe 49
– niedermolekulare Heparine 50
thrombotisch-thrombozytopenische Purpura 96
Thrombozyten 44, 970
– Adhäsion 44
– Aggregation 44
– Aggregationshemmer 59
– Bedarf 98
Thrombozytenaggregationshemmer 650
Thrombozytenbesteck 98
Thrombozytenfunktionstests 69
Thrombozytenkonzentrat 97
– Poolthrombozyten 97
Thrombozytopenie 83
– heparininduzierte 81, 908
Thymom 744
Thyreoglobulin 972
Thyroxinsubstitution 754
Tic douloureux 626
Ticagrelor 59, 60
Tidalvolumen 632
Tilidin 291
Timing-Technik 323
Tirofiban 59
tissue plasminogen aktivator 49
TIVA 261
– Dosierung 261
TOF-Quotient 166
Tokolyse 537
– intravenöse 518
Toleranzentwicklung 338
Tonsillektomie 599
– heiße 599
Tonsillenabszess 599
Tonusmodulation des ARAS 213
topische Lokalanästhetika 345
totaler vaskulärer Widerstand 200
totales Körperwasser 26
Totalkapazität 10
Totimpfstoffe 371
Totraum, funktioneller 7
Totraumventilation 7

toxisches Schocksyndrom 943
Trachealsekret 854
Tracheazielaufnahme 411
Tracheostoma 203
Tracheotomie 419, 601
Trachlight 419
Train-of-Four 166
TRALI 97
Tramadol 278, 287, 874
– bei Kindern 735
– Dosierung 288
Tränengangspülung 609
Tranexamsäure 62, 77, 650
Transfer, diaplazentare 528
Transferrin 971
Transferrin, kohlenhydratdefiziertes 897
Transfusion 90, 103
– hämolytische Reaktionen 105
– Indikationen 103
– intrauterine 94
– Komplikationen 107
– LTX 671
transfusion-associated circulatory
    overload 95
transfusion-related acute lung injury 97
Transfusionsreaktion 91
Transfusionstrigger 95
transitorische ischämische Attacke 494
transkutane elektrische Nervenstimulation 740
Transplantation 371
transurethraler Blasenkatheter 125
Transversus-abdominalis-Plane-Blockade 475
TRAPtest 70
Treacher-Collins-Syndrom 412
Trendelenburg-Lagerung 509
Trendelenburg-Operation 912
Triamcinolon 759
Trigeminusneuralgie 626
Triglyzeride 973
Tris-Hydroxymethyl-Aminomethan-Puffer 621
Tris-Puffer 40, 672
Tropisetron 882, 884
Truncus inferior 460
Truncus medius 460
Truncus superior 460
Tube-Interponat 500
Tubocurarin 305
Tubus 404
Tubusdislokation 686
Tubusgröße
– Kinder 404, 577
Tubuslage 638
Tumoren 606
Tumornephrektomie 509
Tuohy-Kanüle 416
Tuohy-Nadel 453
TUR-Blase 508

turbulente Strömung 203
TUR-Prostata 508
TUR-Syndrom 38, 876
Two-stage-Kanüle 651, 652
Tympanoplastik 598

U

Übelkeit 728
– Pneumoperitoneum 686
Übelkeit, postoperative
– Kinder 574
Übergewicht 780
Uhrentest nach Schulmann 832
Ulmer Narkosesystem 580
Umintubation 601
– postoperative 421
Umweltaspekte 227
Unfallversicherung, gesetzliche 920
Univent 637
Universalspenderblut 106
Unterbringung, stationäre 371
Unterkiefer 604
Untersuchung
– körperliche 362
– präoperative 368
Upper Lip Bite Test 414
Up-Regulation 171
Urapidil 755
Ureterorenoskopie 509
Urinausscheidung 27, 125
Urokinase 62, 912
Uterusaktivität 516
Uterusblutung 518
Uterusdurchblutung 516
Uterusruptur 542
UV/M-Ratio 521
Uvulopalatopharyngoplastik 600, 790

V

V. anonyma, Punktion 128
V. basilica, Punktion 129
V. cephalica, Punktion 129
V. femoralis, Punktion 130
V. jugularis externa
– Punktion 129
V. jugularis interna, Punktion 127
V. subclavia, Punktion 128
Vagolyse 377
Vagusreiz 864
Vakuummatratze 947
VALI 432
Valsalva-Manöver 914
Valsalva-Pressversuch 864
Vanillinmandelsäure 755

Vasokonstriktion 871
– hypoxische pulmonale 640
– zerebrale 620, 630
Vasokonstriktoren 339
Vasopressin 932
Vasopressoren
– Geburtshilfe 517
V.-cava-Kompressionssyndrom 444, 509, 537
Vecuronium 307, 308, 315, 773
– Dosierung 316
– Myasthenie 746
Velopharyngoplastik 606
Venlafaxin 726
Vent 652
Ventilation 6
– alveoläre 6
– transtracheale 418
– Wirkungsgrad 9
Ventilations-Perfusions-Verhältnis 7, 640, 762
Ventilationsstörung 677
Ventilationsstörungen 14
– obstruktive 14, 796
– restriktive 14
Ventilationsszintigramm 632
ventilator associated lung injury 432
Ventrain Notbeatmungssystem nach Enk 204
ventrikuläres Assist device 663
Venturi-Effekt 204, 418
Venturi-System 392
Verapamil 864
Verbale Rating-Skala 716
Verbrauchskoagulopathie 63, 71, 73, 83, 97
– maligne Hyperthermie 811
– Therapie 72
Verbrennung 952
– Ausmaß 952
– Gradeinteilung 952
– Relaxanzien 326
Verbrennungskrankheit 953
Verdampfer 392
– Desfluran 218
Verdampfungsenthalpie 205
Verdrahtung, intermaxilläre 604, 605
Verdünnungskoagulopathie 65, 71, 96
Verflüssigungstheorie 359
Vergasersystem 392
Verletzungsmuster 946
Verlustkoagulopathie 71, 73
Verschlusskapazität 9
Verschlusskrankheit, arterielle
– Aorta 504
Verschlussvolumen, Bestimmung 11
Verteilungsvolumen 677
Verträglichkeitstest 105
Verwirrtheitszustand 890
Verzögerungsinsulin 381
Videolaryngoskopie 421, 600

Vier T-Test 83
Vigilanzstörung 890
Vigileo-Monitor 133
Virusinaktivierung 97
Visuelle Analogskala 716
Vitalkapazität 10, 632, 677
Vitamin-D-Mangel 37
Vitamin-K 46
Vitamin-K-Mangel 63, 71, 75
Vitrektomie 609
volatile Anästhetika, bei Leberinsuffizienz 777
Vollelektrolytlösung 27
Vollheparinisierung 505
Volumen, intrakranielles 616
Volumenloading 500
Volumentherapie
– Traumapatient 947
– Verbrennung 953
VolumeView-System 138
Von-Hippel-Lindau-Syndrom 755
von-Willebrand-Jürgens-Syndrom 71, 78, 79
– Therapie 81
Vorhofflattern 865
Vorhofflimmern 865
Vorhoftachykardie 865

W

Wachintubation 419
– bronchoskopische 420, 600
Wärmehaushalt 204
Wärmestrahlung 205
Wärmestrom 871
Wärmeverlust, intraoperativer 205
Wärmezufuhr 872
– aktive 872
Wasserdampfdruck 202
Wassergehalt, alte Patienten 676
Wasserhaushalt 26
– Störungen 35
Watson-Schwartz-Test 824
Wechselwirkungen
– Opioide 275
Wedensky-Block 338
Wedge-Druck, Messung 145
Wehenschwäche 517
Weibie-Palade-Körperchen 81
Wenckebach-Block 863
Werlhof, Morbus 71
Wesseling-Algorithmus 135
West, Zonen nach 145
Westermark-Zeichen 910
WFNS-Einteilung 627
Whitacre-Nadel 450
White-clot-Syndrom 83, 84
White-Tubus 404, 637

Widerstand
– peripherer 175
– pulmonaler 8
– totaler peripherer 684
Widerstandsverlustmethode 453
Wilson-Index 413
Wirbelsäulenoperation 613
Wirbelsäulenverletzung, traumatische 625
Woodbridge-Tubus 404, 599, 606, 625
WPW-Syndrom 864
Wundinfiltration
– Kinder 593

X

Xenon 221
Xenon-Szintigraphie 634
Xomolix 886

Y

Young-Laplace Gleichung 203

Z

Zahnsanierung 604
Zahnschäden 404
Zalviso 726
Zeitkonstante 397
zentral-anticholinerges Syndrom 900
zentraler Venenkatheter 126
zentralvenöse Sättigung 158
zentralvenöser Druck 909
Zentrifugalpumpe 663
zerebrale Autoregulation 617
zerebraler Perfusionsdruck 617
Zeugen Jehovas 104
Zirkulation, extrakorporale 649
Zonen nach West 145
Zumischsystem 392
ZVD-Messung 130
Zweilungenventilation 639
Zwerchfellhernie, kongenitale 557
Zwillingsschwangerschaft 524
Zystektomie 604
– radikale 509

Printed by Wilco bv, the Netherlands